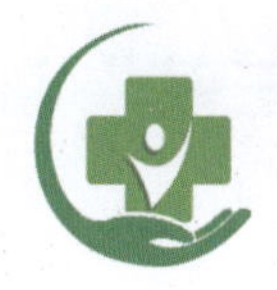

医院分级管理参考用书
医学院校师生参考用书
医学继续教育参考用书

医学临床“三基”训练技能图解

医技分册

全新彩版

主　　编：吴钟琪

副 主 编：黄建华　周蓉蓉　李海平

主编助理：黄佩刚

编委名单：（按姓氏笔画为序）

王　伟　石　柯　伍　勇　刘绍辉　安如俊　李海平
李瑞珍　杨元华　吴　钟　吴安华　张毕奎　陈　嘉
陈哲林　易　军　周蓉蓉　黄　勋　黄兆民　黄建华
黄佩刚　梁昌华　彭争荣　彭慧平　霍　刚

秘　　书：文迅杰　邓　珺　彭志刚

CNS | 湖南科学技术出版社

医学临床“三基”训练技能图解

医技分册

全新彩版

作者名单：（按姓氏笔画为序）

于平平　王　伟　王素娥　尹光明　尹艳妮　文冬生
石　柯　伍　勇　朱海霞　刘　敏　刘绍辉　安如俊
李　君　李现红　李海平　李惠明　李瑞珍　杨元华
肖际东　肖奇明　吴　莹　吴双桂　吴安华　吴玮辰
吴泓俊　吴钟琪　吴致德　吴泓光　旷寿金　张毕奎
张锐梅　陈　伟　陈　嘉　陈哲林　陈朝辉　易军晖
周蓉蓉　姚　欣　姚海燕　贺广湘　袁福来　聂晚频
唐晓鸿　黄　勋　黄兆民　黄佩刚　黄程辉　萧梅芳
盛晓原　梁昌华　彭　力　彭　媛　彭争荣　彭慧平
喻　晃　程春霞　霍　刚

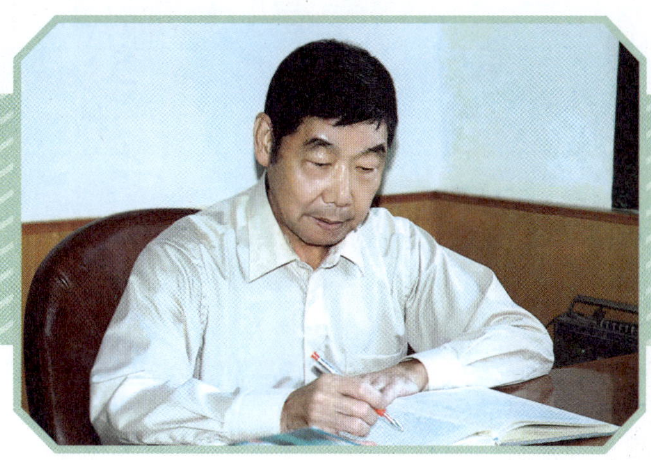

主编简介

吴钟琪，教授，硕士生导师。1938年生，河北人，中国共产党党员。1962年毕业于湖南医学院（现中南大学湘雅医学院），曾任湘雅医院高压氧科主任、湘雅医院医务科科长、湘雅三医院副院长等，1988年赴澳大利亚弗灵顿大学考察医院管理及高压氧医学，1992～1999年任湖南医科大学副校长，享受国务院政府特殊津贴。

吴钟琪为我国高压氧医学学术带头人之一，历任中华医学会高压氧医学分会副主任委员、卫生部医政司医用高压氧岗位培训中心主任、湖南省医学会高压氧专业委员会主任委员。1992年起先后担任湖南省医院管理协会副会长、湖南省医院分级管理委员会副主任、湖南省卫生事业管理学会副主任委员、湖南省老年卫生工作者协会副主任委员等。

吴钟琪教授主编了《医学临床"三基"训练系列丛书》，畅销近30年，受到全国医学界的好评；此外，还主编了《现代诊疗新技术》《医学精粹丛书》《中国农村医师全书》《高压氧医学》《高压氧临床医学》《高压氧在儿科及产科的应用》《中国高压氧医学论文集》《全科医师临床药物学》《国家执业医师资格考试系列丛书》《临床医学试题精集》《临床症状鉴别及诊疗》等著作，共5000万字以上。此外还参编和翻译了《腹部外科手术学》《医院感染学》《实用内科学》等多部著作，并担任《现代医学》杂志常务编委及《当代护士》《中国航海医学与高压氧医学》等杂志的编委。

吴钟琪教授先后入选《中国当代医药界名人录》《中国科技名人录》《中华科技精英大典》及《当代中国科学家学术思想精粹》等。

副主编简介

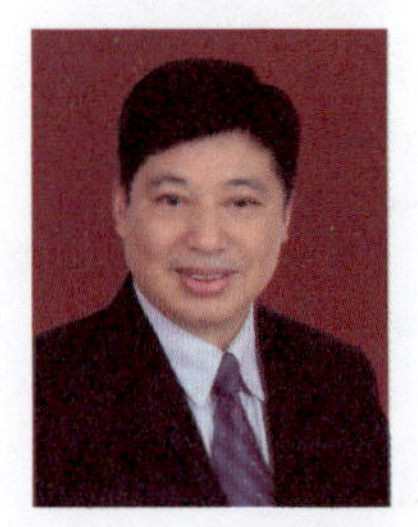

黄建华，男，1962年出生，中共党员，中南大学湘雅医院外科教授、主任医师，医学博士。任湘雅医院血管外科主任、普通外科副主任。兼任中华医学会外科学分会血管外科学组委员、中国医师协会血管外科医师分会常务委员、中国老年医学会周围血管病管理分会副会长、国际血管联盟中国分部血管外科专家委员会常委、湖南省医学会血管外科专业委员会主任委员等；中华血管外科杂志、中国普通外科杂志等多家杂志编委。从事普通外科18年，血管外科17年，具有坚实的外科基础和血管外科临床经验。创立了湘雅医院血管外科，开展了一系列医疗新技术，填补了湘雅医院和省内数十项空白。主编专著3部，副主编2部，参加编写15部。主持和参与国家、省部级课题10余项。发表论文近百篇。

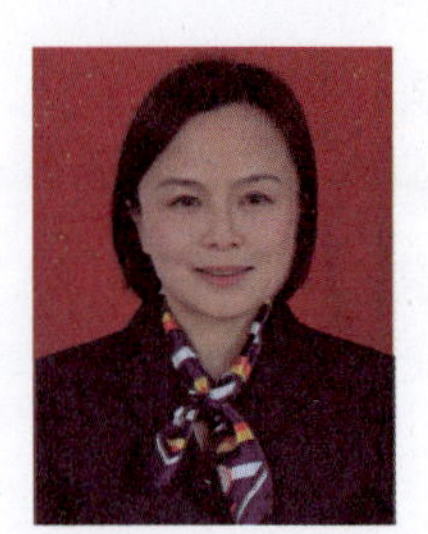

周蓉蓉，女，1969年出生，医学博士，留美博士后，主任医师，教授，硕士生导师，中南大学湘雅医院肿瘤科教研室副主任。现任中华医学会放射肿瘤治疗学分会第八届委员会近距离治疗学组委员，湖南省医学会放射肿瘤学专业委员会副主任委员，湖南省医学会肿瘤放射治疗专业委员会立体定向专业学组副组长，湖南省医学会肿瘤学专业委员会第二届鼻咽癌学组副组长，中国南方肿瘤临床研究协会（CSWOG）肺癌专业委员会委员等。一直从事恶性肿瘤放化疗的临床、教学和科研工作，主持和参与国家及省部级课题10余项，发表SCI论文20余篇，参编和副主编中英文教材4本，荣获中南大学医疗新技术二等奖一项，培养研究生多名。

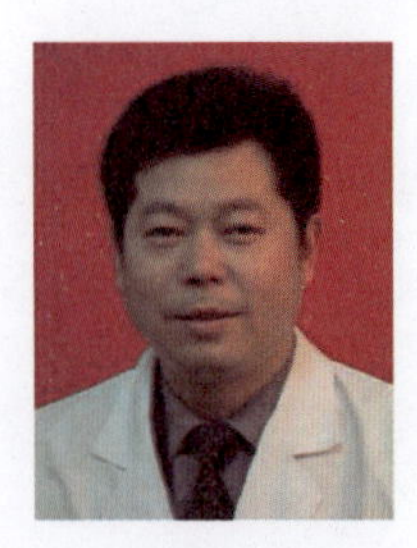

李海平，男，1964年出生，中南大学湘雅医院放射科及放射介入副主任医师，副教授，湖南省抗癌协会肝癌专业委员会副主任委员．自1988年9月至今一直从事X射线、CT、磁共振影像诊断及肝癌、肝血管瘤、胆道疾患、食道疾患、布加综合征，经颈静脉肝内门体静脉支架分流手术（TIPS）、肾肿瘤及血管疾患、盆腔疾患的放射介入诊疗工作，曾多次到韩国、日本、法国、英国、德国、奥地利、西班牙等多国参与国际学术交流，发表科研论文20余篇。承担原湖南省卫生厅、湖南省科技厅科研项目各一项，参与编写专著一部。

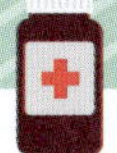

序

中国医疗界向来就有“北协和、南湘雅”之说，这表明同行对于这两家医院水平、声誉的认同和赞誉。而实践也证明，这种说法实而不虚。“三基”“三严”是协和医风和治院之道的升华、总结及高度概括，是西方发达国家医院的某些合理的、科学的因素接种到中国文化、智慧的土壤上，培育出来的具有独特中国文化与炎黄子孙四维气息的医院管理经验和模式，是我国医疗界行医、治学、管理的无形资产与精神财富。吴钟琪教授率领湘雅的学者、专家多年来以编辑出版《医学临床“三基”训练系列丛书》的形式，将这种无形的精神，变为可读、可视的有形文字、图片，传播到全国，对推动我国医院的科学管理以及提高其内涵的“含金量”起到了重要作用。

由于湘雅弟子们的这种努力，又加上其他积极因素的共同作用，“三基”“三严”的实质更加看得见、摸得着，并不断被同道们重复、总结和提高。“北协和、南湘雅”的说法，已由彰显两院的医德、医风、治院之道和医院文化，扩展成为全国的医院文化和管理特色的高度概括。

现在湘雅又推出图文并茂的《医学临床“三基”训练技能图解》，对其作用和意义，我深感远远超出了这一百几十万文字、图片的作用，尤其是在当今的现实情况下。近些年来某些消极因素对医疗界的干扰和影响，使我们不少涵盖在“三基”“三严”实质里金子般闪光的精髓已经丧失或变质，“科技兴院”“人才战略”经过数年的不断重复，已是医疗界耳熟能详的谋求竞争、生存和发展的战略口号。这不是不对，对！但是，至今其实际效果并不佳，医疗界在社会上，在人们心中的地位、形象已降到了“最底线”，令人心痛至极！这套丛书的及时出版，使我不由得想起影视节目里的话，现将其意思引申在这里：“当今拿什么拯救医院？唯有‘三基’‘三严’！”那么就让这套丛书传达这样的信息吧。

读者朋友们，医学同道们，将源自协和的“三基”“三严”强调到任何程度都不会过分！因为它是中国的行医之道，也是治院、兴院之道。

是为序。

原卫生部医政司司长

原中华医院管理学会副会长

原卫生部医院管理研究所名誉所长

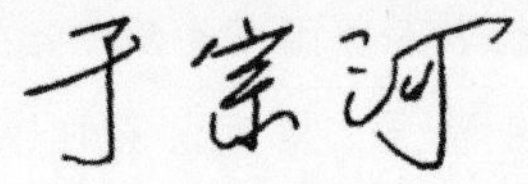

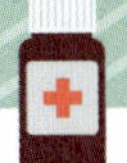

前言

《医学临床“三基”训练技能图解》包括医师分册、护士分册和医技分册，是《医学临床“三基”训练系列丛书》的重要组成部分。该丛书首版发行于2007年，受到读者的普遍欢迎。

该丛书在初版发行后的十余年间，医学科技迅猛发展，进入了网络化、信息化和智能化的高科技发展阶段，全新的诊断、治疗和护理新理论、新知识和新技术不断涌现，初版书的内容已完全不能适应当前临床的实际情况，亟需进行更新。为适应当前我国医院分级管理评审的发展形势，适应医院临床“三基”培训工作和医学教育的需要，我们重编该丛书，对各分册的内容进行了全面更新，并以全彩版印刷，以满足广大读者的需求。

现就新编彩版《医学临床“三基”训练技能图解》的相关问题说明如下。

一、指导原则

1.《医学临床“三基”训练技能图解》的编写，以我国卫生政策法规为基本指导，以卫生行政部门颁布的《医院分级管理评审标准》和全国医学高等院校规划教材为依据，并结合我国医疗卫生事业发展现状，精心编写成书。

2.《医学临床“三基”训练技能图解》的编写，坚持以医学临床“三基”（基本理论、基本知识和基本技能）为基本内容。

3.《医学临床“三基”训练技能图解》的编写，力求能较全面地反映现代医学的发展、进步和最新成就，力求做到具有一定的前瞻性和易读、易懂的特点。

4.《医学临床“三基”训练技能图解》的内容，力求适应医院分级管理的要求，为各级医院的“三基”培训工作提供实用的参考资料。

二、丛书特点

（一）内容新

《医学临床“三基”训练技能图解》文字内容全部进行了重新编写，大幅度提高了涵盖内容，更新和扩充了大量医学新理论、新知识和新技能，加强了各分册内容的系统性和完整性。

（二）版式新

《医学临床“三基”训练技能图解》几乎更新了初版的全部图片。为提高丛书的可读性和易懂性，丛书采用了全彩色印刷，使许多艰深、难懂的理论和技术一目了然，直观地呈现给读者，而且还会极大地提高读者的阅读兴趣。

（三）信息新

《医学临床“三基”训练技能图解》较全面地反映了医学科技发展的最新成就，包含大量的医学最新信息。例如，PET/MRI、2017年版“高血压指南”规定的血压新标准、机器人手术、基因诊断技术等，丛书都进行了介绍。

三、各分册内容简介

（一）医师分册

本分册内容不仅包括传统的医学临床“三基”内容，还重点介绍了基因诊断、微创手术、介入医学、急诊医学、重症监护医学、预防医学、肿瘤学，以及实验医学、影像医学等。

近十余年来，我国的临床医学取得了巨大的发展和进步，诊断学、治疗学、手术学和肿瘤学等专科医学面貌一新；学科间的融合发展已成为医学发展的新趋势，并已取得明显成果，介入医学目前几乎渗透到所有临床学科，成为临床医学的三大支柱之一；急诊医学2015年版的心肺复苏技术更新发展，提高了心搏骤停救治的成活率；微创手术和显微手术正在逐步取代传统的手术治疗方法；肿瘤早期诊断和治疗使肿瘤治疗的疗效明显改善，基因诊断和基因治疗正在和必将带来临床医学发展的新局面。

（二）护士分册

本分册不仅包括了传统的护理“三基”内容，还重点介绍了国内外护理发展现状、医院护理、护理礼仪、基础护理、饮食与营养、静脉输液与输血，以及预防和控制医院感染、手卫生、消毒与灭菌、无菌技术、隔离技术、最新的心肺复苏技术和临床监护技术等。

近十余年来，护理学科在我国迅猛发展，护理理论不断发展，护理技能日新月异，临床护理工作面貌发生了深刻变化，已进入“以健康为中心”的护理新阶段。基础护理的设备和方法全面更新换代，检测脉搏、血压、血糖等的设备和方法发生了革命性的变化，临床检验标本采集的方法也已全部更新。在护理技能方面，自动化临床监护技术、胃肠外营养技术、静脉留置针和经外周中心静脉置管（PICC）输液技术、成分输血技术及各种最新的急救技术普遍推广应用。

（三）医技分册

本分册内容涉及实验医学、影像医学、核医学、病理学、内镜学、心电图学、介入医学和高压氧医学等众多学科。此外，本分册还编入了与上述学科相关的一些内容，如医院感染、隔离技术、无菌技术及心肺复苏等内容。

近十余年来，医技学科在我国获得迅猛发展，新理论、新知识、新技能层出不穷。例如，实验医学彻底颠覆了传统的、以手工操作为主的实验方法，而被全新的自动化设备和检查方法所取代；自动化细菌培养技术与计算机技术结合，使快速细菌培养和自动化药敏鉴定得以实现；影像医学彻底告别了胶片冲印的时代，计算机 X 线成像代替了普通 X 线成像，多层螺旋 CT 极大地提高了 CT 检查的质量和效率，影像重组技术为影像医学的发展开辟了广阔的前景；PET/CT、PET/MRI 和四维 B 超技术的问世，展现了影像医学发展的巨大潜力；自动化病理制片技术与计算机技术相结合，实现了人们远程病理会诊的夙愿；电子内镜、胶囊内镜、染色内镜的出现，使内镜检查的质量和效率大为提高。对上述各种新技术，本分册都进行了图文并茂的详细介绍。

四、读者对象

1.《医学临床“三基”训练技能图解》针对性地适用于二级和三级医院的医学临床“三基”培训，是《医学临床“三基”训练系列丛书》的重要组成部分，是医院分级管理达标培训的必备参考书。

2.《医学临床“三基”训练技能图解》非常适合本科医疗、护理和医技各专业学科的教师和学生使用。

3.《医学临床“三基”训练技能图解》是医学继续教育的重要参考读物，对各级在职的医护人员及进行规范化培训的住院医师和护士，医疗、护理、医技各专业的进修人员，以及参与全科医学培训的人员均有重要参考价值。

由于《医学临床“三基”训练技能图解》的内容涉及许多艰深的理论内容、复杂的诊疗技术以及网络和计算机技术等，虽然编者尽了很大的努力，但一定还存在诸多缺点、错误和不足，诚望广大读者不吝赐正。

最后，借此机会向多年来长期支持、关心《医学临床“三基”训练系列丛书》的读者们致以真诚的谢意。

吴钟琪

于中南大学

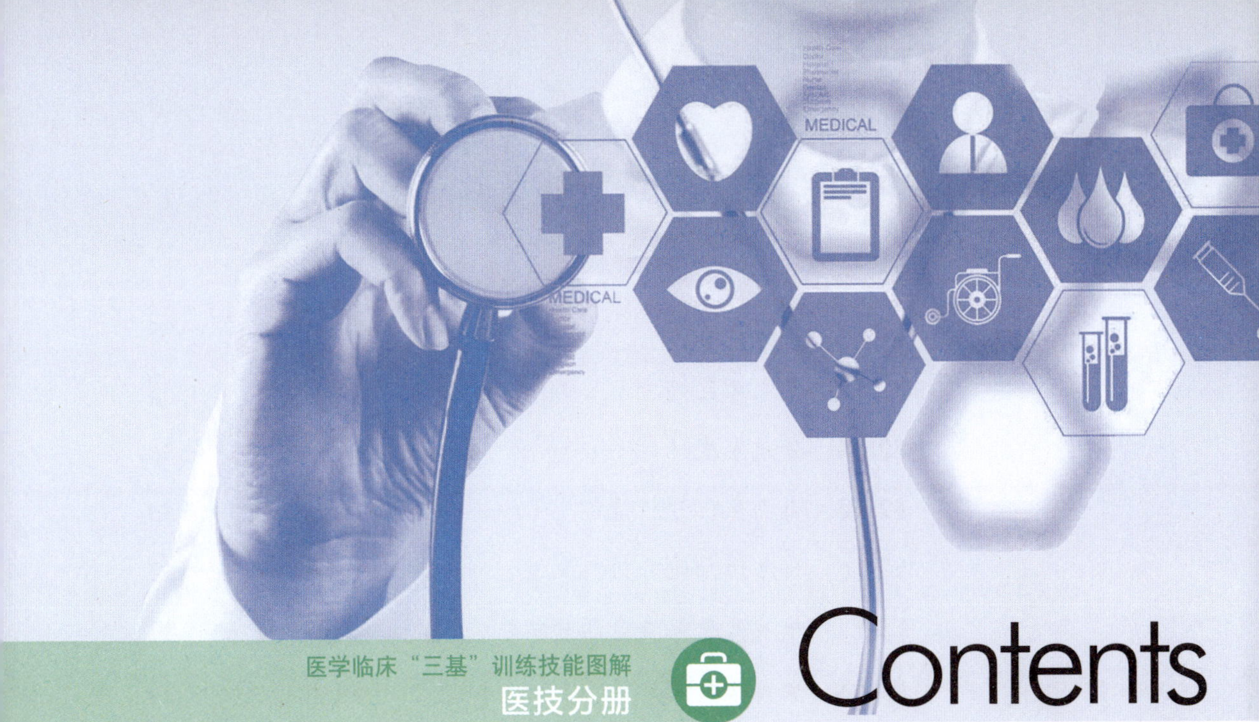

医学临床“三基”训练技能图解

医技分册

Contents

目 录

§1

诊断学概述

诊断学是运用医学基本理论、基本知识和基本技能对疾病进行诊断的一门学科，是一座连接基础医学与临床医学的桥梁，是医学生必须掌握的基本知识和基本技能。

诊断学的意义

诊断学是为医学生学完基础医学各门学科后，过渡到学习临床医学各学科而设立的一门必修课，是学习临床学科的基础、桥梁（图 1–1）。

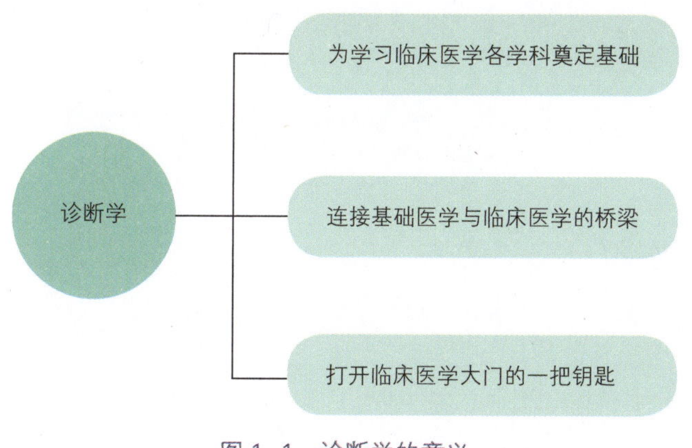

图 1–1 诊断学的意义

诊断学的内容

诊断学内容包括病史采集、体格检查、实验室检查、特殊检查、病历写作和诊断分析等。

（一）病史采集（问诊）

病史采集是通过医师与病人进行提问与回答，了解疾病发生发展的过程。病史采集内容包括主诉、现病史、既往病史、个人史、家族史、治疗史等。部分常见病通过问诊即可作出初步诊断。（图 1–2）

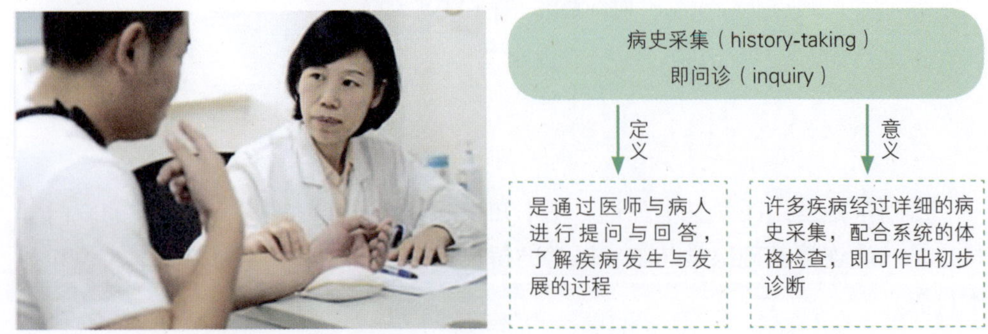

图 1–2　病史采集（问诊）

（二）体格检查

体格检查是医师用自己的感官和一些辅助器具（听诊器、叩诊锤、血压计、体温计等）对病人进行系统的观察和检查，揭示机体正常和异常征象的临床诊断方法（图 1–3）。

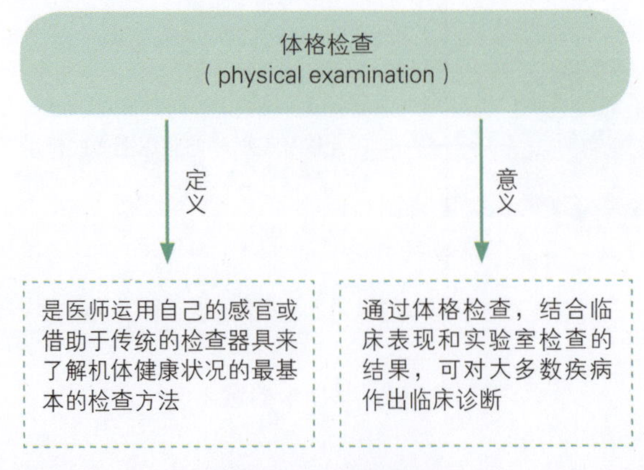

图 1–3　体格检查

（三）实验室检查

实验室检查是通过物理、化学和生物学等实验室方法对病人的血液、体液、分泌物、排泄物、细胞取样和组织标本等进行检查，从而获得病原学、病理学或器官功能状态等资料（图 1–4）。

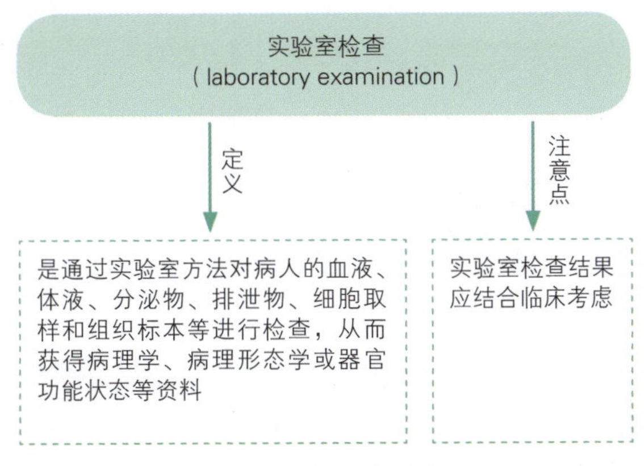

图 1–4 实验室检查

（四）特殊检查

特殊检查是使用一些特殊设备如 X 线、CT、磁共振、超声、核医学等设备对病人进行检查，为临床提供重要的诊断依据。

（五）辅助检查

辅助检查包括内镜、心电图、肺功能和病理切片等检查，为临床提供诊断依据。

（六）病历写作

病历包括传统病历或电子病历系统。

1. 传统病历：包括门、急诊病历，完全病历，入院病历，专科病历，出院病历等。

2. 电子病历系统：是随着网络信息技术而出现的、全新的病历系统，是病历写作和使用的必然发展方向，将在我国迅速推广并最终完全取代纸质病历。

（七）诊断分析

利用病史、体格检查、实验室检查、特殊检查和辅助检查所获得的资料，通过科学分析和临床思辨的方法，对病人的疾病作出诊断（图 1–5）。

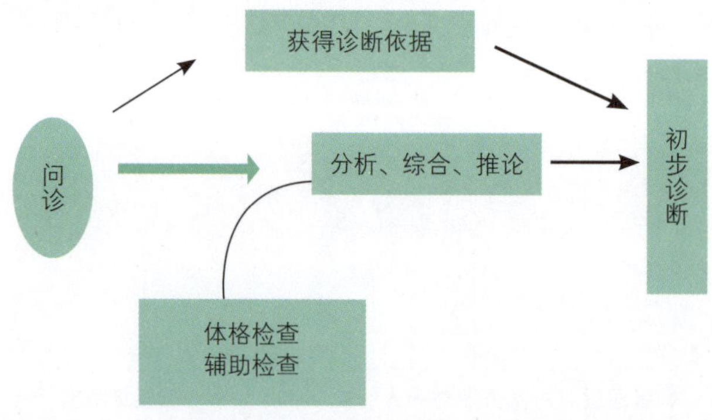

图 1–5　诊断分析

1. 临床诊断内容：包括病因诊断、病理诊断、疾病分型与分期的诊断、并发症以及伴发疾病的诊断、基因诊断和功能诊断等。

2. 临床诊断方法：常用的诊断方法为归纳法和排除法，鉴别诊断也在临床诊断中发挥着重要作用。

3. 临床诊断思维的基本原则：

（1）实事求是的原则：掌握第一手资料，尊重事实，全面分析，避免主观性和片面性。

（2）"一元论"原则：即单一病理学原则，就是尽量用一个疾病去解释多种临床表现的原则。因为在临床实际中，同时存在多种关联性不大的疾病的概率是很小的。

（3）用发病率和疾病谱观点选择诊断的原则：疾病谱随不同年代、不同地区而变化。当几种诊断可能性同时存在的情况下，要首先考虑常见病、多发病的诊断，这种选择符合概率分布的基本原理，减少误诊的机会。

（4）首先考虑器质性疾病的诊断的原则，应该首先排除可能的器质性疾病，然后考虑功能性疾病，以免延误了器质性疾病的治疗。

（5）首先考虑可治疾病的原则：以便早期及时地对疾病予以恰当的处理。

（6）简化思维程序的原则：医师参照疾病的多种表现，把多种多样的诊断倾向，归纳到一个最小范围中去选择最大可能的诊断。这种简化程序的诊断思维方式，有利于抓住主要矛盾，予以及时处理。

（7）见病见人的原则：切忌见病不见人的弊端。同样的疾病在不同的人身上表现会有差异，年龄、性别、体质、心理状况、文化程度等都会对疾病产生影响，要用生物 – 心理 – 社会医学模式的观点去思考和分析。

§2

实验诊断

医学实验诊断是一门综合性的应用学科，它通过感官的、物理的或化学的方法，采用手工或仪器检验各种人体标本，向临床各科提供实验数据或资料，协助对疾病的预防、诊断、治疗和监测。

§2.1 实验诊断概述

实验诊断的基本概念

实验诊断是指通过临床实验室对各类标本的检测和分析所得到的信息，为疾病的预防、诊断、治疗和预后评价所进行的医学临床活动。实验诊断包括实验室前、实验室和实验室后 3 个部分。

1. 实验室前：包括医师对病人病情的分析、选择检验项目、填写检验申请单，以及采集原始样品标本，并送交实验室。

2. 实验室：以预防、诊断、治疗人体疾病或评估人体健康提供信息为目的，对取自人体的样品标本进行生物学、微生物学、免疫学、化学、血液学、生理学、细胞学、病理学、基因学检测与分析，并提供检查结果和相关的咨询性服务。

3. 实验室后：包括系统性的审核，报告实验结果，储存检验样品等。

实验诊断的发展现状

传统的实验诊断技术以手工操作为主。随着自动化设备与电子计算机分析、识别技术的迅速发展，自动化仪器设备已在很大程度上代替了过去烦琐的手工操作，使传统实验诊断技术发生了革命性的变化。这些仪器大大节省了人力、时间和试剂，提高了工作效率，同时也提高了检验的准确度和精密度。我国实验诊断的发展和进步主要体现在以下几方面。

（一）设备更新

21 世纪以来，我国的检验设备快速更新，逐步从手工操作转变为自动化仪器检测，设备的国产率大幅度提高。

（二）技术发展

1. 大多数手工检测项目逐渐被淘汰，某些保留项目也仅用于复查验证。
2. 自动化检测技术不断发展，目前正向多功能、智能化和高精度方向发展。

（三）人员素质提高

20 世纪 80 年代之前我国医学检验人员基本上处于无专业学历状态，目前已发展成为以大专以上学历为主的专业队伍。

（四）管理逐步完善

目前，在我国二级和三级医院中普遍推行了实验室认证制度，建立了较为完善的质量控制体系，循证实验医学和大数据的概念正在逐步推广和应用。

（五）发展趋势

实验诊断将继续朝着高度自动化、信息化、标准化的方向发展。从技术层面上将朝着分子化方向发展，在应用层面上将朝着建设全自动化实验室和发展床旁检测的方向发展，在管理层面上朝着信息化方向发展。（图 2-1、图 2-2）

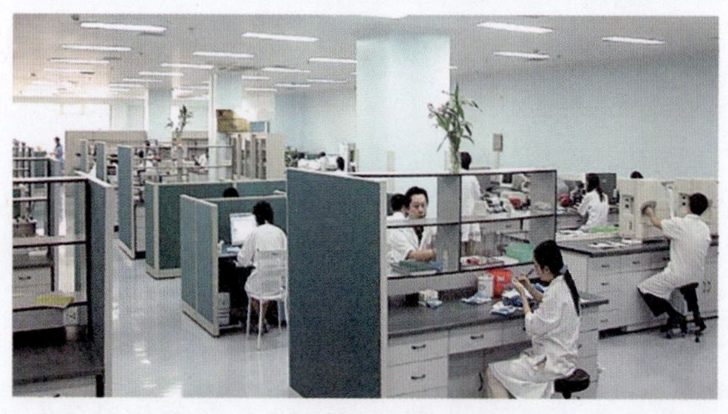

图 2-1　自动化实验诊断实验室

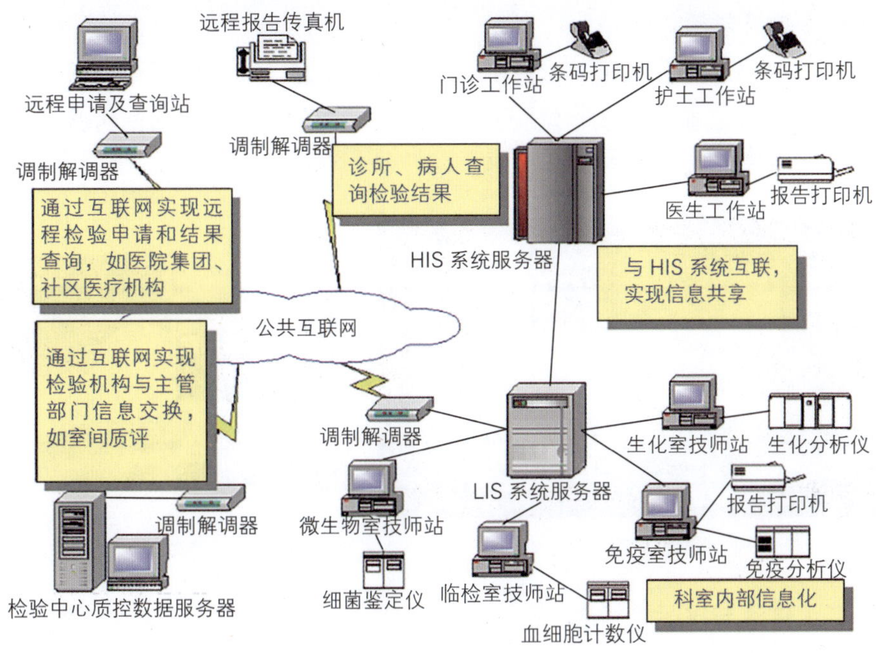

图 2-2　实验诊断信息系统示意图

实验诊断的主要内容

临床实验诊断的主要内容包括临床血液学检验、临床化学检验、临床微生物学检验、临床免疫学检验及临床寄生虫学检验等多项内容，分子生物学技术使医学检验技术和质量提高到一个新的水平（图 2-3）。

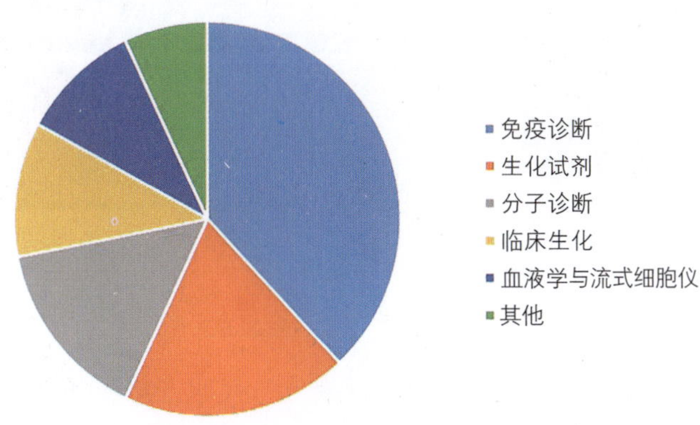

图 2-3　各种检验方法在临床所占比重（不含微生物检验）

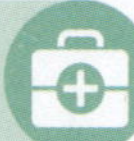

（一）血液学检查

血液学检查包括红细胞、白细胞和血小板的数量、生成动力学、形态学等的检验，止血功能、血栓栓塞、抗凝和纤维溶解功能的检验，溶血的检验，以及血型鉴定和交叉配血实验等（图 2–4、图 2–5）。

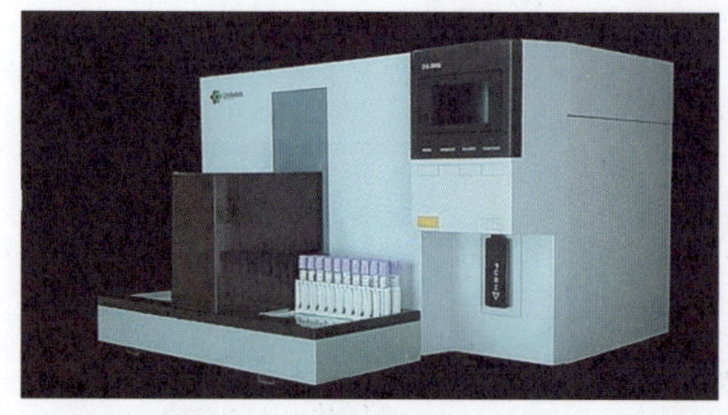

图 2–4　全自动血细胞分析仪

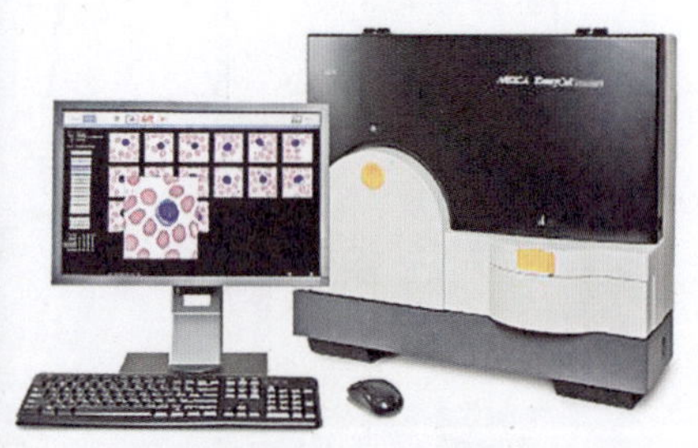

图 2–5　全自动血细胞计数器

（二）体液与排泄物检查

体液与排泄物检查包括对尿、粪和各种体液以及胃液、脑积液、胆汁等排泄物、分泌液的常规检验（图 2–6）。

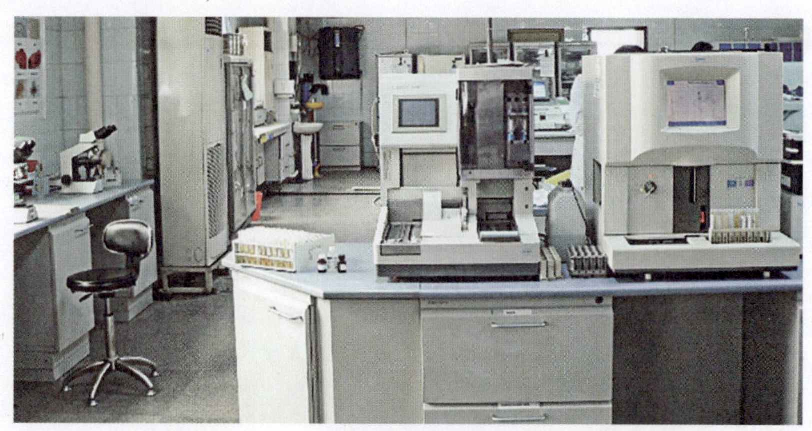

图 2–6　自动化尿液分析仪

（三）生化学检查

生化学检查包括对组成机体的生理成分、代谢产物、重要脏器的生化功能、毒物分析及药物浓度监测等的检验，如血糖、血脂、蛋白质及其代谢产物、血液和体液中电解质和微量元素、血气分析、临床酶学检验、激素和内分泌功能等（图 2–7）。

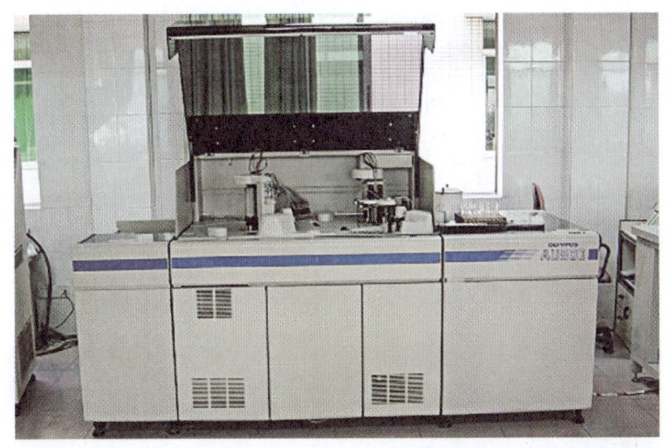

图 2–7　自动生化检测仪

（四）免疫学检验

免疫学检验是通过细胞免疫、体液免疫、抗原抗体反应和各其免疫标记等技术，检测血液和体液中的内分泌激素、肿瘤标志物、各类传染病抗原抗体、细胞因子等，广泛应用于免疫功能检查、肿瘤早期诊断及器官移植配型等（图 2–8）。

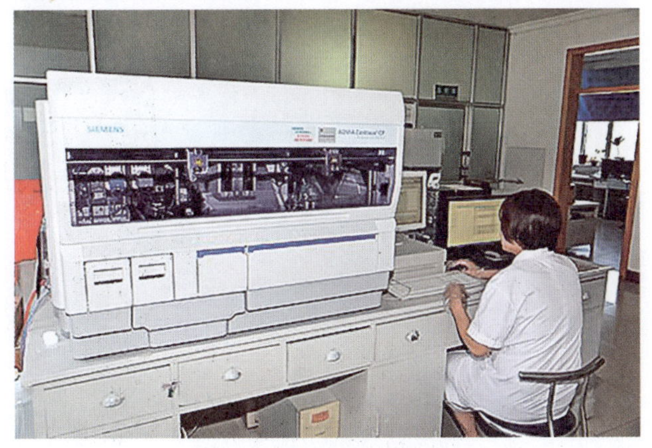

图 2–8　自动免疫学检查仪

（五）微生物学检验

传统的微生物检测方法已沿用多年，但是检测周期长、准确率不够高等问题

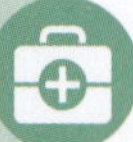

长期未获解决，不能及时和满意地为临床提供微生物检测结果的支持。

如何使微生物鉴定技术快速、准确、简易和自动化，一直是微生物学工作者研究的热点，但是由于致病微生物种类繁多，菌体结构和代谢特点各不相同，因此建立快速自动化微生物检测系统的进程相对缓慢。但是近十余年来，特别是近几年来，许多国家在这方面取得了突破性进展，许多新理论、新技术、新方法相继产生，自动化快速微生物检测系统已在许多国家广泛应用，我国也正在迅速推广使用中。

现代微生物自动快速检验技术种类繁多、原理各异，应用范围也不相同，不可能全部一一介绍。（图 2-9、图 2-10）

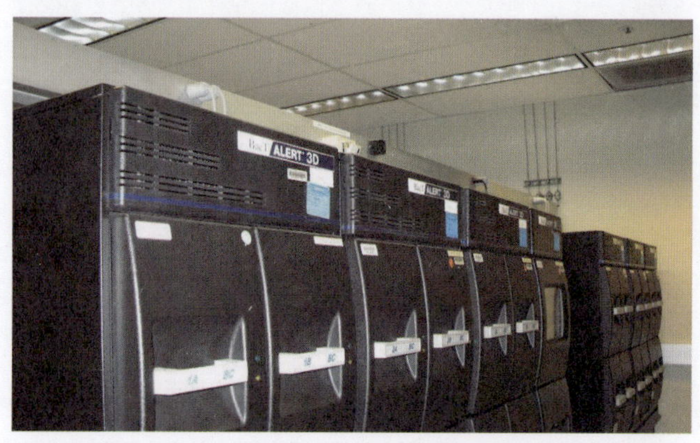

图 2-9　微生物自动化检验设备

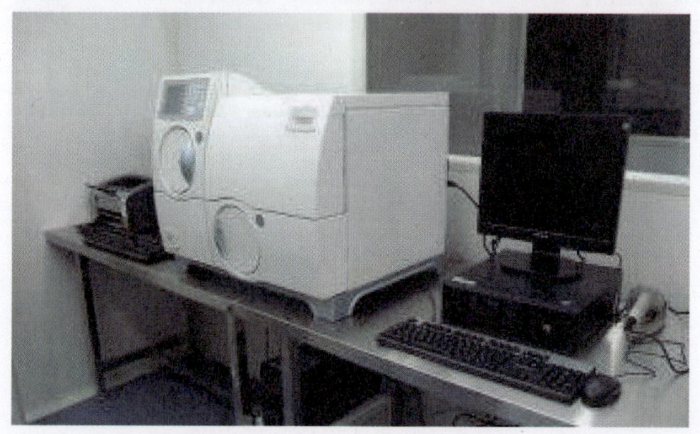

图 2-10　全自动微生物鉴定仪

（六）脱落细胞学检验

脱落细胞学检验包括咽拭子抹片、宫颈拭子抹片等的检查和支气管灌洗液脱落细胞学检查等。

（七）分子生物学检验

分子生物学检验是用基因诊断的方法，进行微生物基因检验、肿瘤相关基因检验等。

（八）遗传学检验

遗传学检验包括遗传性疾病染色体检查、孕妇羊水检查等。

实验诊断的应用范围

1. 为临床医疗工作服务：为疾病诊断和治疗计划的制订、病情分析、疗效观察、判断预后等提供科学依据。

2. 为开展预防工作提供依据：例如，进行防病调查，能早期发现传染性疾病的传染源以及对损害人体的各种致病因素，为制订预防措施，控制疾病传播提供重要资料。

3. 进行社会普查：可了解社会群体的卫生状况和健康水平，及时发现潜在性疾病，为制订卫生条例、提高防病治病的主动性、保护环境卫生及规划保健机构设置等提供依据。

4. 开展健康咨询：从实验诊断学的角度，为社会群体提供健康咨询。

实验报告与结果评估

（一）检测报告

检测报告是实验室最终成果的体现，能否出具高质量的报告是实验能否适应临床需求的核心问题。报告的质量与原始记录、数据整理、报告编制及复核审定等有关。

（二）检验结果评估

1. 临床价值评估：应根据检验的特异性、敏感性评估检测结果的临床价值。例如甲胎蛋白阳性结果可基本确定肝癌的诊断，而血尿酸的检测结果并不能作为痛风的确诊指标。

2．正确认识检验内容的生理变化：例如新生儿和高山居民的血红蛋白及红细胞计数均增高。

3．检验危急值：检验危急值（critical）又称恐慌值（panic value），即当这种检验结果出现时，说明病人可能正处于危险的边缘状态，此时如果临床医生能及时得到检验信息，迅速给予病人有效的干预措施或治疗，则可以挽救病人的生命，否则就有可能出现严重的后果，失去最佳的抢救机会。检验危急值并无统一规定，需由各检验单位自行拟定，检验科应对部分检验项目建立危急值确认和紧急报告制度。现将某检测单位制订的23个检验项目的危急值介绍如下，仅供参考（表2–1）。

表2–1　检验危急值一览表

项目序号	检验项目	单　位	危急值界限	危险性
1	血清钾	mmol/L	＜2.8	低血钾症，呼吸肌麻痹
			＞6.5	严重高血钾，可致心律失常、呼吸麻痹
2	血清钠	mmol/L	＜115	低钠血症
			＞160	高钠血症
3	血清氯	mmol/L	＜75	严重的代谢性碱中毒
			＞125	严重的代谢性酸中毒
4	ALT	U/L	＞1000	严重的肝细胞损坏，可有急性肝坏死
5	总胆红素	μmol/L	＞340（新生儿）	新生儿溶血病
6	血肌酐	μmol/L	＞650	急性肾衰竭
7	血尿素氮	mmol/L	＞36	急性肾衰竭
8	血糖	mmol/L	＜2.6	缺糖性神经症，低血糖昏迷
			＞22.2	高糖性昏迷，渗透性多尿伴严重的脱水和酮中毒

续表 1

项目序号	检验项目	单　位	危急值界限	危险性
9	肌酸激酶	U/L	＞1000	急性心肌梗死
10	CK-MB	U/L	＞100	急性心肌梗死，较严重的心肌细胞坏死或受损
11	肌红蛋白	ng/mL	＞110	心绞痛病人怀疑心肌梗死
12	肌钙蛋白	ng/mL	＞0.1	预示心肌梗死或不规则心绞痛
13	Hb	g/L	＜50	急性大量失血或严重贫血
			＞200	红细胞增多症，红白血病，肺源性心脏病
14	血小板	10^9/L	＜20	可能有严重的出血倾向
15	PCO_2	mmHg	＜20	极限值
			＞65	危险水平
16	PO_2	mmHg	＜30	严重缺氧
17	pH	—	＜7.15	极限值
			＞7.58	极限值
18	胆碱酯酶	U/L	＜1200	重度有机磷农药中毒
19	血淀粉酶	U/L	＞1000	严重的急性或坏死性胰腺炎
20	APTT	S	＞100	严重的出血倾向
21	PT	S	＜5	高凝状态
			＞40	严重的出血倾向

续表 2

项目序号	检验项目	单　位	危急值界限	危险性
22	D- 二聚体	μg/L	＞1500	严重的 DIC，溶栓时候不作为危急值
23	白细胞计数	10^9/L	＜1.5	有引发致命感染的可能
			＞50	急性白血病的可能

实验室质量控制

实验室质量控制是指将分析测试结果的误差控制在允许限度内所采取的控制措施，包括建立实验室质量控制的管理体系、实施实验室内质量控制、实施实验室间质量控制和对实验影响因素的控制等内容。

（一）实验室质量控制的管理体系

根据原卫生部规定，我国临床实验室的管理应符合国际 GB/T 27025—2008 标准的要求，对实验室进行管理。该标准包括以下具体内容（图 2-11、图 2-12）。

GB/T 27025—2008

组织与管理
人员
设施和环境
设备
量值溯源
样品
记录
报告
外部支持和服务
抱怨

图 2-11　国际实验室管理标准的内容

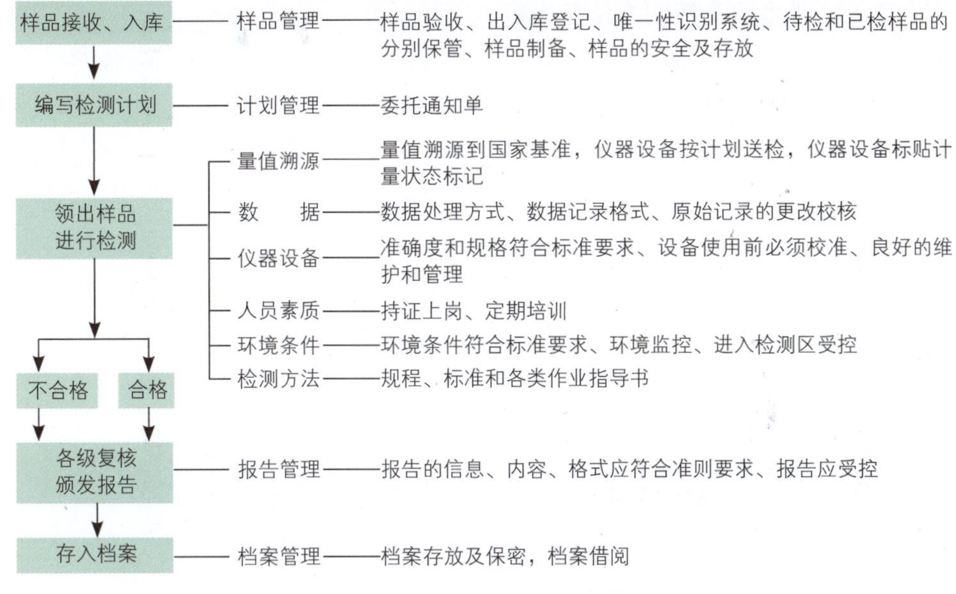

图 2-12　实验室检测流程和质量控制

1. 人员：技术人员应经培训、考核进行资格认证。

2. 设施和环境：具备必要的设施和环境条件并进行有效的监控，是保证检测工作正常开展的先决条件。

3. 设备：设备应有标识、记录、日常维护和控制，有操作指导书，有校准和检定。

4. 量值溯源：就是强调全国和世界范围内量值的统一，使测量结果或标准的值能够与规定的参考标准联系起来。量值溯源是保证测量结果准确可靠的关键环节。

5. 样品：从总体标准中提取部分样品进行检测称为抽样检测，抽样记录应做到清晰、明确、具体。

6. 记录与报告：检测记录必须及时、完整、规范。检测报告必须真实、准确，是实验室工作的最终成果。

7. 外部支持和服务：应对实验室用品的采购等外部支持实施控制，以保证试剂、耗材等符合 GB/T27025—2008 的要求。

8. 抱怨：对医师和病人的申诉和抱怨应及时处理，如应检验质量原因给病人造成经济损失，实验室应承担民事和法律责任。

（二）实验室质量控制方法与内容

1．实验室内质量控制：包括空白实验、校准曲线的核查、仪器设备的标定、平行样分析、加标样分析以及使用质量控制图等，它是实验室分析人员对测试过程进行自我控制的过程。

2．实验室间质量控制（EQA）：包括分发标准样对各实验室的分析结果进行评价、对分析方法进行协作实验验证、使用加密码样进行考察等。它是发现和消除实验室间存在的系统误差的重要措施，一般由通晓分析方法和质量控制程序的专家小组承担。（图 2-13）

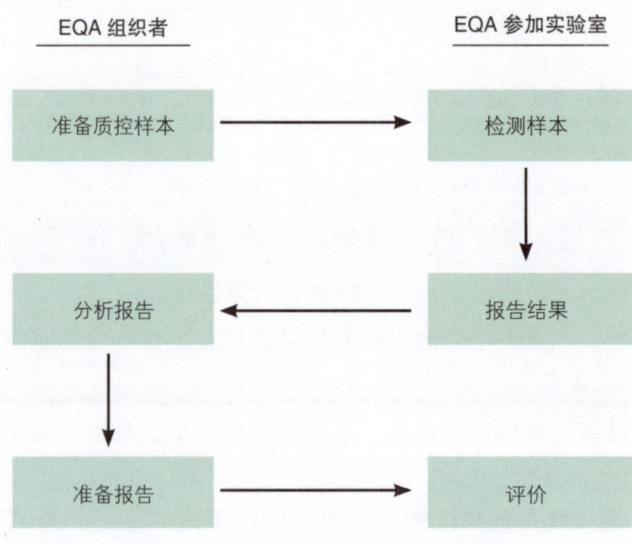

图 2-13　室间质量评价（EQA）过程

（三）实验影响因素的控制

实验的影响因素包括实验室前的影响因素、实验室中的影响因素和实验室后的影响因素，其中每个环节都需要进行严格控制（图 2-14）。

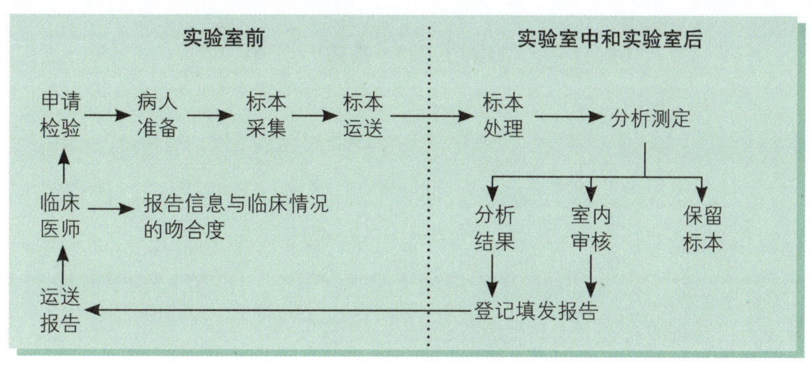

图 2-14　实验诊断的影响因素

1. 实验室前的影响因素：

（1）生理因素：性别、年龄、饮食、运动、药物、饮酒等。

（2）标本因素：全血、血浆、血清、体液等标本的质量和采血时间（如查找疟原虫）等，都会影响实验结果。

（3）标本运送：人工运送、交通运送、管道运送等过程中，震动、污染、延时等因素均可影响实验结果。

（4）试剂因素：试剂的准确度、精密度、稳定性、抗干扰性能力等。

（5）设备因素：仪器品牌、质量等。

2. 实验室中的影响因素：

（1）样品质量的影响：如血气分析样品不能有气泡或凝血，厌氧菌培养样品不能接触空气，血生化检测样品不能有溶血等，否则将会影响实验结果。

（2）抗凝剂的影响：不同检验项目应选用不同的抗凝剂，否则将会影响实验结果。

（3）防腐剂的影响：防腐剂主要用于尿液防腐，理想的防腐剂是甲醛。

（4）实验方法的影响：实验方法不同，结果也会不同。

3. 实验室后的影响因素：包括检测记录、报告书写、计算机的输入操作与临床的沟通等因素皆可影响实验结果。临床医师应仔细分析实验结果与临床表现的吻合度，如不吻合应寻找原因并进行处理。

§2.2 临床检验标本采集

临床检验标本是指病人的血液（含动脉血、静脉血、毛细血管血）、排泄物（粪、尿）、分泌物（痰、鼻分泌物）、呕吐物、体液（胸腔积液、腹腔积液、脑脊液等）和脱落细胞（食管、阴道）等样品，临床检验标本通过实验室检查，可了解机体的功能状态、疾病的性质及病情的进展情况。以下主要介绍血、粪、尿、痰、各类拭子的标本采集目的、方法、和注意事项。

研究结果表明，检验结果出错的原因60%左右是来自标本的采集和处理不当，故正确的标本采集具有重要的临床意义。

§2.2.1 静脉血标本采集

根据临床所需检查项目的不同，静脉血标本分为全血标本、血清标本、血培养标本和毛细血管血标本。

静脉血标本采集的目的

1. 全血标本：用作红细胞沉降率（血沉）、血常规测定和血液中某些物质的含量，如肌酐、尿素氮、尿酸、血糖等含量的测定。

2. 血清标本：全血自然凝固后析出的液体称为血清，用于生物化学和免疫学检测等。

3. 血培养标本：用于查找血液中的致病菌。

4. 毛细血管血标本：可用作手工血常规检查和床旁血糖测定等。（图 2–15、图 2–16）

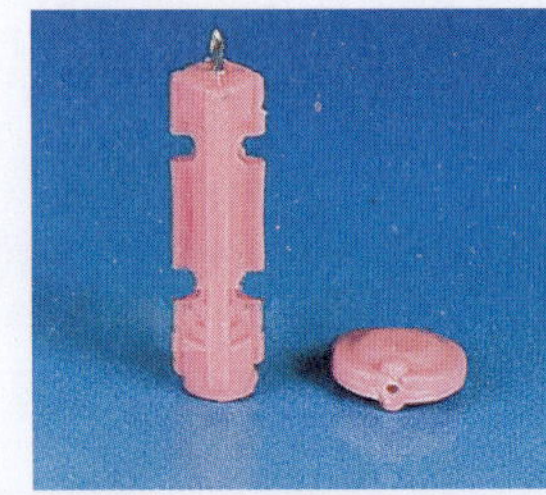

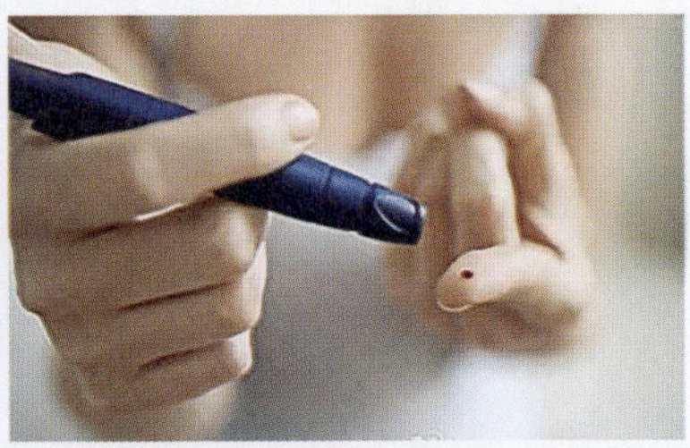

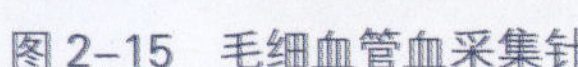

图 2–15 毛细血管血采集针

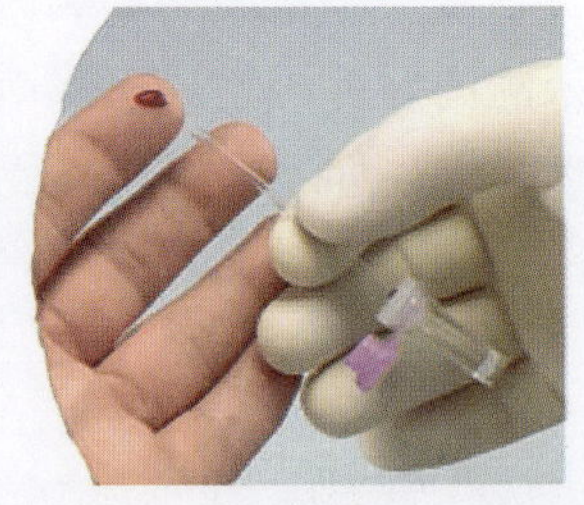

图 2–16 毛细血管血采集器

静脉血标本采集的实施

（一）准备

携带静脉穿刺用物及贴好含检测项目和病人信息的真空采血管、培养管至患者旁，核对姓名（及床号），告知患者标本采集的目的和方法。

（二）静脉血标本采集管采血

选择静脉，扎压脉带，嘱病人握拳使静脉充盈，进行皮肤消毒；按静脉穿刺法穿刺静脉成功后，根据需要检查项目的不同，依次将血标本采集针管插入不同颜色标志的真空采集管内，抽吸血液至所需要的量；松压脉带，用干棉签按压静脉穿刺处，迅速拔针。根据检验目的的不同，将标本管送检。（图 2–17、表 2–2）

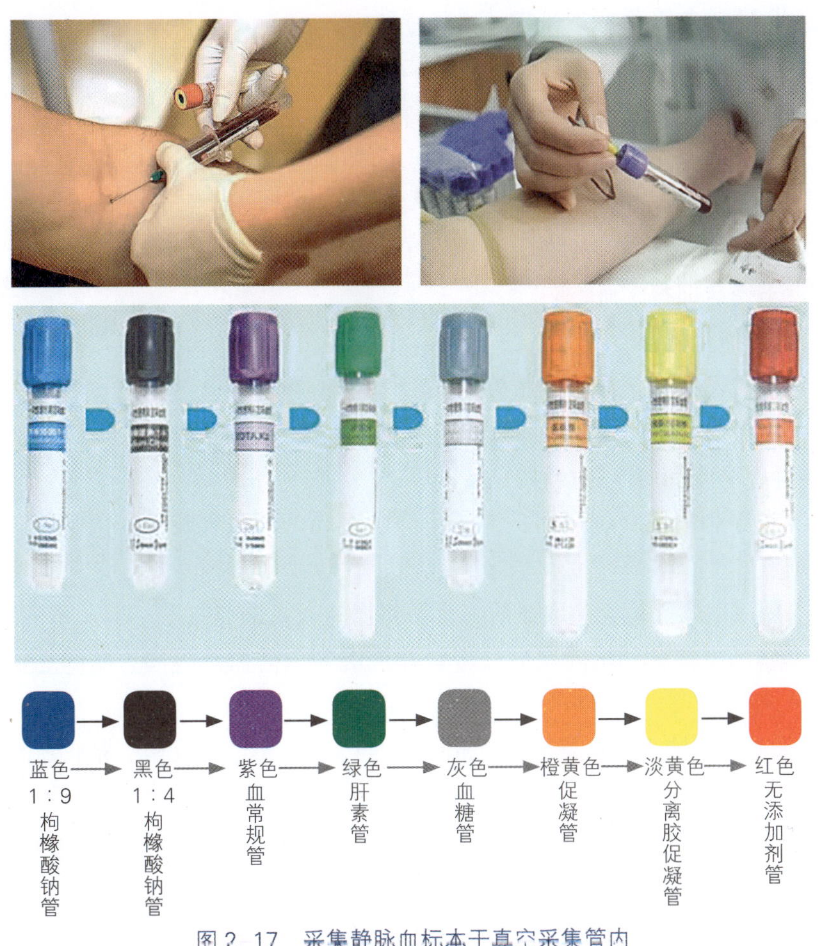

图 2–17 采集静脉血标本于真空采集管内

表 2-2　真空采血管采集血液标本一览表

试管分类	抗凝剂类型	采血量	检查项目
蓝色	3.8% 枸橼酸钠	2 mL	凝血检查
紫色	EDTA-K_2	2 mL	血常规、血型、糖化血红蛋白
绿色	肝素钠	3 mL	血液流变学
黑色	3.8% 枸橼酸钠	2 mL	红细胞沉降率
红色	无抗凝剂	4 mL	生化、肿瘤标记及 PCR 定量等
黄色	无抗凝剂	4 mL	生化、免疫类、病毒检测等

（三）静脉血培养标本采血

1．皮肤消毒：皮肤消毒严格执行以下三步法。

（1）70% 乙醇擦拭静脉穿刺部位 30 秒以上。

（2）1%～2% 碘酊或碘伏，从穿刺点向外画圈消毒，消毒区域直径应达 3 cm 以上。

（3）通常用 70% 乙醇脱碘。对碘过敏的病人，可在 70% 乙醇消毒 60 秒，待乙醇挥发干燥后即行采血。

2．培养瓶消毒：

（1）70% 乙醇擦拭血培养瓶橡皮塞，作用 60 秒。

（2）用无菌纱布或无菌棉签清除橡皮塞子表面残余乙醇。

3．静脉穿刺和培养瓶接种：

（1）在穿刺前或穿刺期间，为防止静脉滑动，可戴乳胶手套固定静脉，不可接触穿刺点。

（2）用注射器无菌穿刺取血后，直接将血注入血培养瓶。

（3）血标本接种到培养瓶后，轻轻颠倒混匀以防血液凝固，立即送检，切勿冷藏。

4．采血量：成人采血量 8～10 mL，儿童 1～5 mL。血液和培养液之比为 1∶5 至 1∶10。

静脉血标本采集的注意事项

1. 严格无菌操作。

2. 应根据静脉血检测目的之不同，选择含有不同抗凝剂的采集管，如血常规要用 EDTA-K2 抗凝剂管，红细胞沉降率与血凝试验要用枸橼酸钠抗凝管等。

3. 根据检测项目的不同，掌握不同的采取时间：

（1）空腹采血：临床上，一般血液检查和血生化检查均采用空腹采血。

（2）特殊采血时间：糖耐量试验、餐后 2 小时血糖、血药浓度峰值与谷值测定等均需在规定的特殊时间采血。

§2.2.2 动脉血标本采集

动脉血标本采集的目的

动脉血标本主要用作血气分析。

动脉血标本采集的实施

1. 备注射盘一套，含 5 mL 玻璃注射器、橡皮塞、肝素钠（抗凝剂）1 mL（12 500 U）。

2. 询问、了解病人身体状况，并向病人说明动脉采血的目的及方法，取得病人配合。

3. 选择穿刺动脉：一般选择较多的是桡动脉和肱动脉，摸清拟穿刺动脉的走向和搏动情况。

4. 注射器准备：抽取 2 mL 抗凝剂湿润管壁，并排尽空气，推掉注射器内的抗凝剂，仅余注射器针头处少量的抗凝剂即可。

5. 携用物至病人旁，核对后协助病人取舒适体位，暴露穿刺部位。

6. 消毒操作者的手指：用聚维酮碘消毒手指，消毒面积要大，直径在 5 cm 以上，固定血管的示指和中指，其消毒面积须达两个关节以上。

7. 抽取少量肝素，湿润注射器后排尽。亦可使用专用的血气针进行动脉标本采血（图 2–18）。

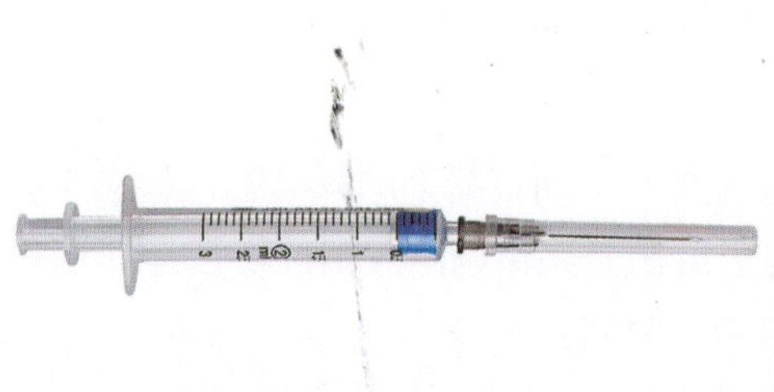

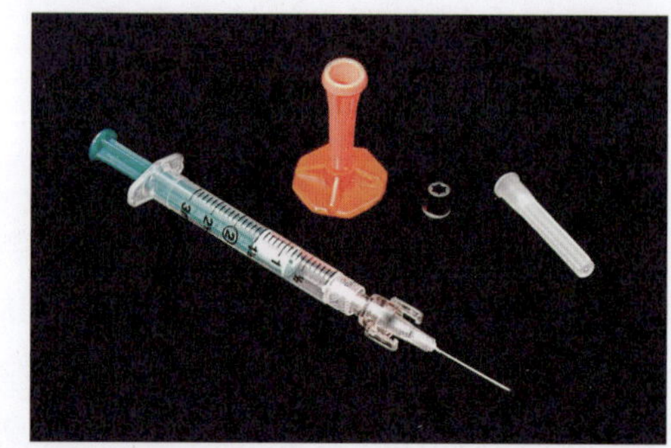

图 2-18　动脉血样采集器

8. 确定动脉及走向后，消毒穿刺部位，迅速进针，动脉血自动顶入血气针内，一般需要采血 1～9 mL。

9. 拔针后立即将针尖斜面刺入橡皮塞或专用凝胶针帽隔绝空气（图 2-19）。

10. 将血气针轻轻转动，使血液与肝素充分混匀，立即送检（图 2-20）。

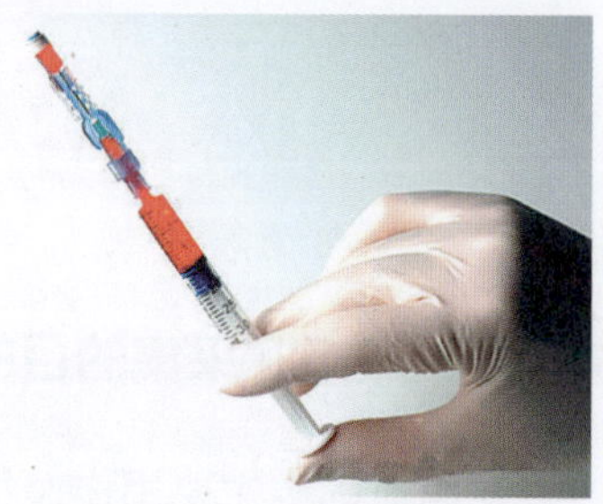

图 2-19　血标本隔绝空气

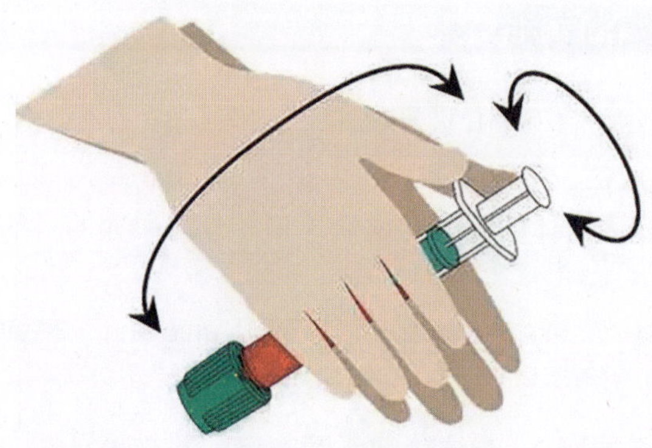

图 2-20　转动血气针

11. 垂直按压穿刺部位 5～10 分钟。

12. 采血完毕后整理用物、洗手。

动脉血标本采集的注意事项

1．严格无菌操作，预防感染。

2．穿刺部位应压迫止血至不出血为止。

3．若饮热水、洗澡、运动，需休息 30 分钟后再采血，避免影响结果。

4．血气分析的注射器内要排尽空气。

5．有出血倾向者慎用。

6．如使用注射器采血时，应先铺无菌治疗盘，再选用 0.5 mL 肝素（12500 U）湿润注射器后排尽空气置于无菌治疗盘内，写好铺盘时间备用。

7．标本应立即送检。

§2.2.3 尿标本采集

为适应不同检验目的的需要，尿标本的采集大致可分为尿常规检验标本采集、尿培养标本采集、尿沉渣检验标本采集等。

尿标本采集的目的

尿液检查的目的包括以下几方面。

1．协助泌尿系统疾病的诊断、病情和疗效观察。

2．协助其他系统疾病的诊断。

3．职业病检测。

4．用药的监护。

5．健康人群的体检。

尿标本采集的实施

1．容器贴上含病人相关信息的标签。

2．用物携带至病人床旁，核对床号、姓名，告知病人标本采集的目的和方法。

3．尿液标本采集：

（1）常规标本的采集：嘱病人留清晨首次中段尿液 5～10 mL 于标本容器中，立即送检（图 2-21）。

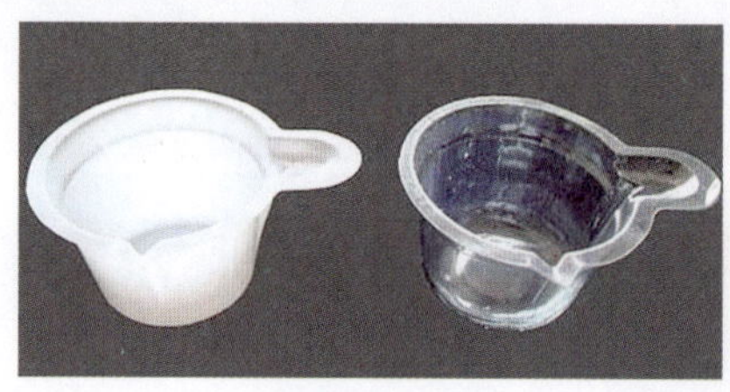
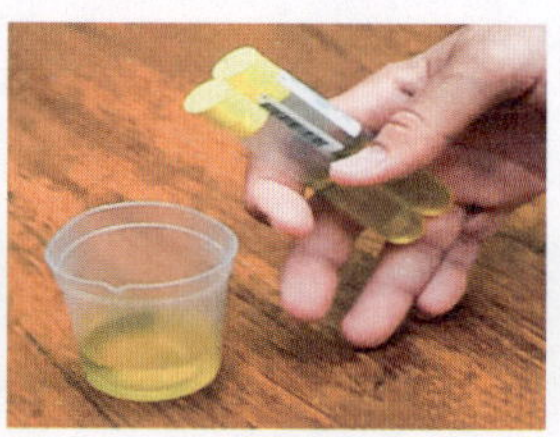
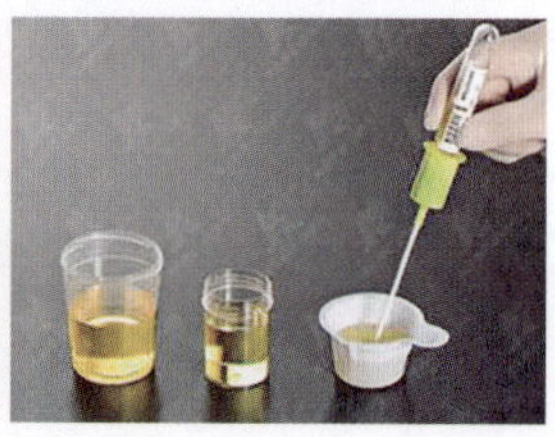

图 2–21　尿标本采集器

（2）12 小时或 24 小时尿标本：嘱病人于清晨 7 时排空膀胱后开始留尿。留第 1 次尿后放防腐剂，至次日清晨 7 时排净最后一次尿，将 24 小时尿液全部送检。如收集 12 小时尿标本时，则从晚上 7 时至次日清晨 7 时止。（表 2–3）

表 2–3　尿标本常用防腐剂

名　称	作　用	用　法	应　用
40% 甲醛	固定尿中的有机成分、抑制细菌生长	每 30 mL 尿加 1 滴甲醛	Addis 计数、尿浓缩查找结核分枝杆菌
甲苯	在尿液表面形成薄膜，保持尿液的化学成分不变，防止细菌污染	每 100 mL 尿加 0.5%～1% 甲苯 2 mL	尿蛋白定量、尿糖定量、尿中钠、钾、肌酐、肌酸等检查
浓盐酸	保持尿液酸性环境，防止尿中激素被氧化	24 小时尿中加 5～10 mL	17– 羟类固醇、17– 酮类固醇、肾上腺素等检查

（3）尿培养标本采集：协助病人取适宜的卧位，放好便盆，按导尿术清洁、消毒外阴和尿道口，请病人将前段尿液排在消毒容器内，再留取 5 mL 中段尿于无菌试管中，塞好管口，立即送检（图 2–22）。

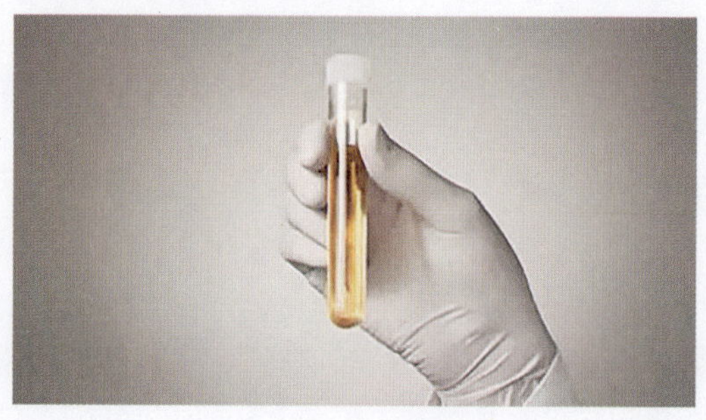

图 2–22　尿培养标本

尿标本采集的注意事项

1. 常规尿标本留晨起第一次尿。

2. 会阴部分泌物过多时，应先进行清洁和冲洗，然后再收集尿液。女病人月经期不宜留取尿标本，不可将粪便等混入尿液中。

3. 昏迷或尿潴留病人可通过导尿术留取尿标本。

4. 留取 12 小时或 24 小时尿标本应做好交接班。

5. 留取尿培养标本，应严格无菌操作，在抗生素应用前采集。

6. 尿袋里收集的尿液不宜作为标本送检。

7. 待检尿液不可放置过久，否则可能发生红细胞溶解现象。

§2.2.4 粪标本采集

为适应不同检验目的的需要，粪标本的采集可分为常规标本采集、隐血标本采集、寄生虫及虫卵标本采集和培养标本采集等。

粪标本采集方法

1. 容器贴上含病人相关信息的标签。

2. 携带用物至病人床旁，核对床号、姓名，告知病人标本采集的目的和方法。

3. 标本采集：根据检测目的的不同，粪便标本采集的方法也有区别。

（1）常规标本采集：用棉签挑取少量粪便（约蚕豆大小）放入蜡纸盒内送检，或用粪便采集器采集粪便标本送检。如无脓血黏液可采取多个不同部位及两端的粪便，如有脓血黏液应选择脓血黏液部分送检。（图 2–23）

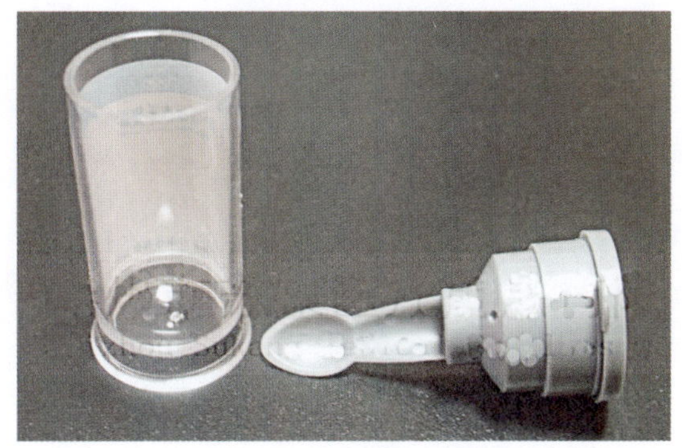

图 2–23 粪便采集器

（2）隐血标本采集：嘱病人在采集标本前 3 天禁食肉类、鱼、肝、血、大量绿叶蔬菜等食物及含铁药物，以免出现假阳性反应，3 天后按常规粪便标本取样送检。

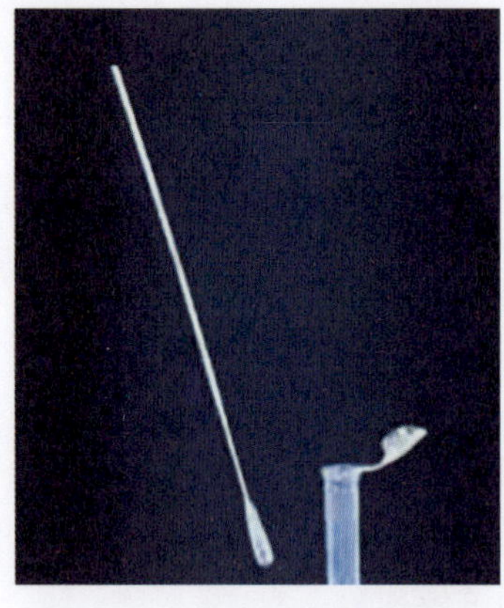
图 2-24　粪培养标本采集管

（3）寄生虫及虫卵标本采集：一般可在粪便不同部位按常规方法取样 5～10 g，装入洁净容器中送检；检查蛲虫卵，在清晨病人起床前或晚上临睡前，用特制的肛门拭子或温棉签轻擦肛门周围皱裂处，放入置有温生理盐水试管中立即送检。

（4）培养标本采集：嘱患者排便于便盆中，用无菌棉签采取粪便的脓血、黏液部分少许，置培养试管中立即送检。必要时，可用无菌棉签蘸生理盐水，由肛门插入 6～7 cm，轻轻转动棉签取出粪便少许，插入培养试管中送检。（图 2-24）

粪标本采集的注意事项

1. 标本要新鲜，不得混有尿液、消毒剂和污水等，以免破坏其有形成分和病原体等。

2. 应选取含有黏液、脓液和血液等病理成分的部分。

3. 采集标本后及时送检，并于标本采集后 1 小时内完成检查，否则可因消化酶、酸碱度变化以及细菌的作用等因素的影响，导致粪便有形成分被破坏。

4. 采集标本的容器应清洁、干燥、有盖，细菌学检查要采用灭菌有盖的容器采集标本。

5. 任何标本都应视为潜在的高危病原菌感染源，采集者应避免被感染或污染环境。

6. 病人服用驱虫药或做血吸虫孵化实验，应留取全部粪便送检。

7. 灌肠后的粪便不宜作为检查标本。

§2.2.5　痰标本采集

根据医嘱采集痰标本，进行临床检验，为诊断和治疗提供依据。

痰标本采集的目的

1. 痰抹片查找癌细胞。

2. 痰结核分枝杆菌培养。

3. 普通痰培养。

▶▶ 痰标本采集方法 ◀◀

1. 用物携带至病人床旁，核对床号、姓名。向病人说明检查目的和方法，仔细核对检验单。

2. 标本采集：

（1）常规标本采集：嘱病人晨起漱口后用力咳出气管深处的痰液，盛于清洁容器内送检。如找癌细胞，应立即送检。

（2）24 小时痰标本采集：标签贴于容器上，注明留痰起止时间，嘱患者将 24 小时（晨 7 时至次晨 7 时）痰吐入容器内。

（3）痰培养标本采集：嘱病人清晨用复方硼砂溶液（朵贝尔液）漱口，再用清水漱口，深吸气后用力将痰吐入无菌培养瓶（皿）内，立即送检。

▶▶ 痰标本采集的注意事项 ◀◀

1. 如查癌细胞，应立即送检或用 95% 乙醇或 10% 甲醛固定后送检。

2. 不可将唾液、漱口水、鼻涕等混入痰液中。

3. 按留取标本之需要，选择合适的容器。

4. 24 小时痰标本采集时，需注明起止时间。

§2.2.6 拭子标本采集

利用拭子在咽、鼻、宫颈等身体不同部位采集检验标本，进行细菌学或细胞学检查，为临床诊断提供依据。

▶▶ 拭子标本采集的目的 ◀◀

1. 用拭子抹片进行细菌学检查。

2. 用拭子涂片进行细胞学检查。

3. 用拭子标本进行细菌培养。

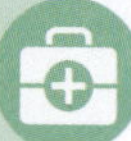

拭子标本采集方法

1. 备齐用物携带至病人床旁，告知病人标本采集的目的和方法。

2. 标本采集：

（1）咽拭子标本采集：点燃酒精喷灯。嘱病人张口发“啊”音，必要时用压舌板压舌。用蘸无菌生理盐水的消毒长棉签或专用的取样拭子擦拭两侧腭弓及咽、扁桃体上的分泌物，再将试管口在酒精喷灯火焰上消毒，并将取样棉签插入无菌试管中，塞紧管塞后送检。（图 2–25）

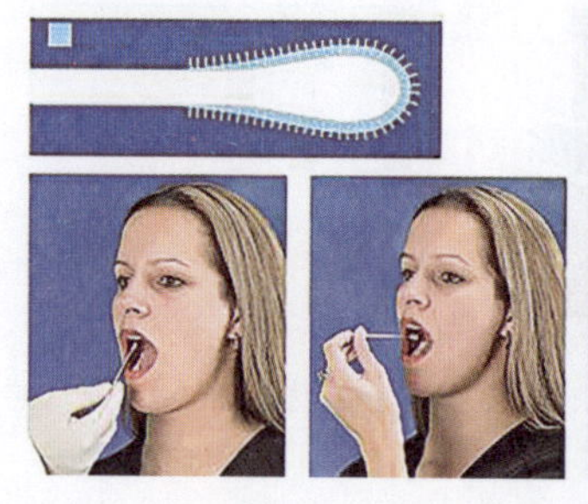

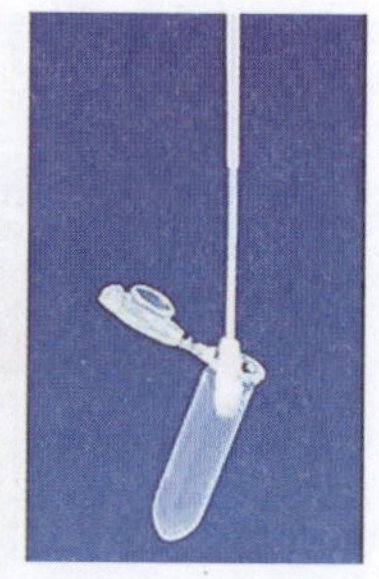

图 2–25 咽拭子标本采集

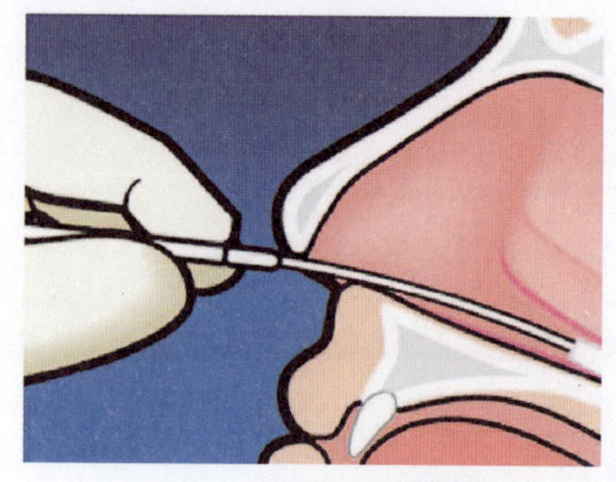

图 2–26 鼻拭子标本采集

（2）鼻拭子标本采集：将取样拭子轻慢地送至鼻腔深部并轻轻转动取样，将取样拭子插入无菌试管中并盖紧瓶盖送检（图 2–26）。

（3）宫颈拭子标本采集：宫颈检验标本采集可用专用拭子采样做涂片或细菌培养，方法同上。亦可用专用的宫颈标本采集器取样，直接做涂片检查。（图 2–27）

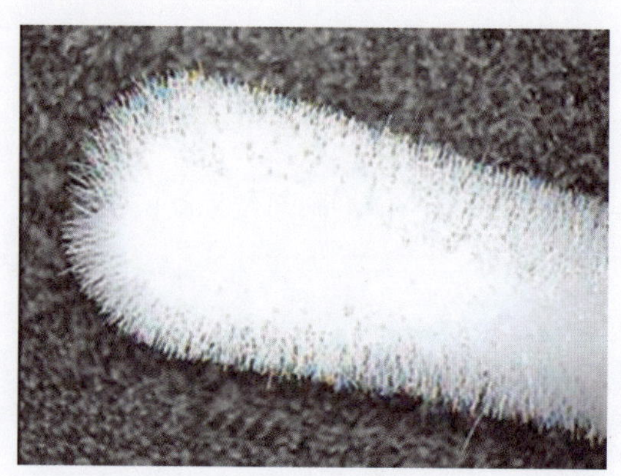

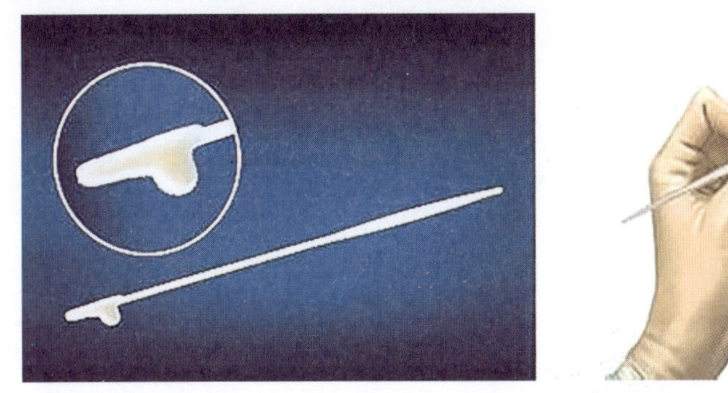
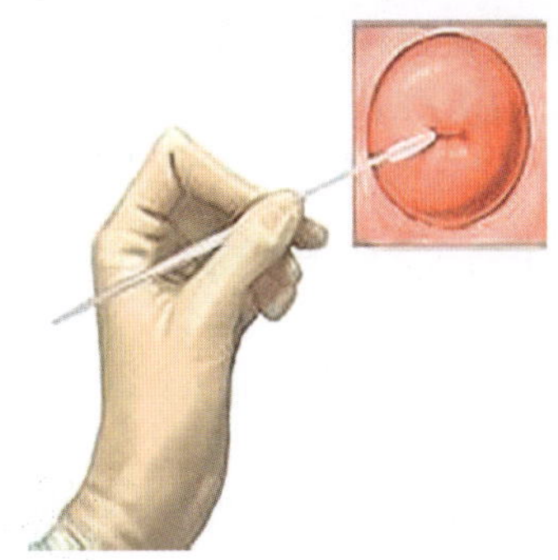

图 2–27　宫颈拭子标本采集

▶▶ 拭子标本采集的注意事项 ◀◀

1. 做口咽部真菌培养时，须在溃疡面采集分泌物。
2. 注意采集标本的拭子不要触及非检查部位，防止污染标本，影响结果。
3. 避免在进食 2 小时内采集咽拭子标本，以防呕吐。
4. 妇女月经期不宜进行宫颈拭子标本取样。

§2.3　实验诊断设备与应用

自 20 世纪 80 年代末以来，临床医学检验设备和方法发生了革命性变化，原来以手工操作为主的医学临床检验已逐渐被自动化检验设备所取代，大大提高了检验效率和检验质量。自动化设备种类繁多、功能复杂，目前几乎所有的临床检验项目均有自动化检验设备。本节内容以介绍各类自动化实验设备为主，同时也对与自动化实验诊断原理和应用相关的传统实验设备如光学显微镜、离心机、光电比色计、分光光度计等择要进行介绍。

§2.3.1　普通光学显微镜

光学显微镜是利用光学原理，把人眼所不能分辨的微小物体放大成像，以供人们提取微细结构信息的光学仪器，是医学检验机构不可或缺的基本设备之一，能将被观察物体放大数十倍至上千倍，每个医学检验人员都应熟练掌握普通光学显微镜的使用。

►► 普通光学显微镜的结构组成 ◄◄

普通光学显微镜由机械部分、照明部分和光学部分组成（图 2-28）。

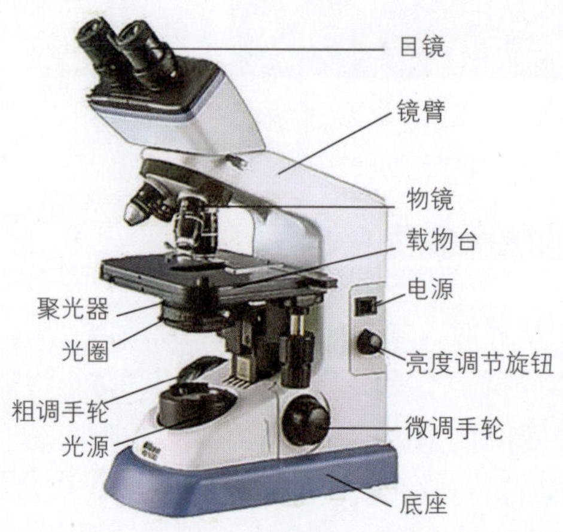

图 2-28　普通光学显微镜

（一）机械部分

显微镜的机械部分包括镜座、镜筒、物镜转换器、载物台、推动器、粗调手轮、微调手轮等部件。

1. 镜座：镜座是显微镜的基本支架，它由底座和镜臂两部分组成，是用来安装光学放大系统部件的基础，起着稳定和支撑整个显微镜的作用。

2. 镜筒：镜筒上接目镜，下接转换器，形成接目镜与接物镜间的暗室。镜筒有单筒式、双筒式两种。

3. 物镜转换器：物镜转换器上可安装 3～4 个接物镜，一般是 3 个接物镜（低倍、高倍、油镜）。转动转换器可以按需要将其中的任何一个接物镜和镜筒接通，与镜筒上面的接目镜构成一个放大系统。

4. 载物台：载物台中央有一孔，为光线通路。载物台是固定或移动标本的平台，使镜检对象恰好位于视野中心。

5. 推动器：是移动标本的机械装置。

6. 粗调手轮（粗螺旋）：粗调手轮是移动镜筒调节接物镜和标本间距离的机件，扭动粗调手轮可调节标本与接近物镜之间的距离，主要在使用低倍接物镜时使用。

7. 微调手轮（细螺旋）：其作用与粗调手轮相同，主要在使用高倍接物镜时使用。

（二）照明部分

安装在载物台的下方，由反光镜（光源）、聚光器和光圈组成，其作用是为显微镜观察提供照明。

（三）光学部分

普通显微镜的光学部分包括目镜和物镜。

1. 目镜：安装在镜筒上端，分为单筒目镜和双筒目镜，通常用放大 10 倍（10×）的目镜。

2. 物镜：安装在镜筒前端转换器上，一般有 3～4 个可以转换使用的物镜。物镜分为干燥系物镜和油浸系物镜。

（1）干燥系物镜：以空气为介质，通常用的是 40× 以下的物镜。

（2）油浸系物镜：常以香柏油为介质，此物镜又称油镜头，其放大率为 90×～100×。（图 2-29）

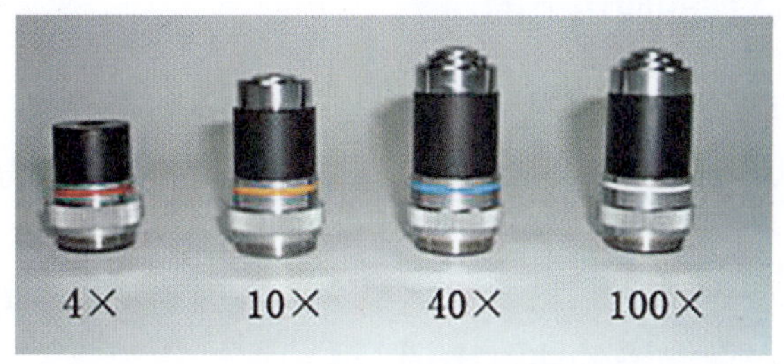

图 2-29　普通显微镜不同放大倍数的物镜镜头

普通光学显微镜的工作原理

普通光学显微镜主要由物镜和目镜组成，均为凸透镜。物镜的焦距（f_1）短，目镜的焦距（f_2）长。物镜到标本（AB）的距离稍大于物镜（Lo）的焦距，标本经物镜放大后形成放大倒立的实像 A′B′，实像 A′B′ 是目镜的物体，它位于目镜的焦点以内，所以 A′B′ 经目镜（Le）再次放大后，形成放大的虚像 A″B″。（图 2-30）

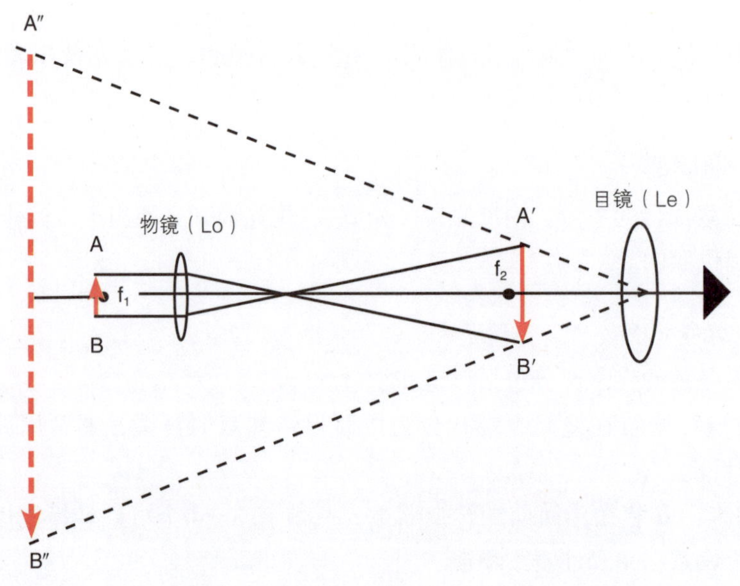

图 2-30 普通光学显微镜的成像原理图

普通光学显微镜的应用范围

1. 在缺乏自动化检验设备的情况下，用于血、尿、粪常规检验、血型及交叉配血检验和病理切片观察等。

2. 必要时，可使用光学显微镜对自动化检验设备的结果进行人工复查。

使用普通光学显微镜的注意事项

1. 显微镜的光学部分不能用手直接摸擦。
2. 不可随意拆卸显微镜的零部件。
3. 需要更换标本片时，将物镜头转离载物台，方可取下或放置标本片。
4. 转换物镜时应转动物镜上方的旋转器，切忌手持物镜转换。
5. 如果长时间不用显微镜时，应将显微镜电光源的亮度调到最暗（维持灯的寿命）。

6．显微镜使用完毕后，必须复原，其具体步骤是：先转动转换器使物镜头离开通光孔，取下标本片，下降载物台，下降聚光器，关闭光圈，玻片移动器回位，将显微镜电光源的亮度调到最暗，再关闭电源，盖上绸布和外罩，最后将显微镜放在桌子的中央。

§2.3.2 医用离心机

离心机是利用离心力分离液体与固体颗粒或液体与液体的混合物中各组分的机械（图 2–31）。

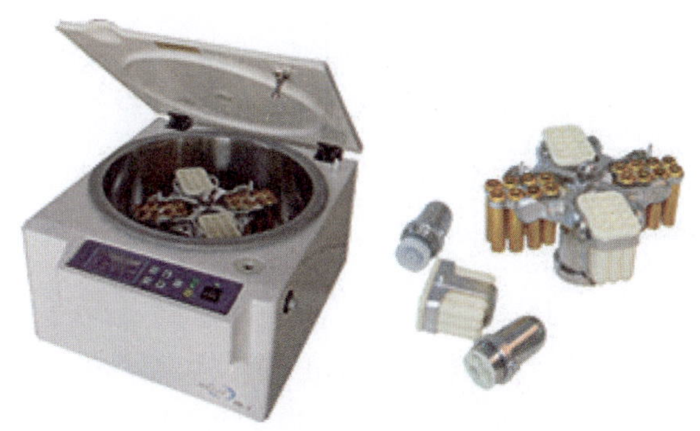

图 2–31 医用离心机

医用离心机的工作原理

离心机工作原理就是利用离心机转子高速旋转产生的强大的离心力，加快液体中颗粒的沉降速度，把样品中不同沉降系数和浮力密度的物质分离开。

医用离心机的分类

离心机按结构和检测试验的需要，可分为过滤离心机、沉降离心机和分离机 3 类。

1．过滤离心机：离心过滤是使悬浮液在离心力场下产生的离心压力，作用在过滤介质上，使液体通过过滤介质成为滤液，而固体颗粒被截留在过滤介质表面，从而实现液－固分离。通常，对于含有粒度大于 0.01 mm 颗粒的悬浮液，可选用过滤离心机。

2．沉降离心机：离心沉降是利用悬浮液（或乳浊液）密度不同的各组分在离心力场中迅速沉降分层的原理，实现液－固（或液－液）分离。对于悬浮液中颗粒细小或可压缩变形的，则宜选用沉降离心机。

3．分离离心机：可进行液体澄清和固体颗粒富集，这类分离机有常压、真空、冷冻条件下操作的不同结构型式。对于悬浮液含固体量低、颗粒微小和对液体澄清度要求高时，应选用分离离心机。

医用离心机的应用范围

1．在手工检测中，血尿粪常规检测、血型及交叉配血检测等均需使用离心机。

2．在手工检测中，细胞病理学检测和微生物检测也常需使用离心机。

使用医用离心机的注意事项

1．离心机运转前应先切断电源并先松开离心机刹车，用手试转动转鼓，看有无咬刹情况，并检查其他部位有无松动及不正常情况。

2．接通电源后依顺时针方向开车启动，通常每台新设备正式使用前均须空车运转 3 小时左右，无异常情况即可工作。

3．物料要尽可能放置均匀。

4．严禁机器超速运转，以免影响机器使用寿命。机器开动后，若有异常情况必须停车检查，必要时需予以拆洗修理。

5．滤布的目数应根据所分离物料的固相颗粒大小而定，否则影响分离效果。

6．为确保离心机正常运转，转动部件每隔 6 个月后加油保养一次，同时查看轴承和制动装置运转情况及有无磨损现象，磨损严重应予以更换。

7．机器使用完毕，应作好清洁工作，保持机器整洁。

§2.3.3 光电比色计

利用光电池或光电管等光电转换元件作检测器，测量通过有色溶液后透射光的强度，从而求出被测物质含量的方法称为光电比色法。基于此而设计的仪器称为光电比色计（图 2–32）。

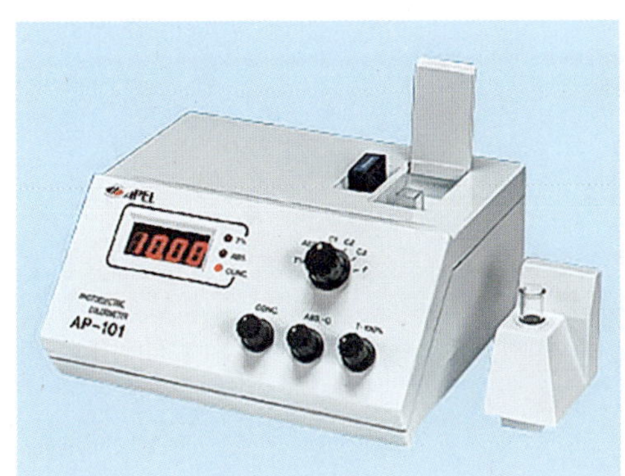

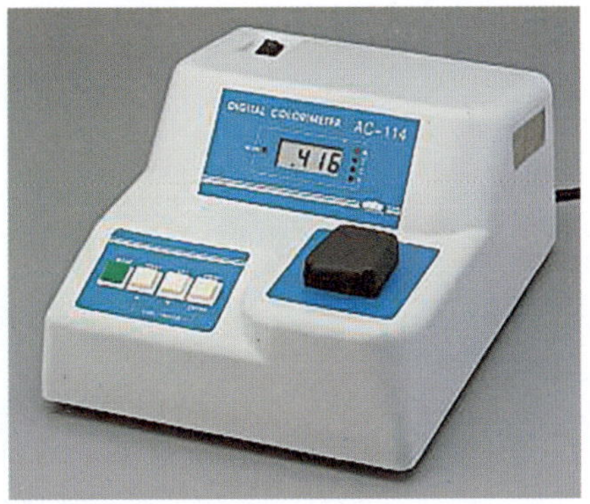

图 2–32　光电比色计

光电比色剂的结构组成

光电比色计由光源、滤光片、比色皿、光电检测器、放大和显示 6 部分组成。

1. 光源：在光电比色测定中，光源强度保持不变是获得准确测定结果的重要因素。因此，光电比色计附有使电源电压稳定的装置（稳压器），它的作用是稳定光源，使之不受外界电压变化的影响。

2. 滤光片：滤光片的作用是只让一定波长范围的光透过，而将其余不需要的波长光滤去。滤光片所透过的单色光的纯度，通常用其光谱特性曲线的半宽度来表示。

3. 比色皿：比色皿是用来盛装分析样品液的容器。在可见光范围内，常用无色光学玻璃或塑料制作；而在紫外区，需要用能透紫外线的材料，如石英玻璃来制作。

4. 光电检测器：在检验仪器中常使用的光电检测器有光电池、光电管、光电倍增管等，是利用光电效应把光能转化为电能的器件。

光电比色剂的工作原理

光源发出的复合光经滤光片滤波后，变为近似的单色光。此单色光通过比色皿时，被里面颜色和深浅不同的样品吸收掉一部分，然后照射在光电检测器上；光电检测器将光信号的强弱转变为电信号的大小，最后经放大，由显示部分显示出测量结果（图 2–33）。

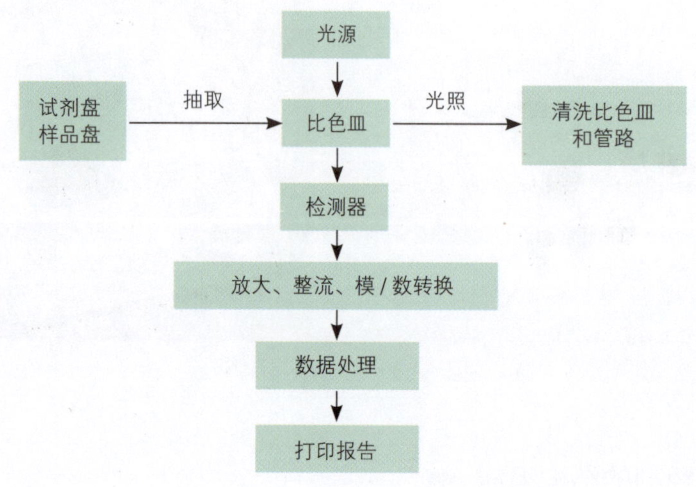

图 2–33　光电比色计工作原理

光电比色剂的应用范围

光电比色计具有简单、快速、灵敏度高等特点，广泛应用于微量组分的测定。在实验医学领域中，比色分析被广泛应用于生化分析、药物分析、卫生分析等方面。

§2.3.4　分光光度计

分光光度计又称光谱仪，是将成分复杂的光分解为光谱线的科学仪器。

分光光度计的结构组成

分光光度计主要由光源系统、分光系统、样品室、检测系统、信号处理器和显示与存储系统组成（图 2–34）。

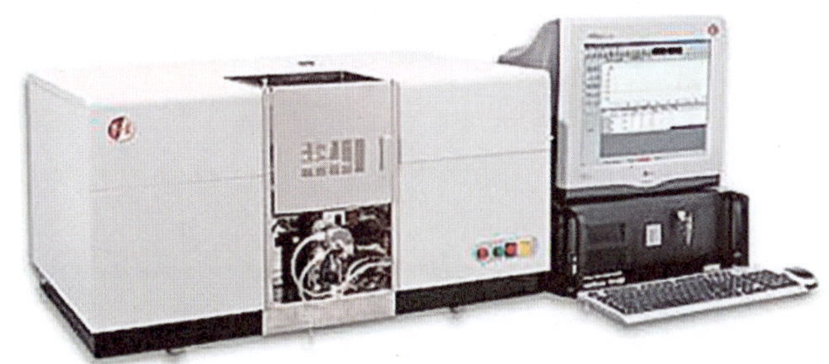

图 2–34　分光光度计

分光光度计的工作原理

分光光度计是通过测定被测物质在特定波长处或一定波长范围内光的吸收度，对该物质进行定性和定量分析。分光光度计采用一个可以产生多个波长的光源，通过系列分光装置，从而产生特定波长的光源，光线透过测试样品后，部分光线被吸收，计算样品的吸光值，从而转化成样品的浓度。测量范围一般包括波长范围为 380 ～780 nm 的可见光区和波长范围为 200～380 nm 的紫外光区。（图 2–35）

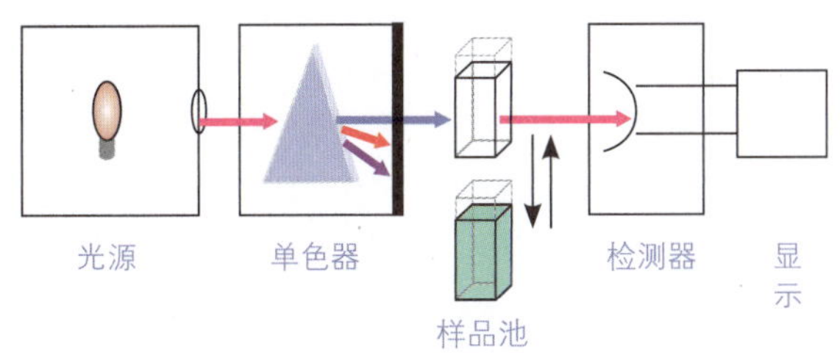

图 2–35　分光光度计工作原理示意图

分光光度计的应用范围

1. 分光光度计适用于大多数临床生化检验项目，而且灵敏、简便、应用广泛。

2. 分光光度计已经成为现代分子生物实验室的常规仪器，常用于核酸、蛋白定量以及细菌生长浓度的定量等。

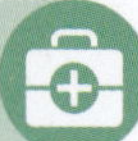

§2.3.5 自动生化分析设备

自动生化分析仪是根据光电比色和分光光谱分析的原理来测量体液中某些特定化学成分的仪器，这类仪器可以自动检测目前临床常用的全部血液生化项目。由于其测量速度快、准确性高、消耗试剂量小，现已在临床检验中广泛使用。

自动生化分析设备的基本原理

无论是当今运行速度最快的模块式全自生化分析仪，还是半自动化生化分析仪，都是运用光电比色和分光光谱分析的原理，对被检物质进行定性和定量分析，这也是自动生化仪最基本的核心原理。

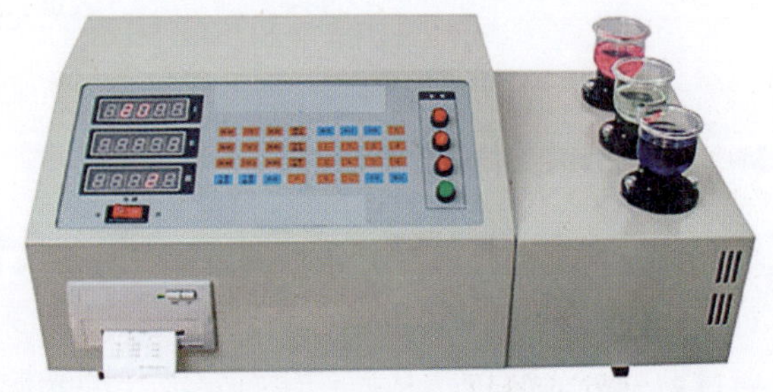

图 2–36　光电比色计

1．光电比色：利用光电池或光电管等光电转换元件作检测器（图 2–36），来测量通过有色溶液后透射光的强度，从而求出被测物质含量的方法称为光电比色法。

2．光谱分析：分光光度计又称光谱仪，是将成分复杂的光，分解为光谱线进行测量和分析。测量范围一般包括波长范围为 380～780 nm 的可见光区和波长范围为 200～380 nm 的紫外光区。分光光度通过测定被测物质在特定波长处或一定波长范围内光的吸收度，对该物质进行定性和定量分析。（图 2–37）

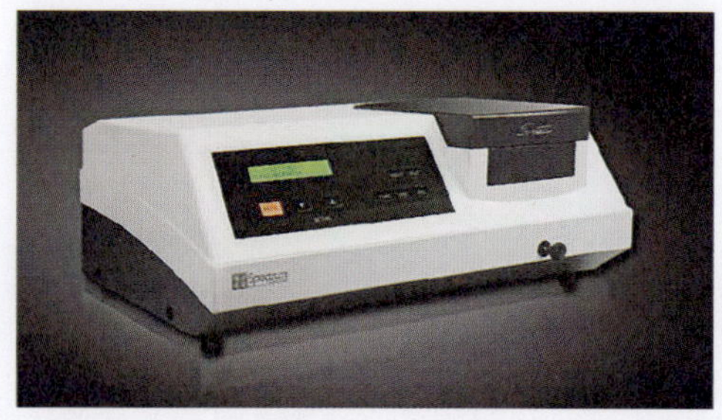

可见光分光光度计

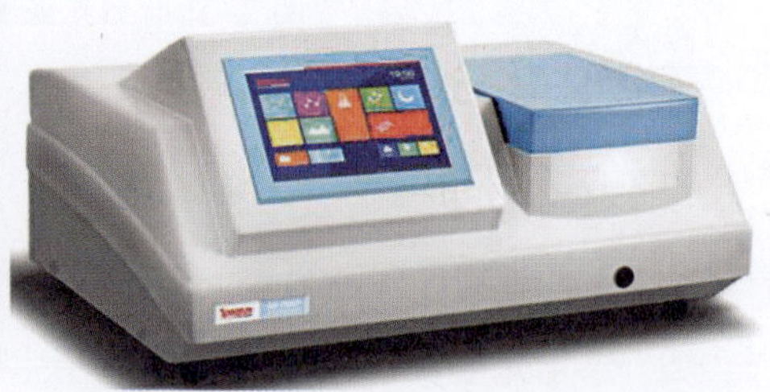

紫外光分光光度计

图 2–37　分光光度计

自动生化分析仪分类

自动生化分析仪可按结构原理、测定速度和自动化程度进行分类（图 2–38）。

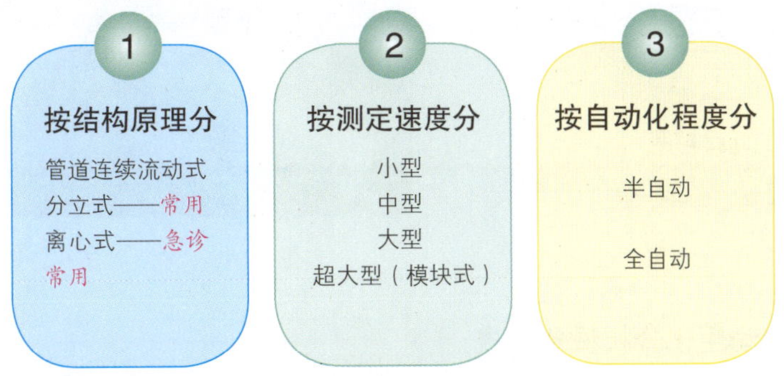

图 2–38　自动生化分析仪分类

（一）按设备结构和原理分类

1. 管道连续流动式自动生化分析仪。
2. 离心式自动生化分析仪：又称干片式分析仪，临床多用于急诊化验。
3. 分立式自动生化分析仪：临床使用广泛。

（二）按设备运行速度分类

1. 小型生化仪：每小时可检测 300 个以下标本。
2. 中型生化仪：每小时可检测 300～600 个标本。
3. 大型生化仪：每小时可检测 600 个以上标本。

（三）按设备自动化程度分类

按设备自动化程度可分为全自动生化分析仪和半自动生化分析仪。

自动生化分析仪的结构组成与工作程序

自动生化分析就是将原始手工操作过程中的取样、混匀、温浴（37 ℃）检测、结果计算、判断、显示和打印结果及清洗等步骤全部或者部分自动运行。如今，生化检验基本上都实现了自动化分析，还有专为大型或超大型临床实验室和商业实验室设计的全自动生化分析系统，可根据实验室的检测量任意配置。（图 2–39、图 2–40）

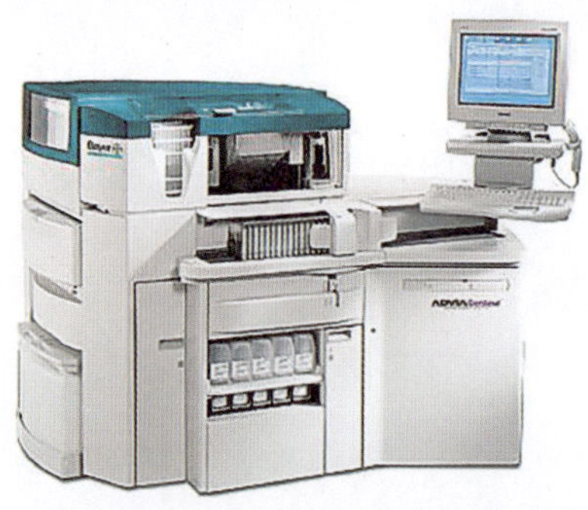
图 2-39　全自动生化分析仪

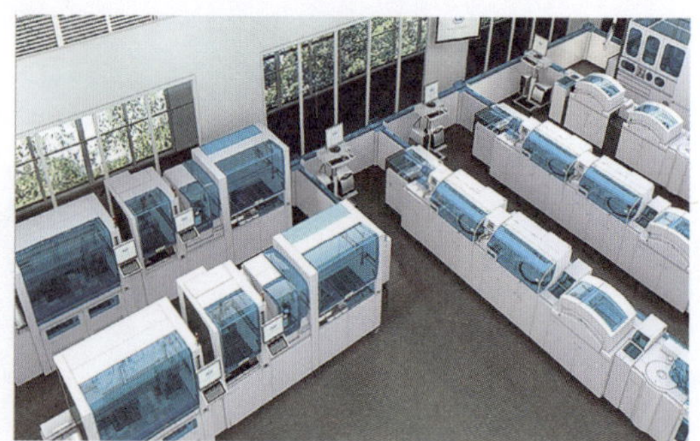
图 2-40　全自动生化分析系统

（一）自动生化分析设备构成

自动生化分析设备一般由加样系统、比色系统、分光系统、供排水系统、清洗系统、操作控制与数据处理系统等组成（图 2-41）。

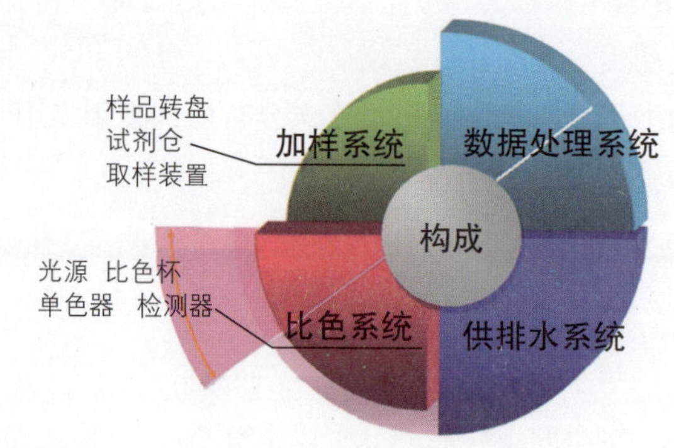

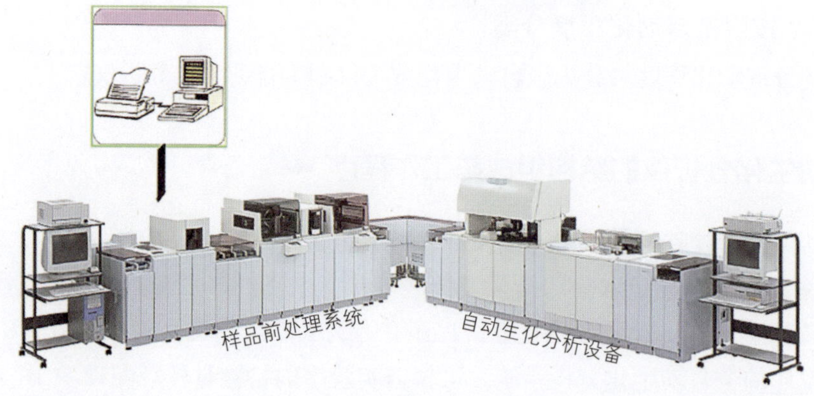

图 2-41　自动生化分析设备的构成

（二）自动生化分析设备工作程序

自动生化分析设备种类繁多，每种设备的具体操作方法，应按照该产品的使用说明书进行操作。自动生化分析设备工作程序大体包括以下几方面内容。（图2-42）

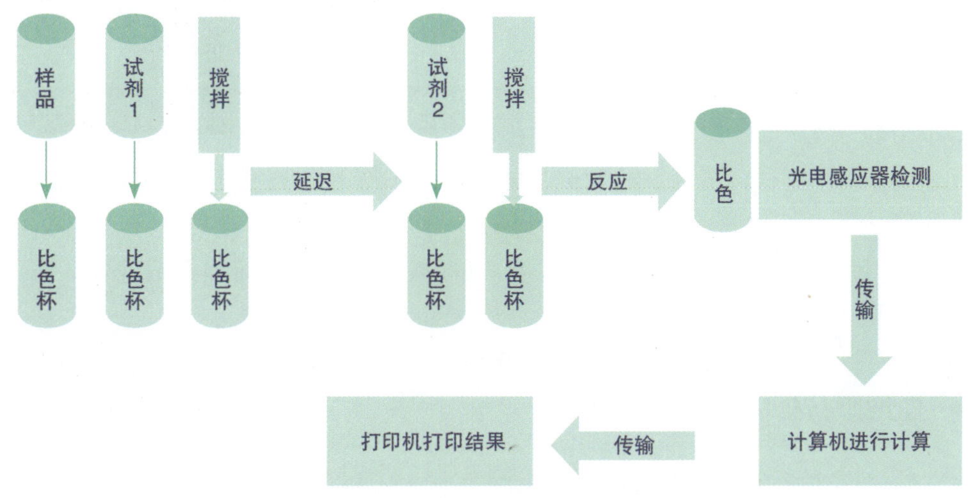

图 2-42　自动生化分析仪工作程序

1. 设备调校。

2. 样品制备：包括血清、尿液、脑脊液等。

3. 试剂选择：可采用单试剂、双试剂。

4. 双波长：由主波长和副波长两个波长构成，可以消除在检测过程中干扰因素的影响。

5. 校准品（标准）的应用：用以比对未知样品的浓度。

6. 质控品的应用：用于生化仪对仪器、试剂等方面状态的监控。

7. 选定检测项目。

8. 开机检测。

9. 打印检测结果。

自动生化分析仪使用注意事项

1. 使用环境必须符合工作条件。

2. 非专业维修人员，请勿打开仪器进行维修。

§2.3.6 自动血细胞分析仪

自动血细胞分析仪又称血液分析仪，是临床血常规检查的基本设备，检查分析内容可达数十项血液指标。

发展现状

20 世纪 80 年代前主要是人工手检进行血细胞分析，80 年代中期以后血液常规检验技术获得突飞猛进的发展；90 年代后仪器的自动化程度大幅增高，电子计数技术已经成熟，测试速度达到 120 份 /h，可进行多参数分析（高达 40 余项）；随着电子细胞识别技术的发展，目前已能对各类幼稚血细胞进行鉴别和分析。

血细胞分析的临床意义

1. 对各种系统疾病的诊断和鉴别诊断。
2. 诊断各种血液病的主要依据。
3. 常规体检的必检项目。

血细胞的构成

血细胞由红细胞、白细胞和血小板组成。在某些血液病病人中，可以出现不同成熟度的各类血细胞（图 2–43）。

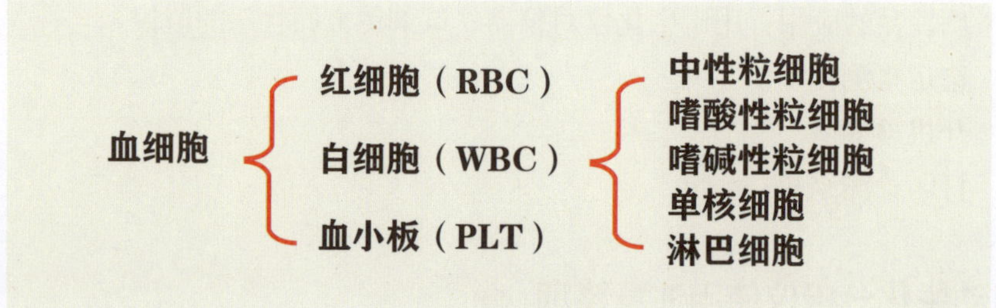

图 2–43 血细胞构成与分类

自动血细胞分析仪的分类

自动血细胞分析仪根据检测原理的不同分为许多种类，但他们的功能基本相似。目前，先进的血液常规检查流水线实现了从血细胞计数、白细胞分类到网织红细胞测定，血标本的推片、染色、检测，以及检测结果的分析和报告等的全自动化运行，全自动多功能血细胞分析仪检测速度可达每小时数百份标本。（图 2-44、图 2-45）

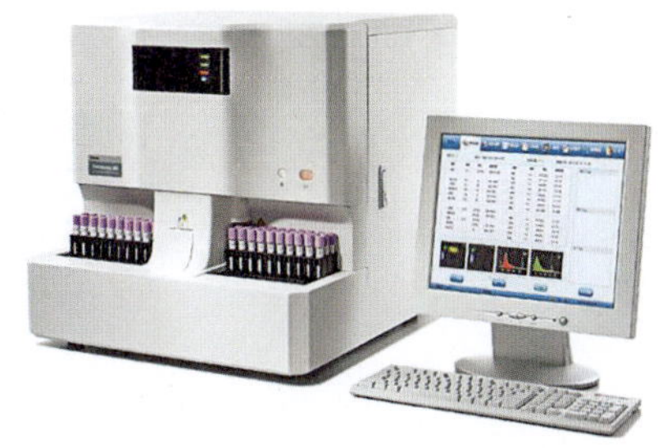

图 2-44　自动血细胞分析仪

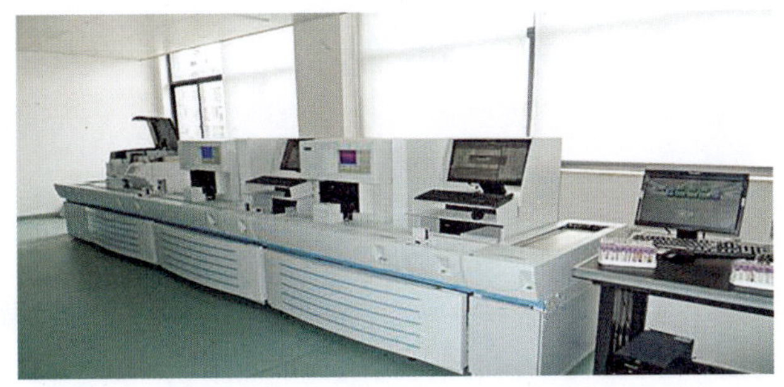

图 2-45　血液常规检查流水线

自动血细胞分析仪的功能

全自动血细胞分析仪具有下述功能，功能较全的仪器最多的能检测 40 余项参数。

1. 全血细胞计数功能：包括红细胞、白细胞和血小板计数及其相关的计算参数。

2. 白细胞分类功能：通用三分群法或五分群法对各类白细胞百分率和绝对值进行检测（图 2-46、表 2-4）。

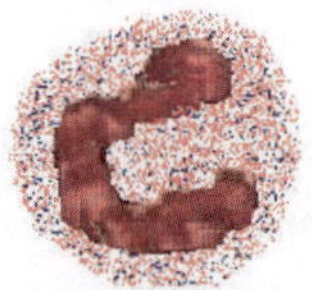
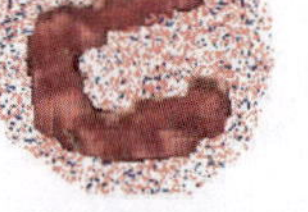
中性粒细胞

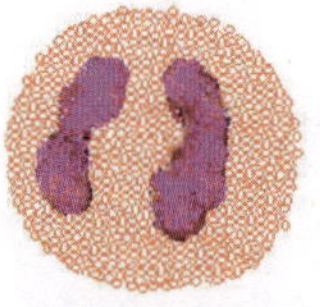
嗜酸性粒细胞

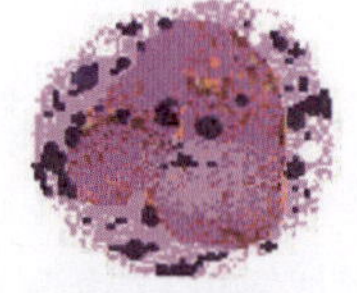
嗜碱性粒细胞

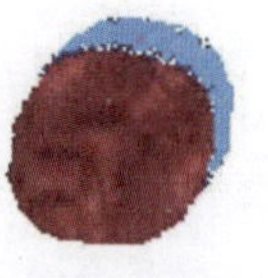
淋巴细胞

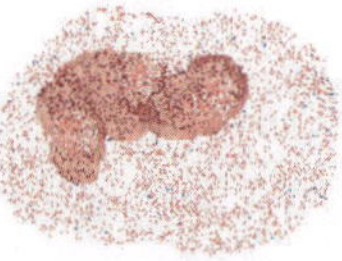
单核细胞

图 2-46　白细胞分类

表 2-4　成人白细胞分类计数参值

细胞类型	比　值	百分率（%）	绝对值（$\times 10^9$/L）
中性杆状核粒细胞（Nst）	0.01～0.05	1～5	0.04～0.50
中性分叶核粒细胞（Nsg）	0.50～0.70	50～70	2.00～7.00
嗜酸性粒细胞（E）	0.005～0.050	0.5～5	0.05～0.50
嗜碱性粒细胞（B）	0～0.01	0～1	0～0.10
淋巴细胞（L）	0.20～0.40	20～40	0.80～4.00
单核细胞（M）	0.03～0.08	3～8	0.12～0.80

3. 血细胞计数和分类的扩展功能：包括有核红细胞计数、网织红细胞计数及其相关参数检测；未成熟粒细胞、幼稚粒细胞、造血干细胞计数；未成熟血小板比率；淋巴细胞亚型计数等。

自动血细胞分析仪的工作原理

自动血细胞分析仪主要是应用机器视觉技术和模式识别技术（SVM）对标本图像全方位分割、识别、分类计数的原理，具有全自动识别的功能。血液分析仪检测原理主要分为电阻抗法（库尔特原理）和光散射法两类。（图 2-47）

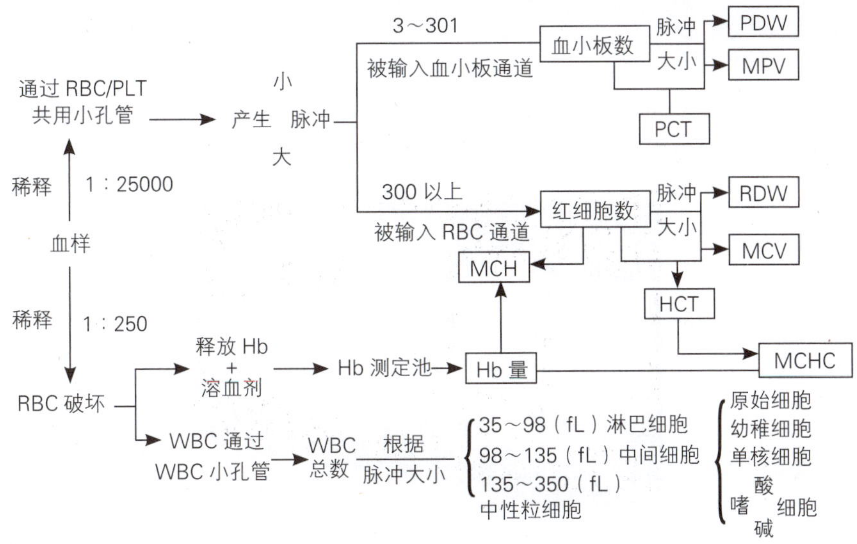

图 2–47　血细胞分析仪工作流程

（一）电阻抗法（库尔特原理）

库尔特原理是用电阻抗法测量细胞的数量和体积。血细胞是电的不良导体，当一个细胞通过计数小孔时，会导致小孔两端电阻的变化，并将其转化成脉冲，感应器通过检测脉冲的数量及大小，计算出通过小孔的细胞数量及体积。随着高能电磁波技术的发展，人们采用电阻抗、激光和高能电磁波技术同时对一个细胞进行检测，既可获得细胞大小和数量的信息，又可获得细胞内部结构的信息。再通过计算机对数据的综合分析，便可进行细胞分类计数。（图 2–48）

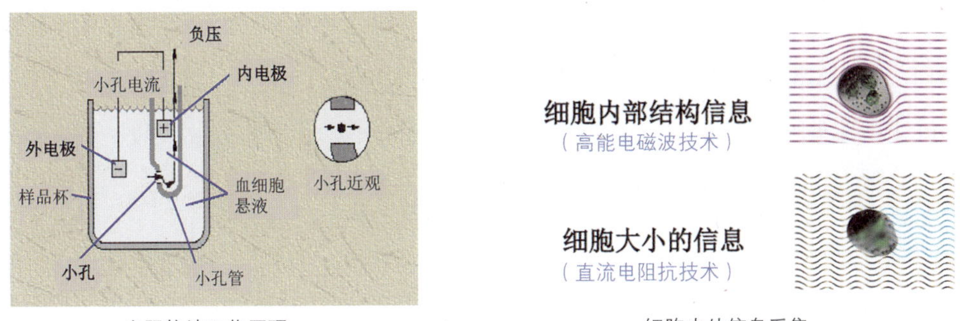

电阻抗法工作原理　　细胞内外信息采集

图 2–48　血细胞大小和内部结构信息的获取

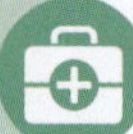

（二）光散射法

光散射法是综合应用电学、光学、细胞化学、酶学、流式细胞技术等多项技术检测血液细胞，可得出较准确的细胞计数和分类计数的结果（图 2–49）。

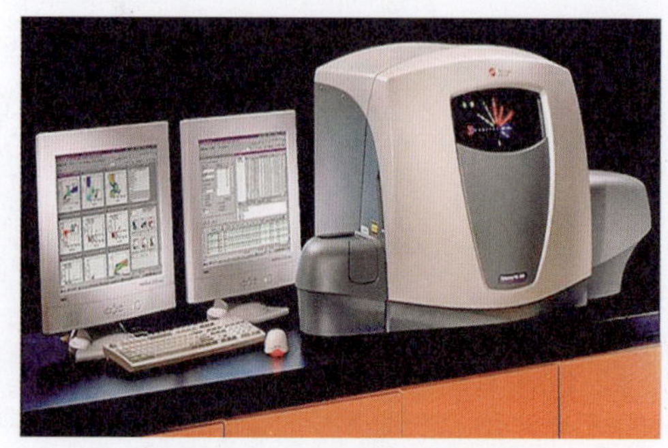

图 2–49　流式细胞计数仪

血常规正常参考值

现将血细胞 18 项自动分析仪的检测正常参考值列表如下，供参考（表 2–5）。

表 2–5　血细胞 18 项自动分析指标正常参考值

项　目	结　果		参考值
WBC　白细胞	5.8	10^9/L	4.0～10.0
RBC　红细胞	3.28	10^{12}/L	3.50～5.50
HGB　血红蛋白	96	g/L	110～160
HCT　血细胞比容	30	%	37～49
PLT　血小板	272	10^9/L	100～300
PCT　血小板压积	0.22	%	0.10～1.00
MCV　平均红细胞体积	91.5	fL	80～92
MCH　平均血红蛋白量	29.3	pg	27～32
MCHC 平均血红蛋白浓度	32	g/L	320～360

续表

项　目		结　果		参考值
RDW	红细胞分布宽度	13.3	%	11.5～14.5
MPV	平均血小板体积	8.1	fL	6～11
PDW	血小板分布宽度	19.1	%	10～15
LY%	淋巴细胞比例	40.7	%	20.0～40.0
MO%	单核细胞比例	5.9	%	3.0～9.0
GR%	中性细胞比例	53.4	%	50.0～75.0
LY	淋巴细胞核	2.4	10^9/L	
MO	单性细胞核	0.3	10^9/L	
GR	中性细胞核	3.1	10^9/L	
EO	嗜酸细胞核	0.7	10^9/L	

§2.3.7 尿液及尿沉渣自动分析系统

尿液分析对临床疾病诊断具有重要意义，尿液分析设备自 20 世纪初至今不断发展和完善，逐步从手工操作分析发展为半自动和全自动分析。目前最先进的尿液分析设备是尿液及尿沉渣全自动分析系统。

尿液检测的目的

1．泌尿系统疾病的诊断与疗效观察：包括泌尿系炎症、结核、结石、肿瘤等疾病。

2．协助其他疾病的诊断：包括糖尿病、丝虫病（乳糜尿）及水、电解质失衡。

3．对人体健康状态的评估：尿常规检验是常规体检的必检项目。

尿液分析的内容

尿常规检查包括理学检查、化学检查和尿有形成分检查（图 2–50）。

（一）理学检查

尿常规理学检查包括尿量、颜色、透明度、气味等物理指标。理学检查通常需人工操作。

（二）化学检查

尿常规化学检查包括 pH、相对密度、蛋白质、葡萄糖、酮体、胆红素、尿胆原、亚硝酸盐、红细胞（隐血）、白细胞（粒细胞酯酶）、维生素 C 等指标。化学检查可由尿液自动分析仪进行。（表 2–6）

物理检测

目测：外观、颜色、透明度

干化学分析

尿液干化学手工，半自动或全自动分析

尿液有形成分分析

尿液沉渣分析仪、显微镜检查和染色技术

图 2–50　尿液分析内容

表 2–6　尿液化学分析正常参考值

项　目		正常参考值	简要意义
SG	相对密度	1.015～1.025	升高见于心衰、高热、脱水及急性肾炎等。降低见于过量饮水、慢性肾炎及尿崩症等
pH	酸碱度	4.6～8.0	升高见于碱中毒等。降低见于酸中毒等
N/T	亚硝酸盐	阴性	阳性表示尿路感染
PRO	蛋白质	阴性	阳性表示肾炎、肾病综合征及泌尿系统感染等
GLU	糖	阴性	阳性表示糖尿病及肾性糖尿
KET	酮体	阴性	阳性表示糖尿病酮症酸中毒及各种原因造成的呕吐
UBG	尿胆原	阴性	阳性表示肝脏损害及溶血
BU	尿隐血	阴性	阳性提示血尿、血红蛋白尿，见于肾炎、肾结核、肾结石、肾肿瘤、尿路损伤及溶血等

（三）有形成分检查

尿液中有形成分检查包括细胞（白细胞、红细胞、脓细胞）、管型、结晶三大类，可使用尿沉渣自动分析仪进行检测（表 2–7）。

表 2–7　尿沉渣分析内容

尿沉渣成分		主要临床意义
红细胞		月经期，运动过度，各种肾、泌尿系统损伤如外伤、炎症、结石、结核、肿瘤、急性肾小球肾炎
白细胞		各种肾损害、泌尿道感染、肾盂肾炎
上皮细胞	肾小管上皮细胞	肾实质、肾小管受损
	鳞状上皮细胞	正常人或污染
管型	宽型管型	严重肾疾病
	肾上皮细胞管型	肾小管退化、变性
	脂肪管型	肾病综合征
	颗粒管型	肾实质损害
	蜡样管型	肾实质损害
	透明管型	酸性尿—含高盐—多为病理性泌尿道感染
细菌		泌尿道感染
结晶		生理性 / 病理性

尿液自动化分析的原理

（一）尿液化学检测原理

尿液化学检测是利用尿化学分析仪对尿液中相应的化学成分进行检测，尿液中的化学成分可使尿多联试带上的模块发生颜色变化，颜色深浅与尿液中相应物质的浓度成正比。通过光电比色原理即可对尿液中的各种化学成分进行定性和定量分析。（图 2–51）

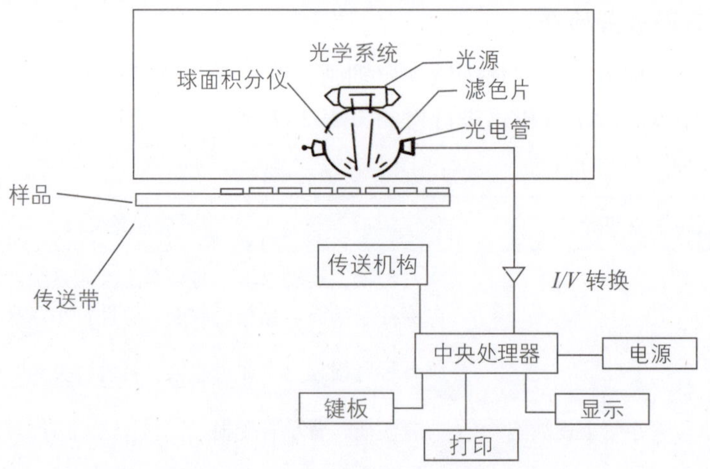

图 2-51　尿液化学分析原理示意图

（二）尿沉渣检测原理

全自动尿沉渣分析仪是采用流式细胞技术和显微图像全自动识别技术，对尿液中的有形成分进行自动定位及捕捉，并通过人工智能形态学方法对尿液中的有形成分进行定量技术和图形识别（图 2-52、图 2-53）。

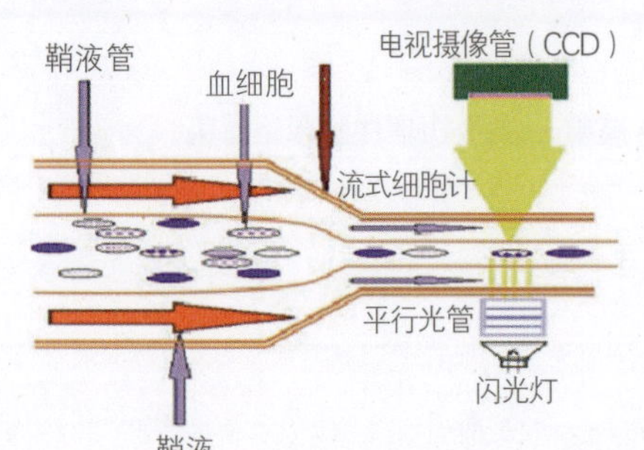

- 样品被双层鞘液包裹通过流式细胞池
- 高速频闪 40 次 /s
- 每个样品拍摄 820 张（FUS-100）/500 张（FUS-200）照片

图 2-52　流式细胞技术原理示意图

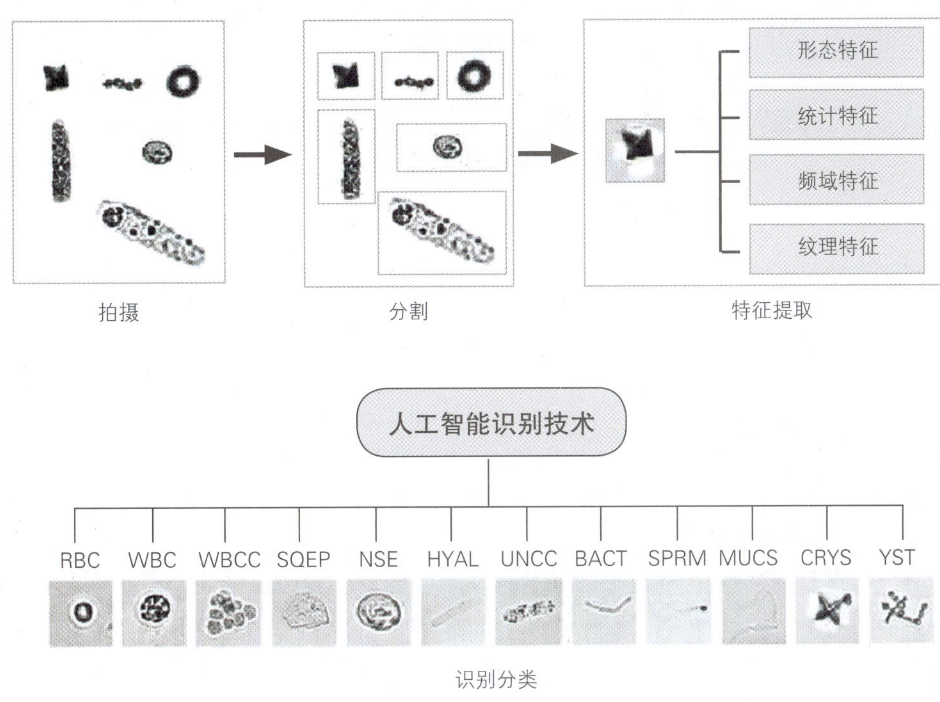

图 2-53　尿液有形成分人工智能识别示意图

自动化尿液分析设备

自动化尿液分析设备主要包括尿液自动化学分析仪和尿沉渣自动分析仪，这两种设备可单独使用，也可将上述两种设备有机组合成自动化尿液分析系统进行全自动化分析（图 2-54～图 2-56）。

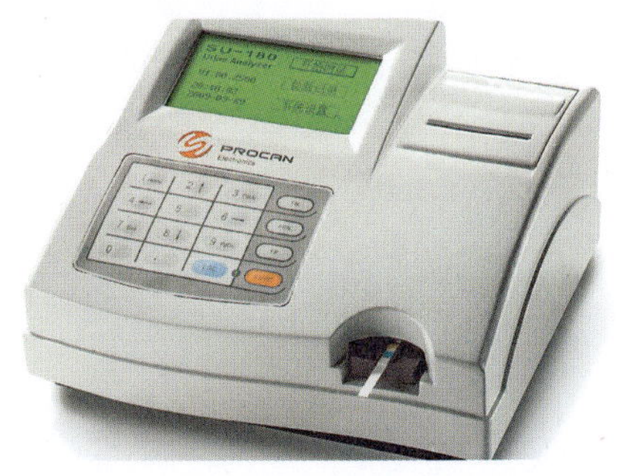

图 2-54　自动化尿液化学分析仪

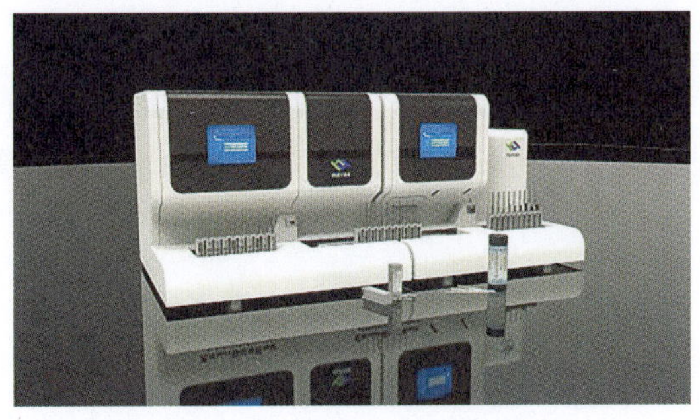

图 2-55　尿沉渣分析仪

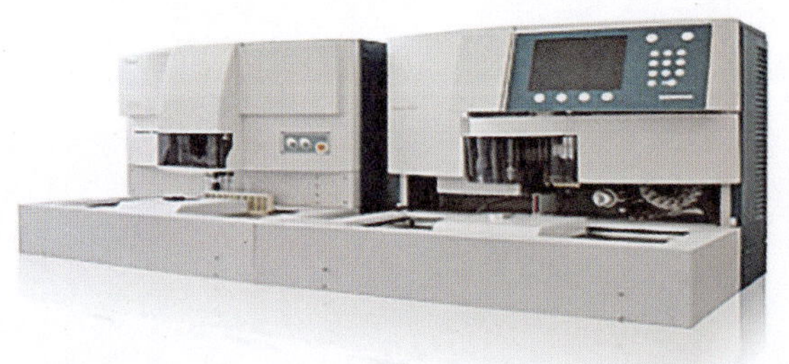

图 2-56　尿液自动化检测流水线

尿液检测的临床意义

(一)尿液检测结果异常

1．尿液颜色：红色为血尿，见于急性膀胱炎、泌尿系统结石、肿瘤、肾结核等；乳白色尿(乳糜尿)见于血丝虫病、泌尿道化脓性感染；深黄色或红茶样尿见于黄疸。

2．尿透明度：尿液混浊见于尿中有大量结晶、血液、脓液及乳糜尿时。

3．尿酸碱度(尿 pH 值)：了解尿液的酸碱度，对诊断某些肾脏或代谢性疾病提供重要线索。

4．尿相对密度：正常的尿相对密度为 1.015～1.025。在病理状态时，尿相对密度的增减主要根据肾脏的浓缩功能而定。相对密度低见于慢性肾炎、尿崩症等。

(二)尿液有形成分检测结果异常

1．红细胞增多：见于泌尿系统结石、肾盂肾炎、肾炎、肾结核、急性膀胱炎、泌尿系统肿瘤。

2．白细胞增多：见于泌尿系统感染、结核。

3．管型：颗粒管型持续多量出现见于急、慢性肾炎；透明管型见于肾炎、肾盂肾炎、发热性疾病，正常人尿中有时也可少量出现。

(三)尿液化学检查结果异常

1．尿蛋白阳性：见于急性肾炎、慢性肾炎、泌尿系统感染、高热、肾结核等。

2．葡萄糖阳性：尿糖阳性见于糖尿病。

3. 酮体：尿酮体阳性见于过度饥饿和严重糖尿病等。

4. 尿胆原：尿胆原测定值大于正常见于肝炎、肝癌等引起的黄疸及溶血性黄疸。

5. 胆红素：尿胆红素阳性见于阻塞性黄疸。

§2.3.8 全自动粪便分析仪

全自动粪便分析仪的检测内容

应用粪便自动化分析仪可检测以下项目（图 2–57）。

1. 理学检查：可对标本自动拍照，进行颜色、性状等理学指标分析。

2. 粪便隐血：可自动分析粪便隐血状态。

3. 病毒学检测：可自动分析轮状病毒、腺病毒、柯萨奇病毒等病毒学检测项目。

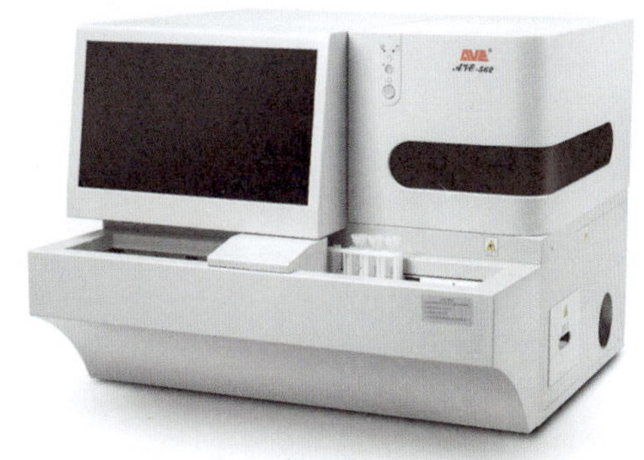

图 2–57 全自动粪便分析仪

4. 细菌学检测：可自动分析幽门螺杆菌等细菌学检测项目。

5. 寄生虫卵检测：可自动分析多种寄生虫卵。

全自动粪便分析仪的工作原理

1. 理学检测：自动拍照留存样品性状图，通过内置条码仪扫描样品条码，传入主机进行分析。

2. 形态学检测：利用机器视觉技术，以自动形态学方法对粪便标本中有形成分进行实景采图、自动跟踪、识别和分类计数。

3. 化学检测：通过采集标本在各种快速检测卡上的显色图像，采用自动识别方法实现对粪便隐血、病毒学和细菌学等项目的检测。

全自动粪便分析仪的检验流程

自动化粪便分析仪检验流程如下图所示（图 2–58）。

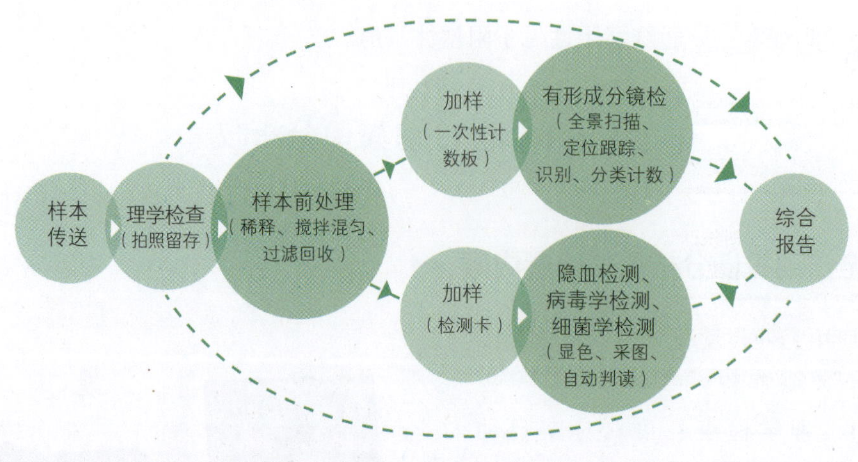

图 2–58　粪便自动化检验流程图

§2.3.9　微生物自动化检测

微生物检验技术广泛应用于医学临床、环保监测和药品、食品等生产领域，对保障人群健康和环境安全具有十分重要的意义。

发展现状与趋势

传统的微生物检测方法已沿用多年，但是检测周期长、准确率不够高等问题长期未获解决，不能及时和满意地为临床提供微生物检测结果的支持。

如何使微生物鉴定技术快速、准确、简易和自动化，一直是困扰微生物学工作者的热点和难题，以致建立快速自动化微生物检测系统的进程十分缓慢。但是近十年来，随着高科技的发展，许多国家在这方面取得了突破性进展，许多新理论、新技术、新方法相继产生，自动化快速微生物检测系统已在许多国家广泛应用，我国也正在迅速推广使用中。（图 2–59）

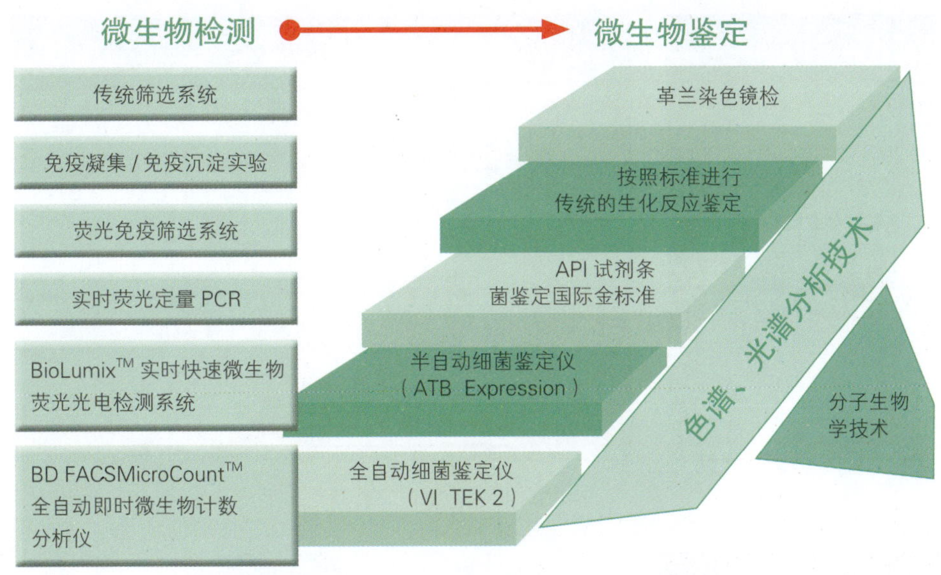

图 2-59　微生物检测和鉴定技术发展示意图

现代微生物检验技术

十余年来，世界各国都致力于快速、简便、特异、敏感、低耗且实用的微生物检测技术和方法的研究，并取得突破性进展。微生物快速自动化检测大多不是直接检测微生物，而是直接或间接检测微生物的代谢产物；或利用分子生物学手段对微生物进行基因水平的检测；而且全部检测工作由电脑程序控制，检验结果由电脑自动分析、显示和打印。

现就一些主要技术如微生物显色培养技术、免疫学检测技术、分子生物学检测技术和基因芯片检测技术等简要介绍如下。

（一）显色培养基技术

用显色培养基鉴定微生物是一种微生物快速检测技术。各种细菌会产生各自具有特异性的酶，通过在培养基中加入细菌特异性酶的显色底物，然后将待检标本（如血、尿、粪、阴道分泌物等）接种在培养基上，经过 24 小时左右的培养，即可直接根据菌落颜色对菌种作出鉴定。目前，大肠埃希菌、沙门菌、金黄色葡萄球菌等的显色培养基制品均有市售，该法已在临床较广泛应用。（图 2-60、图 2-61）

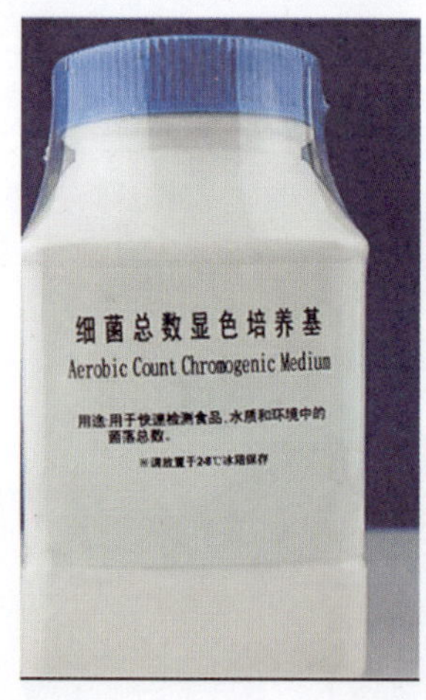

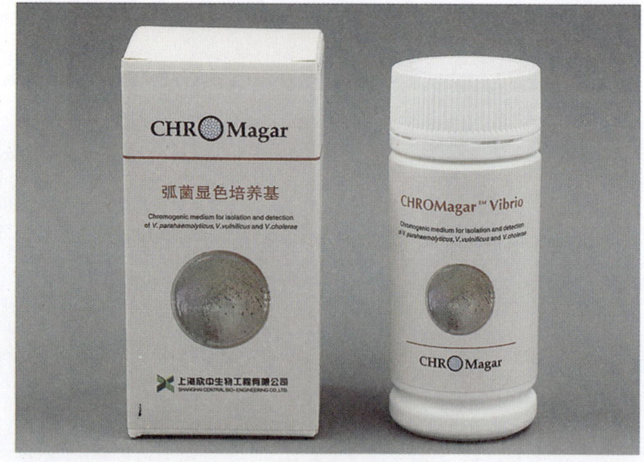

图 2-60　微生物显色培养基

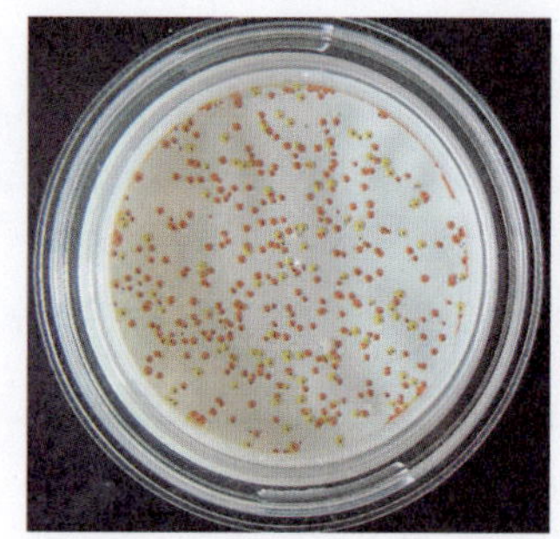
金黄色葡萄球菌

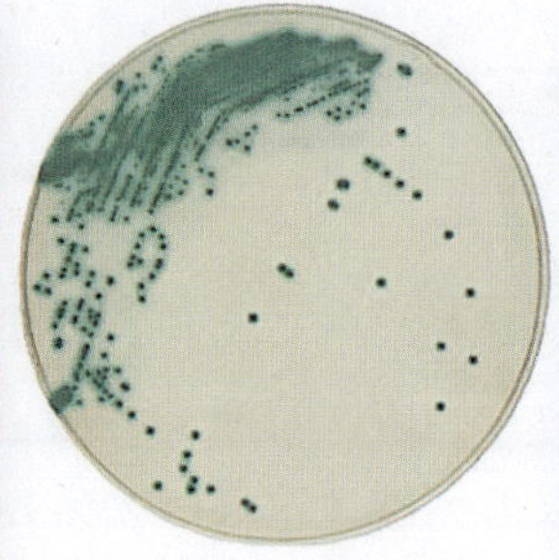
大肠埃希菌

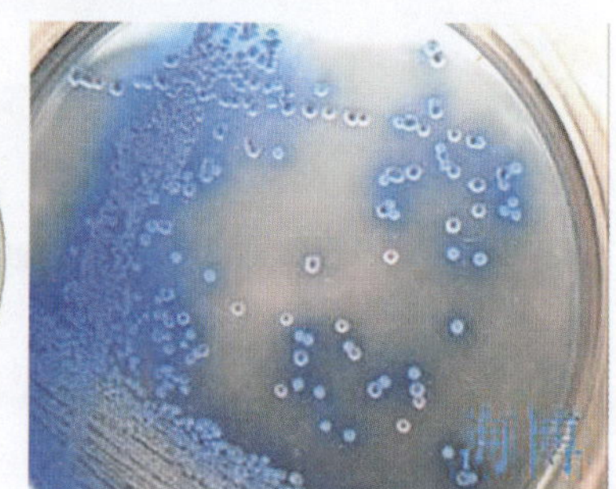
耐药金黄色葡萄球菌

图 2-61　微生物显色培养

（二）免疫分析技术

应用免疫学技术进行微生物检测的方法非常多，包括酶联免疫分析技术、荧光酶标分析技术、免疫磁分离技术、放射免疫分析技术等。

1. 酶联免疫分析技术：

（1）检测原理：利用荧光分析技术，通过固相吸附器（固相管）和试剂条，用已知抗体来捕捉目标生物体（抗原），然后与带荧光的酶联抗体再次结合，经充分冲洗去除掉未捕捉到抗原的抗体，再通过激发光源检测，即能自动读出发光的阳性标本。此法灵敏度高、速度快，一般 48 小时内可获鉴定结果。（图 2-62）

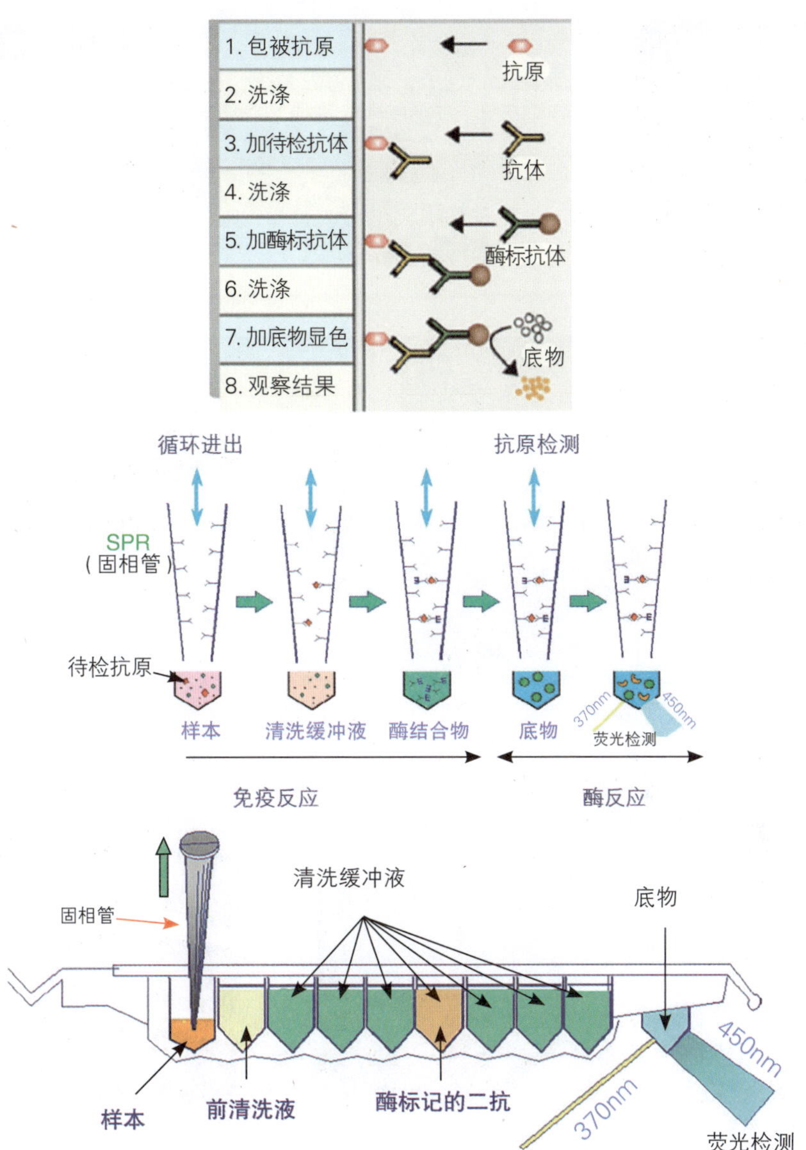

图 2-62　酶联免疫反应原理

（2）检测设备与检测程序：检查设备包括试剂盒与酶联免疫反应分析仪。检测程序已实现自动化，只要将试剂条与固相管放入分析仪，检测结果将自动生成并打印成报告。（图 2-63）

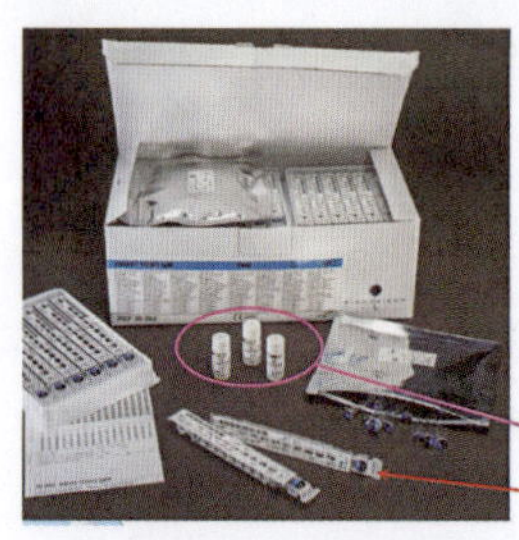

酶联免疫分析试剂盒

独立的检测仓

全自动酶联免疫分析仪

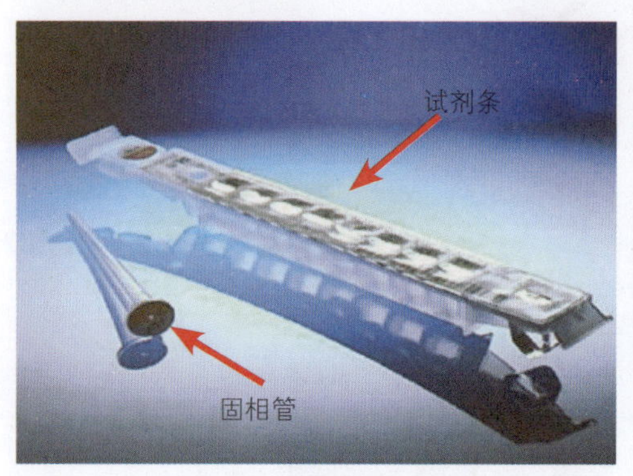

试剂条与固相管

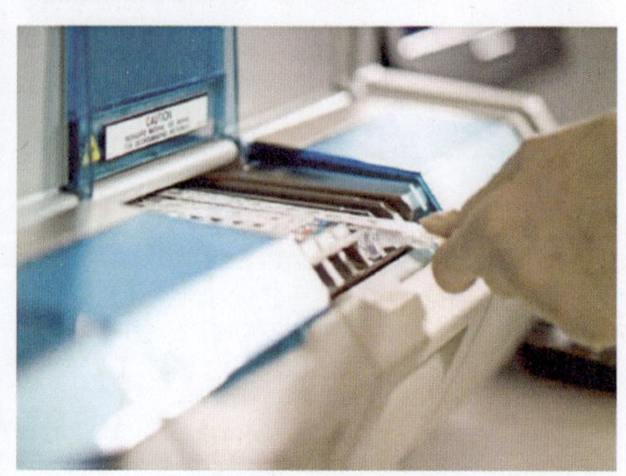

将试剂条与固相管放入检测仪

图 2-63　酶联免疫分析检测设备与检测程序

2．荧光酶标分析技术：该技术主要是应用具有优异敏感性和特异性的酶联荧光技术，可检测多类致病菌。法国 Vidas 系列产品是该技术的代表性设备。该系列设备操作简便，采用成品试剂盒，只需加 1 次样品，按一次键，整个检测过程都由仪器自动完成并自动打印检测结果。（图 2-64）

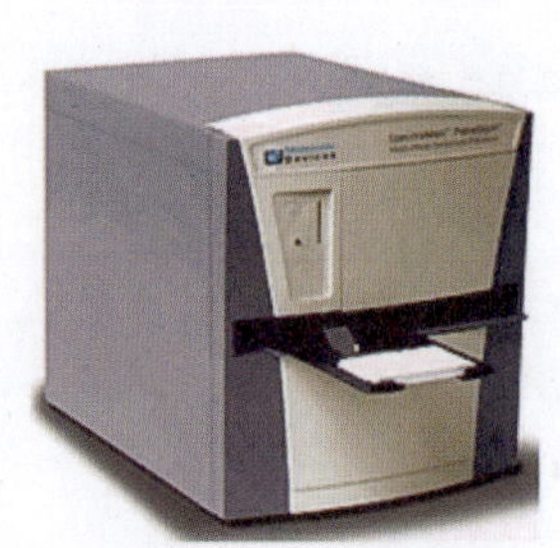

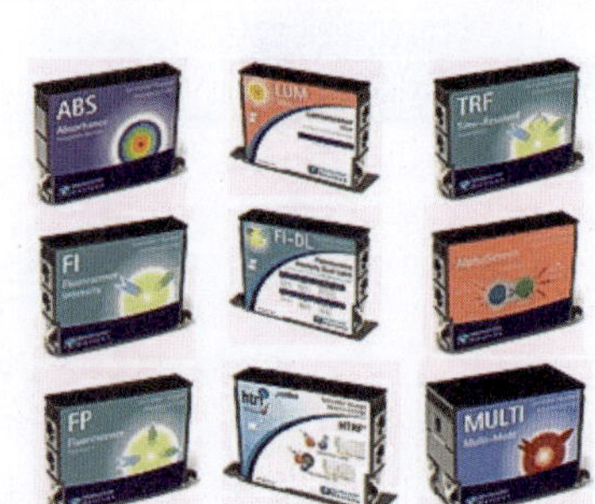

图 2-64　自动化荧光酶标分析仪与试剂盒

3．放射免疫分析技术：请参阅本书 § 11.3.3 放射免疫分析（体外分析技术）一节。

（三）流式细胞检测技术

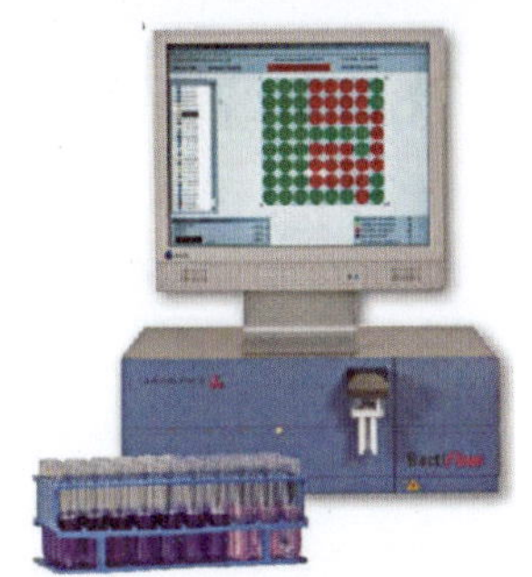

图 2-65 流式细胞计数仪

流式细胞检测技术可对细菌类微生物进行定量检测。

1. 流式细胞检测原理：液体样品流过仪器中的激光照射的流动池，当微生物流过显微镜聚焦的流动池时就能被自动地检测到，并可自动计数（图 2-65）。

2. 流式细胞检测特点：检测方法与使用的仪器有高度的特异性，所以应遵循生产厂商提供的方法进行操作。

（四）分子生物学技术

分子生物学微生物检测技术主要包括分子核酸杂交技术、聚合酶链反应（PCR）技术和基因芯片技术等。目前，各种生物学检测技术均有相应的试剂盒，可直接从市场购买（图 2-66）。

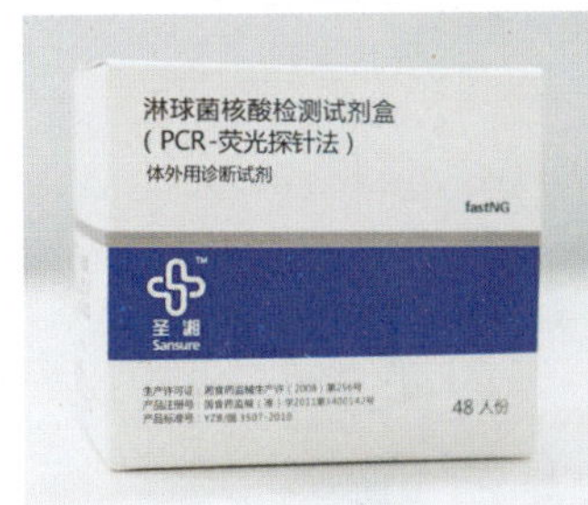

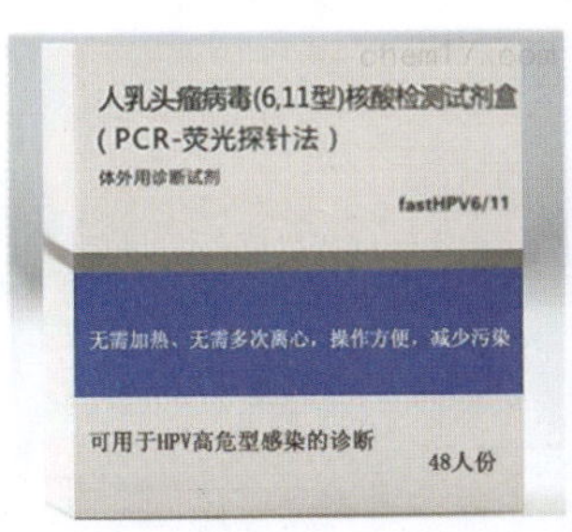

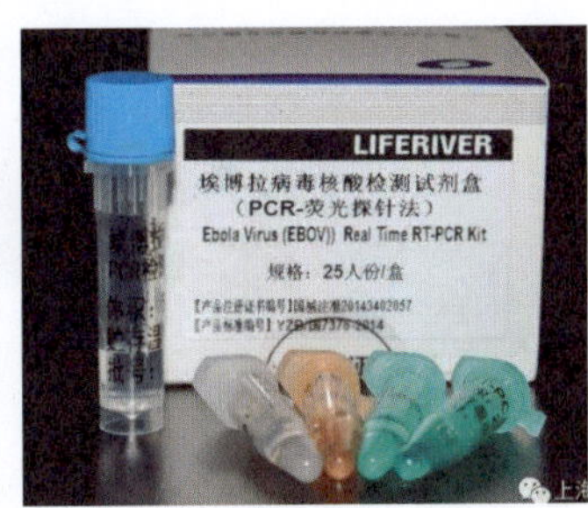

图 2-66 分子生物学检测试剂盒

1. 核酸分子杂交技术：核酸杂交技术是从核酸分子混合液中检测特定大小的核酸分子的传统方法，是分子生物学的基础技术，详细内容参阅本书 §3 基因疾病与基因诊断一章。常用的核酸杂交方法包括印迹杂交、菌落杂交、原位杂交等。（图 2-67、图 2-68、表 2-8）

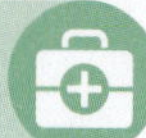

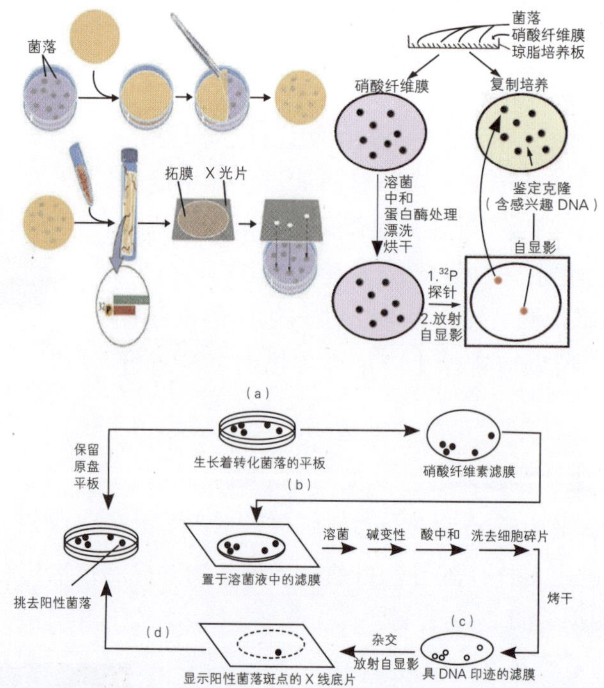

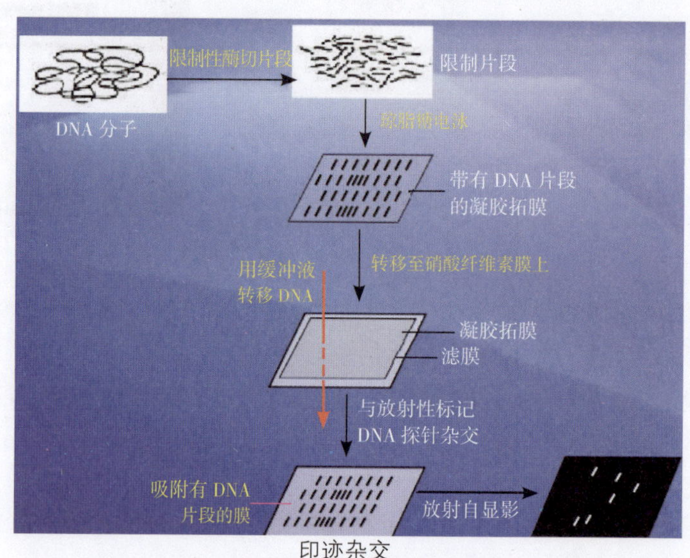

印迹杂交

图 2-67 核酸分子杂交的原理与方法

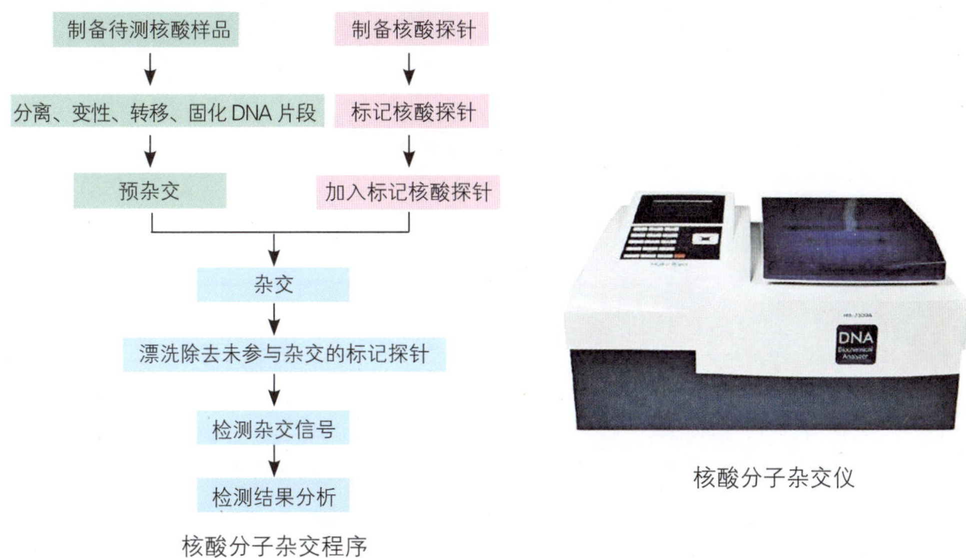

核酸分子杂交程序

核酸分子杂交仪

图 2-68 核酸分子杂交检测

表 2-8 各种核酸杂交法的适用范围

杂交方法	适用范围
Southern 杂交	检测经凝胶电泳分开的 DNA 分子，需转印到膜上
Northern 杂交	检测经凝胶电泳分开的 RNA 分子，需转印到膜上
斑点杂交	检测未经分离的，固定在膜上的 DNA 或 RNA 分子
菌落杂交	检测固定在膜上，经裂解后从细菌体释放的 DNA 分子
原位杂交	检测细胞或组织中 DNA 或 RNA 分子

2. 聚合酶链式反应（PCR）技术：PCR 是聚合酶链式反应的简称，又称体外基因扩增技术，是近年发展起来的一种体外扩增特异 DNA 片断的技术。PCR 技术可以在试管里将待测的目的基因于 2～4 小时内复制、扩增五十万倍乃至上百万倍，然后用电泳法进行自动化分析，计算机处理后报告实验结果，大大提高了基因诊断的灵敏度，降低了分析的难度。PCR 法的特点是灵敏度高、特异性强、重复性好，而且快速简便，是目前基因诊断中使用最多的方法，现亦广泛应用于微生物学检测。（图 2-69～图 2-71）

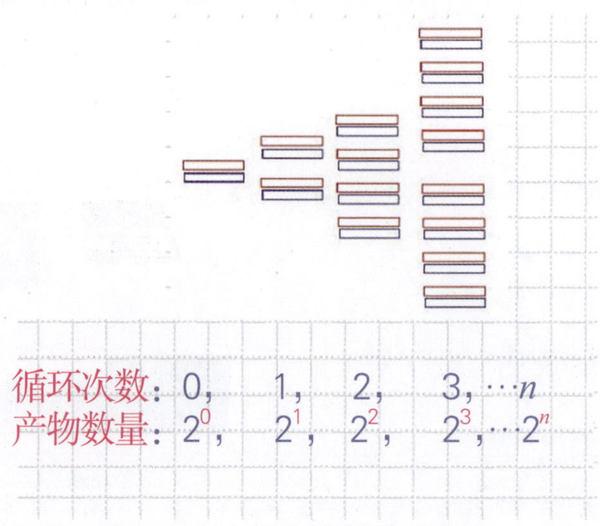

图 2-69　PCR 倍增效率示意图

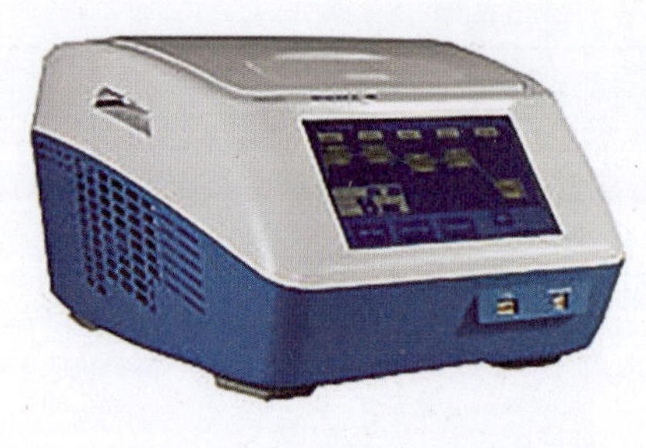

图 2-70　PCR 仪

灵敏度高

1. 皮克（$pg=10^{-12}$）量级扩增到微克（$\mu g=10^{-6}$）水平
2. 能从 100 万个细胞中检出一个靶细胞
3. 病毒检测的灵敏度可达 3 个 RFU
4. 细菌检测的最小检出率为 3 个细菌

简便、快速

1. 一次性加好反应液，2～4 小时完成扩增
2. 扩增产物一般用电泳分析

对标本的纯度要求低

◆血液、体腔液、洗嗽液、毛发、细胞、活组织等组织的粗提 DNA

图 2-71　PCR 技术的特点

3. 基因芯片技术：基因芯片技术是核酸分子杂交技术的改进和发展，现已广泛用于医学许多领域。特别是近几年来，基因芯片技术在快速微生物检测中的应用发展十分迅速，从根本上改变了微生物检测的理论和方法，具有光明的前景。

（1）基因探针：又称核酸探针，是指带有标记的某一特定 DNA 或 RNA 片段，能与待测样本中单链核酸分子互补配对结合，产生杂交信号，能从浩瀚的基因组中把目的基因显示出来，进而检测同源序列。探针的标记物分为放射性核素或非放射性核素（生物素、地高辛、荧光素等）两大类。

（2）基因芯片：基因芯片是在基因探针的基础上研制出的。它将大量探针分子固定于支持物（如玻片）上，然后与标记的探针样品进行杂交，通过电脑对检测杂交信号的强度及分布进行分析。基因芯片把大量分子检测单元集成在一个微小的固体基片表面，可同时对大量的核酸和蛋白质等生物分子实现高效、快速、低成本的检测和分析。（图 2-72）

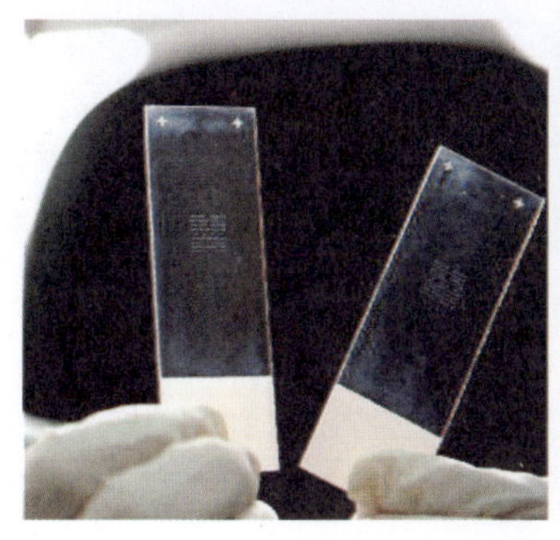
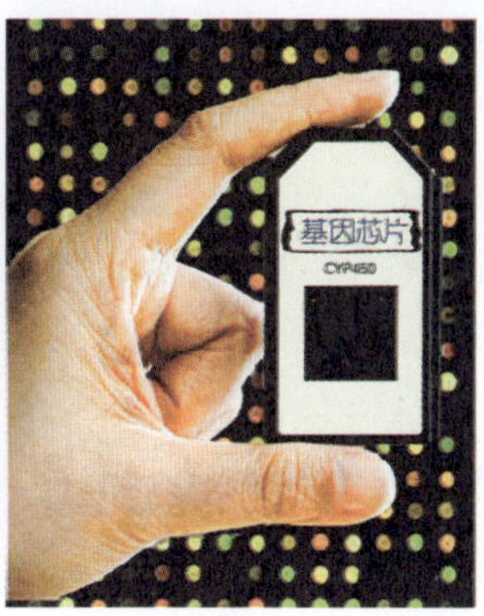

图 2-72 基因芯片

（3）微生物基因芯片：微生物基因芯片是用于检测各种微生物的芯片，现在包括针对一种微生物或多种微生物的基因芯片试剂盒已由工厂批量生产，并实现商品化（表 2-9）。

表 2-9 微生物基因芯片测试盒

货号	产品种类	检测范围
TK1001S	血液重要致病菌基因芯片检测试剂盒	链球菌（肺炎链球菌、牛链球菌、口腔链球菌）、凝固酶阴性葡萄球菌、金黄色葡萄球菌、铜绿假单胞菌、黏质沙雷菌、克雷伯菌属 / 肠杆菌属（肺炎克雷伯、产酸克雷伯、产气肠杆菌、阴沟肠杆菌、霍氏肠杆菌）、屎肠杆菌、粪肠球菌
TK1003S	致病性大肠埃希菌和志贺菌基因芯片检测试剂盒	可以检测 8 个志贺菌血清型和 3 个大肠埃希菌血清型：福氏志贺菌 2a 型，宋氏志贺菌，鲍氏志贺菌 O7 型，鲍氏志贺菌 O9 型，鲍氏志贺菌 O13 型，痢疾志贺菌 O4 型，痢疾志贺菌 O8 型，痢疾志贺菌 O10 型，大肠埃希菌 O111 型，大肠埃希菌 O128 型，大肠埃希菌 O157 型
TJ1002S	志贺菌血清型基因芯片检测试剂盒	可以检测 33 个志贺菌 O 抗原血清型
TK1009S	致泻性大肠埃希菌基因芯片检测试剂盒	肠致病性大肠埃希菌、产肠毒素大肠埃希菌、肠出血性大肠埃希菌、肠侵袭性大肠埃希菌
TK1013S	肺炎链球菌分型芯片检测试剂盒	23 型（占致病性血清型总数的 85%）：1，2，3，4，5，6B，7F，8，9N，9V，10A，11A，12F，14，15B，17F，18C，19A，19F，20，22F，23F，33F

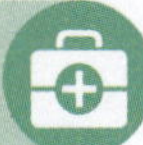

（4）基因芯片检测原理与方法：在固相支持物上，将大量 DNA 探针以显微打印的方式有序地固化于支持物表面作为基因芯片（固相探针）；将待测的核酸片段人工标记上荧光色素、同位素、生物素等作为基因探针，然后在一定条件下两者杂交，根据杂交后不同的杂交信号，通过计算机分析，便可得到靶片段的基因序列及其表达情况等信息，从而测定出检测样品中所含的微生物种类。（图 2–73、图 2–74）

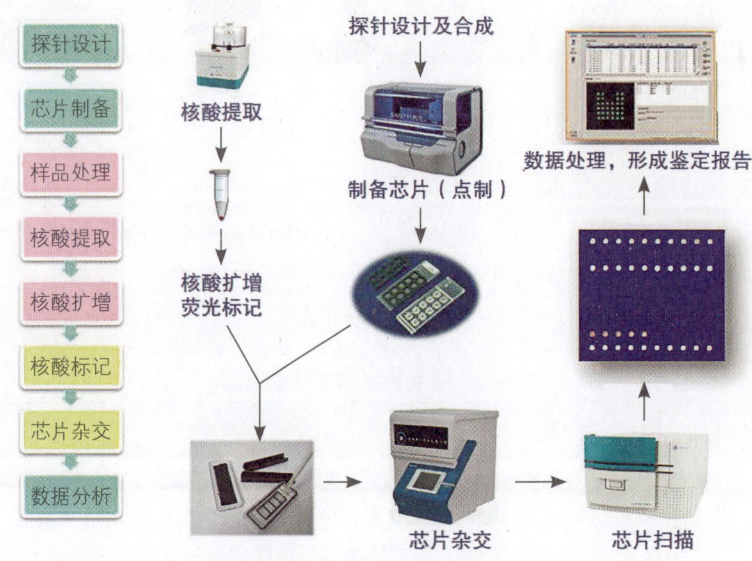

图 2–73　基因芯片技术示意图

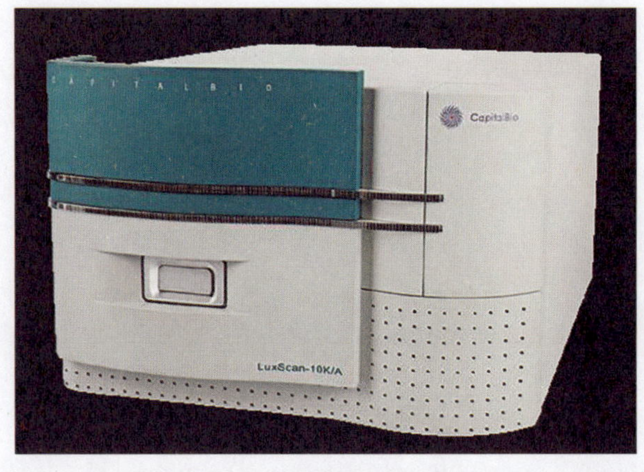

图 2–74　基因芯片扫描仪

自动化微生物检测设备

自动化微生物检测设备按其工作原理和使用要求等可分为多种类型，不仅国外有许多知名品牌产品，近几年来国内产品也大量涌现。自动化检测设备大致可分为通用仪器和专用仪器两大类。

（一）通用仪器

这类仪器为各种微生物检测设备所通用，构成检测系统的一个组成部分，如气相色谱仪及高压液相色谱仪、质谱仪等（图 2–75、图 2–76）。

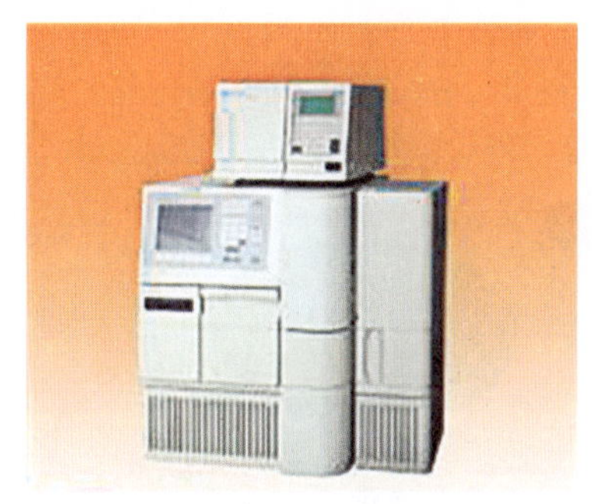

图 2–75　高效色谱仪

图 2–76　质谱仪

（二）专用仪器

这类设备或完成自动化检测中的单项内容（如细菌接种仪），或完成其中的多项内容（如自动血培养仪）。常用的这类设备有微生物菌落自动识别计数仪、药敏自动测定仪、生物发光测量仪、自动微生物检测仪等。（图 2–77～图 2–79）

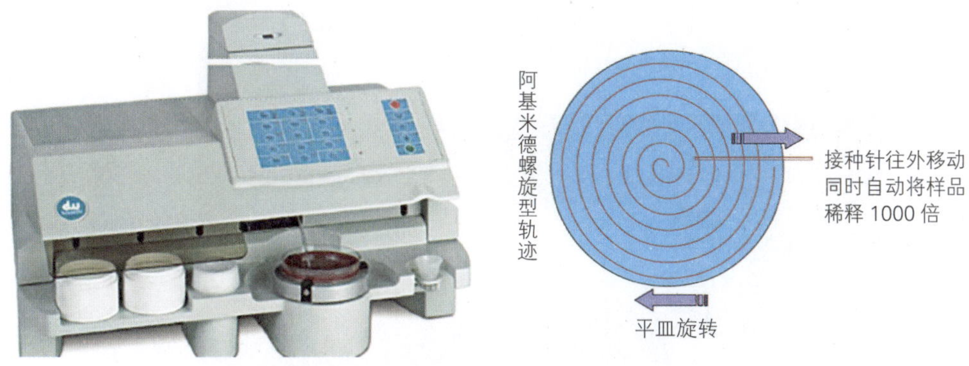

图 2–77　螺旋平板接种仪及工作原理

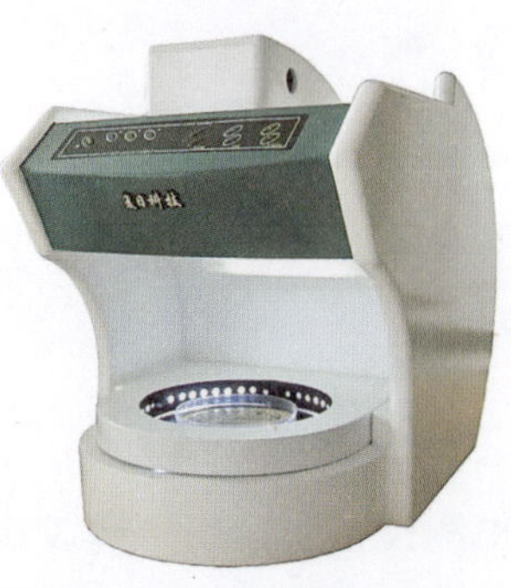

图 2-78　自动菌落计数仪

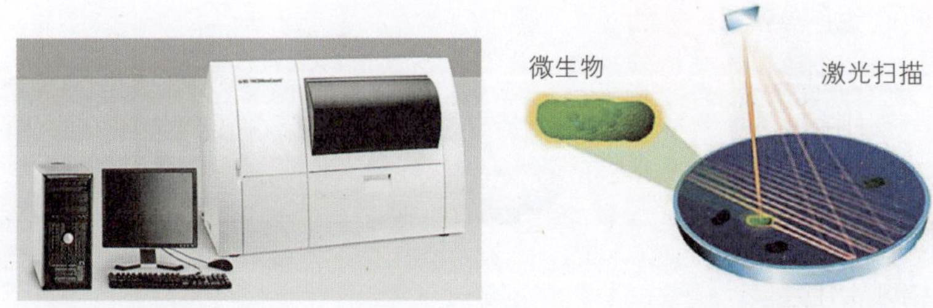

图 2-79　全自动微生物激光计数分析仪及工作原理

（三）自动微生物检测设备系统

自动化微生物检验设备系统十余年来在国际上发展十分迅速，许多国家都有其特色产品，并实现了产品的系列化、微型化和全自动化，举例介绍如下。

1. API 系统：法国 Bio- 梅里埃公司生产，可鉴定 700 多种细菌。该系统使用的装有不同试剂的条形试剂卡，可与菌悬液产生多种生化反应；通过对生化反应阴性或阳性结果的检测进行编码，然后通过查表即可得出鉴定结果。上述过程均由计算机自动完成。（图 2-80～图 2-82）

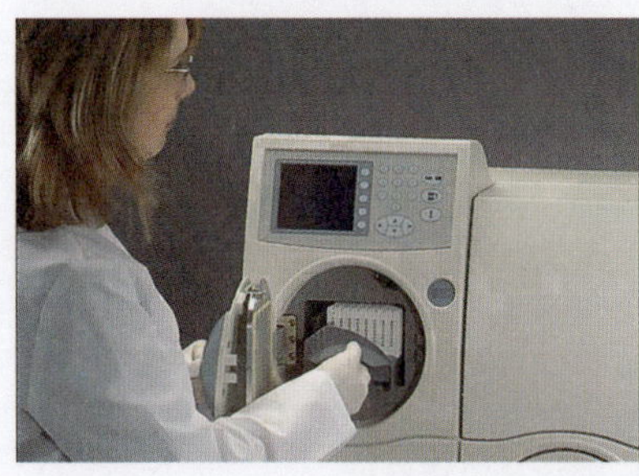

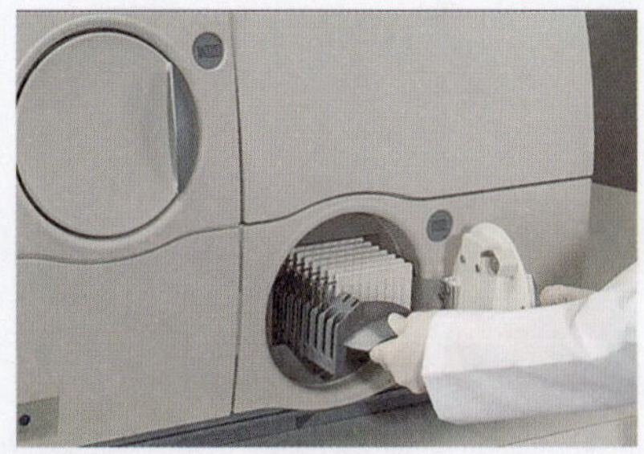

图 2-80　API 系统微生物鉴定仪

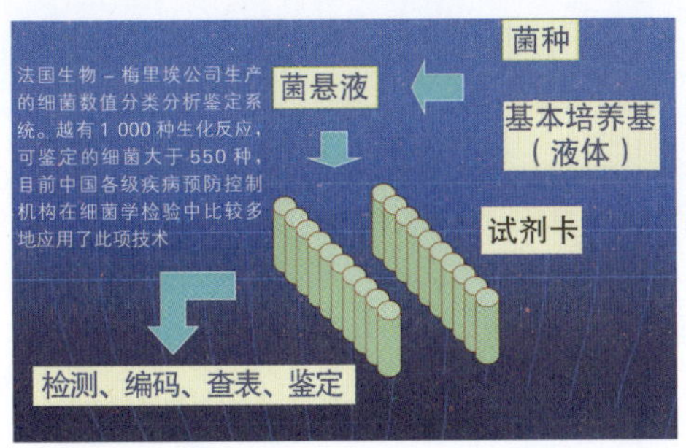

图 2–81　API 微生物鉴定系统工作流程

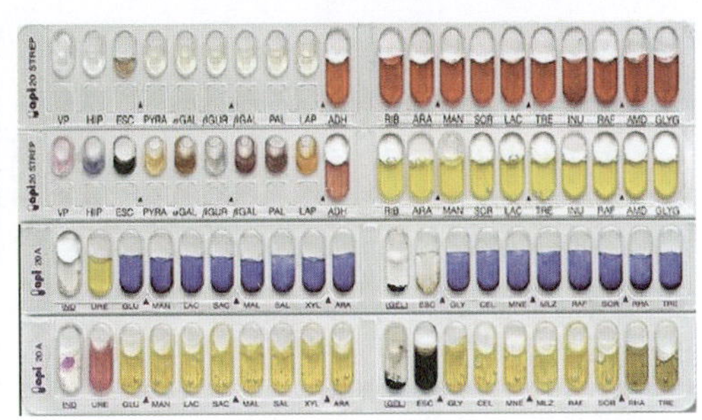

图 2–82　梅里埃微生物鉴定试剂卡（条）

2. Biolog 系统：该系统由美国生产，是一种微生物快速自动鉴定系统，可自动化鉴定 1 140 种细菌，几乎涵盖了所有的人类致病菌和环境微生物。该系统的鉴定原理是利用微生物对不同碳源代谢率的差异，针对每一类微生物筛选 95 种不同碳源，配合四唑类显色物质（如 TTC、TV），固定于 96 孔板上（A1 孔为阴性对照），接种菌悬液后培养一定时间，待检测微生物细胞利用不同碳源进行新陈代谢过程中产生的氧化还原酶与显色物质发生反应而导致的颜色变化（吸光度）以及由于微生物生长造成的浊度差异（浊度），与标准菌株数据库进行比对，即可得出最终鉴定结果。（图 2–83）

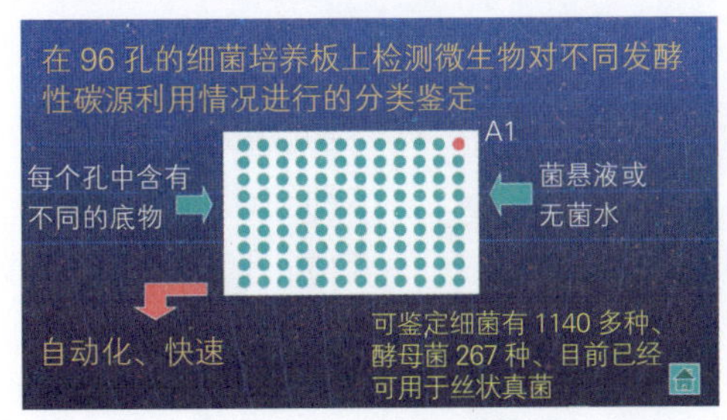

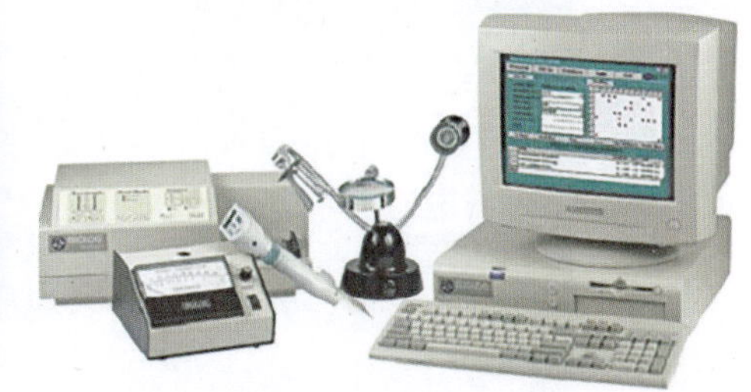

图 2–83　Biolog 快速微生物鉴定系统

检测程序

微生物自动化检测程序包括标本前处理、微生物检测与鉴定两个主要程序。

（一）标本前处理

标本前处理包括标本采集、标本送检、标本验收和标本培养基接种，以及样品保存等环节（图 2–84）。

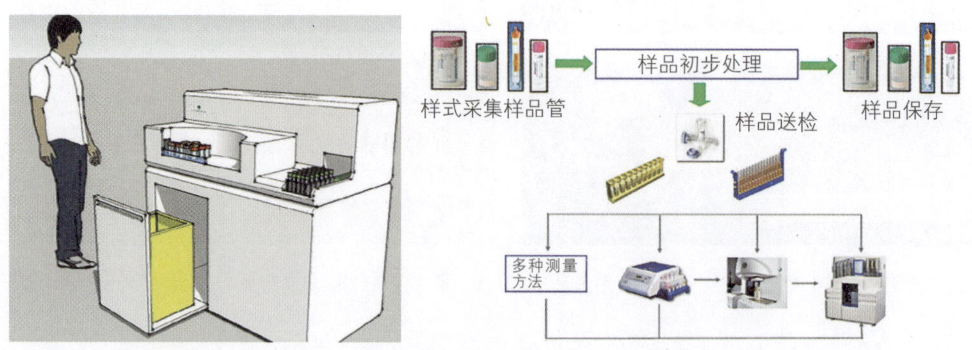

图 2–84 微生物检测标本前处理示意图

（二）微生物检测与鉴定

自动微生物检测与鉴定的设备与方法多种多样，将初步处理后的标本（如血、尿、粪、体液、分泌物等）置入选定的检测设备中，即可进行自动化检测，并由计算机系统显示和打印检测结果（图 2–85）。

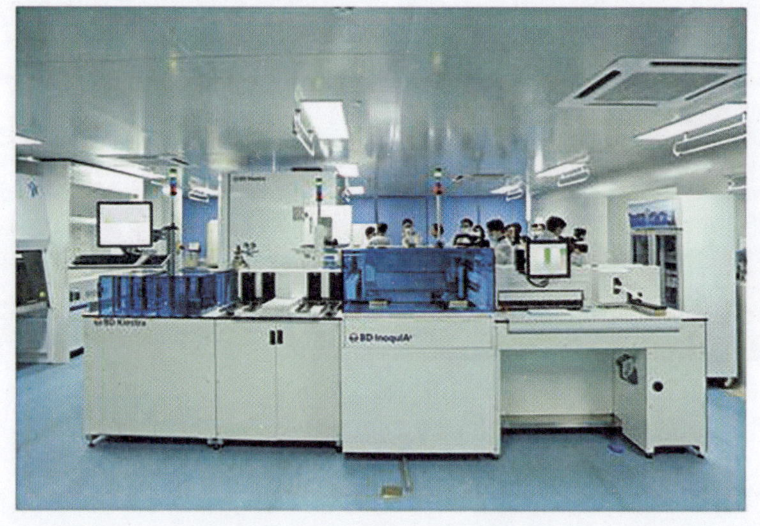

图 2–85 微生物自动化检测流水线

§2.3.10 自动化血培养及药敏实验

血培养是检测菌血症和真菌血症最准确和最常用的方法，是确认机体血液感染的病原学基础，具有重要的临床应用价值。目前血培养已实现自动化检测，1～2天内即可获得细菌培养结果，并可同时进行药敏实验。

自动化血培养设备

全自动血培养仪有多种类型的产品，可对血液标本进行24小时连续监测培养，无须人为操作干预，如有细菌生长设备会自动报警提示（图2-86）。

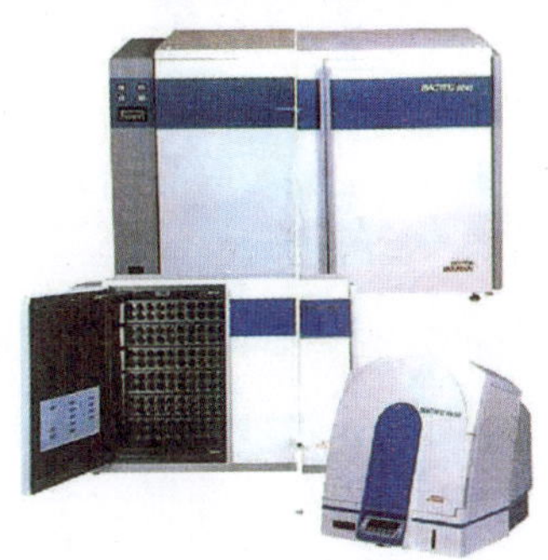

图2-86 全自动血培养仪

血培养仪的工作原理

不同细菌在血培养液中生长时产生不一样的代谢产物，通过下列不同的几种监测方法即可发现生长细菌的种类。不同类型血培养仪的结构与原理各不相同，以下介绍几种最常用的血培养仪的工作原理。

（一）细菌培养与监测

1. CO_2监测法：细菌生长时产生CO_2，CO_2与H_2O作用产生HCO_3^-和H^+，H^+渗透过瓶底的感应膜，使指示剂变黄色；培养瓶内的感应器能感应瓶底的颜色变化，超过阈值时培养仪会自动报警，提示细菌生长（图2-87）。

营养丰富的培养基 + 气体环境 →（接种）细菌真菌生长 → 产生CO_2 → CO_2与传感膜探针反应 → 传感膜变色或荧光变化 → 仪器光电识别

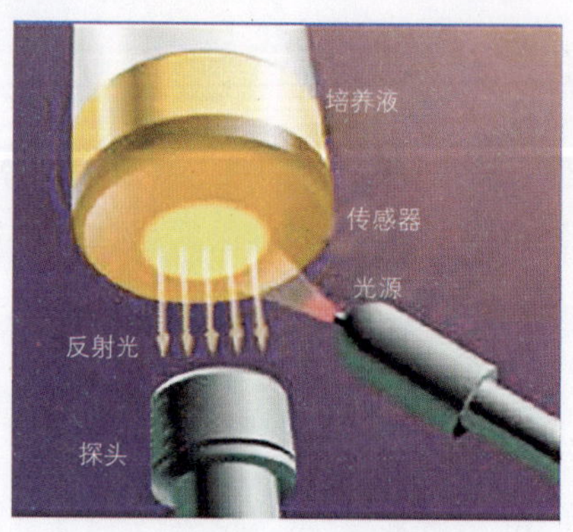

基于微生物生成产生 CO_2 的原理。CO_2 积累越多，底部的 CO_2 传感器变黄，由 LED 发射一束光至底部，探头检测反射光的强度。光强度与微生物数量有一定关系

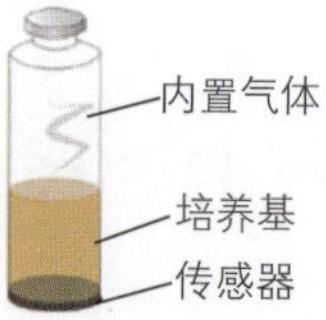

图 2-87　CO_2 监测法原理示意图

2．荧光监测法：细菌生长时产生 CO_2，CO_2 激活培养瓶底部的荧光物质发出荧光，光电感应器监测荧光变化，超过阈值时，培养仪报警提示细菌生长（图 2-88）。

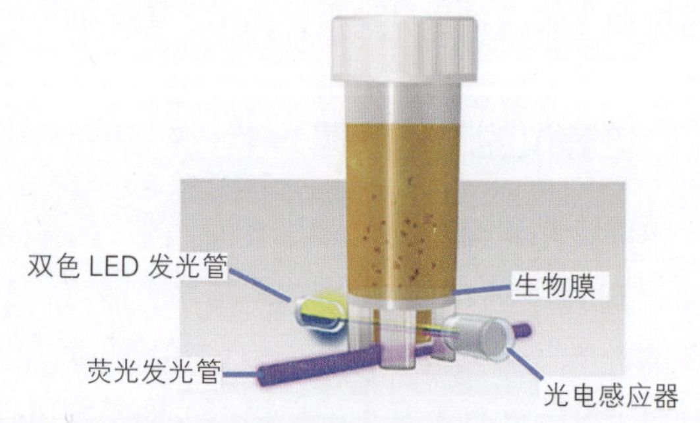

图 2-88　荧光监测法

3．压力监测法：细菌生长时消耗 O_2，产生 H_2、N_2、CO_2，使培养瓶内压力增高并刺激培养瓶内的压力传感器，超过阈值时，培养仪报警提示细菌生长（图 2-89）。

细菌生长→消耗 CO_2，产生 H_2、N_2、CO_2→培养瓶内压力变化→压力传感器监测瓶内压力变化→超过阈值时，培养仪报警提示细菌生长

图 2-89　压力监测法工作原理

（二）自动化细菌鉴定

血培养后的细菌鉴定，大体按照下列程序自动化实施。

1．用纯培养后的菌落调制成一定浊度的菌悬液。

2．在相应的设备中将菌液加入微生物鉴定卡中。

3．将鉴定卡放入全自动鉴定仪中鉴定（图 2-90）。

血培养工作程序

血培养工作程序包括：准备血培养瓶、用血培养瓶采集血标本，培养瓶上机培养和培养结果分析。

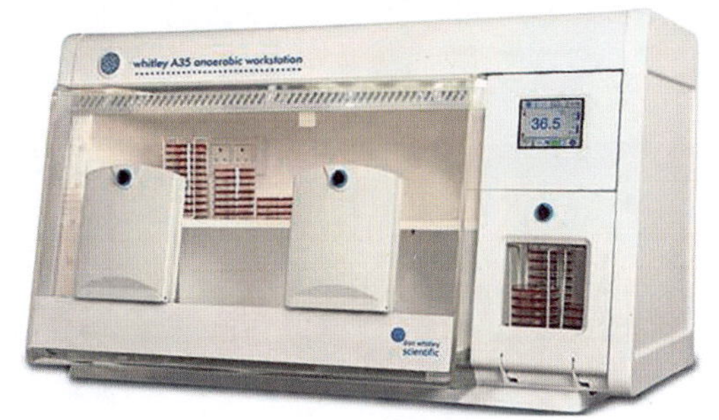

图 2–90 全自动微生物鉴定仪

（一）准备血培养瓶

1. 血培养瓶结构：包括瓶体、瓶盖、化学感受器、成分气体、培养基及吸附树脂。培养瓶内为无菌环境，瓶体为圆柱型塑料容器，瓶体底部有一层化学感受器，牢固贴敷于瓶底。本实用新型的培养瓶解决了全自动血培养仪的一个技术难题，实现了血液微生物的全自动培养和检测，提高了检测灵敏度，缩短了阳性检出时间。（图 2–91）

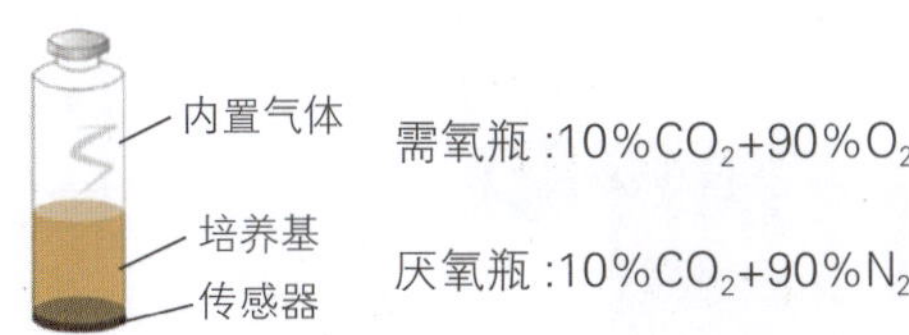

图 2–91 血培养瓶结构示意图

2. 血培养瓶分类：上机自动化血培养瓶已实现商品化，每套一对，一为需氧瓶，一为厌氧瓶。成人血培养应该用一对瓶，儿童血培养一般只用需氧瓶，已使用或未使用抗菌药物的病人须使用不同的瓶组（图 2–92）。

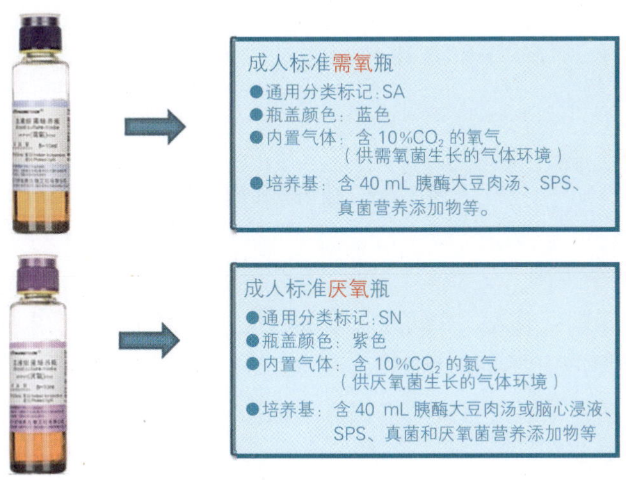

成人全自动血培养瓶

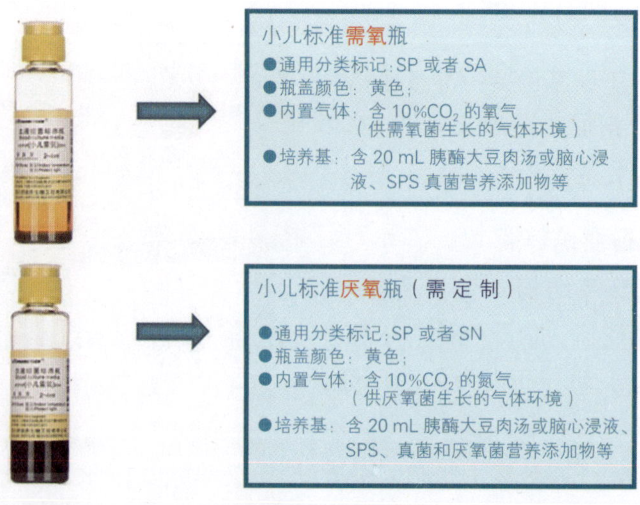

小儿全自动血培养瓶

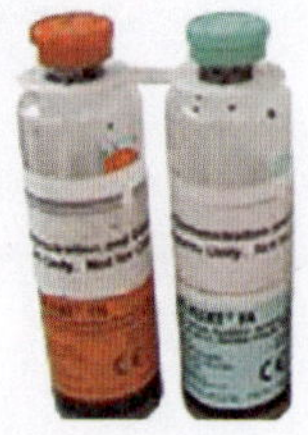

FA+FN
对已经使用抗菌药物治疗的病人
用含药用炭的抗菌药物吸附瓶

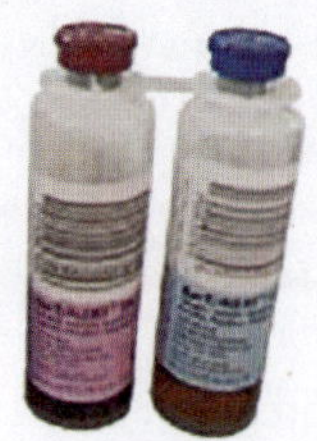

SA+SN
未使用抗菌药物治疗的病人
用标准血培养瓶

专用血培养瓶

图 2-92　血培养瓶的分类

（二）血标本采集

1. 选择培养瓶：成人、婴幼儿、以及已使用抗菌药物的病人和未使用抗菌药物的病人应分别需选用不同的培养瓶。

2. 采血方法：采血过程应严格执行无菌操作，血培养瓶采血具体方法如下图所示（图 2-93）。

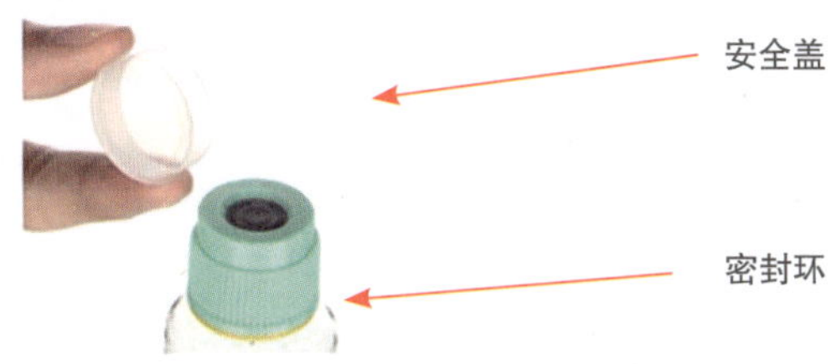

取下安全盖 ⟶ 消毒内胶囊 ⟶ 挥干后采血 ⟶ 盖上安全盖 ⟶ 送检、培养

图 2–93　血培养瓶采血示意图

3. 标本采集套数：研究表明检测的套数与阳性检出率密切相关（表 2–10）。

表 2–10　自动化血培养检测套数与阳性检出率的关系

采血套数及血量	1 套（20 mL）	2 套（40 mL）	3 套（60 mL）
检出率	65%	80%	96%

（1）成人：在 1 小时内连续采血，做 2～3 套血培养，每套含需氧瓶和厌氧瓶各一个，每瓶血培养需要 5～10 mL 血液。

（2）婴幼儿：在 1 小时内于不同位置抽取两瓶血标本，两份标本均用需氧瓶，不做厌氧培养，每瓶血培养需要 2～4 mL 血液。

（三）上机培养

1. 血培养瓶应在 2 小时内送至实验室，延迟上机会延缓甚至阻碍病原菌生长，造成假阴性。

2. 如不能及时上机培养，可暂时放置在室温下保存数小时，忌冷藏或冰冻（图 2–94）。

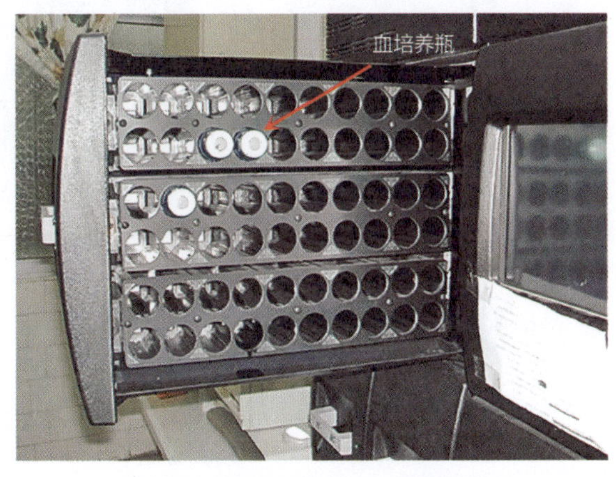

图 2–94　血培养瓶上机培养

（四）检测结果

1. 当前推荐的连续血培养检测系统的标准培养时间为 5 天，每天观察结果。

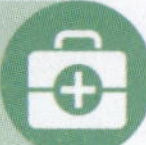

2．有临床意义的致病菌98%能在培养的前3天检出，培养前2天的阳性检出率为94%（图2-95）。

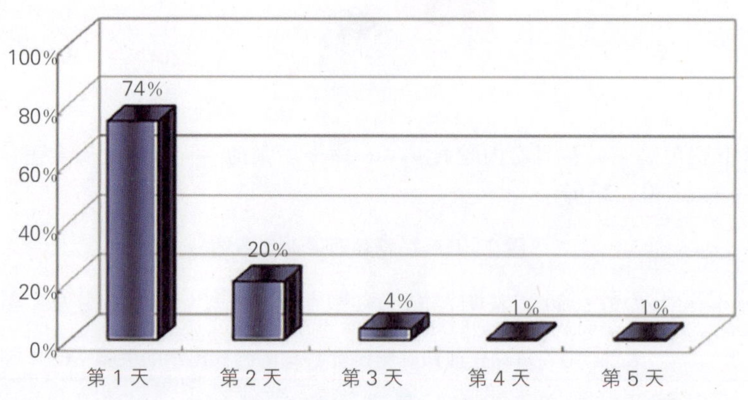

图2-95　血培养时间与阳性检出率的关系

3．血培养结果受多方面因素的影响，正确地选择和使用血培养瓶是提高阳性检出率的关键（图2-96）。

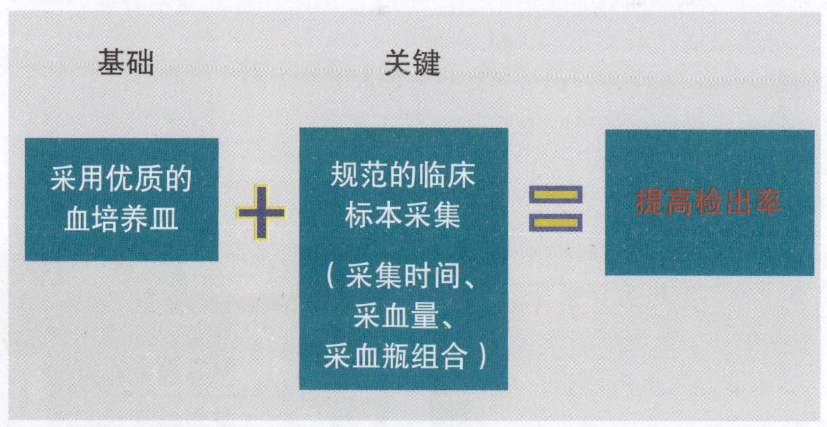

图2-96　影响血培养结果的关键因素

微生物药敏实验

目前临床应用的全自动化血培养仪，一般都可同机全自动完成药敏实验并报告结果。

1．实验程序：

（1）用纯培养后的菌落调制成一定浊度的菌悬液。

（2）在相应的设备中将菌液加入含有各类抗菌素的药敏卡中。

（3）将药敏卡放入全自动鉴定仪中检测。

2. 实验原理与结果分析：

（1）回归测定最低抑菌浓度（MIC）法：如 VITEK-AMS 系统即适用此法。该系统每小时自动检测药敏卡中每孔细菌生长情况，6 小时可获得待测菌在各药物浓度中的生长斜率，计算测试孔与生长对照孔斜率之比值，经回归分析得到最低抑菌浓度值，根据美国 NCCLS 标准判定细菌敏感或耐药。（图 2–97）

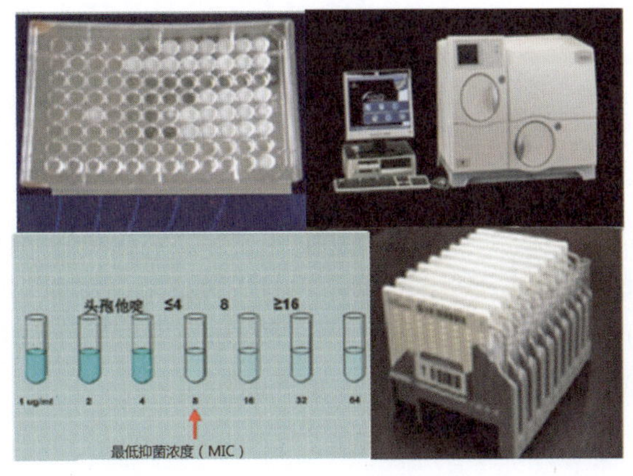

图 2–97　药敏检测卡及最低抑菌浓度（MIC）

（2）光电比浊法：首先根据临床的需要选择药敏测试板（如葡萄球菌测试板、大肠埃希菌测试板等），并将选定的测试板置入药敏实验设备中，若细菌生长，测试孔内浊度增加、透光度下降，提示该孔抗生素不能抑制待测菌生长，反之提示细菌被抑制。电脑读取测试板测试结果，以最低药物浓度能抑制细菌的反应孔为该抗生素对此菌的最低抑菌浓度值，根据美国 NCCLS 标准判定细菌敏感或耐药。（图 2–98）

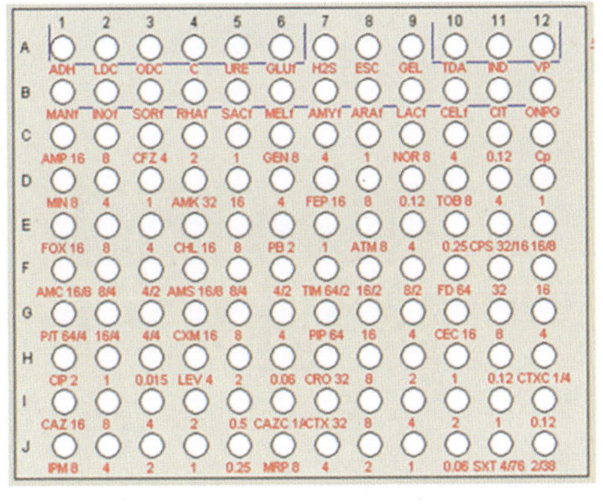

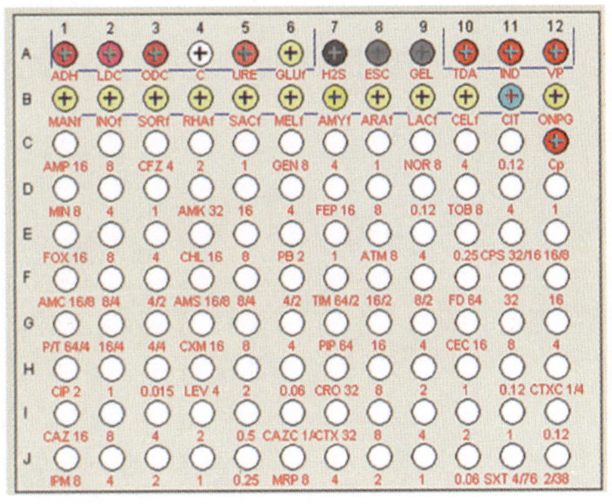

图 2–98　大肠埃希菌测试板（测试前后）

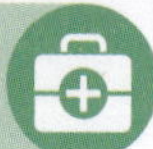

基因疾病与基因诊断

人类的大多数疾病都与基因有关，基因诊断是从20世纪末才逐渐发展起来的诊断方法。基因诊断是运用基因诊断技术对与基因相关的疾病进行诊断，现已应用于肿瘤、遗传性疾病、传染病和个体识别等许多方面，具有强大的潜在发展空间，必将在临床上发挥重要的作用。

▶▶ 名词解释 ◀◀

（一）染色体

染色体是细胞核中载有遗传信息的物质，在显微镜下呈圆柱状或杆状，主要由DNA和蛋白质组成，在细胞发生有丝分裂时期容易被碱性染料（如甲紫和醋酸洋红）着色，因此而得名。

人体的体细胞染色体数目为23对，其中22对为男女所共有，称为常染色体；另外一对为决定性别的染色体，男女不同，称为性染色体，男性为XY，女性为XX。（图3-1）

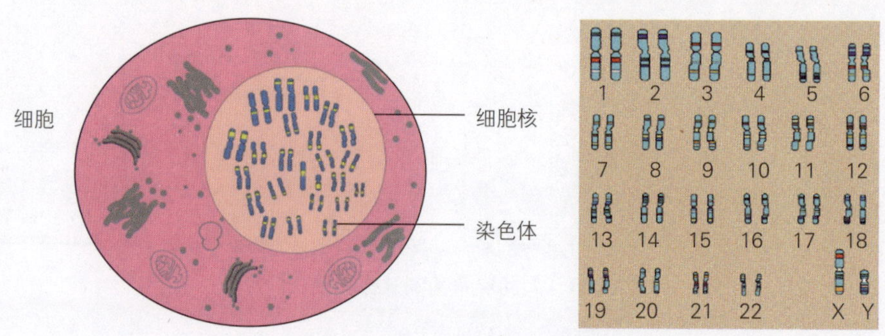

图3-1　细胞、细胞核与染色体

（二）生殖细胞

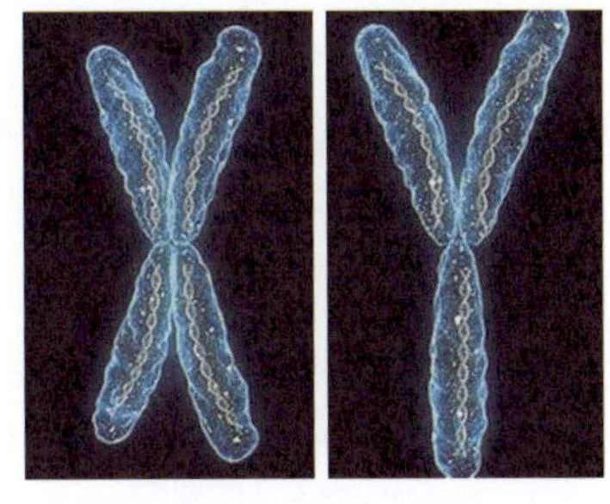

图 3-2　性染色体
（男性为 XY、女性为 XX）

生殖细胞又称配子，是多细胞生物体内能繁殖后代的细胞的总称，包括从原始生殖细胞直到最终已分化的生殖细胞（精子和卵细胞）。生殖细胞均为单倍体细胞，其中包含一条性染色体。生殖细胞遗传信息的改变会延存至下代。物种主要依靠生殖细胞而延续和繁衍。在生殖细胞中，男性生殖细胞染色体的组成为 22 条常染色体 +X 或 Y，女性生殖细胞染色体的组成为 22 条常染色体 +X。（图 3-2）

（三）体细胞

体细胞是一个相对于生殖细胞的概念，它携带的遗传信息不会像生殖细胞那样遗传给下一代。高等生物的细胞，除了精子和卵细胞之外，差不多都是体细胞。体细胞最终都会死亡，体细胞遗传信息的改变不会对下一代产生影响。体细胞的染色体数是经减数分裂得出的生殖细胞的 2 倍。例如，人类体细胞是双倍体（具有两套完整的染色体组），而精子、卵细胞则是单倍体（具有一套完整的染色体组）。在人类个体的体细胞中，通常含有来自亲代的 1～22 对体染色体，再加上来自母亲的 X 染色体，以及来自父亲的 X 或 Y 染色体，总共是 46 个（23 对）染色体。（图 3-3、图 3-4）

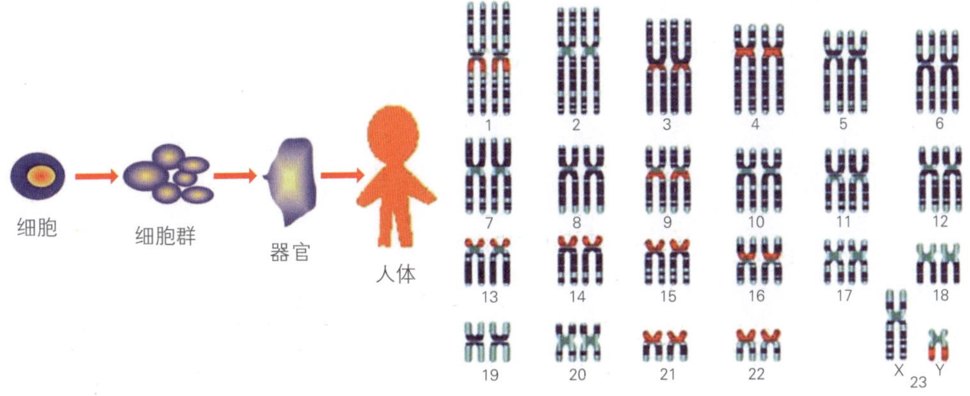

图 3-3　人类体细胞模式图

图 3-4　人类体细胞染色体（共 23 对）

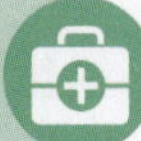

（四）脱氧核糖核酸（DNA）

脱氧核糖核酸简称DNA，是一种生物大分子，可组成遗传指令，引导生物发育与生命功能运作。DNA的主要功能是信息储存，其中包含的指令是建构细胞内其他化合物如蛋白质与核糖核酸所需。带有蛋白质编码的DNA片段称为基因（图3-5）。

（五）核糖核酸（RNA）

核糖核酸简称RNA，存在于生物细胞中的遗传信息载体。RNA是由核糖核苷酸经磷酸二酯键缩合而成长链状分子。一个核糖核苷酸分子由磷酸、核糖和碱基构成。（图3-6）

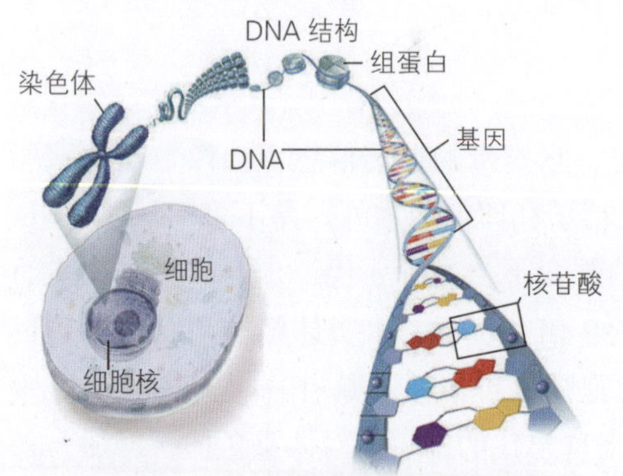

图3-5　脱氧核糖核酸（DNA）

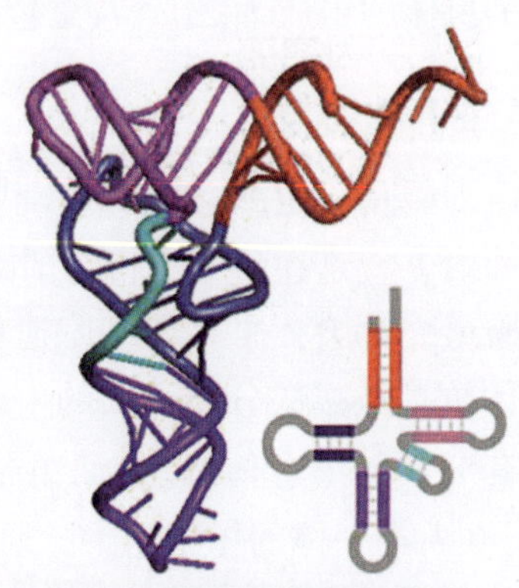
图3-6　核糖核酸（RNA）

（六）基因

带有遗传讯息的DNA片段称为基因。基因是产生一条多肽链或功能RNA所需的全部核苷酸序列，基因支持着生命的基本构造和性能，储存着生命的种族、血型、孕育、生长、凋亡等过程的全部信息。生物体的生、长、衰、病、老、死等一切生命现象都与基因有关，它也是决定生命健康的内在因素。（图3-7）

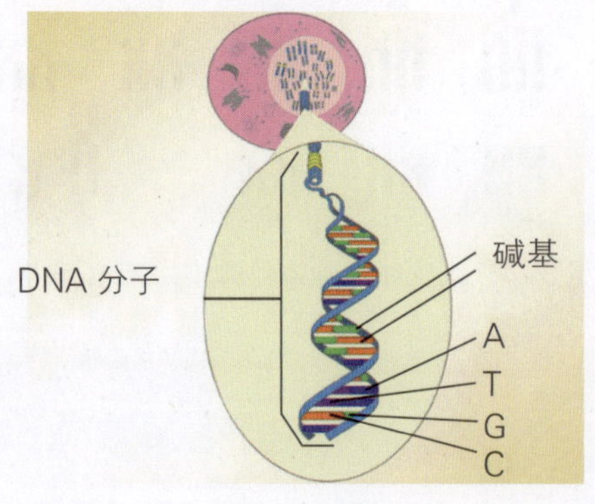

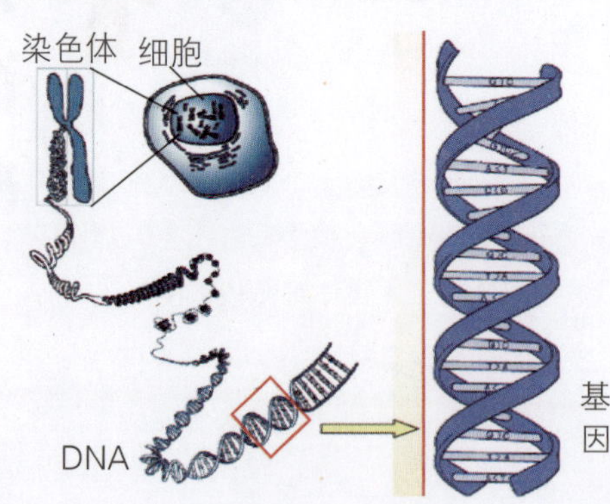

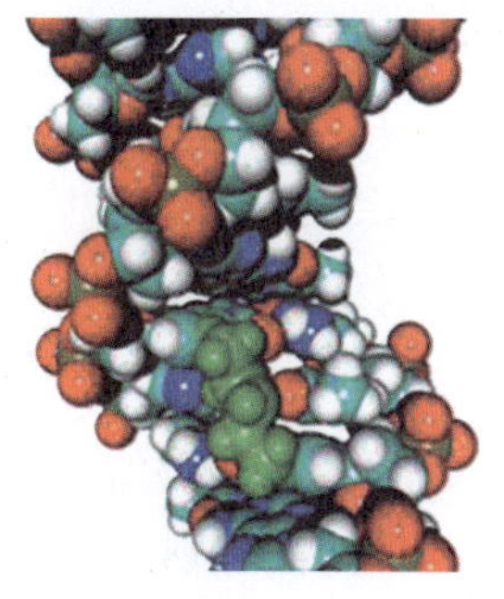
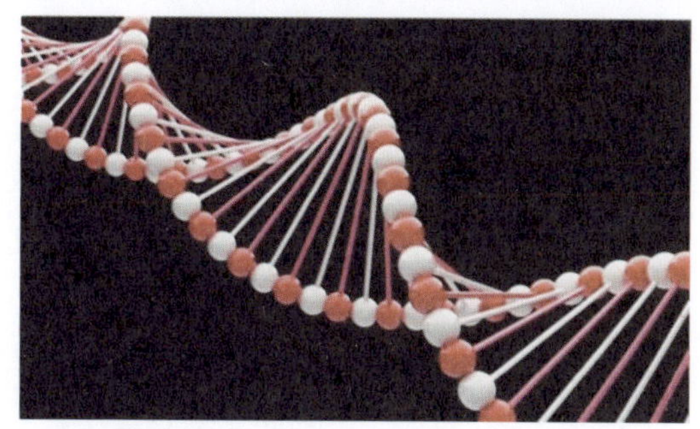

图 3-7　基因示意图

（七）基因突变

基因组 DNA 分子发生突然的、可遗传的变异现象称为基因突变。基因虽然十分稳定，但在一定的条件下基因也可以从原来的存在形式突然改变成另一种新的存在形式，就是在一个位点上突然出现了一个新基因，代替了原有基因，这个基因称为突变基因，于是后代的表现中也就突然地出现祖先从未有的新性状。基因突变与肿瘤、流行性感冒、先天畸形等多种疾病的发生、发展密切相关。（图 3-8）

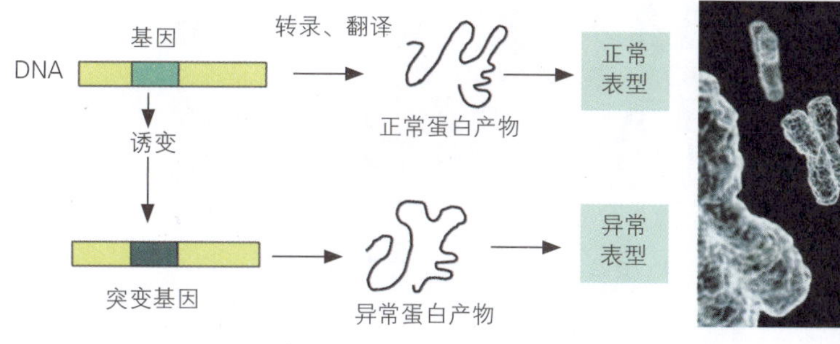

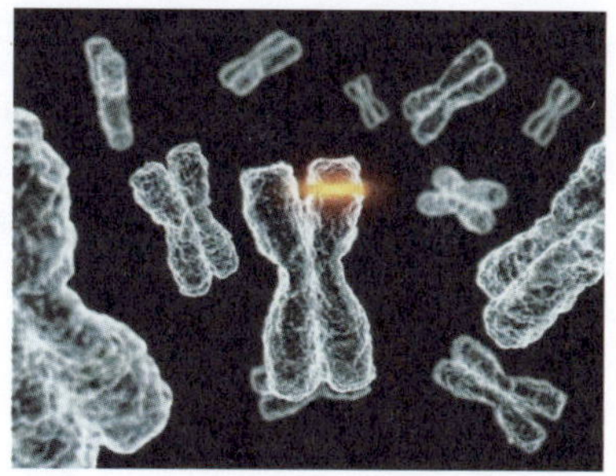

图 3-8　基因突变示意图

（八）人类基因组计划

人类基因组计划于 1990 年正式启动，是由美国、英国、法国、德国、日本和我国科学家共同参与的人类科学史上一项伟大工程。按照这个计划的设想，在 2005 年，要把人体内约 2.5 万个基因的 30 亿个碱基对的密码全部解开，同时绘制出人类的基因图谱。截止到 2003 年人类基因组计划的测序工作已经完成，被认为是人类基因组计划成功的里程碑。（图 3-9）

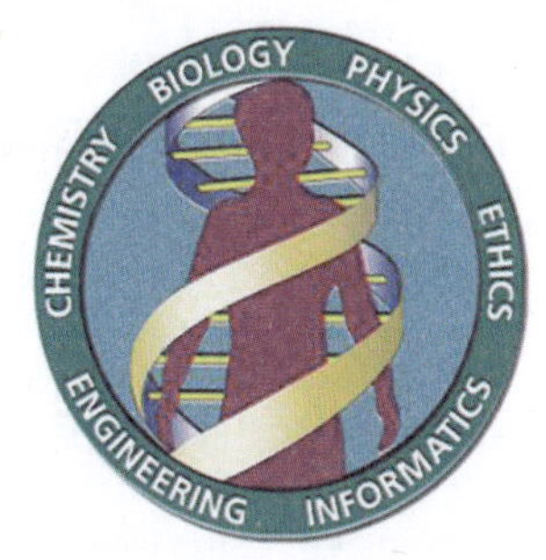

图 3-9　人类基因组计划标识

基因疾病及其分类

人类的绝大多数疾病都与基因有关，基因遗传、基因变异和外源基因入侵是引起基因疾病的根本原因；基因疾病可按致病基因的来源和数量进行分类。

（一）按致病基因来源分类

1. 内源基因的变异：由于先天遗传和后天内、外环境因素的影响，人类的基因结构及表达的各个环节都可发生变异，从而导致疾病。内源基因的变异分为基因结构突变和表达异常。

2. 外源基因的入侵：各种病原体感染人体后，病原体特异的基因被带入人体，并在体内增殖，从而引起各种疾病。

3. 遗传致病基因：遗传致病基因可导致显性或隐性遗传疾病，并可遗传给后代（图 3-10）。

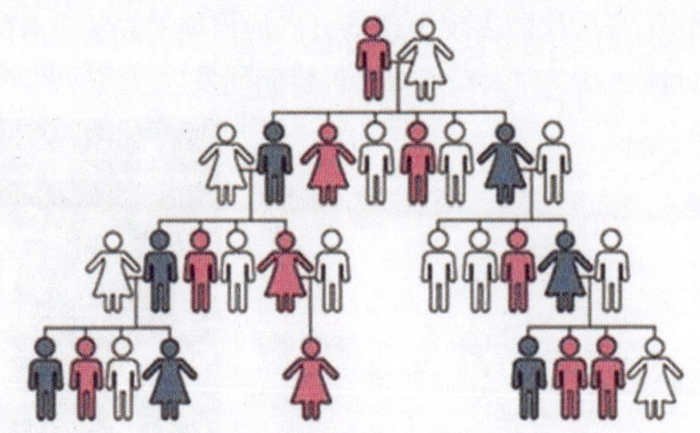

图 3-10　基因疾病遗传模式图

（二）按致病基因的数量分类

按致病基因的数量，基因疾病可分为单基因疾病和多基因疾病。

1. 单基因疾病：一个基因的异常引起的疾病称为单基因疾病，与从母亲或者父亲那里继承的突变基因相关。

2. 多基因疾病：疾病的发生与多个基因有关，常见多基因疾病有心血管疾病、糖尿病、大多数癌症、老年性痴呆等。

基因诊断及其特点

基因诊断是指利用现代生物学和分子遗传学的技术和方法，直接检测受检者的某一特定基因的结构（DNA 水平）及其功能表达水平（RNA 水平）是否正常，从而对相应的疾病作出诊断的方法。基因诊断具有以下特点。

1. 针对性强：基因诊断是直接检测受检者的某些特定基因正常与否，属于“病因诊断”，故针对性强。

2. 特异性强：基因诊断是针对特定基因进行诊断，分子杂交选用特定基因序列作探针，因此特异性强。

3. 灵敏度高：基因诊断所用的 PCR 等技术具有快速基因复制和放大效应，能显著提高基因诊断的灵敏度，从而达到早期诊断的目的。

4. 适应范围广：基因诊断应用范围已从原先局限的遗传性疾病扩大到感染性疾病、肿瘤、心血管疾病等领域，今后必将进一步扩大。

基因的诊断依据

基因的诊断依据包括临床表现和实验室检测。通过不同的实验室检测方法，可对受检者体内存在的基因、蛋白质等进行检测和分析，从而为疾病的诊断提供依据。

（一）临床表现

临床表现是疾病诊断的重要依据，如遗传病、肿瘤、艾滋病、流行性感冒等与基因相关的疾病，会表现出具有各自特点的遗传病家族史、症状和体征，并可据此作出初步临床诊断。

（二）实验室检测

实验室检测技术包括细胞学检查、生物化学检查、免疫学检查和基因检测。

基因检测的分类

基因检测可分为诊断性基因检测、预测性基因检测和个体化用药基因检测（图 3-11）。

诊断性基因检测
多用于有症状单基因疾病诊断和单基因疾病症状出现前的诊断

预测性基因检测
多用于多基因常见疾病的遗传风险预测

个体化用药基因检测
用于指导临床药物治疗

图 3-11　基因检测的分类

基因检测标本

（一）标本种类

临床上可用于基因诊断的样品可以是任何有核细胞，包括血液、组织块、羊水和绒毛、精液、毛发、唾液、尿液等。应用聚合酶链反应（PCR）技术，样本可微量化到一个细胞。（图 3-12）

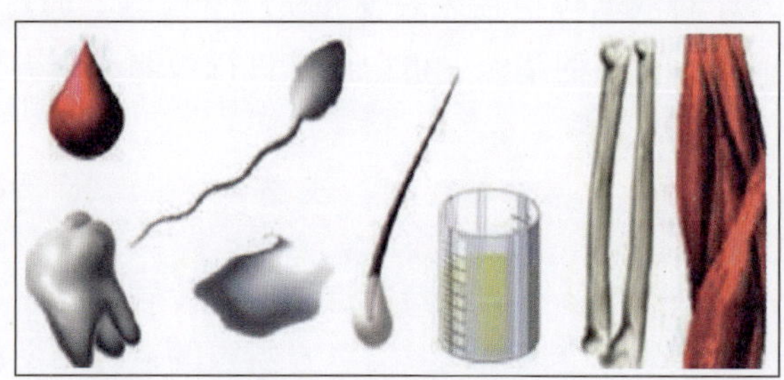

图 3-12　基因诊断标本种类

1. 外周血细胞。
2. 活检标本、石蜡包埋的组织块。
3. 沉淀细胞（唾液、痰液、尿液）。
4. 羊水细胞、绒毛细胞、进入母体循环的胎儿细胞。

（二）标本采集与应用

基因检测标本可通过手术切除、刷检、脱落细胞采集（图 3–13）等多种方法取得，标本按一定程序处理后即可进行基因检测。

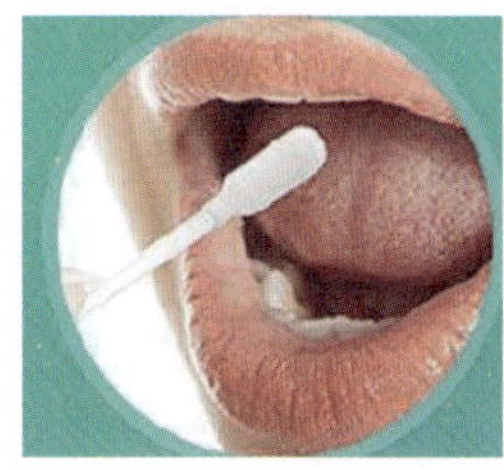

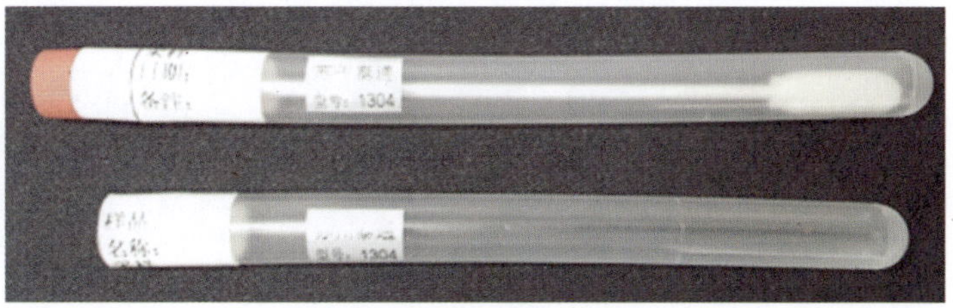

图 3–13 脱落细胞标本采集

基因检测方法

（一）基因检测流程

基因检测流程如图 3–14 所示。

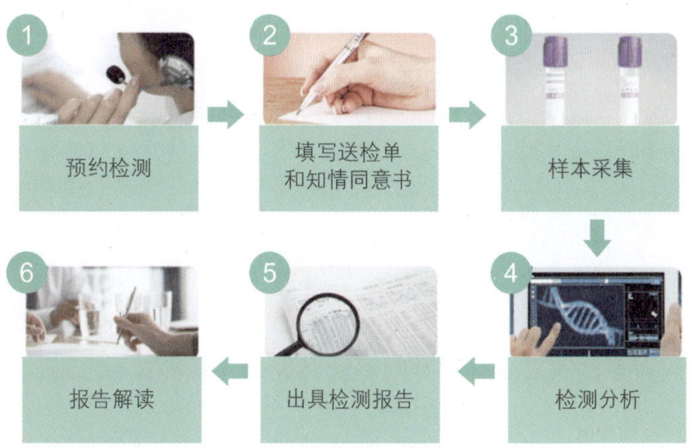

图 3–14 基因检测流程

（二）基因检测程序和步骤

基因检测程序和步骤如图 3–15 所示。

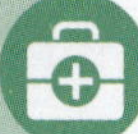

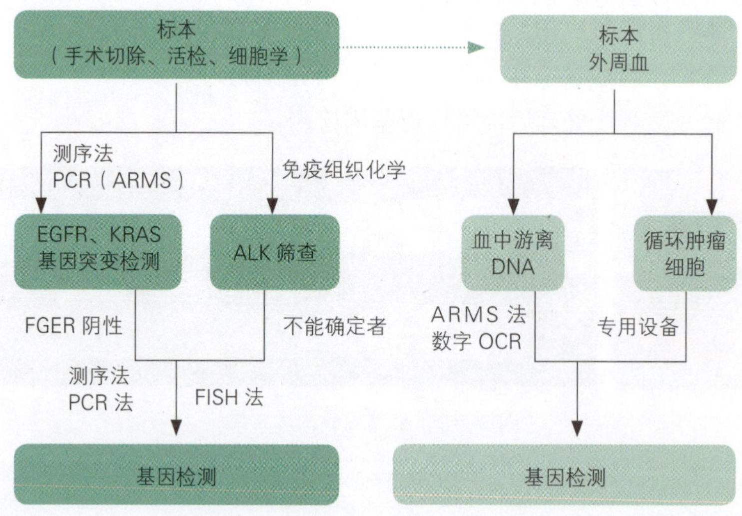

图 3-15　基因检测程序和步骤

基因诊断检测技术

基因诊断中常用的技术包括核酸分子杂交技术、聚合酶链反应（PCR）技术、核酸序列分析法和基因芯片技术。基因诊断，除上述基因检测技术外，还不可或缺地需要人类基因组测序、基因探针制作、基因芯片制作、基因观测技术和计算机分析等多方面的技术支撑。

（一）核酸分子杂交技术

1．核酸分子杂交原理与杂交程序：核酸分子杂交技术是其他各种基因诊断技术的基础，其原理是核酸变性和复性理论，即双链的核酸分子在某些理化因素作用下双链解开，而在条件恢复后又可依碱基配对规律复原形成双链结构（图 3-16）。

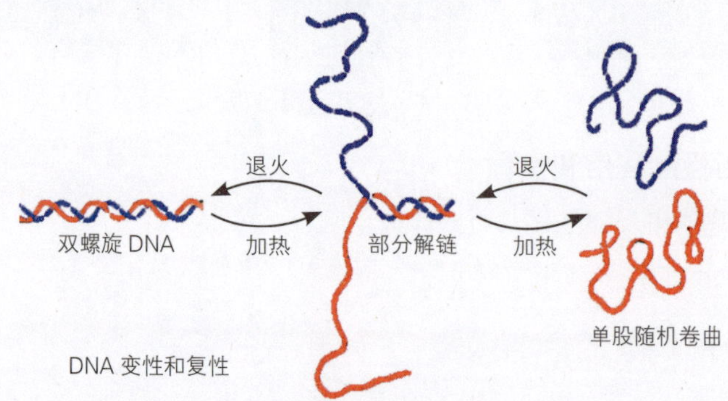

图 3-16　核酸分子杂交程序示意图

2．核酸分子杂交方法：用已知序列核酸片段作为探针，经放射性或非放射性物质（地高辛、荧光素等）标记后，再与未知的目的核酸片段进行杂交反应；分离已杂交和未杂交的标记核酸链，通过标记信号的检测就可以对未知的目的核酸链进行定性、定量分析（图 3–17）。

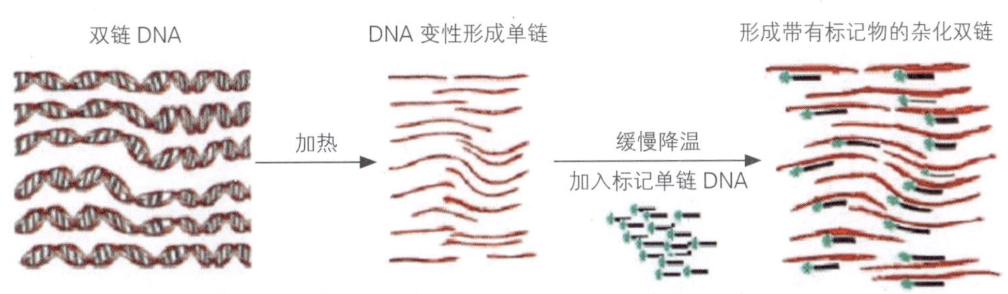

图 3–17　核酸探针标记示意图

3. 核酸分子杂交程序：杂交通常在一支持膜上进行，因此又称核酸印迹杂交。核酸分子杂交程序图示如下（图 3–18）。

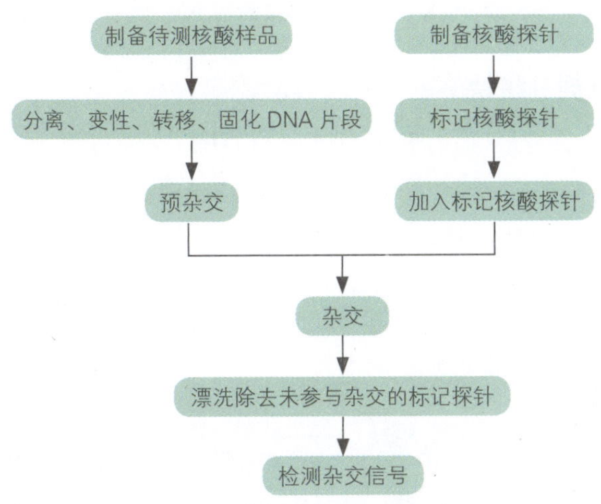

图 3–18　核酸分子杂交程序示意图

（二）聚合酶链反应（PCR）

21 世纪基因分析和基因工程技术有了革命性的突破，这主要归功于聚合酶链反应（polymerase chain reaction，PCR）的发展和应用。PCR 是一种快速的 DNA 复

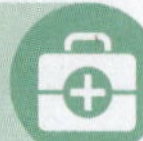

制方法，应用PCR技术可以使特定的基因或DNA片段在短短的2～3小时体外扩增数十万至百万倍。扩增的片段可以直接通过电泳观察，也可用于进一步的分析。这样，少量的单拷贝基因不需通过同位素提高其敏感性来观察，而是通过扩增至百万倍后直接观察到，而且原先需要1～2周才能作出的诊断可以缩短至数小时。（图3-19）

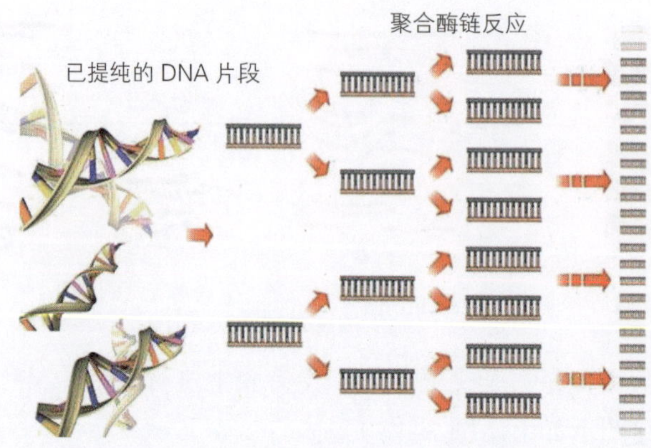

图3-19　聚合酶链反应示意图

（三）核酸序列分析法

核酸序列分析法是最确切的基因诊断分析法，它通过测定碱基排列序列而发现DNA的具体变异情况。核酸序列分析法是建立在人类基因组计划的大规模核酸序列测序和计算机分析技术基础之上的基因诊断方法之一。（图3-20）

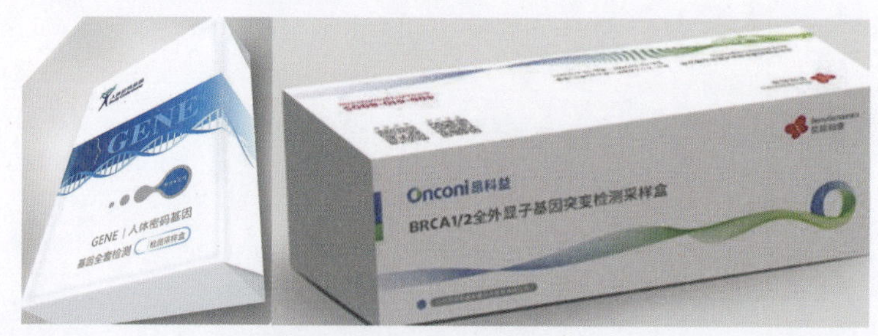

图3-20　核酸序列基因检测试剂盒

（四）基因芯片技术

基因芯片又称DNA芯片或DNA微阵列。基因芯片技术的基础仍然是利用核酸分子杂交原理，首先是将大量寡核苷酸分子固定于支持物（玻璃片等）上，然后与标记的待检样品进行杂交，通过激光共聚焦荧光扫描系统检测杂交信号的强弱，再用特定的软件对荧光信号进行综合分析，从而判断样品中靶分子的数量，获取待测样品的大量基因序列信息或表达信息。基因芯片技术具有微型化、集约化和标准化的特点，按其用途可分为表达芯片、诊断芯片（检测与疾病相关的基因）、指纹图谱芯片（进行基因个体识别）、测序芯片（进行基因组比对）、毒理芯片（进行药物筛选）等，具有无限广阔的应用前景。（图 3-21）

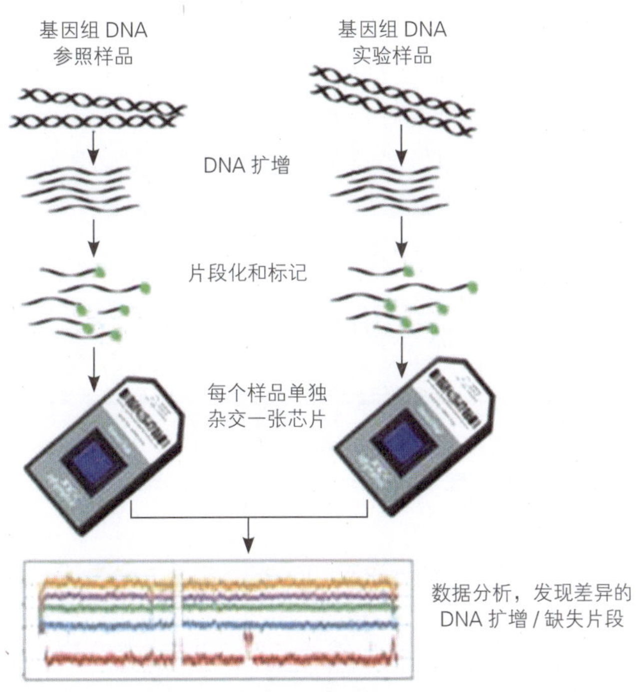

图 3-21 基因芯片技术原理及工作程序

基因诊断的医学应用

（一）诊断感染性疾病

每种病原体都有各自特异的遗传物质，可以是 DNA 也可以是 RNA，每种病原生物都有各自种属特异的基因，直接检测病原生物的遗传物质可以大大提高诊断的敏感性。由于基因碱基配对原理的基因诊断可直接检测病原微生物的遗传物质，所

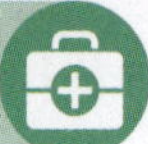

以诊断的特异性也大为提高。目前，基因诊断已在病毒性肝炎、艾滋病等传染病的诊断中发挥了不可替代的作用。例如，艾滋病 HIV 基因检测原理就是利用核酸检测的方法，直接检测 HIV 的 DNA 和 RNA，该法已被应用于 HIV 感染早期诊断及艾滋病的治疗中。

（二）诊断遗传性疾病

遗传病是指遗传物质（基因）的异常和突变所导致的疾病，因此遗传病的诊断最本质和最直接的是检测出异常的基因。

从受精卵开始，每个人的基因组就已确定。因此，对遗传病高危妊娠妇女，基因诊断可以在胎儿出生前进行，甚至早在胚胎着床前进行，这对于减少遗传病儿的出生具有重要价值，也是目前对大多数尚没有理想治疗方法的遗传病最有效的预防措施。对于已经出生的遗传病病人，特别是如亨廷顿病等某些成年期才发病的病人，由于基因诊断可以在症状出现之前进行，因而能及早采取措施，避免疾病基因遗传给后代。（图 3–22、表 3–1）

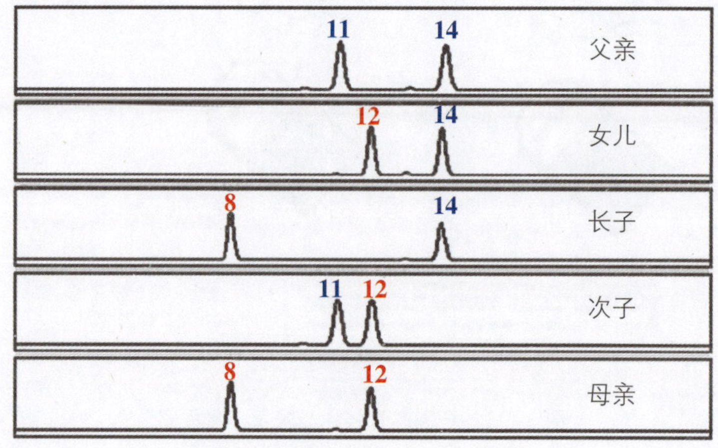

图 3–22　基因家系遗传示意图

表 3–1　我国常见遗传病的基因诊断

疾　病	致病基因	突变类型	诊断方法
α–珠蛋白生成障碍性贫血	α–球蛋白	缺失为主	Gap-PCR、DNA 杂交、DHPLC

续表

疾　病	致病基因	突变类型	诊断方法
β-珠蛋白生成障碍性贫血	β-球蛋白	点突变为主	反向点杂交、DHPLC
甲型血友病	凝血因子Ⅷ	点突变为主	PCR-RFLP
乙型血友病	凝血因子Ⅸ	点突变、缺失等	PCR-STR 连锁分析
苯丙酮尿症	苯丙氨酸羟化酶	点突变	PCR-STR 连锁分析、ASP 分子杂交
马方综合征	原纤蛋白	点突变、缺失	PCR-VNTR 连锁分析、DHPLC

（三）诊断恶性肿瘤

现已发现恶性肿瘤细胞是由受伤的基因激活的，环境污染物、微生物、某些食品或药品等可能是造成基因损伤的根源。随着癌基因的发现和促癌基因与抑癌基因研究的进展，癌症是一类基因性疾病的理论已经成立。基因诊断癌症是根据 DNA 杂交原理，探测某种基因的存在与否、有无变异，区别变异基因属良性或恶性，从而达到诊断癌症的目的。基因诊断癌症准确率高，甚至对某些人表现出患癌倾向性都能作出预测。（图 3-23、图 3-24）

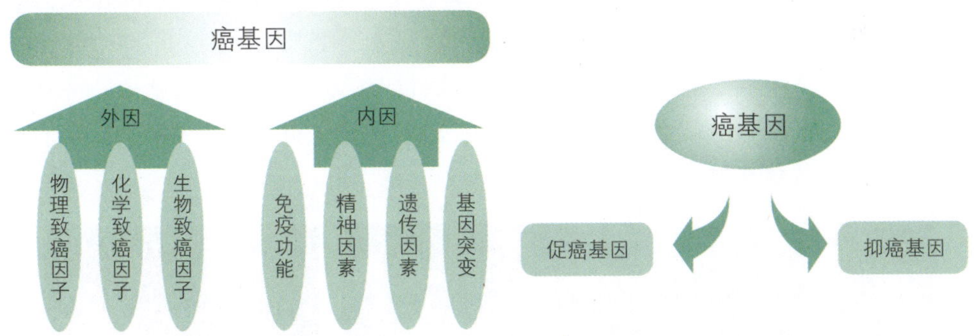

图 3-23　癌基因的形成

图 3-24　促癌基因与抑癌基因

癌基因是细胞内控制细胞生长和分化的基因，它的结构异常或表达异常，可以引起细胞癌变

肿瘤的发生涉及多个基因、多种因素，发生过程呈多阶段性，发生的分子机制十分复杂，因此对不同的肿瘤要采用不同的基因诊断策略（图 3-25）。

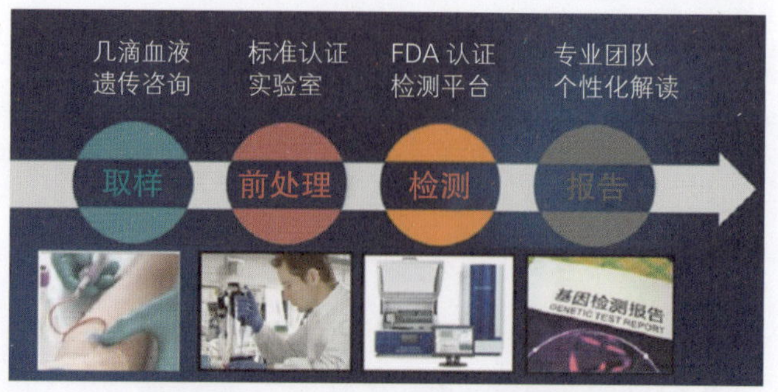

图 3-25 癌基因检查流程示意图

（四）器官组织移植配型

器官移植（包括骨髓移植）的主要难题是如何解决机体对移植物的排斥反应，理想的解决方法是进行术前组织配型。基因诊断技术能够分析和显示基因型，更好地完成组织配型，从而提高了器官移植的成功率。

（五）DNA 指纹图谱的医学应用

人与人之间的某些 DNA 序列特征具有高度的个体特异性和终生稳定性，正如人的指纹一般，故称为 DNA 指纹。DNA 指纹具有完全的个体特异性，其个体识别能力足以与手指指纹相媲美，因而得名。DNA 指纹的图像在 X 线胶片上呈一系列条纹，很像商品上的条形码，每根条带代表一个基因片断。不同个体的差异，表现在谱带密度强弱、条带位置和条带数目上的差异。具有高度个体特异性的 DNA 指纹图谱，已成为目前最具吸引力的遗传标记，可用于个体识别、亲子鉴定和法医物证等诸多领域。（图 3-26、图 3-27）

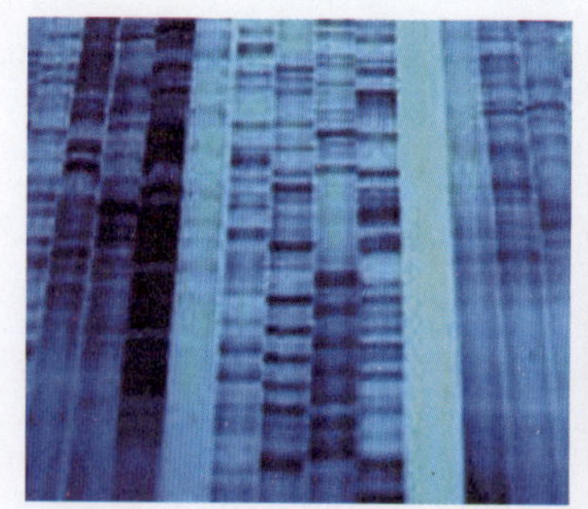
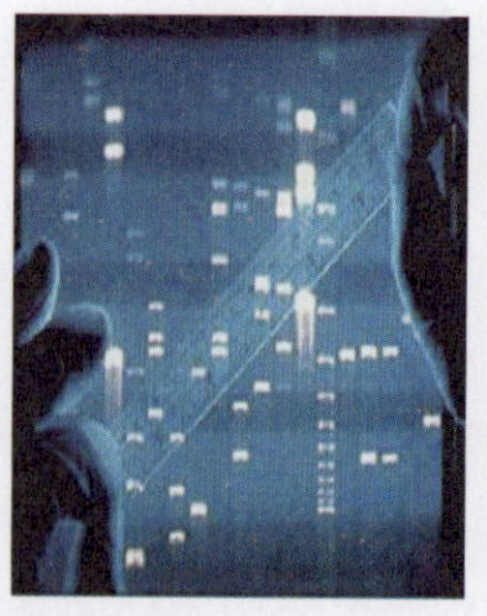
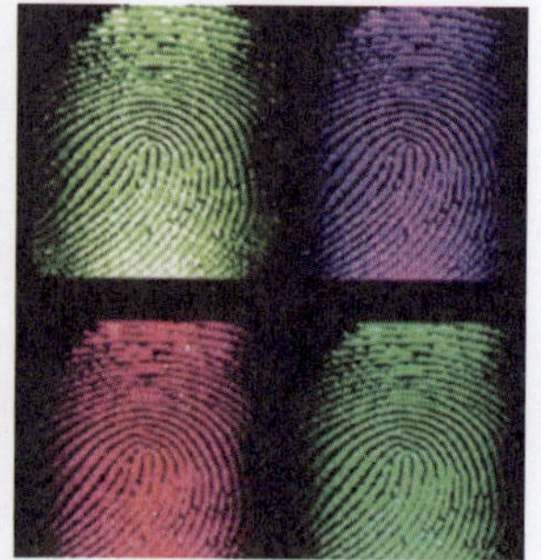

图 3-26 指纹与 DNA 指纹图谱（基因身份证）与指纹

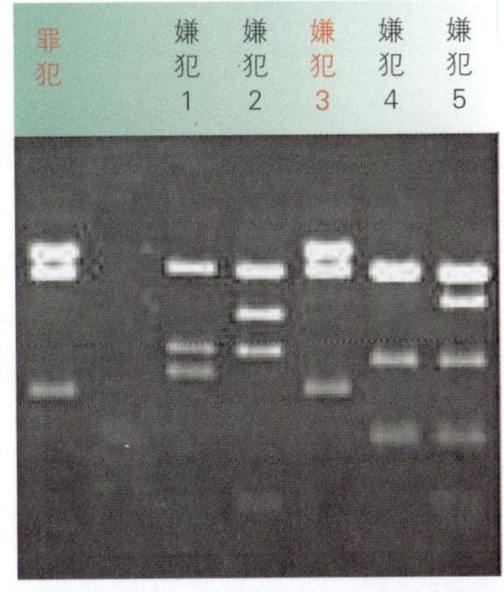

图 3–27　指纹图谱个体识别（罪犯是嫌犯 3）

基因诊断的发展趋势

基因检测目前多用于一种疾病的诊断，如珠蛋白生成障碍性贫血（地中海贫血）、艾滋病、乳腺癌的诊断等；今后基因检测将朝着对一类疾病如癌症、心血管疾病的检测和整体基因检测的方向发展（图 3–28）。

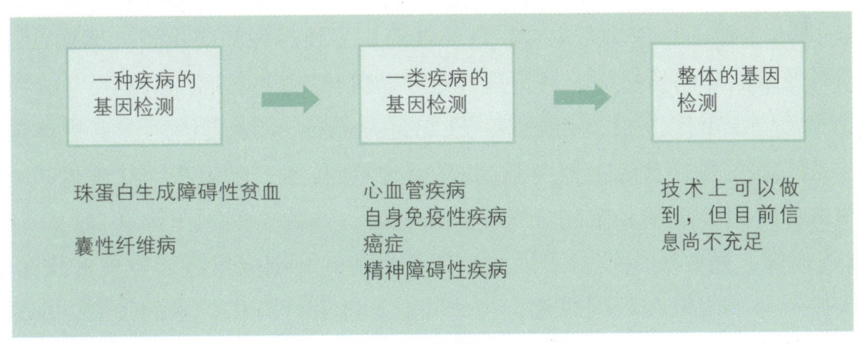

图 3–28　基因诊断的发展趋势

在后基因组时代，我们可以提前预知自己会患什么样的疾病，并进行针对性的预防，远离疾病，人类的寿命将提高到 120 岁至 150 岁。专家预测在今后的 20～30 年每个人都将拥有属于自己的基因身份证。

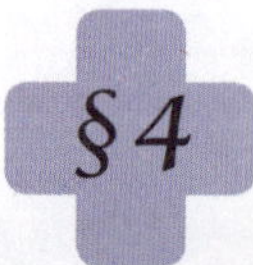

医学影像学概述

医学影像诊断是应用医学成像技术，对人体疾病进行诊断的医学学科，是临床医学的重要组成部分。X 线成像、X 线计算机体层成像（CT）、超声成像（US）与磁共振成像（MRI）并称为 4 大医学影像诊断技术。从广义上说，核医学成像技术、内镜成像技术以及数字化病理切片技术等也都是医学影像的重要组成部分。现代医学影像学体系不仅扩大了检查视野，提高了诊断质量和效率，并且推进了介入放射学的发展进程。介入放射学是在影像监视下对某些疾病进行诊治的新技术，已成为同内科和外科并列的三大医疗体系之一。

医学影像诊断的发展历程

自 1895 年德国物理学家伦琴发现X线后，X 线成像被应用于人体检查，开创了医学影像诊断学的新纪元，并为现代医学影像诊断学奠定了基础。

20 世纪 50 年代以来，相继出现了 B 超、数字 X 线成像、计算机体层摄影（CT）、磁共振成像（MRI）等一系列医学影像新技术；随着数字化成像技术的进步，图像的时间分辨率和空间分辨率不断提高，并且实现了图像从 2D 到 3D，甚至 4D 的成像；随着成像技术手段的扩展，单纯的解剖成像逐步发展为代谢成像、生化成像、分子成像和基因成像。与此同时，随着计算机技术的发展，出现了影像存储与传输系统（PACS），使图像的保存、传输、显示与利用发生了巨大变化，并使远程影像诊断和会诊成为现实，进入了全新的数字影像时代，有力地推动了临床医学的发展。（图 4–1）

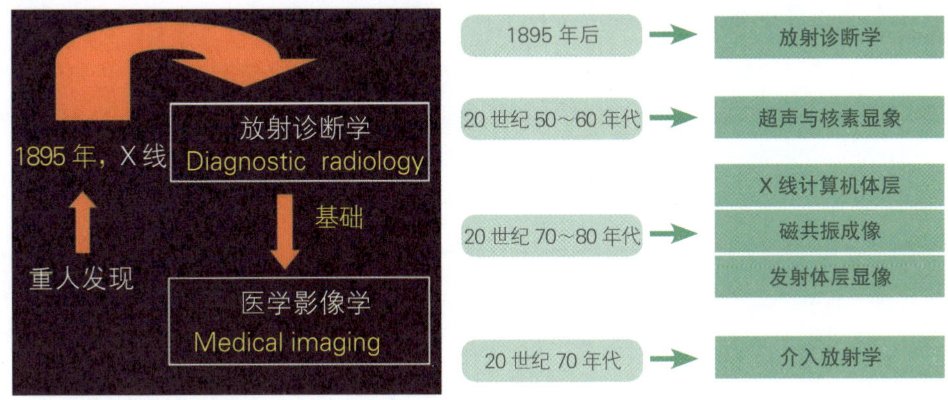

图 4–1 医学影像学发展历程

影像诊断的临床应用

各种医学影像诊断技术都有其优点与不足之处，因此有各自的适应范围和限度，在应用时应权衡利弊，择优选用。影像诊断应用的原则是首先选择简单方便、对病人安全、无痛苦、费用低的检查方法。诊断一经确立，就不要再行复杂的、有创伤性和费用高的成像方法。但有时候需要综合多种影像方法才能建立正确的诊断。

（一）医学影像诊断的应用范围

1. 依据病人体征和实验室检查难于确诊的疾病，常可通过影像学检查明确病变的性质和类型，如急性脑血管疾病等。

2. 临床疑似或需除外的某些疾病，常可通过影像学检查予以证实或排除，如创伤后骨折、早期肺癌等。

3. 对已确诊疾病进一步明确病变范围、类型和分期，如急性胰腺炎、中心性肺癌等。

4. 某些疾病如胃癌等进行治疗后的影像学检查，对判断有无复发或转移具有重要价值。

5. 影像学检查用于健康体检，有望发现早期肺癌、乳腺癌、肝癌、泌尿系结石等疾病。

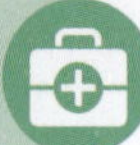

（二）医学影像检查的综合应用

影像学检查技术的综合应用往往能有效地扩大诊断范围和诊断准确率。一般而言，在神经系统方面，颅骨和脊椎病变X线平片可解决大多数诊断问题，而颅内和椎管内病变则以选择CT和MRI较好；循环系统疾病心脏X线照片和超声心动图可解决大部分诊断问题，但为了解心脏和大血管的病理解剖细节和血流动力学的变化，则需进一步做多普勒超声、CT或MRI心血管造影或DSA检查；肺和纵隔疾病宜先做X线平片和体层摄影，需要时再做CT扫描检查；腹部和盆腔脏器一般X线照片检查的作用有限，多需采取造影、B超或CT扫描等检查方法；胃肠道疾病仍以X线钡剂造影为主；泌尿系疾病以静脉或逆行尿路造影检查最具诊断价值；骨关节疾病X线平片是主要检查方法，需要时可选择关节造影、CT或MRI检查作为补充。（图4–2）

- 呼吸系统 —— X线　CT
- 循环系统 —— 超声检查　X线
- 骨骼系统 —— X线　MRI
- 消化系统 —— X线（钡餐）
- 泌尿系统 —— X线（IVP）
- 生殖系统 —— 超声检查　CT
- 神经系统 —— MRI　CT

图4–2　影像检查技术的综合应用

（三）医学影像诊断应用的局限性

1. 影像学诊断是以人体形态学改变为依据，致使对某些疾病的早期诊断和鉴别诊断存在困难，如两周以内的急性骨髓炎X线成像则难以明确诊断。

2. 许多疾病并没有异常的影像表现，影像学检查不能为诊断提供帮助，如急性肾小球肾炎等。

3. 各种影像学检查均有一定的禁忌证，如X线对孕妇和儿童具有潜在威胁，体内留有磁性物质（如心脏起搏器、金属人工关节等）的病人禁行MRI检查。

医学影像存储与传输系统

影像存储与传输系统（picture archi-ving and communication system，PACS）是20世纪中期以后发展起来的一种科技含量高、实际应用价值极大的复杂系统，兼负对医学影像信息的采集、传输、存储、后处理及显示等功能，使得图像资料得以有效管理和充分利用。PACS的临床应用在我国起步于21世纪初，现已覆盖到县、市级以上的医疗机构，且正在进一步推广和完善中。

（一）PACS 的含义

PACS 是下述几个英文字的首字母，其具体含义如下图所示（图 4–3）。

Pictuer	获得数字形式的医学影像
Archi-ving	存储与管理所获得影像
Communication	利用高速通信网传输影像
System	医院整体的系统

图 4–3　PACS 的含义

（二）PACS 的构成

PACS 是将数字化成像设备、高速计算机网络、海量存储设备和具备后处理功能的影像诊断工作站结合起来形成的系统。PACS 的内容包括图像获取、数据库管理、在线存储、离线归档、图像显示及处理、与外部信息系统的连接、胶片打印、高速局域网络及支持远程数据传输的广域网络。（图 4–4）

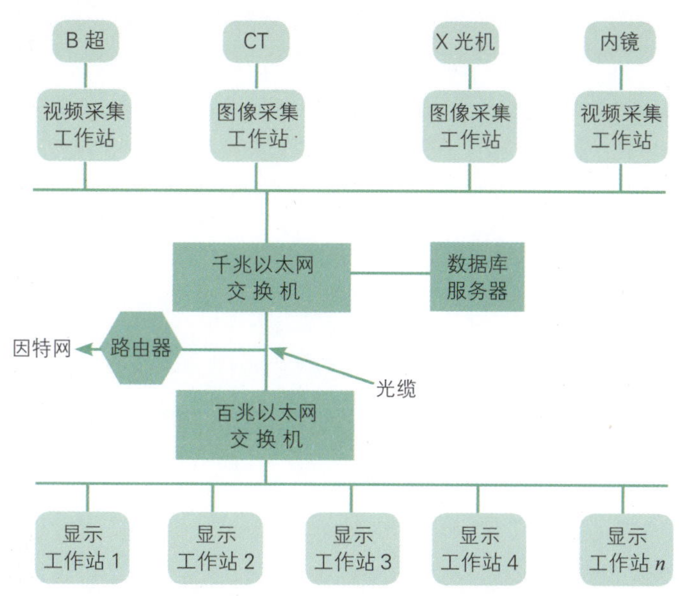

图 4–4　图像存储与传输系统（PACS）结构示意图

（三）PACS 的应用价值

1．PACS 实现了在医疗机构内部医学影像的资源共享，免除了如胶片等影像资料存储、调阅和传输的复杂程序，极大地提高了医疗工作效率和质量。

2．PACS 与医院信息系统（HIS）和电子病历系统联网，可全面施行医院的信息化管理，提高医院的整体工作效率，而且可以为病人的就医过程提供多种便利和服务，有助于解决看病难和看病贵的问题。

3．PACS 为形象教学和远程教学提供了良好的平台，也为医院科研工作的开展提供了巨大的支持。

4．PACS 与因特网对接，可以通过远程会诊工作站充分发挥远程影像学的作用，为实现远程影像会诊和手术会诊等创造了良好的条件。当前，远程影像会诊在我国已进入实用和推广阶段，不仅可为缓解各级基层医院人才资源不足的困难提供支持，而且可全面提高基层医院的医疗水平，远程影像会诊必将成为今后的一个重要发展方向。

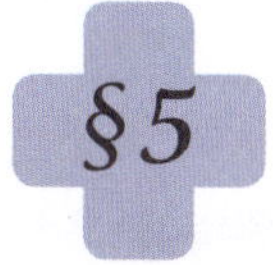

X 线成像

1895 年德国物理学家伦琴发现能穿透不同物质、能使荧光物质发光的 X 射线，当年世界第一张 X 线片即诞生，在以后的一百多年中，X 线检查在医学领域里发挥了巨大的作用，挽救了无数人的生命。至今 X 线成像技术仍在医学诊断中发挥着不可替代的作用。

§5.1　X 线成像概述

1895 年，伦琴发现当高速电子撞击某些固体时，会产生一种看不见的射线，它能透过许多对可见光不透明的物质，对感光乳胶有感光作用，并能使一些物质产生荧光，伦琴称它为 X 射线（X-ray），并拍出了世界第一张 X 线片（图 5–1）。

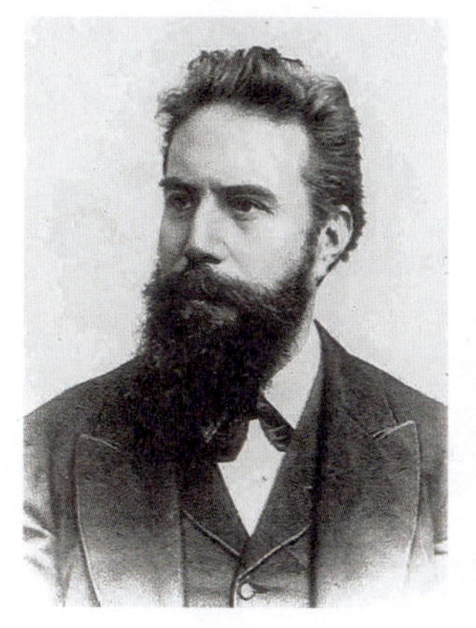

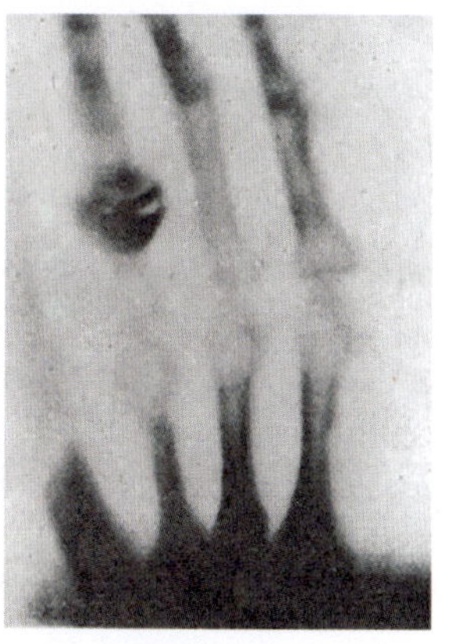

图 5–1　伦琴与世界首张 X 线手指片

X 线发生装置

X 线发生装置俗称为放射机头，主要由 X 线管及 X 线管套、变压器、冷却装置及控制台等共同组成（图 5–2）。

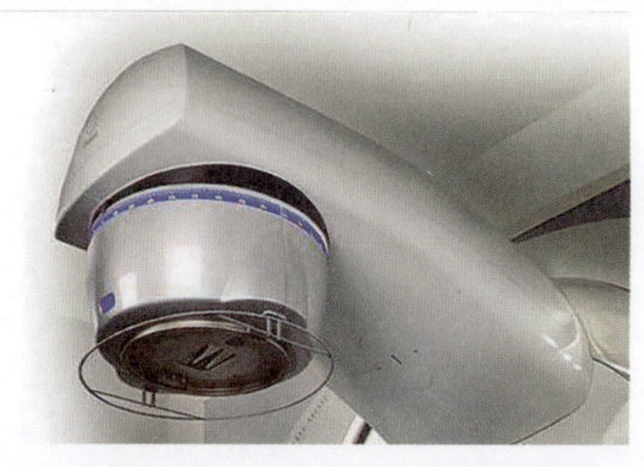

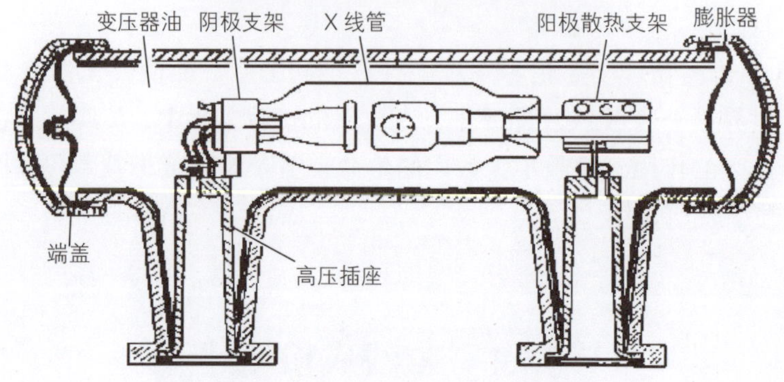

图 5-2　X 线发生装置（放射机头）

1．X 线球管：X 线球管又称 X 线管，是一个真空管，内有灯丝，是 X 线的发生装置。X 线是由 X 线球管内高速行进的电子流轰击钨靶时产生的。（图 5-3）

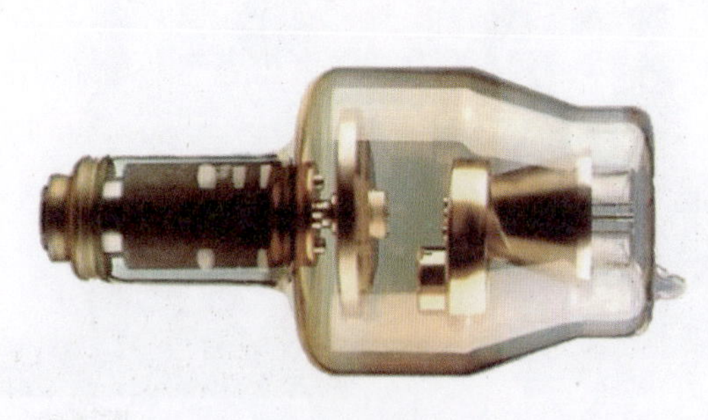

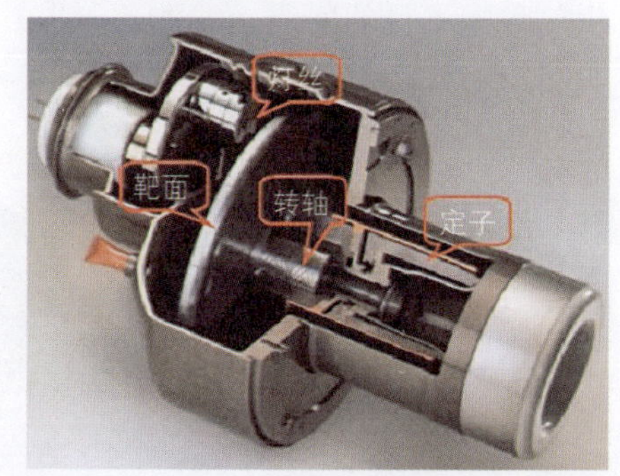

图 5-3　X 线球管

2．X 线球管套管：X 线球管套是 X 线球管的特殊容器，与 X 线管合称 X 线管组件，具有防电击、防散射、油浸散热等特点（图 5-4）。

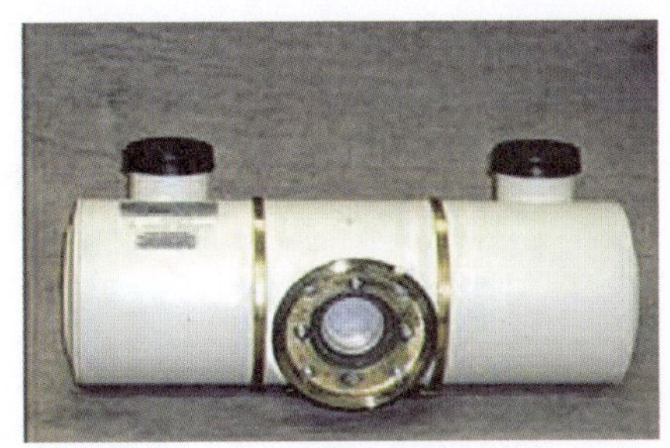
图 5-4　X 线球管套管示意图

X 射线产生的必要条件

X 射线产生的必要条件包括电子源、高速电子流和阳极靶面。

1. 电子源：X 线管灯丝通过电流加热后，电子管内阴极释放出电子，此即为电子源（图 5-5）。

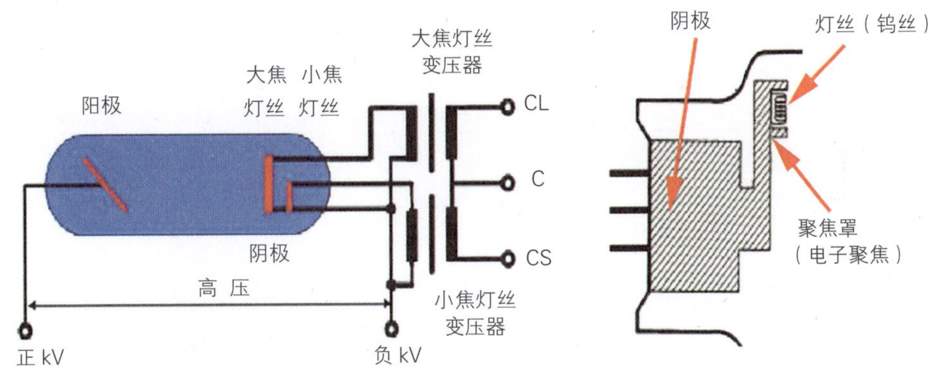

图 5-5　电子源（X 线管阴极）

2. 高速电子流：在 X 线管阴极和阳极之间施加高电压，使电子运动加速，形成高速电子流。X 线管必须在高压电场及真空条件下才能释放出高压电子流。（图 5-6）

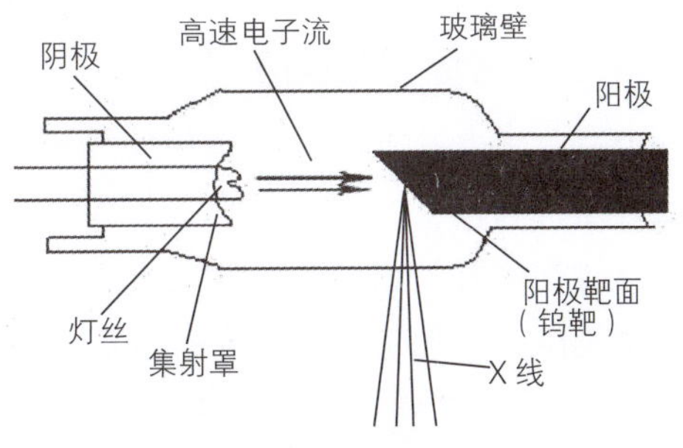

图 5-6　X 线管内高速电子流的形成

3. 阳极靶面：X 线管内的阳极靶面由高原子序数金属物质（钨、钼）制成，用来承受高速电子流的能量，并将高速电子流所带的动能转变成X线（图5-7）。

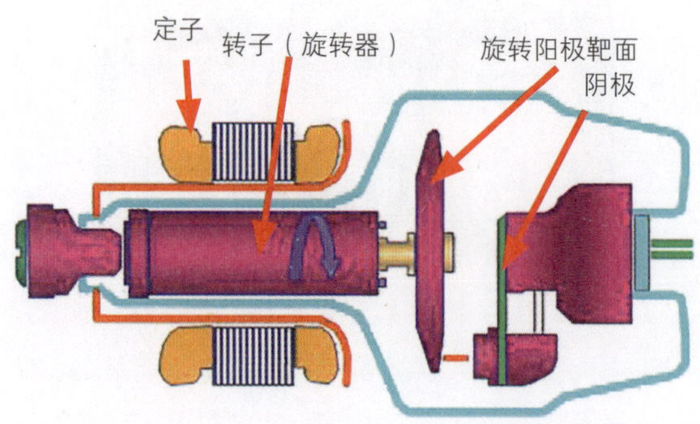

图5-7　X线管旋转阳极靶面示意图

X线的特性

X线是一种波长很短的电磁波，具有与X线成像有关的特性，包括穿透效应、荧光效应、感光效应、电离生物效应（表5-1）。

表5-1　X线的特性

特　性	含　义	临床意义
穿透效应	穿透能力	成像基础
荧光效应	荧光物质→可见荧光	透视基础
感光效应	光化学反应（胶片感光）	摄片基础
电离生物效应	被吸收→正负离子	放射防护、治疗基础

（一）X线穿透效应

X线穿透效应是X线成像的基础。X线具有很强的穿透力，能穿透可见光不能穿透的物体。X线的穿透力与X线管电压相关，电压越高穿透力越强。X线在穿透过程中有一定程度的吸收即衰减，衰减程度与被穿透物质的密度和厚度相关，密度越高，厚度越大，衰减则越大，即通过的X线越少。（图5-8、表5-2）

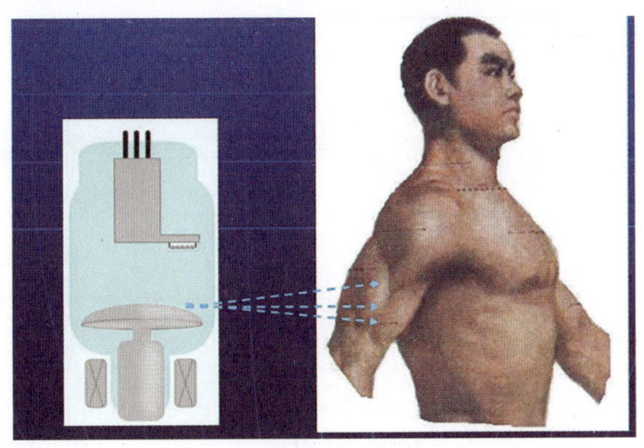

图 5-8　X 线穿透效应

表 5-2　人体组织 X 线穿透性的分类

易透射组织	中等透射组织	不易透射组织
气体	结缔组织 肌肉组织	骨骼
脂肪组织	软骨 血液	

（二）X 线荧光效应

X 线荧光效应是进行荧光透视检查的基础。X 线能激发荧光物质（如硫化锌镉及钨酸钙等）发出肉眼可见的荧光，这种转换称为荧光效应。

（三）X 线感光效应

X 线感光效应是 X 线摄影的基础。X 线能使涂有溴化银的胶片或其他感光介质（IP 板、平板探测器）感光并形成潜影，此即为 X 线的感光效应。

（四）X 线电离生物效应

X 线电离效应是放射治疗和放射防护的基础。X 线通过任何物体都可产生电离效应，X 线射入人体也产生电离效应，并可引起人体生物学方面的改变或损伤，即电离生物效应。

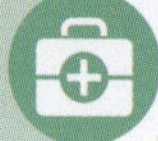

X 线成像的基本原理

当具有穿透能力的 X 线穿过具有密度和厚度差异的人体组织时，人体各部位会产生不同程度的 X 线衰减，剩余 X 线作用于成像介质上，可在荧光屏上显示荧光图像，此即为荧光透视；或在感光介质上形成潜影，经冲洗或计算机处理后形成人体组织的灰阶图像，此即为 X 线成像（图 5–9）。

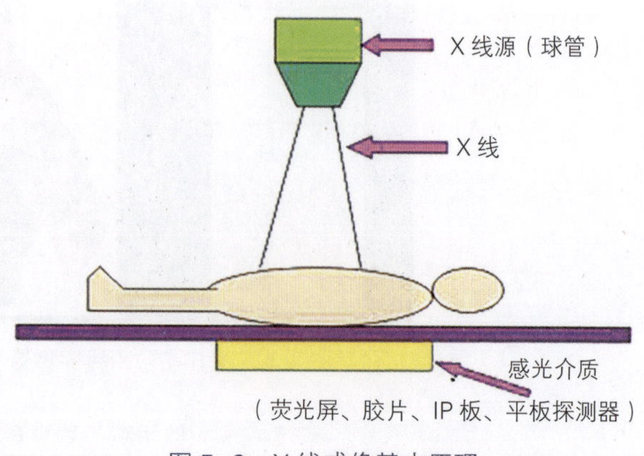

图 5–9　X 线成像基本原理

X 线成像的基本条件

X 线成像的 3 个基本条件是 X 线源、人体组织密度及厚度差异和 X 线成像载体。

（一）X 线源

X 线成像的 X 线源是 X 线球管，通过 X 线球管发射出具有一定的穿透力的 X 线，能穿透人体的组织结构使胶片感光。

（二）人体组织密度及厚度差异

人体各部位组织器官及病变组织存在密度与厚度差异，X 线在穿透过程中被吸收的量也存在差异，致使剩余下来的 X 线量也有差别。影响 X 线成像的因素包括组织密度、组织厚度和组织的病理改变。

1. 组织密度：当强度均匀的 X 线穿透厚度相等、密度不同的组织结构时，X 线被吸收的程度也不同。X 线穿透低密度组织时，吸收少，剩余 X 线多，最终在 X 线片上呈黑影，高密度组织则形成白影。人体组织结构密度可分为高密度（如骨、钙化灶）、中密度（如软骨、肌肉、实质器官、液体）、低密度（如脂肪）和极低密度（如气体）等不同等级。（图 5–10、表 5–3）

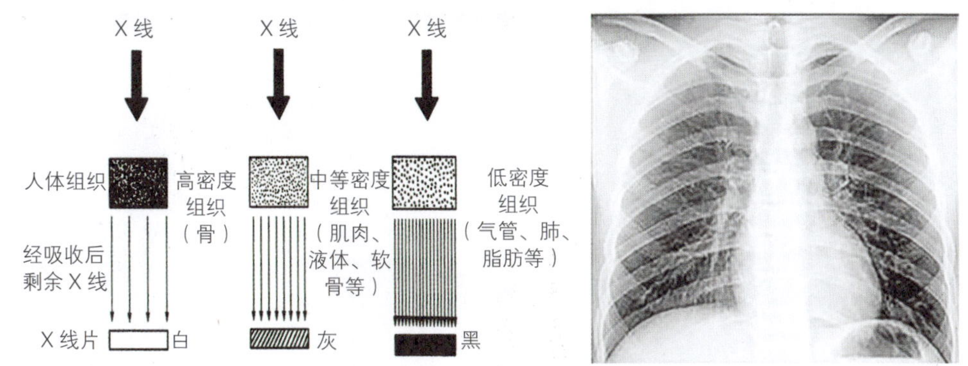

图 5–10　不同密度组织（厚度相同）与 X 线成像的关系

表 5–3　人体组织密度与 X 线成像的关系

组　织	物质密度	透视影像	摄片影像
骨骼	高密度	黑	白
软组织	中等密度	灰黑	灰白
脂肪	低密度	灰白	灰黑
气体	极低密度	白	黑

2. 组织厚度：人体组织结构和器官形态不同，厚度也不一样。厚的部分，吸收 X 线多、透过的 X 线少，薄的部分则相反，从而影响在 X 线片上显示出不同的黑白灰度。也就是说，X 线成像与组织结构的厚度也有关。（图 5–11、图 5–12）

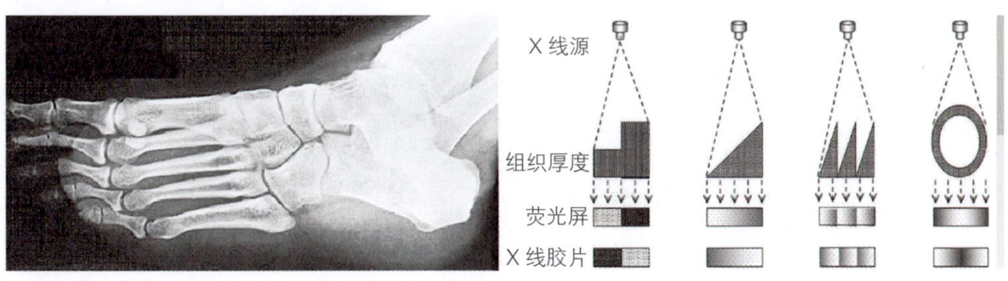

图 5–11　不同厚度的骨组织对 X 线成像的影响　　图 5–12　组织厚度与 X 线成像的关系

3. 组织病理改变：病变可使人体组织密度和厚度发生改变。例如，气胸、肺结核空洞病变表现为密度降低，肺结核钙化灶和肺癌等则表现为影像密度增高。（图 5–13）

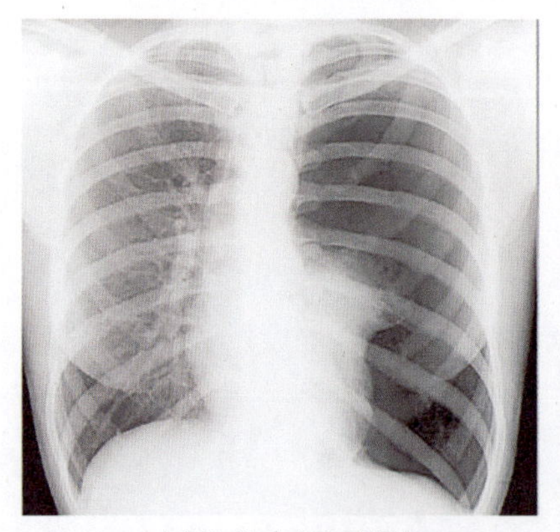

左侧气胸（密度降低）　　右侧肺癌（密度增高）

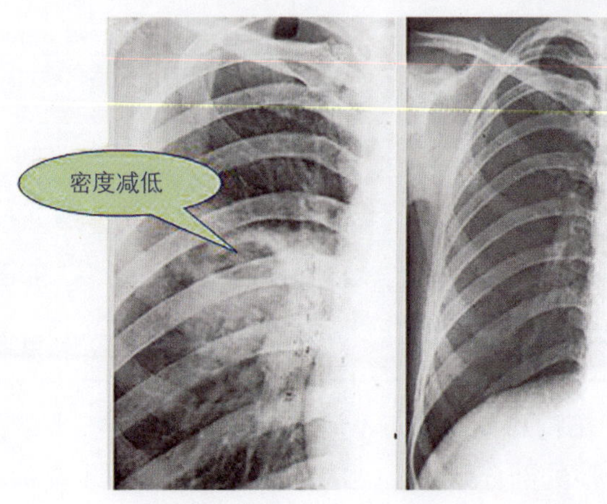

肺结核空洞　　肺钙化灶 X 光片

图 5-13　病理改变对 X 线成像的影响

（三）X 线成像载体

X 线成像载体是 X 线成像信息的采集设备，不同的成像技术须用不同的 X 线成像载体，X 线成像载体有时也兼有图像显示功能（如普通荧光透视的显示屏）。

1．普通 X 线成像载体：普通 X 线摄片的感光载体是胶片，普通 X 线透视的感光载体是荧光屏（图 5-14）。

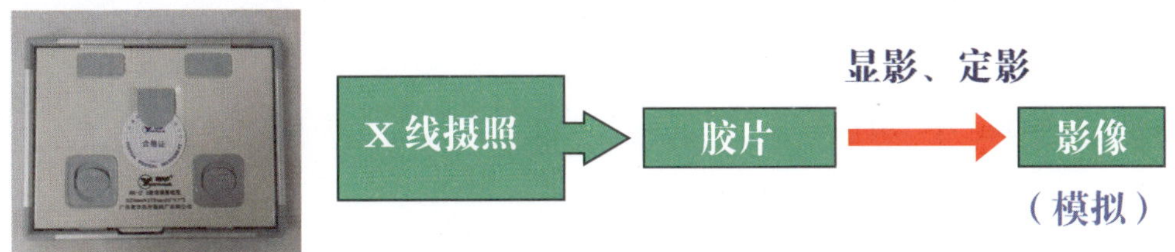

图 5-14 普通 X 线成像载体（感光胶片）

2. 数字 X 线成像载体：计算机 X 线成像（CR）的载体是影像板（IP），数字 X 线成像（DR）的载体是平板探测器（FPD）。

（1）CR 成像载体：CR 成像载体是影像板（IP），IP 板是 X 线模拟信息潜影的暂时存储设备，经一定处置后可重复使用（图 5-15）。

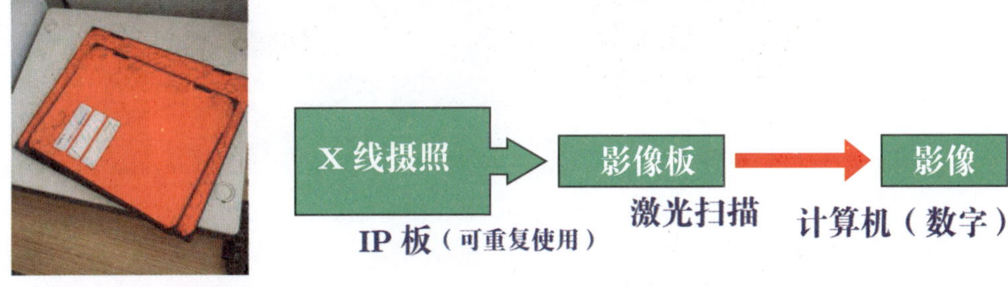

图 5-15 CR 成像载体（IP 板）

（2）DR 成像载体：数字 X 线成像载体是平板探测器（PDF），PDF 可直接形成 X 线图像的数字化信息（图 5-16）。

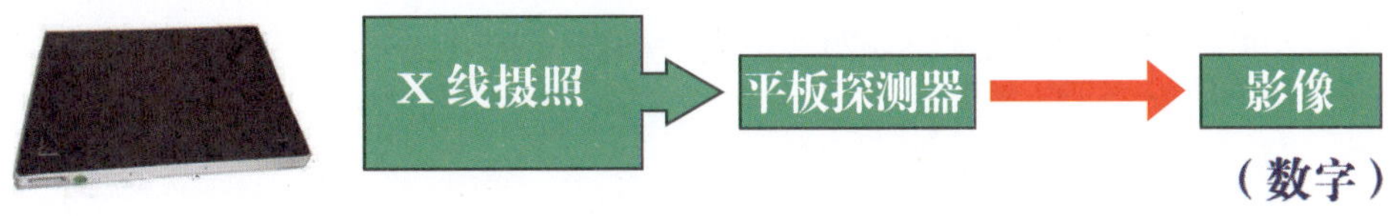

图 5-16 数字化 X 线成像载体（PDF）

X 线成像设备

X 线成像设备包括普通 X 线成像设备和数字化 X 线成像设备系统。

（一）普通 X 线成像设备

普通 X 线成像是以胶片或荧光屏为载体的成像设备，包括 X 线控制台、X 线高压发生装置、X 线球管、检查床、胶片暗盒及荧光透视屏幕等（图 5-17）。

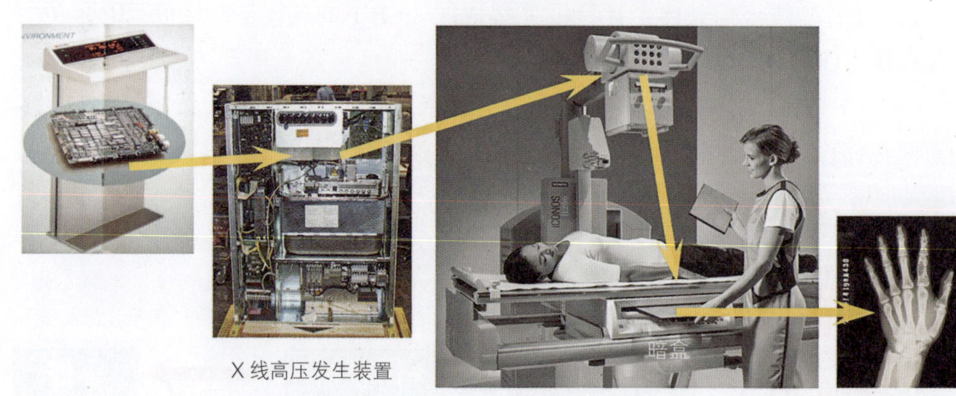

图 5-17　普通 X 线成像设备

（二）数字化 X 线成像设备系统

数字 X 线成像设备由主机系统和附属设备两部分构成，包括 X 线源、感光载体、模 / 数（A/D）与数 / 模（D/A）转换器、计算机处理系统和图像显示设备等（图 5-18）。数字化 X 线成像设备系统形成的图像是数字图像，图像分辨率高、可以存储，可在电视屏上阅片或在明室下进行透视检查。

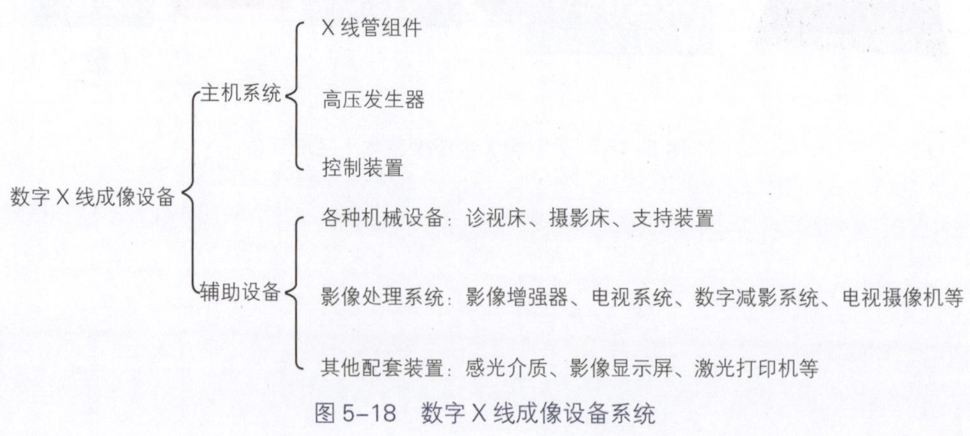

图 5-18　数字 X 线成像设备系统

1. 主机系统：包括 X 线管及支架、变压器、操作台、检查床等基本部件（图 5–19）。

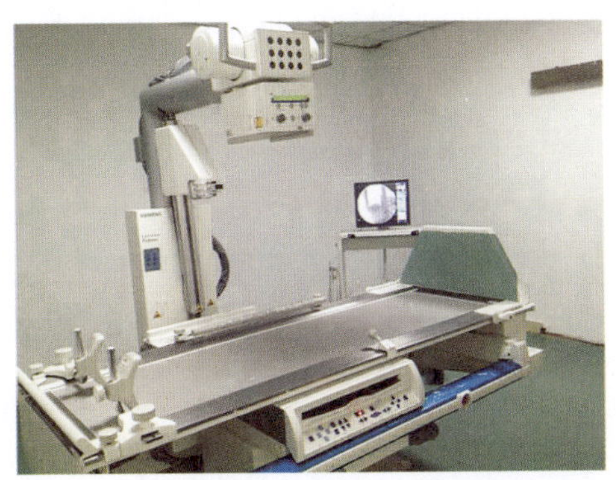

图 5–19　X 线主机系统

2. 附属设备：包括感光介质、计算机处理设备、图像显示屏、激光打印设备等。

X 线成像的类型

X 线成像包括模拟 X 线成像和数字 X 线成像两种类型。数字 X 线成像的关键是将 X 线的模拟信息转换为数字信息。

（一）普通 X 线成像

使用感光胶片、磁带等普通记录设备形成的图像信息称为模拟信息，形成的图像是模拟图像，又称屏片 X 线成像。普通 X 线成像是模拟成像，成像过程如下图所示。（图 5–20）

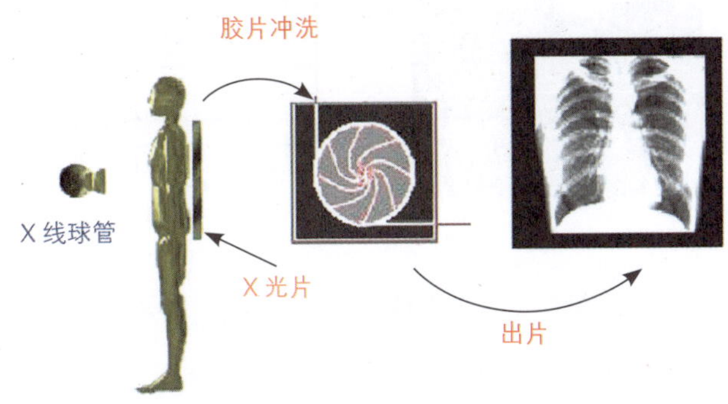

图 5–20　普通 X 线成像过程

（二）数字 X 线成像

数字化 X 线成像是模拟 X 线成像与计算机技术结合的产物，是使 X 线信息由模拟信息转换为数字信息，再经计算机处理而得到数字图像的成像方式。数字化 X 线成像过程如图 5-21 所示。模拟信息与数字信息的相互转换，是通过模数转换器（A/D）和数模转换器（D/A）完成的。（图 5-21、图 5-22）

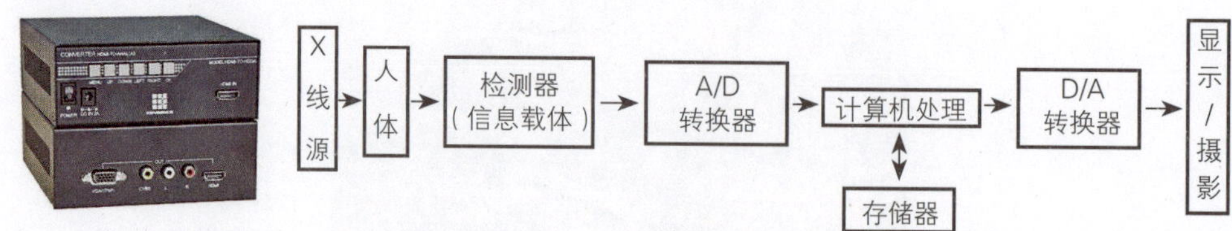

图 5-21　数字 X 线成像过程

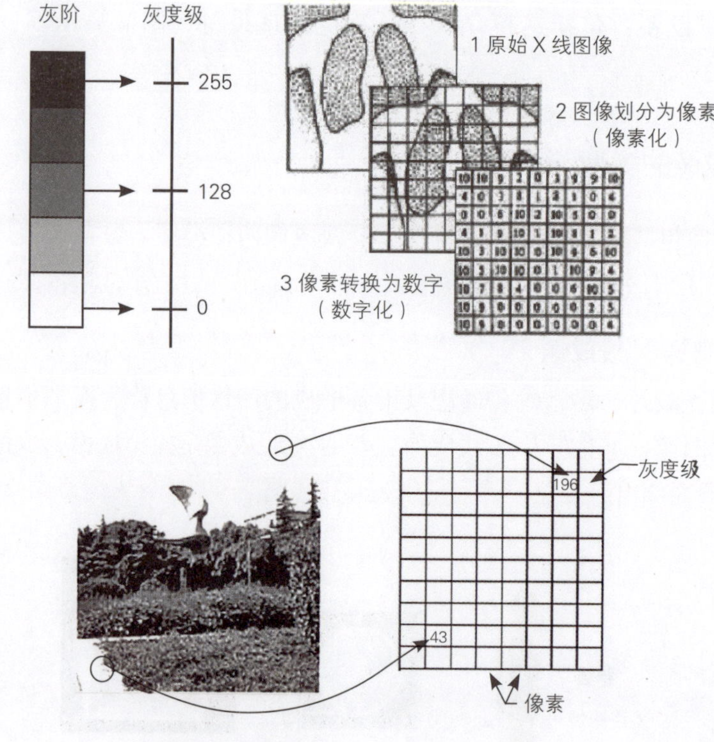

图 5-22　X 线模拟图像数字化示意图

X 线成像的特点

（一）普通 X 线成像特点

1. 由于感光胶片对 X 线的敏感度相对较高，所以成像所需的 X 线剂量较高，对病人及周围人群的辐射影响也较大。

2. X 线图像是模拟图像：模拟图像不仅分辨率较低，而且不能传输、不便于长期保存。

3. X 线图像是黑白灰阶图像：不同密度的组织器官和病变组织会形成不同灰度的像素组成的图像，从而对病变的位置、密度、大小进行判断，最终达到诊断的目的。普通 X 线摄片的灰阶从黑到灰再到白是由 26 灰阶组成，图像分辨力相对较低。（表 5–4）

表 5–4　不同组织密度的影像表现

（影像）密度	代表组织器官	影像表现
高密度	骨	白
等密度	肝、胰腺、肾、脑	灰
低密度	脂肪、气体	黑

4. X 线图像是组织重叠图像：人体的三维组织在二维 X 线片上会出现组织重叠现象，由于图像组织重叠会不同程度地遮挡病变影像，影响观察效果。下图显示脊柱与心影相重叠，影响观察。（图 5–23）

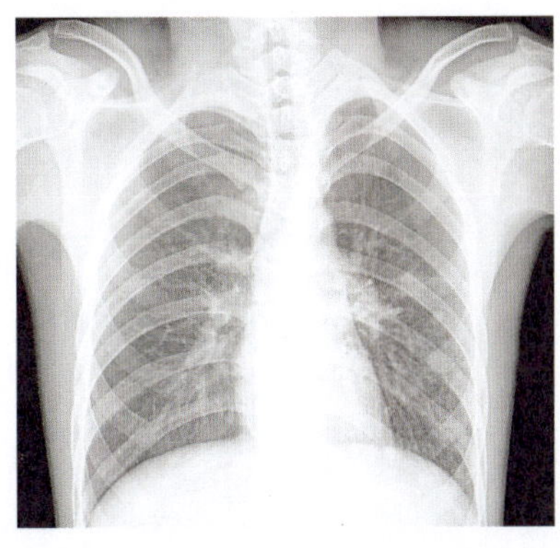

图 5–23　X 线胸片（组织重叠图像）

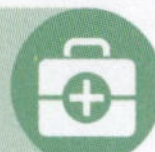

5. X线图像显示在胶片或荧光屏上，图像不可传输且难于长期保存，不能进行图像后处理（图5-24）。

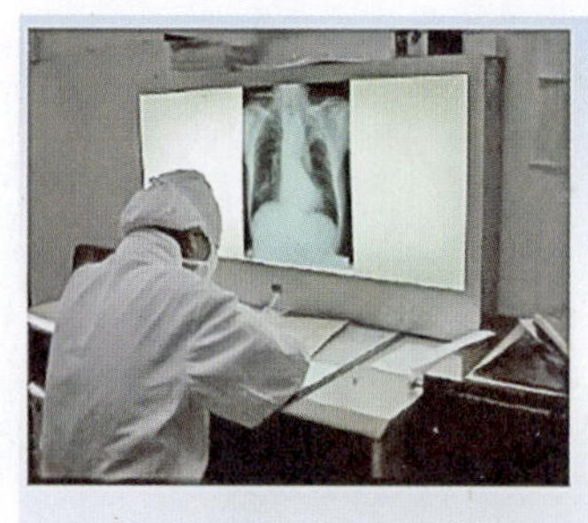

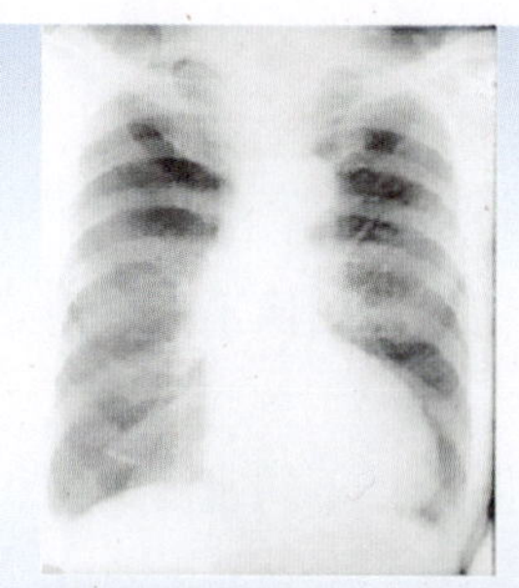

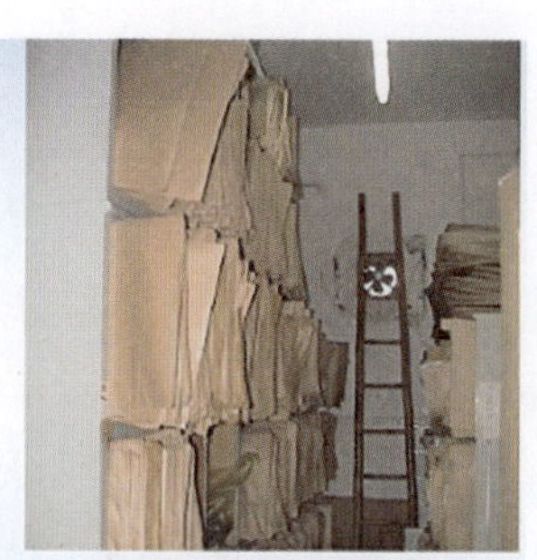

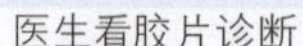

医生看胶片诊断　　模拟图像　　胶片的存储

图5-24　普通X线成像特点

（二）数字化X线成像特点

1. X线剂量减少：由于数字化X线成像的载体IP板和平板探测器（FPD）对X线的敏感性高，所以数字化X线成像所需的X线剂量明显减少，一般部位可降低X线剂量20%以上，有利于病人和工作人员的安全保护。

2. 密度分辨力高：X线图像的密度分辨力是由图像的灰度级数决定的，灰度级数越高图像的分辨力也越高。数字图像的密度分辨力可达到256灰度级以上，因此密度分辨率也更高（图5-25）。

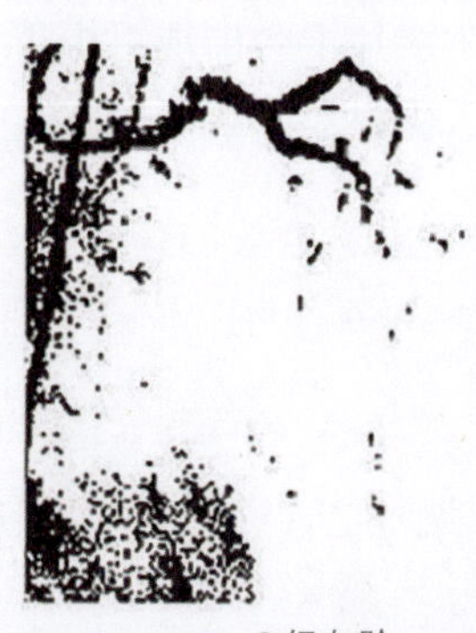

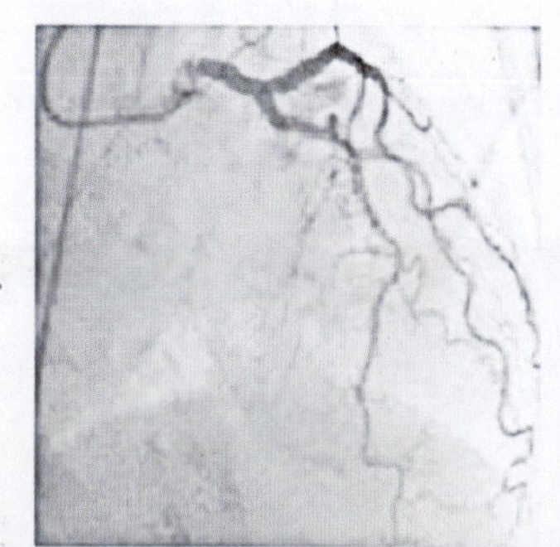

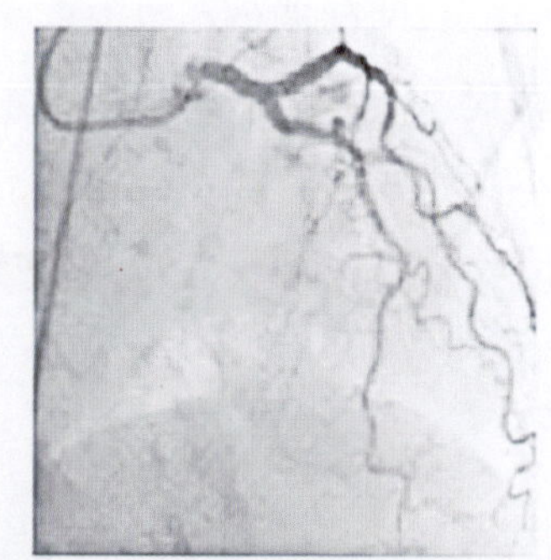

2级灰阶　　16级灰阶　　256级灰阶

图5-25　图像灰度级数与分辨力关系示意图

3. 可进行图像后处理：数字X线成像，只要保留原始数据，就可以根据诊断需要，有针对性地对图像进行处理，以达到改善图像质量、增加诊断信息、提高诊断准确性的目的。数字 X 线图像的后处理包括缩放、旋转、镜像、平移、定位、裁剪及加彩等功能。(图 5-26、图 5-27)

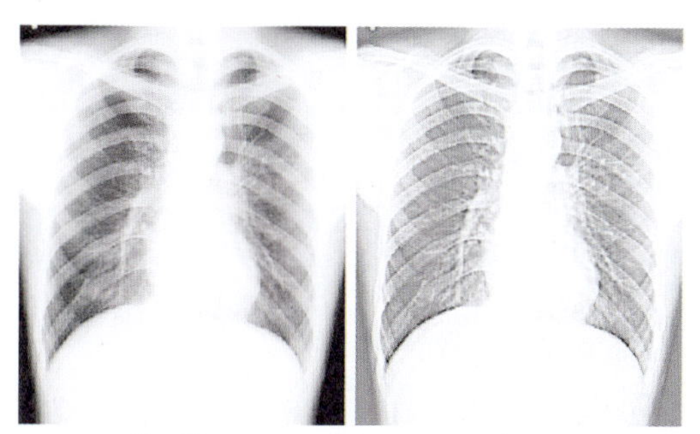

处理前　　处理后

图 5-26　数字 X 线图像镜像处理

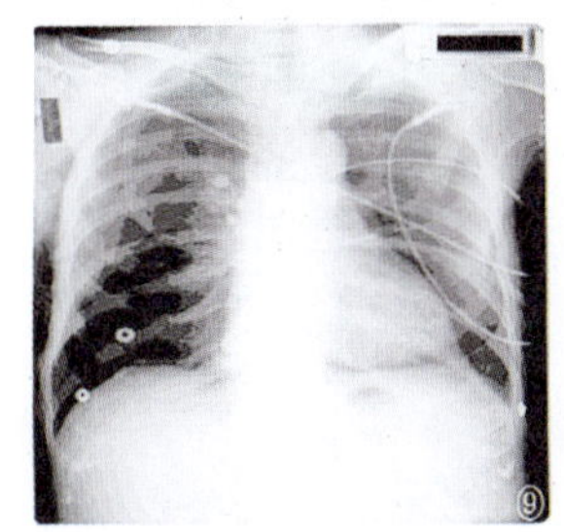
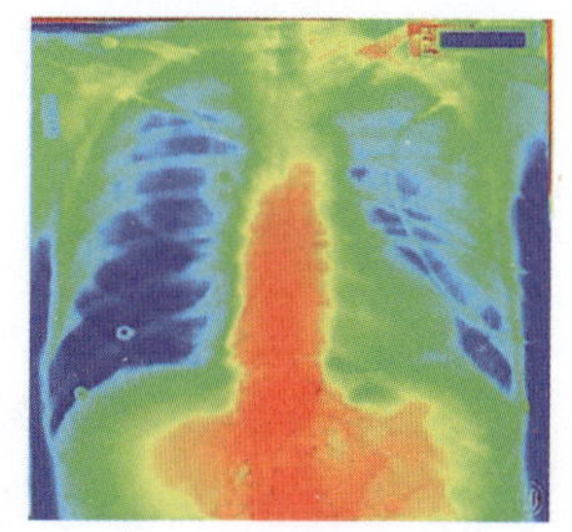
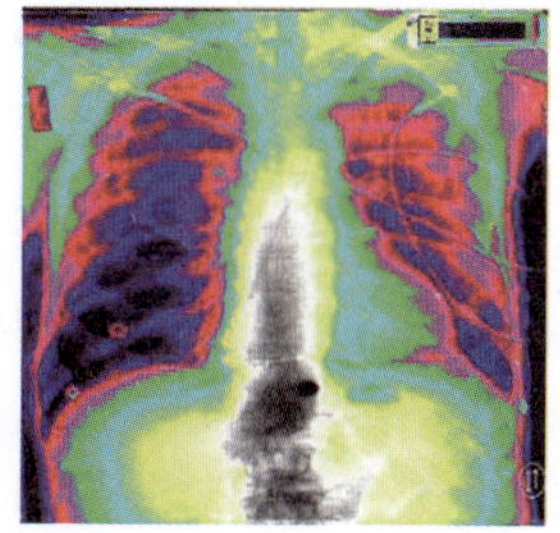

图 5-27　数字 X 线图像加彩处理

4. 数字化 X 线图像可以通过有线或无线网络进行传输，可以高保真地存储、调阅、传输或拷贝，可以存储于磁盘、磁带、光盘及各种记忆卡中。

5. 数字化图像可在电视屏幕上阅读观察，实现无胶片化。如需要胶片，可通过激光胶片打印机打印，方便快捷，通常是把胶片提供给病人保存。(图 5-28)

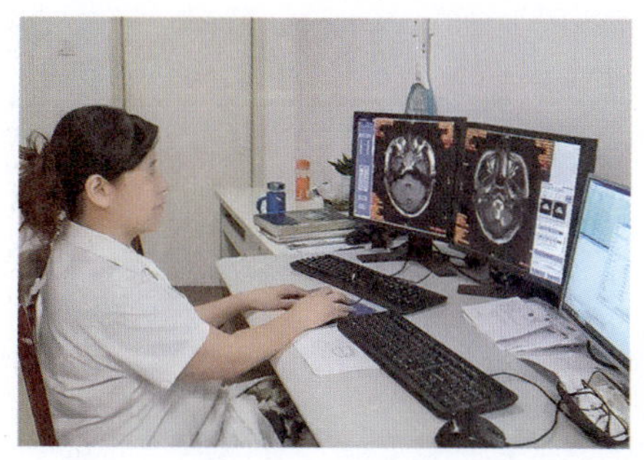
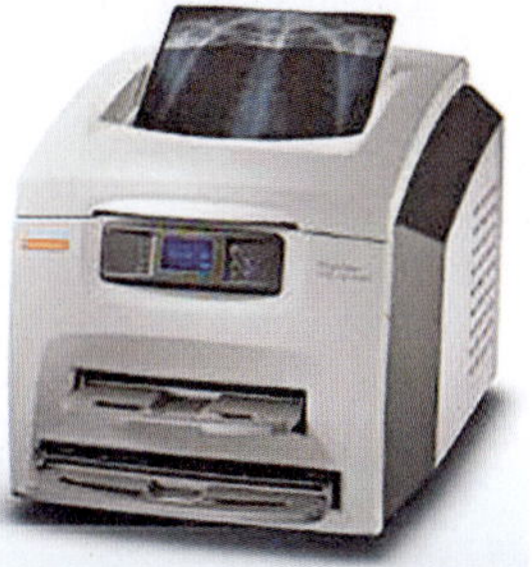

图 5-28　数字化图像的阅读和激光胶片打印

§5.2 X线成像技术

X线成像技术分为普通X线成像（屏片成像）、数字X线成像和数字减影血管造影。数字X线成像又可分为计算机X线成像（CR）、数字X线荧光成像（DF）和数字X线成像（DR）。（图5-29）

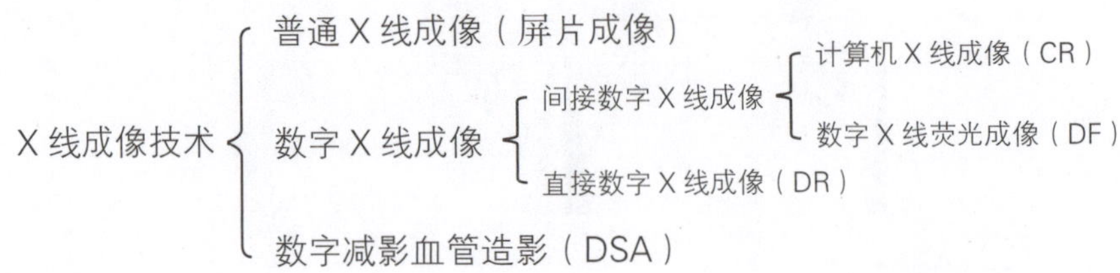

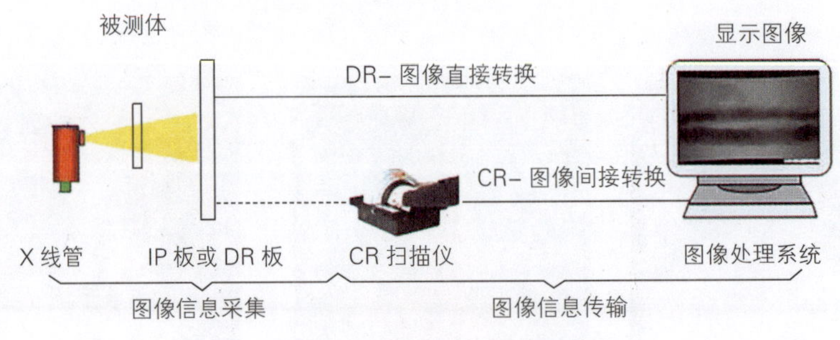

图5-29　X线成像的技术分类

§5.2.1 普通X线成像

普通X线成像又称屏片系统成像，是指X线通过人体组织使感光胶片感光形成潜影，再经显影和定影程序在胶片上显现人体组织的模拟图像（摄片）；或X线通过人体组织后照射于荧光屏形成荧光图像（透视）。这种方法在临床上有近百年的应用历史，但自20世纪80年代以后随着计算机技术的迅速发展，普通X线成像已逐渐被数字X线成像所取代。普通X线成像技术是数字X线成像的基础，因此从事影像医学的专业人员仍然应该学习和掌握。

普通X线成像的工作原理

普通X线成像技术包括普通X线摄影和荧光透视，其成像原理如下（图5-30）。

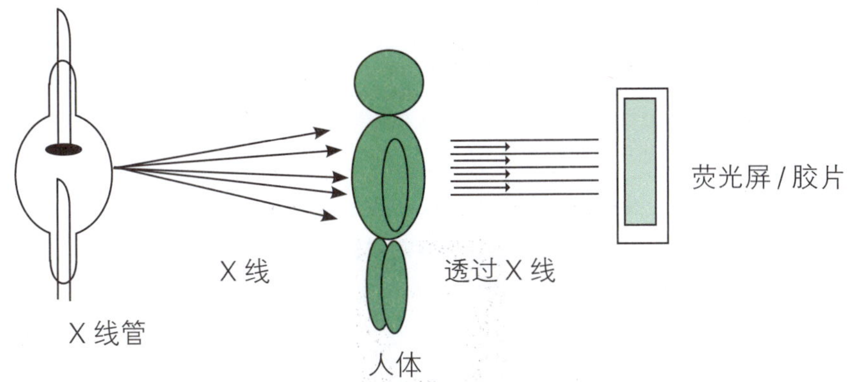

图 5–30　普通 X 线成像基本原理示意图

（一）普通 X 线摄片原理

X 线能使涂有溴化银的胶片感光并形成潜影，经显影、定影等处理后，感光的溴化银中的银离子（Ag^+）被还原成金属银（Ag），并沉淀于胶片的透明片基上，金属银的微粒在胶片上呈黑色；而未感光的溴化银在定影及冲洗过程中从 X 线胶片上被洗掉，因而显出胶片片基的透明本色。依金属银沉淀的多少，便产生了黑和白的灰阶影像。

（二）普通 X 线荧光透视原理

当 X 线照射某些荧光物质（如钨酸钙等）时能激发产生可见的荧光。X 线穿过人体后，剩余的 X 线照射在涂有荧光物质的透视屏幕上，就会显示出荧光透视图像。

普通 X 线成像过程

以下仅就普通 X 线摄片和荧光透视进行简要介绍。

（一）普通 X 线摄片过程

普通 X 线摄片过程包括 X 线透摄信息采集、胶片冲洗加工等过程，最终在胶片上形成 X 线模拟图像（图 5–31）。

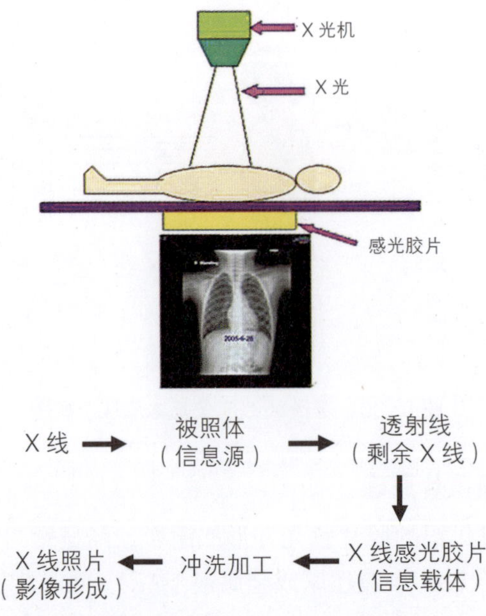

图 5-31　普通 X 线摄片（模拟成像）过程

（二）普通 X 线荧光透视过程

普通 X 线荧光透视简称透视，因其亮度较低，所以需在暗室中进行。普通 X 线荧光透视是在 X 线穿过人体后直接在荧光屏上形成的图像，图像灰阶与 X 线摄片相反，肺呈白灰色、骨骼呈灰黑色，此种图像称为正片。早期使用的直视荧光屏透视，由于荧光屏亮度低、图像质量差、检查需在暗室中进行、病人及医生接受的辐射剂量大、防护条件差等原因，已被弃用。（图 5-32）

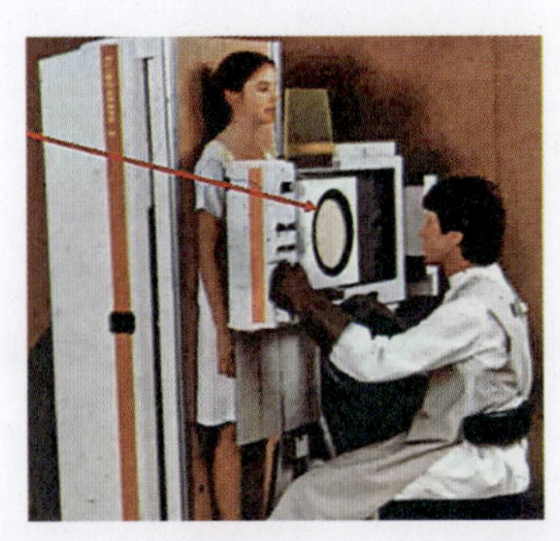

X线 → 被照体（信息源） → 透射线（信息载体） → 接收器（荧光屏） → 影像形成

图 5-32　普通 X 线荧光透视（正片）过程

§5.2.2 数字 X 线成像

数字 X 线成像根据感光载体的不同，分为直接数字 X 线摄影（DR）和间接数字 X 线成像。间接数字 X 线成像包括计算机 X 线成像（CR）和数字 X 线荧光成像（DF）。

§5.2.2.1 计算机 X 线成像（CR）

CR 即计算机 X 线成像（computed radiography，CR），其成像方式与传统的屏/片系统相似，不同的是 CR 以影像板（image plate，IP）代替 X 线感光胶片作为记录影像信息的载体。IP 板经 X 线曝光后采集的是模拟信息，必须经由计算机系统处理转换为数字信息和形成数字图像。因此，CR 属于间接 X 线数字成像。

计算机 X 线成像的工作原理

CR 是以影像板（image plate，IP）代替 X 线胶片作为介质。CR 检查时 IP 上获得的是模拟影像信息，需经激光扫描读出并通过模数转换器转换为数字信息，然后经计算机处理，再转换成模拟信息并形成图像显示于电视屏上，或由激光打印机打印成胶片。（图 5–33）

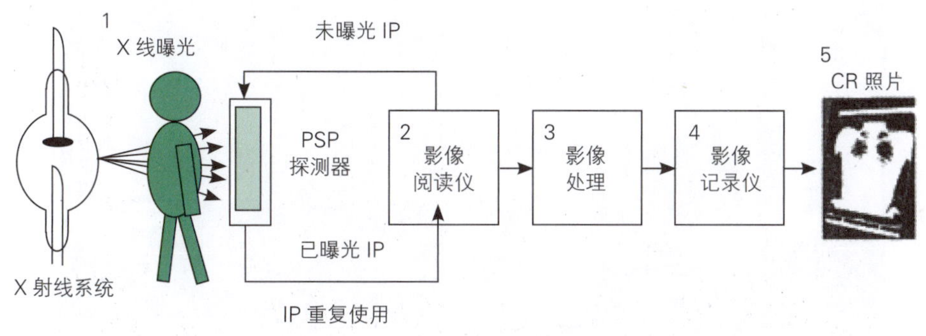

图 5–33　CR 系统工作程序示意图

计算机 X 线成像设备系统

CR 成像设备系统与传统 X 线成像设备的主要区别是用影像板（IP）代替了 X 光胶片作为 X 线影像载体，因此上述两种设备可以兼容。CR 成像设备除 X 线机外，主要由影像板（IP）、图像读取、图像处理、图像记录、存储和显示装置及控制用的计算机等组成。（图 5-34）

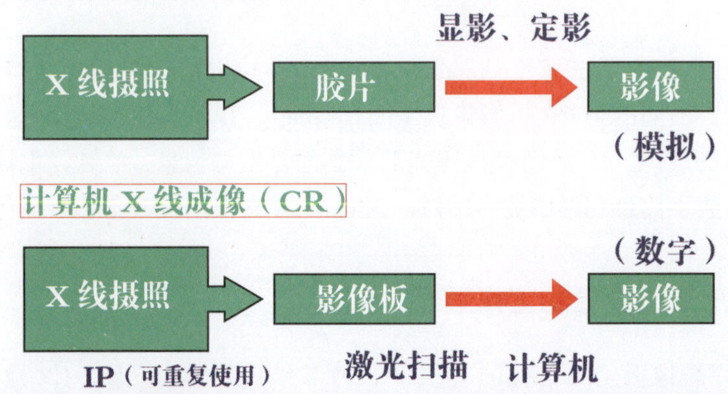

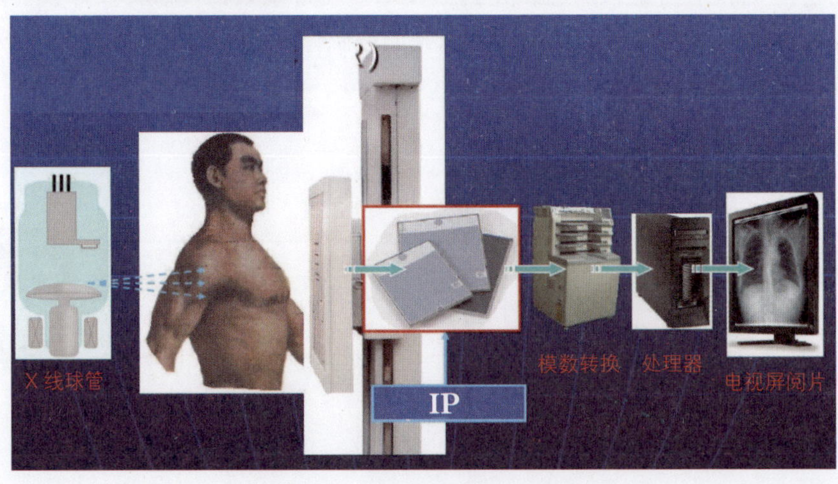

图 5-34　CR 成像设备及其特点

▶▶ 计算机 X 线成像过程 ◀◀

CR 成像过程包括模拟信息采集、模拟信息读出、模拟信息转换为数字信息、计算机信息处理和图像显示等过程（图 5-35）。

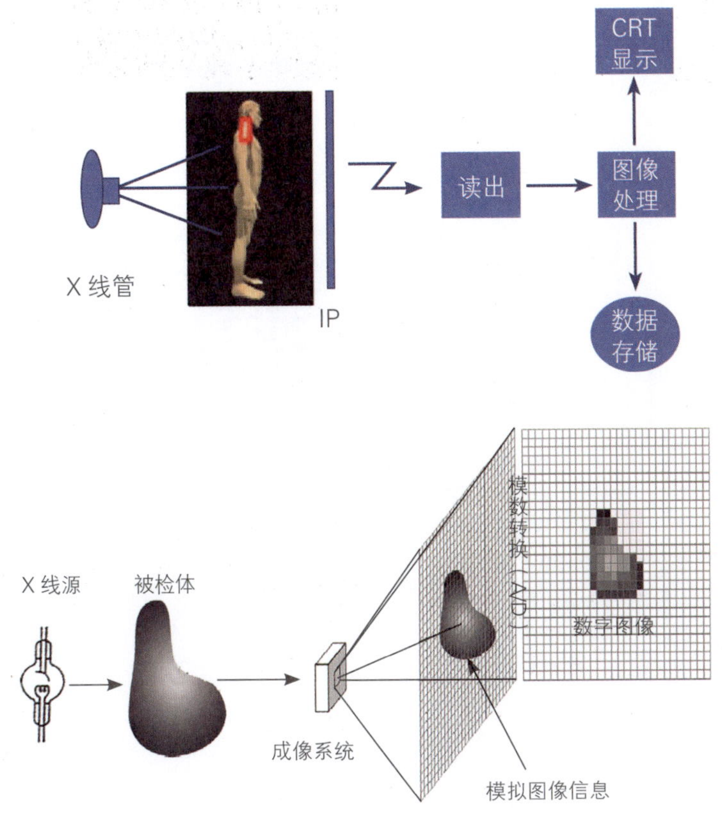

图 5-35　CR 成像过程示意图

（一）影像板（IP）结构

所谓影像板，是将一种荧光物质（通常是含有微量元素铕的氟溴化钡结晶体）涂在支持体（基板）上形成的 X 线感光体，影像板感光后可暂时存储 X 线影像的模拟信息，影像板每次使用后用强光照射便可消除潜影、恢复原状，并可重复使用 20000 次左右。（图 5-36、图 5-37）

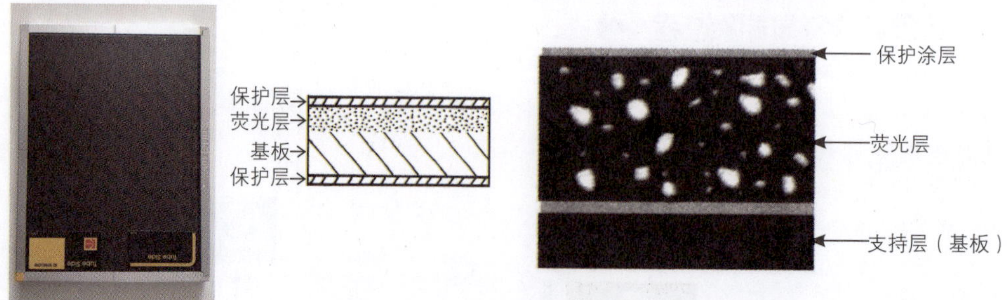

图 5-36　影像板（IP）及其结构

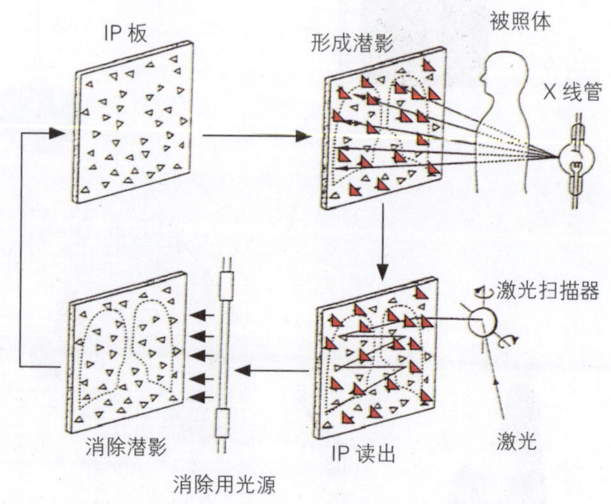

图 5-37　IP 循环使用过程

（二）IP 感光并形成潜影

射入 IP 的 X 线被 PSL 荧光物质吸收，释放出电子。部分电子散布在荧光物质内呈半稳态，形成潜影，完成 X 线信息的采集和存储。（图 5-38）

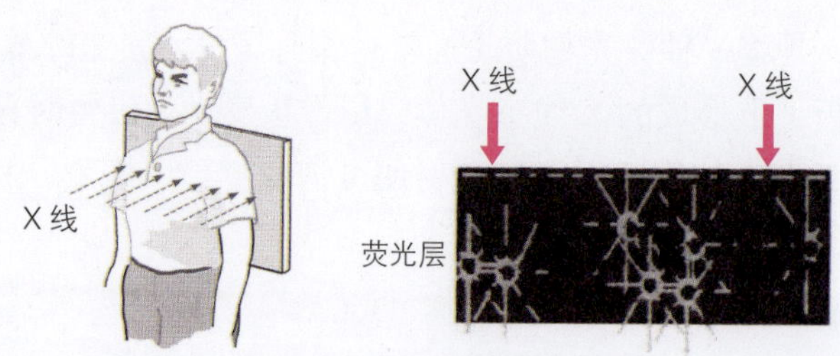

图 5-38　IP 形成潜影

（三）IP 信息读出与转换

IP 是一种特制的 X 线感光板，透过人体的 X 线使 IP 感光，在 IP 上形成模拟影像信息潜影；用极光扫描系统读取 IP 上的模拟影像信息，并将潜影中的模拟信息转变为电信号并放大，再由模数转换器（A/D）转换成数字影像信息；再经计算机系统处理后形成图像（图 5-39、图 5-40）。

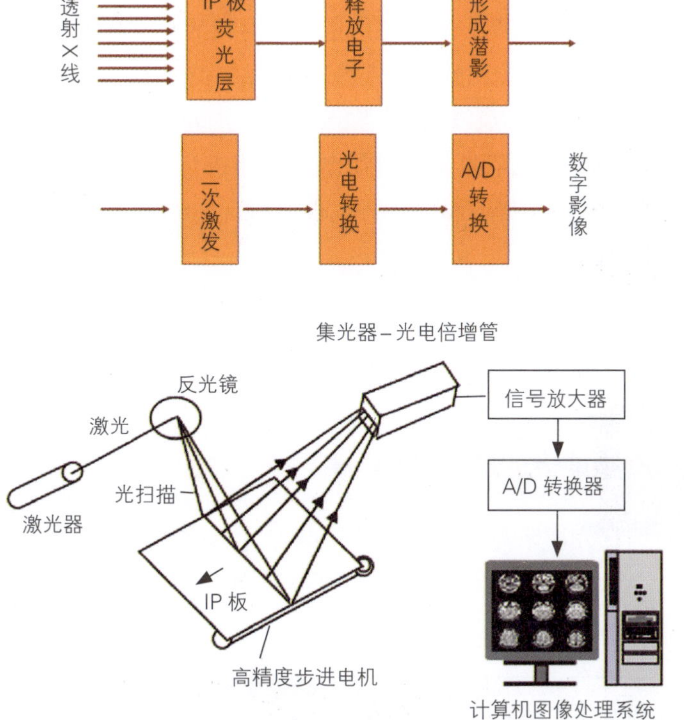

图 5-39　IP 板影像信息读出与信息转换

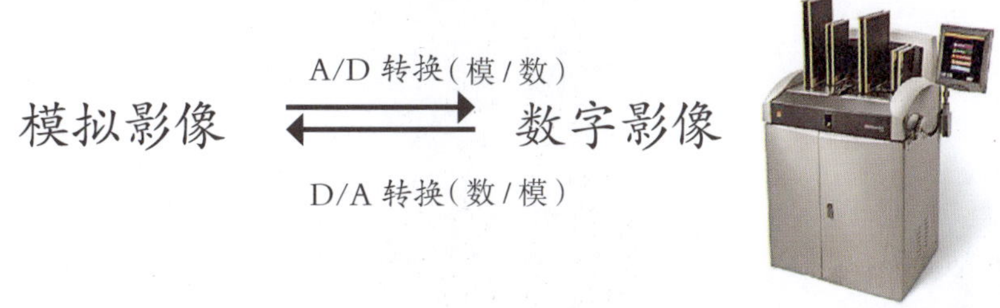

图 5-40　数模转换器及模、数转换示意图

计算机 X 线成像的特点

（一）CR 的优势

1．CR 具有密度分辨率高、可进行后图像处理及可高保真地存储、调阅、传输或拷贝等特点。

2．CR 不仅能与普通 X 线成像设备兼容，而且影像板（IP）可反复使用。

3．CR 不仅可大幅度降低 X 线照射量，而且投照条件的宽容度大。

4．通过图像处理系统，能使欲观察的组织结构达到最佳的显示效果，并具有面积和径线测量、局部放大、边缘增强、多幅显示和图像减影等多种功能。

5．CR 的图像数字化信息不仅可用激光打印机打印出胶片给就诊者，而且可以通过 PACS 系统和网络传输图像进行远程会诊。

（二）CR 的局限性

CR 的局限性在于其成像速度较慢，无透视功能，图像的空间分辨率不如 DR，因此进一步发展受到限制，且终将会被 DR 所取代。

计算机 X 线成像的临床应用

由于 CR 具有分辨率高、可传输、可数字化存储等优点，所以临床应用范围非常广泛，包括头颈部、胸部、腹部、骨骼肌肉系统、泌尿系统等多种疾病的 X 线诊断（图 5-41）。

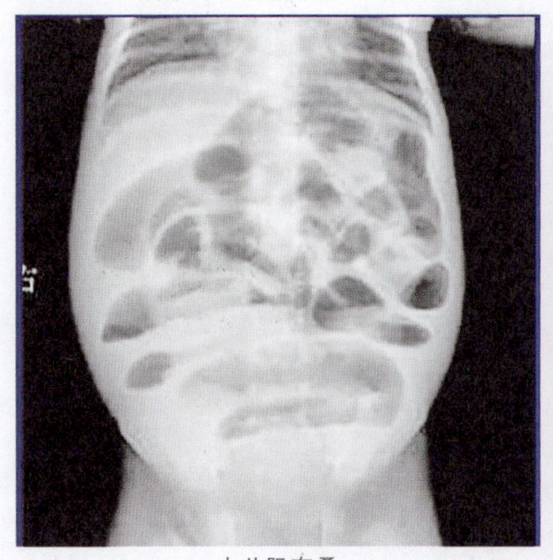

小儿肠套叠

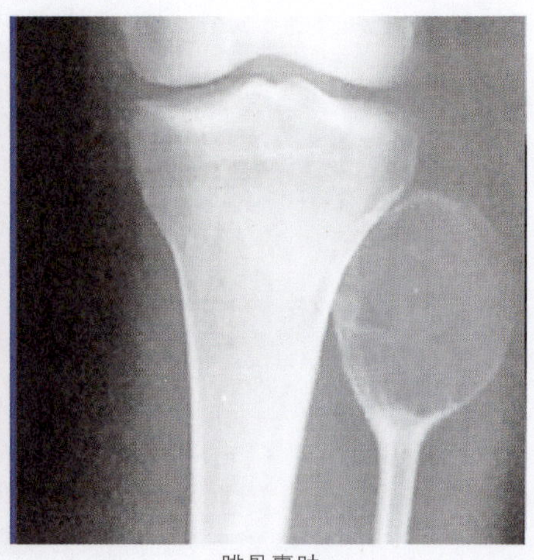

腓骨囊肿

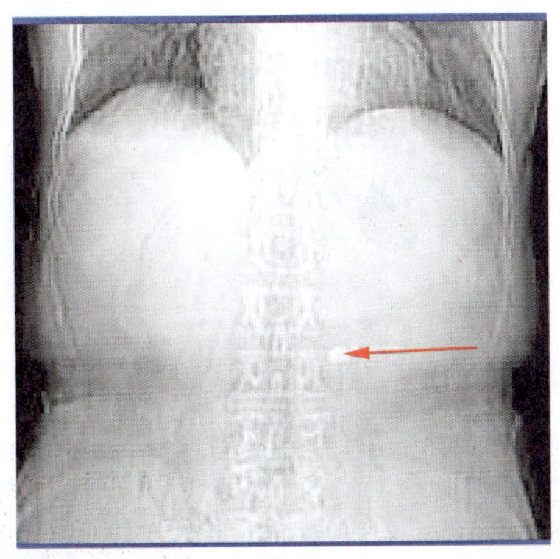
输尿管结石

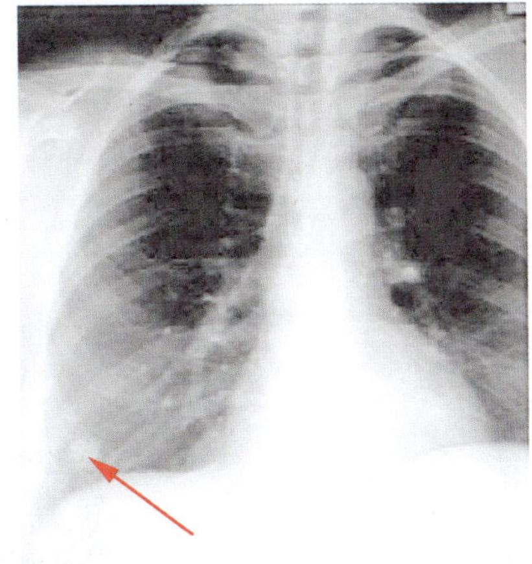
周围性肺癌

图 5–41　CR 病理图片示例

§5.2.2.2　数字 X 线荧光成像（DF）

DF 是用影像增强电视系统 (IITV) 代替 X 线胶片或 CR 的影像板（IP）作为介质的 X 线成像方法，它与 CR 同属于间接数字 X 线成像，其主要功能是实现了数字化 X 线增强透视，可在电视屏上观察。

数字 X 线荧光成像的工作原理

穿过人体的透射 X 线投射到影像增强器的输入荧光屏上，获得亮度较弱的荧光影像，经影像增强器增强后在输出屏上获得一个尺寸缩小的、亮度比输入屏上的亮度强千万倍的荧光影像；输出屏上的荧光影像经光学系统传输和校正后，被摄像管摄取，从摄像管输出的视频电流信号经预放器放大、控制器进行图像信号控制、处理和放大后获得全电视信号，输送到监视器，即可在监视器荧光屏上显示 X 线透视图像（图 5–42）。

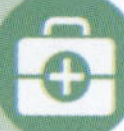

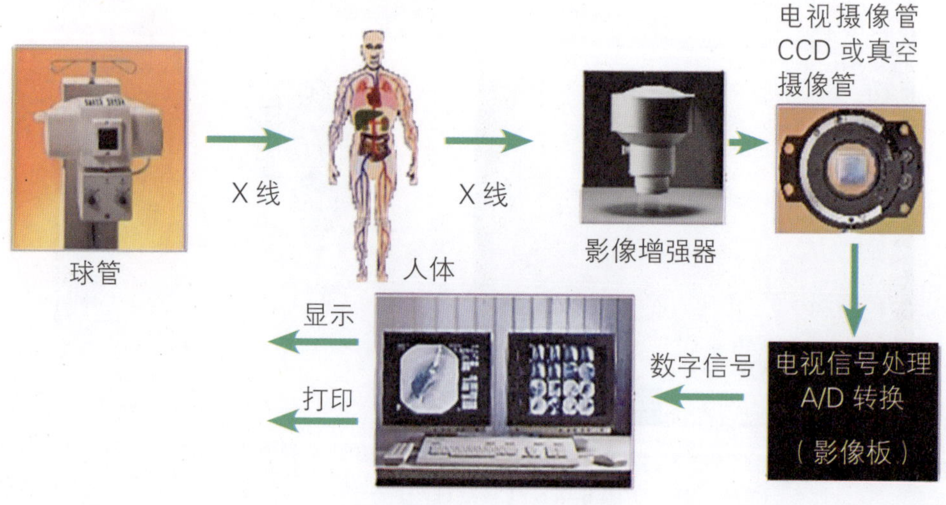

图 5-42　DF 工作原理

数字 X 线荧光成像设备系统

DF 设备是影像增强电视系统，由影像增强器和 X 线闭路电视系统两部分构成。

1. 影像增强器：影像增强器是 DF 的关键部件，其作用是可将荧光物质上形成的可见光模拟信息放大数千至上万倍，能显著提高荧光影像亮度（图 5-43）。

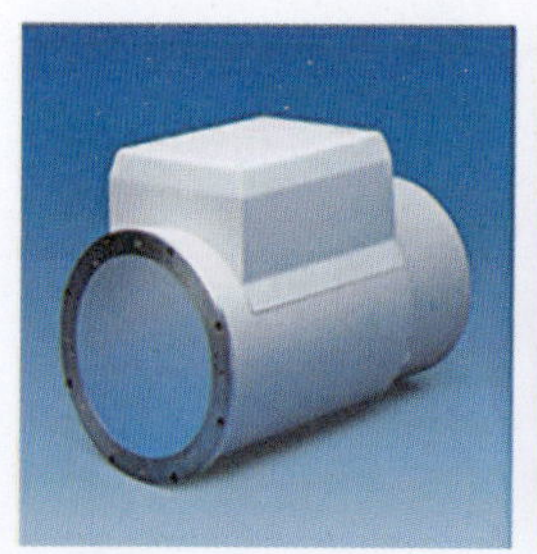
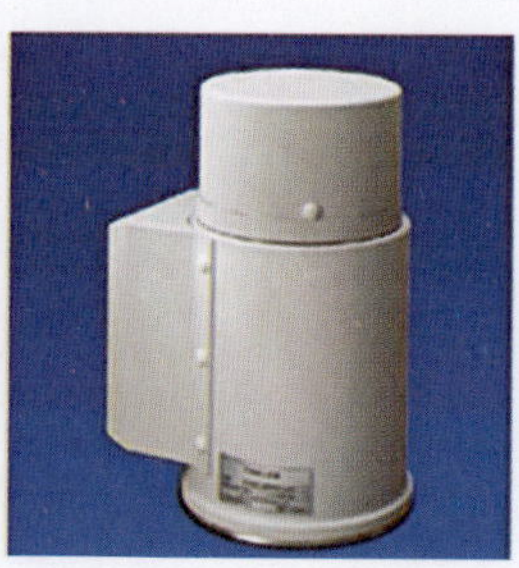
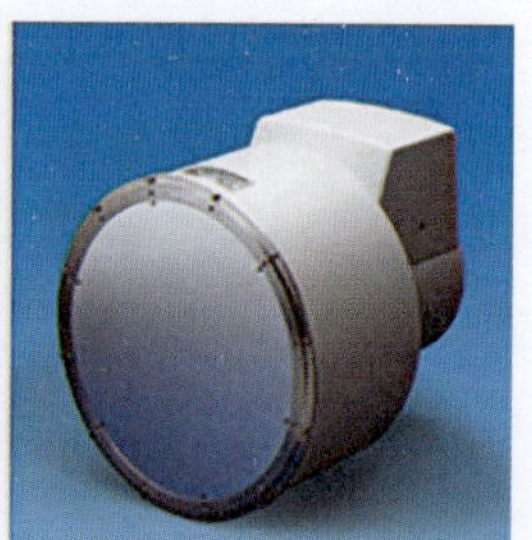

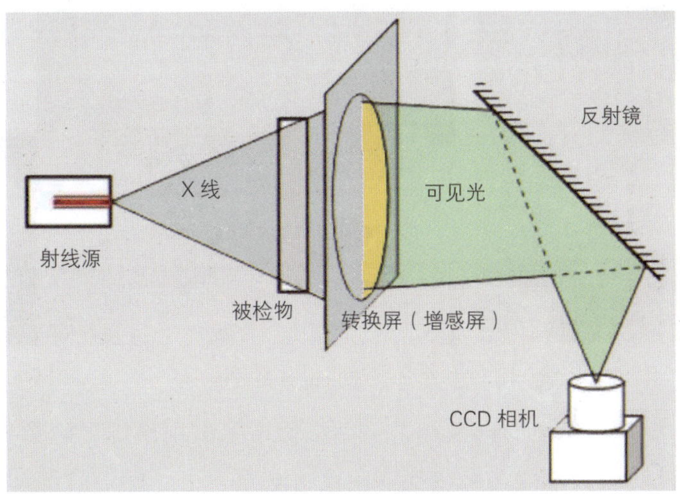

图 5-43　影像增强器

2. X 线闭路电视系统：影像增强器处理后的高亮度荧光影像信息，经电视摄像管（CCD）采集，再经计算机系统进行数模转换处理，最终形成数字化 X 线图像并显示于电视显示屏上（图 5-44）。

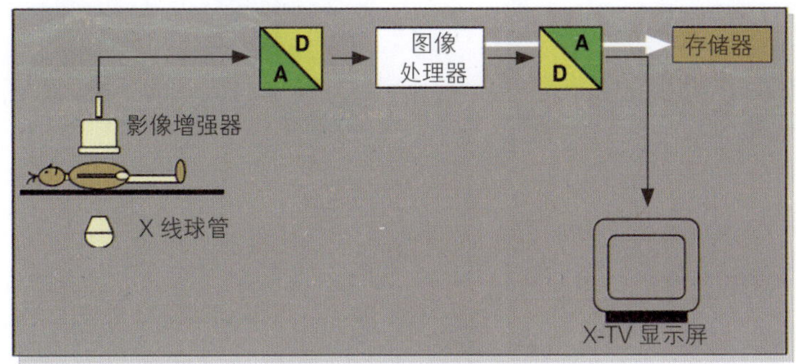

图 5-44　DF 成像过程

数字 X 线荧光成像的临床应用

DF 图像可直接在明室的显示屏幕上观看，不仅可做静态的透视，也可进行动态造影检查。此外，影像增强器还可与 CR、DR 设备配合使用，以提高影像亮度和扩展其透视、造影等功能。（图 5-45）

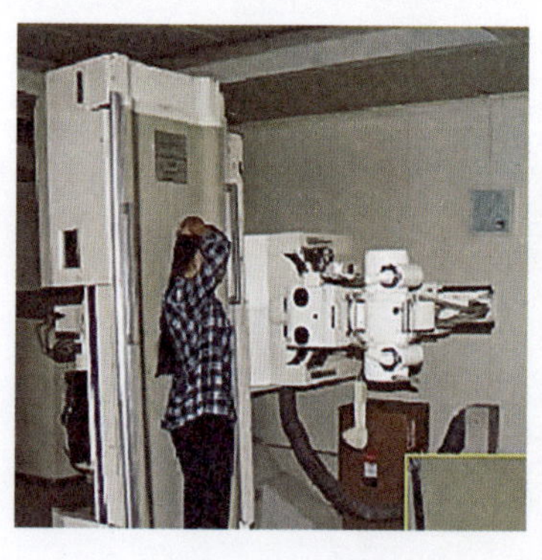

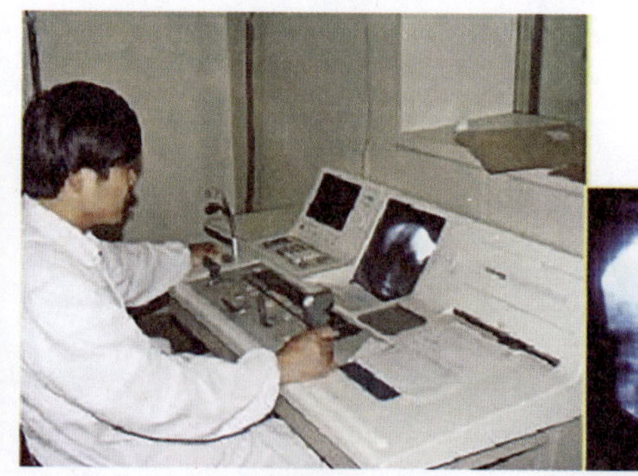

图 5-45　DF 设备与成像

1．透视检查：现在的透视都是采用影像增强电视系统，影像亮度强，效果好。透视可转动病人体位，可改变方向进行观察，可了解器官的动态变化如心、大血管搏动、膈运动及胃肠蠕动等，且操作方便、费用低，并可立即得出结论。胸部的自然对比好，胸部透视应用最广泛；腹部透视适用于急腹症、较大的结石或钙化、金属异物、避孕环等的观察（图 5-46）。

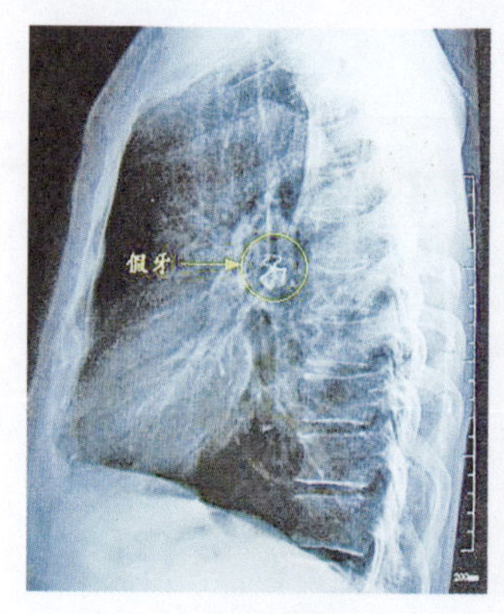

支气管异物

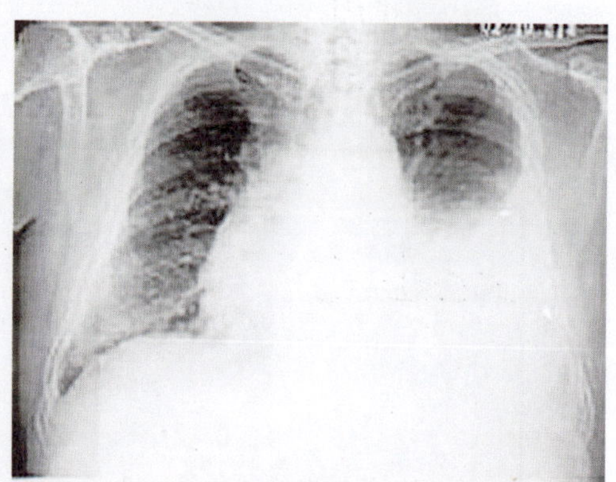

右侧胸腔积液

图 5-46　DF 透视图像

2．X 线造影检查：DF 适用于胃肠造影透视、胃肠道钡餐检查及泌尿系造影检查等（图 5-47）。

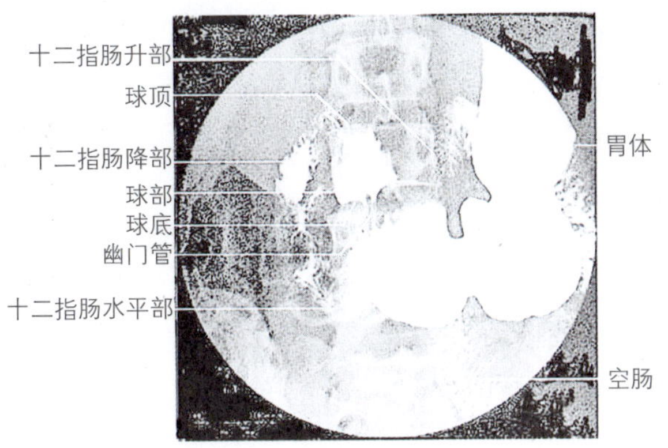

钡餐透视正常图像

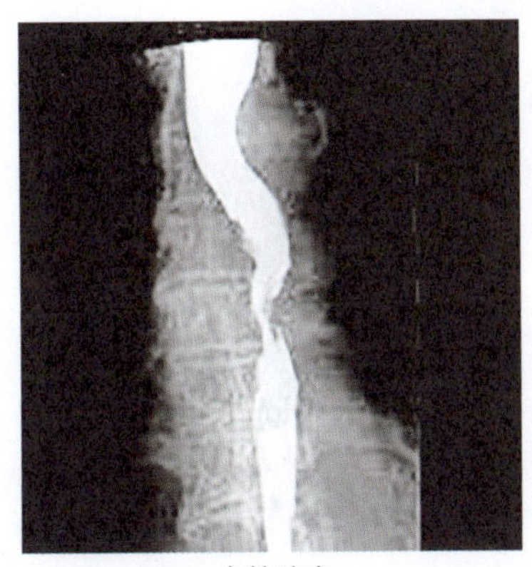

食管狭窄

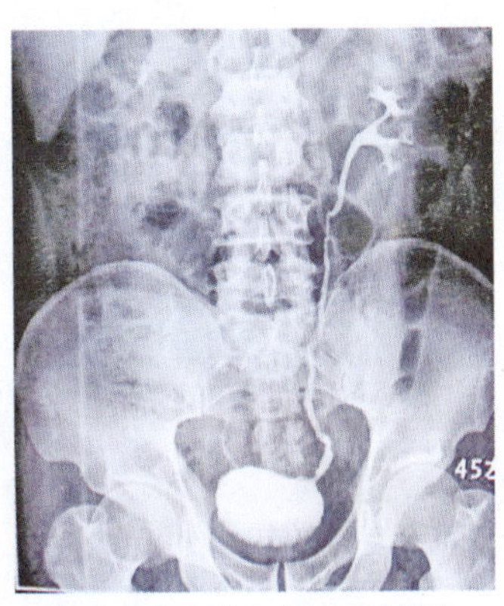

静脉尿路造影（右肾不显影）

图 5-47 DF 造影检查图像

3. 在治疗方面的应用：DF 适用于骨折整复和异物摘取、各种插管和介入性治疗操作。

§5.2.2.3 直接数字 X 线摄影（DR）

直接数字 X 线摄影又称数字 X 射线摄影（digital radiography，DR），是目前最先进的 X 线成像技术，并终将完全取代 CR。

直接数字 X 线摄影的工作原理

DR 是用平板探测器（FPD）直接将 X 线信息转换成电信号，再进行数字化

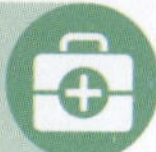

处理，整个转换过程在平板探测器内完成。平板探测器不像CR那样，它没有经过摄像管和激光扫描的过程，所以具有X线信息损失小、噪声小、图像质量好、成像快的特点，而且扩大了X线检查的范围。（图5–48）

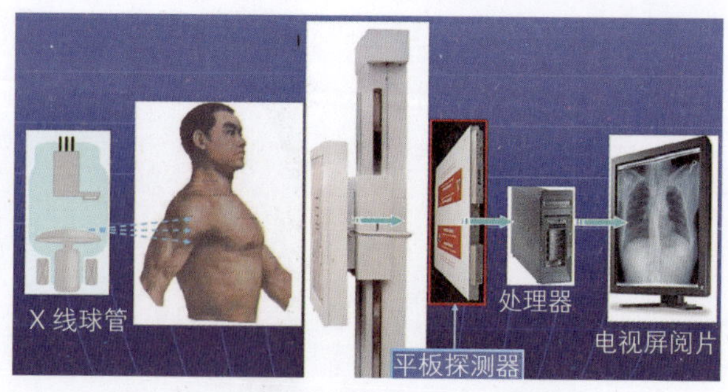

图 5–48　X 线 DR 成像示意图

直接数字X线摄影设备系统

DR成像设备系统主要由X线球管、准直器、平板探测器和图像后处理系统构成。DR设备除通用机型外，还常与影像增强器组合构成DR胃肠机、DR乳腺机和DR床旁机等。DR成像设备不能与普通X线成像设备兼容。（图5–49）

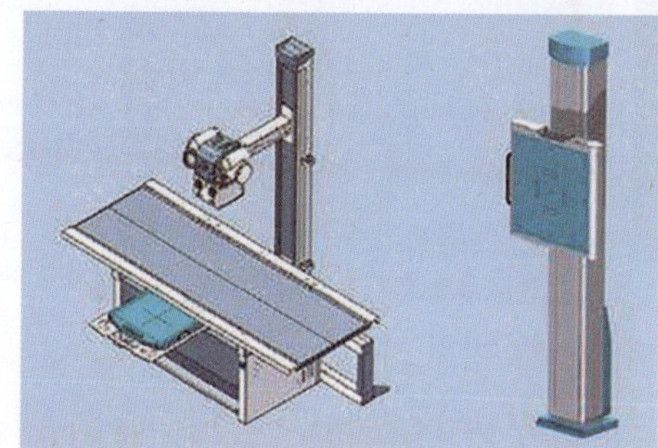

DR 设备示意图

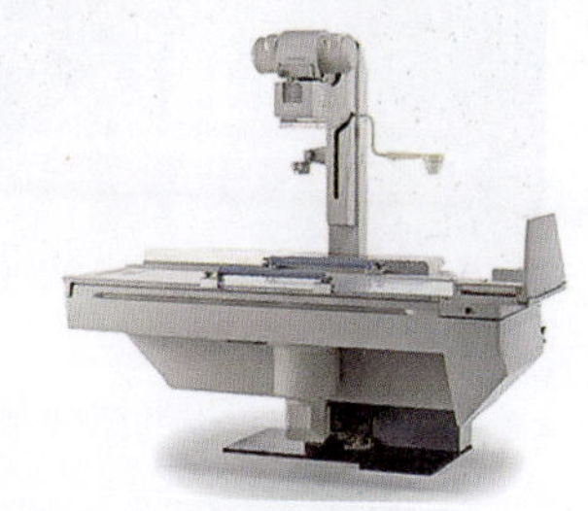

DR 通用机型

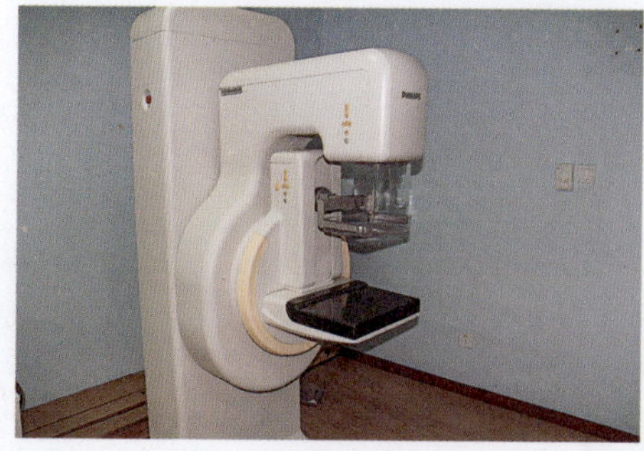

DR 乳腺机

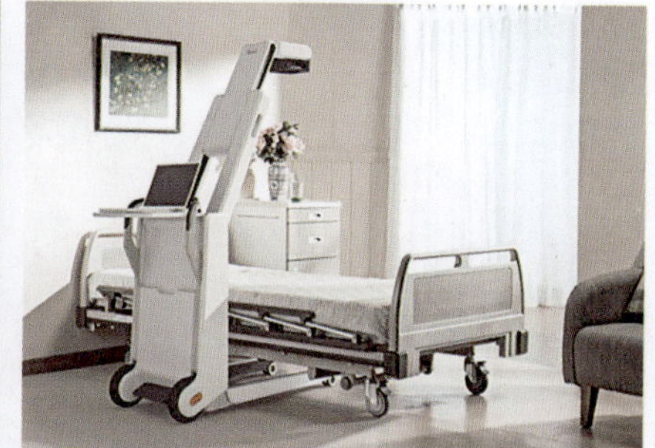

DR 床旁机

图 5–49　DR 成像设备系统

（一）X 线球管与准直器

1.X 线球管：产生 X 线。

2. 准直器：减少 X 线的散射，控制照射野。

（二）平板探测器

平板探测器（FPD）于 1995 年首次面世。FPD 是 DR 成像设备的核心组件，可以将 X 线的模拟信息直接转换成数字信息，对成像质量起着决定性的作用。根据平板探测器能量转换方式的不同，可以分为直接转换平板探测器和间接转换平板探测器两种。

1. 直接转换平板探测器：直接转换平板探测器是由非晶硒层（a-Se）加薄膜半导体阵列（TFT）构成的平板探测器，具有极高的空间分辨率，是当前使用最广泛的平板探测器（图 5–50）。

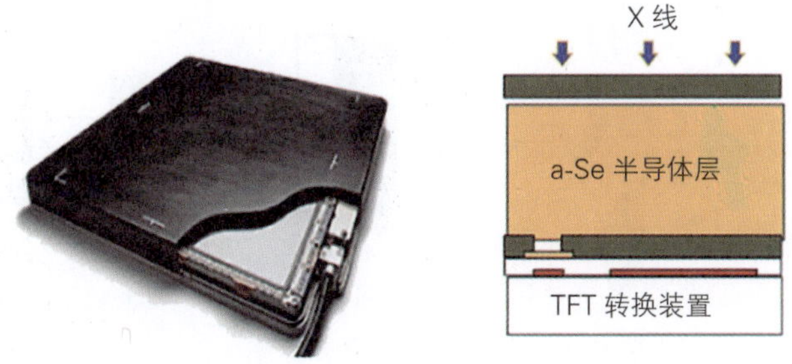

图 5–50　直接转换平板探测器及其结构

2. 间接转换平板探测器：间接转换平板探测器是由闪烁体或荧光体层加具有光电二极管作用的非晶硅层（a-Si）和 TFT 共同构成，其空间分辨率不如直接转换平板探测器（图 5–51）。

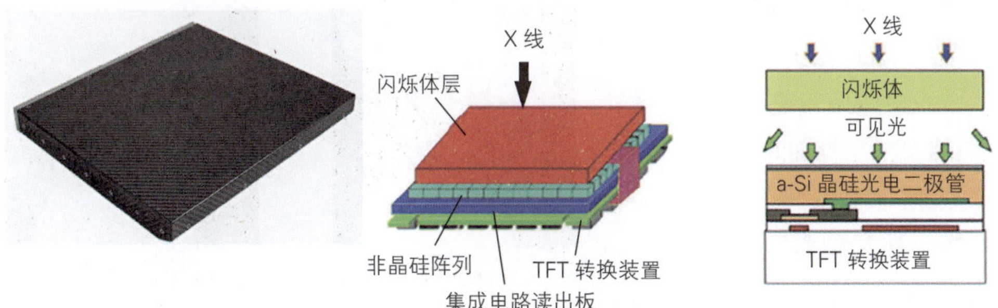

图 5–51　间接转换平板探测器及其结构

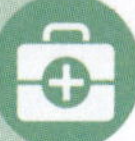

（三）图像显示及后处理系统

平板探测器将X线模拟信息转换为数字信息后，经计算机处理即可在XTV屏幕上直接观看或打印成胶片，也可同时也可通过计算机处理系统对图像进行预处理和图像重建等（图5-52）。

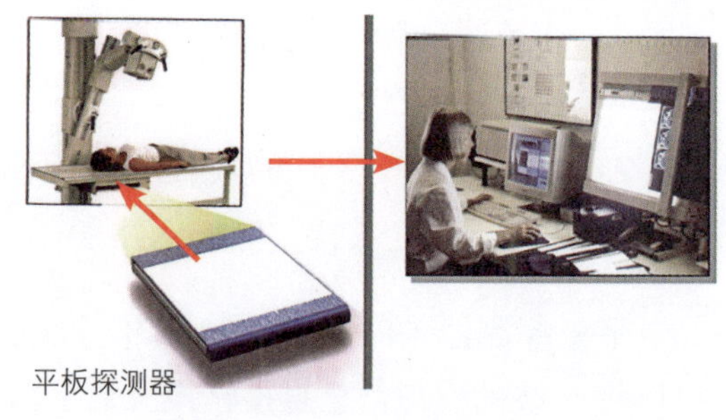

图5-52　DR成像与图像后处理

直接数字X线摄影的流程

DR成像的流程如图5-53所示。

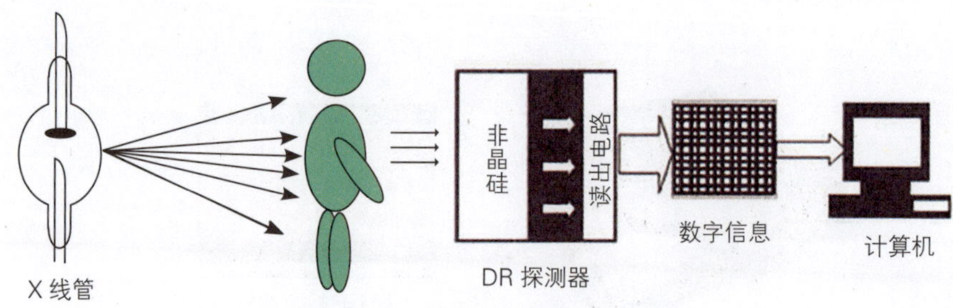

图5-53　DR成像流程示意图

直接数字X线摄影的特点

（一）DR的优点

1. 摄片条件宽容度大，可最大限度降低X线辐射剂量。

2. 图像质量高，可使不同密度的组织结构同时达到清晰显示的效果（图5-54）。

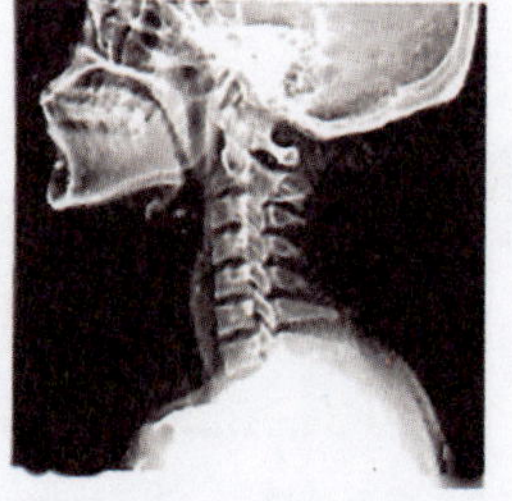

普通X线成像（软组织不清晰）

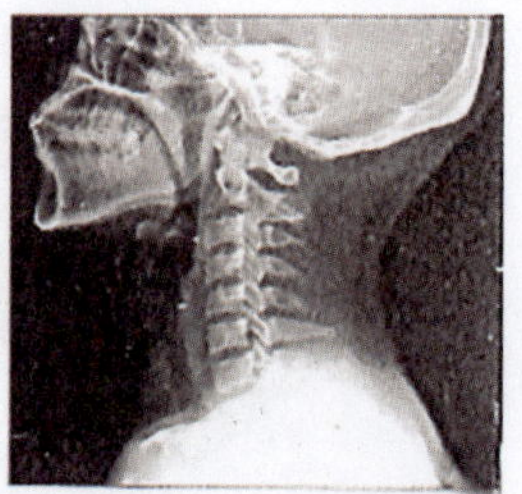

DR成像（软组织清晰）

图5-54　普通X线成像与DR成像的质量比较

3. 具有测量、边缘锐化、减影等多种图像处理功能，还具有多体层容积成像、图像自动拼接等后处理功能。

4. 图像的数字化信息既可经转换打印成胶片或在监视屏上视读，也可存储在光盘、硬盘中，还可通过 PACS 系统及互联网进行出传输（图 5–55）。

图 5–55 监视屏上读片

（二）CR 与 DR 成像比较

无论在成像速度和成像质量等各方面，DR 成像均明显优于 CR 成像（表 5–5）。

表 5–5 CR 与 DR 成像比较表

比较项目	CR	DR
成像原理	X 线间接转换，利用 IP 板作为 X 线检测器，成像环节较多	X 线直接转换，直接创建有数字格式的图像
工作效率	与 DR 相比操作复杂，工作效率低	曝光时间可比 CR 更短，工作效率更高
图像分辨率	存在光学散射，使图像模糊，降低了图像分辨率，时间分辨率较差	无光学散射而引起的图像模糊，其清晰度主要由像素尺寸大小决定，比 CR 系统有更好的空间分辨率和对比度，图像层次丰富、影像边缘锐利清晰，细微结构表现出色，成像质量更高
X 线剂量	比普通 X 线成像低，但比 DR 高	由于提高了 X 线光子转换率（DQE），使射线的剂量更低

直接数字 X 线摄影的临床应用

DR 技术几乎可应用于所有的 X 线检查方法，包括 X 线普通检查、X 线造影检查、X 线特殊观察和数字减影血管造影检查等。此外，DR 在介入医学中也发挥着重要作用。

§5.2.3 数字减影血管造影

数字减影血管造影（digital subtraction angiography，DSA）技术是 20 世纪 80 年代继 CT 之后兴起的一项新的医学影像技术，是影像增强技术、电视技术和计算机技术相结合的产物。DSA 的问世，解决了医学影像学领域中血管造影的数字化成像问题，是医学影像学领域中的一个重要发展。

数字减影血管造影的基本原理

DSA 是在临床上应用最多、最成熟的一项减影技术，其实质是减除造影片上与血管影像重叠的背景影像，使血管单独显示出来。DSA 减影技术的基本内容是把人体同一部位的两帧影像相减，从而得出它们的差值部分，其结果是在减影图像中消除了整个骨骼和软组织结构，使对比剂所充盈的血管在减影图中被突出地显示出来。（图 5-56）

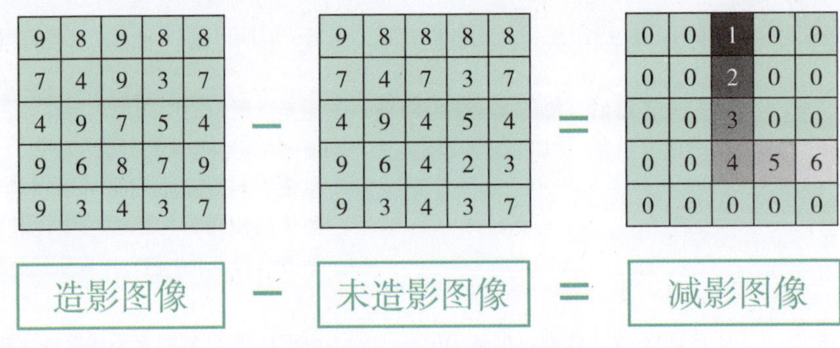

图 5-56　DSA 的基本原理

数字减影血管造影设备系统

DSA 设备系统包括 X 线发生系统、电子计算机系统、机械附属系统和成像控制系统。

1. X 线发生系统：即 X 线主机，也就是 X 线成像系统 DSA 设备主要是数字成像系统，采用数字 X 线荧光成像（DF），先进设备则用平板探测器代替 IITV。显示矩阵为 1024 × 1024 三维信息采集以实现三维图像显示，明显提高了 DSA 的显示功能。（图 5-57～图 5-59）

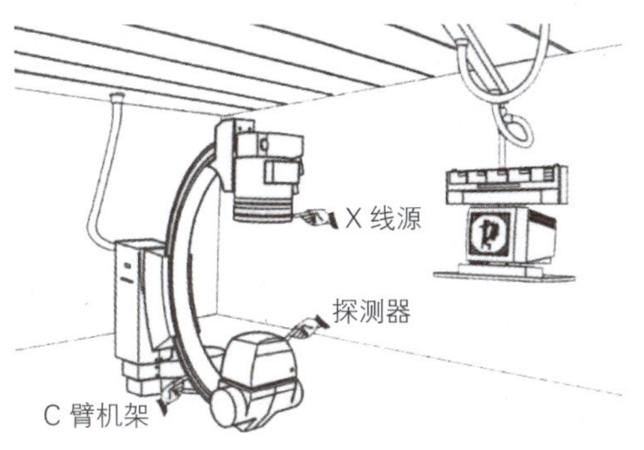

图 5-57 DSA 设备系统示意图

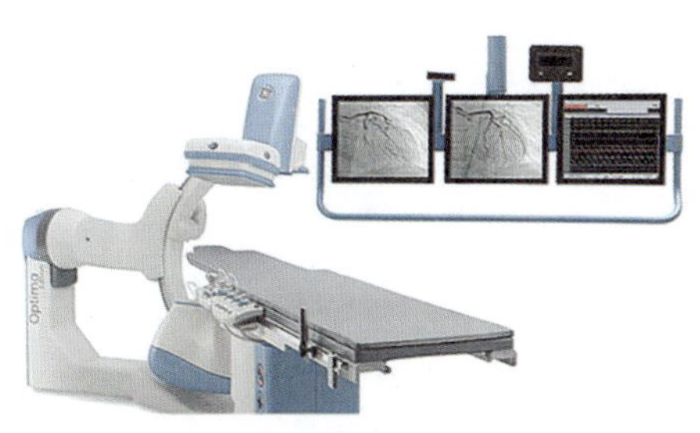

图 5-58 DSA 主机及显示屏

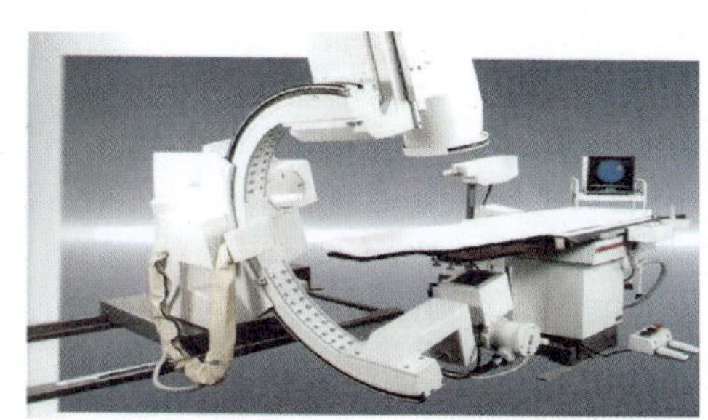

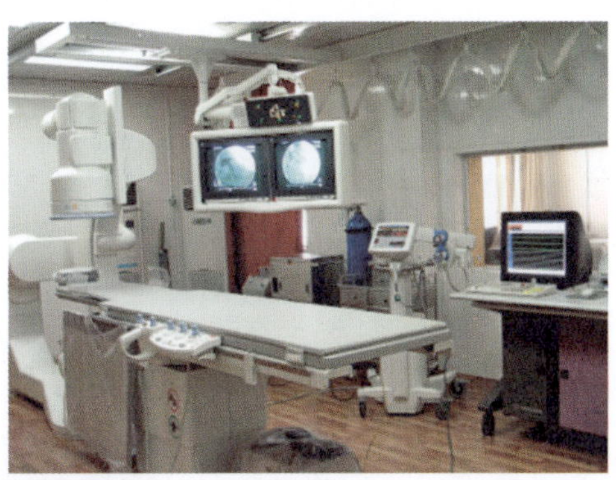

图 5-59 DSA 设备系统

2. 电子计算机系统：是 DSA 的关键组成部分，其功能包括输入数据、执行运算、信息处理、显示输出数据。该系统包括系统控制和图像处理两个模块。（图 5-60）

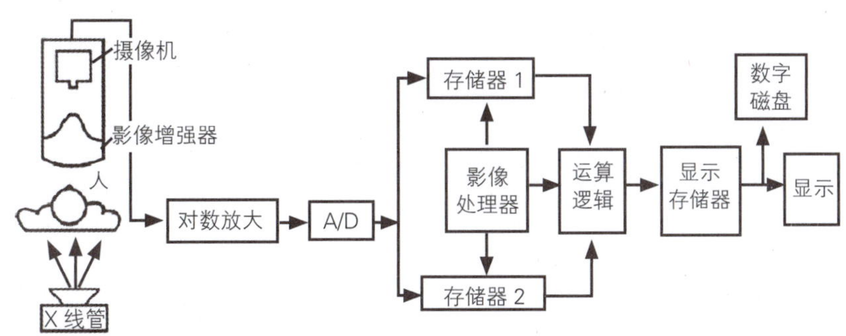

图 5-60 DSA 成像系统示意图

（1）控制系统：数据收集、X 线发生、扫描工作、参数调节、改变光圈、储存图像、显示图像。

（2）图像处理：模 / 数转换器（A/D）进行模拟图像的数字化转换，计算机系统负责算术逻辑运算、减影、图像后处理。

3. 机械及附属设备：包括机架、检查床等。

数字减影血管造影的减影程序

1. 摄制普通 X 线片，形成模拟图像。模拟图像经模 / 数转换器（A/D）转换成数字模拟图像信息，即蒙片（mask），然后存储于计算机的存储器 1 中。（图 5-61）

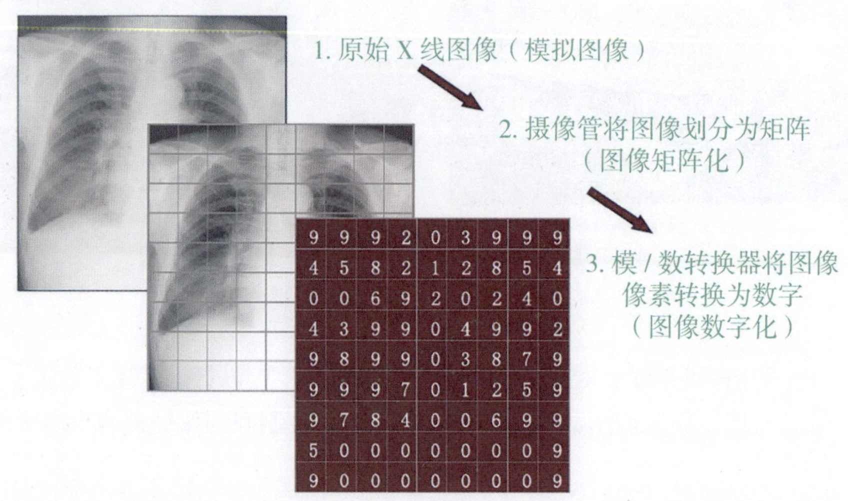

图 5-61　模拟图像数字化

2. 摄普通 X 线血管造影片，形成模拟图像。模拟图像经模拟转换器转换成数字模拟图像信息，然后存储于计算机的存储器 2 中。

3. 计算机把血管造影像与蒙片重叠一起，进行数字减影处理。前述两幅图像除注入了对比剂的那部分血管密度有区别外，其余部分相同，经过"减"处理便可获得一幅没有其他组织影像重叠的血管造影图像（图 5-62）。

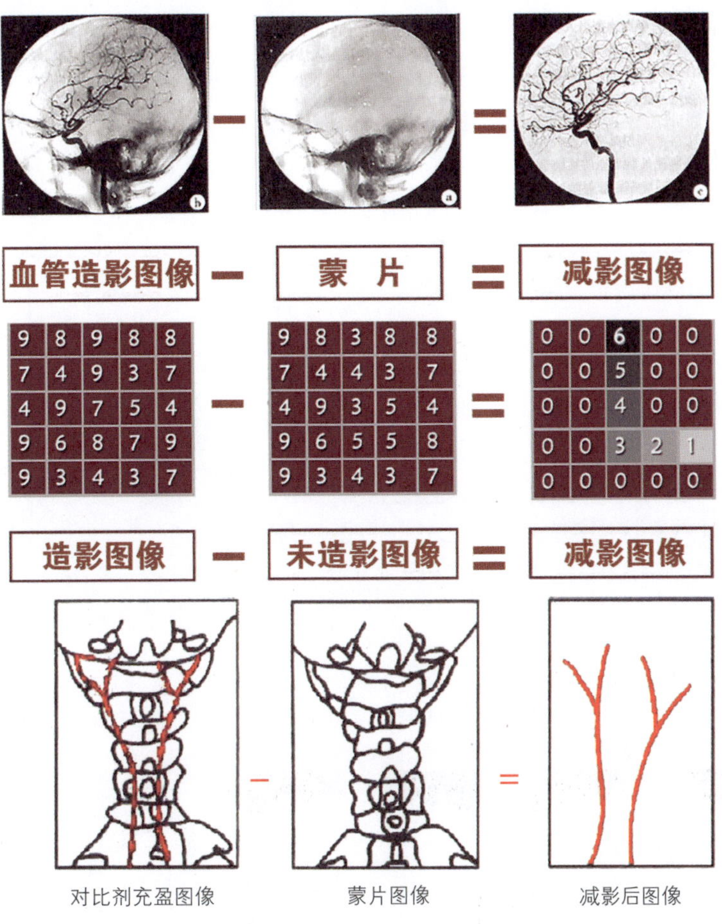

图 5-62　DSA 原理示意图

数字减影血管造影的减影方式

DSA 的减影方式包括时间减影、能量减影、混合减影和电影减影。

（一）时间减影

时间减影是 DSA 最常用的方式。因蒙片与造影片的拍摄时间不同，故称时间减影，具体方法如下。

1. 在注入对比剂前摄取靶器官区域的一系列影像，从中取出一幅血管内不含对比剂的图像作为蒙片。蒙片是与普通平片图像完全相同，而密度相反的图像，也即正像，同透视像。

2. 在注入对比剂后摄取靶器官区域的一系列影像，从中取出一幅血管内含有对比剂的图像。

3. 将上述两幅影像做数字减影，即可获得一幅靶血管的减影图像。因为用作减影的两幅影像是在不同显影时期获得的，故称为时间减影。（图 5-63）

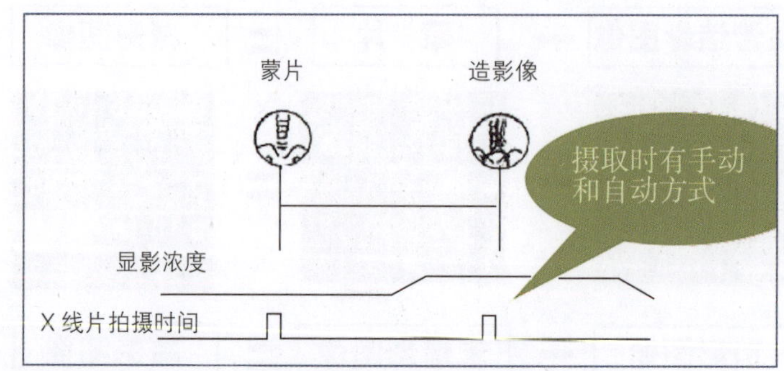

图 5-63　时间减影示意图

（二）能量减影

能量减影后可得到软组织图像或骨骼图像，目前临床应用较少（图 5-64）。

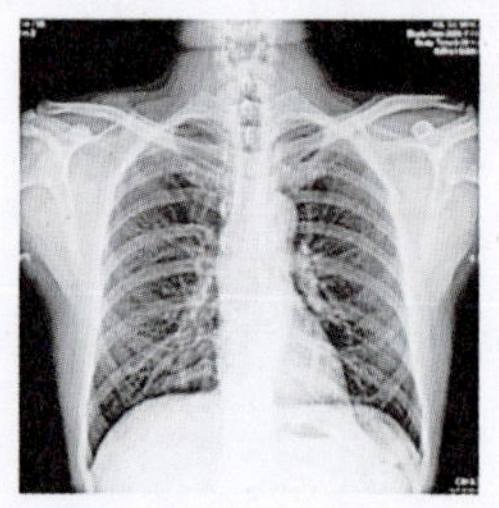

普通平片

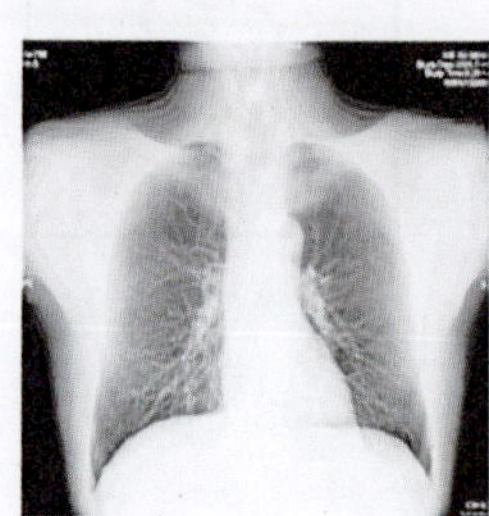

软组织影像

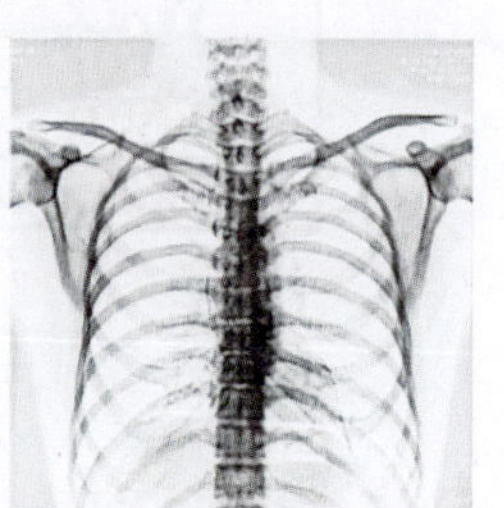

骨骼影像

图 5-64　能量减影图像

（三）混合减影

时间减影和能量减影混合应用，此法目前临床很少应用。

（四）电影减影

DSA 实时成像每秒 25～50 帧，制成电影播放方式，适用于心脏、冠状动脉检查。

数字减影血管造影的成像过程

DSA 的成像过程是将不含对比剂的图像和含对比剂的图像，分别经影像增强器增强，摄像机扫描而矩阵化，经模 / 数转换成数字化，两者相减而获得数字化减影图像，其结果是消除了造影血管以外的结构，突出了被造影器官的血管影像，最后经数 / 模转换成模拟图像（图 5-65）。

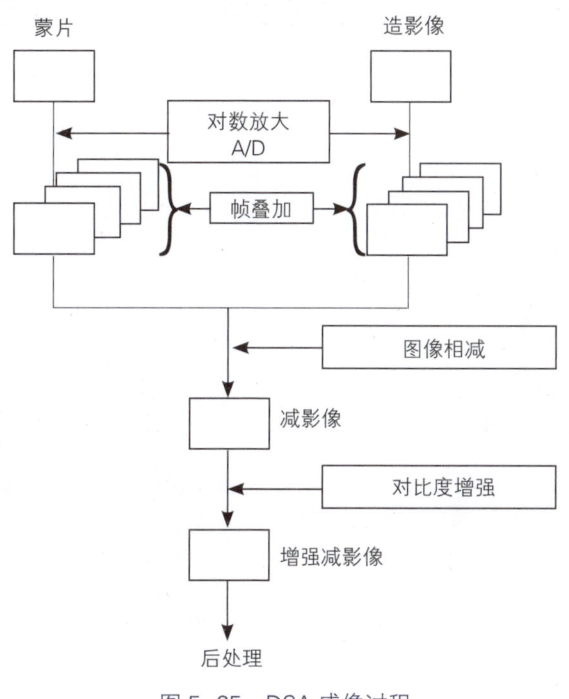

图 5-65　DSA 成像过程

数字减影血管造影的临床应用

DSA 主要用于心血管疾病的造影检查，而且是介入医学不可缺少的支持技术，在临床上发挥了重要作用。

1．用于心脏和大血管的检查：对心内解剖结构异常、主动脉夹层、主动脉瘤、主动脉缩窄和分支狭窄，以及主动脉发育异常等显示清楚。对冠状动脉也是最好的显示方法（图 5-66）。

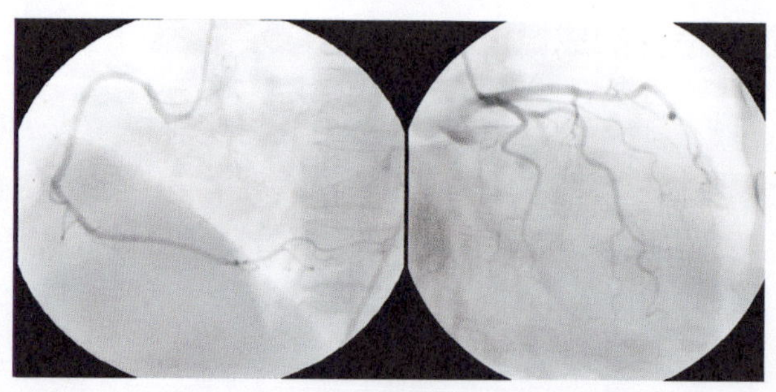

图 5-66　冠状动脉数字减影血管造影

2．用于其他血管检查：显示颈段和颅内动脉清楚，用于诊断颈段动脉狭窄或闭塞、颅内动脉瘤、动脉闭塞和血管发育异常，以及颅内肿瘤供血动脉的观察等。对腹主动脉及其分支以及肢体大血管的检查，DSA 也同样有效。（图 5-67～图 5-71）

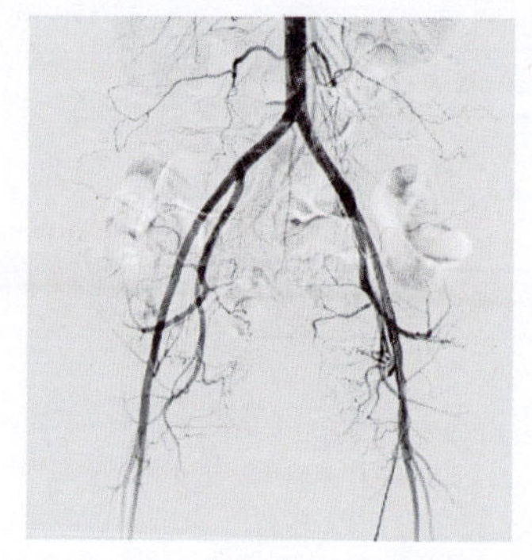

血管造影

图 5-67　腹主动脉及分支 DSA 图

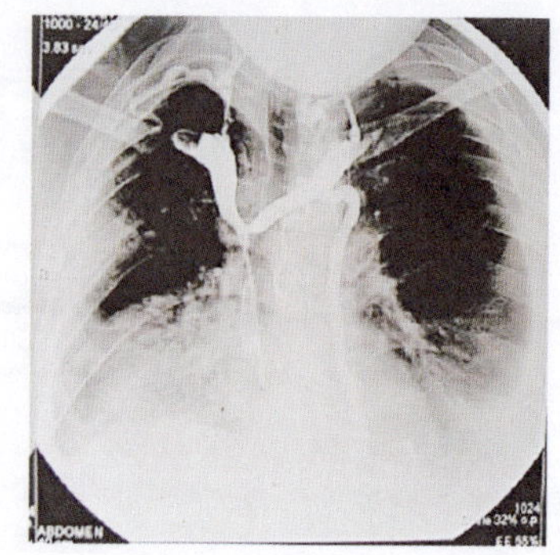

DSA

图 5-68　上腔静脉血管造影及 DSA 图

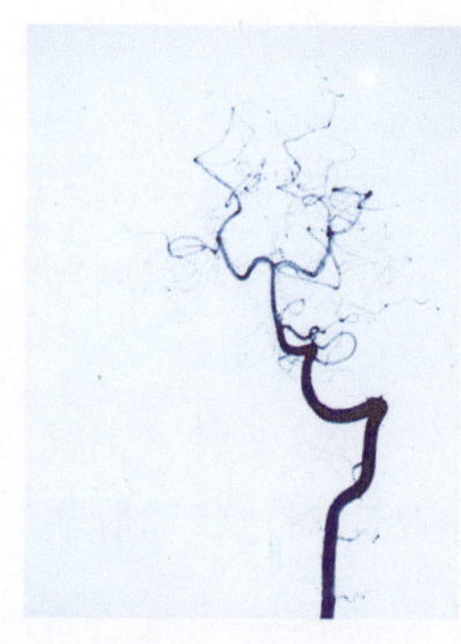

图 5-69　脑血管 DSA

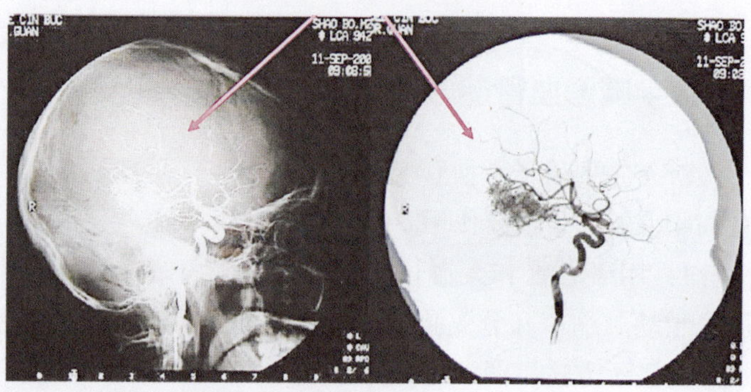

血管造影　　　　DSA

图 5-70　脑血管畸形血管造影及 DSA 图

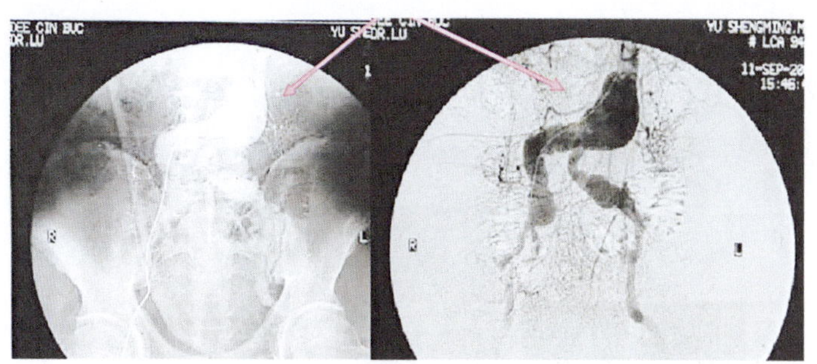

普通造影图　　DSA 像

图 5-71　腹主动脉瘤造影及 DSA 图

3．三维实时成像的应用：DSA 设备与技术已相当成熟，快速三维旋转实时减影功能，可动态地从不同方位对血管及其病变进行形态和血流动力学的观察。对介入技术，特别是血管内介入技术，DSA 更是不可缺少的（图 5-72）。

4．数字电影减影 (DCM) 的应用：DCM 是一种动态 DSA 检查技术，目前尚处于探索发展阶段，主要用于冠状动脉和腹部、肺部、头颅等运动部位的血管成像。

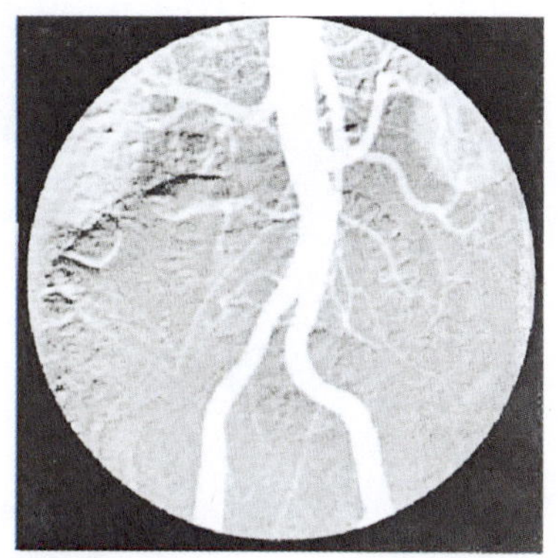

图 5-72　三维 DSA 腹腔血管造影

§5.3　X 线检查方法

X 线检查方法包括普通 X 线检查、X 线造影检查和特殊 X 线检查。

§5.3.1　普通 X 线检查

普通 X 线检查包括 X 线摄影和 X 线荧光透视。

X 线摄影

X 线摄影常简称为拍片，广泛用于检查人体各个部位。X 线摄影时，常需行两个方位摄片（例如正位和侧位），目的是更好地发现病变，显示病变的特征和空间位置。例如，一个方位图像上未发现骨折，而在另一个方位图像上显示有骨折并成角移位（图 5–73）。

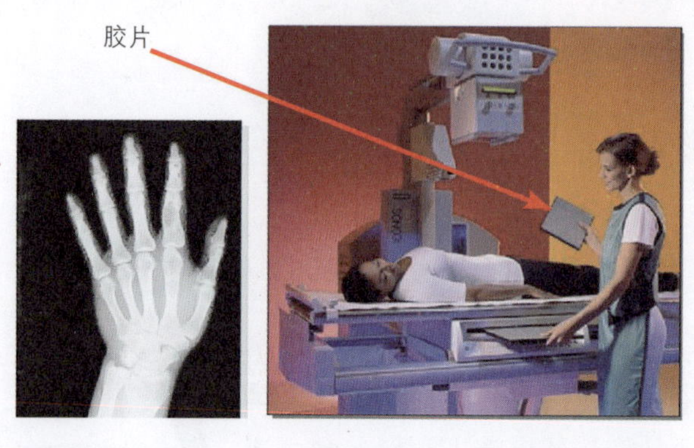

X 线 → 被照体（信息源） → 透射线（信息载体）

照片（影像形成） ← 冲洗加工 ← 接收器（屏片系统）

图 5–73　普通 X 线摄影（模拟成像）过程

X 线荧光透视

普通 X 线荧光透视图像为正片，灰阶与 X 线摄像相反，肺呈白灰色、骨骼呈灰黑色，以前主要用于体检胸部透视、胃肠道钡剂造影检查和骨折复位等，现已弃用（图 5–74）。

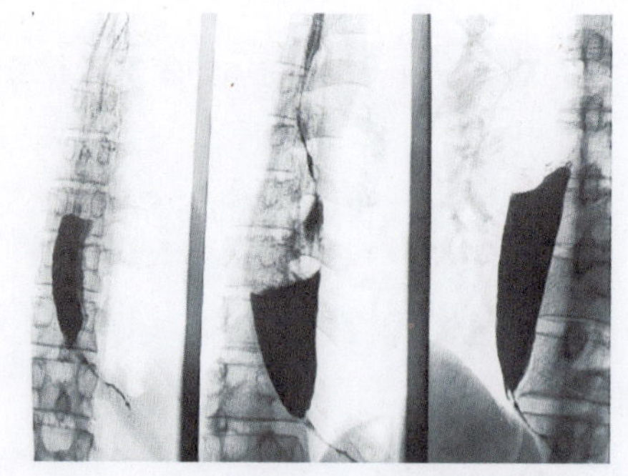

图 5–74　普通 X 线钡餐荧光透视

§5.3.2 X 线特殊检查

目前临床使用的 X 线特殊检查主要包括软 X 线摄影、X 线减影技术和 X 线体层容积成像。

软 X 线摄影

软线摄影采用的是钼靶 X 线球管，能发射软 X 线即长波长（平均波长为 0.07 nm）的 X 线，用以检查软组织，主要是乳腺。为了提高图像的分辨力，以便查出微小癌，软线摄影装备及技术有很多改进，包括乳腺钼靶体层摄影、数字乳腺摄影、乳腺数字减影血管造影等（图 5-75）。

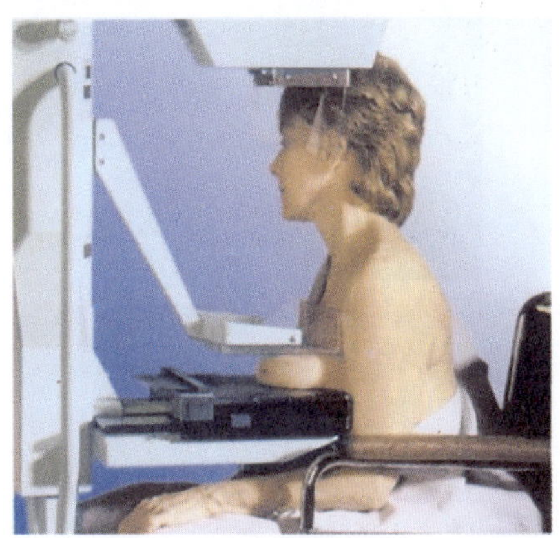

软 X 线摄影

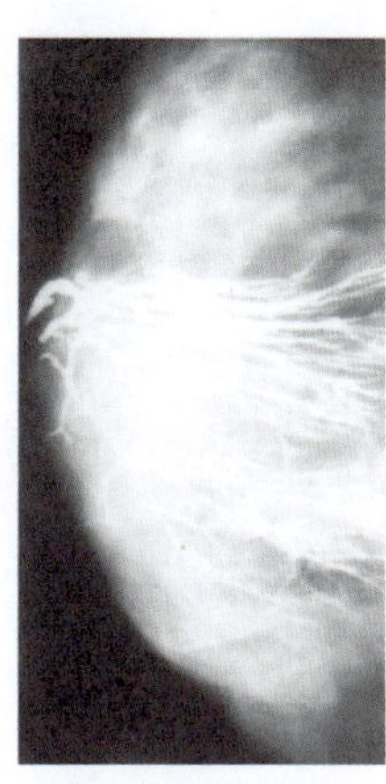

软 X 线乳腺管造影

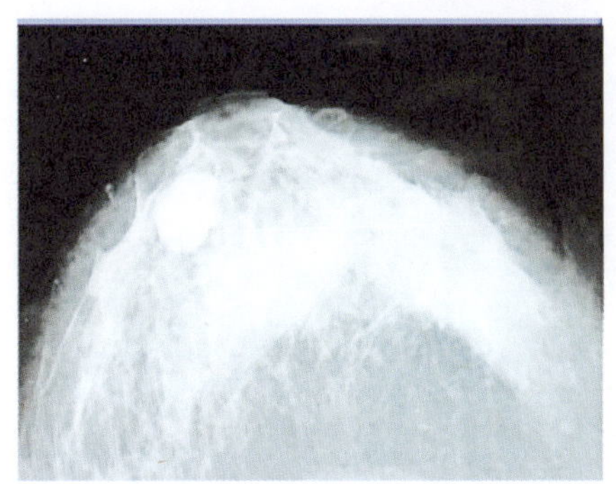

乳腺纤维腺瘤软 X 线摄影

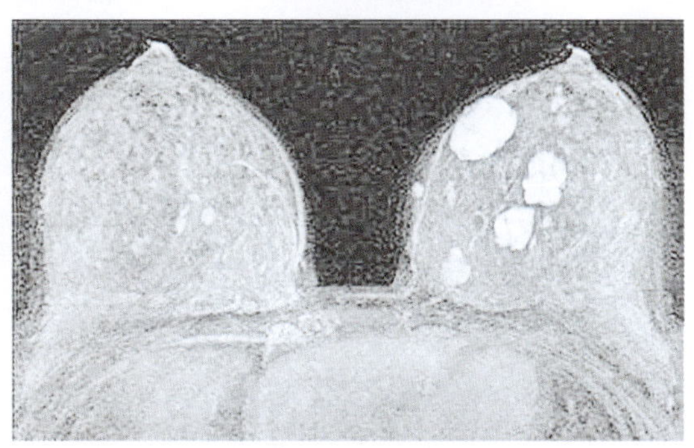

乳腺癌软 X 线摄影

图 5-75　软 X 线乳腺摄影与造影

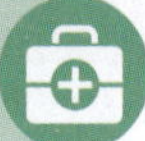

X 线减影技术

应用数字 X 线成像技术（CR 或 DR）的减影功能，可获取单纯软组织或骨组织图像，提高了对疾病的诊断能力。例如，减影后的胸部单纯软组织图像可提高非钙化性肺小结节的检出率（图 5–76）。

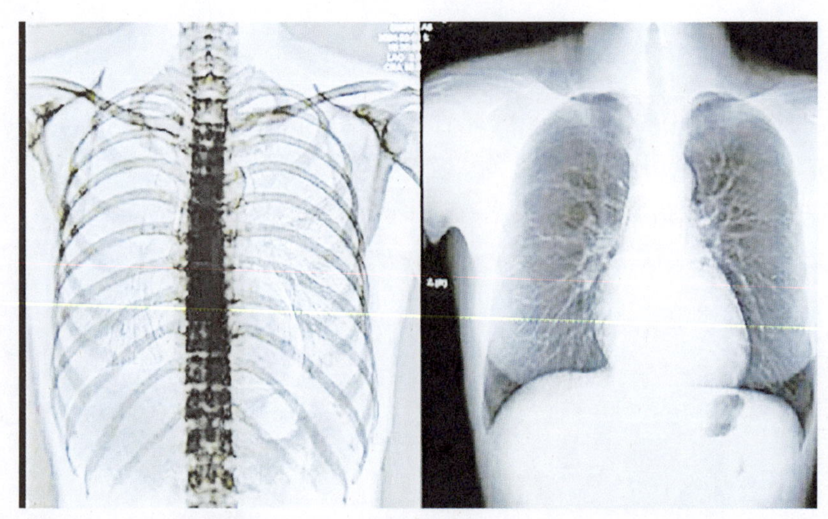

骨骼图像　　软组织图像

图 5–76　X 线能量减影（骨肉分离）

X 线体层容积成像

应用 DR 检查技术，能够获取任意深度、厚度的多层面 X 线图像，从而提供更为丰富的诊断信息。例如，在脊柱检查时，通过连续观察各个层面椎体和椎弓结构的表现，就有可能发现常规 X 线平片上难以显示的骨质破坏。

§5.3.3　X 线造影检查

对于缺乏自然对比的结构或器官，可将密度高于或低于该结构或器官的物质引入，使之产生对比显影即为造影检查，被引入的物质称为造影剂或对比剂。大部分造影剂中含有碘，碘过敏者应注意。

X 线造影检查的工作原理

造影检查是将一种比人体密度高或低的物质导入到人体内要检查的部位，人工地造成要检查部位密度差异，以构成对比，达到诊断的目的。造影检查可使平片或体层摄影不能显示的组织和器官对比显影，因而扩大了 X 线检查的应用范围。

X 线造影检查的造影剂

（一）造影剂的分类

造影剂又称对比剂，可分为高密度（阳性）造影剂和低密度（阴性）造影剂两类（图 5–77、表 5–6）。

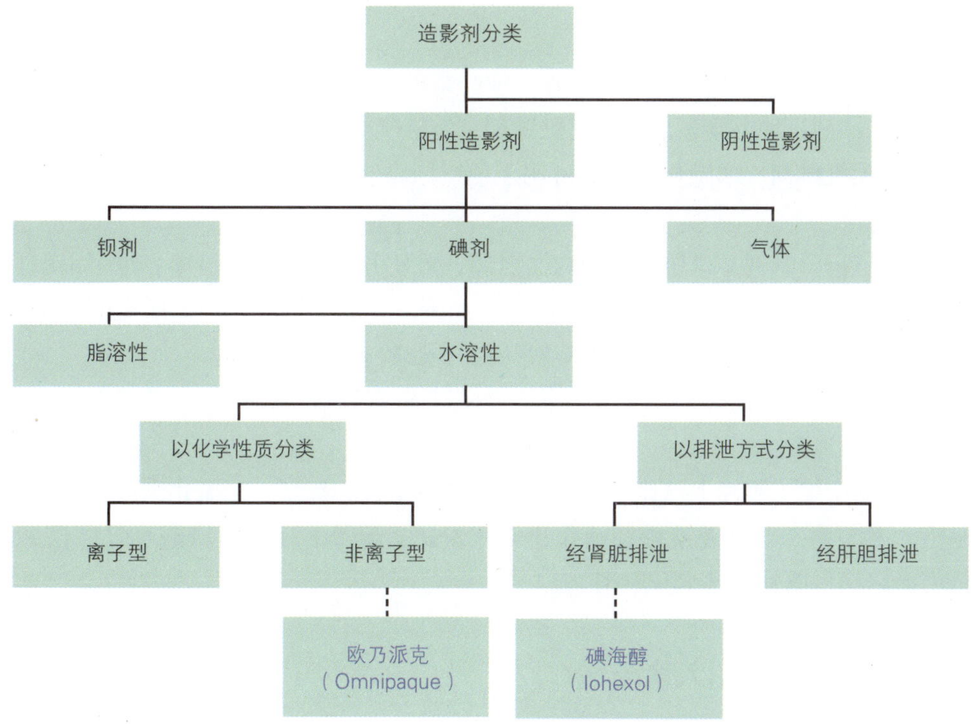

图 5–77　X 线造影检查常用造影剂分类

表 5-6　造影剂种类

<table>
<tr><td rowspan="6">阳性造影剂</td><td>钡剂</td><td colspan="4">硫酸钡</td></tr>
<tr><td rowspan="5">碘剂</td><td>无机碘</td><td colspan="3">碘化钠</td></tr>
<tr><td rowspan="3">有机碘</td><td rowspan="2">肾排泄</td><td>离子型</td><td>泛影葡胺、泛影钠、碘酞葡胺等</td></tr>
<tr><td>非离子型</td><td>优维显、欧乃派克、碘必乐等</td></tr>
<tr><td>肝排泄</td><td colspan="2">碘番酸、碘阿酚酸、胆影葡胺</td></tr>
<tr><td>碘油</td><td colspan="3">碘化油、乙碘油、碘苯酯</td></tr>
<tr><td>阴性造影剂</td><td>气体</td><td colspan="4">空气、二氧化碳、氧气</td></tr>
</table>

1. 高密度（阳性）对比剂：

（1）钡剂：通常用于胃肠道检查，钡胶浆可用于支气管造影。

（2）碘剂：种类繁多，包括无机碘剂、有机碘剂和油剂。

1）无机碘剂：如碘化钠溶液可用于逆行尿路造影、T 管胆管造影、膀胱和尿道造影等。

2）有机碘制剂：口服或血管内注射后，可使分泌脏器管道显影。也可采取直接穿刺或导管法将对比剂引入脏器内及其周围。非离子型对比剂如碘海醇、优维显等，其神经毒性很低，可用于神经系统的造影检查。

3）碘油类：碘化油用于支气管、瘘管、子宫和输卵管造影，碘苯酯适用于脑室和椎管造影。

2. 低密度（阴性）对比剂：阴性对比剂有空气、氧气、二氧化碳等，可用于脑室、关节囊、胸腹腔造影及消化道双重对比造影等，使用时应防止气体栓塞。低密度造影目前临床已少有应用。

X 线造影剂的引入途径

X 线造影剂的引入途径包括直接引入和间接引入，具体引入几种方法如下。

1. 口服法：如口服胆囊造影消化道钡剂造影。

2. 灌注法：如支气管碘油造影和钡灌肠下消化道造影。

3．穿刺注入法：如经皮经肝胆管造影（PTC）、心血管造影等。

4．生理排泄法：如排泄性尿路造影等。

5．生理吸收法：如淋巴管造影。

X 线造影剂的副作用

在造影过程中，有些被检者可能对碘制剂产生过敏反应或其他不良反应，严重时可危及生命。因此，造影前除必须做常规的碘制剂过敏试验外，还应准确判断造影中的意外，采取及时的急救措施。

X 线造影检查的种类

造影检查的种类繁多，如支气管造影、钡剂灌肠检查、口服胆囊造影、胃肠钡餐造影、静脉尿路造影、子宫输卵管造影、经皮肤穿刺胆道造影、心脏和动脉造影、泪道造影等，各种造影检查有各自的适应范围和应用限度。

（一）循环系统造影

心导管术和选择性右、左心血管造影用于观察先天性心脏大血管畸形（图 5-78）。冠状动脉造影可观察冠状动脉循环，血管狭窄部位与程度，以及术后再通和灌流情况（图 5-79、图 5-80）。

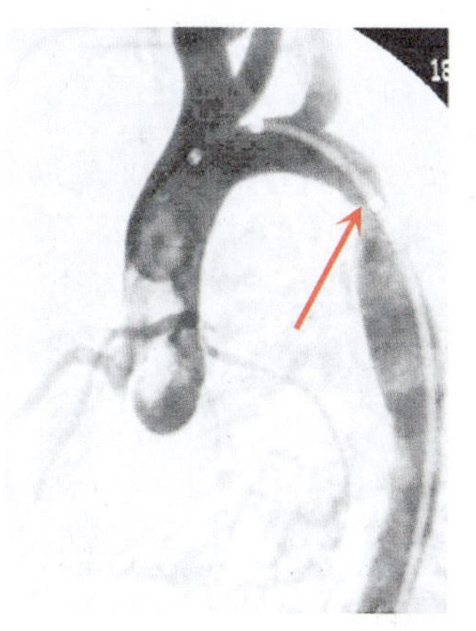

图 5-78　主动脉弓降部狭窄血管造影图

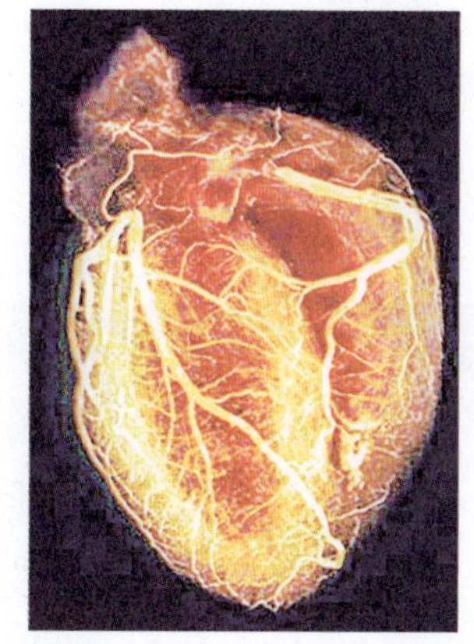

图 5-79　冠状动脉造影三维重建图

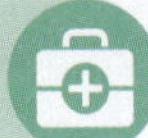

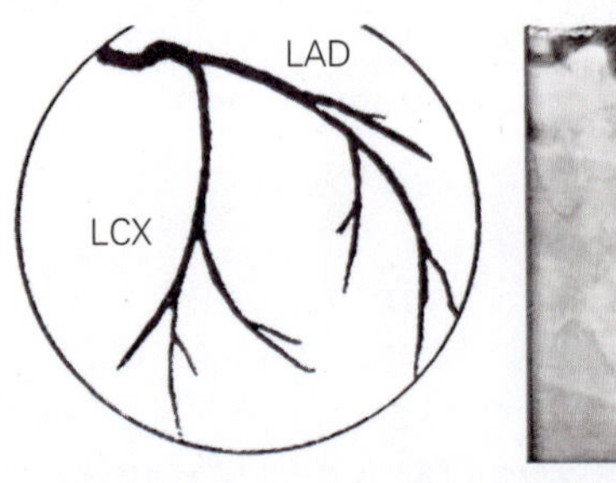

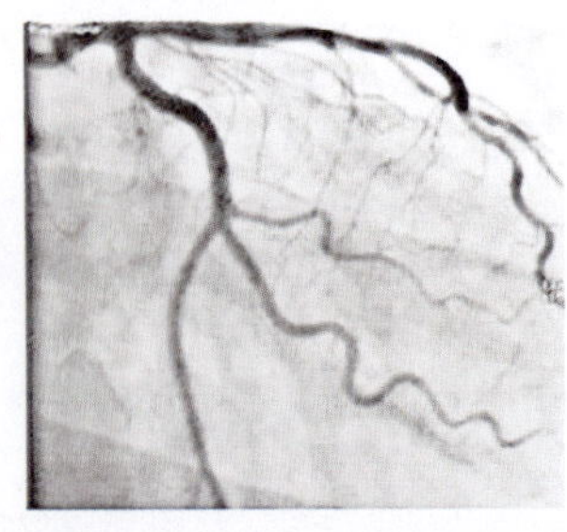

左侧冠状动脉造影

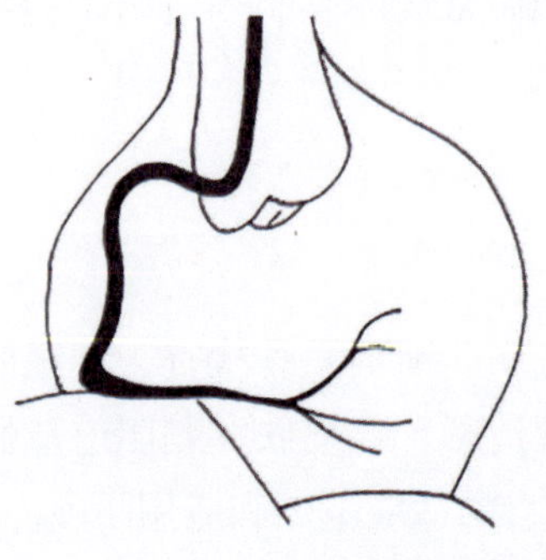

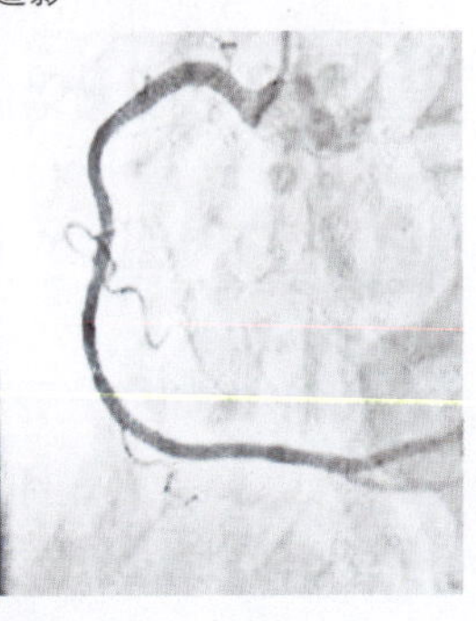

右侧冠状动脉造影

图 5-80 冠状动脉造影

（二）消化系统造影

消化系统造影包括胃肠钡餐造影，钡灌肠和口服胆囊造影。

1. 消化道钡餐造影检查：常用胃肠双重造影，即气钡双重造影。在造影前先肌内注射 10～20 mg 盐酸山莨宕碱，然后服发泡剂，再服适量钡剂，并进行不同体位拍片。此法主要用于诊断胃肠病变，如食管癌、溃疡病、胃肠道肿瘤等。疑有胃肠道穿孔者禁用钡剂做胃肠道检查，而需改用其他水溶性的造影剂。（图 5-81）

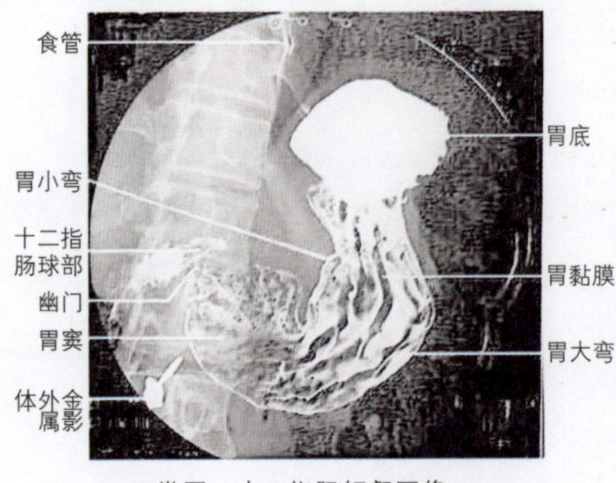

正常胃、十二指肠钡餐图像

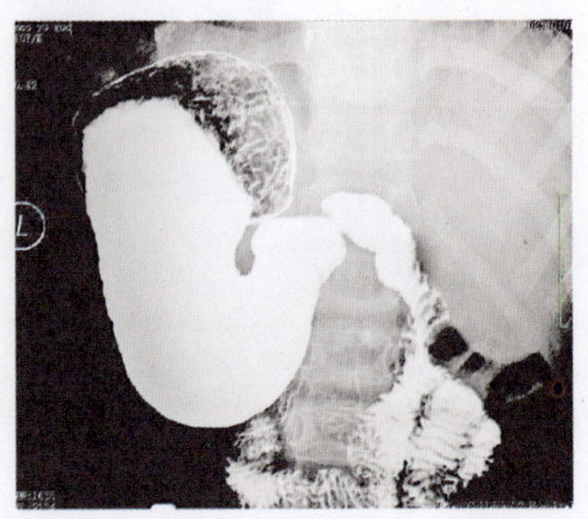

胃十二指肠钡气双重造影（黏膜像）

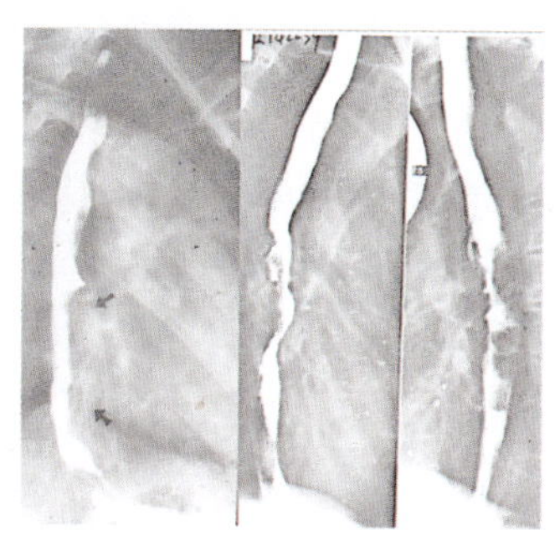
食管癌（不规则充填缺损、黏膜破坏）

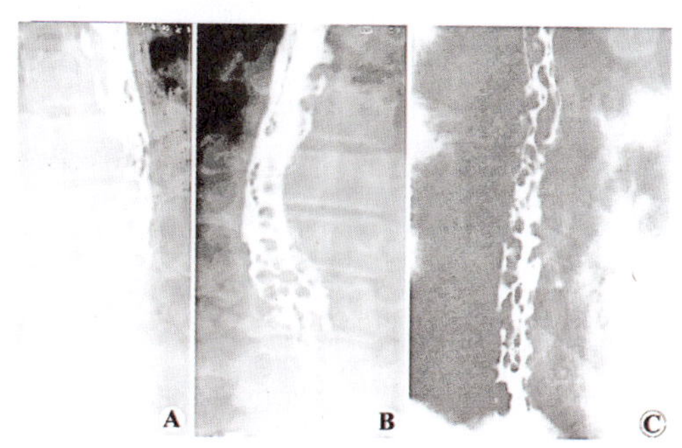

食管静脉曲张（管腔扩张、管壁凹凸不平）

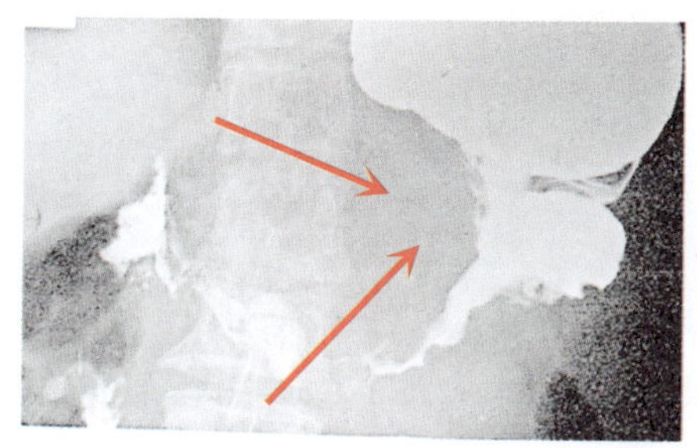
胃癌（充填缺损）

图 5-81　钡餐检查图像

2. 钡灌肠造影检查：常用结肠双重造影。先做清洁灌肠，后经肛门插入导管，注入适量钡剂再行注气，以构成气钡双重造影。注入气和钡后，病人要翻身并做多种体位拍片。钡灌肠检查常用于结肠肿瘤、梗阻和结肠炎的诊断。疑结肠坏死者禁用此法。（图 5-82）

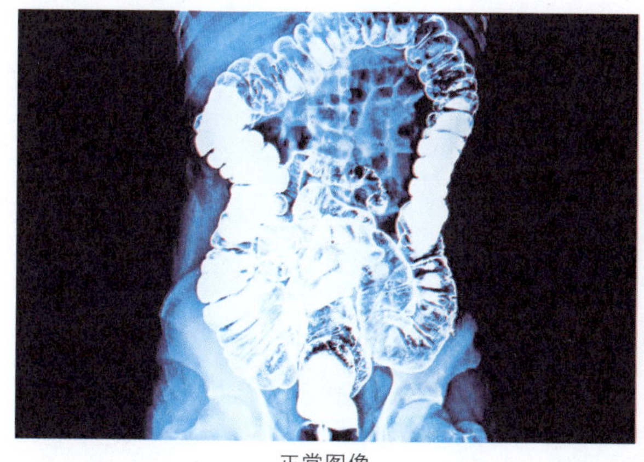
正常图像

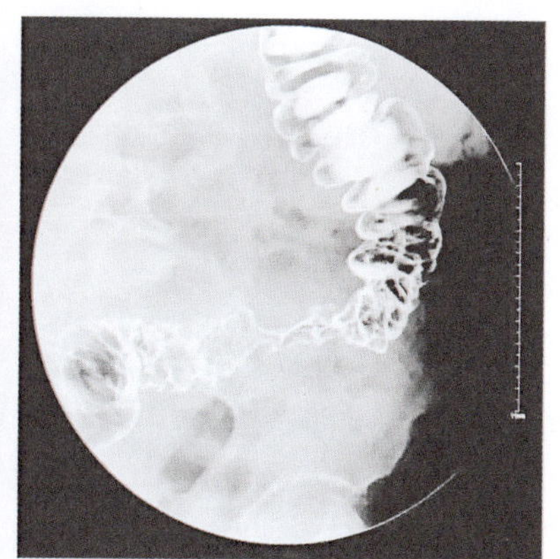
乙状结肠癌

图 5-82　钡灌肠造影

3. 口服胆囊造影：常用造影剂是碘蕃酸。检查前一天午餐多进食含油食物，晚饭时禁食带油的食物，晚上 8 时左右开始服造影剂，每隔 5 分钟一片，共 6 片（每片 0.5 g）；服造影剂后 12～14 小时拍片；正常胆囊于服药后 12～15 小时显影较好，密度均匀。胆囊常为茄形或梨形致密影，长 7～10 cm，宽 3～4 cm，位于右上腹肝下缘下方。胆囊显影后，需服脂肪餐，服后 0.5～1 小时再拍片以观察胆囊收缩功能。口服胆囊造影常用于检查慢性胆囊炎、胆石症等疾患。有严重肝肾功能不全及严重黄疸者不适合做此检查。（图 5-83）

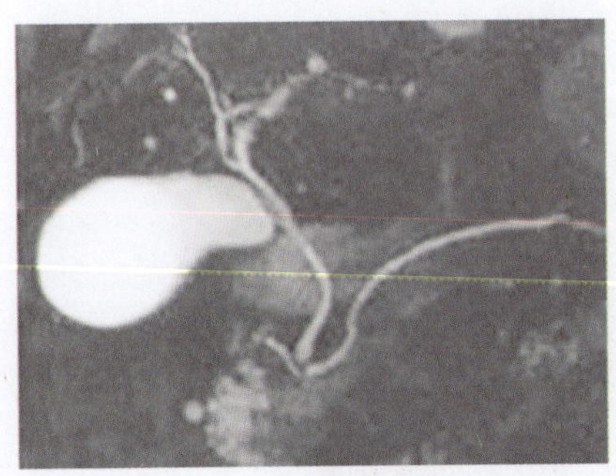
正常胆囊

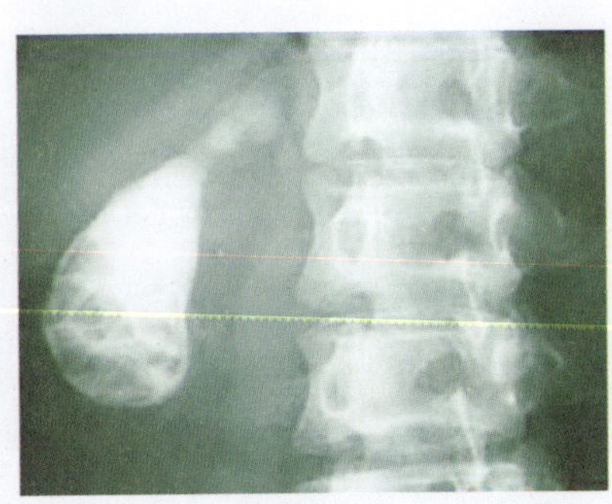
胆囊结石

图 5-83　口服胆囊造影

（三）X 线胆道造影

胆道造影主要包括内镜逆行胰胆管造影 (ERCP) 和经皮经肝胆管造影 (PTC) 等，用以观察胆道和胰腺病变（图 5-84、图 5-85）。

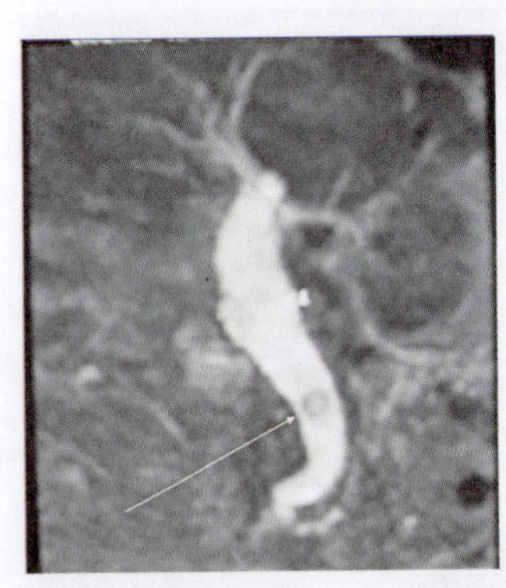
示意图

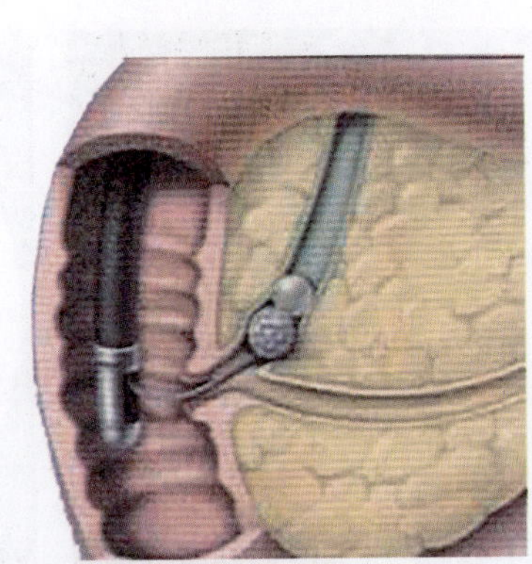
胆总管结石与扩张

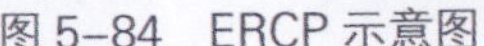

图 5-84　ERCP 示意图

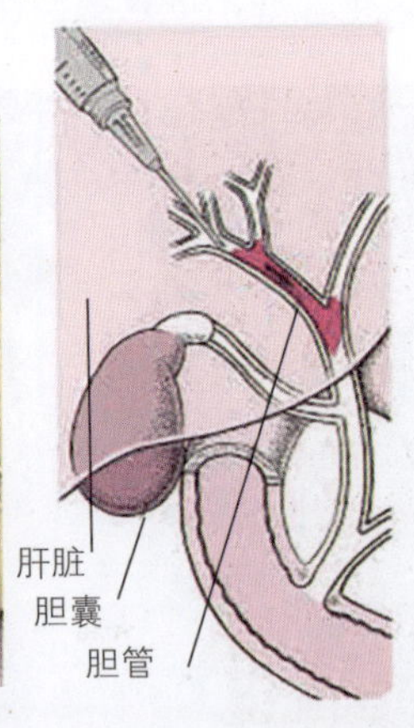

图 5-85　PTC 示意图

（四）X 线泌尿系统造影

静脉和逆行尿路造影、膀胱和尿道造影用以观察泌尿道病变；选择性肾动脉造影可观察肾脏肿瘤或肾动脉狭窄；腹膜后空气造影或配合体层摄影可观察肾上腺肿瘤或增生。

1. 静脉尿路造影（IVU）：又称排泄性尿路造影，系由静脉注入含碘造影剂（最常用为 76% 复方泛影葡胺），造影剂主要通过肾脏排泄，含有造影剂的尿自肾盏排到肾盂、输尿管及膀胱时均可显影。注射造影剂后，在不同时间（7 分、15 分、30 分、45 分）拍摄腹部及盆腔 X 线片，以诊断泌尿系统（包括肾脏、输尿管、膀胱、前列腺）结石、肿瘤、结核以及各种先天性畸形等疾病。（图 5-86）

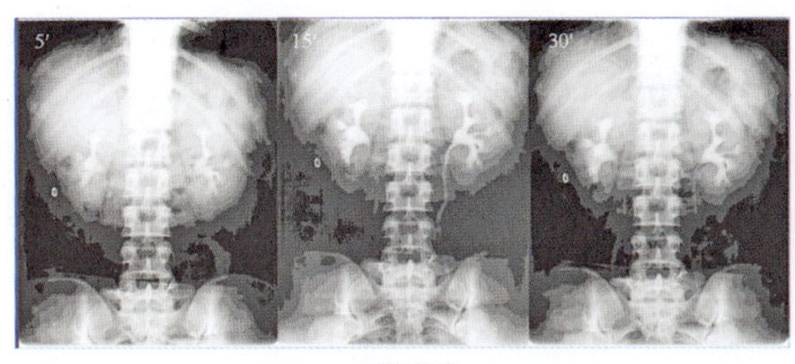

正常图像

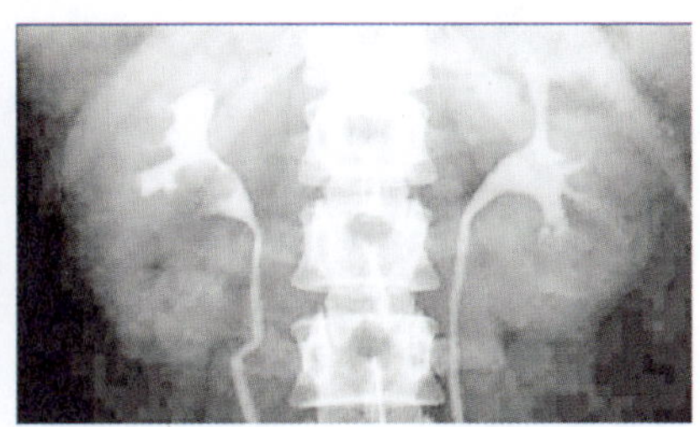
肾盂癌（右肾盂充填缺损）

图 5-86　静脉尿路造影

2. 逆行尿路造影：膀胱镜下逆行插入输尿管导管，注入造影剂泛影葡胺后，拍摄腹部及盆腔 X 线片，以显示肾盂、肾盏及输尿管病变。此法适用于肾功能不佳的病人。（图 5-87）

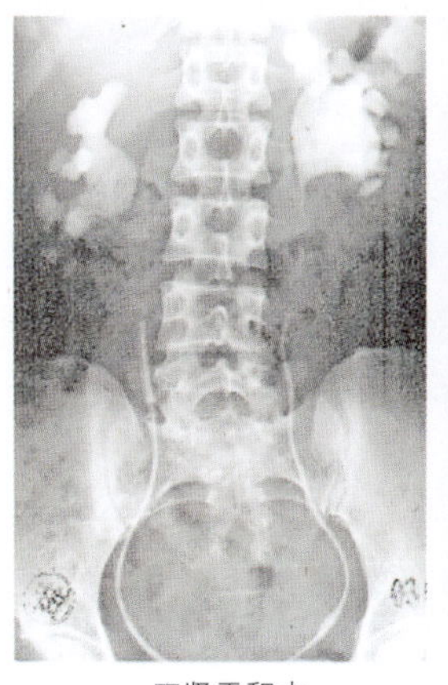
双肾盂积水

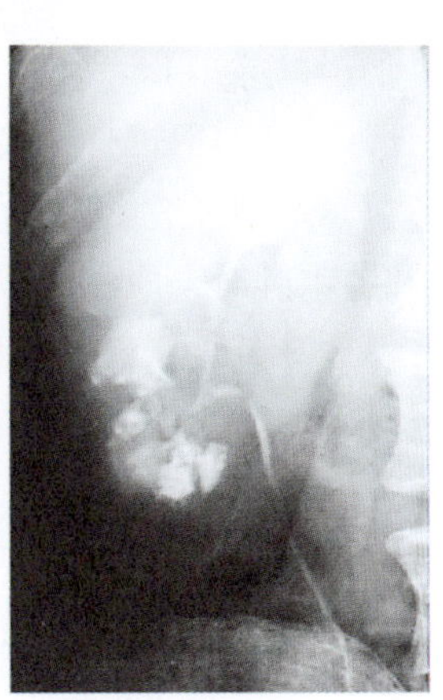
右肾结核肾小盏破坏空洞形成

图 5-87　逆行尿路造影

（五）X 线支气管碘油造影

造影剂是 40% 碘化油加适量磺胺粉混合成的混悬剂。将一根导管经鼻腔插入气管，用 10% 普鲁卡因作气管及支气管表面麻醉，然后注入造影剂，以显示气管、支气管及其分支。支气管碘油造影常用于支气管扩张和肺癌等疾病的诊断。（图 5-88）

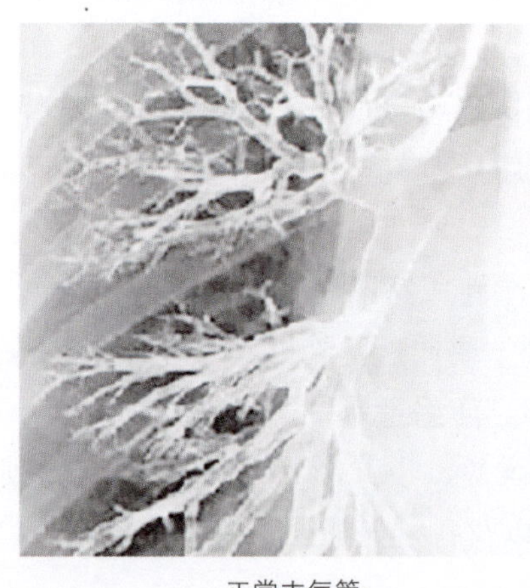

正常支气管　　　　支气管扩张

图 5-88　支气管碘油造影图像

X 线造影检查的注意事项

1. 造影检查需预先将申请单填好送医学影像科登记室预约。

2. 按照各种造影检查方法的要求，检查前对病人做好必要的准备、如禁食、清洁灌肠、碘剂过敏试验等，以保证病人的安全和造影检查的顺利进行。

3. 严重心、肺、肝、肾功能不全或极度衰弱和过敏体质者，不宜行造影检查，需要时应选择非离子型碘制剂。

4. 做好造影反应的急救准备。遇严重反应例如休克、凉厥、心搏骤停、喉头和肺水肿时，应立即进行抗休克、抗过敏及对症治疗。

5. 危重病人造影检查应有医护人员陪同，造影检查后应注意观察病情变化，并予以适当处理。

§5.4　X 线诊断及临床应用

虽然现代影像技术如 CT 和 MRI 等对疾病诊断显示出很大的优越性，但并不能取代 X 线检查，如骨科疾病检查、胸部疾病检查和消化道造影等仍多应用 X 线检查。脑与脊髓、肝、胆、胰等的检查主要靠现代影像学，而 X 线检查作用小。

由于 X 线具有成像清晰、经济、简便等优点，因此，X 线诊断仍是影像诊断中使用最多的方法。

X 线阅片

X 线阅片应遵循明辨正常、分析异常、结合临床和综合分析的原则。

（一）明辨正常

熟悉掌握各部位组织结构的正常 X 线图像，这是辨认病理图像的基础，以下分别展示普通 X 线片正常图像、X 线造影正常图像和数字减影血管造影正常图像。

1. 普通 X 线片（平片）正常图像：主要包括胸部、心脏、头颅、脊柱和四肢平片（图 5-89～图 5-92）。

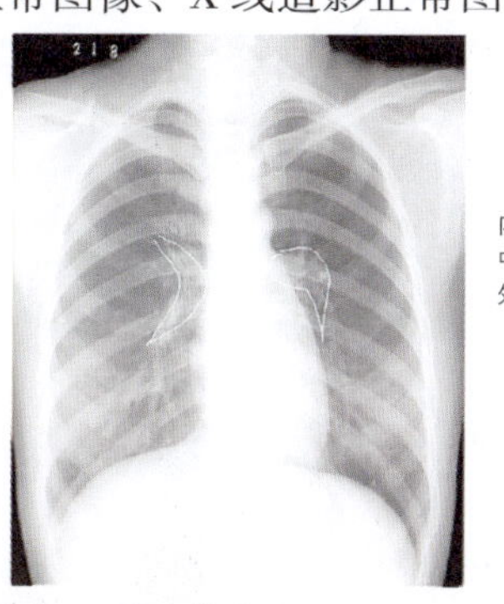

正常胸片

内带
中带
外带
上野
第 2 肋前端下缘
中野
第 4 肋前端下缘
下野
三等分

正常胸片分区

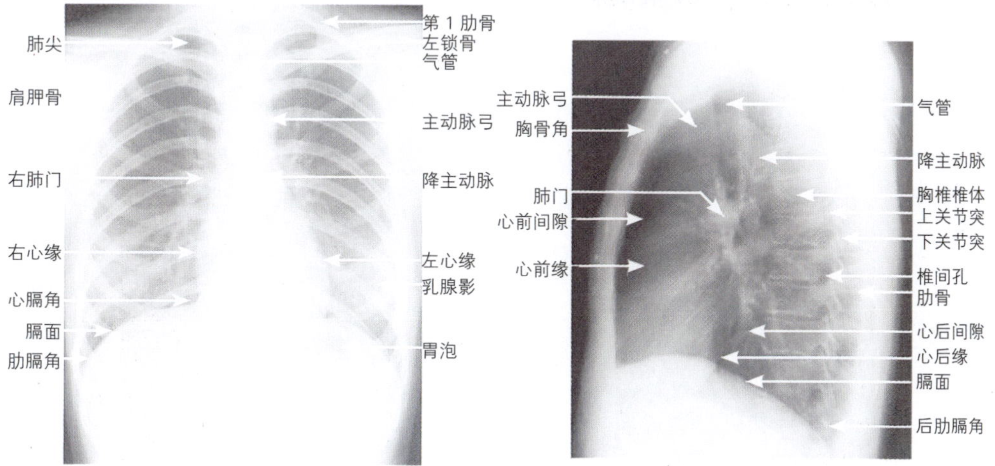

正位胸片显示结构　　侧位胸片显示结构

图 5-89　正常胸片

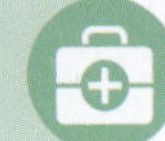

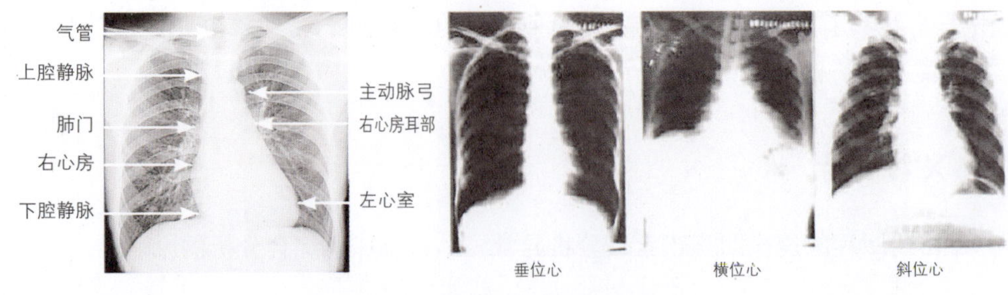

正常心脏正位片

图 5-90 正常心脏与正常心型 X 线片

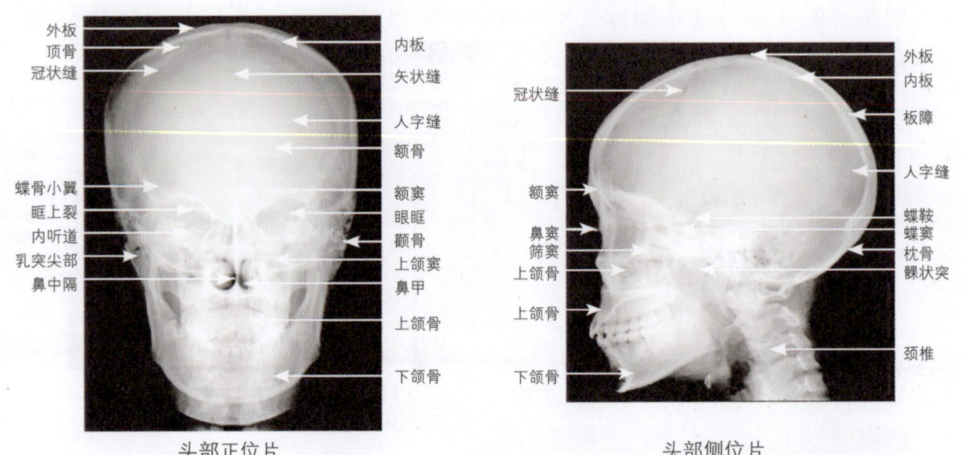

头部正位片

头部侧位片

图 5-91 正常头颈部 X 线片

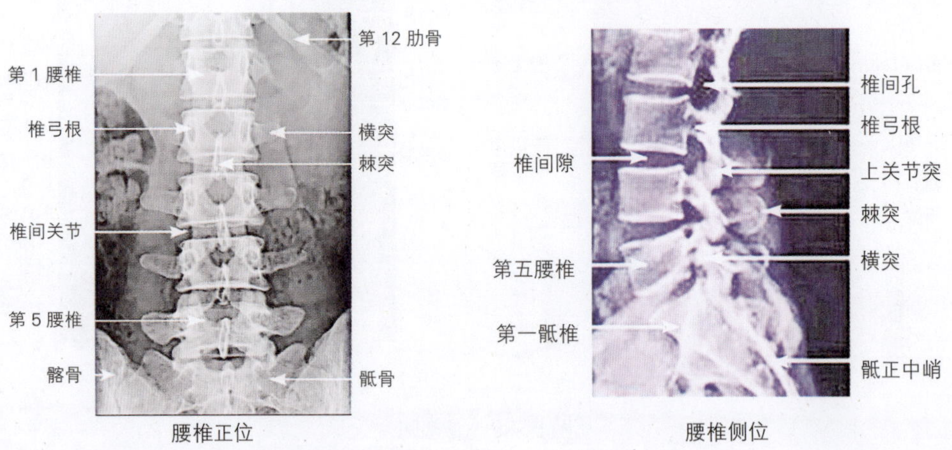

腰椎正位

腰椎侧位

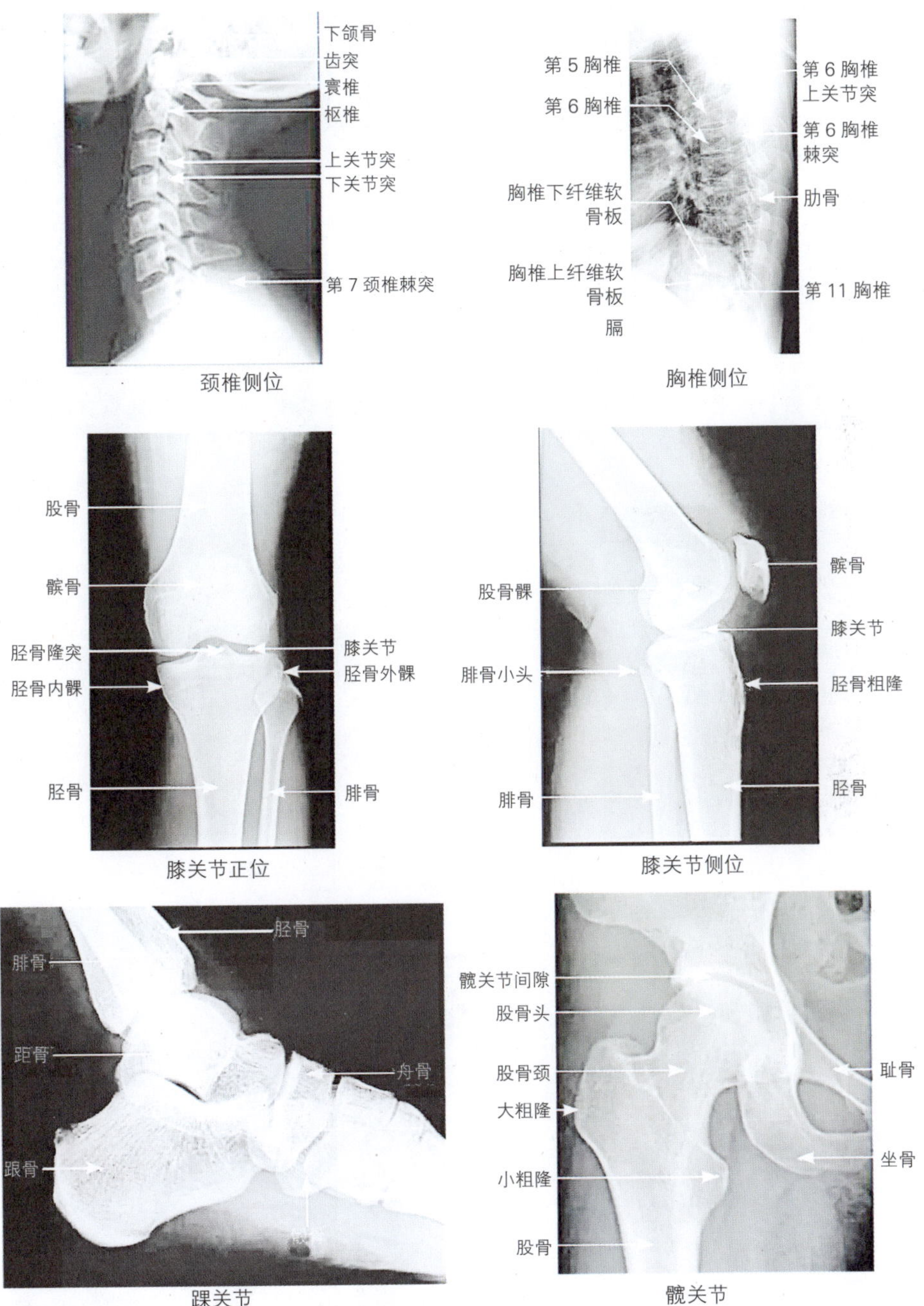

颈椎侧位

胸椎侧位

膝关节正位

膝关节侧位

踝关节

髋关节

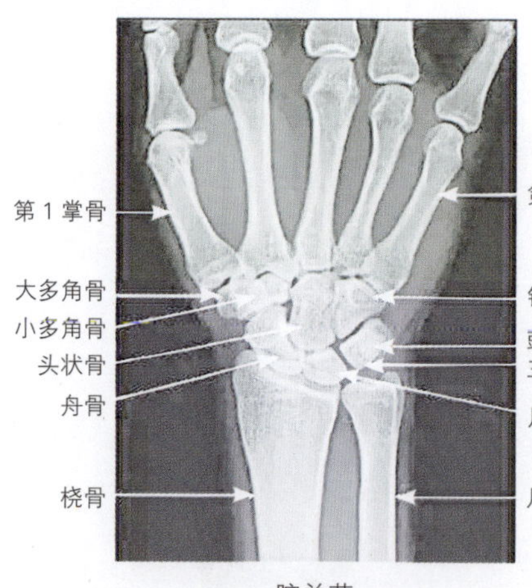

腕关节

肱骨
桡骨小头
桡骨
肱骨小头
肘关节
尺骨
尺骨鹰嘴

肘关节

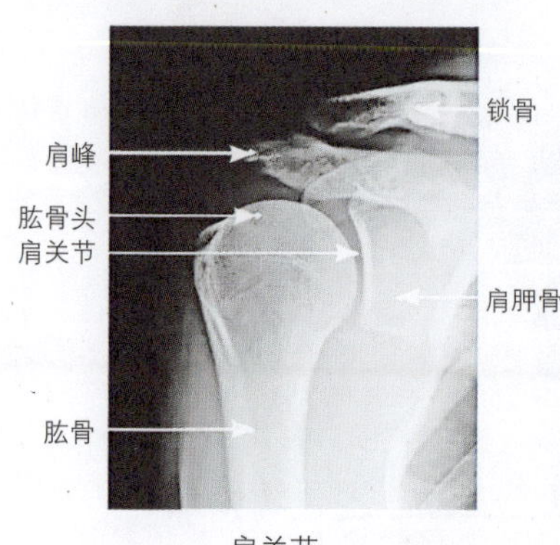

肩关节

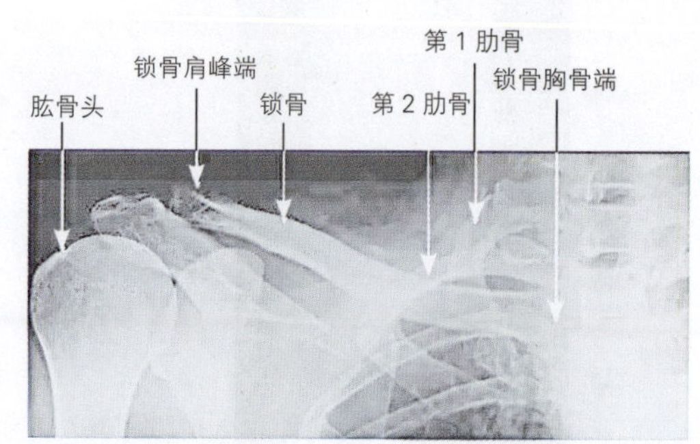

锁骨

图 5-92 脊柱与四肢正常 X 线片

2. X 线造影正常图像：包括口服钡餐造影、静脉尿路及胆管造影、支气管碘油造影等（图 5-93）。

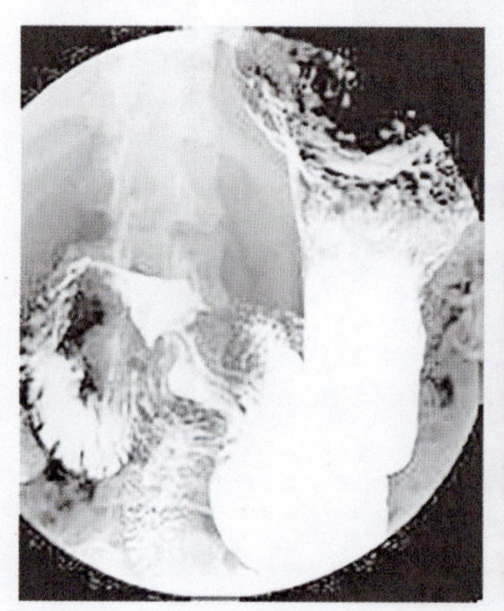

钡餐双重造影

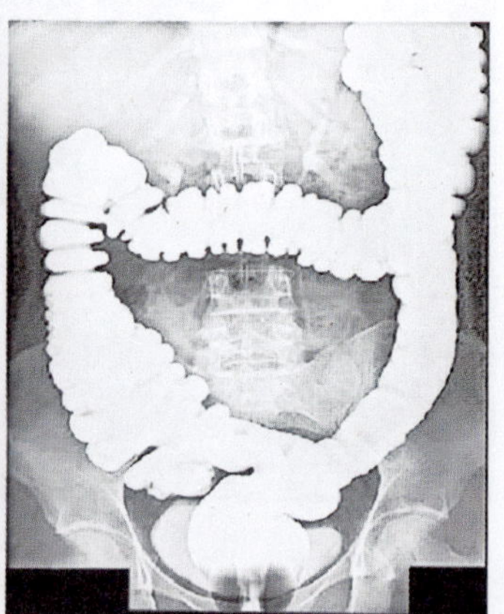

钡灌肠造影

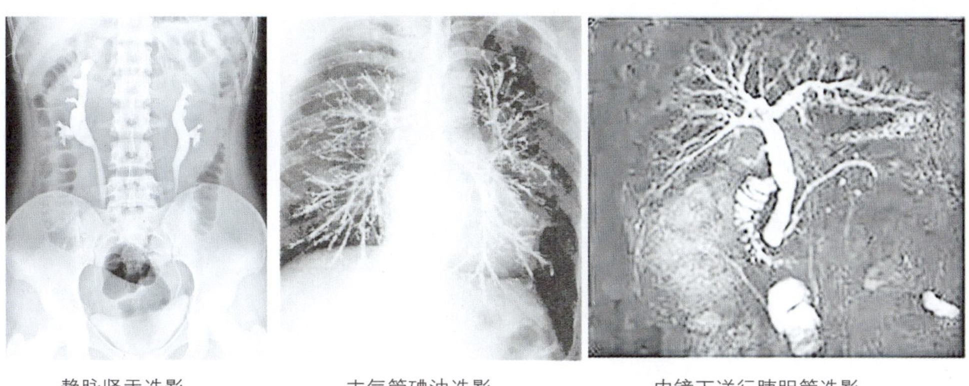

静脉肾盂造影　　支气管碘油造影　　内镜下逆行胰胆管造影

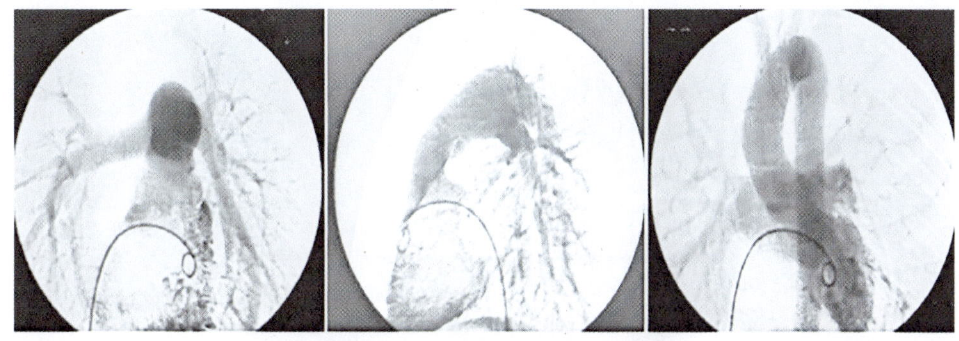

心脏及大血管造影

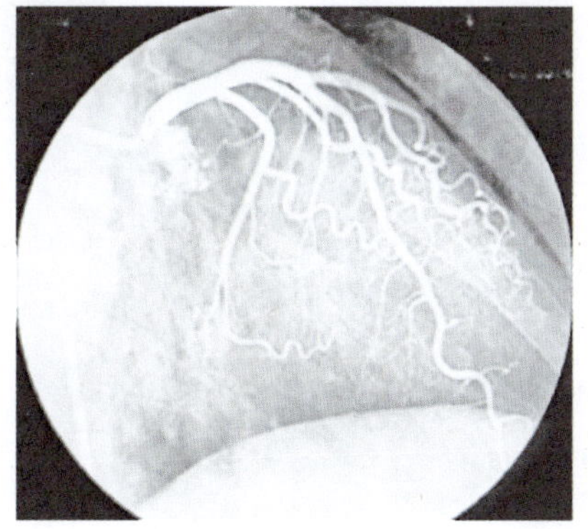

冠状动脉造影

图 5-93　正常 X 线造影片

3. 数字减影血管造影（DSA）正常图像：请参阅本书“数字减影血管造影”一节。

（二）分析异常

着重分析病变的部位、边缘及形态、数目及大小、密度和结构、周围情况、功能变化及发展变化，以下分别展示胸部异常X线图像、心血管异常X线图像、腹部异常X线图像、骨科异常X线图像、X线造影病理图像。

1. 胸部异常X线图像：包括肿瘤、炎症、积液、积气和钙化等病变图像（图5-94）。

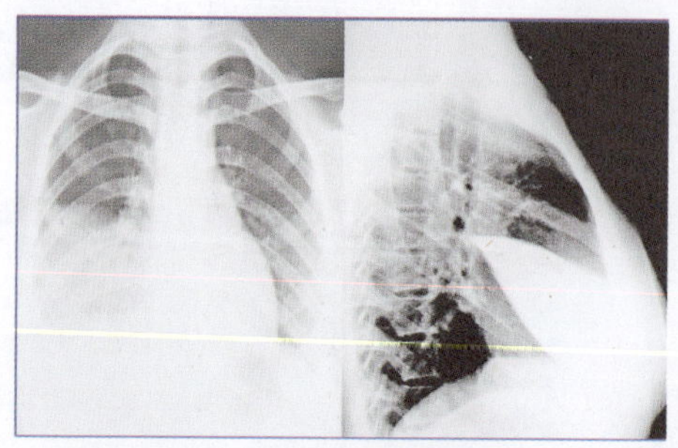

右中叶大叶性肺炎（正、侧位）

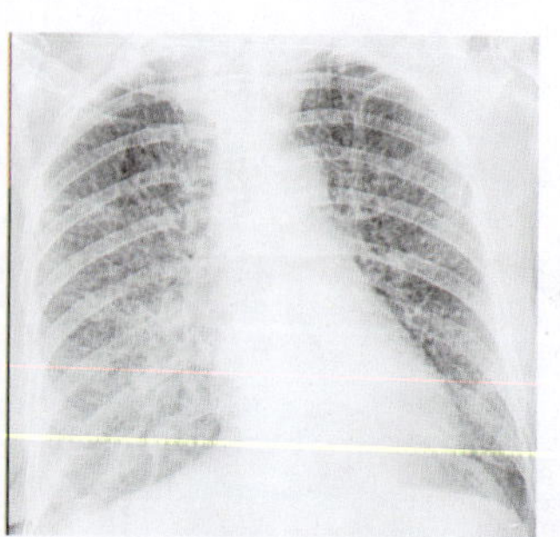

间质性肺炎 （右）

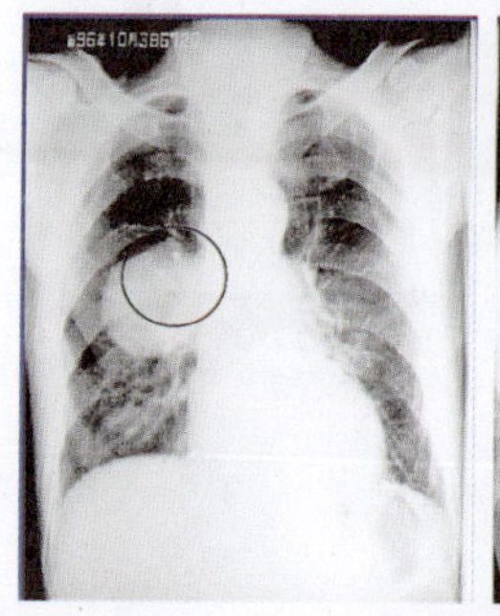

右肺肿块（肺癌）

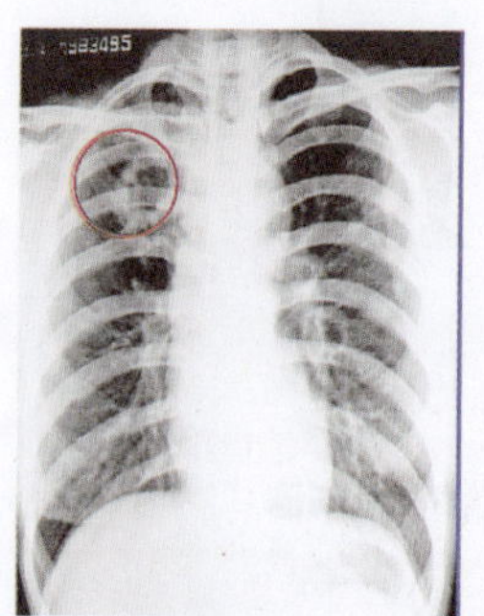

右上肺结核空洞

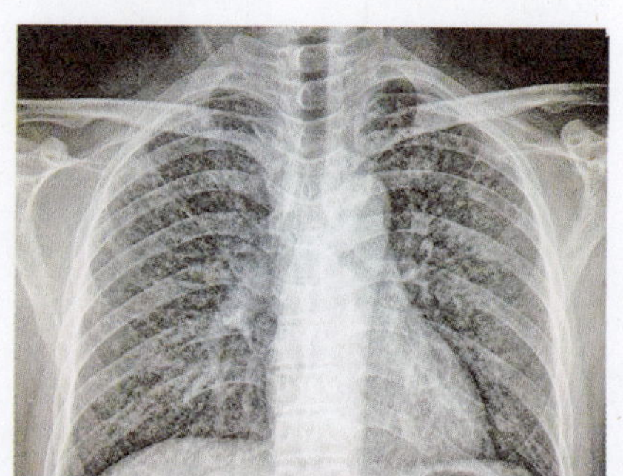

血行播散型肺结核

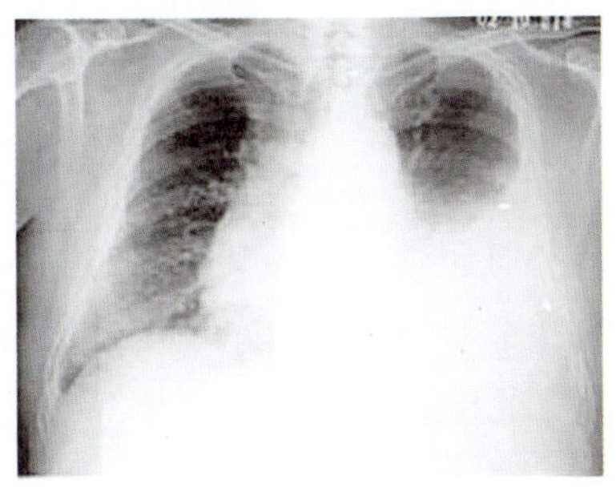

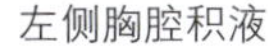

左侧胸腔积液

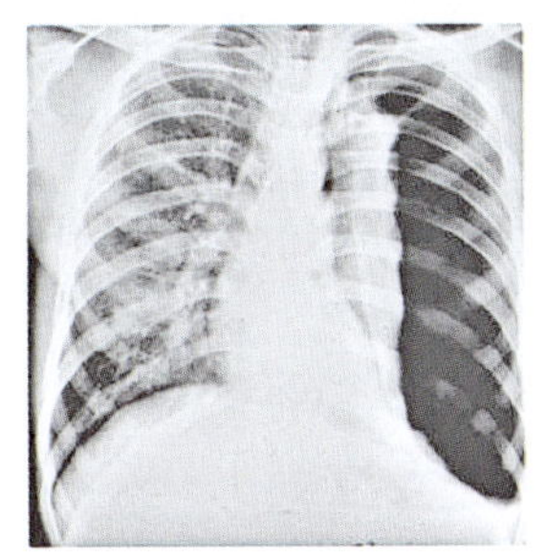

左侧气胸

图 5-94　常见胸部异常 X 线图像

2．心血管异常 X 线图像：包括心房扩大、心室肥大、主动脉病变等 X 线图像（图 5-95）。

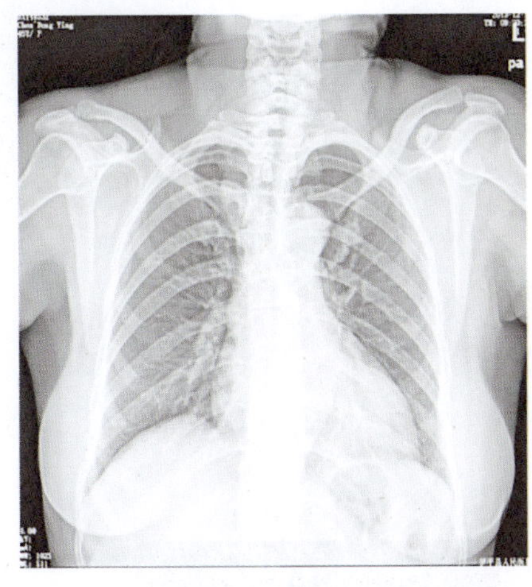

二尖瓣型心（风湿性心脏病、肺源性心脏病）

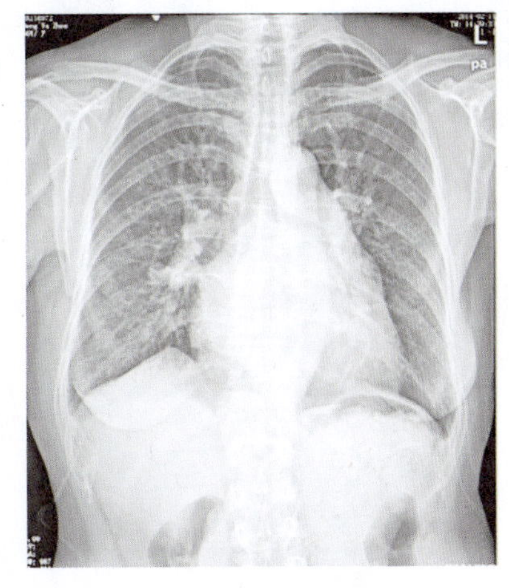

主动脉型心（高血压心脏病）

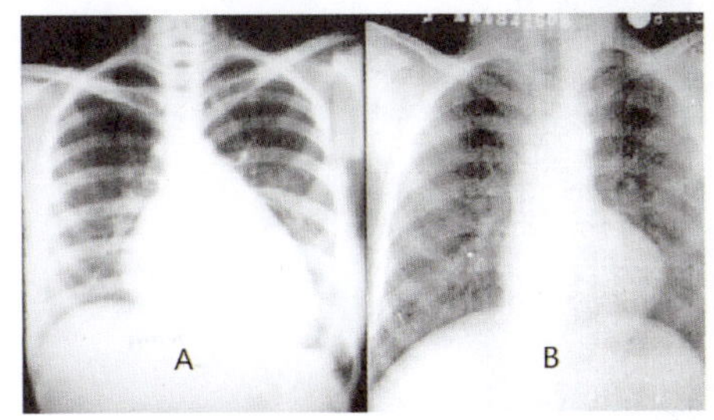

普大心型

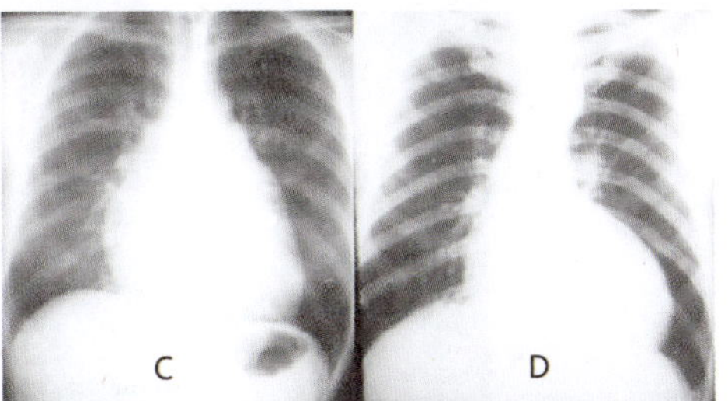

靴型心

图 5-95　心血管病理 X 线图像

（1）二尖瓣型心：代表右心室大，无肺动脉狭窄的一类心脏病，如风湿性心脏病、房间隔缺损等。

（2）主动脉型心：代表左心室大的一类心脏病，如高血压心脏病。

（3）普大型心：代表多个房室大的一类心脏病或心包病，如心肌病或心包炎。

（4）靴型心：代表右心室大，有肺动脉狭窄的一类心脏病，如法洛四联症等。

3．腹部异常 X 线图像：常见的有肠梗阻和消化道穿孔的腹部 X 线图像（图 5–96）。

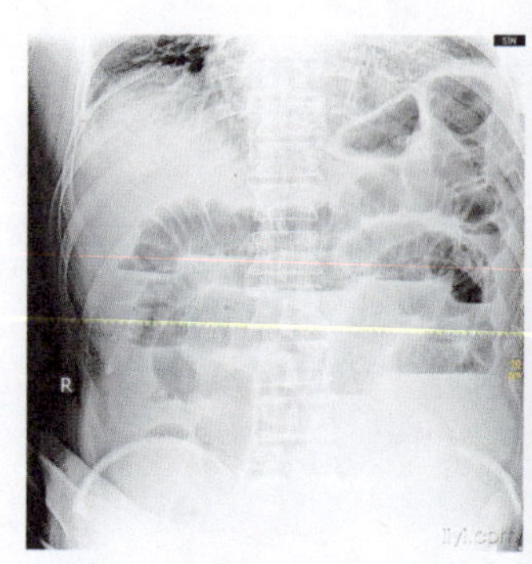

肠梗阻（腹腔内可见多个液平面）

消化道穿孔（膈下可见游离气体）

图 5–96　腹部病理 X 线图像

4．骨科异常 X 线图像：常见的有骨折、脱臼、肿瘤、关节损伤、关节腔积液等病理 X 线图像（图 5–97）。

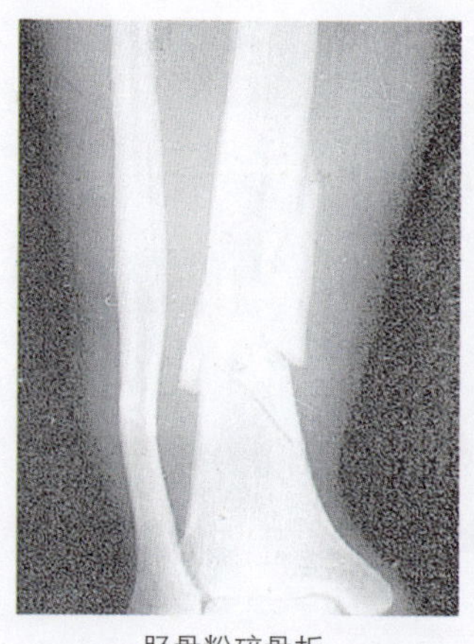

胫骨粉碎骨折

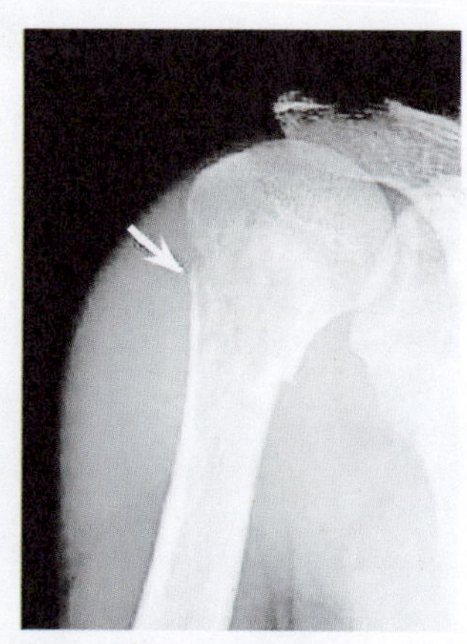

肱骨干骺端病理骨折

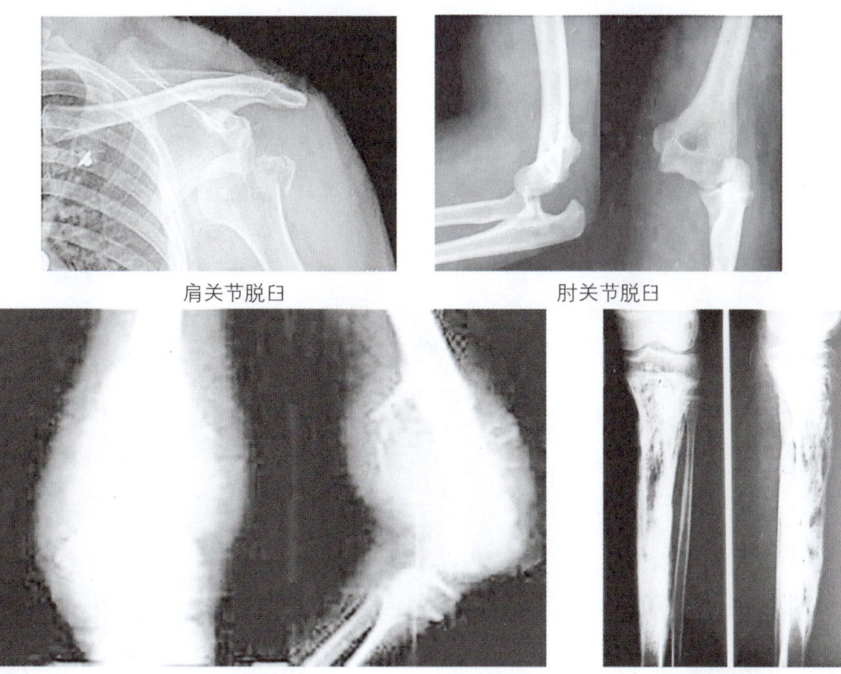

图 5-97　骨科病理 X 线平片

5．X 线造影病理图像：包括消化道、支气管、泌尿系统、肝胆系统及心血管系统疾病的 X 线图像（图 5-98）。

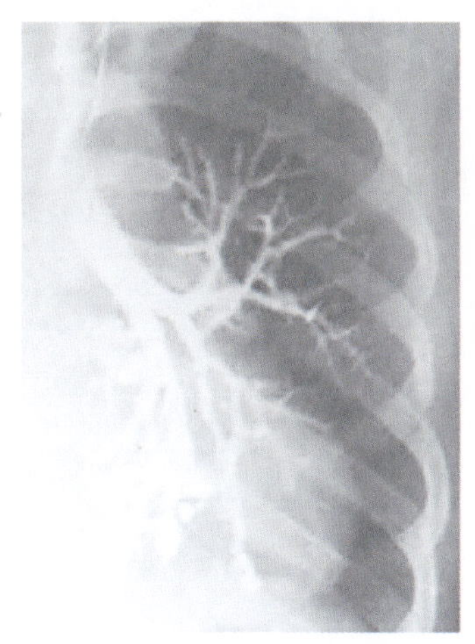

支气管扩张碘油造影

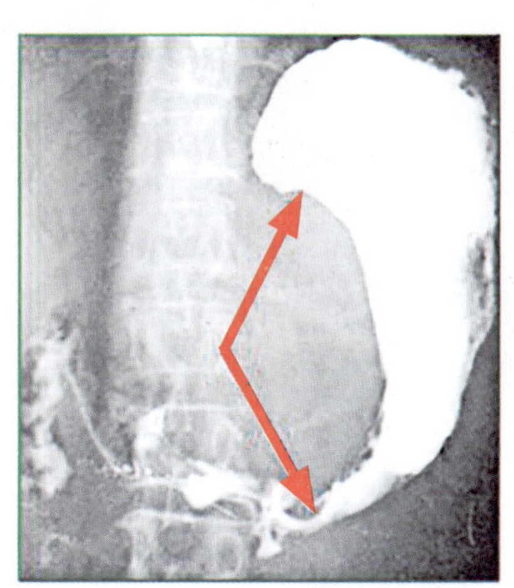

胃癌钡餐造影（充膜缺损）

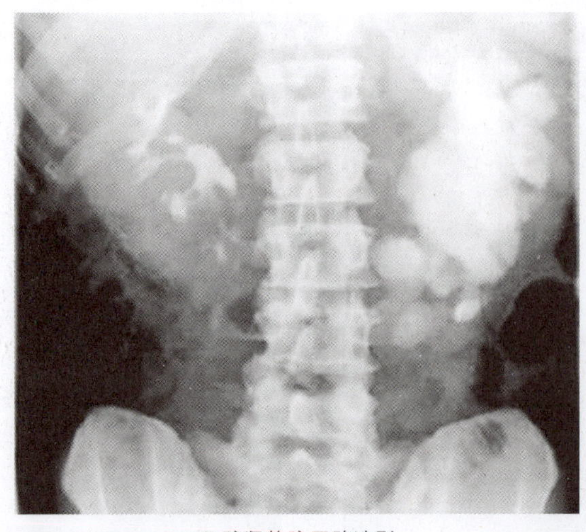

马蹄肾静脉尿路造影

腹主动脉瘤血管造影

图 5-98　X 线造影病理图像

6. 数字减影血管造影病理图像：请参阅本书“数字减影血管造影”一节。

（三）结合临床

结合病人性别、年龄、患病时间、临床表现及其他实验室检查结果，对 X 线图像进行全面综合分析，方可做出正确处理诊断（图 5-99）。

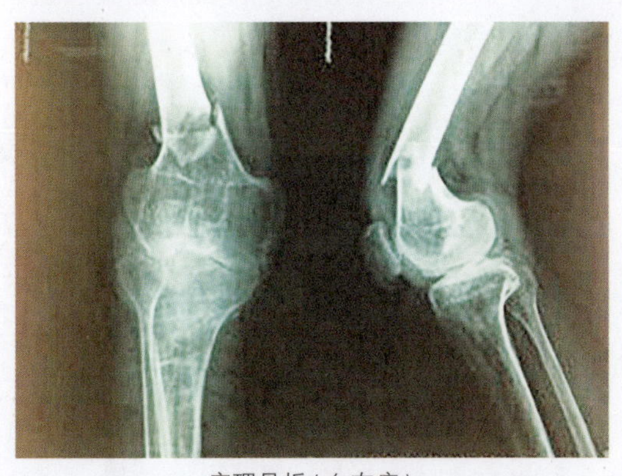

病理骨折（血友病）

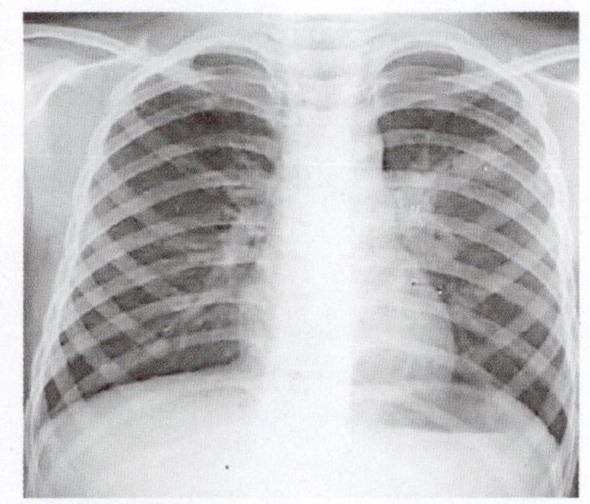

肺结核原发综合征（6 岁，肺门增大）

图 5-99　结合年龄分析 X 线图像

（四）综合分析

结合多种影像检查结果进行综合分析，以求正确结论（图 5-100）。

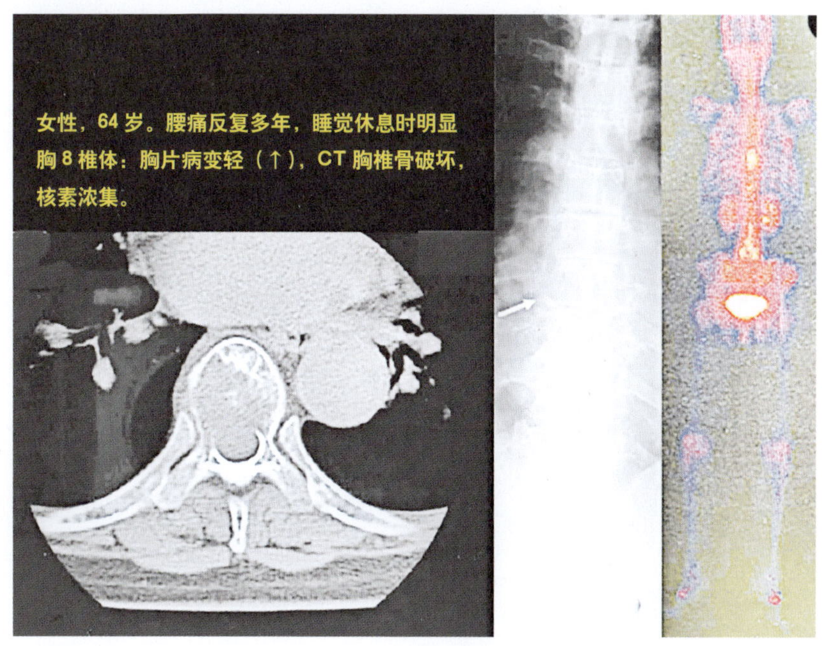

图 5-100　转移性骨肿瘤综合影像分析

(五) X 线阅片注意事项

1. 全面系统观察：如观察骨骼，应按骨髓腔、骨皮质、骨膜、软组织顺序观察。

2. 对比观察：如观察胸部应从左到右、从上到下、两侧对比依序观察（图 5-101、图 5-102）。

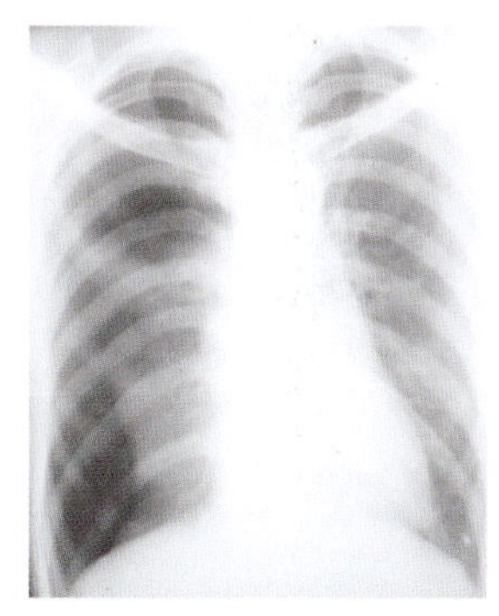

图 5-101　右侧气胸
（左右对比观察）

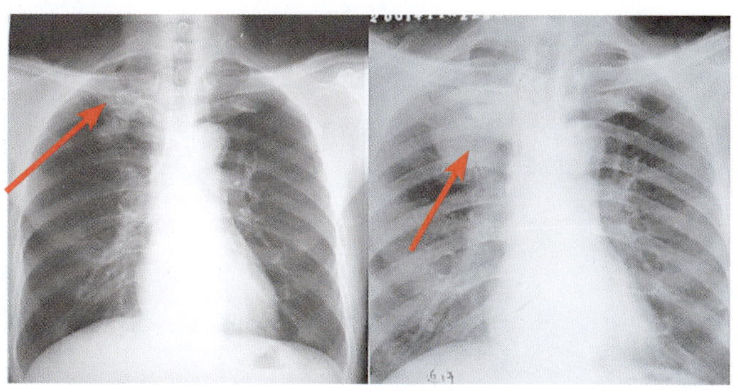

图 5-102　周围性肺癌
（时间对比观察，两图相隔 11 个月）

X 线阅片报告书写

X 线检查报告不仅是临床疾病诊断的重要依据，而且具有一定的法律意义，应认真地书写。

1. 查对：查对姓名、性别、年龄、部位、左右、X 线号。

2. 报告内容：

（1）检查部位、投照体位、造影方法。

（2）图像所见：包括病灶情况、周围情况、前后变化，以及所见其他器官情况。

（3）诊断：病变部位 + 病名 + 并发症，如“中心性肺癌合并纵隔淋巴结转移”。

（4）医师签字。

X 线成像的临床应用现状

X 线成像检查当前主要应用于以下几方面。

1. 平片：大部分骨科疾病应首选 X 线平片检查，必要时补充 CT、磁共振等检查；肺和纵隔疾病宜先做 X 线平片检查，必要时辅以其他影像学检查；X 线成像在脑、腹腔脏器方面的应用有限，主要依靠其他影像学检查；体检的胸部疾病筛查一般应用 X 线平片或透视检查。

2. 造影检查：X 线消化道造影检查和泌尿系统造影检查仍多应用 X 线检查技术。

3. 数字减影血管造影：此法与 CT 血管造影在临床均有使用，特别是在介入医学中发挥着不可替代的重要作用。

§5.5 X 线检查的安全性

X 线对人体有一定潜在安全风险，使用过程中应同时注意病人和现场人员的安全。

放射损伤与照射剂量限值

X 线照射人体将产生一定的生物效应。若接触的 X 线量超过容许辐射量，就可能产生放射反应，甚至放射损害。但是，如 X 线量在容许范围内，则少有影响，不需对 X 线检查产生疑虑或恐惧，而应重视合理使用 X 线检查和采取严格的辐射防护措施，以保护病人和工作人员的健康。

X 线辐射防护措施

X 线照射具有电离效应，超剂量照射可引发放射性损伤，故应注意选择适应证避免不必要的照射，孕妇、小儿当属禁忌。X 线防护应遵循屏蔽防护、距离防护和时间防护三原则。此外，还需严格执行我国现行的辐射剂量限值标准。

（一）屏蔽防护

屏蔽防护可使用原子序数较高的物质（如铅或含铅物质）作为屏障，吸收掉不必要的 X 线。例如，通常采用 X 线管壳、遮光筒和光圈、滤过板、荧屏后的铅玻璃、铅屏、铅服、铅橡皮手套以及铅墙壁等进行防护。（图 5-103）

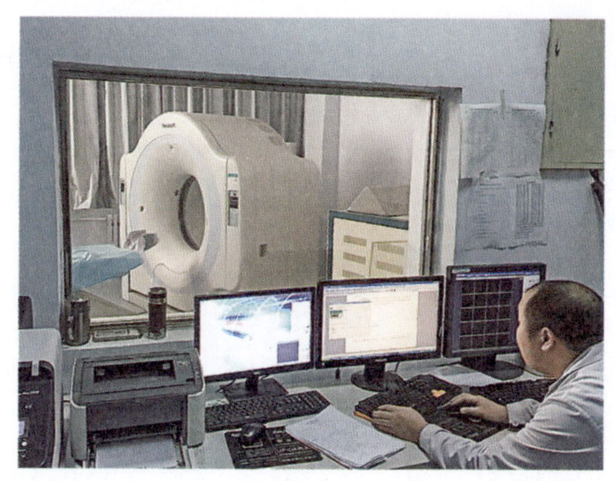

隔离墙与铅玻璃屏蔽

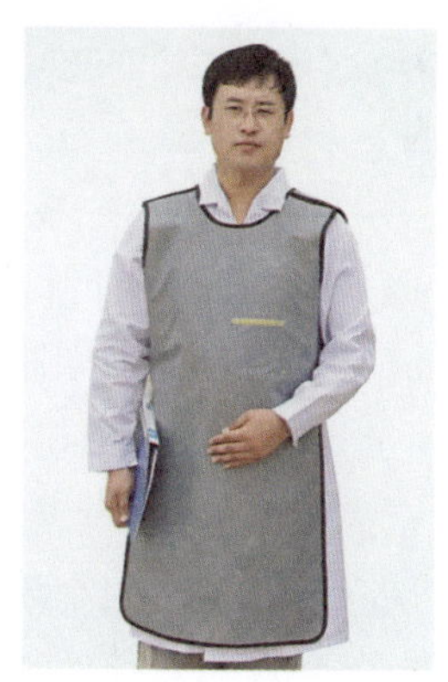

铅服个体防护

图 5-103　X 线屏蔽防护

（二）距离防护

X 线辐射量与距离的平方成反比，也就是说人体距离放射源越近辐射影响越大，反之影响减小。因此，医护人员、待检病人和其他人员均应尽量远离放射源。

（三）时间防护

人体接触放射源的时间越短，辐射影响越小。

（四）X 线辐射剂量限值

不同人群和人体不同组织器官对 X 线的耐受限值各不相同，应予特别重视。放射工作人员、受检者以及公众的辐射剂量限值（剂量单位为 mSv），应严格遵照国家相关条例执行。（表 5-7）

表 5-7　我国现行辐射剂量限值

应用		剂量限值	
		职业照射	公众照射
有效剂量		连续 5 年平均，20 mSv/a（100 mSv） 任何一年中，50 mSv/a 孕妇：声明后余下时间内对其腹部不超过 2 mSv（胎儿 1 mSv） 学徒（< 18 岁）：6 mSv/a	1 mSv/a 特殊情况，5 mSv/a
当量剂量	眼晶体	150 mSv/a（< 18 岁 50 mSv/a）	15 mSv/a
	皮肤	500 mSv/a（< 18 岁 150 mSv/a）	50 mSv/a （1 cm^2 皮肤上的平均值）
	四肢	500 mSv/a	

1. 放射工作人员的当量剂量限值是眼晶状体 150 mSv/a(15 rem/a)，其他组织 500 mSv/a(50 rem/a)；为限制随机性效应的发生概率，而达到可接受水平，放射工作人员（全身照射）的当量剂量限值是 20 mSv/a(2 rem/a)。

2. 未满 16 岁者不得参与放射工作。

3. 从事放射工作的育龄妇女，应严格按均匀的月剂量率加以控制。

4. 对于公众个人所受的辐射照射的年当量剂量，全身不得超过 1 mSv(0.1 rem)，单个组织或器官不得超过 50 mSv(5 rem)。

各类人员防护要点

（一）受检者的防护

应选择恰当的 X 线检查方法，每次检查的照射部位不宜过多，除诊治需要外不宜在短期内做多次重复检查。在投照时，应当注意照射范围及照射条件，对照射野相邻的性腺应用铅橡皮加以遮盖。

（二）工作人员的防护

应遵照国家有关 X 线防护卫生标准的规定制定必要的防护措施，正确进行 X 线检查的操作，认真执行保健条例，定期监测放射线工作者所接受的剂量。在行介入放射技术操作时，应避免在数字减影血管造影和超声、CT 等设备下不必要的暴露。

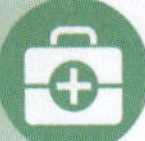

§6

X 线计算机体层成像（CT）

X 线计算机体层成像（computed tomography，CT）于 1972 年问世，与普通 X 线成像不同，CT 是用 X 线束对人体层面进行扫描，取得人体不同层面的 X 线信息，经计算机处理而获得重建图像。CT 所显示的断层解剖图像，其密度分辨力明显优于 X 线图像，从而显著扩大了人体的检查范围，提高了病变检出率和诊断的准确率，大大促进了医学影像学的发展。

X 线计算机体层成像的基本原理

CT 是用 X 线束对人体某部位一定厚度的层面（如 1 mm、10 mm 等）进行扫描，由探测器接收透过该层面的 X 线并转变为可见光，再由光电转换变为电信号，然后经模拟 / 数字转换器（A/D）转为数字信息；所获数字信息输入计算机处理系统，即可获得扫描层面的数字信息并形成图像。

（一）CT 相关概念

1．像素：像素是一个二维概念，像素越小越能分辨图像的细节，即图像分辨率越高（图 6–1）。

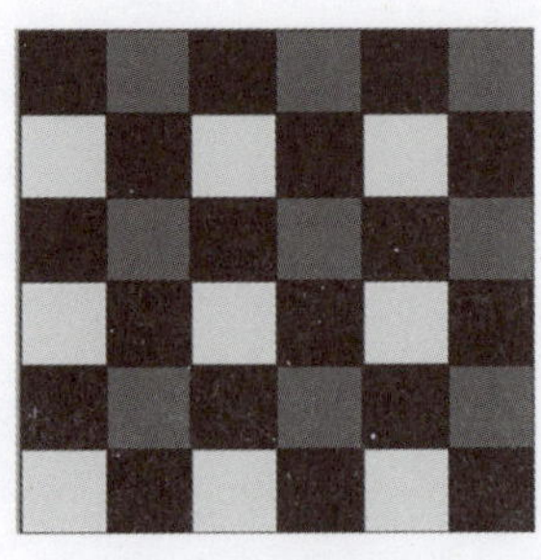

图 6–1　像素示意图

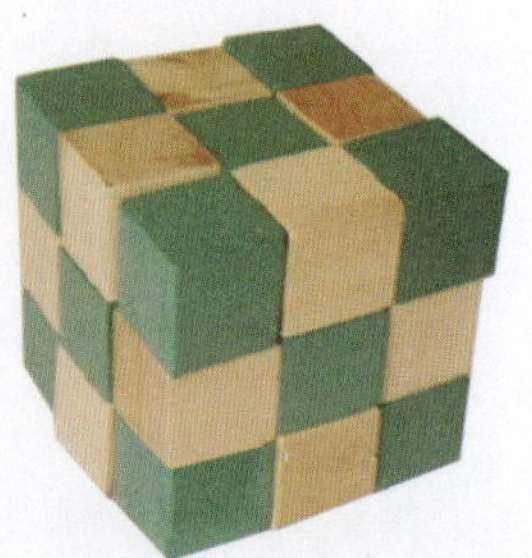

图 6–2　体素示意图

2．体素：CT 图像的形成有如将选定层面分成若干个体积相同的长方体，称为体素，体素是一个三维概念（图 6–2）。

3．矩阵：扫描所得信息经计算机处理可获得每个体素的 X 线衰减系数或吸收系数，再将经吸收系数处理后所获体素值排列成数字矩阵，数字矩阵可存储于磁盘或光盘中。经数字 / 模拟转换器（D/A）把数字矩阵中的每个数字转为由黑到白不等灰度的小方块，即像素。许多按矩阵排列的像素即构成 CT 图像，所以 CT 图像是重建图像。（图 6–3）

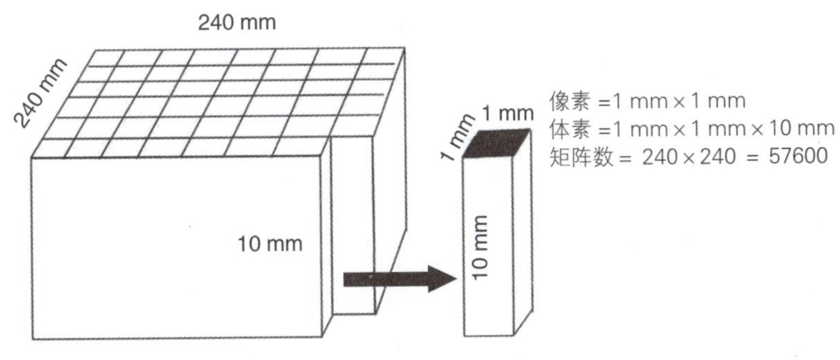

图 6–3　像素、体素与矩阵示意图

（二）CT 过程

CT 过程包括获取扫描层面的数字化信息、采集扫描层面各个体素的 X 线吸收率和计算机重建 CT 图像 3 个连续过程（图 6–4）。

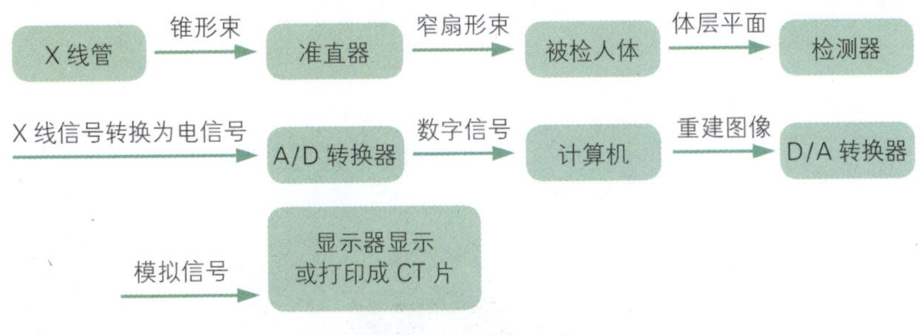

图 6–4　CT 过程示意图

1．获取扫描层面的数字化信息：经过准值器高度准值后的 X 线束绕人体某一部位 360° 扫描，透过该层的 X 线由灵敏的检测，获取该层面全部像素信息，经过光电转换器转换成电流信号，再经过 A/D（模 / 数）转换器转换为数字信息（图 6–5）。

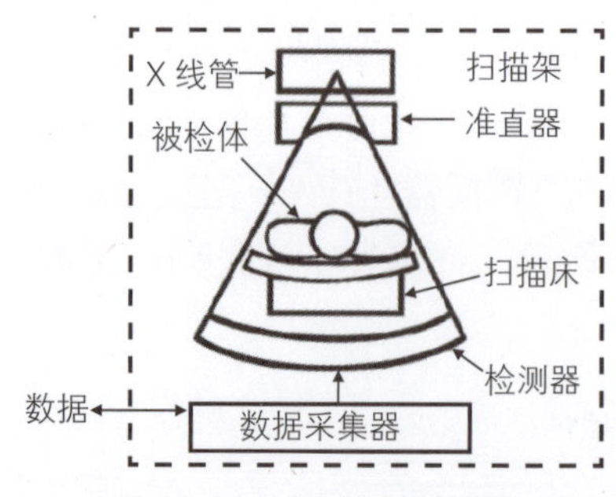

图 6-5　CT 扫描装置示意图

2．采集扫描层面各个体素的 X 线吸收率：将扫描层面分为若干体积相同的立方体或长方体，称为体素；输入计算机前的数字信息为各个扫描方向上这些体素 X 线吸收系数的叠加量；经计算机处理，运用不同算法将其分开，即可获取该扫描层面各个体素的 X 线吸收系数，并依原有的位置排列为数字矩阵（图 6-6）。

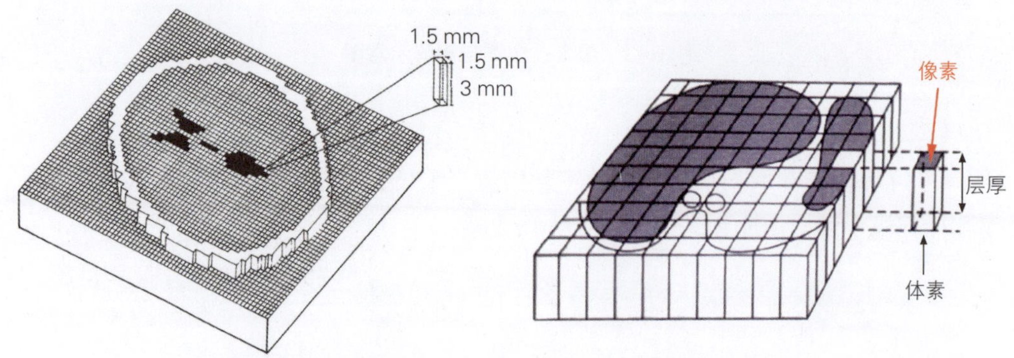

图 6-6　获取各体素 X 线吸收系数并排列成数字矩阵

3．计算机重建 CT 图像：将层面扫描获取的像素与体素的相关信息，经计算机处理按原有矩阵顺序排列成数字矩阵，经由 D/A（数 / 模）转换器将每个数字转换为黑白灰度不等的小方块（像素），再按原有矩阵顺序排列成不同灰度的像素矩阵，即可重建为 CT 灰阶图像，并能通过电视屏显示（图 6-7）。

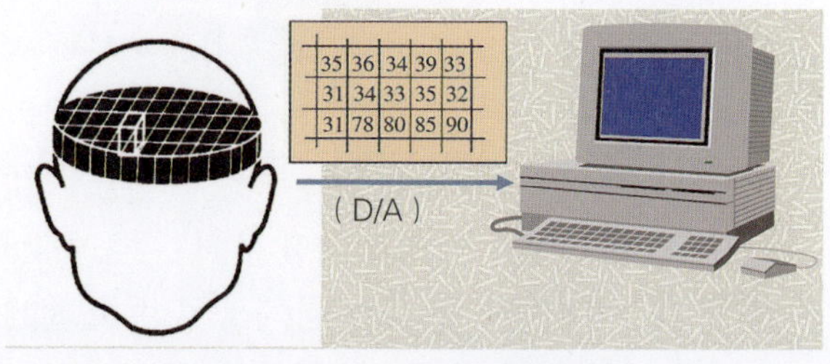

图 6-7　CT 灰阶图像的重建

CT 检查设备

CT 设备发展很快，性能不断提高，逐步由普通 CT 发展到螺旋 CT（SCT），又发展为多层螺旋 CT（MSCT），近年来电子束 CT 研制成功并用于临床，2018 年世界首台彩色 CT 又亮相于上海中国国际进口博览会（图 6–8）。

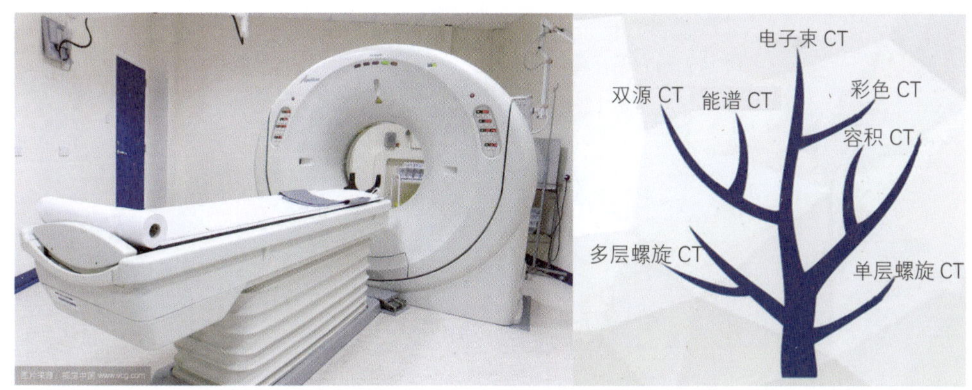

图 6–8　CT 设备的发展与更新

（一）普通 CT

1. 设备构成：普通 CT 设备由扫描部分、计算机系统、图像显示与存储系统 3 部分组成。

（1）扫描部分：由 X 线管、探测器和扫描架组成，用于对检查部位进行扫描（图 6–9）。

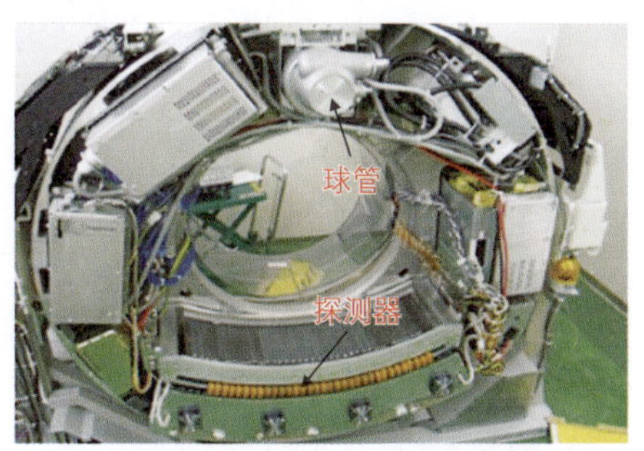

图 6–9　普通 CT 扫描装置

（2）计算机系统：将扫描收集到的信息数据进行存储运算。

（3）图像显示与存储系统：将计算机处理、重建的图像显示在显示器（影屏）

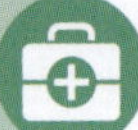

上，并用照相机将图像摄于照片上，数据也可存储于磁盘或光盘中。

2. 扫描方式：普通 CT 是分层进行的层面扫描，每次只能扫描一个层面，扫描速度较慢，分为旋转式和固定式两种扫描方法（图 6–10）。

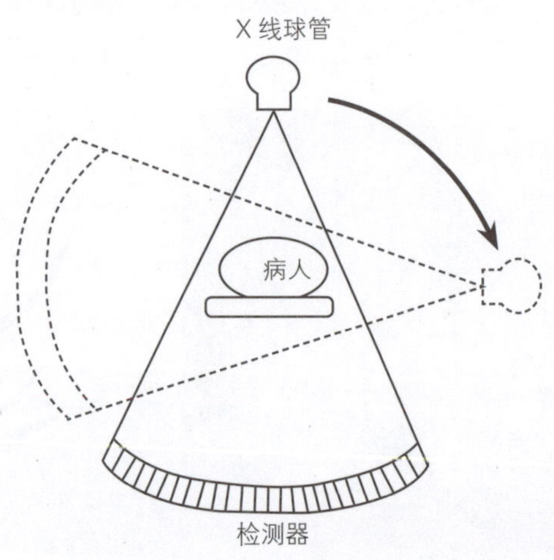

图 6–10　普通 CT 示意图（旋转式扫描）

（二）螺旋 CT

1. 设备特点：螺旋 CT 是在旋转式扫描基础上，通过环技术与扫描床连续平直移动而实现的。在扫描期间，床沿纵轴连续平直移动，球管旋转和连续动床同步进行，使 X 线扫描的轨迹呈螺旋状，故得名螺旋扫描。（图 6–11）

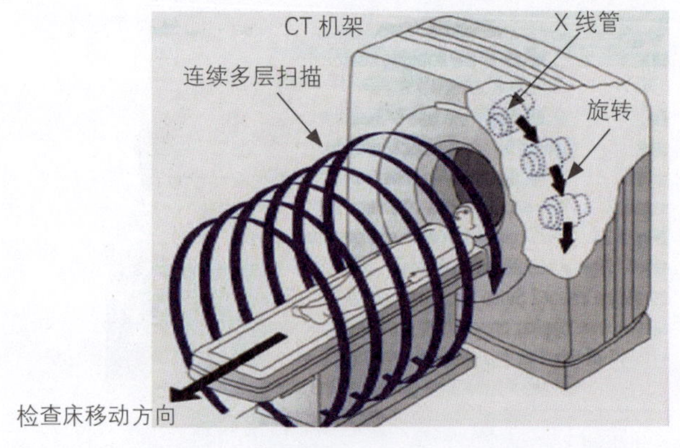

图 6–11　螺旋 CT 工作原理示意图

2. 扫描方式：螺旋 CT 扫描是连续的，一个层面接一个层面进行螺旋扫描，可在短时间内对身体的较长范围进行不间断的数据采集，大大提高了 CT 的成像功能。

螺旋 CT 在图像显示方式上也带来变化，连续层面数据，经计算机后处理可获得高分辨率的三维立体图像，实行组织容积和切割显示技术、仿真内镜技术、CT 血管造影率等。

（三）多层螺旋 CT（MSCT）

多层螺旋 CT 又称多排螺旋 CT（MSCT）。MSCT 在结构上的最大变化是有多排检测器和多个数据采集系统。MSCT 在一次扫描旋转过程中能同时获得多达 2～64 个层面投影数据的成像系统。它是 CT 发展的又一次革命性创新，其扫描速度由普通 CT 的几秒提高到亚秒，成像速度及图像质量也明显提高，临床应用范围不断扩大，大大促进了影像医学的发展。（图 6–12）

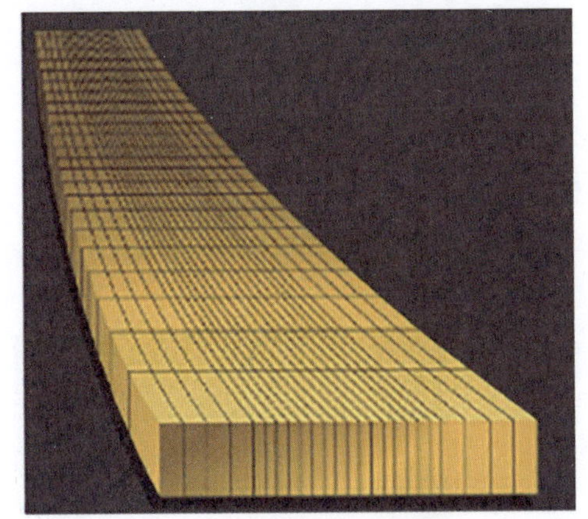

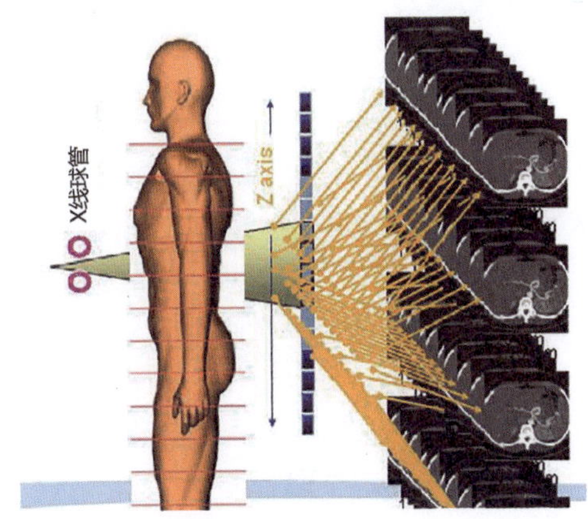

图 6–12　螺旋 CT 多排探测器及其工作原理示意图

多层螺旋 CT 的优势包括：

1. 空间分辨率和时间分辨率提高，一次扫描可获得多层图像。
2. 扫描速度大大提高，全身扫描在 30 秒内可完成。
3. 三维成像、模拟内镜效果更佳，增强扫描的效果明显提高。
4. X 线的利用率提高，并可进行 CT 透视。

（四）电子束 CT（EBCT）

电子束 CT（EBCT）又称超速 CT（UFCT），它是利用电子枪发射电子束轰击

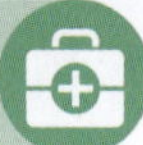

四个环靶所产生的X线进行扫描，属于多层扫描，其扫描速度快，最快扫描速度为50 ms/层，可行CT电影观察。从总体上评价，它优于螺旋CT扫描，主要是单位时间内扫描范围比螺旋CT大，移动产生的伪影比螺旋扫描少，心血管造影电影成像方面比螺旋扫描更佳，可以显示心脏大血管的内部结构，对诊断先天性心脏病和获得性心脏病有重要价值。但这种耗资巨大的设备在国内尚少使用。（图6-13）

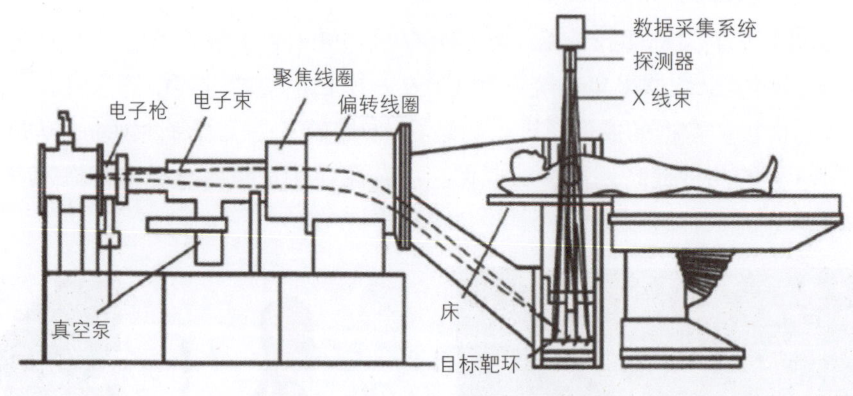

图6-13 电子束CT示意图

（五）彩色CT

2018年10月彩色CT在中国上海国际进口博览会上首次亮相，受到广泛关注。有关彩色CT的性能、特点等资料尚缺乏。（图6-14）

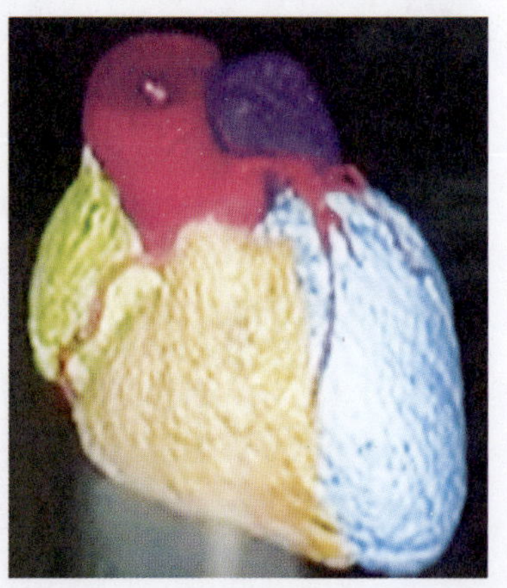

图6-14 心血管彩色CT重建图像

CT检查技术

CT检查技术发展迅速，设备不断更新换代，成像方法日趋复杂完美，图像后处理能力大为增强。目前的检查技术包括平扫与增强扫描，常规扫描与螺旋扫描，单期扫描与多期扫描，动态扫描，延迟扫描，放大扫描（靶扫描），椎管造影扫描，高分辨率扫描（HRCT），以及图像后处理技术等，简要介绍如下。

（一）平扫与增强扫描

不用注射造影剂（对比剂）的普通扫描称为平扫；反之，注射造影剂后进行扫描，称为增强扫描（图 6–15）。

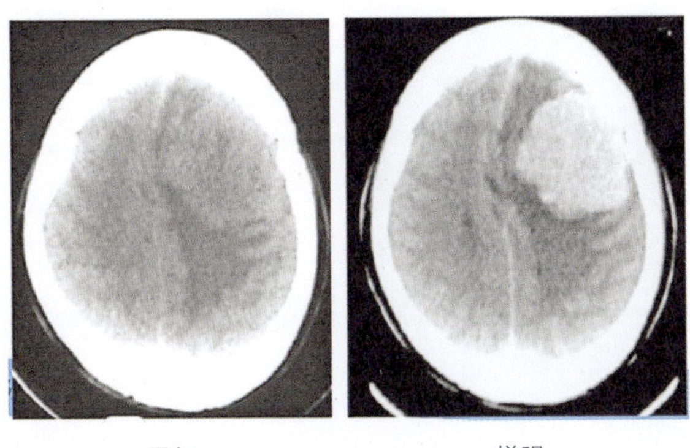

图 6–15　平扫与增强扫描对比图

（二）常规扫描与螺旋扫描

1. 常规扫描：是一种步进式扫描，即球管扫描 360° 后停止曝光，进床，再扫描下一层。因呼吸运动度不一致有漏检病变之虑。

2. 螺旋扫描：是指检查床（人体）匀速移动，同时 CT 球管持续曝光，因扫描轨迹呈螺旋状而得名，实质上是一种容积式或体积式数据采集，故不会遗漏病变，并且可以做多种形式的二维或三维图像重建。

3. 常规 CT 和螺旋 CT 的比较：见表 6–1。

表 6–1　常规 CT 和螺旋 CT 比较

项　目	螺旋 CT	常规 CT
球管运动形式	绕病人长轴连续旋转	旋转—回位—旋转
走床方式	匀速直线运动	间停式运动
扫描速度	快，0.5～1 秒	慢，3～5 秒
扫描形式	容积式扫描	单层扫描
数据形式	连续，便于进行数据后处理	不连续，不便于后处理
检出敏感性	不会因呼吸运动漏检	容易出现漏检

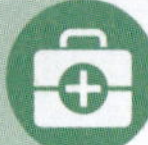

（三）放大扫描

放大扫描是扫描野缩小、矩阵不变的一种扫描方式。放大扫描可以提高较小器官病变的空间分辨率，如扫描椎间盘、中耳内耳等。（图 6–16）

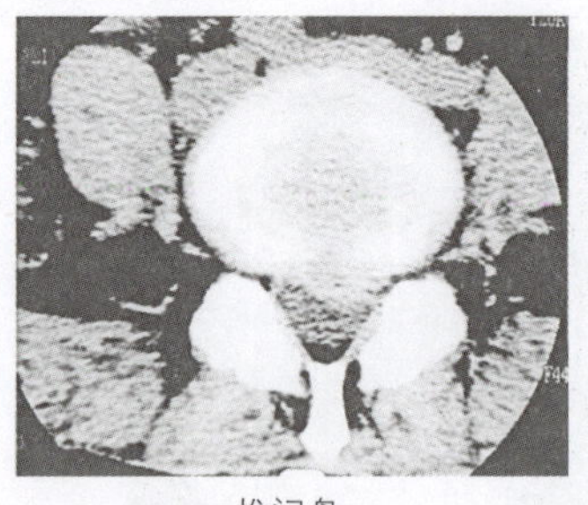

椎间盘　　内耳

图 6–16　CT 放大扫描

（四）高分辨率扫描

高分辨率 CT（high resolution CT，HRCT）是指获得良好空间分辨率图像的扫描技术，要求短的扫描时间，小于 1.5 mm 的层厚，并加大曝光剂量（图 6–17）。

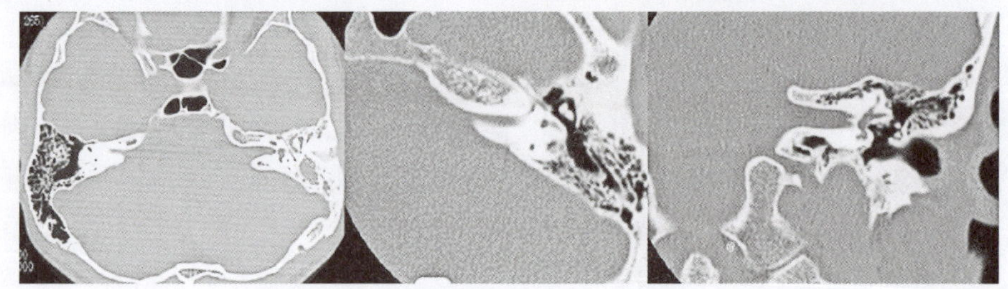

图 6–17　中耳乳突 HRCT

（五）图像后处理技术

螺旋 CT 的扫描时间与成像时间短，扫描范围长，层厚较薄，并可获得连续横断层面数据，经过计算机后处理，不仅可重组冠状、矢状乃至任意方位的断层图像，还可建立三维图像、透明图像、仿真内镜图像等。CT 后处理技术主要包括再现技术、多平面重建技术、最小密度投影技术、X 线模拟投影技术、CTA 技术、组织容积与切割显示技术、仿真内镜显示技术等。

1. 再现技术：再现技术有 3 种，即表面再现技术、最大强度投影技术和容积再现技术。再现技术可获得 CT 的三维立体图像，通过旋转可在不同方位上观察，多用于骨骼的显示和 CT 血管造影等。（图 6–18～图 6–20）

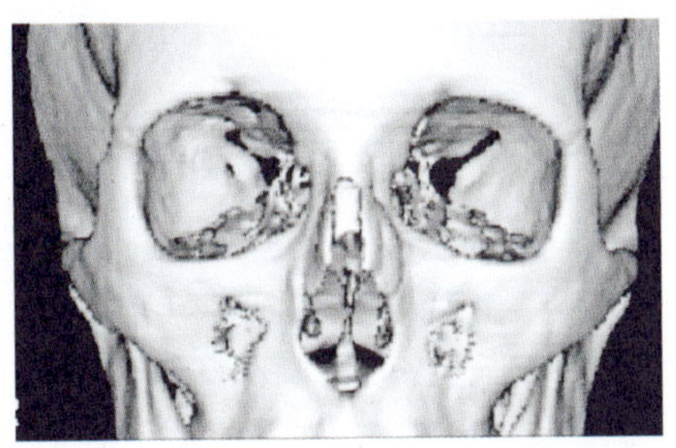

图 6-18　CT 表面三维再现图

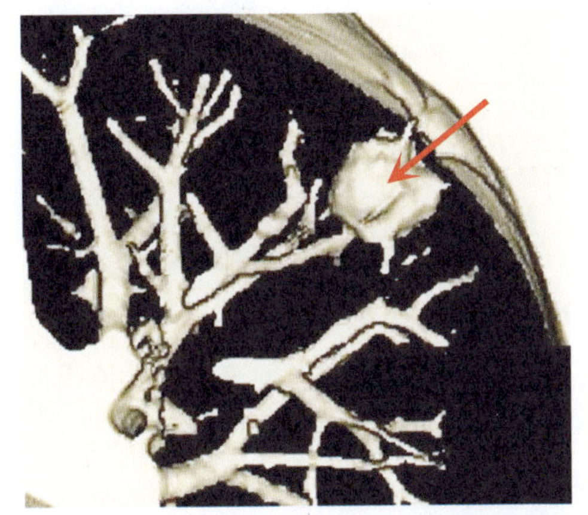

图 6-19　CT 支气管肺癌三维再现图

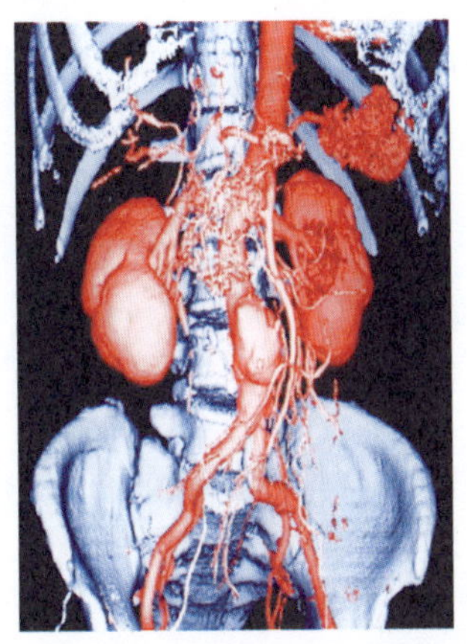

图 6-20　多层螺旋 CT 三维重建图像

2. 多平面重建技术（MPR）：是从原始的横轴位图像经后处理获得人体组织器官任意的管状、矢状、横轴和斜面的二维图像处理方法，可显示全身各个系统器官的形态学改变，以及全身各个系统病灶位置、毗邻关系、侵及范围、与大血管关系等（图 6-21）。

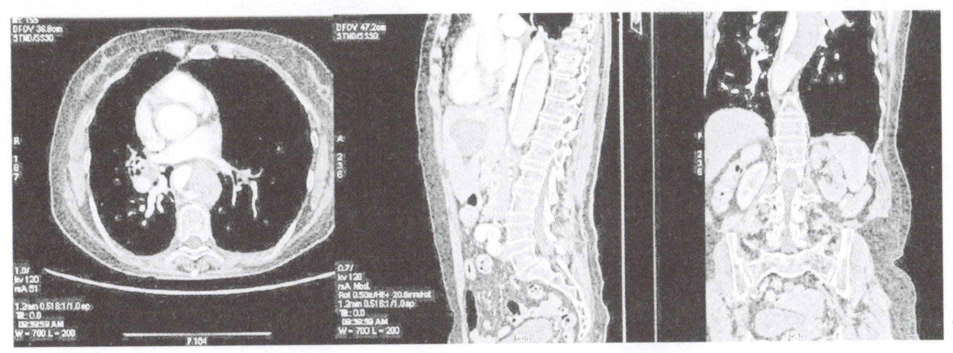

图 6-21　CT 二维多平面重建图

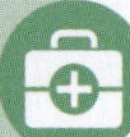

3．最小密度投影技术（min-IP）：min-IP 是利用容积数据中在视线方向上密度最小的像元值成像的投影技术，可显示大气道、支气管树和胃肠道等中空器官的病变（图 6–22）。

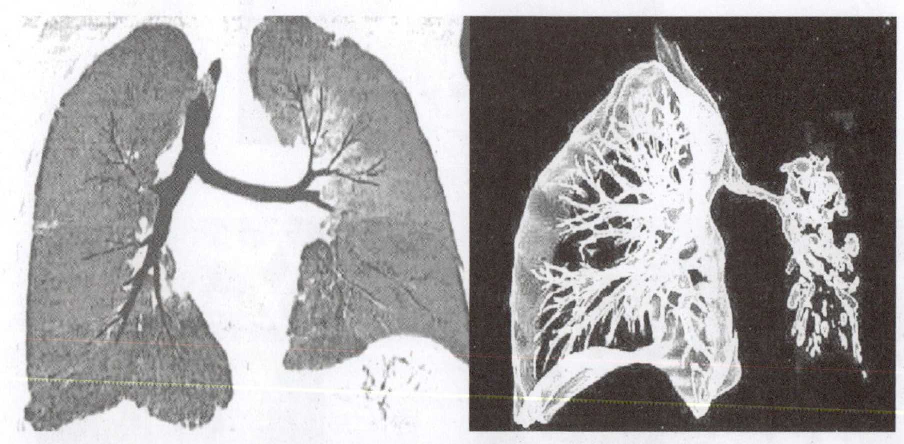

图 6–22　肺 CT 最小密度投影及三维重建图

4．X 线模拟投影技术：是利用容积数据中在视线方向上的全部像元值成像的投影技术。重建后的图像效果类似于普通 X 线成像，故称为 X 线模拟投影。（图 6–23）

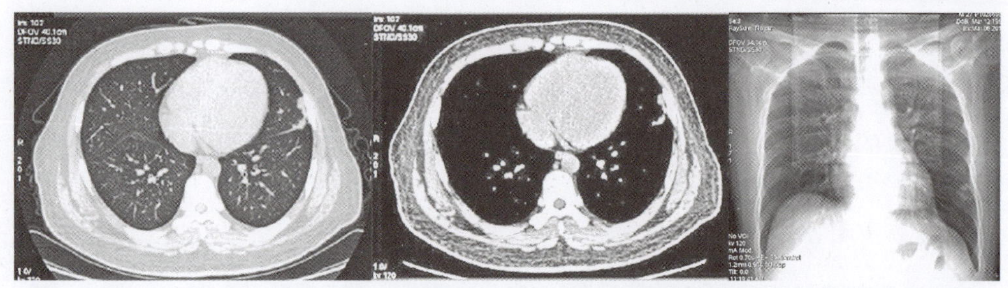

图 6–23　胸部 CT 及 X 线模拟投影图

5．CTA 技术：是静脉内注入对比剂后行血管造影 CT 扫描的图像重组技术，可立体地显示血管影像，主要用于脑血管、肾动脉、肺动脉和肢体血管等。对中小血管包括冠状动脉都可显示。

6．组织容积与切割显示技术：可行肿瘤的定量与追踪观察。切割显示可分离显示彼此重叠的结构，如肺、纵隔和骨性胸廓。

7．仿真内镜显示技术：是计算机技术与 CT 结合而开发出仿真内镜功能，目前几乎所有管腔器官都可行仿真内镜显示，无痛苦，易为病人接受，仿真结肠镜可发现直径仅为 5 mm 的息肉，尤其是带蒂息肉。不足的是图像受伪影的影响、不能进行活检。（图 6–24）

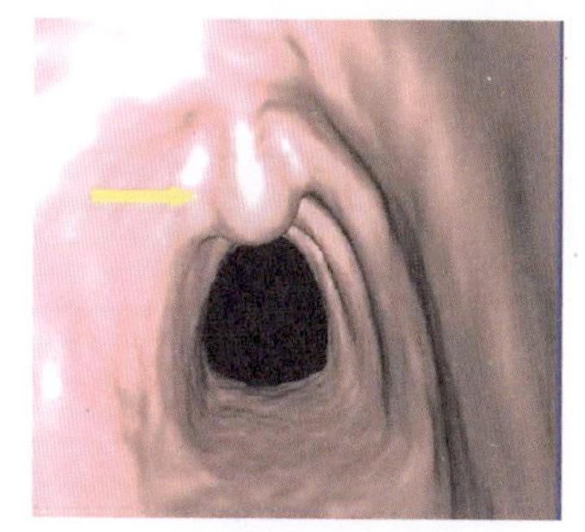

支气管占位病变

图 6–24　CT 仿支气管镜图像

（六）CT 灌注成像

CT 灌注成像是经静脉团注入有机水溶性碘对比剂后，对感兴趣器官，例如脑（或心脏），在固定的层面行连续扫描，得到多帧图像，通过不同时间影像密度的变化，绘制出每个像素的时间 – 密度曲线，而算出对比剂到达病变的峰值时间（peak time,PT）、平均通过时间、局部脑血容量和局部脑血容量等参数，再经假彩色编码处理可得 4 个参数图。分析这些参数与参数图可了解感兴趣区毛细血管血流动力学，即血流灌注状态，是一种功能成像。当前主要用于急性或超急性脑局部缺血的诊断、脑梗死及缺血半暗带的判断，以及脑瘤新生血管的观察，也应用于急性心肌缺血的研究，其结果已接近 MR 灌注成像。（图 6–25）

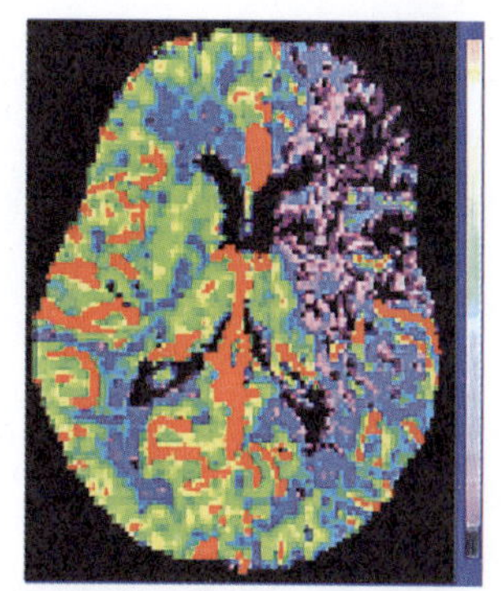

红色区域血流量大，紫色区域为血流量少的急性大脑卒中区域

图 6–25　脑卒中 CT 灌注成像

▶▶ CT 图像特点 ◀◀

1. CT 图像是黑白灰阶图像（图 6–26）。灰阶的深浅取决于组织密度，组织密度可用 CT 值来表示，CT 值的单位是 HU（hounsfield unit）。CT 值越高，代表组织吸收 X 量越多，即组织密度越高，相应的 CT 图像灰阶越白；反之，灰阶则越黑。（表 6–2、表 6–3）

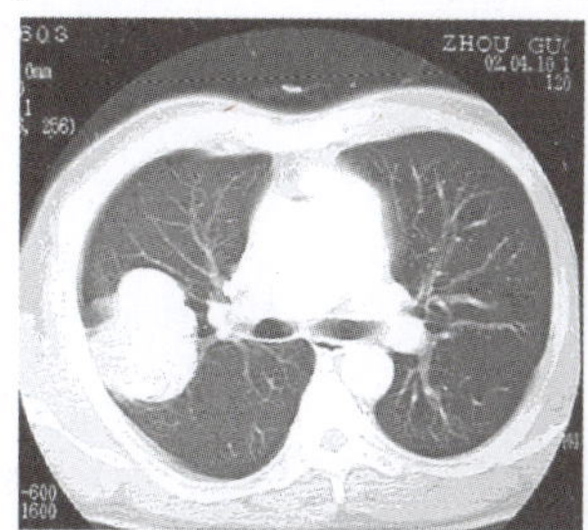

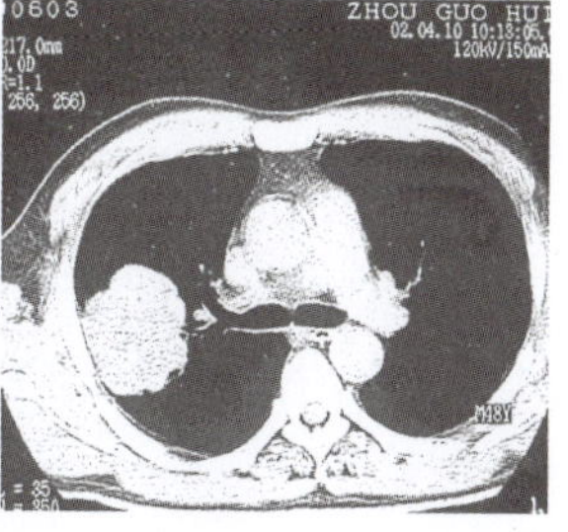

图 6–26　CT 黑白灰阶图像

表 6–2 正常人体组织的 CT 值

HU

组 织	平均 CT 值	组 织	平均 CT 值
脑	20～45	肌肉	35～50
灰质	35～60	淋巴结	45 ± 10
白质	25～38	脂肪	–80～–120
基底核	30～45	前列腺	30～75
脑室	0～12	骨头	150～1000
肺	–500～–900	椎间盘	50～110
甲状腺	100 ± 10	子宫	40～80
肝	40～70	精囊	30～75
脾	50～70	水	0
胰腺	40～60	空气	–1000
肾	40～60	静脉血液	55 ± 5
主动脉	35～50	凝固血液	80 ± 10

表 6–3 各种病变的 CT 值

HU

病 变	平均 CT 值	病 变	平均 CT 值
结核灶	60	慢性血肿	20～40
渗出液（蛋白＞30 g）	＞ 18 ± 2	炎症包块	0～20
漏出液（蛋白＜30 g）	＜ 18 ± 2	囊肿	+15～–15
鲜血	＞ 0	肺癌	平均 40

2．CT 图像是横断图像，图像没有重叠，内部结构清晰，可以重组冠状面和矢状面及任意斜面或曲面图像（图 6–27）。

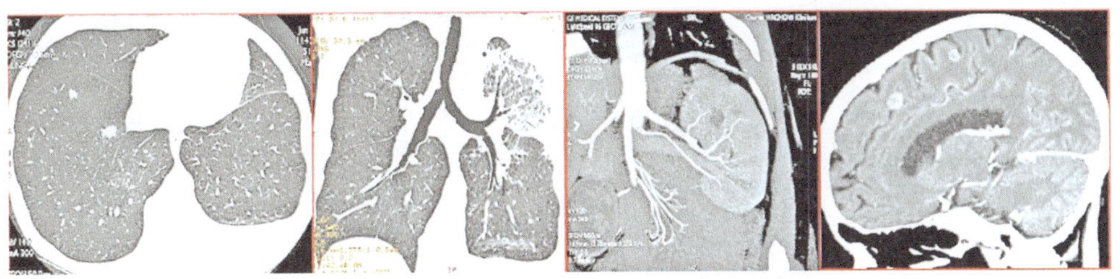

图 6-27　CT 横断及重组不同截面断层图像

3. CT 图像密度分辨率高，影像越黑表示密度越低，影像越白表示密度越高。CT 的密度分辨率比 X 线平片高 10～20 倍，可以提高病变的检出率（图 6-28）。

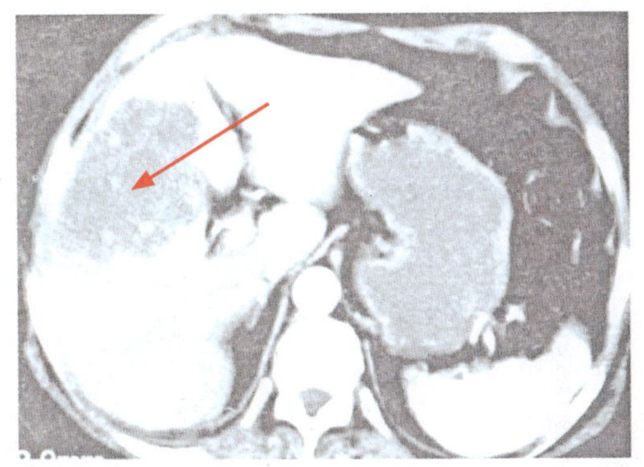

图 6-28　CT 密度分辨率示意图

CT 检查的临床应用

CT 可应用于下述各系统疾病的诊断。

1. 中枢神经系统疾病：CT 对中枢神经系统疾病的诊断有较高的应用价值，对颅内肿瘤、脓肿、寄生虫病、外伤性血肿、脑损伤、缺血性脑梗死、脑出血，以及椎管内肿瘤与椎间盘突出等病诊断效果好，诊断较为可靠（图 6-29）。

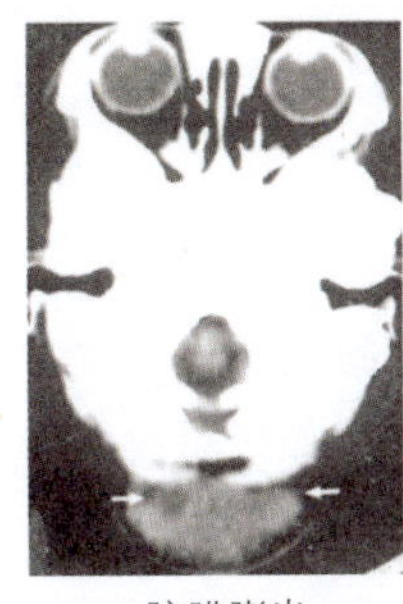

脑膜膨出

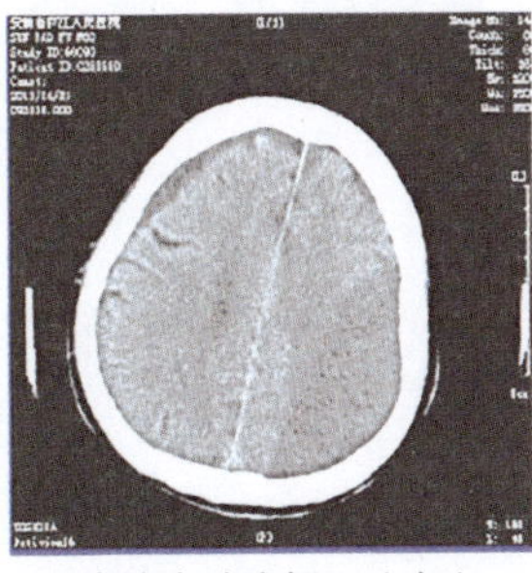

大脑中动脉梗死（左）

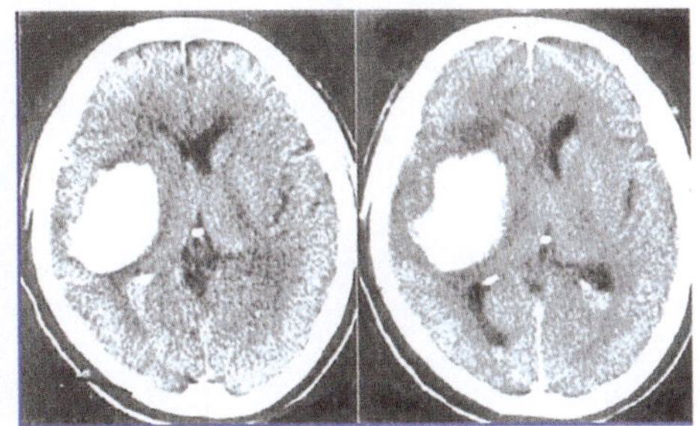

急性脑出血（右）

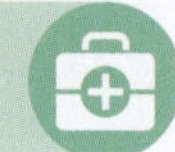

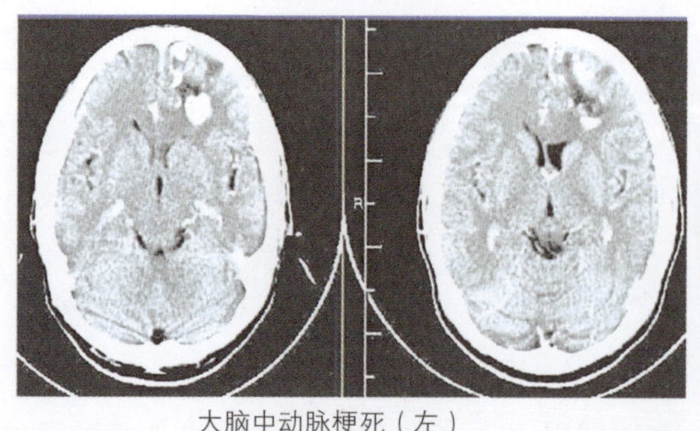

大脑中动脉梗死（左）　　脑脓肿（右）

图 6-29　CT 在颅脑疾病诊断中的应用

2．头颈部疾病：对眶内占位病变、早期鼻窦癌、中耳小胆脂瘤、听骨破坏与脱位、内耳骨迷路的轻微破坏、耳先天发育异常以及鼻咽癌的早期发现等均有诊断价值（图 6-30）。

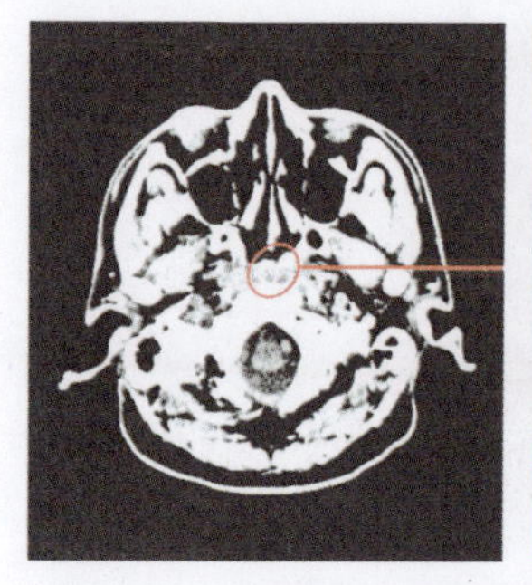

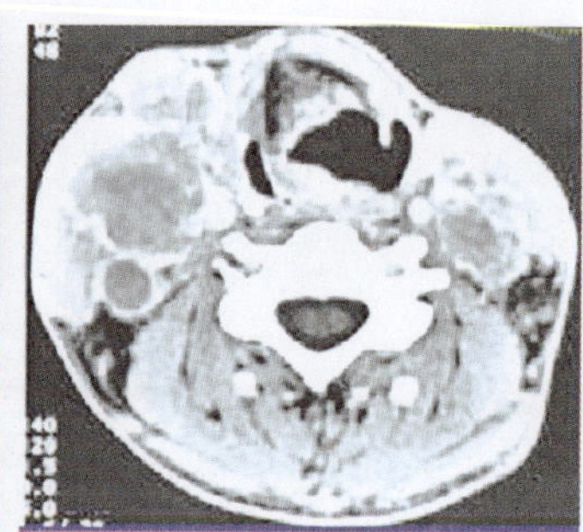

鼻咽癌　　颈淋巴结转移癌

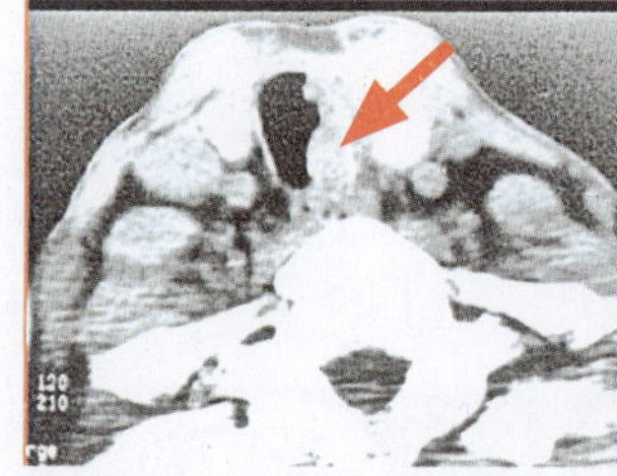

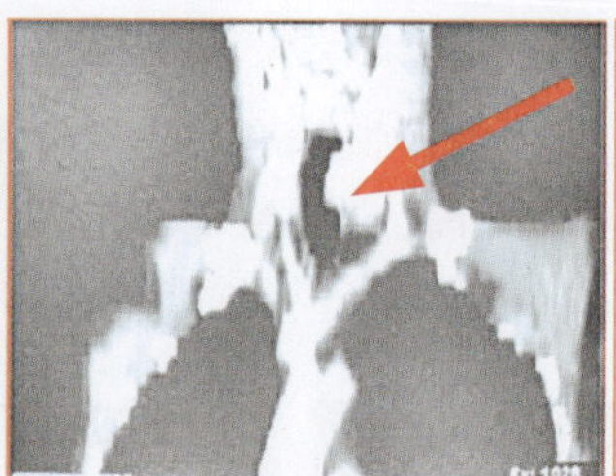

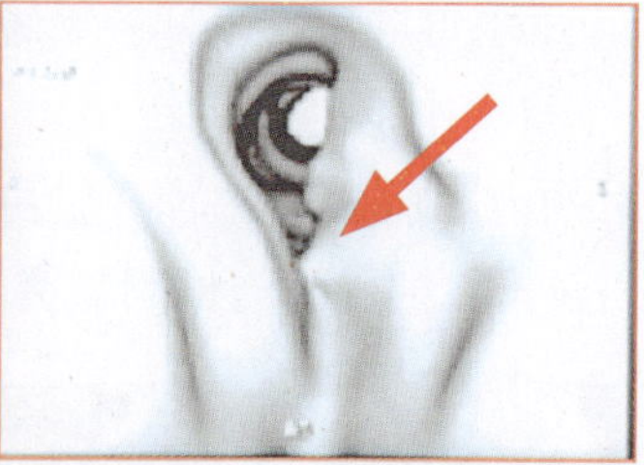

喉癌 CT 及内镜重建

图 6-30　CT 在头颈部疾病诊断中的应用

3．胸部疾病：对肺癌和纵隔肿瘤等的诊断很有帮助，低辐射剂量扫描可用于肺癌的普查，对肺间质和实质性病变也可以得到较好的显示；对大血管重叠病变的显示更具有优越性；对胸、膈、胸壁病变，也可清楚显示（图 6-31）。

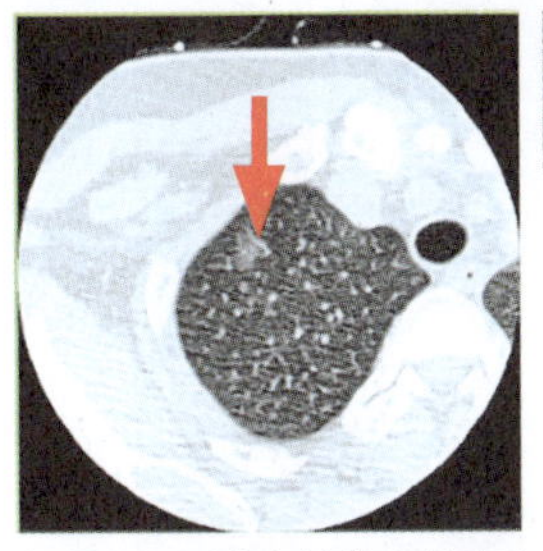
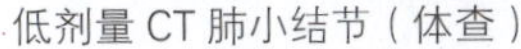
低剂量 CT 肺小结节（体查）

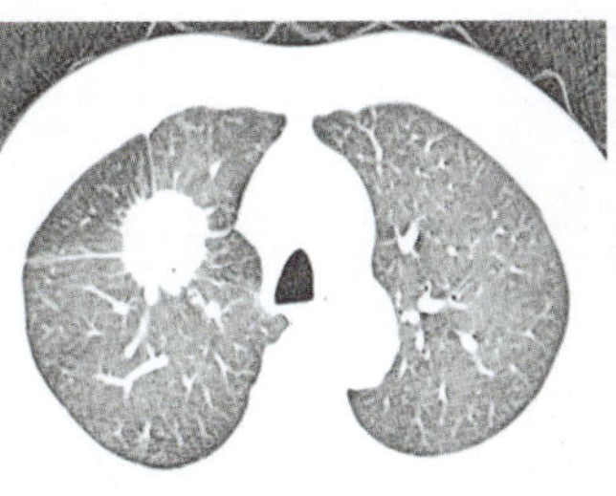
肺癌（右）

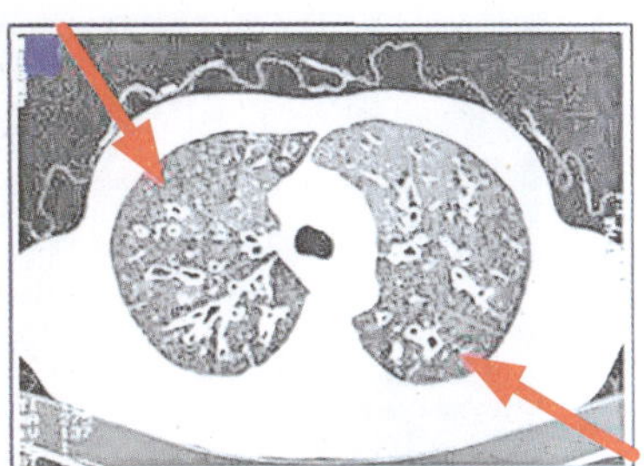
支气管扩张（双侧）

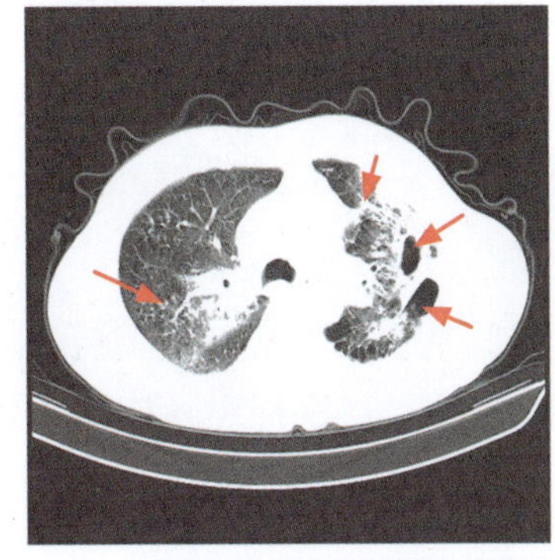
肺结核（多发空洞）

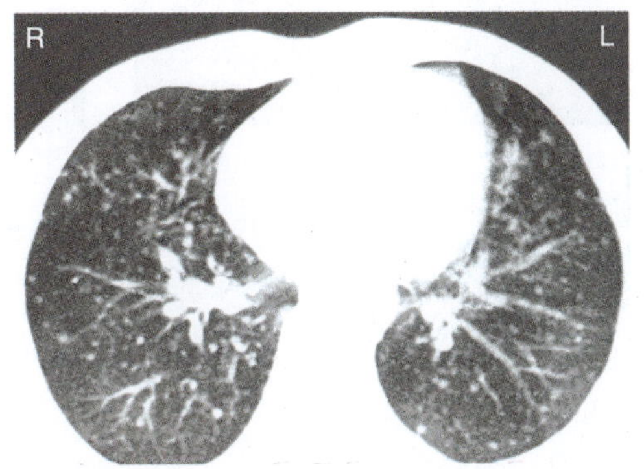

转移性肺癌

图 6-31　CT 在胸部疾病中的诊断应用

4. 心血管疾病：CT 心血管造影广泛用于临床，对动脉瘤、血管狭窄等疾病的诊断有重要价值（图 6-32）。

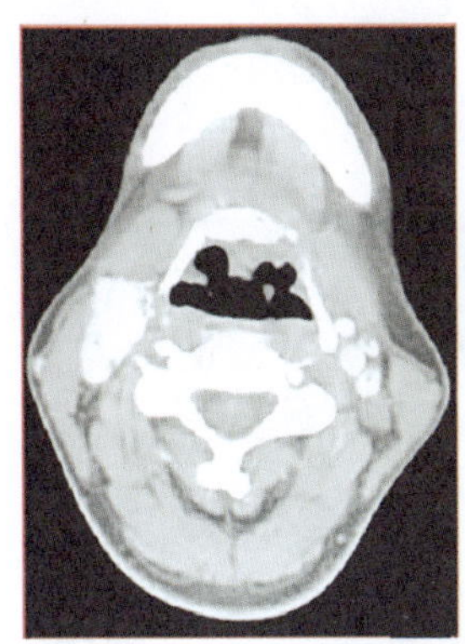
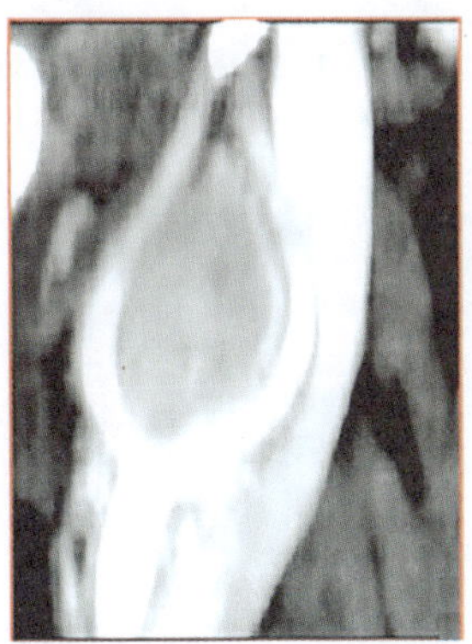
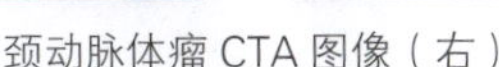
颈动脉体瘤 CTA 图像（右）

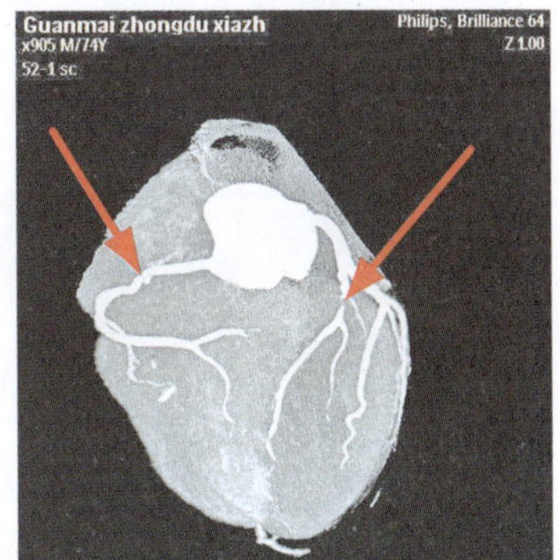

冠状动脉狭窄 CTA 图像

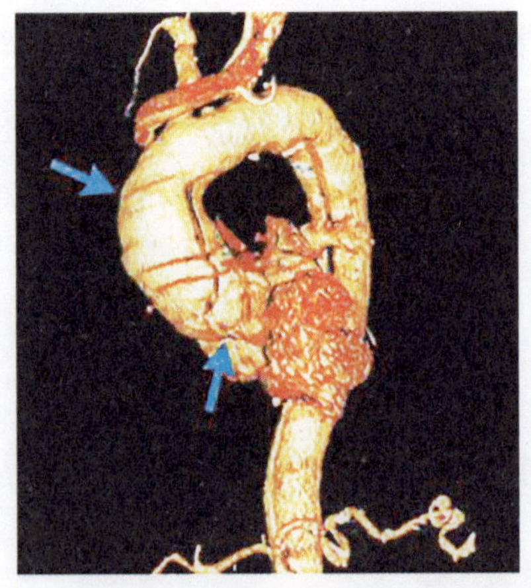

主动脉瘤 CT 重建图

右股动脉栓塞与侧支循环 CTA 图像

图 6-32　CTA 在心血管疾病诊断中的应用

5. 腹部及盆部疾病：CT 主要用于肝、胆、胰、脾、腹膜腔及腹膜后间隙以及肾上腺、泌尿生殖系统疾病的诊断，尤其是肿瘤性、炎症性和外伤性病变等（图 6-33）。

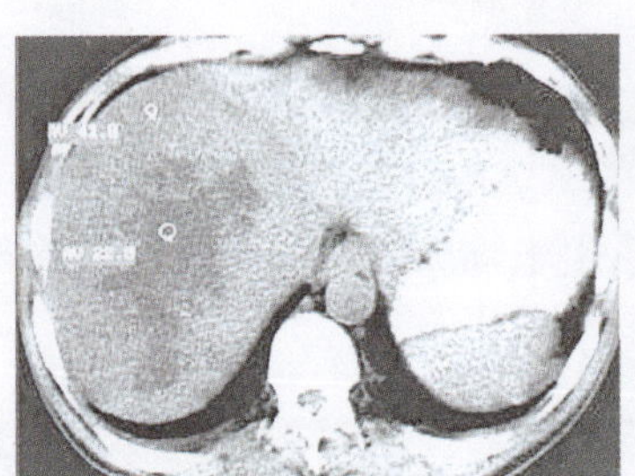

原发性肝癌（分叶状）

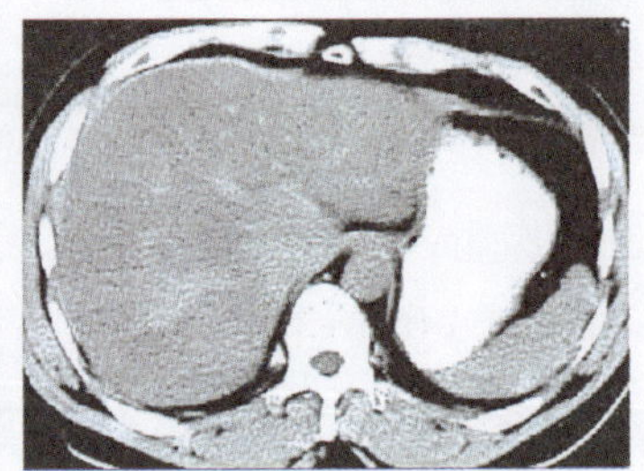

脂肪肝（密度降低）

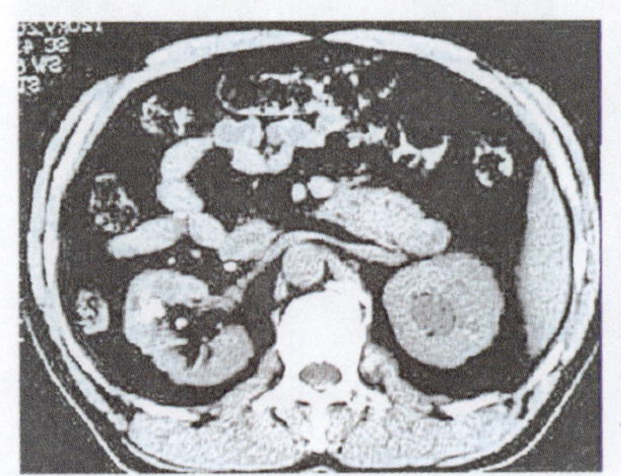

肾癌（左）

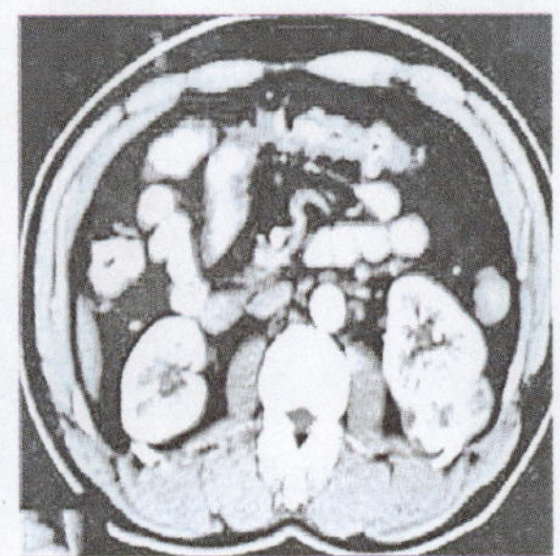

肾结石（左）

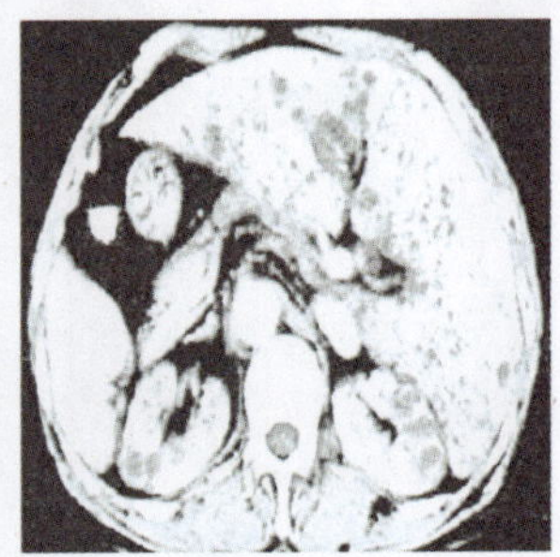

多囊肾（双侧）

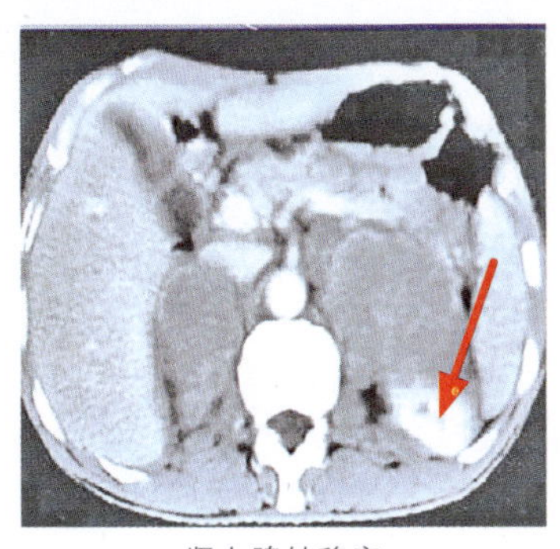

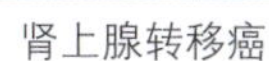

肾上腺转移癌

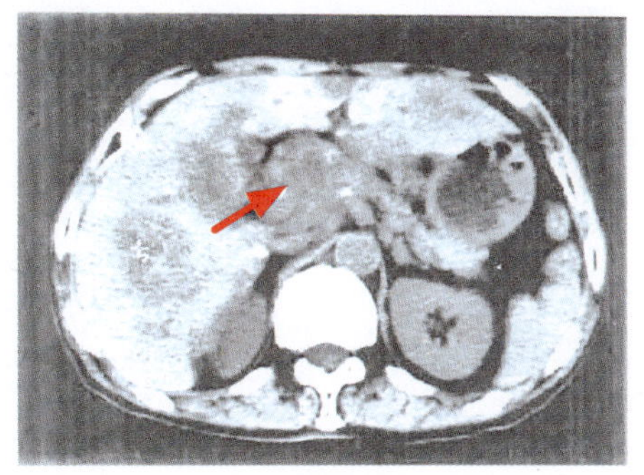

胰腺癌

图 6-33　CT 在腹部疾病诊断中的应用

6. 骨骼肌肉系统疾病：多可用 X 线检查确诊，使用 CT 检查较少，必要时可行 MRI 检查。

CT 检查的优缺点

（一）优点

CT 图像清晰逼真，横断体层面显示解剖关系清楚，密度分辨率高，能够区分常规 X 线检查不能分辨的各种软组织结构，能进行密度测量，并以 CT 值（HU）表示之，因而极大地提高了病变的检出率和诊断的准确性，进一步扩大了 X 线检查的应用范围。

（二）局限性

虽然 CT 检查有广泛的适用范围和优点，但仍有其限度，最主要的是对病变检测的敏感性高而特异性仍不很高；对胸部检查虽可发现普通 X 线片不能检出的隐匿性病变，但对肺的良性与恶性病变的区别仍十分困难；CT 对腹部病变的定性也存在不少问题。

§7

超声成像
（US）

超声成像是通过采集人体组织器官的超声信息，了解其生理状况、组织结构和形态，并借此发现和诊断疾病的方法。超声检查是一种无创、无痛、方便、直观的有效检查手段，尤其是B超和彩超，应用广泛，影响很大。

超声成像的发展历程

超声成像应用于临床始于20世纪50年代，70年代后超声诊断技术得以广泛应用并不断发展。近30年来，医学超声诊断技术发生了一次又一次革命性的飞跃，20世纪80年代介入超声逐渐普及，体腔探头和术中探头的应用扩大了诊断范围和诊断水平，90年代后血管内超声、三维成像、超声造影等新技术不断涌现，使超声诊断又上了一个新台阶。超声诊断总的发展趋势是从静态向动态图像发展、从黑白向彩色图像过渡、从二维图像向三维和四维图像迈进、从反射法向透射法探索、从解剖成像向分子生物成像跃进，具有十分广阔的发展前景。

超声的定义

物体振动产生的波称为声波，声波的频率是指波列中质点在单位时间内振动的次数，以赫兹（Hz）为单位测量，描述每秒周期数。例如，1000 Hz波形每秒有1000个周期。频率越高，音调越高。振动频率大于20 kHz的声波超过了人耳听觉阈的上限，称为超声波。超声波在媒质中传播时能量很大，超声波能成束发射，以纵波的形式向远方传导。（图7-1、图7-2）

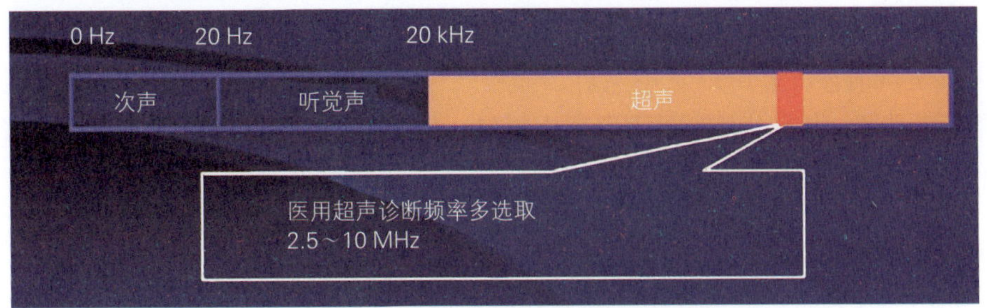

图 7–1 医用超声波频率选择

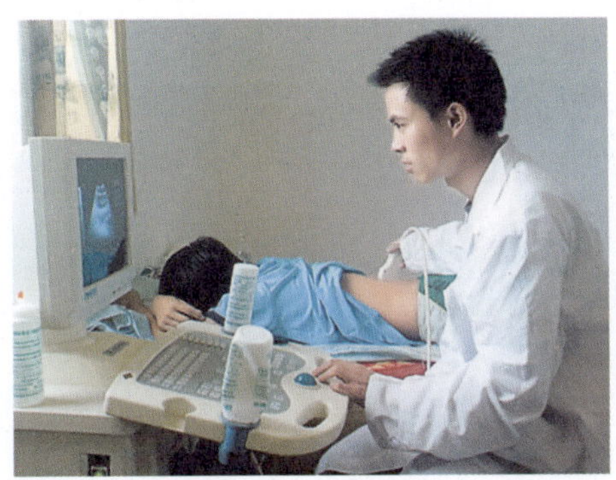

图 7–2 B 超检查图

超声波的物理特性

超声波的物理特性是超声成像的声学理论基础，超声波具有以下物理特性。

（一）束射性或指向性

超声波频率极高，而波长很短，超声波束摄入人体后在介质中呈直线传播，具有良好的束射性或指向性，这便是超声对人体器官进行定向探测的基础。

（二）反射、折射和散射

超声在介质中传播与介质的声阻抗密切相关。超声束在具有同声阻抗比较

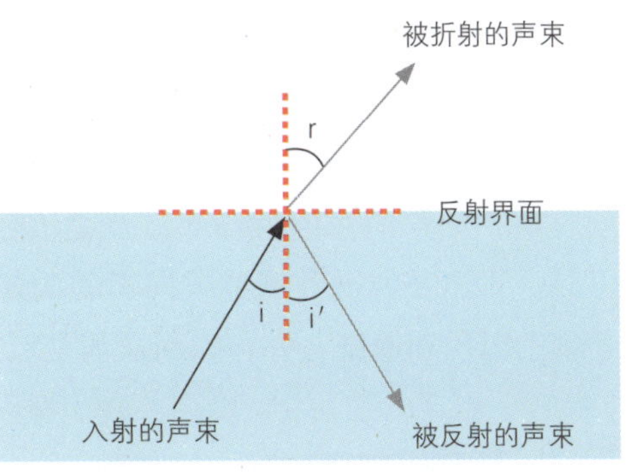

图 7–3 超声波的反射与折射

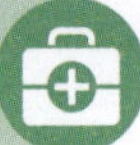

均匀的介质中呈直线传播；超声束传播途中遇到具有不同声阻抗的界面时，部分声束发生折射，部分声束发生反射；如超声束波长遇到远远小于声波波长且声阻抗不同的界面(如红细胞)时则会发生折射，借此可以评价人体组织器官组织学特性和功能状态。(图 7–3)

(三)超声的衰减

超声波在实际传播过程中，会遇到诸多因素的影响，而产生不同程度的衰减。超声波的衰减主要有扩散、散射和吸收 3 种，不同生物组织对入射超声的吸收衰减程度不一。(图 7–4)

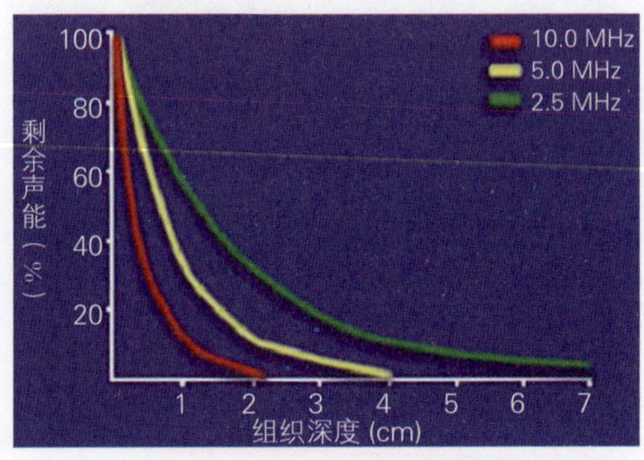

图 7–4　声能的扩散衰减

1. 扩散：声束扩散，使声波原方向声强减弱。声束传播越远，声强越弱。
2. 散射：介质散射，也使声波原方向声强减弱。
3. 吸收：介质的吸收将声能转化为热能，超声能量减少。

(四)多普勒效应

多普勒效应(Doppler effect)是指超声遇到运动的介质界面时，反射波的频率会发生改变，即产生频移(频率改变)现象。当界面朝向探头运动时，频率增高，称为“蓝移”；当界面背离探头运动时，则频率减低，称为“红移”。界面运动速度越快，频移的数值就越大，反之亦然。根据波的“红移”或“蓝移”的程度，可以计算出波源循着观测方向运动的速度。利用多普勒效应，可以检测组织血流运动的方向和速度，并可判断血流是层流或湍流。(图 7–5)

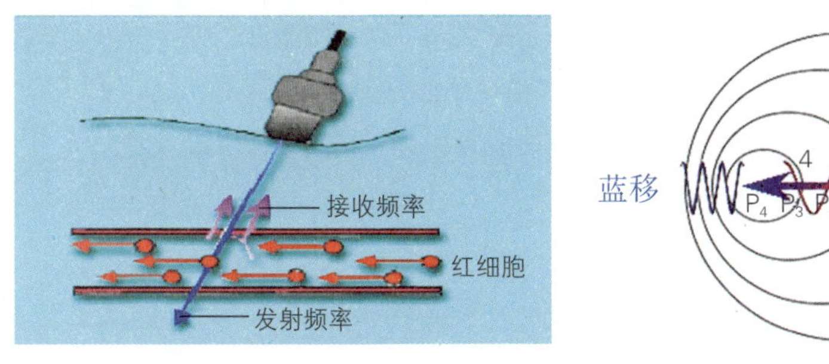

图 7–5　多普勒效应示意图

超声成像原理和成像基本条件

（一）超声成像的基本原理

现代超声诊断仪均用回声原理，由仪器的探头发射一束超声进入体内，并进行线形、扇形或其他形式的扫描。当扫描声束遇到不同声阻抗的两种组织的交界面时，即有超声波反射回来；反射波由探头接收后，经过信号放大和信息处理，形成一幅人体组织器官的断层图像，称为声像图，并在屏幕上显示，此即超声成像的基本原理。（图 7–6）

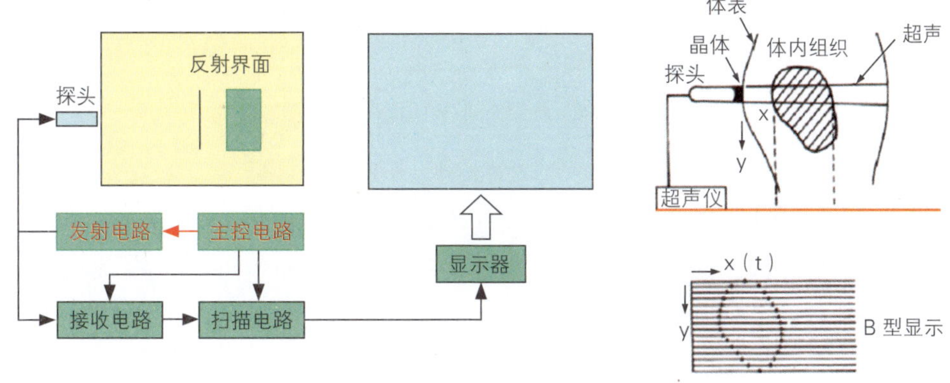

图 7–6　超声成像基本原理示意图

（二）超声成像的基本条件

1. 声源：超声声源由超声探头（换能器）产生。

2. 回波信号：超声穿过组织器官和病变部位时，会遇到不同强度的声阻抗，

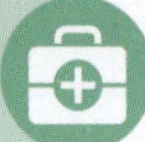

因此会构成强弱不等的反射波（回波），回波信号是超声成像的基础。

3. 回波信号被接收并经信号放大、处理等过程而形成声像图：超声探头不仅产生超声，而且同时具有接收回波信号的功能，回波信号经计算机处理后即可形成超声图像。

超声检查设备

以下简要介绍超声诊断仪的结构和类型，以及当前最常用的超声检查设备。

（一）超声检查设备系统的构成

超声检查设备系统主要由换能器（常称为探头）、主机和信息处理系统、显示和记录系统组成（图 7–7）。

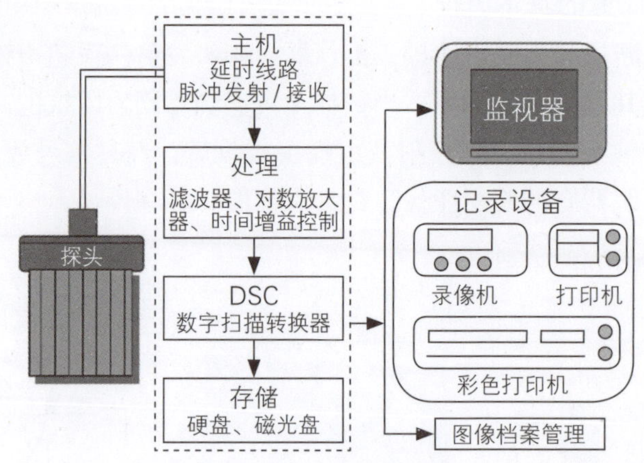

图 7–7 超声检查设备系统

1. 探头：又称换能器，是将电能转换成超声能、同时也可将超声能转换成电能的一种器件，因此探头兼有发射超声波束和接收超声回波两项功能。探头种类较多，包括常规探头和专用探头，其形状大小各异，并分别具有不同的使用范围。（图 7–8）

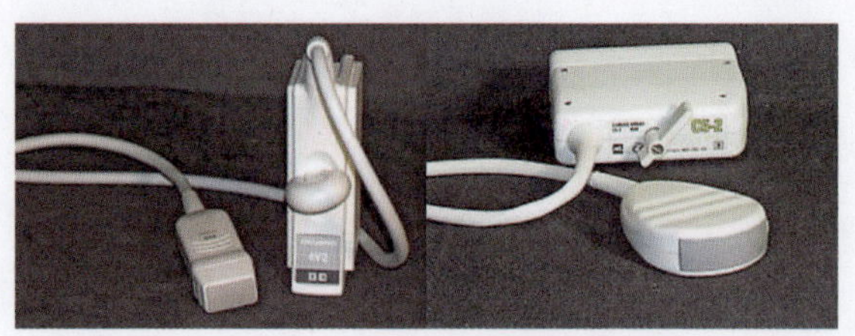

图 7–8 超声探头

（1）常规探头：包括线阵形、扇形和凸弧形探头（图 7–9）。

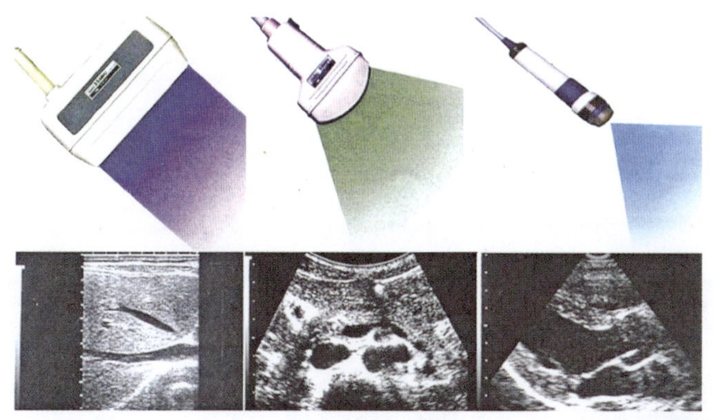

图 7–9 常规探头

（2）专用探头：包括腔内探头、术中探头、穿刺探头及容积探头（三维成像）等（图 7–10）。

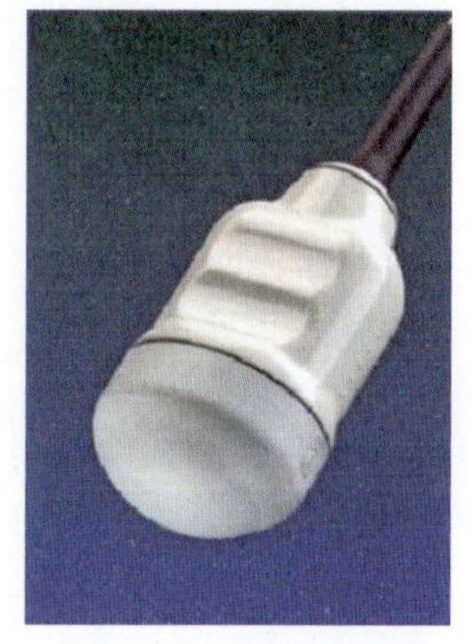

图 7–10 三维腹部探头（专用探头）

2. 主机和信息处理系统：负责设备运转，包括超声波的发射、接收、信息采集和处理。

3. 显示和记录系统：用于实时显示图像和资料保存。由显示屏（荧屏）、打印机、照相机、录像装置组成。

（二）超声诊断仪的分类

超声设备种类繁多，总体上可分为解剖超声诊断仪和血流超声诊断仪两大类。

1. 解剖超声诊断仪：

（1）一维超声诊断仪：包括 A 型超诊断仪（现已淘汰）和 M 型超声诊断仪（超声心动图仪）。

（2）二维超声诊断仪：又称 B 型超声诊断仪，是目前广为应用的一种超声检查设备。

（3）三维超声诊断仪：是一种新型的、超声立体显示的设备，现已广泛应用于胎儿产前监测等临床领域。

2. 血流超声诊断仪：

（1）一维血流超声诊断仪：又称频谱型多普勒诊断仪。

（2）二维血流超声诊断仪：即彩色多普勒超声诊断仪。

（3）三维血流超声诊断仪：即立体彩色多普勒诊断仪。

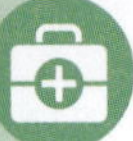

（三）常用超声诊断仪

超声诊断仪多种多样，但实际上目前临床上应用的超声诊断仪主要为普通黑白 B 型超声诊断仪和彩色超声诊断仪两种。

1．常规 B 型超声诊断仪：又称二维超声诊断仪，其图像为亮度调制型灰阶图像，可随探头的移动实时显示脏器不同截面的图像，能直观地显示脏器的大小、形态、内部结构，并可将实质性、液性或含气性组织区分开来（图 7–11）。

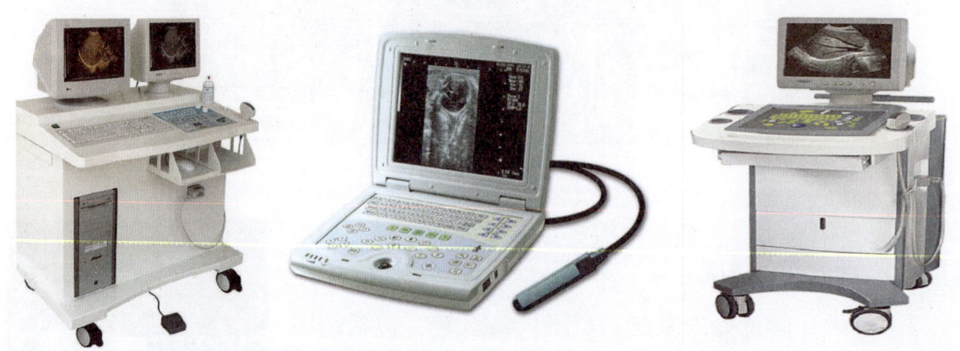

图 7–11　B 型超声诊断仪

2．彩色超声诊断仪：又称彩色多普勒超声诊断仪，简称彩超仪。彩超仪是二维黑白 B 超声诊断仪与彩色多普勒诊断仪的双机融合，兼具 B 型、M 型和 D 型超声诊断仪的功能，除可进行彩色多普勒血流显像（CDFI）检查外，还可进行二维灰阶超声和频谱多普勒超声检查，先进的机型还配有多种新技术软件，可进行三维成像等多种新技术检查。彩超目前已在常规健康体检及心血管疾病检查中广泛使用。（图 7–12）

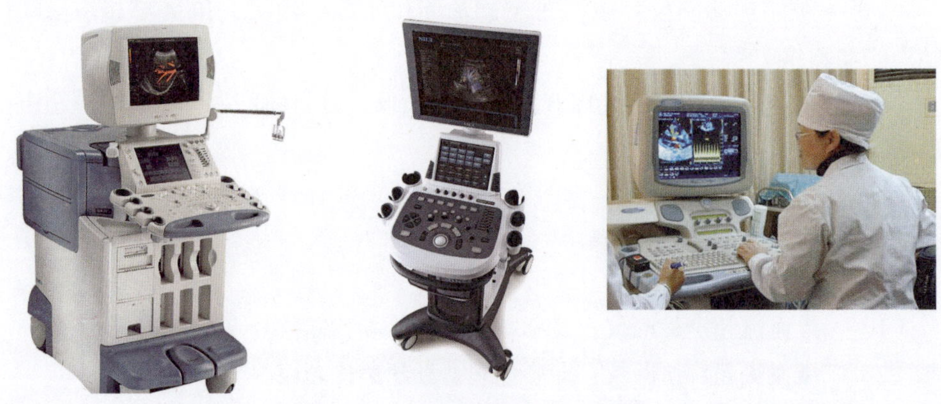

图 7–12　彩色超声诊断仪（彩超）

超声成像类型与显示方式

超声成像类型很多，其显示方式也各不相同，有些成像类型已经淘汰（如 A 型），新的成像类型又不断产生（如声学造影），但目前应用最多的成像类型有二维（B 型）、M 型和 D 型，分述如下。

（一）B 型超声检查

B 型超声又称二维超声，采用多声束探头进行检查，并以每条声束各自的回声时间（代表深度）和强度，重新组成检查切面的二维断层灰阶图像。图像上的纵坐标代表回声时间，即回声深度；而回声的强弱则形成不同辉度的光点，众多回声光点构成图像，故属于辉度调制型显示。B 超检查时，随着探头的不断移动，可以获取除冠状面外的各方位断层图像。在二维声像图上，根据组织内部声阻抗差的大小，可将人体组织器官分为无回声、低回声、高回声和强回声 4 种声学类型。（表 7–1）

表 7–1 人体组织器官声学类型

反射类型	组织器官	二维超声图像表现
无反射型（无回声）	血液等液性物质	液性暗区
少反射型（低回声）	心肌、肝、脾等实质脏器	低亮度、低回声区
多反射型（高回声）	心瓣膜、肝包膜等	高亮度、高回声区
全反射型（强回声）	肺气、肠气等	极高亮度、高回声区，后伴声影

人体器官表面有被膜包绕，被膜同其下方组织的声阻抗差大，形成良好界面反射，声像图上出现完整而清晰的周边回声，从而显出器官的轮廓。根据周边回声能判断器官的形状与大小。

超声经过不同正常器官或病变的内部，其内部回声可以是无回声、低回声或不同程度的强回声。（图 7–13）

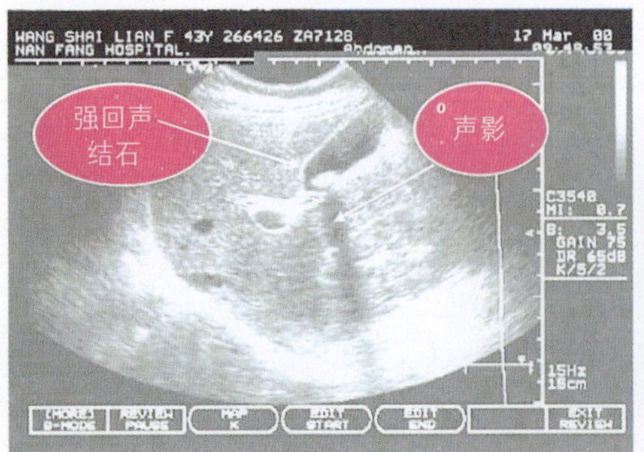

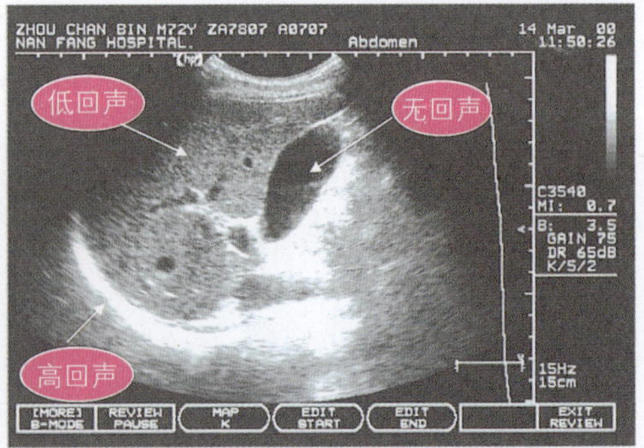

图 7-13　超声波回波类型

1. 无反射型（无回声）：是指超声经过的区域没有反射，成为无回声的暗区（黑影），可能由下述情况造成。

（1）液性暗区：均质液体的，声阻抗无差别或差别很小，不构成反射界面，形成液性暗区，如血液、胆汁、尿和羊水等。这样，血管、胆囊、膀胱和羊膜腔等即呈液性暗区。病理情况下，如胸腔积液、心包积液、腹水、脓液、肾盂积水以及含液体的囊性肿物及包虫囊肿等也呈液性暗区。（图 7-14）

（2）肿瘤衰减暗区：由于肿瘤对超声的吸收，造成明显衰减而没有回声，出现衰减暗区，如巨块型肿瘤（图 7-15）。

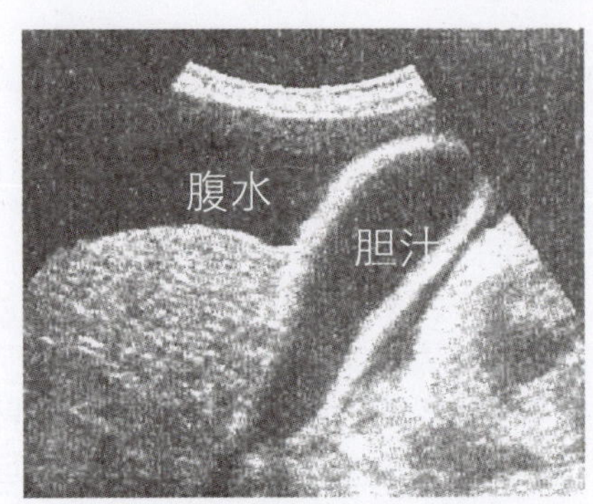

图 7-14　无反射型液性暗区

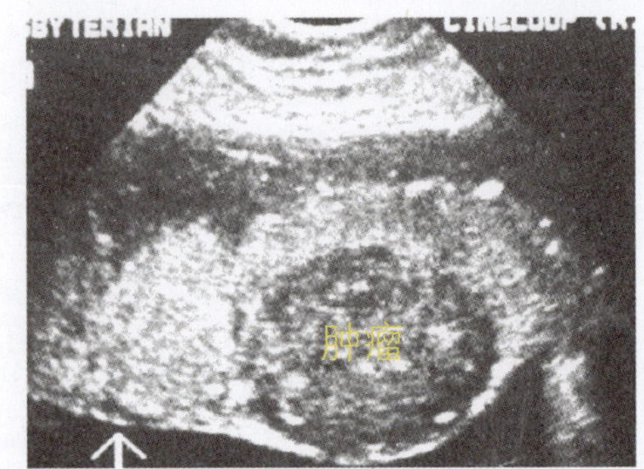

图 7-15　肿瘤衰减暗区

（3）实质暗区：均质的实质，声阻抗差别小，可出现无回声暗区。肾实质、脾等正常组织和肾癌及透明性变等病变组织可表现为实质暗区。

2. 少反射型（低回声）：表现为亮度低、回声分布均匀的点状回声，如肝、脾等实质脏器（图 7-16）。

3. 多反射型（高回声）：介质内部结构致密，与邻近的软组织或液体有明显的声阻抗差，引起强反射。例如，骨质、结石、钙化等可出现带状或块状强回声区（白影），同时在强回声区下方出现声影。（图 7-17）

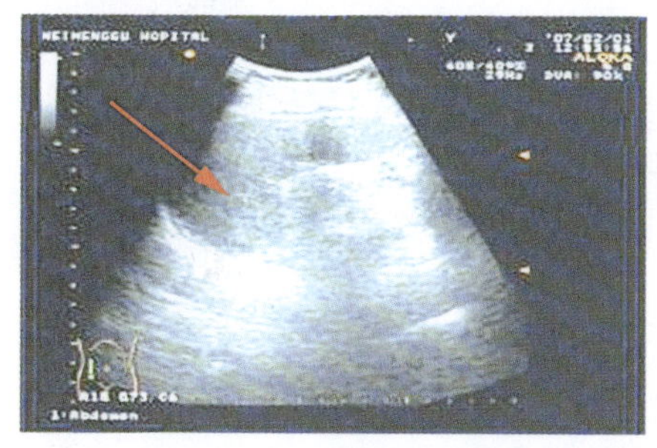

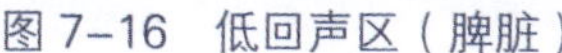

图 7-16 低回声区（脾脏）

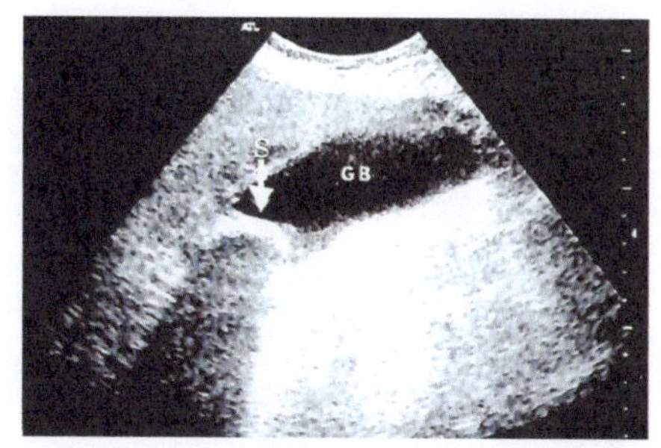

图 7-17 胆囊结石高回声区及声影

4. 全反射型（极强回声）：含气器官如肺、充气的胃肠，因与邻近软组织之声阻抗差别极大，声能几乎全部被反射回来，不能透射，而出现极强的光带，超声不适宜对这些部位进行检查（图 7-18）。

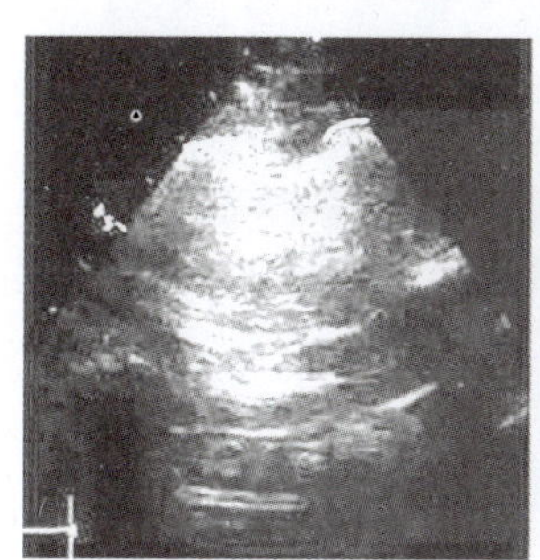

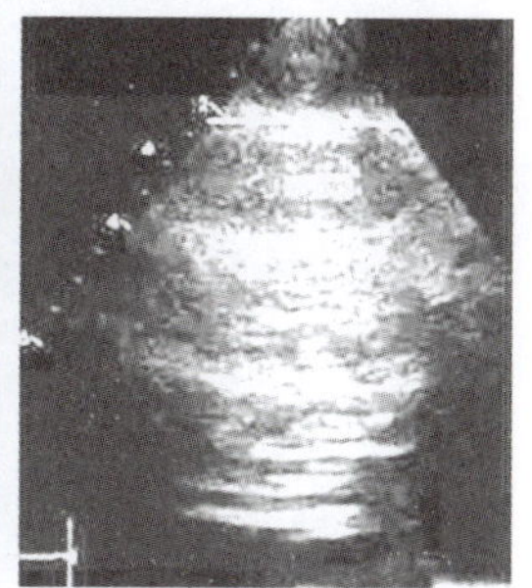

图 7-18 肺部超声（显示极强光带）

（二）M 型超声检查

M 型超声检查又称频谱多普勒超声心动图检查。超声心动图是指应用超声测距原理，脉冲超声波透过胸壁、软组织测量其下各心壁、心室及瓣膜等结构的周期性活动，在显示器上显示为各结构相应的活动和时间之间的关系曲线，用记录仪记录这些曲线，即为超声频谱多普勒心动图。M 型超声心动图是采用单声束扫描心脏，将心脏及大血管的运动以光点群随时间改变所形成曲线的形式显现的超声图像。M 型超声检查时，探头相对固定于胸壁，心脏或大血管在扫描线所经部位下做来回或上下运动而形成曲线图，临床称其为 M 型超声心动图描记术

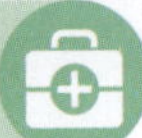

（UCG）。由于它显示心脏血管的运动，故根据英文"运动"的第一个字母"M"而命名为M型超声心动图。M型超声主要用于检查心脏和大血管。通过评估距离-时间曲线，可以检测房室和主动脉径线，左右心室壁和室间隔厚度，瓣膜运动幅度和速度，以及左右心室收缩功能等。（图7-19～图7-22）

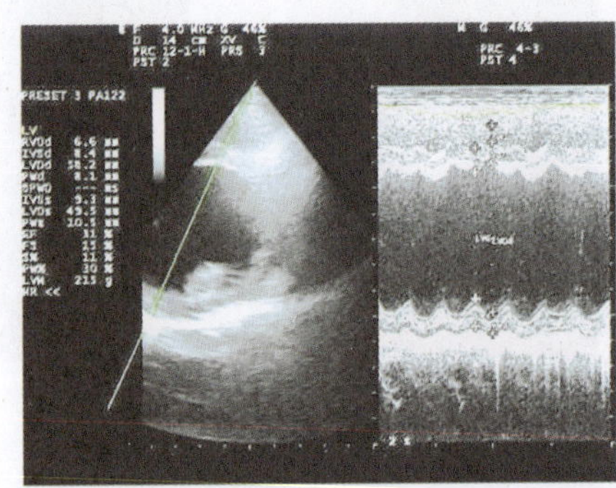

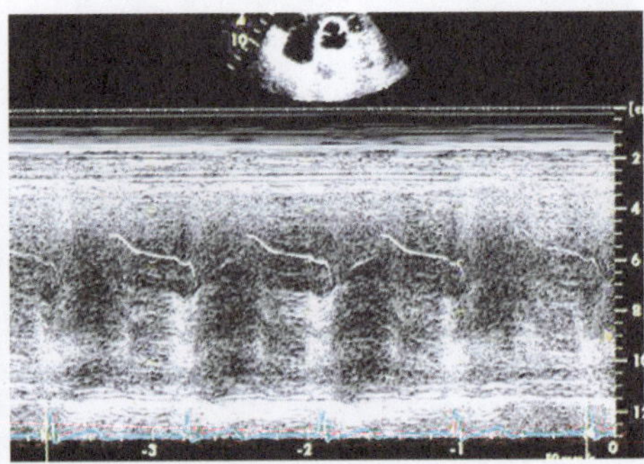

图7-19　M型超声心动图

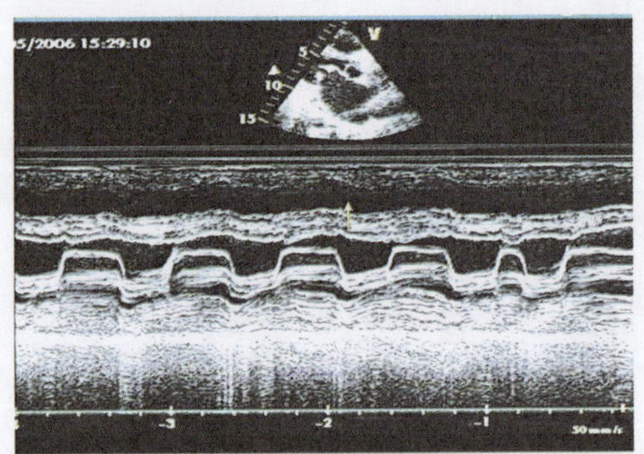

图7-20　二尖瓣狭窄超声心动图

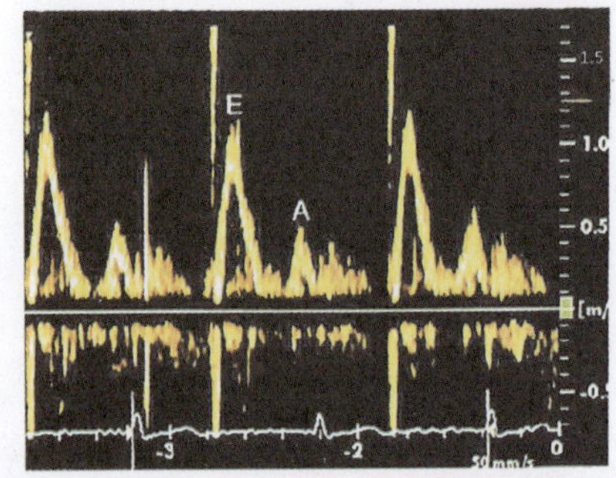

E峰表示心室舒张早期快速充盈

图7-21　二尖瓣口频谱多普勒超声心动图

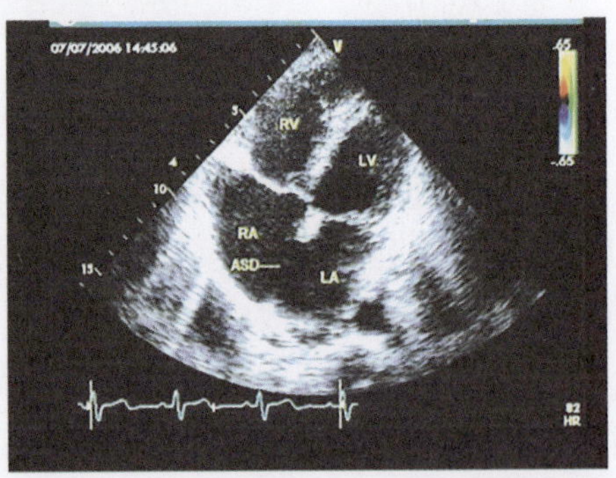

图7-22　房间隔缺损的二维超声心动图

（三）D 型超声

D 型超声又称多普勒超声，是利用超声多普勒效应的成像技术，即超声射束在运动体上的反射回波改变原有频率（多普勒效应），其产生的频移可以由音响、曲线图或彩色血流图表现出来。D 型超声主要是检查运动的器官和流动的体液，如心脏、血管及其中流动的血液（包括胎儿心动），用以了解运动状态，测量血流速度及方向。D 型超声包括频谱多普勒超声成像和彩色多普勒血流成像（CDFI）。

1．频谱多普勒超声成像：使用各种方式显示多普勒频谱，血流方向在频谱多普勒显示中，以零基线区分血流方向，在零基线上方者示血流流向探头，零基线以下者示血流离开探头。频谱多普勒超声临床可用于检测心脏及大血管等的血流动力学状态，特别是对先天性心脏病及瓣膜病的分流或反流情况的检查，有较大的临床应用价值。（图 7–23～图 7–25）

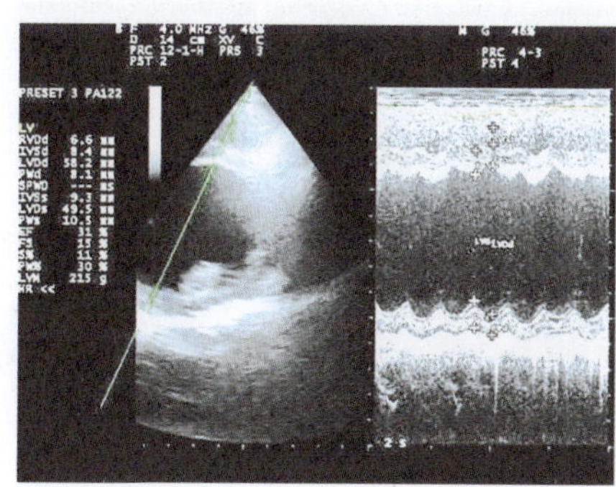
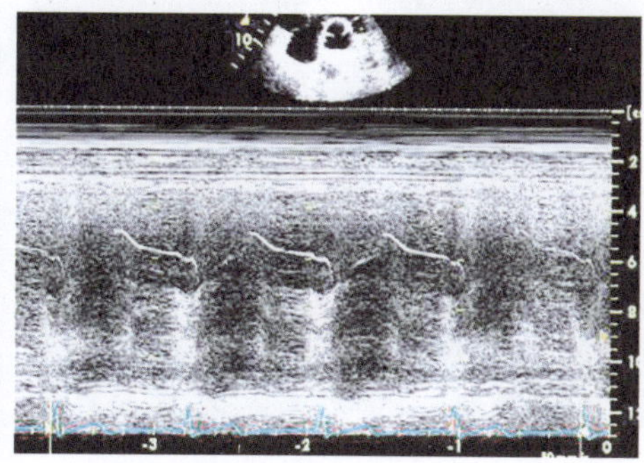

图 7–23　M 型超声心动图

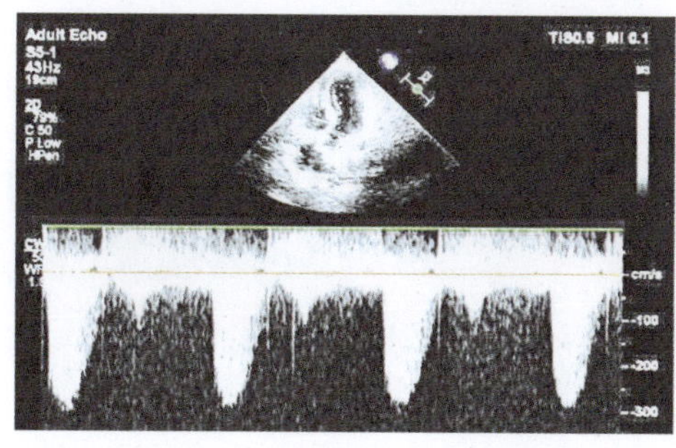

图 7–24　主动脉频谱多普勒超声图像

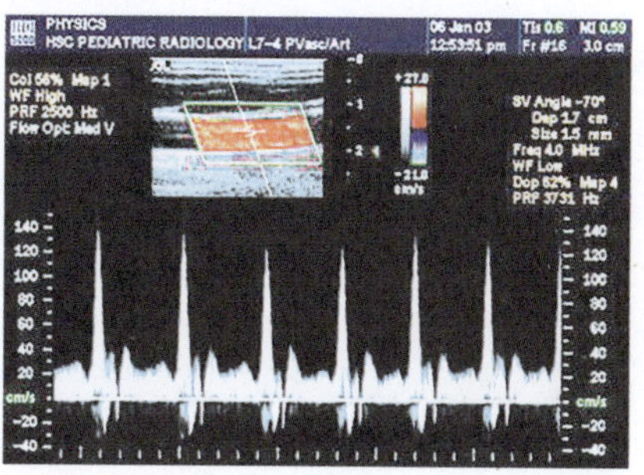

图 7–25　颈总动脉频谱多普勒超声成像

2．多普勒彩色血流成像（CDFI）：CDFI 是在血管超声二维显像的基础上，以实时彩色编码显示血流的方法，即于显示屏上以不同色彩显示不同的血流方向，

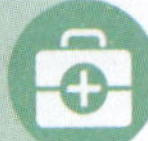

红色或黄色色谱表示血流流向探头（热色），蓝色或蓝绿色色谱表示血流流离探头（冷色），以五彩代表湍流；不同的速度则以不同的颜色深度加以区别。从而增强了对血流的直观感，这种方法称为多普勒彩色血流显像。（图 7–26～图 7–30）

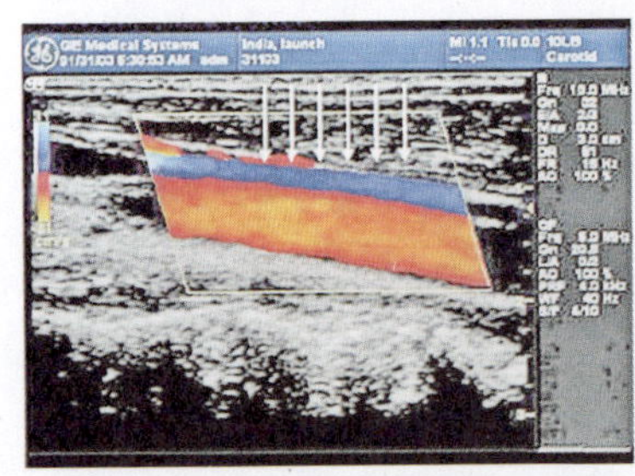

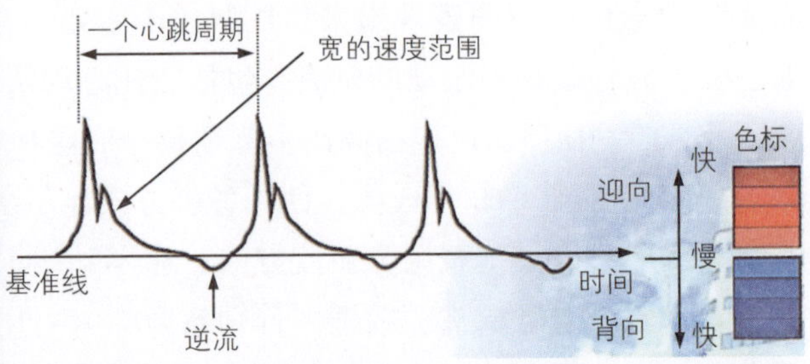

图 7–26　彩色多普勒血流成像

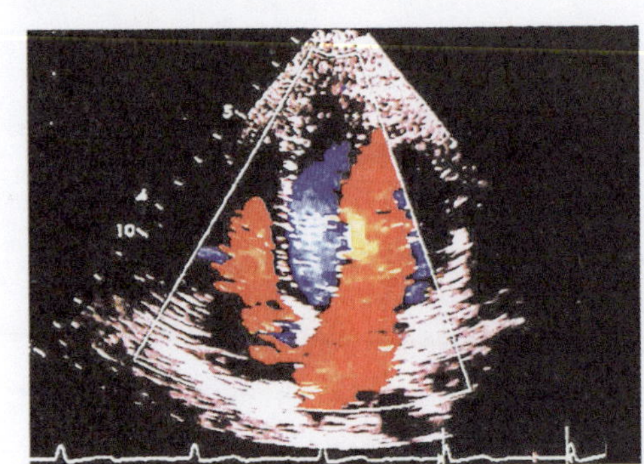

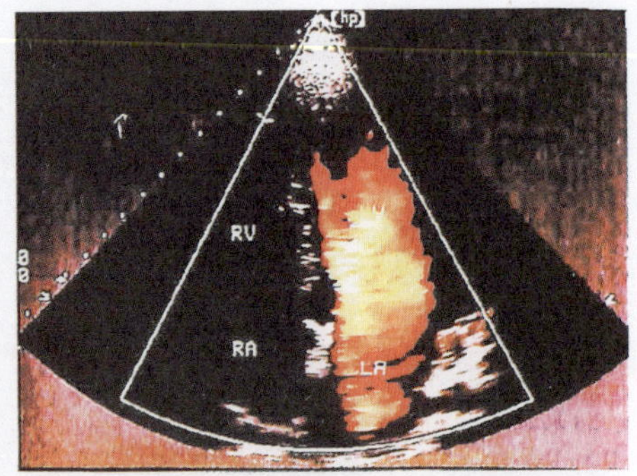

示心脏四腔心切面舒张期，左心房血液射入左心室的红色信号

图 7–27 二尖瓣口彩色多普勒超声心动图

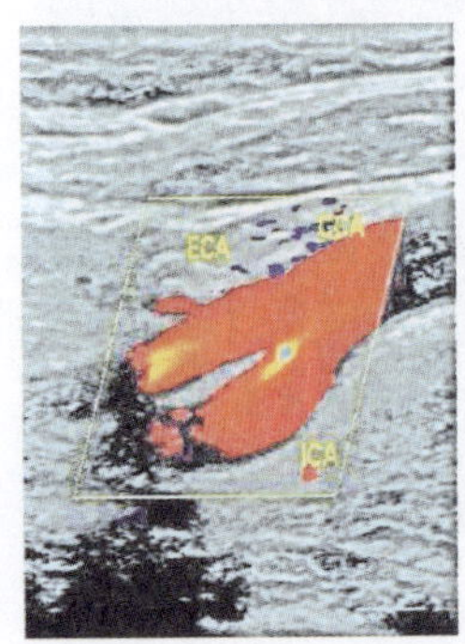

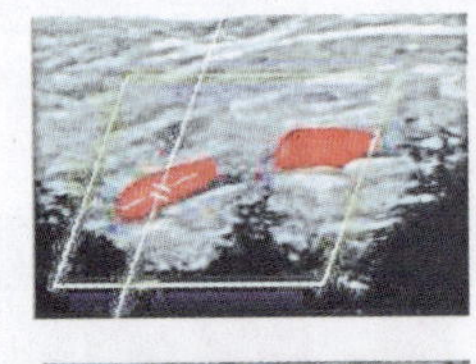

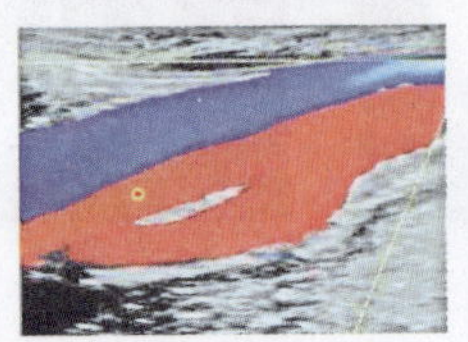

图 7–28　颈部血管 CDFI 图像

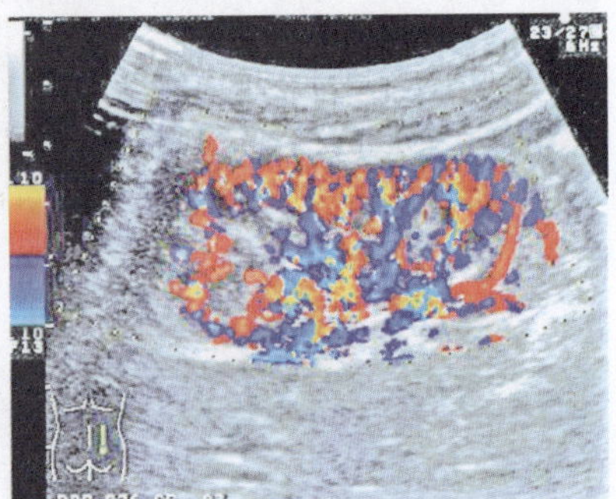

图 7–29　正常肾彩色血流图

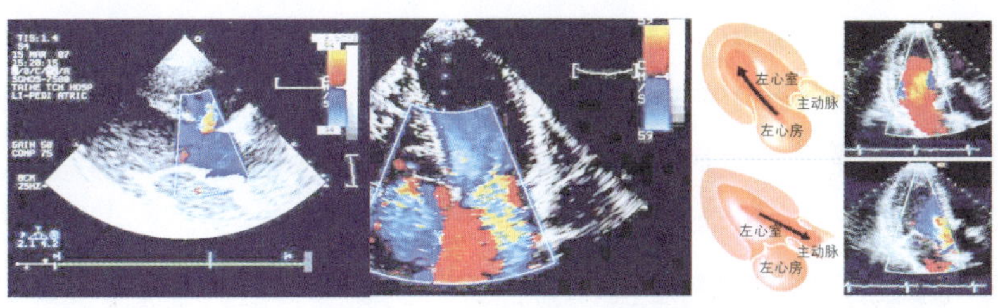

图 7-30　心脏彩色多普勒血流成像

（四）彩色多普勒检查

彩色多普勒超声（简称彩超）既具有二维超声组织结构图像的优点，又同时提供了血流动力学的丰富信息，近年来已在临床上广泛应用和推广，受到了普遍的重视和欢迎，在临床上被誉为“非创伤性血管造影”。

超声检查新技术

超声检查新技术近年来不断涌现，主要包括组织多普勒成像、彩色多普勒能量图、声学造影检查、三维超声成像、四维彩色超声成像、腔内超声检查等，择要简介如下。

（一）组织多普勒成像

组织多普勒成像（DTI）又称多普勒心肌组织成像、心肌组织速度成像或彩色多普勒心肌组织成像，是一项以分析心室壁运动为主，并有多种显示模式的超声检查新技术（图 7-31）。

（二）彩色多普勒能量图

该技术是依据血管腔内红细胞等运动散射体的多普勒频移信号的强度或能量为成像参数，进行二维彩色成像的一种检查方法。该技术主要用于观察脏器的血流灌注情况。（图 7-32）

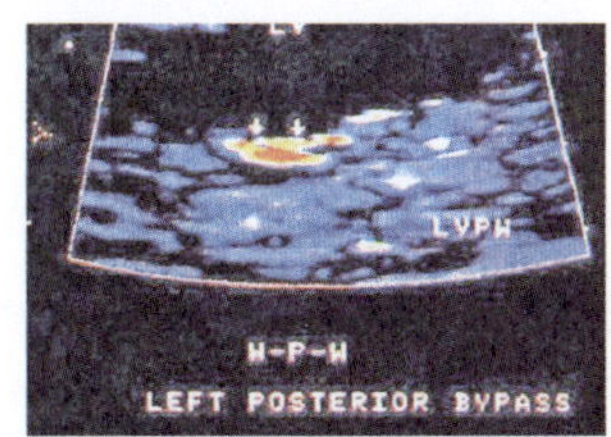

图 7-31　彩色多普勒心肌组织成像

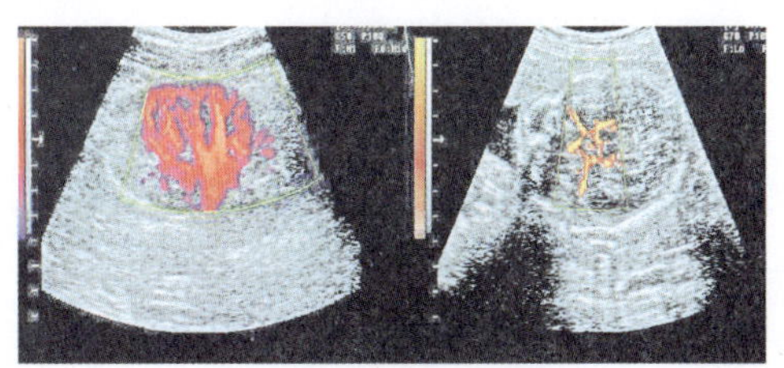

图 7-32　彩色多普勒能量图像

（三）声学造影检查

声学造影检查是将含有微小气泡的对比剂经血管注入体内，使相应的心腔及大血管或靶器官显影，为临床疾病诊断提供重要依据，包括右心系统声学造影、左心系统声学造影和心肌及实质脏器灌注声学造影等。（图 7–33、图 7–34）

· 产生自微泡的共振
· 不是产生自组织
· 造影剂提高了对组织的敏感度
微泡

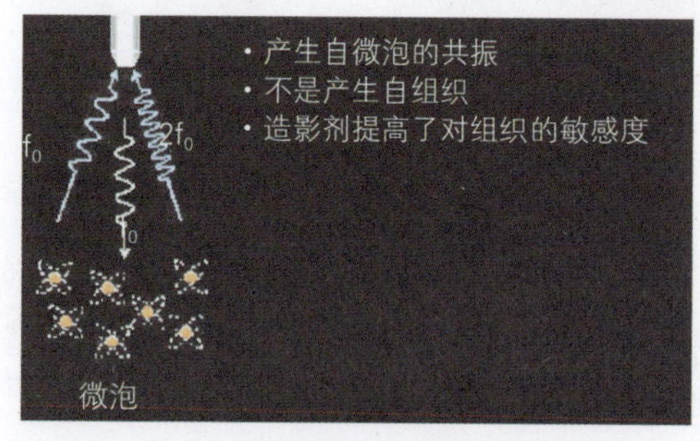

图 7–33　对比造影剂谐波成像原理

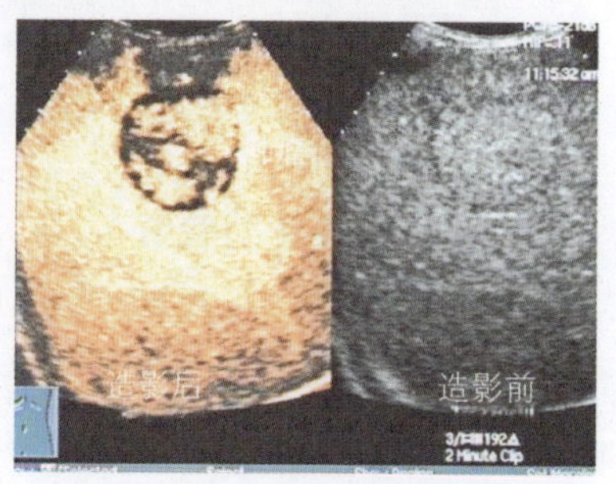

图 7–34　肿瘤声学造影图像

（四）三维超声成像

由于计算机技术的进步，三维超声成像检查技术已在临床逐步开展应用。三维超声成像能立体显示胎儿、脏器等的立体图像，对胎儿产前监测和先天性疾病的诊断具有重要价值。（图 7–35）

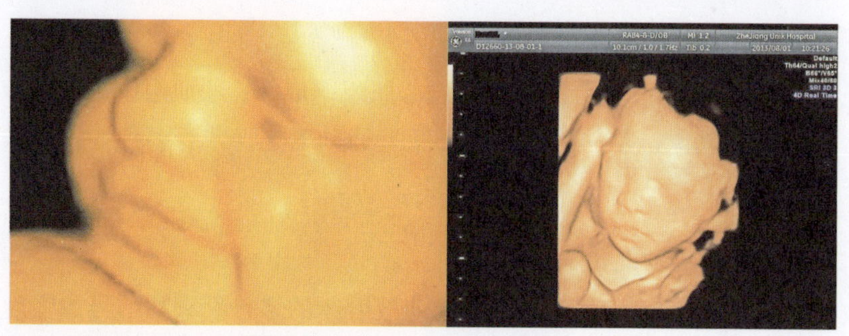

图 7–35　胎儿三维超声成像

（五）四维彩色超声成像

四维超声技术就是在三维超声图像加上时间维度参数，该技术能够实时获取动态显示的三维图像，是目前世界上最先进的彩色超声设备。四维彩超不仅能显示脏器的活动情况、心脏瓣膜活动等，还能对胎儿的体表进行多方位的立体观察，及时发现唇裂、脊柱裂、脑积水、多囊肾、胎儿畸形等多种先天性疾病；与人绒毛膜促性腺激素（HCG）相结合，还能准确判断胎儿发育状况。基于四维彩超的上述功能，为胎儿早期正确的医疗干预奠定了基础。（图 7–36、图 7–37）

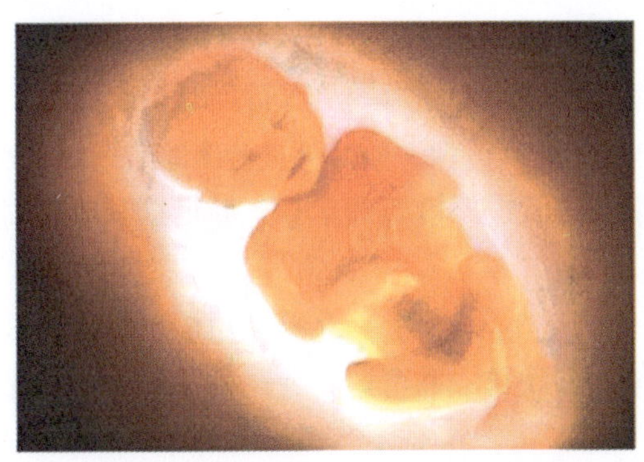

图 7–36 正常胎儿 24 周四维彩超图像

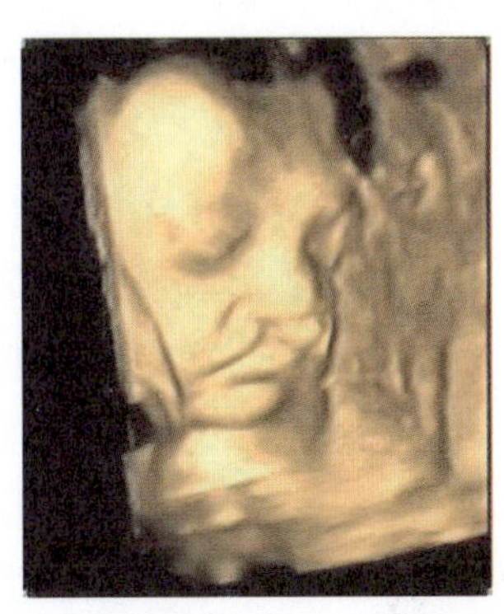

图 7–37 胎儿 28 周唇裂四维彩超图像

（六）腔内超声检查

该技术是通过内镜检查，引进微型超声探头，对体内腔道器官内病变的超声检查方法，包括经食管超声心动图、心腔内超声、血管内超声、经胃十二指肠超声、经直肠超声和经阴道、子宫超声等，分别用于诊断心血管、消化道、子宫及其毗邻脏器的疾病（图 7–38、图 7–39）。

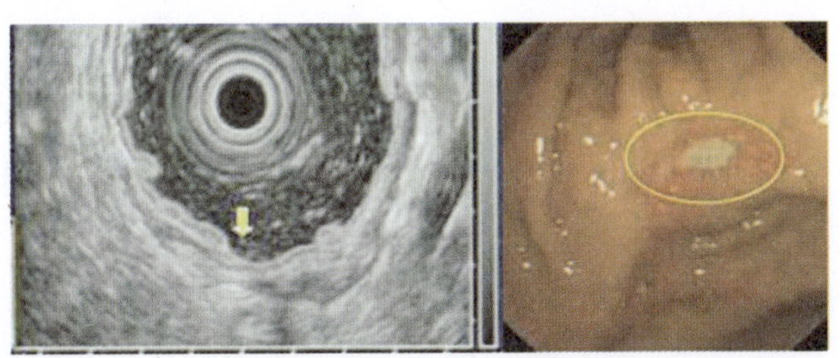

图 7–38 良性胃溃疡腔内超声图像

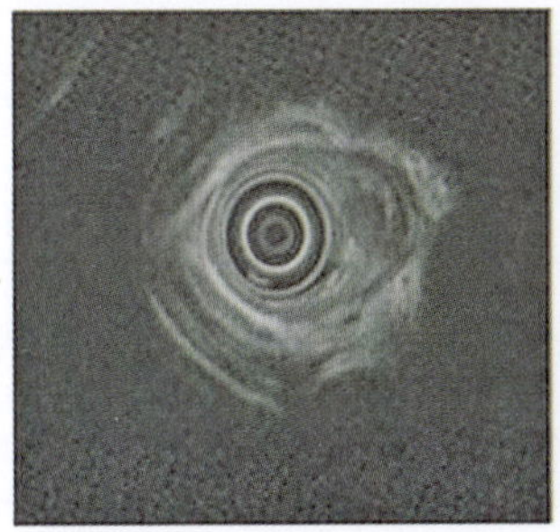

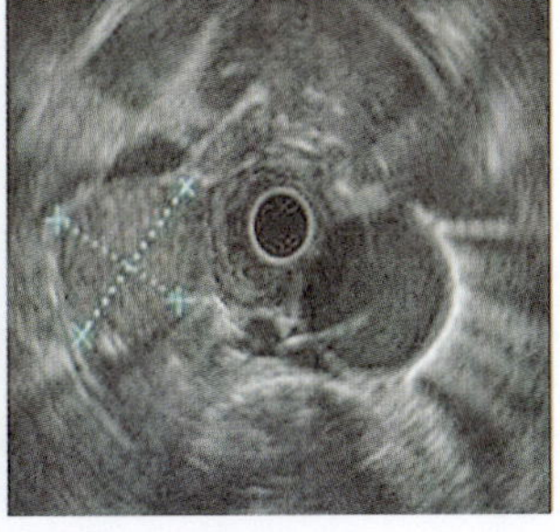

图 7–39 食管癌腔内超声图像

超声成像的优势与局限性

（一）超声成像的主要优势

1. 无放射性损伤，检查的安全性高，病人可在短期内进行反复多次检查。

2. 可实时进行身体各部位任意方位的断面成像，同时可进行图像的三维重建。

3. 可实时获取人体实质脏器大小、形状、厚度等的信息，并可据其改变对某些疾病进行诊断，如前列腺肥大等。

4. 对软组织成像，其分辨率明显优于 CT，可辨别人体实质脏器的许多病理改变，如囊肿、结石、结节、息肉、积液、肿块等，并可据此对许多疾病做出诊断。

5. 不用造影剂可显示血流状况。

6. 设备较轻便，检查费用较低，应用范围较广。

（二）超声成像的局限性

1. 由于骨骼和肺、胃肠道内气体对入射超声波的全反射，会影响检查效果，限制了超声检查在骨科、胃肠道、肺部和神经系统等方面的应用。

2. 超声成像显示的器官范围较小，图像也不及 CT 和 MRI 那样清晰。

3. 超声检查结果的准确性，在很大程度上依赖于操作者的技术水平和临床经验。

超声检查的应用范围

超声检查通过不同的检查技术，主要应用于临床以下几方面。此外，由于超声检查设备简单、应用广泛、费用较低，因此已成为常规体检的主要项目之一。

1. 能清晰地显示肝、胰、脾、肾、子宫等实质性器官和胆囊、膀胱等含液体器官的正常结构与病理解剖，能准确地鉴别囊性和实质性病变（表 7–2、表 7–3）。

表 7–2　囊性病变与实性病变超声图像比较表

图像表现	囊　性	实　性
边缘回声	光滑	光滑或否
肿块形态	圆或椭圆	规则或否

续表

图像表现	囊　性	实　性
边缘折射效应	有	无
内部回声	无	有
后方回声	增强	不明显或减低
周围组织	受压	反应性

表 7-3　良性肿块与恶性肿块图像超声比较表

图像表现	良　性	恶　性
边缘回声	光滑	不光滑
肿块形态	较规则	常不规则
内部回声	中等均匀或否	低弱，可部分增强不均匀，分布不规则
后方回声	可一般衰减	可衰减明显
周围组织	反应性改变	浸润性改变

2. 能清晰地显示从早孕到分娩前的整个妊娠过程。

3. 能全面、直观、实时地显示心脏和大血管的解剖结构，以及心脏、瓣膜的运动状态和血流状况。

4. 腔内超声通过食管、直肠或阴道等探查，提高对深部器官疾病的诊断能力。

5. 超声引导定位穿刺技术，可有效提高临床诊断与治疗水平。

6. 利用多种腔内探头、术中探头，有助于某些微小肿瘤病变的早期发现，并可对肿瘤侵犯范围精确定位，及判断有无周围淋巴结转移等，有利于肿瘤分期的诊断和制定合理的治疗方案。

超声检查临床应用示例

超声检查主要应用于以下各类疾病诊断。由于超声是一种动态检查方法，由检查医师根据动态检查结果做出诊断，故以下图片仅供读者参考。

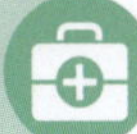

（一）颅脑疾病

超声检查可对颅内囊肿或脓肿、新生儿颅内出血、脑积水以及颅内肿瘤等进行诊断（图 7-40）。

（二）甲状腺疾病

超声检查可对甲状腺肿大、甲状腺功能亢进症、结节性甲状腺肿、单纯性甲状腺肿、甲状腺炎、甲状腺腺瘤、甲状腺囊肿、甲状腺癌等进行诊断（图 7-41）。

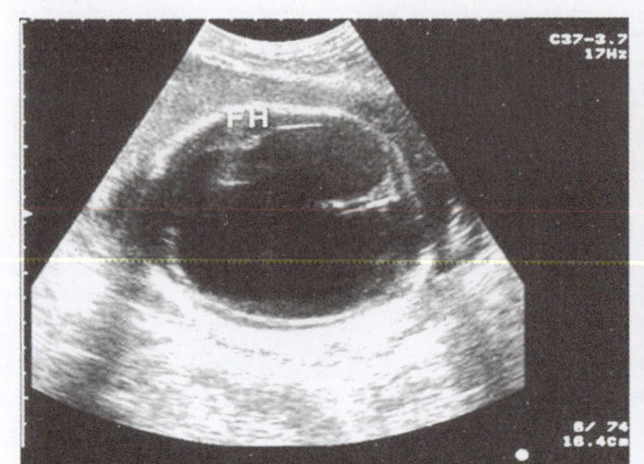

表现为无回声的液性暗区

图 7-40　先天性脑积水 B 超图

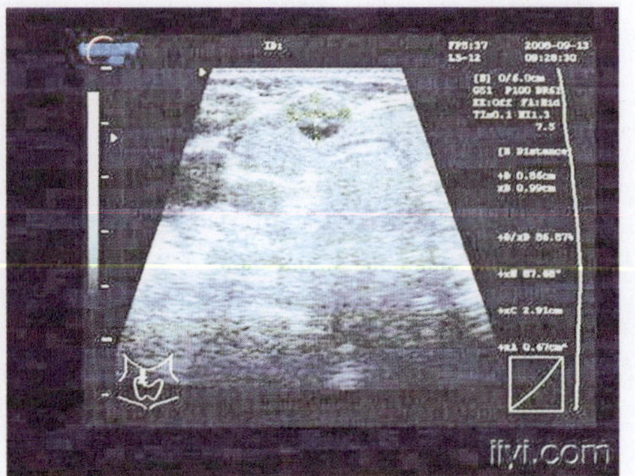

边界清、回声不均匀

图 7-41　甲状腺结节

（三）乳腺疾病

超声检查可对乳腺炎、乳腺囊性增生症、乳腺脓肿、乳腺囊肿、乳腺纤维腺瘤、乳腺癌等进行诊断（图 7-42）。

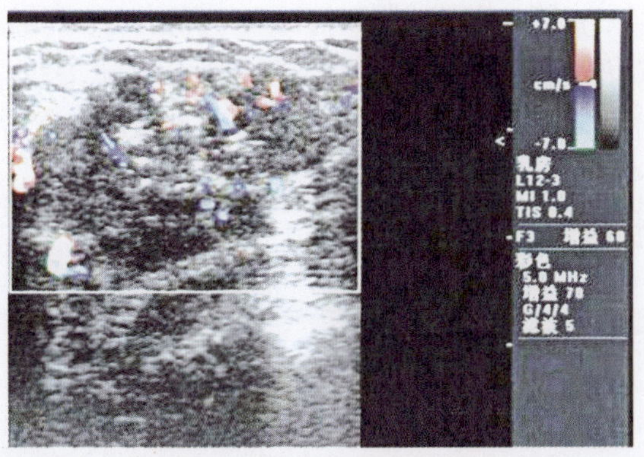

图 7-42　乳腺癌超声声像图

（四）心脏疾病

M 型和 D 型超声广泛用于心血管疾病的检查，对二尖瓣疾患、主动脉瓣疾患、三尖瓣疾患、扩张(充血)型心肌病、肥厚型心肌病、房间隔缺损、室间隔缺损、动脉导管未闭、法洛四联症、心包积液、心房肿瘤、冠心病等均有重要诊断价值（图 7–43、图 7–44）。

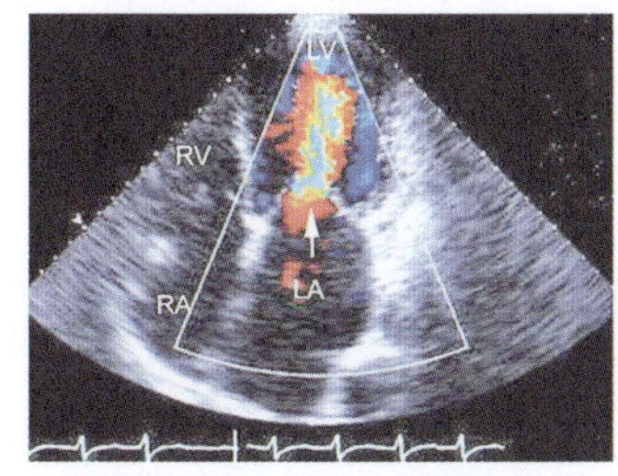

图 7–43　二尖瓣狭窄多普勒血流图

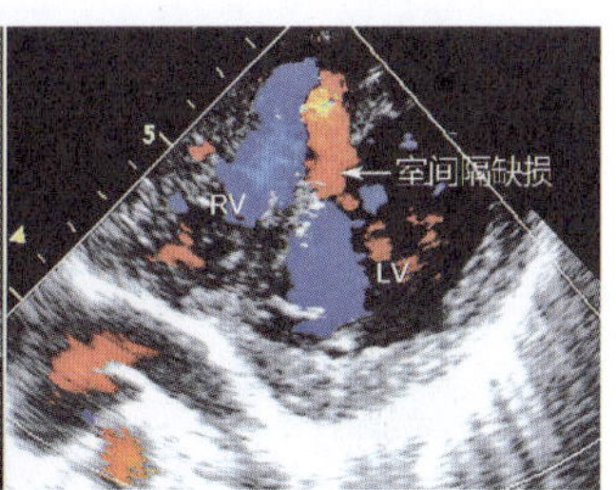

图 7–44　室间隔缺损声像及血流图

（五）肝脏疾病

超声检查可对肝囊肿、多囊肝、肝棘球蚴病（肝包虫病）、肝脓肿、肝癌、肝良性肿瘤、肝硬化、脂肪肝、淤血肝等进行诊断（图 7–45）。

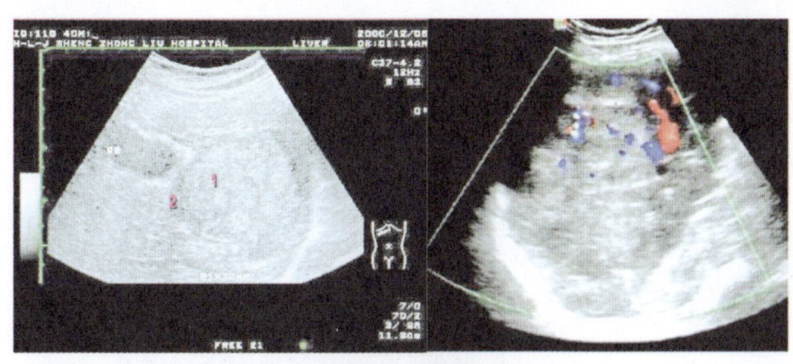

原发性肝癌 B 超及彩超图像

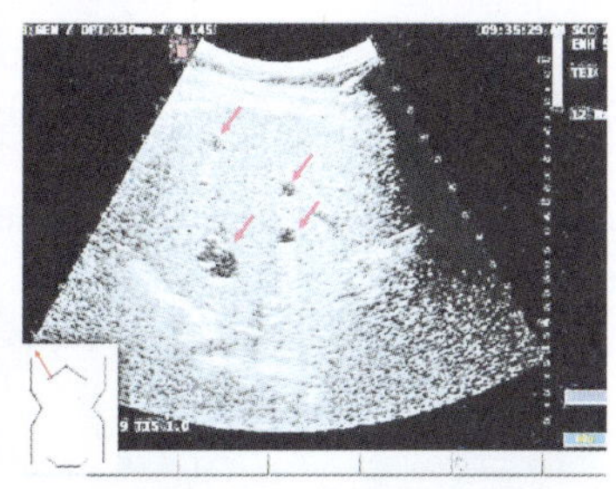

多发肝囊肿

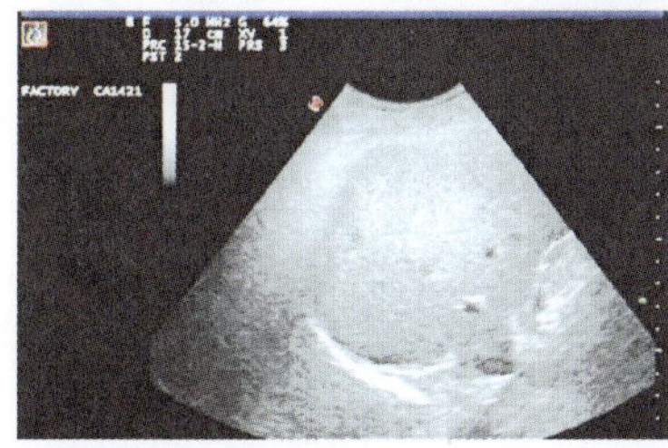

脂肪肝

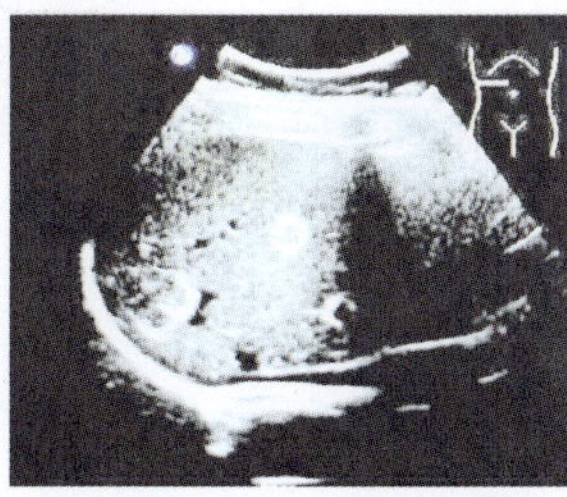

高反射型肝血管瘤

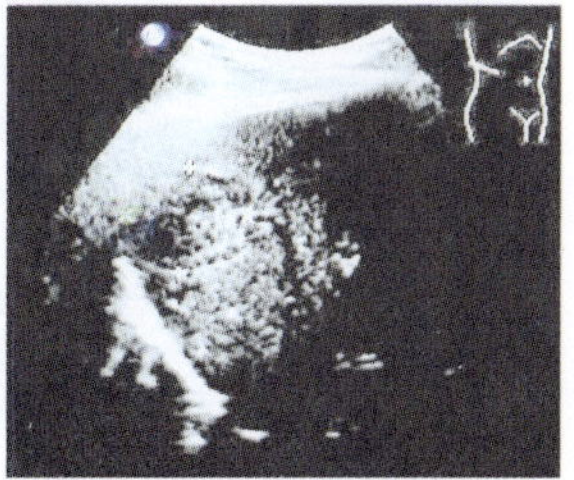

低反射型肝血管瘤

图 7–45　肝脏疾病超声图像

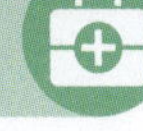

（六）胆系疾病

超声检查可对胆系结石、胆囊炎、胆系肿瘤、胆道蛔虫病、先天性胆总管囊肿、阻塞性黄疸的鉴别诊断等（图 7–46、图 7–47）。

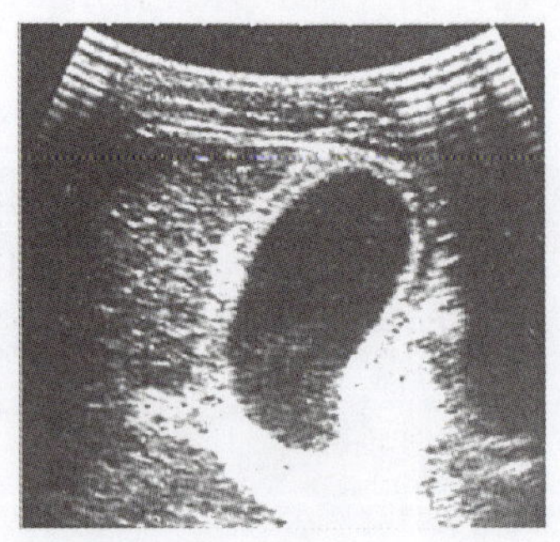

可见胆囊壁增厚

图 7–46　慢性胆囊炎 B 超图

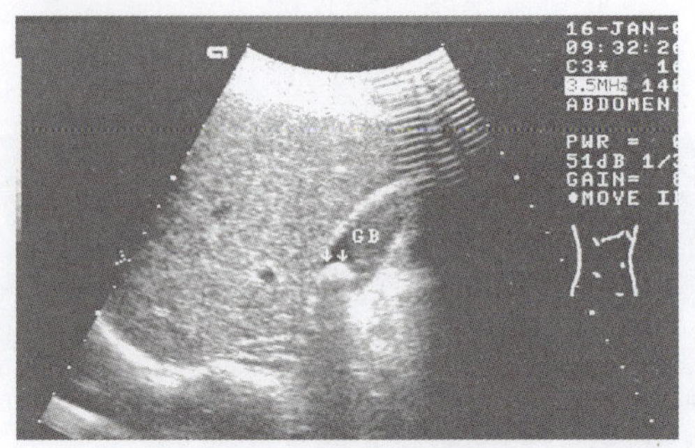

可见高回声结石影及声影

图 7–47　胆囊结石 B 超图

（七）泌尿系疾病

超声检查对肾发育及位置异常、肾外伤、肾及肾周脓肿、肾盂积水、肾结石、肾炎及肾病综合征、肾结核、肾囊肿、多囊肾、肾肿瘤、移植肾、先天性巨输尿管、输尿管囊肿、输尿管结石、输尿管肿瘤、肾上腺肿瘤、前列腺炎、前列腺肥大、前列腺癌、膀胱畸形、膀胱异物、膀胱结石、膀胱肿瘤、睾丸肿瘤、鞘膜积液、隐睾等均有重要诊断价值（图 7–48、图 7–49）。

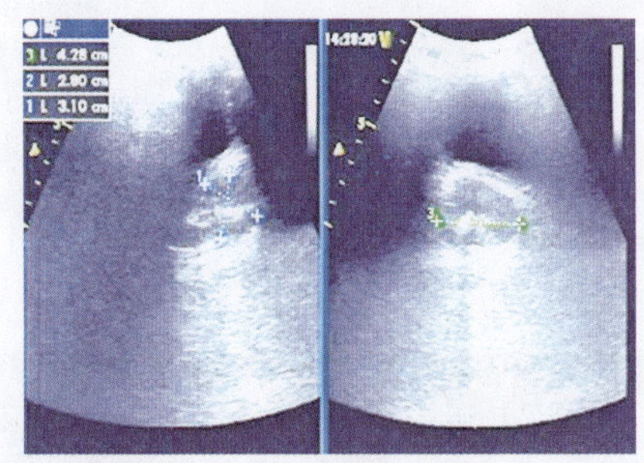

前列腺各径线增大

图 7–48　前列腺肥大

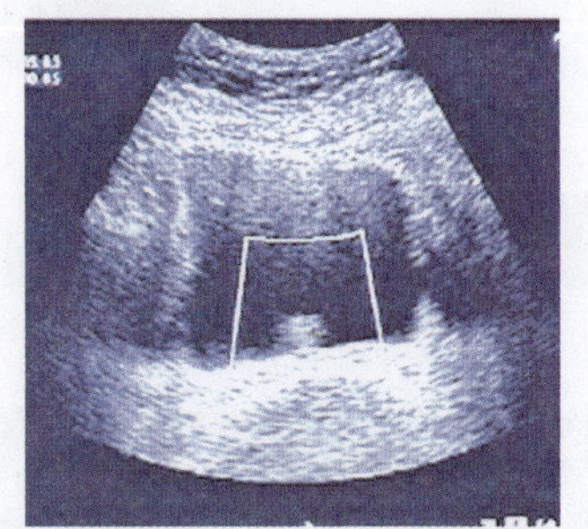

肿瘤呈明亮的光点或光团

图 7–49　膀胱肿瘤

（八）妇科疾病

超声检查对宫内避孕环、子宫发育异常、子宫肌瘤、子宫体癌、卵巢实质性肿瘤、卵巢赘生性肿瘤、卵巢非赘生性囊肿等均有重要诊断价值（图 7–50）。

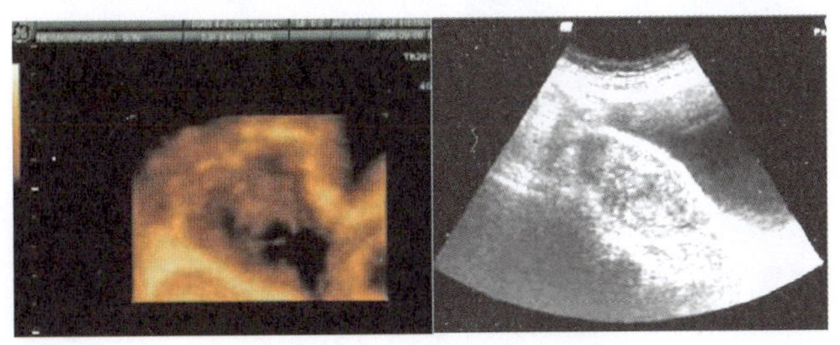

子宫内膜癌二维及三维超声图像

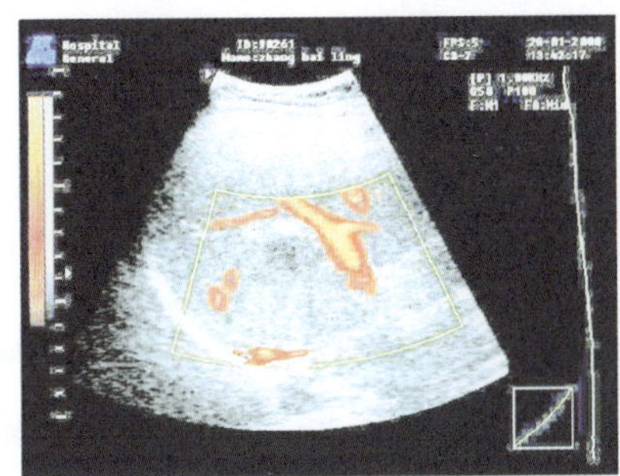

多发子宫肌瘤彩超图像

卵巢巧克力囊肿

图 7–50　妇科疾病声像图

（九）产科应用

超声是妊娠监测的重要手段，已广泛用于临床，对双胎、胎儿宫内发育迟缓、前置胎盘、胎盘早期剥离、羊水过多、羊水过少、胎儿畸形、死胎、流产、异位妊娠、葡萄胎等均有重要诊断价值（图 7–51）。

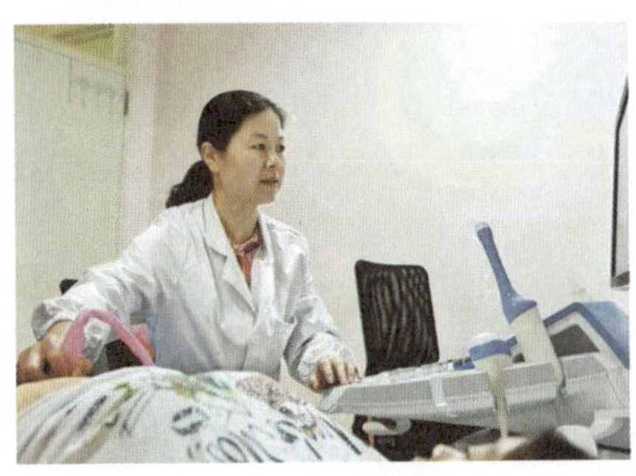

妊娠超声监测

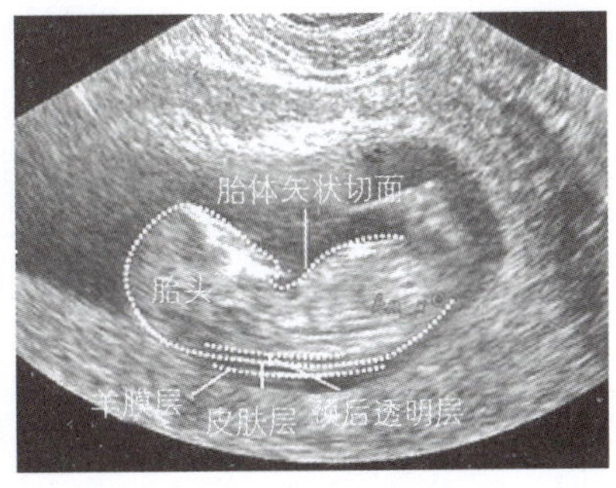

胎儿声像图

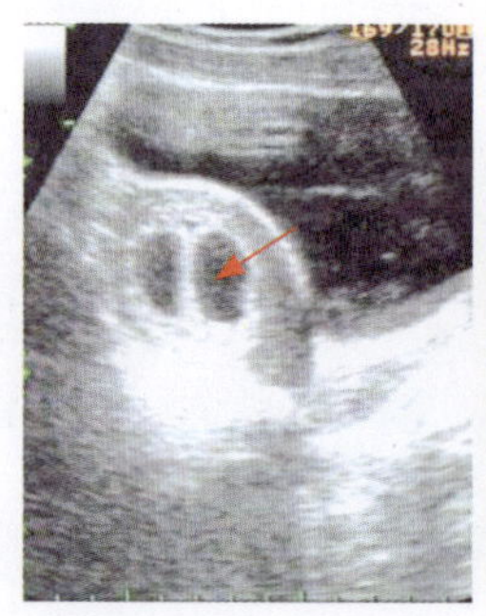

双胎 B 超图（双孕囊）

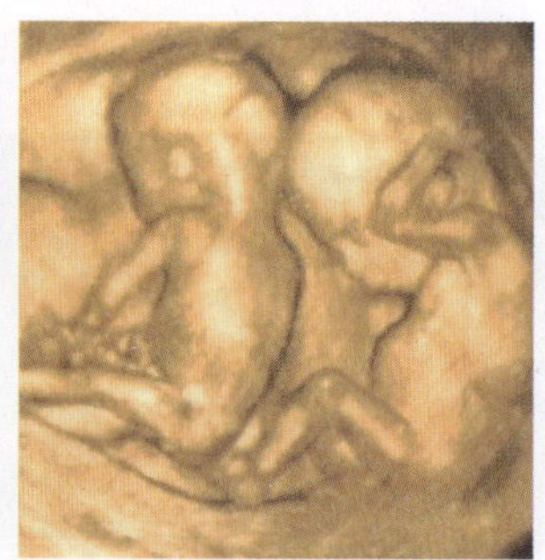

双胎三维超声图

图 7-51　超声的产科应用

（十）血管疾病

超声检查可对颈部大血管病变、四肢大动脉闭塞、四肢深静脉栓塞、动脉瘤、动静脉瘘等进行诊断（图 7-52）。

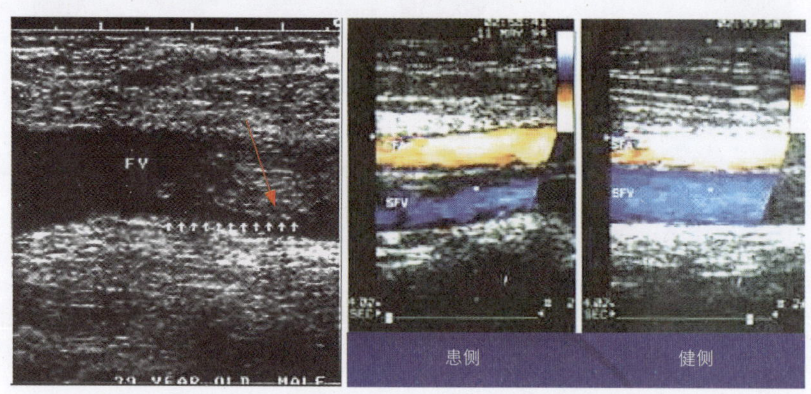

图 7-52　下肢深静脉血栓形成超声图像

（十一）介入超声的临床应用

超声引导定位穿刺活检技术和治疗技术，可提高临床诊断与治疗水平。

超声检查的安全性

超声检查与其他成像技术相比较，具有很高的安全性，可进行反复多次的检查。然而，超声波属于机械波，可产生机械效应、热效应和空化效应，尤其对于胎儿和眼球等敏感组织，使用不当时，可造成损伤。

磁共振成像（MRI）

磁共振成像（MRI）是利用强外磁场内人体中的氢原子核即氢质子（^{1}H）在特定射频（RF）脉冲作用下产生磁共振显像，所进行的一种医学成像技术，1973年后逐步应用于临床。MRI 的应用极大地促进了医学影像学的发展，为此该项发明获得了 2003 年诺贝尔生理学或医学奖。

磁共振成像设备

磁共振成像设备种类和设备结构简介如下。

（一）磁共振成像设备种类

磁共振成像设备的主要指标是磁场强度即场强，单位为特斯拉（Tesla，T）。目前，临床应用的 MR 设备有以下两种主流机型（图 8-1）。

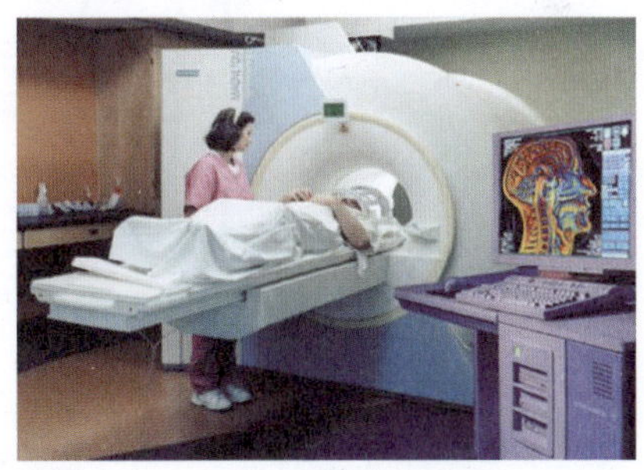

图 8-1　磁共振设备

1. 高场强 1.5 T 和 3.0 T 超导型 MR 机：其图像质量好，功能齐全，能够进行各种脉冲序列检查，但成本较高。

2. 低场强 0.2～0.35 T 永磁型 MR 机：其图像质量尚好，但成像脉冲序列受限，不能获得较佳的功能磁共振成像（fMRI）图像。

（二）磁共振成像设备结构

磁共振成像设备包括 5 个系统，即：磁体系统、梯度系统、射频系统、计算机系统及数据处理系统以及辅助设备系统（图 8-2）。

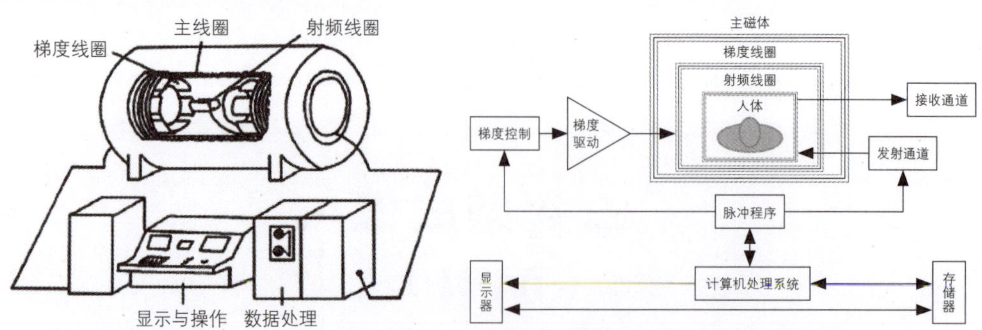

图 8-2　磁共振设备结构示意图

1．磁体系统：磁体系统主要有磁体线圈构成，包括永磁型、超导型等。

2．梯度磁场系统：是 MRI 系统的核心部分之一，它利用梯度线圈产生的在空间位置上变化的磁场，对 MRI 信号进行编码，以确定成像层面的位置和厚度。梯度线圈有三组，分别按相互垂直的 X、Y、Z 3 个方向设计，任何一组梯度场都可起到层面选择、相位编码、频率编码的作用，因此可对人体的横断位、冠状位、矢状位甚至任意斜位进行成像。（图 8-3、图 8-4）

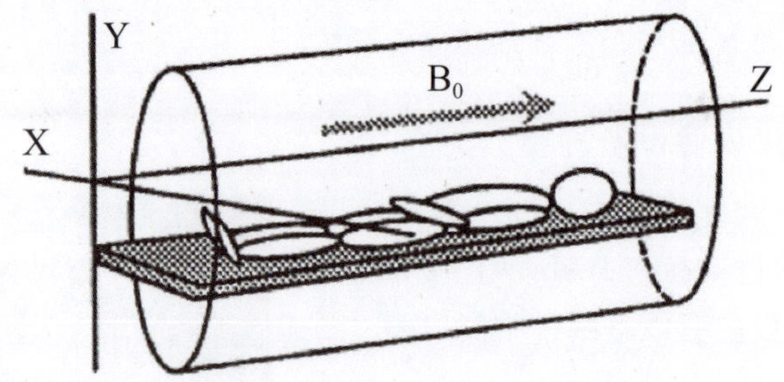

图 8-3　梯度磁场系统三维成像示意图

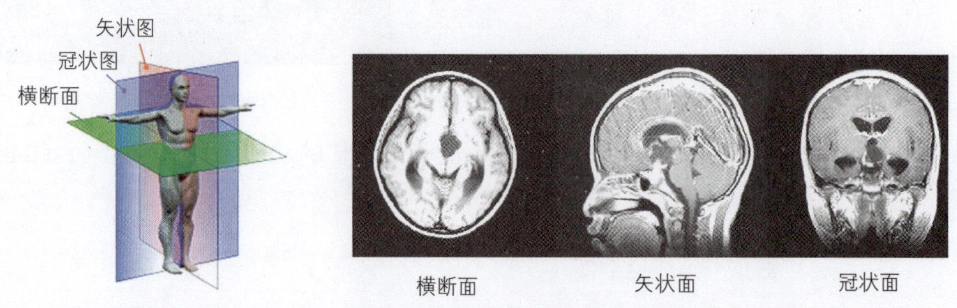

图 8-4　MRI 多方位成像

3. 射频系统：射频系统主要由发射线圈和接受线圈共同组成，因此具有发射射频脉冲（RF）和接受磁共振信号（MR）两种功能。

（1）发射射频脉冲功能：发射射频（RF）脉冲，使磁化的质子吸收能量产生共振（图 8–5）。

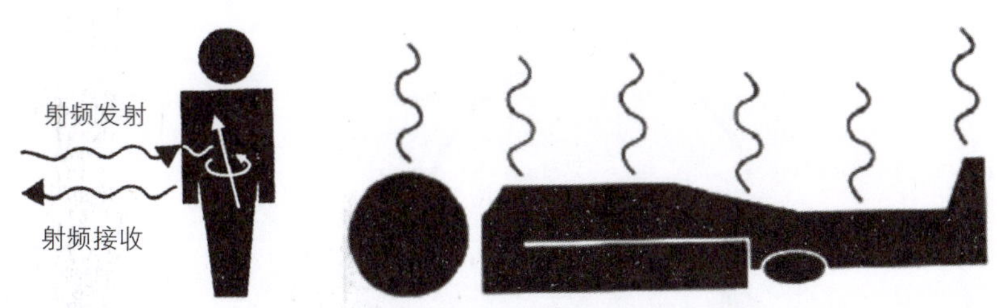

图 8–5 磁共振产生示意图

（2）接收器功能：在射频发射间歇期间，射频系统又承担接收质子在驰豫过程中释放的能量而产生 MR 信号，并最终形成 MRI 图像（图 8–6）。

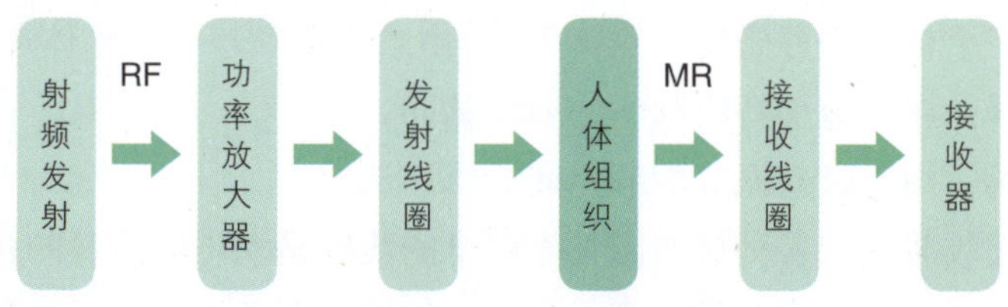

图 8–6 射频系统功能示意图

4. 计算机系统：包括主机、存储器、输入（出）设备、系统软件、应用软件等。

5. 辅助设备系统：包括磁屏蔽、射频屏蔽、操作控制台、检查床等。

磁共振成像的基本原理

MRI 是利用生物磁的自旋原理，收集磁共振信号而重建图像的成像技术。和 CT 扫描应用 X 线成像原理有本质上的区别。

磁共振成像的原理与成像过程较为复杂，但又是理解 MRI 成像的基础，下面分为磁共振成像条件与磁共振成像过程两部分进行叙述。

（一）磁共振成像条件

磁共振成像必需具备以下基本条件。

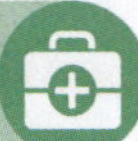

1．靶原子核：水占成人体重的65％左右，氢原子是构成水分子的重要成分，氢原子是人体内最多的物质。氢原子核只含一个质子、不含中子，最不稳定，最易受外加磁场的影响而发生磁共振现象。因此人体内的氢原子核（^{1}H）最适合作为磁共振中的靶原子核。（图8–7）

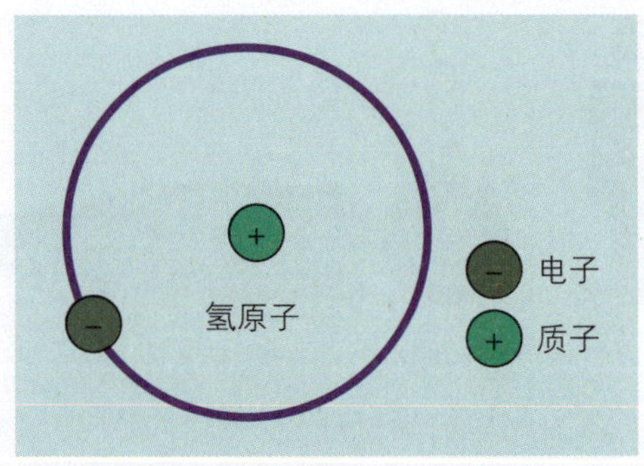

图8–7 氢原子示意图

2．存在一个稳定的静磁场（磁体）：可由永磁型和超导型磁体形成静磁场。

3．射频场：用于施加特定频率的射频脉冲。

4．梯度场：用于磁共振成像的空间编码和选层。

5．信号接收装置：各种接受磁共振信息的线圈是MR的信号的接收装置。

6．计算机系统：完成信号采集、显示、传输、图像重建、后处理等。

（二）磁共振成像过程

磁共振成像时，首先要将人体检查部位置于磁共振检查设备中，人体在主磁场（B_0）、梯度场（G）和射频场（B_1）的作用下实现磁共振成像（图8–8）。

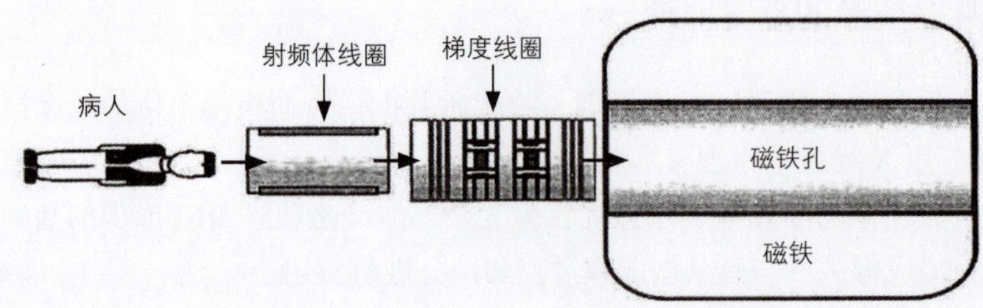

人体→进入磁场→磁化→施加射频脉冲、H 核磁矩发生 90° 偏转。产生能量

→射频脉冲停止、弛豫过程开始，释放所产生的能量（形成 MR 信号）

→信号接收系统→计算机系统处理→MRI 图像形成

图 8-8 磁共振成像过程

1. 氢原子核（^{1}H）的自然状态：在自然状态下，人体内的氢核运动杂乱无章，磁性相互抵消，人体不显磁性（图 8-9）。

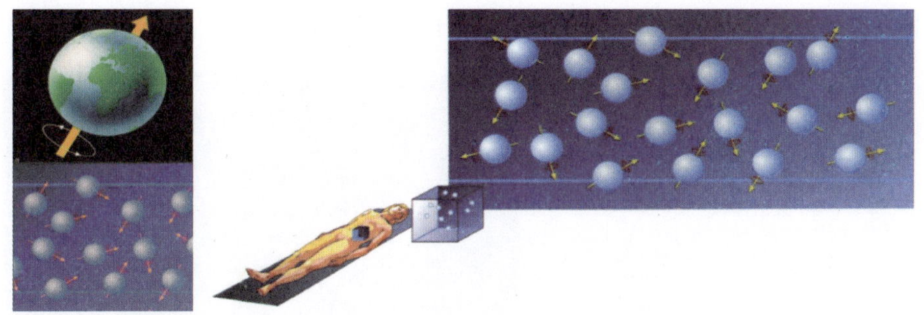

图 8-9 氢核在人体内杂乱无序的自然状态

2. 外加磁场中的氢核子状态：进入静磁场后，氢核按正、负方向磁矩发生规律性排列，正负方向的磁矢量相互抵消后，少数正向排列（低能态）的氢核合成总磁化矢量 M，并与静磁场（B_0）方向相同，即为 MR 信号基础（图 8-10、图 8-11）。

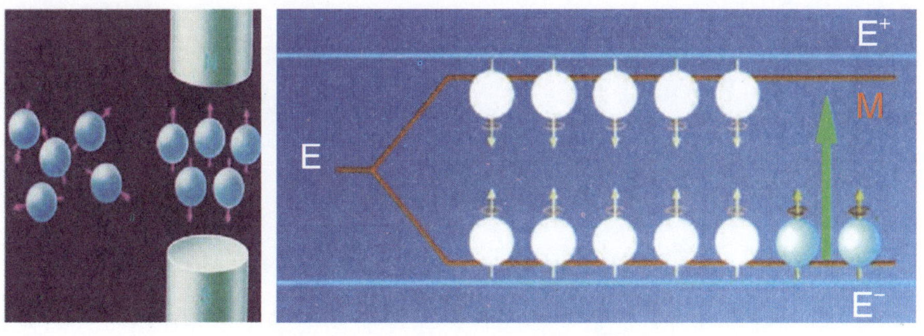

图 8-10 静磁场下的氢核状态

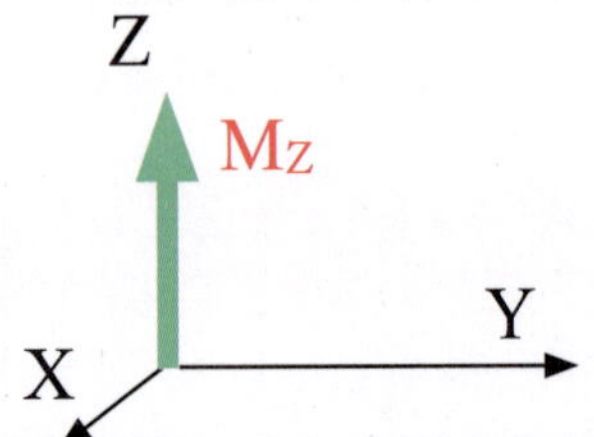

按照单一核子进动原理，质子群在静磁场中形成的宏观磁化矢量 M

图 8-11　总磁化矢量（M）示意图

3. 施加射频（RF）脉冲引起磁共振现象：外加一个与主磁场成一定角度（90°）的短暂射频脉冲。该脉冲的频率与质子的进动频率相同，则氢核子受到激励，由原来的低能态跃迁到高能态，形成了 H 核子“共振”现象。（图 8-12、图 8-13）

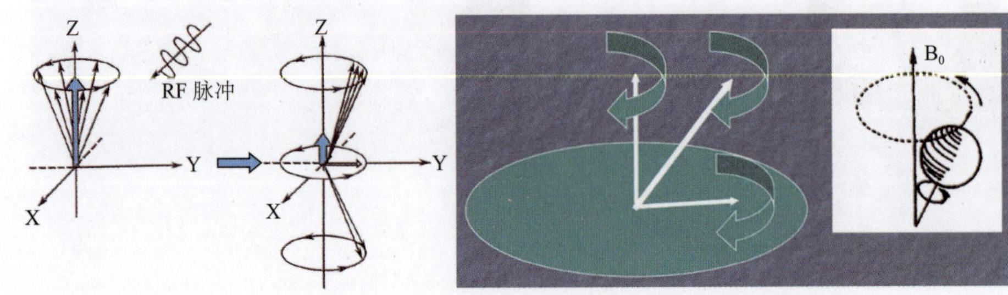

图 8-12　磁共振现象

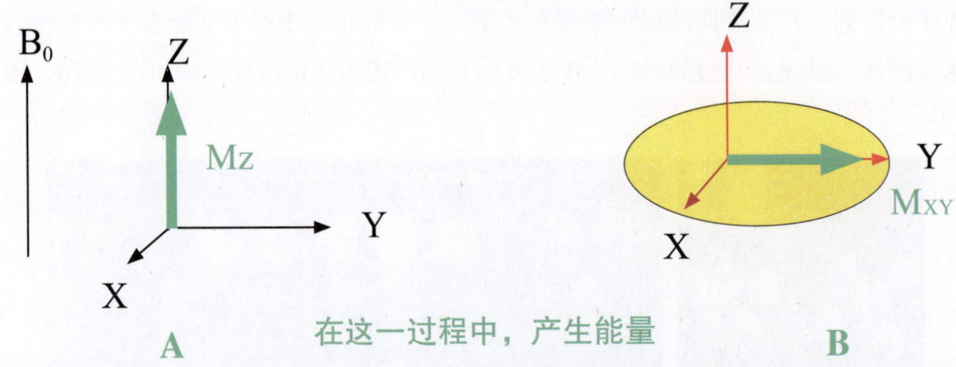

图 8-13　磁共振现象（B_0 所示为静磁场方向）

4. 射频（RF）脉冲停止后氢核子恢复至原有状态并产生 MR 信号：射频脉冲停止，接收到能量后的“高能态”质子以电磁波的形式将所吸收的能量散发出来，其横向磁化消退，纵向磁化恢复，磁场又慢慢回到平衡状态。这一过程称为弛豫过程，所需时间称为弛豫时间。有两种弛豫时间，一种是纵向磁矢量恢复的时间，为纵向弛豫时间，又称 T_1 弛豫时间，简称 T_1；另一种为横向磁矢量的衰减和消失时间，称为横向弛豫时间，又称 T_2 弛豫时间，简称 T_2。人体的不同组织和病变的 T_1、T_2 值各不相同，这便是磁共振成像的基础。获取选定层面各组织和病变的 T_1、T_2 值，就可重建该层面磁共振图像。（图 8-14～图 8-16）

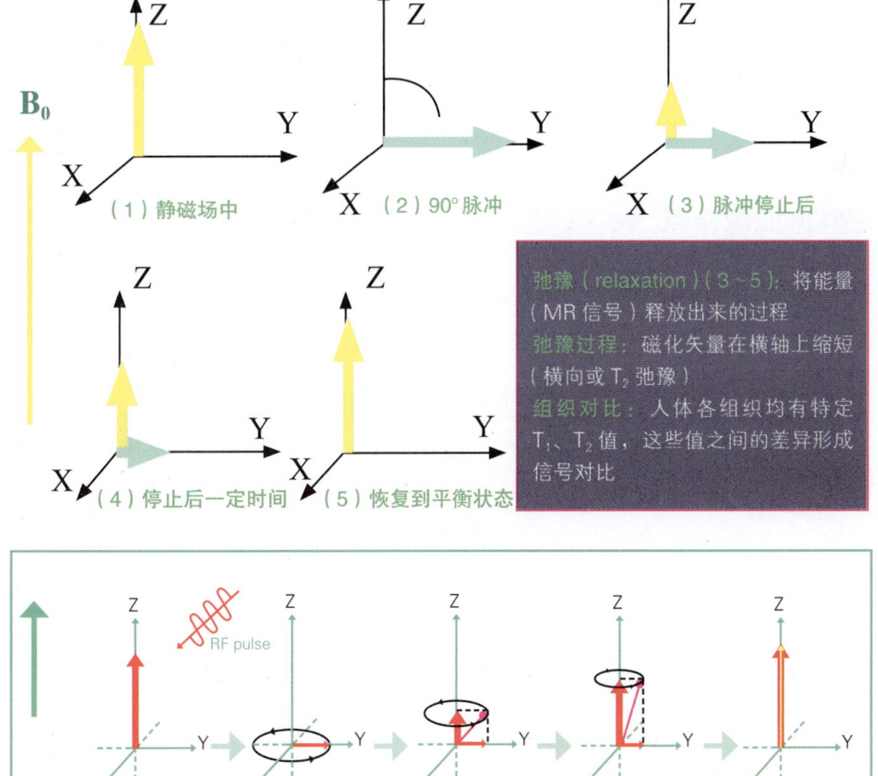

图 8-14 弛豫过程

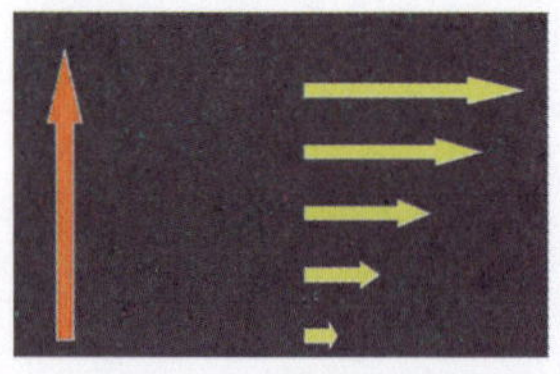
图 8-15 横向弛豫示意图

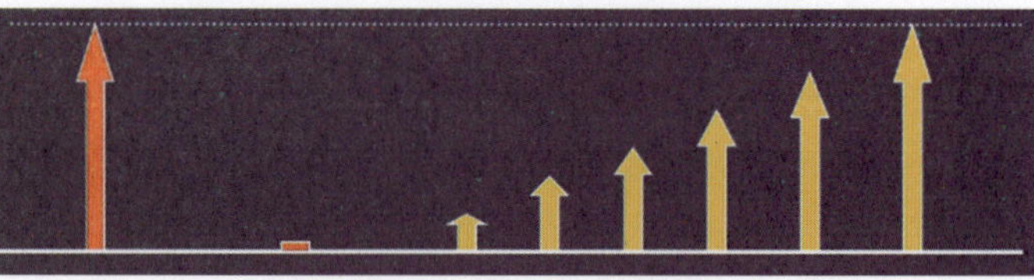
图 8-16 纵向弛豫示意图

5. 采集、处理 MR 信号并重建为 MRI 图像：对于反映人体组织结构 T_1 值和 T_2 值的 MR 信号，经采集、编码、计算等一系列复杂处理，即可重建为 MRI 灰阶图像。人体不同组织和病变的 T_1 和 T_2 值各不相同，这便是 MRI 成像的基础。获取选定层面各组织和病变的 T_1 和 T_2 值，就可重建该层面的 MRI 图像。

磁共振成像特点

MRI 是利用生物磁的自旋原理，收集磁共振信号而重建图像的成像技术，和 CT 扫描应用 X 线成像原理有本质上的差别（表 8-1）。

表 8-1 MRI 与 CT 成像比较表

项　目	MRI	CT
成像参数	多［T_1，T_2，N（H）］	单一（X 线吸收系数）
图像类型	数十种	仅一种
图像信息	解剖、病理、生化	解剖
成像层面	任意方向	横断
扫描速度	相对较慢	快
软组织对比度	高	低
钙化	不敏感	敏感
骨伪影	无	有
心脏大血管	不用造影剂可显示	要用造影剂
辐射损伤	无	有
禁忌证	金属起搏器等	无

MRI 主要是成像参数多，既可形成冠状面的层面成像，也可形成任意多方位直接成像和显示血管留空现象。通过 MRI 的特殊检查方法，还可形成对比增强图像、水成像、血管成像、灌注成像、电影成像、脑功能成像、波谱成像等。此外，MRI 还具有图像对比度高等特点。

（一）MRI 为黑白灰阶图像

图像上的黑白灰度即信号强度，反映的是组织结构的弛豫时间。值得注意的是 MRI 的影像虽然也以不同的灰度显示，但其反映的是 MRI 信号强度的不同或弛豫时间 T_1 与 T_2 的长短；CT 图像灰度显示反映的是组织密度。一般而言，MR 组织信号强，图像相应的部分就亮；组织信号弱，图像相应的部分就暗。由组织反映出的不同的信号强度变化，就构成组织器官之间、正常组织和病理组织之间图像明暗的对比。（图 8–17、表 8–2）

T_1WI ⟶ 短 TR、短 TE ⟶ 组织的 T_1 越短，信号就越强（越白）；组织的 T_1 越长，信号就越弱（越黑）

T_2WI ⟶ 长 TR、长 TE ⟶ 组织的 T_2 越长，信号就越强（越白）；组织的 T_2 越短，信号就越弱（越黑）

质子密度加权像（Pd）⟶ 长 TR、短 TE ⟶ 组织的质子密度越大，信号就越强（越白）；质子密度越小，信号就越弱（越黑）

图 8–17 MRI 普通平扫及质子密度加权像图像的特点

表 8–2 各类组织平扫及质子密度加权图像的特点

组 织	T_1	Pd	T_2
脂肪、骨髓	白	白	灰白
肌肉	黑灰	黑灰	灰
肌腱	黑	黑	黑灰
骨骼、钙化	黑	黑	黑

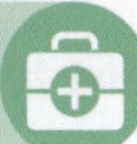

续表

组　织	T_1	Pd	T_2
纤维软骨	黑	黑	黑灰
透明软骨	黑灰	灰	灰
气体	黑	灰	黑
水	黑	黑灰	白
血流	黑	黑灰	黑

（二）MRI 是多参数成像

X 线、CT 只有一种图像类型，即 X 线吸收率成像；而 MRI 通过多种序列的成像方法，可以形成数十种图像类型。MRI 除可显示解剖形态外，尚可提供病理和生化的信息。通过不同类型图像的对比，可以更准确地发现病变和确定病变性质。

MRI 的成像参数多，既可形成横断面、冠状面、矢状面的层面成像，也可形成任意方位的断面影像。通过 MRI 的特殊检查方法，还可形成对比增强图像、水成像、血管成像、灌注成像、电影成像、脑功能成像，以及波谱成像等。（图 8-18～图 8-20）

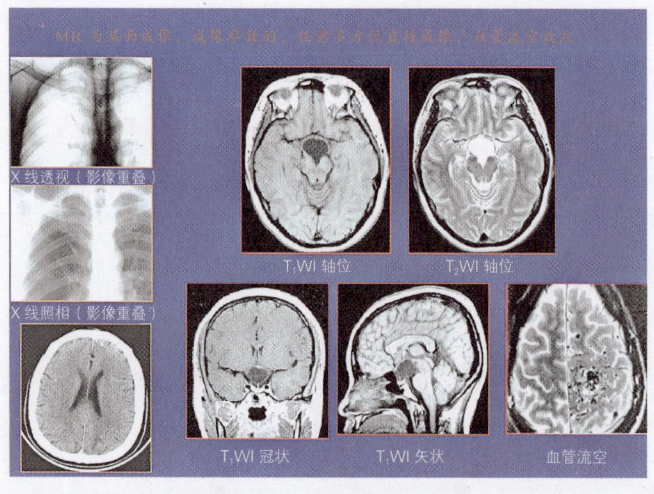

图 8-18　MRI 图像特点

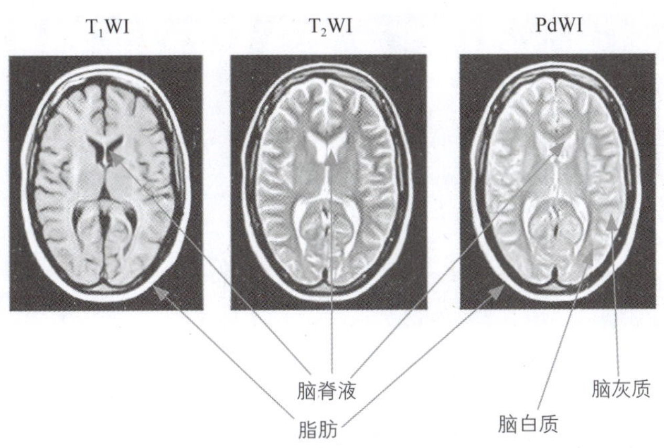

图 8-19　MRI 多参数成像

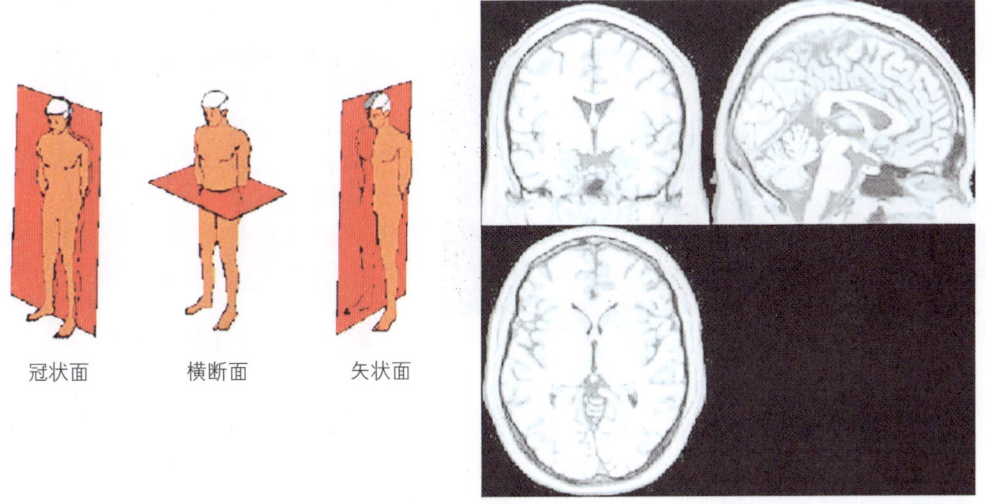

图 8-20　MRI 任意方位成像

（三）MRI 图像对比度高

MRI 图像的软组织对比度明显高于 CT，可更容易地发现软组织中的各种病变。例如，对急、慢性骨髓炎的诊断，MIR 明显优于 X 线和 CT 检查。（图 8-21、图 8-22）

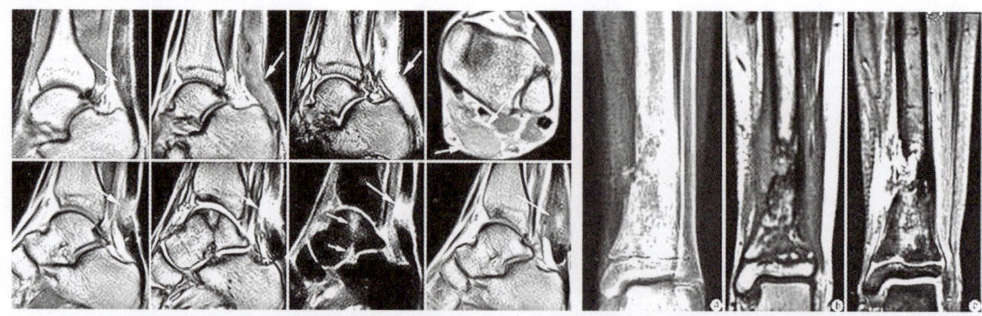

图 8-21 软组织肿瘤的 MRI 图像　　图 8-22 化脓性骨髓炎 MRI 图像

（四）MRI 对骨关节系统显示病变敏感

由于 MRI 对软骨及软组织分辨分辨力良好，远胜于其他各种成像技术，因此对骨关节及其周围软组织的疾病有独特的诊断价值（图 8-23、图 8-24）。

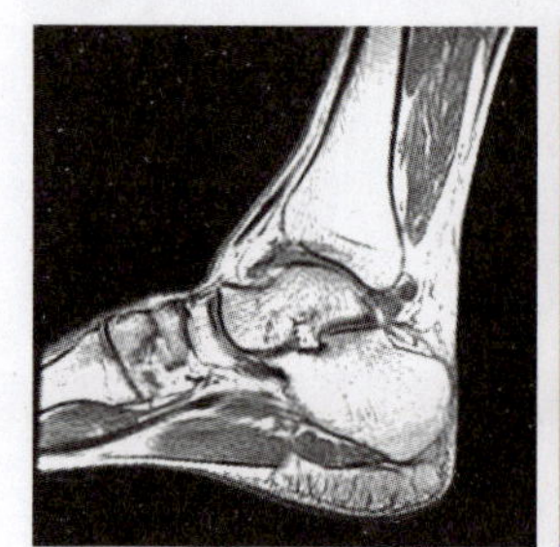

膝关节

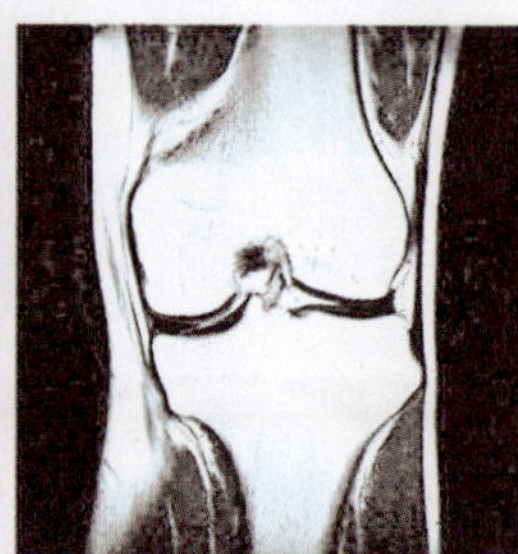

足部骨关节

图 8-23 MRI 正常骨关节成像

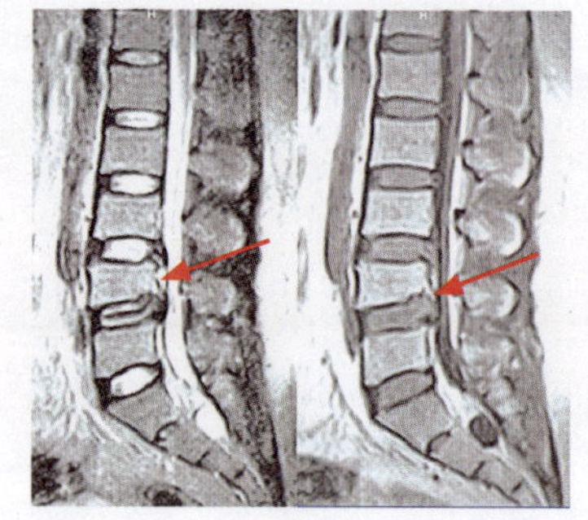

图 8-24 MRI 腰椎间盘突出图像

MRI 检查技术

MRI 检查技术种类繁多，各具其适用范围和诊断价值，应根据检查目的进行选择，以下分别予以简要介绍。

（一）MRI 普通平扫检查

普通 MRI 成像包括 T_1 加权像（T_1WI）、T_2 加权像（T_2WI）和质子密度加权像（PdWI）。所谓"加权"即"突出重点"的意思，即利用成像参数的调整，使图像主要反映组织某方面特性，而尽量抑制组织其他特性对 MR 信号的影响。

全身各部位 MRI 检查时，若无特殊要求，通常先行普通平扫检查，常规为横

断层 T_1WI 和 T_2WI 检查，必要时辅以冠状面、矢状面或其他方位 T_1WI/ T_2WI 检查。经普通平扫检查，一些病变例如肝囊肿、胆囊结石、子宫肌瘤等即常明确诊断。（图 8–25、图 8–26）

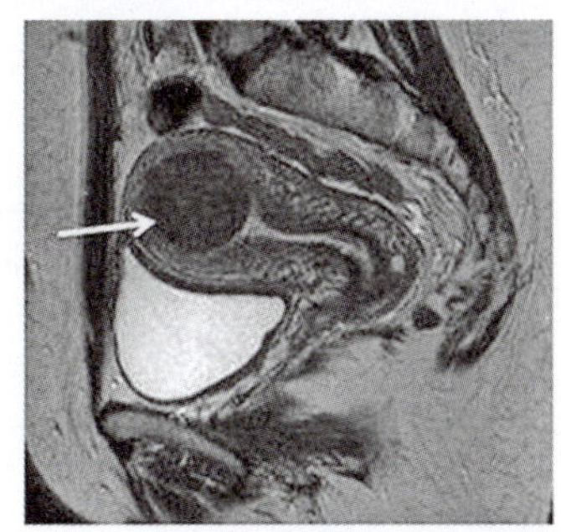
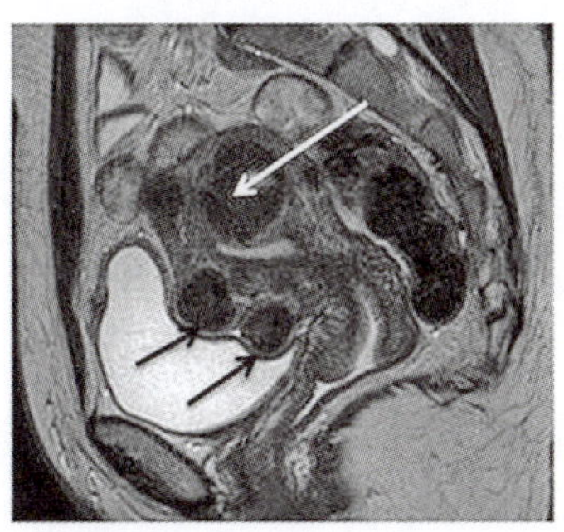

图 8–25 单发与多发子宫肌瘤（T_2WI）

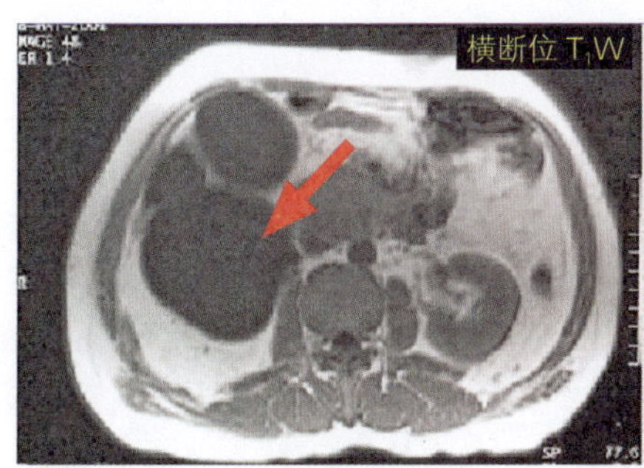

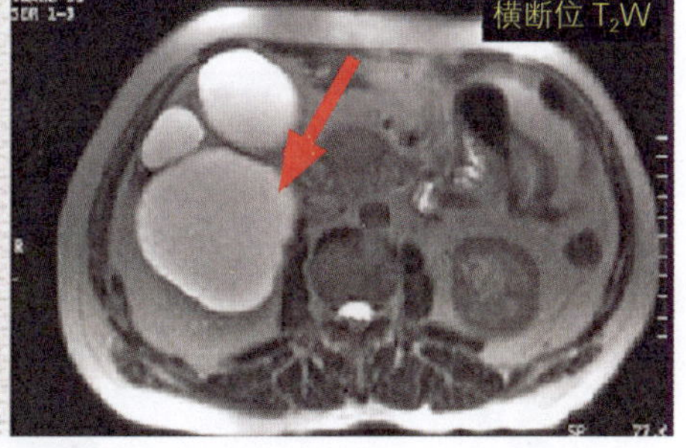

图 8–26 多发肝囊肿平扫图像

1．T_1 加权像（T_1WI）：MRI 的图像若主要反应组织 T_1 特征参数时，为 T_1 加权像，它反映的是组织间 T_1 的差别。T_1WI 有利于观察解剖结构。（图 8–27）

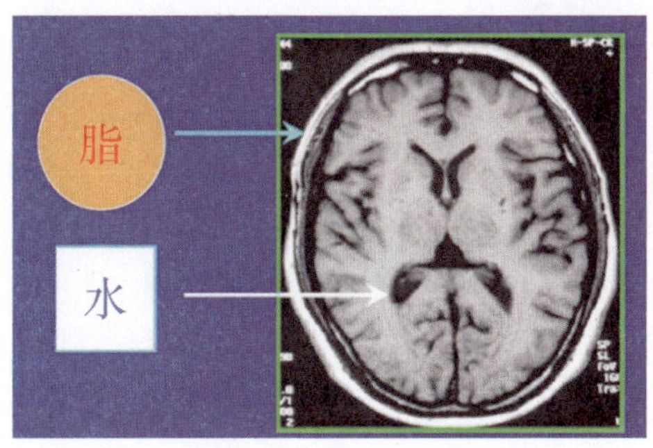

图 8–27 T_1 加权像（T_1WI）

2. T_2 加权像（T_2WI）：若主要反映组织间 T_2 特征参数时，则为 T_2 加权像。T_2WI 对显示病变组织较好。（图 8-28）

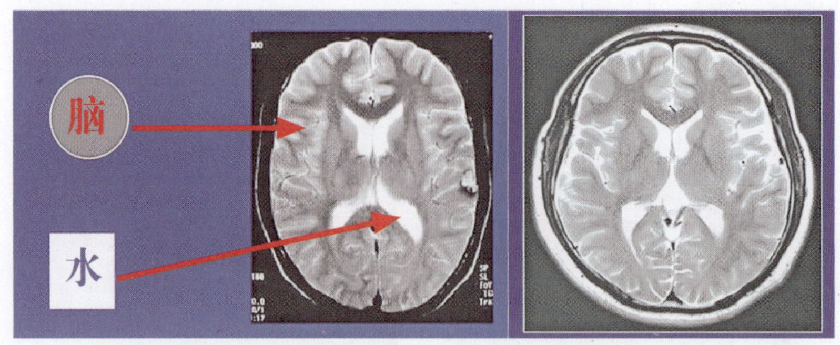

图 8-28　T_2 加权像（T_2WI）

3. 质子密度加权像（PdWI）：其图像的对比主要依赖于组织的质子密度，简称质子加权像，适用于观察细小结构的组织（图 8-29、图 8-30）。

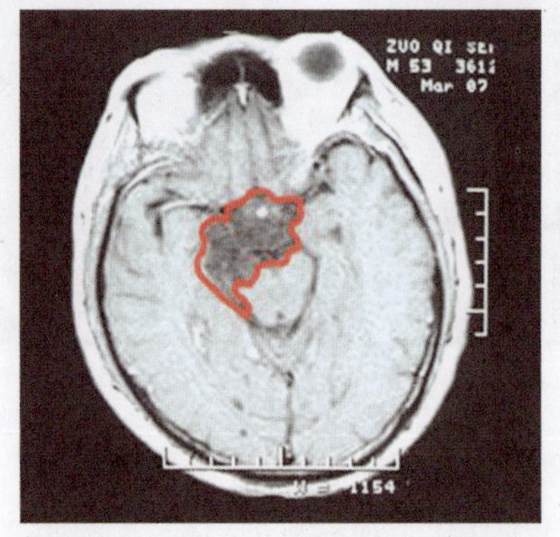

图 8-29　颅内上皮样囊肿质子密度加权像

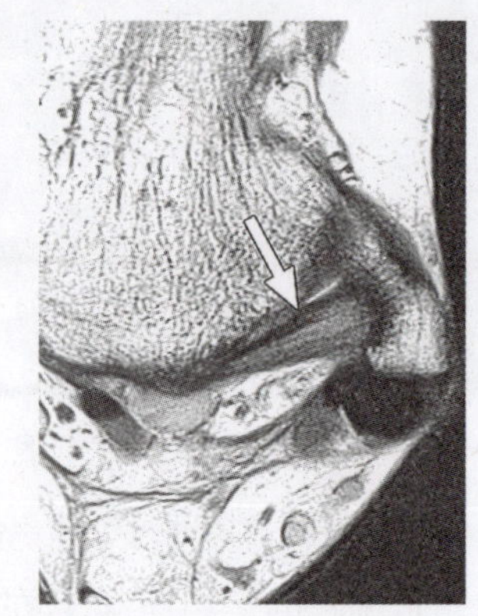

图 8-30　后踝韧带质子密度加权像

（二）MRI 对比增强检查

MRI 对比增强检查系静脉内注射造影剂进行扫描，称为强化，用于鉴别诊断等。MRI 所用造影剂与 CT 的造影剂不同，除不是碘剂、不存在过敏之外，其作用的原理也不同。对比增强检查的方法除包括传统的常规增强外，还有延时增强、动态增强、增强血管成像（CE-MRA）、排泌性造影等。（图 8-31）

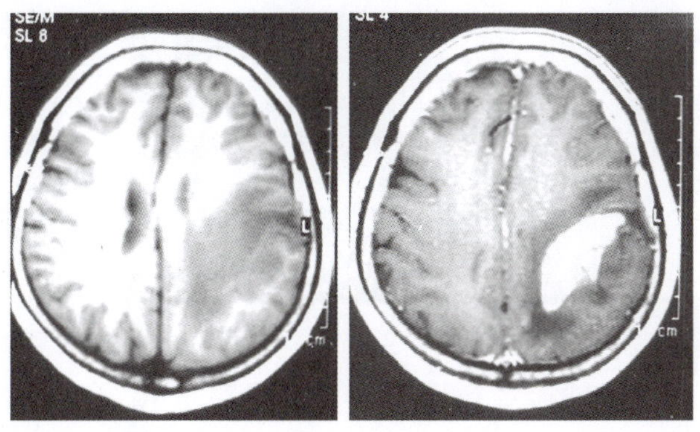

图 8-31 脑胶质瘤 MRI 对比剂增强扫描图

（三）磁共振血管成像（MRA）检查

MRA 是一种无创伤性，不需用插管及对比造影剂的血管成像方法，目前已广泛应用于临床。MRA 检查主要用于诊断脑部、颈部、腹部、下肢的血管疾病。MRA 检查分为以下两种方法。

1. 普通 MRA 检查：磁共振血管成像是对血管和血管信号特征显示的一种技术，与 CT 及常规放射学相比具有特殊的优势，它不需使用对比剂，流体的流动即是 MRI 成像固有的生理对比剂。MRA 可用于血管畸形、动脉瘤、血管狭窄的检查，但效果通常不及 CTA 或 DSA。（图 8-32～图 8-34）

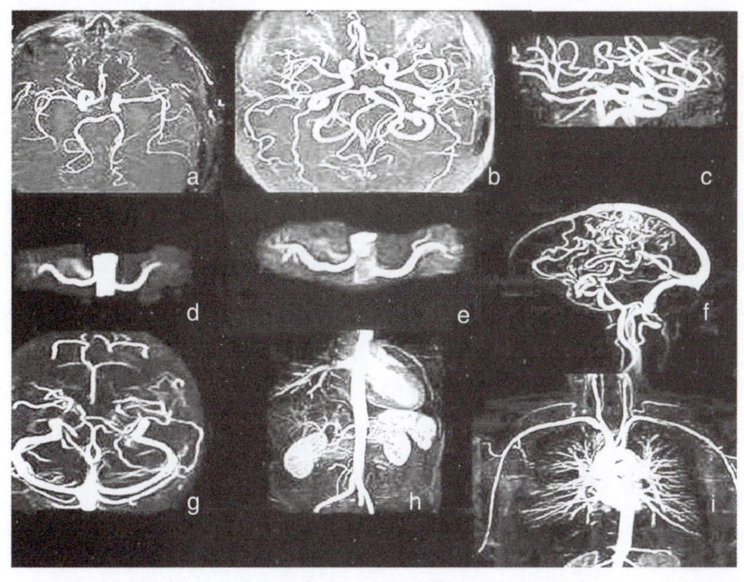

图 8-32 MRA 图像（a～c 为脑部、d～f 为头颈部、g～h 为腹部、i 为颈胸腹部）

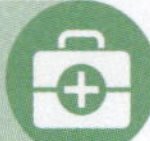

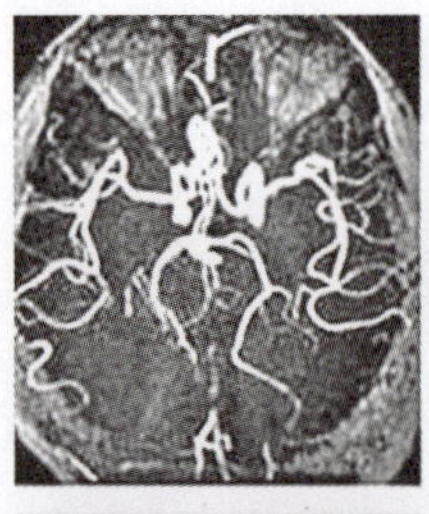

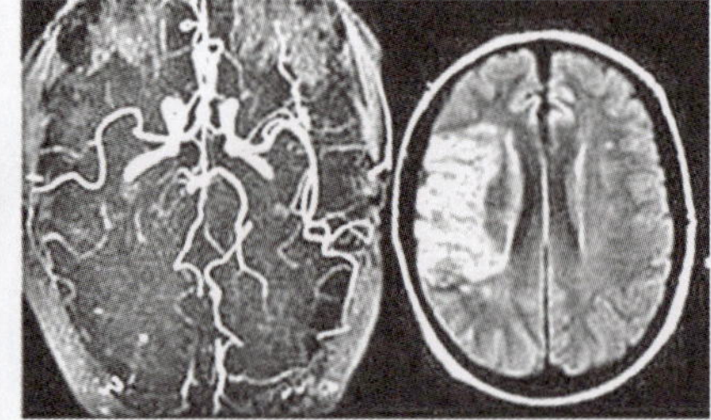

*MRA：无须注射造影剂的血管成像

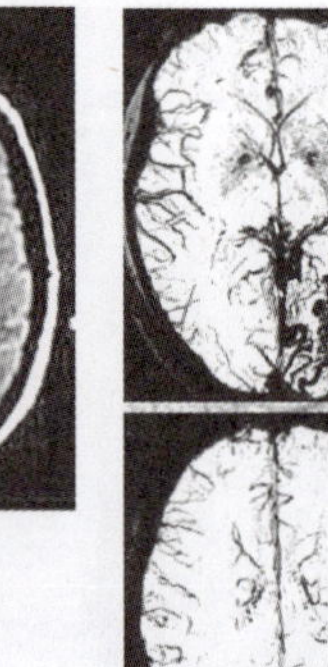

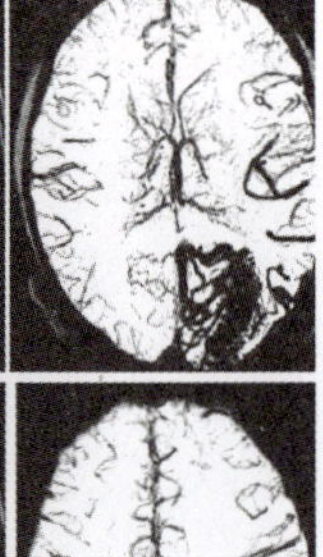

图 8-33 磁共振血管造影图

图 8-34 脑血管畸形（SWI）

（2）对比增强血管成像（CE-MRA）：其适用范围广，实用性强，方法是静脉内团注 2～3 倍于常规剂量的 Gd-DTPA 对比剂，三维采集。该法对胸腹部及四肢血管的显示极其优越。（图 8-35）

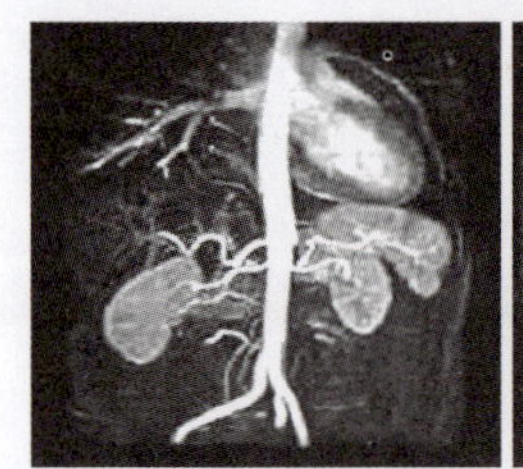

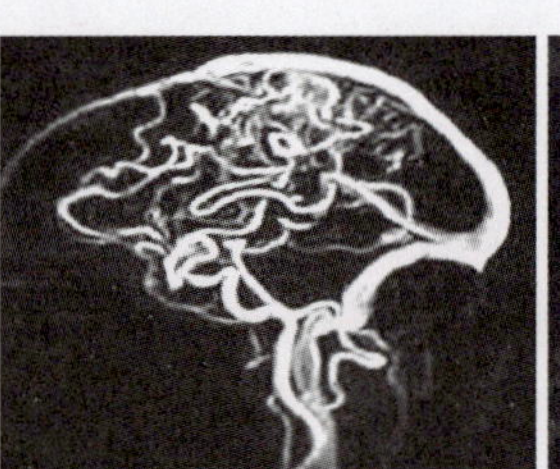

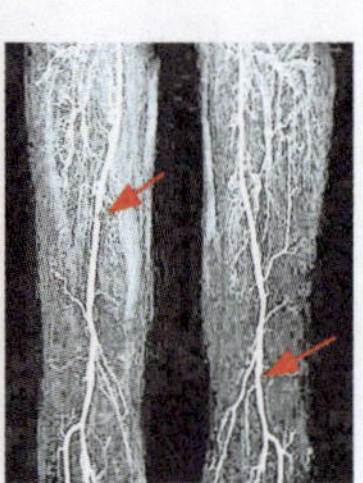

肾脏血管　心脏血管　头颈部血管　下肢动脉狭窄

8-35 对比增强磁共振血管造影

（四）MR 水成像检查

MR 水成像是一种无创检查技术，且不需对比剂，主要是利用静态液体具有长 T_2 弛豫时间的特点。在使用重 T_2 加权成像技术时，稀胆汁、胰液、尿液、脑脊液、内耳淋巴液、唾液、泪水等液动缓慢或相对静止的液体均呈高信号，而 T_2 较短的实质器官及流动血液则表现为低信号，从而使含液体的器官显影。

MR 水成像技术包括 MR 胰胆管成像（MRCP）、MR 泌尿系成像（MRU）、MR 椎管成像（MRM）、MR 内耳成像、MR 涎腺管成像、MR 泪道成像及 MR 脑室系统成像等。（图 8-36、图 8-37）

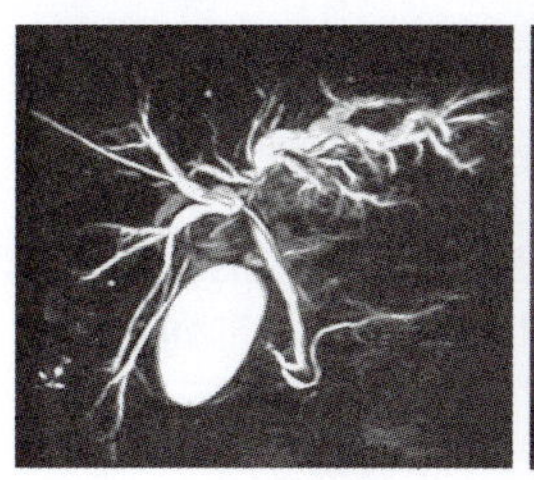
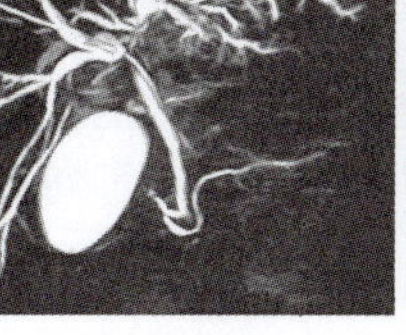
正常胰胆管

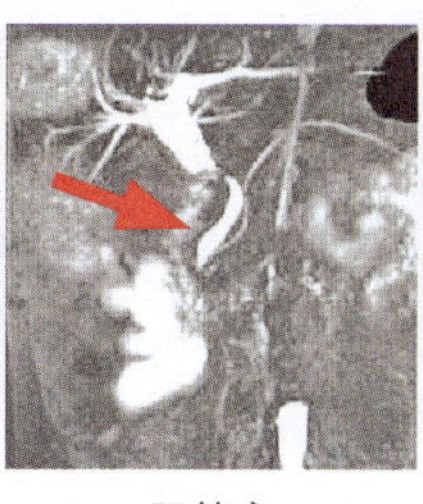
胆总管结石

胆管癌

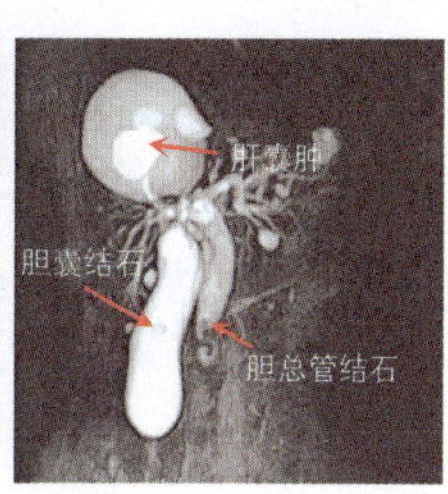

胆道结石

图 8-36　胰胆管水成像（MRCP）

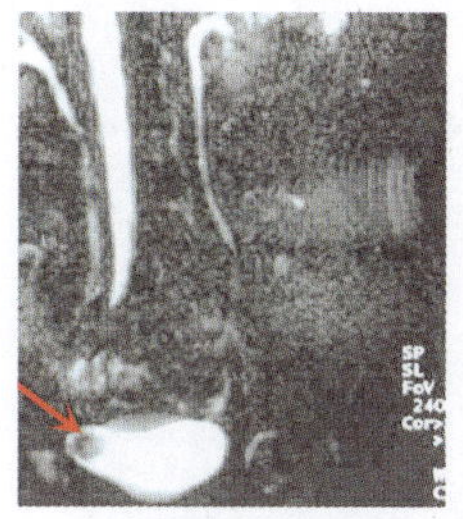
膀胱癌

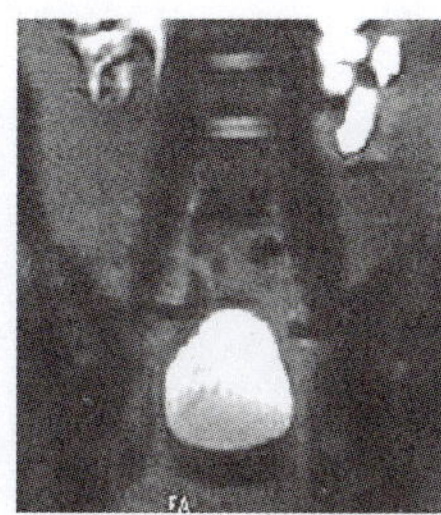
肾积水

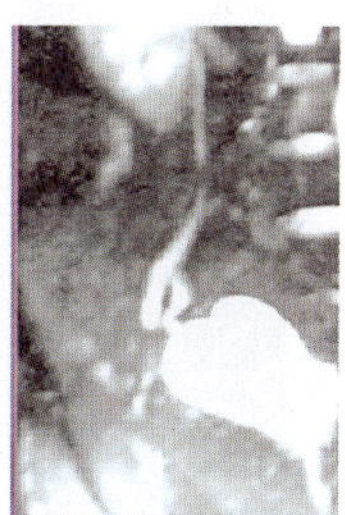
左输尿管狭窄

图 8-37　泌尿系水成像（MRU）

（五）功能磁共振成像（fMRI）检查

脑功能性磁共振成像可提供人脑部的功能信息，它包括扩散成像（DI）、灌注成像（PI）和脑活动功能成像（图 8-38）。

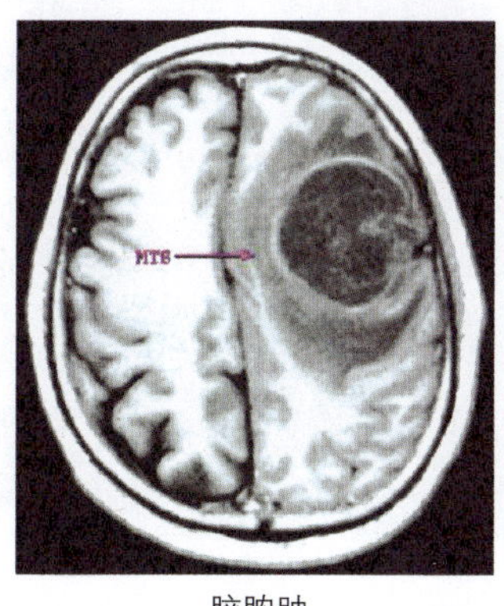

脑脓肿

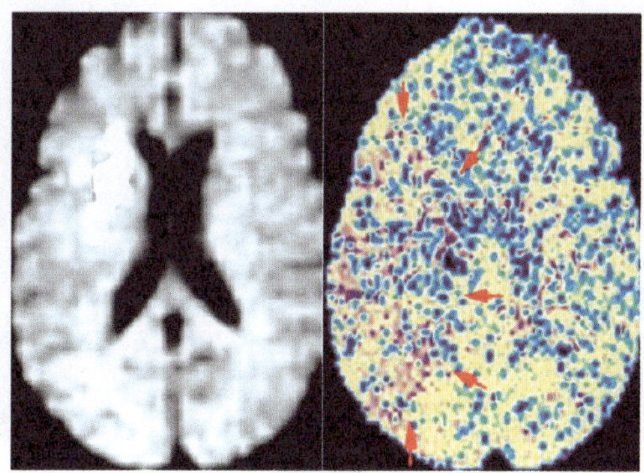
脑梗死

图 8-38　脑功能磁共振成像

（六）^{1}H 磁共振波谱（^{1}H-MRS）检查

^{1}H-MRS 技术是利用 MR 中的化学位移现象来测定分子组成及空间分布的一种波谱成像技术。^{1}H-MRS 通常获取的是代表组织内不同生化成分中 ^{1}H 共振峰的谱线图，进而能够明确其生化成分的组成和浓度。^{1}H-MRS 检查对脑肿瘤、前列腺癌、乳腺癌、脑脓肿等的诊断与鉴别诊断有很大帮助。（图 8-39、图 8-40）

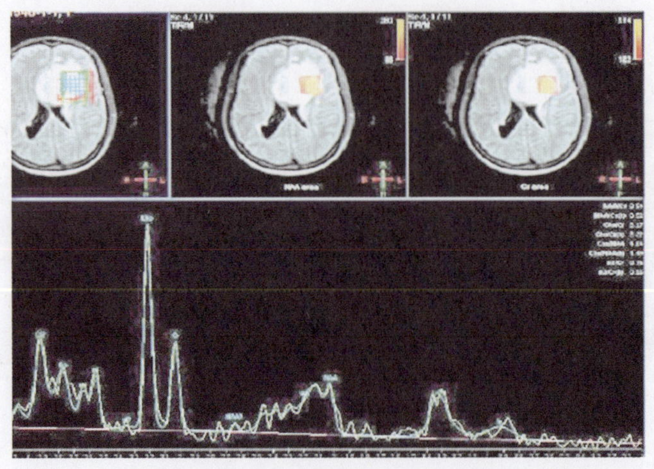

图 8-39　脑胶质瘤 ^{1}H-MRS 检查

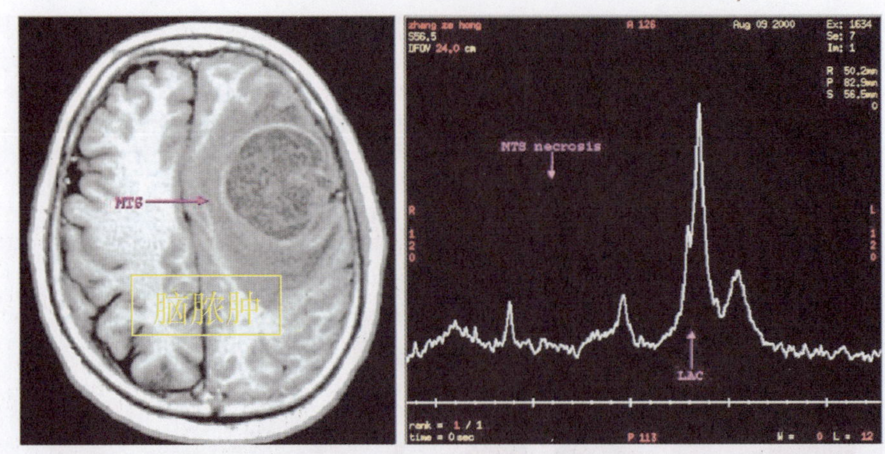

图 8-40　磁共振脑脓肿波谱分析示乳酸（Lac）增高

（七）磁共振电影成像

磁共振电影成像（MRC）技术是利用 MRI 快速成像序列对运动脏器实施快速

成像，产生一系列运动过程的不同时段（时相）的“静态”图像。将这些“静态”图像对应于脏器的运动过程依次连续显示，即产生了运动脏器的电影图像。（图 8-41）

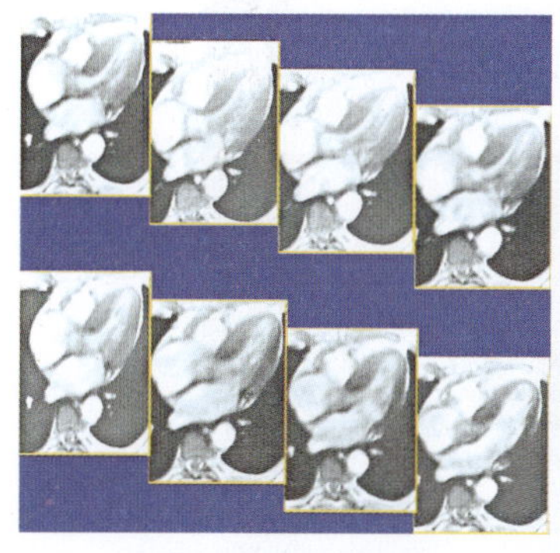

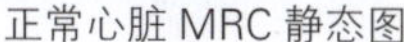
正常心脏 MRC 静态图

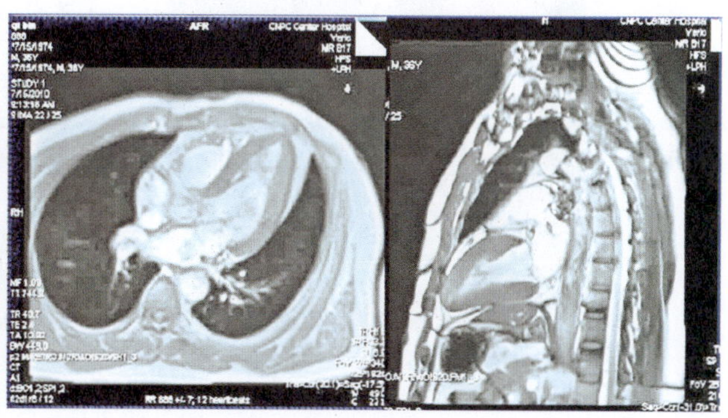
MRC 动态图（放映模式下可显示动态视频）

图 8-41　心脏 MRC 示意图

（八）MRI 图像重建技术

MRI 可以进行多方位数字化信息采集，为 MRI 图像重建创立了良好条件。MRI 图像重建包括二维重建和三维重建。（图 8-42）

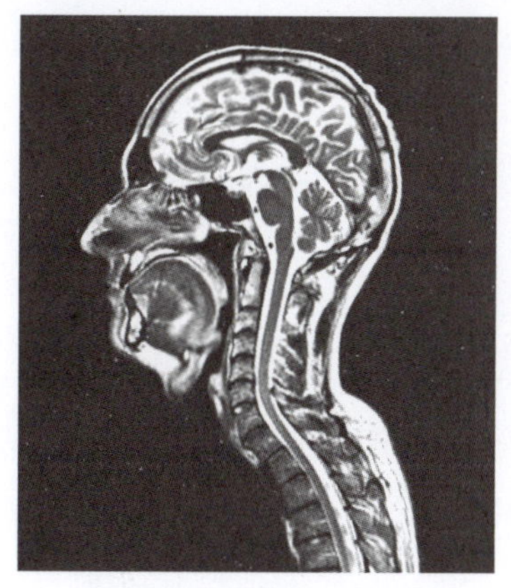
头颈部 MRI 矢状面二维重建

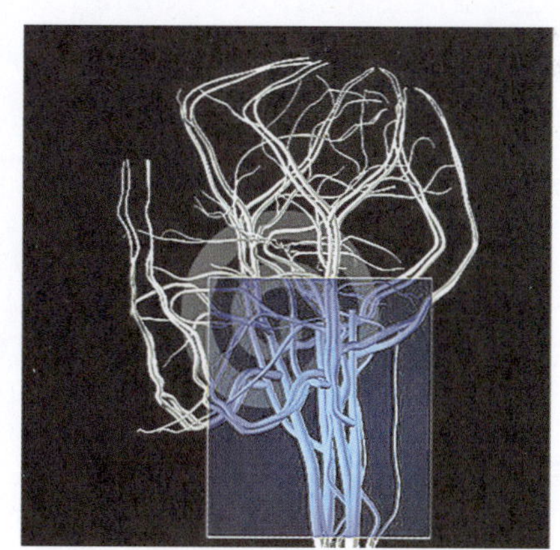
头颈部血管造影三维重建

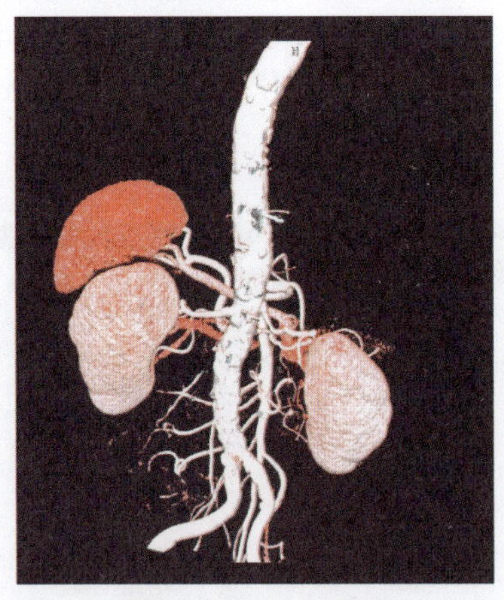

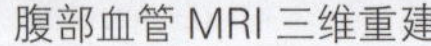

腹部血管 MRI 三维重建

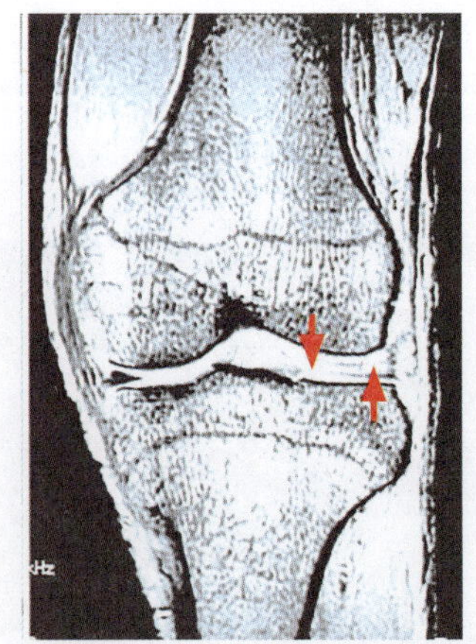

外侧半月板损伤三维重建

图 8–42　MRI 图像重建技术

磁共振阅片要点

1. 核实和识别图像上的常用标记，包括核实姓名、年龄、性别、日期、编号等，识别图像左右、层厚、比例尺以及增强的标记等。

2. 连贯地观察诸帧图像，目的在于发现所有的异常征象。

3. 当发现病变后，应看其病变在 T_1 加权、T_2 加权上的信号特征，以及血流空信号有无异常等。

4. 通过多方位观察，确定病变大小、形态、数量、边界、位置。

5. 观察病变与邻近器官或组织结构关系，如侵犯、受压、扩张、破坏等。

6. 增强扫描观察病变有无强化、强化程度及延迟扫描强化特点等。

7. 综合 MRI 图像所见，结合临床及其他影像学检查材料做出诊断。

磁共振成像的临床应用

从理论上说，MRI 适用于人体大部分解剖部位和器官疾病的检查，但是由于有多种序列的 MRI 成像，全面掌握阅片技能的难度很大，致使 MRI 的临床应用潜力并未充分发挥。目前，MRI 在以下领域应用较多。

（一）中枢神经系统疾病

MRI 检查具有重要诊断价值，特别是对鞍区和颅后窝病变的探测优于 CT 扫描；对多发性硬化、脑白质营养不良、腔隙性脑梗死等疾病有较大的诊断作用；对脊髓疾病的诊断直观，优于其他任何影像检查方法（图 8-43～图 8-45）。

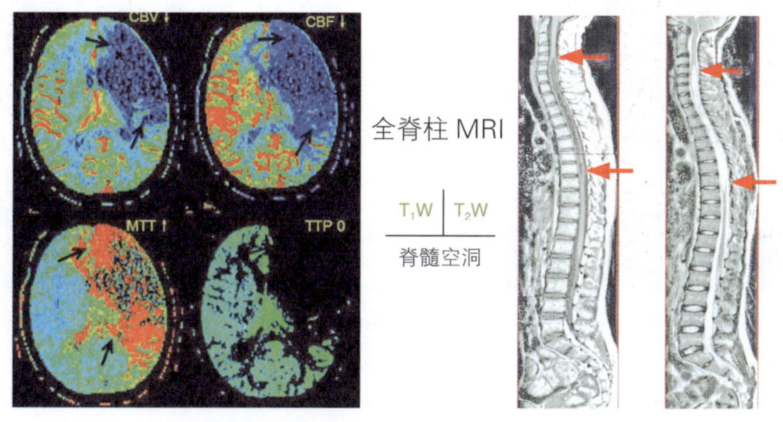

图 8-43　急性缺血性脑梗死（fMRI）

图 8-44　脊髓空洞 MRI 图像

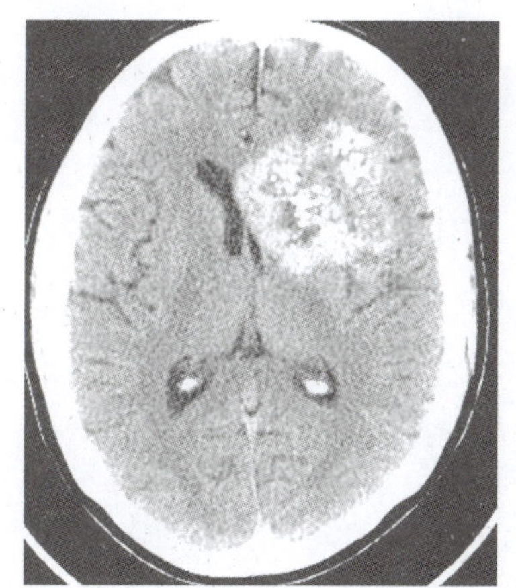

图 8-45　颅内海绵状血管瘤 T_1WI 图像

（二）心血管疾病

由于 MRA 技术可在无创伤条件清晰地显示全身血管状况，因此 MRI 对血管性疾病有重要诊断价值（图 8-46、图 8-47）。

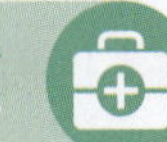

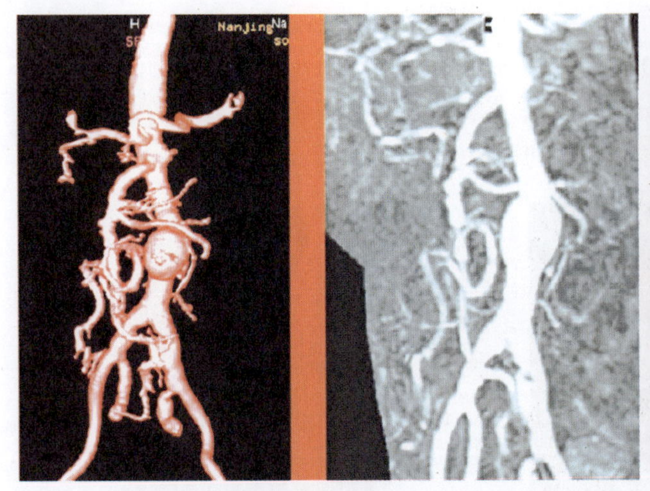

图 8-46　腹主动脉瘤 MRA 及重建图像

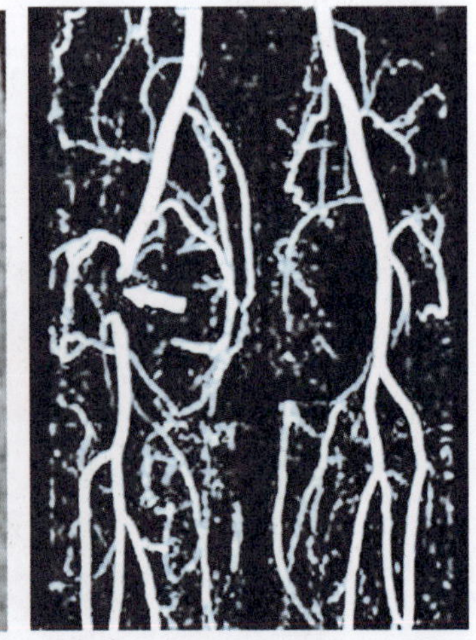

图 8-47　股动脉栓塞 MRA 图像

（三）骨骼疾病

对骨髓腔、关节和肌肉系统病变的显像明显地优于 CT 扫描，适用于骨挫伤、软骨损伤或退行性病变、韧带损伤等（图 8-48）。

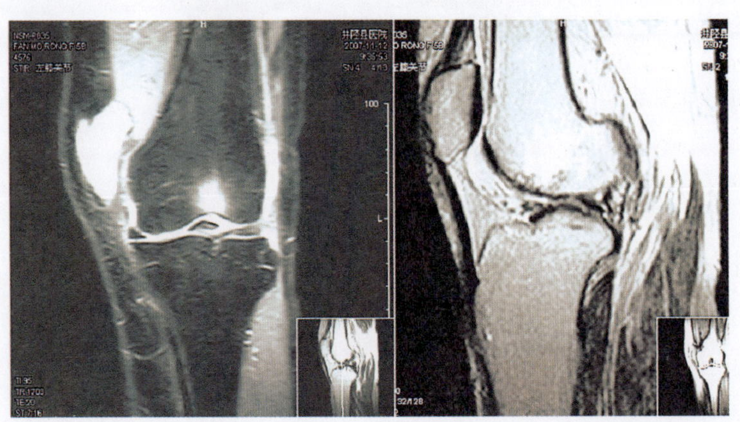

图 8-48　膝半月板损伤 MRI 图像

（四）其他疾病

对纵隔、腹腔和盆腔疾病有一定的诊断价值，但对肺部和胃肠道病变的诊断作用有限（图 8-49）。

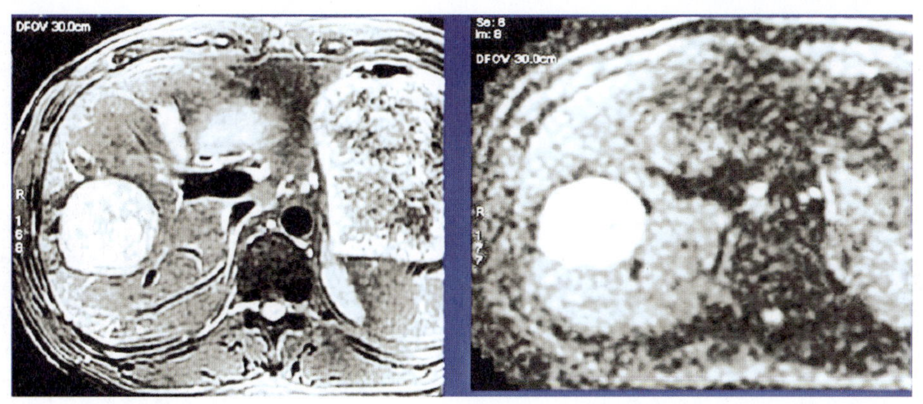

图 8-49 肝癌 MRI 图像（平扫与增强）

MRI 检查的安全性和注意事项

MRI 检查是一种无损伤性的检查。但是，MRI 检查设备的强磁场会对检查造成影响，应引起高度重视和严格预防。

（一）MRI 检查是无损伤性检查

X 线、CT、核素等检查，病人都要受到电离辐射的危害；MRI 是利用磁共振原理成像，对人体不造成任何损伤，可多次反复进行检查。在传统介入治疗的过程中，医师与病人均会受到大剂量 X 线照射，而 MRI 检查无电离辐射，因此将成为介入治疗发展的热门方向。

（二）MRI 检查的禁忌和注意事项

1. MRI 设备产生的强磁场，对铁磁性物体有强大的吸引力，因此安装心脏起搏器和体内有金属性手术夹、支架、人工关节、其他金属异物的病人禁忌做 MRI 检查。

2. 3 个月以内的孕妇禁忌 MRI 检查。

3. MRI 增强检查所用的含钆造影剂无过敏之虞，但对肾脏功能有损害，故肾功能严重受损者禁用此类对比剂。

4. MRI 检查对人体不造成辐射损害。

5. 严禁医务人员、病人及家属将金属性医疗器械及其他任何铁磁性物体（如发夹、硬币、别针）带入检查室。

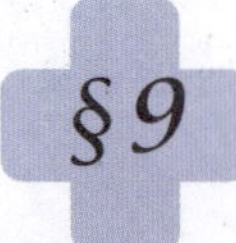

§9 临床核医学概述

临床核医学是采用核技术来诊断、治疗和研究疾病的一门学科，它是核技术、电子技术、计算机技术、化学、物理和生物学等现代科学技术与医学相结合的产物。临床核医学可分为诊断核医学和治疗核医学。

临床核医学发展史

核医学虽然已有百余年的历史，但临床核医学的迅速发展是在20世纪60年代以后。核医学的发展大体经历了如下的历程。

1．放射性的发现和用于疾病治疗：1895年伦琴发现X射线；1896年法国物理学家贝克勒尔发现铀的放射现象，该射线被定名为“贝克勒尔射线”；1898年居里夫妇发现镭、钋等元素并制成镭针，镭针疗法揭开了核医学的序幕（图9–1）。

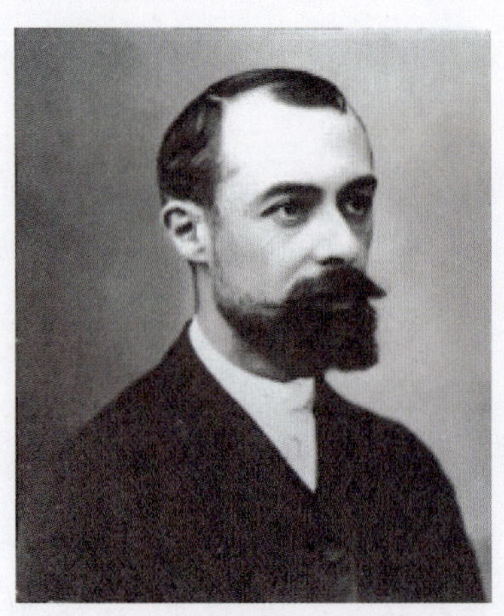

贝克勒尔

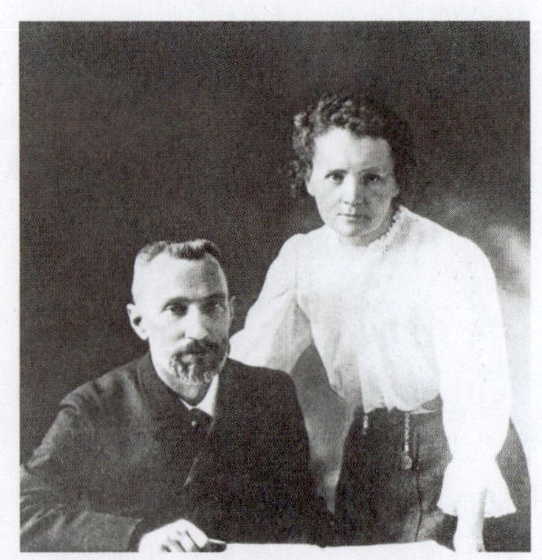

居里夫妇

图9–1　与核医学相关的早期物理学家

2．人工方法生产放射性核素：1930 年加速器问世，实现了人造放射性核素；1939 年首次用 ^{131}I 诊断甲状腺疾病，开创了治疗核医学的先河；1934 年费密发明核反应堆，生产了第一个碘的放射性同位素，为核医学的发展打下了物质基础（图 9–2）。

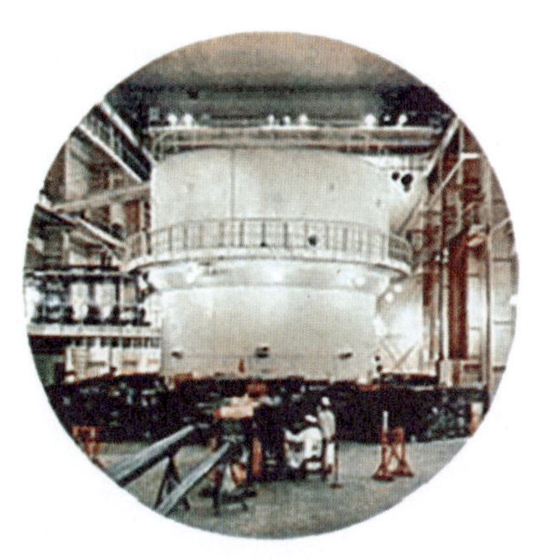

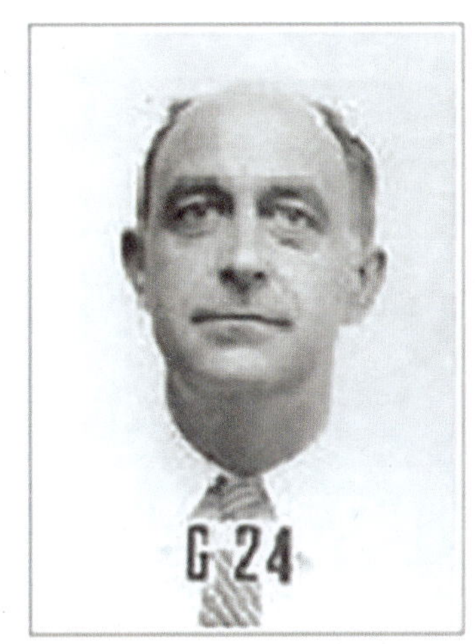

图 9–2　科学家费密与世界首个核反应堆

3．放射性药物的发展：放射性药物是核医学发展的重要基石，包括诊断性药物（示踪剂）和治疗性药物两大类。20 世纪 80 年代以后，放射性药物的研发、制备技术不断提高，各种显像药物实现了商品化，治疗药物的种类不断增加，为核医学的发展创造了良好条件。

4．核医学仪器的发展：20 世纪 50～70 年代，甲状腺功能仪、闪烁扫描机、γ 相机、核素发生器、^{60}Co 等治疗机相继问世；1960 年 R.S. 耶洛和 S.A. 贝尔森创建了放射免疫分析法，并于 1977 年获诺贝尔生理学或医学奖；20 世纪 80 年代以来，随着计算机技术的发展，SPECT、PET、PET/CT、SPECT/CT、PET/MRI 等核医学诊断设备和直线加速器、放疗计划系统、γ 刀、托姆刀等新一代放射治疗设备迅速在临床上普及应用，使核医学进入了一个崭新的发展时代。

临床核医学的分类和内容

临床核医学包括诊断核医学和治疗核医学，他们的主要内容如下图所示（图 9–3）。

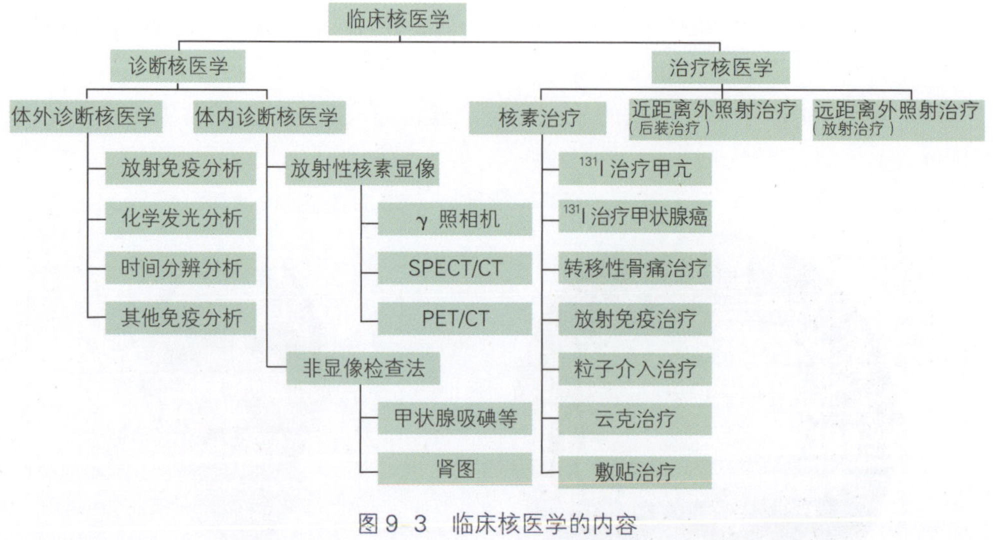

图 9 3　临床核医学的内容

核医学的物理基础

（一）原子、元素、核素、同位素、同质异能素

1. 原子：原子是化学反应的基本微粒，原子在化学反应中不可分割，但在物理状态中可以分割。原子由原子核和绕核运动的电子组成，原子核由质子和中子组成。（图 9-4）

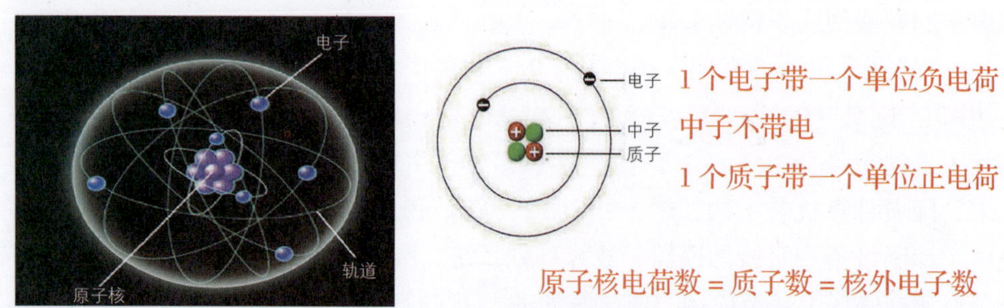

图 9-4　原子结构

2. 元素：元素是指自然界中一百多种基本的金属和非金属物质，每种物质只由一种原子组成。至今共有 118 种元素被发现，其中一部分元素性质稳定，如碳、氧、铁等；另有一部分物质性质不稳定，这类元素的原子核能发生衰变，同时放

出只能用专门仪器才能探测到的射线并向外界释放能量，如镭、铀元素等。（表 9–1）

表 9–1　化学元素周期表

元　素　周　期　表

原子序数 — 92 U — 元素符号，红色指放射性元素
元素名称 注＊的是人造元素 — 铀
$5f^36d^17s^2$ — 外围电子层排布，括号指可能的电子层排布
238.0 — 相对原子质量（加括号的数据为该放射性元素半衰期最长同位素的质量数）

非金属　金属　过渡元素

族 / 周期	IA 1	IIA 2	IIIB 3	IVB 4	VB 5	VIB 6	VIIB 7	VIII 8	9	10	IB 11	IIB 12	IIIA 13	IVA 14	VA 15	VIA 16	VIIA 17	0 18
1	1 H 氢 $1s^1$ 1.008																	2 He 氦 $1s^2$ 4.003
2	3 Li 锂 $2s^1$ 6.941	4 Be 铍 $2s^2$ 9.012											5 B 硼 $2s^22p^1$ 10.81	6 C 碳 $2s^22p^2$ 12.01	7 N 氮 $2s^22p^3$ 14.01	8 O 氧 $2s^22p^4$ 16.00	9 F 氟 $2s^22p^5$ 19.00	10 Ne 氖 $2s^22p^6$ 20.18
3	11 Na 钠 $3s^1$ 22.99	12 Mg 镁 $3s^2$ 24.31											13 Al 铝 $3s^23p^1$ 26.98	14 Si 硅 $3s^23p^2$ 28.09	15 P 磷 $3s^23p^3$ 30.97	16 S 硫 $3s^23p^4$ 32.06	17 Cl 氯 $3s^23p^5$ 35.45	18 Ar 氩 $3s^23p^6$ 39.95
4	19 K 钾 $4s^1$ 39.10	20 Ca 钙 $4s^2$ 40.08	21 Sc 钪 $3d^14s^2$ 44.96	22 Ti 钛 $3d^24s^2$ 47.87	23 V 钒 $3d^34s^2$ 50.94	24 Cr 铬 $3d^54s^1$ 52.00	25 Mn 锰 $3d^54s^2$ 54.94	26 Fe 铁 $3d^64s^2$ 55.85	27 Co 钴 $3d^74s^2$ 58.93	28 Ni 镍 $3d^84s^2$ 58.69	29 Cu 铜 $3d^{10}4s^1$ 63.55	30 Zn 锌 $3d^{10}4s^2$ 65.41	31 Ga 镓 $4s^24p^1$ 69.72	32 Ge 锗 $4s^24p^2$ 72.64	33 As 砷 $4s^24p^3$ 74.92	34 Se 硒 $4s^24p^4$ 78.96	35 Br 溴 $4s^24p^5$ 79.90	36 Kr 氪 $4s^24p^6$ 83.80
5	37 Rb 铷 $5s^1$ 85.47	38 Sr 锶 $5s^2$ 87.62	39 Y 钇 $4d^15s^2$ 88.91	40 Zr 锆 $4d^25s^2$ 91.22	41 Nb 铌 $4d^45s^1$ 92.91	42 Mo 钼 $4d^55s^1$ 95.94	43 Tc 锝 $4d^55s^2$ [98]	44 Ru 钌 $4d^75s^1$ 101.1	45 Rh 铑 $4d^85s^1$ 102.9	46 Pd 钯 $4d^{10}$ 106.4	47 Ag 银 $4d^{10}5s^1$ 107.9	48 Cd 镉 $4d^{10}5s^2$ 112.4	49 In 铟 $5s^25p^1$ 114.8	50 Sn 锡 $5s^25p^2$ 118.7	51 Sb 锑 $5s^25p^3$ 121.8	52 Te 碲 $5s^25p^4$ 127.6	53 I 碘 $5s^25p^5$ 126.9	54 Xe 氙 $5s^25p^6$ 131.3
6	55 Cs 铯 $6s^1$ 132.9	56 Ba 钡 $6s^2$ 137.3	57~71 La~Lu 镧系	72 Hf 铪 $5d^26s^2$ 178.5	73 Ta 钽 $5d^36s^2$ 180.9	74 W 钨 $5d^46s^2$ 183.8	75 Re 铼 $5d^56s^2$ 186.2	76 Os 锇 $5d^66s^2$ 190.2	77 Ir 铱 $5d^76s^2$ 192.2	78 Pt 铂 $5d^96s^1$ 195.1	79 Au 金 $5d^{10}6s^1$ 197.0	80 Hg 汞 $5d^{10}6s^2$ 200.6	81 Tl 铊 $6s^26p^1$ 204.4	82 Pb 铅 $6s^26p^2$ 207.2	83 Bi 铋 $6s^26p^3$ 209.0	84 Po 钋 $6s^26p^4$ [209]	85 At 砹 $6s^26p^5$ [210]	86 Rn 氡 $6s^26p^6$ [222]
7	87 Fr 钫 $7s^1$ [223]	88 Ra 镭 $7s^2$ [226]	89~103 Ac~Lr 锕系	104 Rf 𬬻* $(6d^27s^2)$ [261]	105 Db 𬭊* $(6d^37s^2)$ [262]	106 Sg 𬭳* [266]	107 Bh 𬭛* [264]	108 Hs 𬭶* [277]	109 Mt 鿏* [268]	110 Ds 𫟼* [281]	111 Rg 𬬭* [272]	112 Uub * [285]						

3．核素：核素是指质子数、中子数均相同，并且原子核处于相同能级状态的原子。按原子核是否稳定，可把核素分为稳定性核素和放射性核素两类。

4．同位素：具有相同质子数，不同中子数的同一元素的不同核素互为同位素，他们在化学元素周期表中居于同一位置。例如，氢有 3 种同位素，氕（H），氘（D，又称重氢），氚（T，又称超重氢）；碘有多种同位素，如 ^{131}I、^{122}I 等。在自然界中天然存在的同位素称为天然同位素，人工合成的同位素称为人造同位素。如果该同位素有放射性就被称为放射性同位素。（图 9–5）

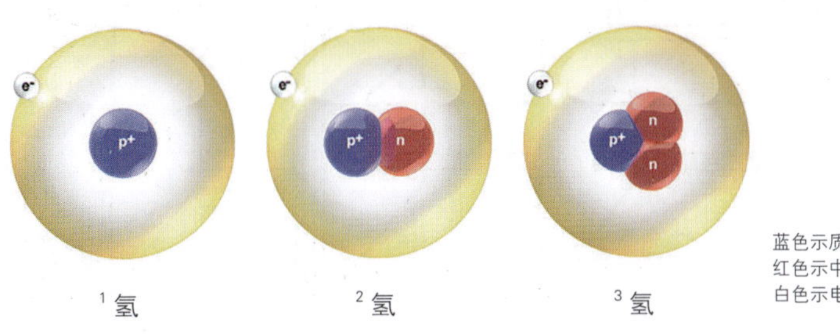

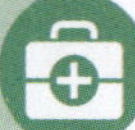

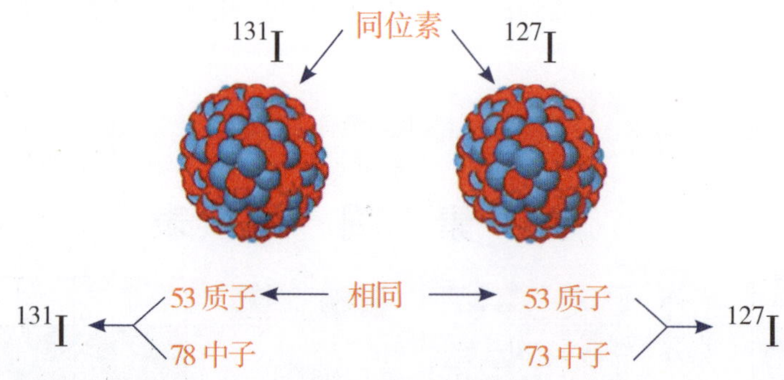

图 9-5 氢和碘的同位素示意图

5. 同质异能素：质子数和中子数都相同，所处的核能状态不同的原子称为同质异能素。

（二）物质的放射性与放射性衰变

物质的放射性来源于其含有的放射性同位素。自然界中天然存在的放射性物质称为天然放射性物质，人工制造的放射性物质称为人工放射性物质。人工放射性物质通常是利用核反应堆和加速器两种方法制造的。

1. 放射性：按原子核是否稳定，可把核素分为稳定性核素和放射性核素两类。放射性核素从不稳定的原子核自发地放出如 α 射线、β 射线、γ 射线等，而衰变形成稳定的元素，这种现象称为放射性。衰变时放出的能量称为衰变能量，α 射线、β 射线和 γ 射线具有不同的衰变能量，其穿透力、射程、电离能力和临床应用也不相同。（图 9-6、表 9-2）

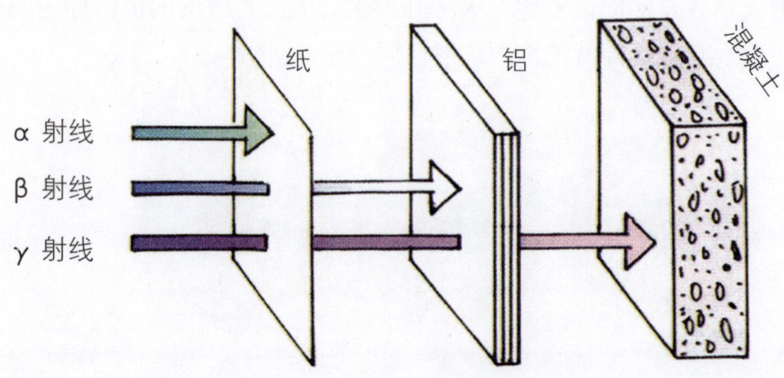

图 9-6 α、β、γ 射线穿透能力比较

表 9–2　α、β、γ 射线比较

射线种类	穿透能力	射程	电离能力	医学应用
α	最弱	最短	最强	少
β	弱	短	强	治疗
γ	最强	最远	最弱	诊断

2．放射性物质：放射性物质是那些能自然的向外辐射能量、发出射线的物质。一般都是原子质量很高的金属，如钚、铀等。放射性物质放出的射线主要有 α 射线、β 射线、γ 射线、正电子、质子、中子、中微子等其他粒子。

3．原子核的放射性衰变：一种元素的原子核自发地放出某种射线而转变成另一种元素的原子核的现象，称为放射性衰变。能发生放射性衰变的核素称为放射性核素或放射性同位素。拥有原子序数大于 83（铋之后）的元素都不稳定，会发生衰变。（图 9–7）

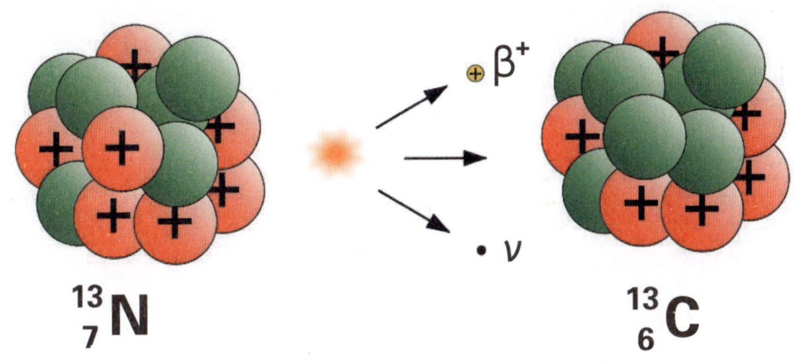

图 9–7　放射性衰变示意图

（三）同位素的半衰期

放射性元素的原子核有半数发生衰变，放射性强度达到原值一半所需要的时间称为同位素的半衰期。核素的半衰期分为物理半衰期（$T_{1/2}$）、生物半衰期（Tb）和有效半衰期（Te）。（表 9–3）

表 9-3 常用核素的物理半衰期

核素名称	$T_{1/2}$	核素名称	$T_{1/2}$
^{131}碘（^{131}I）	8.04 天	^{99m}锝（^{99m}Tc）	6.02 小时
^{32}磷（^{32}P）	14.3 天	^{113m}铟（^{113m}In）	1.6 小时
^{51}铬（^{51}Cr）	27 天	^{125}碘（^{125}I）	60 天
^{18}氟（^{18}F）	110 分钟	^{67}镓（^{67}Ga）	78 小时

1. 物理半衰期（$T_{1/2}$）：放射性核素由于自然衰变，其原子核数目或活度减少到原来一半所需的时间，用 $T_{1/2}$ 表示。

2. 生物半衰期（Tb）：放射性核素由于生物代谢，其原子核数目或活度减少到原来一半所需的时间。

3. 有效半衰期（Te）：放射性核素由于生物代谢和物理衰变的共同作用，其原子核数目或活度减少到原来一般所需的时间。

核医学必备的物质条件

现代核医学必须具备以下基本条件。

1. 放射性药物：包括放射性诊断药物和放射性治疗药物。
2. 核医学设备：包括诊断学核医学设备和治疗性核医学设备。
3. 核医学防护设施和管理办法：这是核医学诊疗活动的安全保障。

核辐射的防护

核辐射防护就是要把放射线对医务人员和病人的影响减少到最低限度。核医学辐射防护应按国家相应法规实施。（图 9-8、图 9-9）

图 9-8　核辐射防护标志

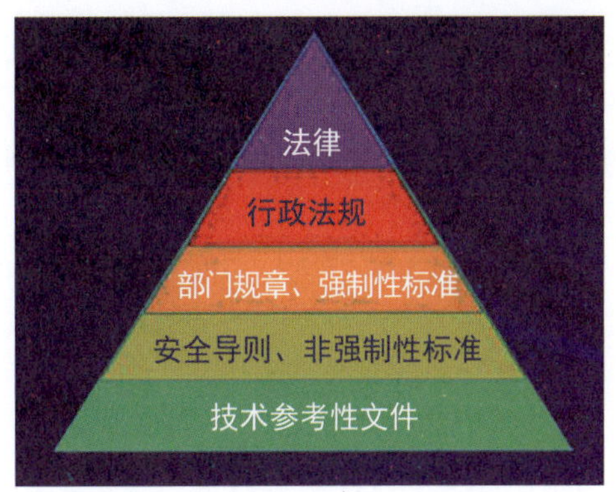

图 9-9　核辐射防护法规体系

（一）核辐射生物效应的分类

核辐射的生物效应按剂量-效应关系分为确定性效应和随机效应。

1. 确定性效应：确定性效应是指辐射损伤的严重程度与所受剂量呈正相关，有明显的阈值，剂量未超过阈值不会发生有害效应。确定性效应一般是在短期内受较大剂量照射时发生的急性损害。

2. 随机效应：随机效应研究的对象是群体，是辐射效应发生的概率（或发病率而非严重程度）与剂量相关的效应，不存在具体的阈值。主要有致癌效应和遗传效应。

（二）核辐射防护的目的

核辐射防护的目的包括防止有害的确定性效应和限制随机性效应的发生率，使之达到被认为可以接受的水平。

（三）核辐射防护的基本原则

核辐射防护应遵循辐射实践正当化、辐射防护最优化和控制个人剂量限值的原则。

1. 辐射实践正当化：是指辐射造成的危害与社会和个人从中获得的利益相比是可以接受的。

2. 辐射防护最优化：是指应当避免一切不必要的照射，使受照剂量保持在可以合理达到的最低水平。

3. 控制个人剂量限值：辐射的剂量单位是希沃特（sievert,Sv），任何个人接受的所有辐射源照射的总剂量不应超过规定的相应限值。

（1）连续5年内辐射剂量不应超过100 mSv，年平均为20 mSv；在任一年内职业性人员辐射不超过50 mSv，非职业性人员不得超过1 mSv。

（2）眼晶体的年剂量限值为150 mSv、皮肤为500 mSv。

（3）对于孕妇，在妊娠被确定以后，余下的妊娠期内，下腹部表面的剂量限值不应超过2 mSv。

（四）核辐射防护的措施

核辐射防护的措施包括时间防护、距离防护和屏蔽防护等。有关内照射治疗（核素治疗）和外照射治疗的具体防护措施请参阅本书相关章节。

（五）放射性废物的处理

放射性废物的处理必须按国家有关规定办法进行。

1. 放置衰变：对短半衰期核素污染的器皿、废液应分装封存，低温保存，待衰变达到国家容许标准以下，再废弃或排放。

2. 长半衰期核素废液浓缩储存后交由专门部门处理。

3. 废液采用过滤净化，稀释，达到国家容许标准后才能排放。

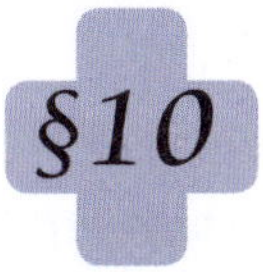

核医学放射性药物

核医学放射性药物系指含有放射性核素、用于医学诊断和治疗的一类特殊制剂。放射性药物一般由放射性核素和被标记物两部分组成，被标记物可以是化合物、抗生素、血液成分、生化制剂、生物制品等。放射性药物与普通药物的共同特点是：必须符合《中华人民共和国药典》对药物的无菌、无热源、化学毒性小等要求。核医学中使用的放射性药物90%以上是用于诊断目的。

放射性药物的分类

按用途的不同，放射性药物分为诊断用放射性药物（示踪剂）和治疗用放射性药物两大类；按放射性药物的性质特点可分为单光子放射性药物和正电子放射性药物（图10-1）。

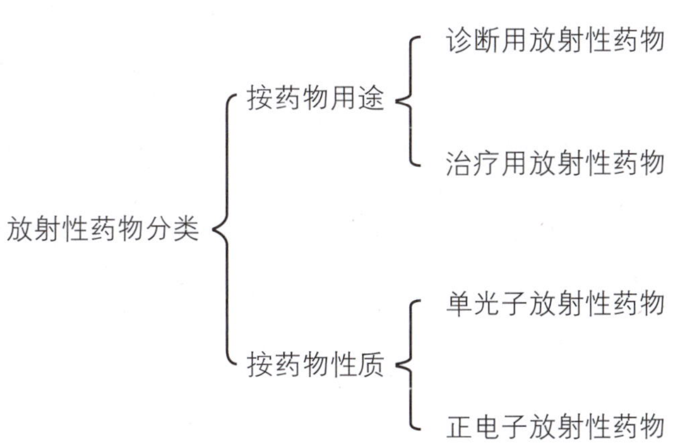

图10-1 放射性药物的分类

（一）按放射药物用途分类

1. 诊断用放射性药物：诊断用放射性药物适用于获得体内靶器官或病变组织的影像或功能参数，进行疾病诊断的一类体内放射性药物，又称显像剂或示踪剂。诊断用放射性药物中核素的半衰期要能够保证放射性药物的制备、给药和完成检查过程。半衰期过长会增加病人的辐射剂量，一般以检查过程用时的 1.5 倍左右为宜。此外，诊断用放射性药物还要求具有较高的靶 / 非靶比值，以保证其在靶器官中的浓聚。

诊断用放射性药物主要有 ^{99m}Tc 标记的各种化合物，占核医学诊断用药的 80% 以上，广泛用于心、脑、肾、骨、肺、甲状腺等多种脏器疾病的检查，并且大多已有配套药盒供应；其次是 ^{201}Tl，^{67}Ga，^{123}I，^{75}Se，^{51}Cr，^{113m}In 等核素标记的化合物；正电子放射性药物 ^{11}C、^{13}N 和 ^{18}F 等短半衰期放射性核素在研究人体生理、生化、代谢、受体等方面显示出独特优势。

2. 治疗用放射性药物：治疗用放射性药物是对病人提供内照射治疗。适宜的射线能量和在组织中的射程，以及选择性集中照射病变组织而避免正常组织受损是对治疗用放射性药物的基本要求。常用的放射性核素治疗药物有 ^{131}I、^{32}P、^{198}Au、^{186}Re 等核素标记的化合物。

（二）按放射药物性质分类

放射性药物分为单光子放射性药物和正电子放射性药物两大类。根据临床诊断和治疗的不同需要，可选用多种不同的放射性药物。

1. 单光子放射性药物：核射线中 γ 光子、穿透力强，引入体内后容易被核医学探测仪器在体外探测到，从而适用于显像，同时 γ 光子在组织内电离密度较低，从而机体所受电离辐射损伤较小，因此诊断用放射性药物多采用发射 γ 光子的核素及其标记物。

（1）^{99m}Tc 标记放射性药物：属 γ 光子放射性药物，是显像检查中最常用的放射性药物，可用于心、脑、肾、骨、肺、甲状腺等多种脏器疾病的检查。

（2）^{131}I、^{201}Tl、^{67}Ga、^{111}In、^{123}I 等放射性核素及其标记药物：属 γ 光子发射体放射性药物，在诊断核医学和治疗核医学方面均有应用。

2. 正电子放射性药物：如 ^{11}C、^{13}N、^{15}O 和 ^{18}F 等短半衰期放射性核素标记的药物，主要用于核医学诊断和研究人体生理、生化、代谢、受体等，其中氟（^{18}F）代脱氧葡萄糖（^{18}F-FDG）是目前临床应用最广的诊断用正电子放射性药物，主要用于 PET、BRT/CT 检查等。

放射性药物的特点

1．具有放射性：放射性药物中放射性核素发出的射线是核医学诊疗的基础，但也会产生一定的辐射损害，应加强防护。

2．具有特定的物理半衰期和有效期：由于放射性药物中的放射性核素会自发地进行放射性衰变，放射性的辐射剂量会随时间增加而不断减少。因此，大多数放射性药物的有效期比较短，不能长期储存，且在每次使用时均需根据特定核素的物理半衰期药物用量进行衰减校正。

3．具有计量单位和使用量：放射性药物以放射性活度为计量单位，放射性活度的国际制单位是贝可勒尔（Bq），常用单位是居里（Ci）。使用量则需根据安全性和有效性综合分析决定。

放射性药物的制备

放射性药物的制备包括制备放射性核素和用配体对放射性核素进行标记药物两个过程（图 10–2）。

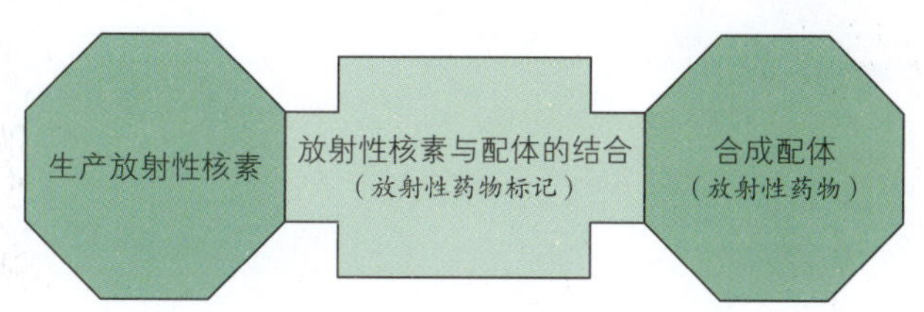

图 10–2　显像类放射性药物的制备

（一）制备放射性核素

放射性核素的制备有 3 种途径，即通过加速器生产、反应堆生产、放射性核素发生器（母牛）生产（图 10–3）。

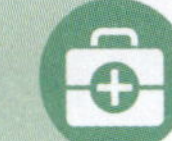

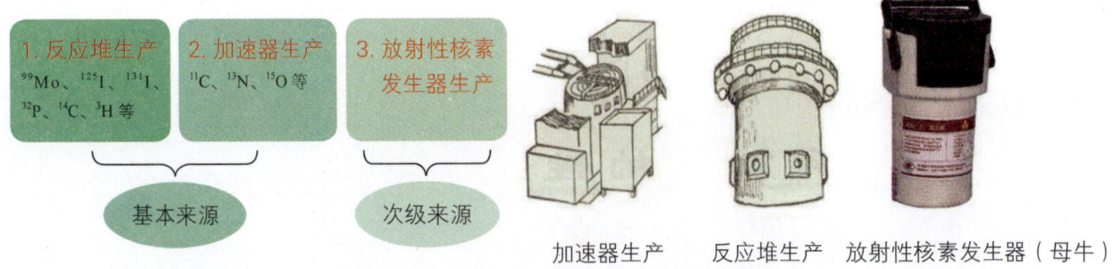

图 10-3　生产放射性核素的制备

1. 回旋加速器生产核素：如小型回旋加速器即可生产 PET 显像用的 ^{11}C、^{13}N、^{15}O、^{18}F 等放射性核素，PET-CT 使用的示踪剂 ^{18}F-FDG 主要也是由回旋加速器生产。加速器生产的核素品种不多，但有能发射 β^+ 或 γ 射线、半衰期短、比活度高等特点，应用价值高，但产量小、成本昂贵。（图 10-4、图 10-5）

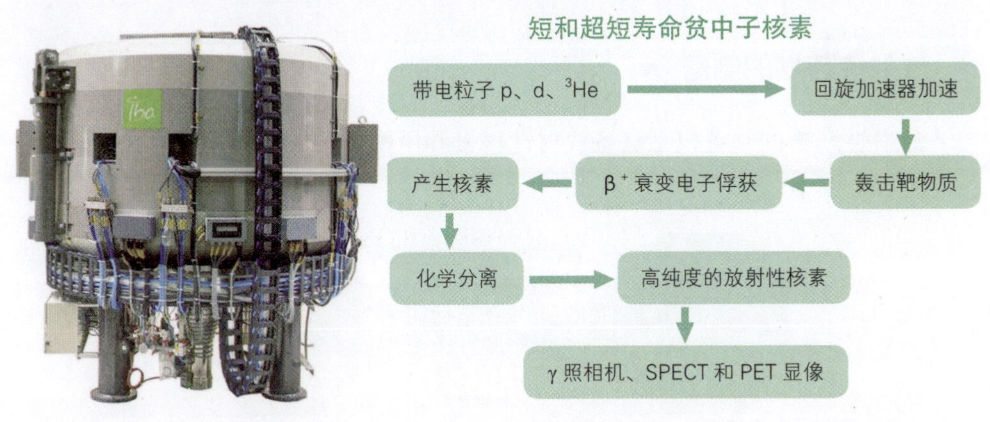

图 10-4　医用回旋加速器　　图 10-5　回旋加速器生产放射性核素流程图

2. 核反应堆生产核素：用反应堆中子流轰击稳定性核素引起核反应制备放射性核素，这是人工放射性核素的主要来源，其产品主要有 ^{3}H、^{32}P、^{35}S、^{45}Ca、^{58}Co、^{64}Cu 等。核反应堆生产核素的优点是品种多样、产量大，缺点是设备复杂且不利于制备诊断性的放射性药物。（图 10-6）

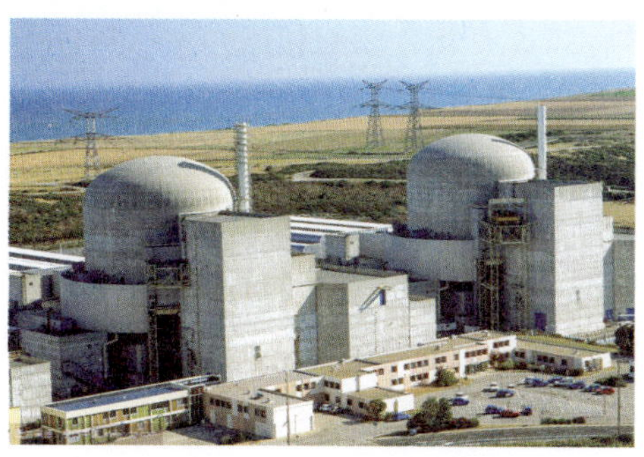

图 10-6　核反应堆

3．放射性核素发生器（母牛）生产核素：放射性核素发生器是一种从较长半衰期的母体核素中分离出由它衰变而产生的较短半衰期的子体放射性核素的装置。此法的优点是操作简便、使用安全、价格较便宜，且有配套标记前体药盒的商品市售（图 10-7）。医学中常用的核素发生器有 ^{99}Mo-^{99m}Tc 发生器、^{113}Sn-^{113m}In 发生器、^{188}W-^{188}Re 发生器、^{82}Sr-^{82}Rb 发生器、^{81}Rb-^{81m}Kr 发生器等，使用最多的发生器是钼-锝发生器，目前大约 85% 的核医学显像均使用 ^{99m}Tc、^{113m}In 等标记放射性药物。

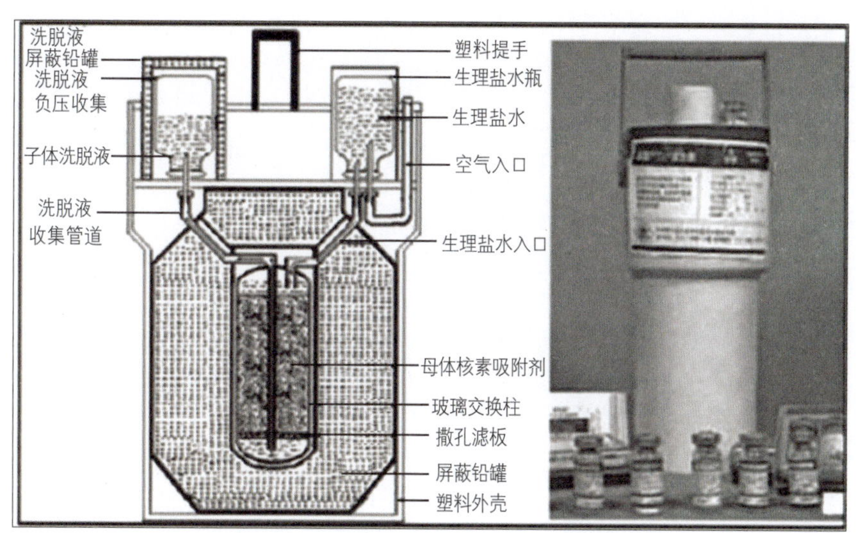

图 10-7　放射性核素发生器（母牛）

（二）用放射性核素标记药物

放射性核素标记药物是指将可起示踪作用的放射性核素引入非放射性被标记

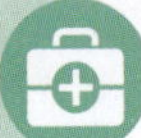

物（配体）分子中，并保持原有化合物的理化和生物学性质不变的技术。

1．非放射性被标记物（配体）：配体的作用是携带放射性核素，并将其浓集在所希望的靶器官或组织，以达到诊断或治疗的目的。配体可以是一般的化学药物如二巯丁二钠（DMS）、抗生素如博来霉素（BLM）、血液成分如红细胞（RBC）、生物制品如单克隆抗体等；也有一些配体是专门为核医学诊断或治疗设计的，如大多数心肌灌注显像用放射性药物的配体等。有些放射性药物可由工厂制备成试剂药盒供应，只需按说明书进行使用即可。（图 10–8）

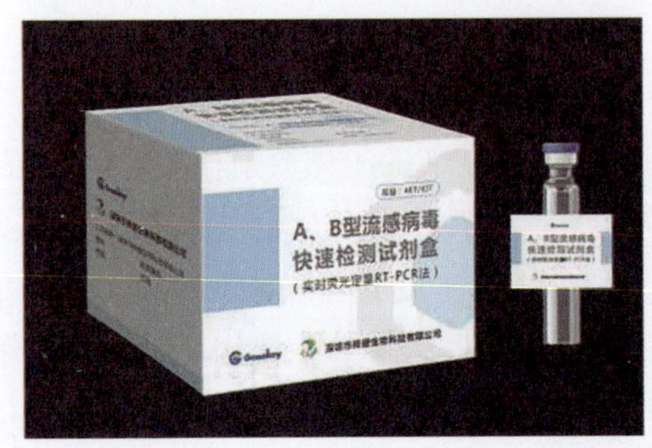

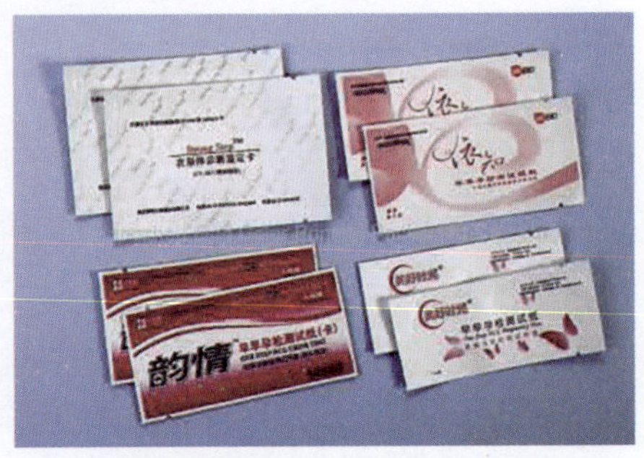

图 10–8　放射性药物试剂盒与试剂袋

2．标记方法：一般来说，放射性药物的标记方法包括合成法（生物合成、化学合成）、交换法、络合法（直接、间接络合）等（图 10–9）。

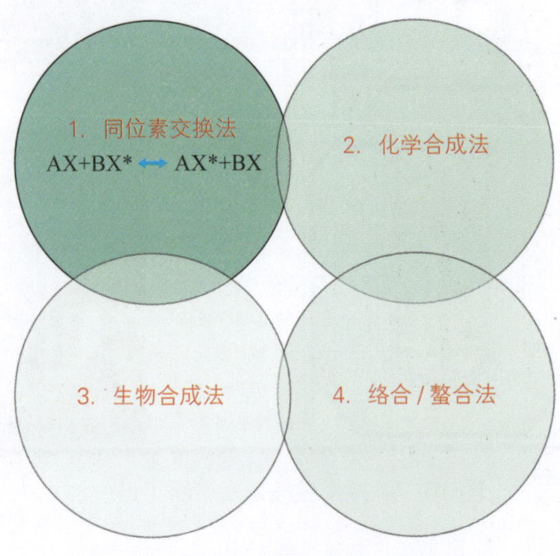

图 10–9　放射性药物标记方法

（三）放射性药物的获得方式

在实际工作中，医疗机构所使用的放射性药物通常通过以下方式获得：

1. 从核药房直接购买标记好的药物制剂。

2. 从相应的企业购买放射性核素或核素发生器以及用于标记药物的配套药盒，按照配制说明自行标记制备。

3. 购买放射性核素和被标记物原材料，自行研究和标记新药。绝大多数医疗机构常用前两种方式。

放射性药物的检测

活度计是用于测量并直接给出放射性药物或试剂所含放射性活度的一种专用放射性计量仪器。它主要由探头、后续电路、显示器及计算机系统组成。（图 10–10）

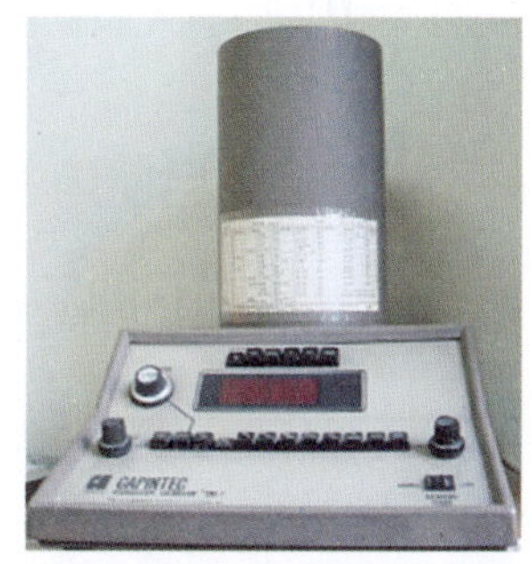

图 10–10　放射性活度计

放射性药物引入人体方式

放射性药物可通过口服或静脉、皮下、腔内、实质器官注射等途径，以及介入医学等多种方式引入人体。

放射性药品的标准管理

放射性药品是一类特殊药品，因此对它的质量要求比一般药品更需严加监督、检查，以保证达到诊断与治疗的目的，又不使正常组织受到损害。放射性药品的监督检查包括以下 3 个方面。

1. 物理检查：查性状、放射性纯度及强度。

2. 化学检查：包括 pH 值、放射化学纯度、载体含量等。

3. 生物检查：要求无菌、无热原，必要时应进行生物学特殊实验。

放射性药品的保管制度

1. 放射性药品应由专人负责保管。

2. 收到放射性药品时，应认真核对名称、出厂日期、放射性浓度、总体

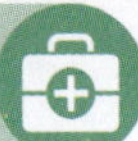

积、总强度、容器号、溶液的酸碱度及物理性状等，注意液体放射性药品有否破损、渗漏，注意发生器是否已做细菌培养、热原检查，储存放射性药品容器应贴好标签。

3. 建立放射性药品使用登记表册，并做永久性保存。

4. 放射性药品应放在铅罐内，置于储源室的储源柜内，平时有专人负责保管，严防丢失。常用放射药品应按不同品种分类放置在通风橱储源槽内，标志要鲜明，以防发生差错。

5. 发现放射性药品丢失时，应立即追查去向，并报告上级机关。

6. 放射性药品用于病人前，应对其品种和用量进行严格的核对，特别是在同一时间给几个病人服药时，应仔细核对病人姓名及给药剂量。

放射性药品使用的注意事项

1. 从事临床核医学的工作人员应有高度的工作责任心，应熟悉和掌握有关放射性核素的基本知识，严格遵守放射性药品的登记、保管、使用制度。

2. 操作人员要严格遵照无菌操作技术进行放射性药物的制备。标记用的器械、工具不得随意放置，以防污染。

3. 对各种资料、图片应建立完整的保管登记制度。

4. 实验室内严禁吸烟、饮水和进食，禁止闲杂人员随便进入。

5. 放射性药品开瓶、稀释、分装时，工作人员要穿隔离衣、戴口罩、帽子、橡胶手套、防护眼镜等保护用品，操作应在铅、砖、铅玻璃防护屏后进行。开瓶应在通风橱内进行，开瓶前应按说明书核对放射性药物的标签，然后将放射源置于通风橱内；开瓶要仔细勿用力过猛，以防打碎玻璃溶器造成污染；稀释与分装放性药物前应仔细核对说明书；稀释口服液可用蒸馏水，稀释静脉注射液用无菌生理盐水；分装放射性药品时应在铺有吸水纸的搪瓷盘内进行，不要直接在工作台上操作。

放射性药品的放射防护

放射性药品在使用过程中除注意公众防护外，还应注意工作人员本身的防护，尽量减少对工作人员的辐射剂量，个人防护原则及措施如下。

1．减少不必要的接触射线的时间：每次受到辐射剂量的大小与接触时间成正比，接触时间愈长受到辐射剂量愈大，所以应尽量缩短操作过程，减少与放射性药品接触时间是个人防护重要的一环。

2．增大与放射性药品源的距离：辐射剂量与距离的平方成反比，增大操作人员与放射源间的距离可以大大减少操作人员的辐射剂量。

3．采用适当的屏蔽：不同的射线对屏蔽的要求也不同，α 射线由于粒子重、速度慢，故只要一张纸就可以挡住；β 射线用有机玻璃可以挡住，而 γ 射线则要求用混凝土、铅砖、铅屏风等作防护层。

4．防止放射性药物进入人体：放射性药物进入人体的途径包括呼吸道吸入、消化道摄入、皮肤或黏膜（包括伤口）侵入。不论放射性药物从何种途径进入人体后，都会造成对全身和重要器官的内照射，因此必须防止放射性药物进入人体。

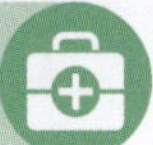

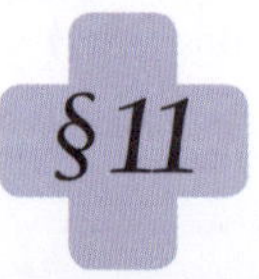

§11 诊断核医学

诊断核医学是利用各种诊断用放射性药物和各种核医学成像及分析设备，对疾病的性质和脏器功能状况等进行检查、诊断的科学。

§11.1 诊断核医学检查方法

诊断核医学的检查方法根据放射性核素是否引入受检者体内，分为体内检查法和体外检查法。体内检查法又分为显像技术（如 γ 相机、PET、PET/CT 等）和非显像技术（如甲状腺和肾功能测定）两类方法；体外检查法主要是利用免疫分析技术，包括放射免疫分析、免疫放射分析、化学发光法放射性受体分析、酶免分析等对激素、肿瘤抗体等进行检测。（图 11–1）

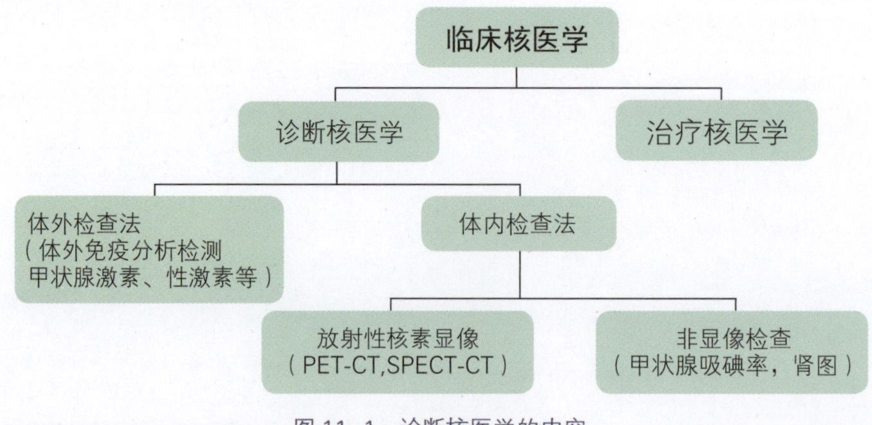

图 11–1　诊断核医学的内容

诊断核医学体内检查法

放射性核素或其标记物引入体内后，根据其不同的生物学和化学特性，有的可被某一脏器的某种细胞特异性摄取，有的会被某一脏器的某种细胞清除和排出，有的会被某种组织化学吸附，有的会进入某一通道，如血管、蛛网膜下隙和呼吸道等。

放射性核素发射能穿透组织的核射线，用放射性探测仪器可以在体表探测到，并定量地显示出来，得出正常规律和变异范围以及某种疾病的异常特点，从而对疾病做出诊断。

1．放射性核素显像：放射性核素或其标记物能选择性地聚集在特定的脏器或病变部位，或通过体内某一通道，或储存于某一生物区，使之与邻近组织形成一定的放射性浓度差，然后利用核医学显像装置探测这种放射性浓度差，并以一定的方法重建图像，即形成放射性核素影像。

放射性核素影像除显示形态结构，主要是提供有关脏器和病变的功能特点，利用图像融合技术，将功能、解剖显像的优点相结合，既可精确显示细微结构，又能显示脏器的功能特点。正电子显像更能在分子水平上显示器官的葡萄糖、氨基酸及脂肪酸代谢功能，对疾病做出早期的诊断和定位，有助于进行及时而又正确的治疗。

2．放射性核素非显像检查：非显像检查利用较为简单的放射性探测仪器在体外探测和记录放射性核素或放射性标记物在脏器和组织中摄取、聚集和排出的情况，以时间–放射性曲线的形式显示，并计算有关的分析指标。本法受体表定位和其他干扰因素影响较大，影响测量结果的可靠性和重复性，但有价廉和方便的优点，例如肾图可作为肾脏功能的检查方法，甲状腺吸 ^{131}I 功能可测定甲状腺功能状态。

诊断核医学体外检查法

标记免疫分析技术已广泛应用于临床核医学体外检查，是一类以放射性核素标记抗原或抗体为示踪物，以竞争或非竞争性免疫结合反应为基础的微量物质检测技术，是核医学体外检测技术的代表。至于酶联免疫、荧光免疫分析、化学发光免疫分析、电化学发光法均是以放射免疫为基本原理，只是改换了标记物，仍属核医学的范畴。

§11.2　放射性核素显像

放射性核素显像是诊断核医学的重要组成内容。不同于医学影像学的是，医学影像学主要是解剖显像，而放射性核素显像是组织器官的功能显像。近些年来，随着图像融合技术的发展，出现了 PET/CT、SPECT/CT、PET/MRI 等新型设备核显像技术，汇集了放射性核素显像和医学影像学显像各自的优势，在疾病的临床诊断中发挥了重要作用。

§11.2.1　放射性核素显像概述

放射性药物注入人体后，显像设备在体外探测放射性于脏器内的体内分布情况，并以影像形式显示脏器的形态、位置、大小、功能和结构改变。

核素显像的原理

脏器和组织显像的基本原理是放射性核素的示踪作用。不同的示踪剂（放射性诊断药物）在体内有其特殊的分布和代谢规律，某些特定的示踪剂还能够选择性聚集在特定脏器、组织或病变部位，使其与邻近组织之间的放射性分布形成一定程度浓度差，而示踪剂可发射出具有一定穿透力的 γ 射线，利用放射性测量设备（γ 相机、SPECT、PET、SPECT/CT、PET/CT、PET/MRI 等）可在体外被探测、记录到这种放射性浓度差，从而在体外显示出脏器、组织或病变部位的形态、位置、大小以及脏器功能变化。（图 11-2）

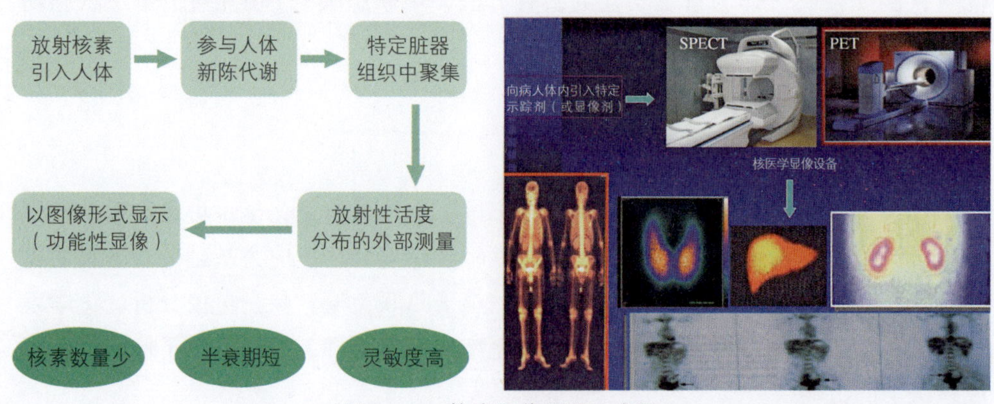

图 11-2　核素显像原理示意图

核素显像的基本条件

核素显像需具备 3 个基本条件。

1. 放射性诊断药物（示踪剂）：具有能够被特定脏器、组织和病变选择性摄取的放射性药物，不同的脏器显像需要使用不同的放射性药物。

2. 将放射性药物引入体内：通常是通过口服、静脉注射等方式将示踪剂引入体内。由于放射性药物具有选择性聚集的特性，所以能在脏器、组织或病变部位间形成一定的药物浓度差。

3. 核素显像设备：利用核医学显像设备可以探测到放射性药物在脏器、组织或病变部位的浓度差，从而获得脏器、组织或病变放射性药物分布状态并形成图像，对疾病进行定位、定性和定量分析、诊断。

核素显像的特点

1. 核素显像使用放射性诊断药物作为示踪剂，采用放射性测量为手段。

2. 核素显像是功能性显像：CT、MRI、超声显像以解剖或结构显像为主；核素显像以脏器对显像剂的摄取功能变化为依据，综合反映脏器或组织功能及形态的改变，属于功能显像，并可做动态观察和定量分析，有助于疾病早期诊断（表 11–1）。

表 11–1 核素显像与其他成像技术比较

项　目	放射性核素显像	X 线、CT、MRI、BU
成像基础	功能状态（功能）	组织密度（形态）
成像方法	不同脏器不同显像剂	平扫与增强
图像采集	全息采集，可三维重建	直接断层，成像，可三维重建
分辨率	较差（光子能量受限）	好
技术难度	技术较复杂，要求较高	相对简单

3. 核素显像灵敏度高：核素显像具有较高的灵敏度，检测方便，对受检者生理状态影响小，基本可保持在正常生理状态下进行检查。

4．核素显像辐射剂量低：核素显像辐射剂量低，属无创检查，安全性高。由于核素显像所选用的核素半衰期均较短，检查时药物用量也较少，对受检者的辐射损伤一般很小。

核素显像的方式和类型

核素显像有多种显像方式，应根据临床的不同需要，选择不同的显像类型，以提高临床诊断的效率和可靠性（表 11–2）。

表 11–2 核素显像类型

显像类型	分类	
影像的状态	静态显像	动态显像
影像的部位	局部显像	全身显像
影像的层面	平面显像	断层显像
影像获取时间	早期显像	延迟显像
病变对显像剂的亲和力	阴性显像	阳性显像
显像时机体状态	静息显像	负荷显像
显像剂的性质	单光子显像	正电子显像

（一）静态显像和动态显像

根据影像获取的状态分为静态显像和动态显像（图 11–3）。

静态显像（代谢平衡时的累加采集）
显像剂在组织或脏器内达到平衡时的显像

动态显像（随时间变化的动态采集）
显像剂引入机体后以一定的速率连续采集组织或脏器的多帧图像

图 11–3 按影像获取的状态分类

1．静态显像：当显像剂在脏器内或病变处的浓度处于稳定状态时进行的显像称为静态显像。这种显像允许采集足够的放射性技术用以成像，故所得影像清晰而

可靠，适合于详细观察脏器和病变的位置、形态、大小和放射性分布。（图 11–4）

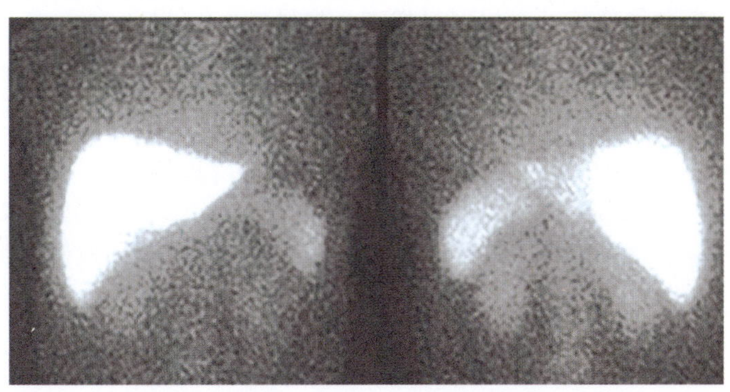

图 11–4 肝脏静态显像

2. 动态显像：在显像剂引入体内后，迅速以设定的显像速度动态采集脏器的多帧连续影像或系列影像，称为动态现象。动态显像可以显示显像剂随血流流经或灌注脏器，或被脏器不断摄取与排泄，或在脏器内反复充盈和射出等过程所造成的脏器内放射性在数量上或位置上随时间而发生的变化，如肝、胆动态显像。（图 11–5）

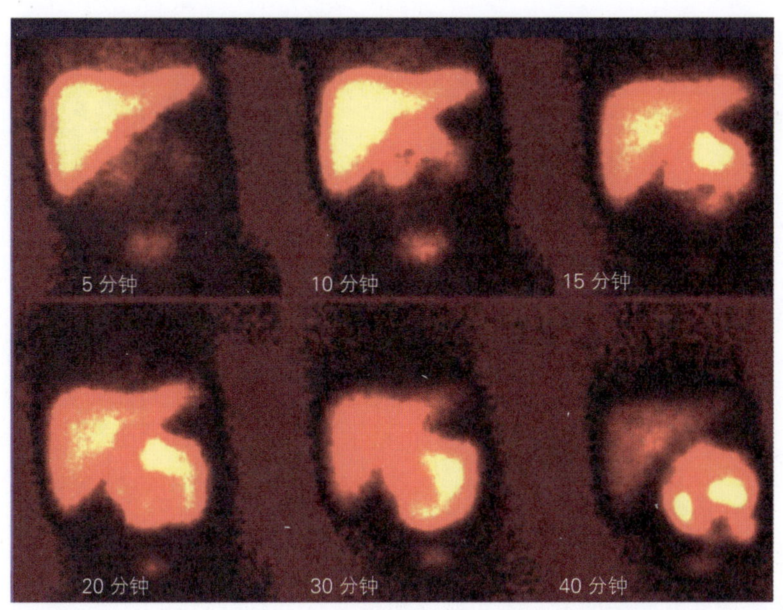

注入示踪剂后 5、10、20、30 及 40 分钟后定时采集图像，根据胆囊、胆管及肠道是否显影，可了解胆道是否通畅

图 11–5 肝胆动态显像

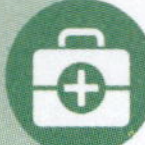

（二）局部显像和全身显像

根据影像获取的部位分为局部显像和全身显像（图 11–6）。

局部显像

仅限于机体某一局部或某一脏器的显像

全身显像

一次成像完成采集、显示全身各部位的放射性分布，形成一帧完整影像

图 11–6　按显像部位分类

1. 局部显像：仅限于身体某一部位或某一脏器的显像称为局部显像。局部显像得到的信息量大，图像清晰、分辨率较高，在临床上最为常用（图 11–7）。

2. 全身显像：用扫描仪探头沿体表作匀速移动，从头至足依序显示全身各部位的放射性浓度，最后构成 1 帧全身影像，此即称为全身显像。全身显像可用于寻找全身范围内的病灶和发现肿瘤的转移病灶，常用于全身骨骼显像、全身骨髓显像、探寻肿瘤或炎性病灶等。（图 11–8）

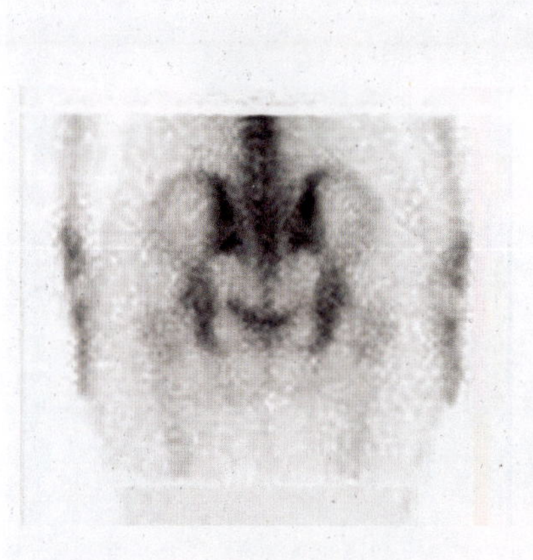

图 11–7　局部显像

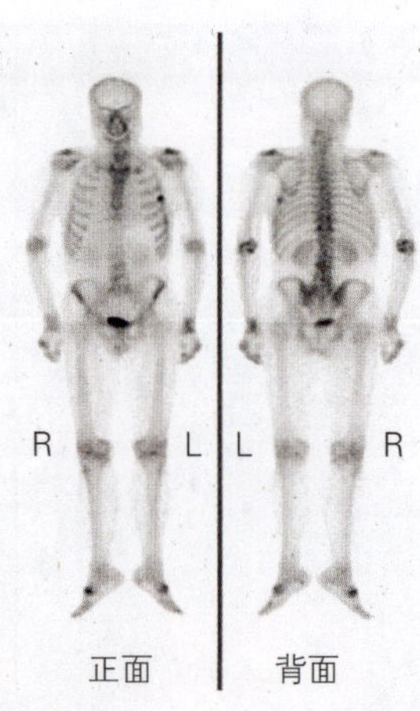

图 11–8　全身显像

（三）平面显像和断层显像

根据影像获取的层面分为平面显像和断层显像（图 11–9）。

平面显像（某一投影方向前后叠加采集）

体表某一投影体位进行的采集和成像

断层显像（旋转采集＋计算机断层）

探测器绕体表 180° 或 360° 旋转采集，由计算机重建成三维立体影像或断层图像

图 11–9 按显像层面分类

1. 平面显像：将放射性探测器置于体表的一定位置采集脏器或组织放射性影像的方法称为平面显像，所得影像称为平面影像（图 11–10）。

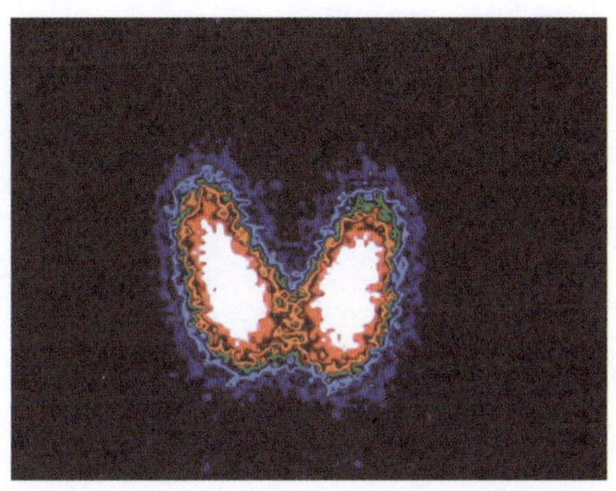

图 11–10 正常甲状腺平面显像

2. 断层显像：用可旋转的或环形的探测器，在体表连续或间断采集多方位平面影像数据，再由计算机重建成为各种断层影像的方法称为断层显像。断层显像能比较正确地显示脏器内放射性分布的真实情况，能检出较小的病变，是研究脏器局部血流量和代谢率必不可少的方法。（图 11–11）

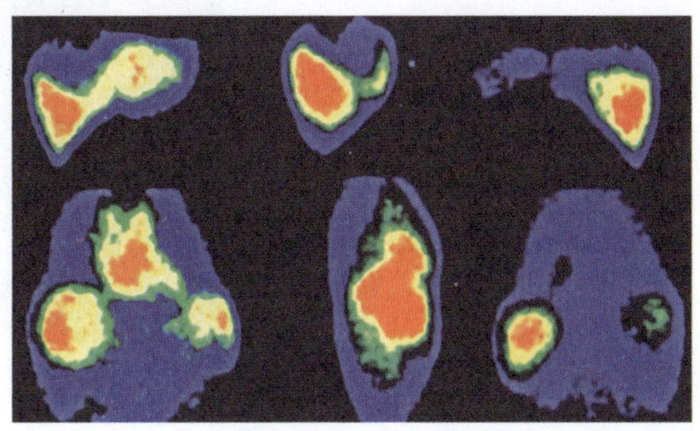

上排：肝胶体影像；下排：肝血池影像

图 11–11 肝血管瘤放射性核素断层显像

（四）早期显像和延迟显像

根据影像获取的时间分为早期显像和延迟显像（图 11–12）。

早期显像

显像剂引入体内 2 小时内所进行的显像

延迟显像

显像剂引入体内 2 小时后所进行的显像

图 11–12　按显像时间分类

1．早期显像：显像剂注入体内后 2 小时以内所进行的显像称为早期显像。此时主要反映脏器血流灌注、血管床和早期功能状况，常规显像一般采用这类显像。（图 11–13）

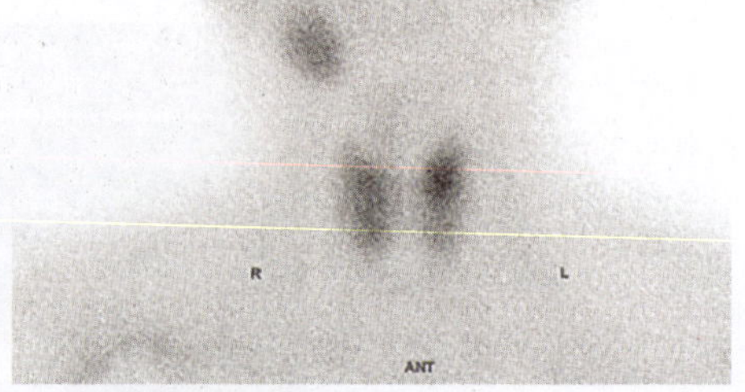

图 11–13　甲状腺早期显像

2．延迟显像：显像剂注入体内 2 小时以后，或在常规显像时间之后延迟数小时至数十小时所进行的再次显像称为延迟显像。延迟显像可降级本底，给病灶足够时间吸收显像剂，以改善图像质量，提高阳性检出率。例如，利用肝胆延迟显像可协助诊断肝细胞癌。（图 11–14、图 11–15）

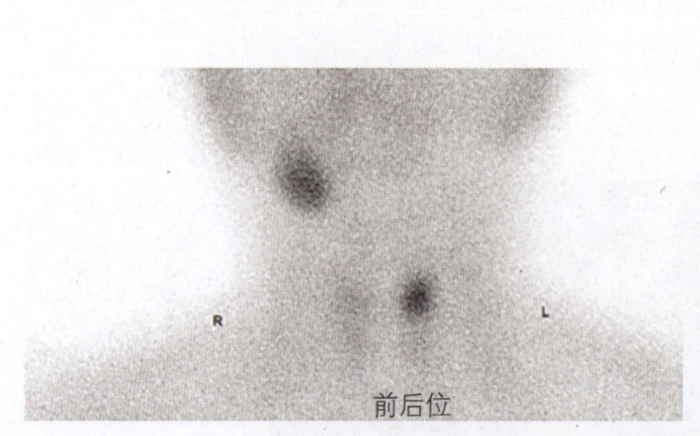

图 11–14　甲状腺延迟显像

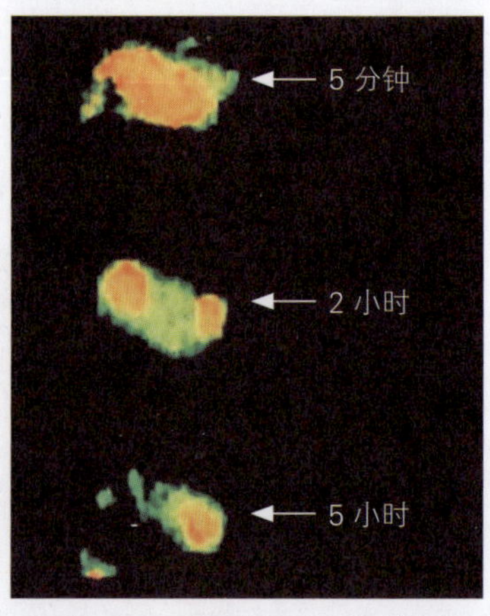

图 11–15　肝胆延迟显像诊断肝细胞癌

（五）阳性显像和阴性显像

根据显像剂对病变组织的亲和力分为阳性显像和阴性显像（图 11–16）。

1. 阳性显像：又称热区显像，指显像剂主要被病变组织摄取，而正常组织一般不摄取或摄取很少，在静态影像上病灶组织的放射性比正常组织高而呈“热区”改变，如心肌梗死灶显像、亲肿瘤显像、放射免疫显像等（图 11–17）。

阴性显像（又称冷区显像）
病变组织摄取低于正常组织
阳性显像（又称热区显像）
病变组织摄取高于正常组织

图 11–16　按显像剂对病变组织的亲和力分类

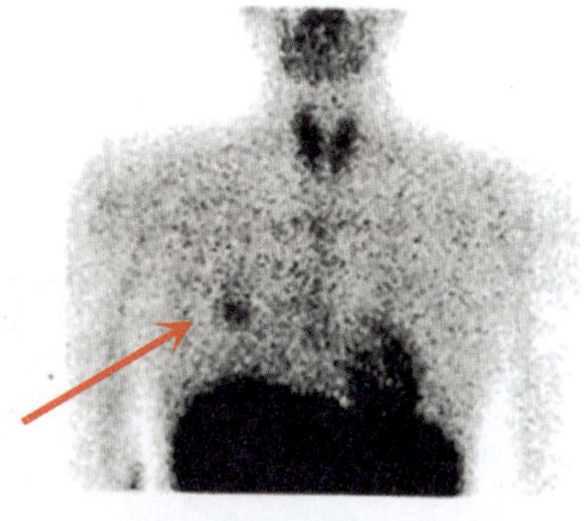

图 11–17　亲肿瘤阳性显像（乳腺癌）

2. 阴性显像：又称冷区显像。正常的器官、组织显影，病变部位因失去正常功能呈现放射性减低或缺损，即“冷区”显像（图 11–18）。

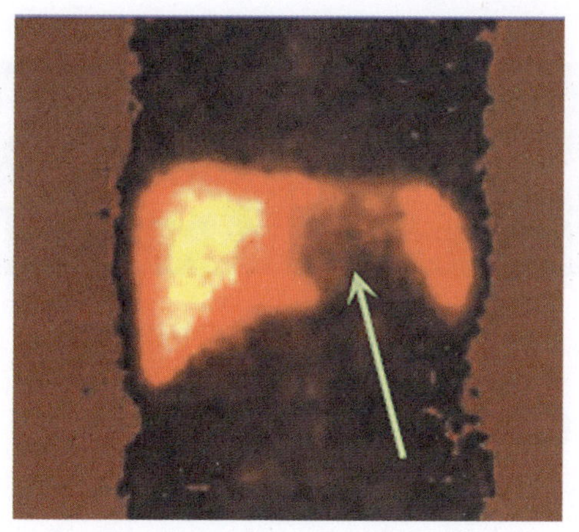

图 11–18　肝左叶血管瘤的冷区显像

（六）静息显像和负荷显像

根据显像时机体的状态分为静息显像和负荷显像（图 11–19）。

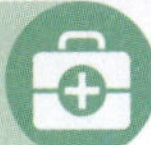

静息显像

机体处于安静状态下的显像

负荷显像

机体在药物或生理活动干预下达到负荷亚极限状态时的显像

图 11-19　按机体状态分类

1. 静息显像：受检者在没有受到生理性刺激或药物干扰的安静状态下所进行的显像，称为静息显像（图 11-20）。

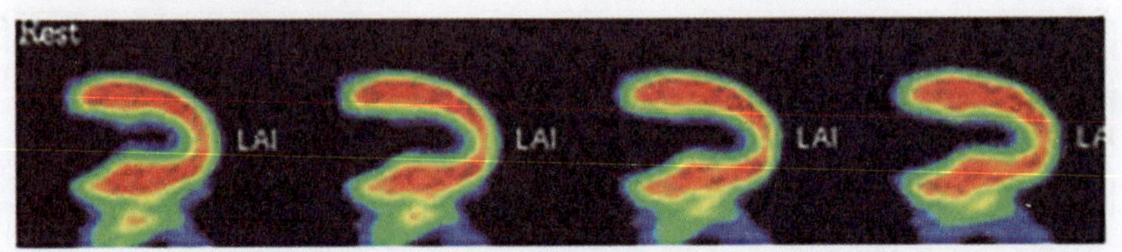

图 11-20　心肌静息显像

2. 负荷显像：受检者在药物或生理性活动干预下所进行的显像称为负荷显像，又称介入显像（图 11-21）。

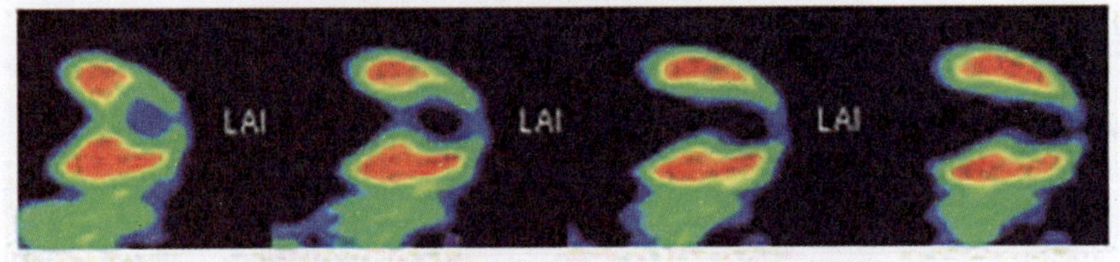

图 11-21　心肌负荷显像

（七）单光子显像和正电子显像

1. 单光子显像：使用探测单光子的显像设备（如 γ 照相机、SPECT）对显像剂中放射性核素发射的单光子进行的显像，称为单光子显像，是临床上最常用的显像方法。

2. 正电子显像：使用探测正电子的显像设备（如 PET、符合线路 SPECT）通过显像剂中放射性核素发射的正电子进行的显像技术，称为正电子显像。正电子显像主要用于代谢、受体和神经递质显像。

核素显像的图像分析

1. 评价图像质量：要求被检器官影像清晰，对比度适当，病变部位显示清楚和靶 / 本比高。

2. 图像分析应密切结合临床资料，加以综合判断，方能得出较为客观实际的结论。

§11.2.2 放射性核素显像设备

放射性核素显像设备主要包括单光子成像设备和正电子成像设备两大类。单光子成像设备包括 γ 相机、单光子计算机发射断层显像仪（SPECT），是早期的核素显像设备；正电子显像设备包括正电子发射型计算机断层显像（PET）、正电子发射型断层显像（PET/CT）和 PET/MRI，虽然临床应用较晚，但具有强大的优势，近些年获得迅速发展。

放射性核素显像设备的概念

X 线成像、CT 成像、超声成像和磁共振成像设备，都是从外部向人体发射某种形式的能量，根据能量的衰减、反射、共振等原理，最终形成解剖图像；放射性核素显像设备则是向人体内注射放射性示踪剂（放射性药物），使其进入要成像的组织，然后利用不同的探测器在体外测量放射性核素在人体脏器内的分布，所获信息经计算机处理后最终形成功能图像，以诊断脏器是否存在病变和确定病变的位置和性质。

放射性核素显像设备的发展历程

1895 年伦琴发现了 X 线，并拍摄了世界第一张手指的 X 线片，从此开创了影像医学的先河（图 11–22）。

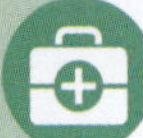

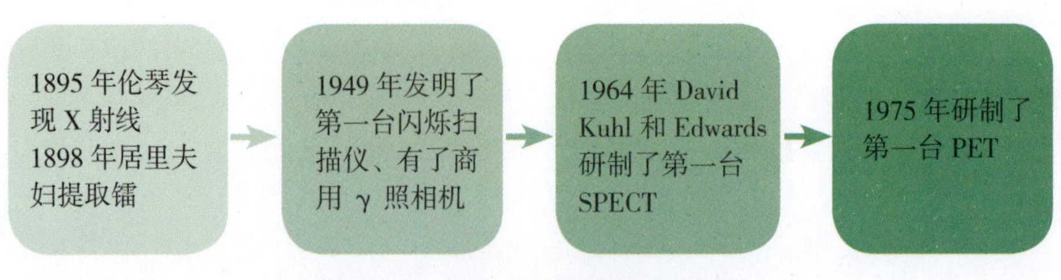

图 11-22　核医学显像设备发展历程

放射性核素显像设备的分类

按照放射性示踪剂不同，分类单光子显像设备和正电子显像设备两大类。

（一）单光子显像设备

使用探测单光子的显像仪器（如 γ 相机、SPECT）对显像剂中放射性核素发射的单光子进行的显像，称为单光子显像，是临床上最常用的显像方法。单光子成像设备主要有 γ 相机、SPECT、SPECT/CT 等。这类设备的放射性示踪剂具有稳定的 γ 射线，如锝同位素 ^{99m}Tc、碘同位素 ^{151}I 和 ^{123}I 及镓同位素 ^{67}Ga 等，这些同位素一般寿命较长，半衰期为几个小时至几天。

（二）正电子显像设备

使用探测正电子的显像仪器（如 PET、符合线路 SPECT），通过显像剂中放射性核素发射的正电子进行的显像技术，称为正电子显像。正电子显像主要有用于代谢、受体和神经递质显像。正电子显像设备主要有 PET、PET/CT 和 PET/MRI 等。这类设备采用发射型正电子为示踪剂，如碳同位素 ^{11}C，氮同位素 ^{13}N，氧同位素 ^{15}O，氟同位素 ^{18}F，这些同位素一般寿命较短，只有几十分钟。

§11.2.2.1　γ 相机

γ 相机属于单光子显像设备，于 20 世纪 60 年代开始用于临床，它克服了核医学显像逐点扫描、打印的不足，使核医学显像进入了现代化阶段。

γ 相机设备结构

γ 相机主要由探头、电子学线路、计算机、显示记录装置和显像床四部分组成。探头是 γ 相机的核心部件，主要由准直器、γ 闪烁晶体探测器、定位电路和支架等部件构成，具有准直探测和定位射线的功能。(图 11-23)

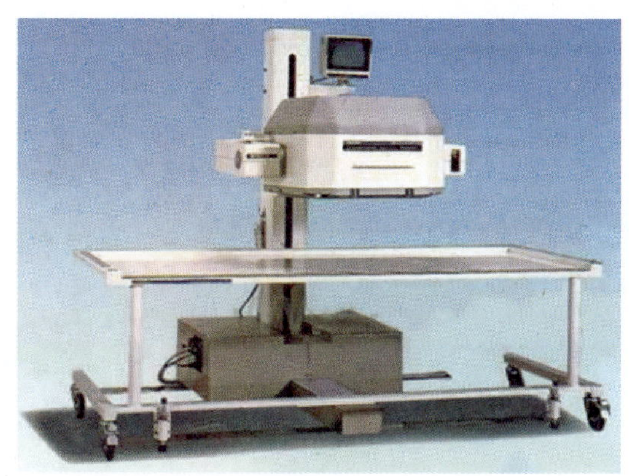

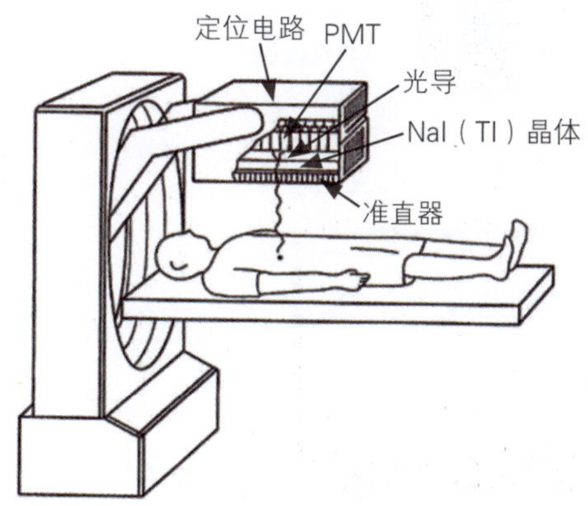

图 11-23　γ 相机及其结构

γ 相机的工作原理

受检者注射具有 γ 射线的放射性药物后，该药物浓聚在被检脏器或病变组织内，形成体内的放射源，放射源在衰变过程中释放出 γ 光子；γ 射线被 γ 相机的探头捕获后，通过准直器射在 NaI(Tl) 晶体上，立即产生闪烁光点，闪烁光点发

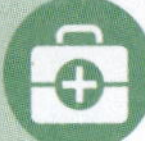

出的微弱荧光被光导耦合至光电倍增管，输出电流脉冲信号，经过后续电子线路处理形成一定能量的脉冲在显示屏上显示出一个个闪烁的光点，经过一定时间积累便形成一幅闪烁图像，图像可用照相机拍摄下来，就完成了一次检查（图 11–24）。

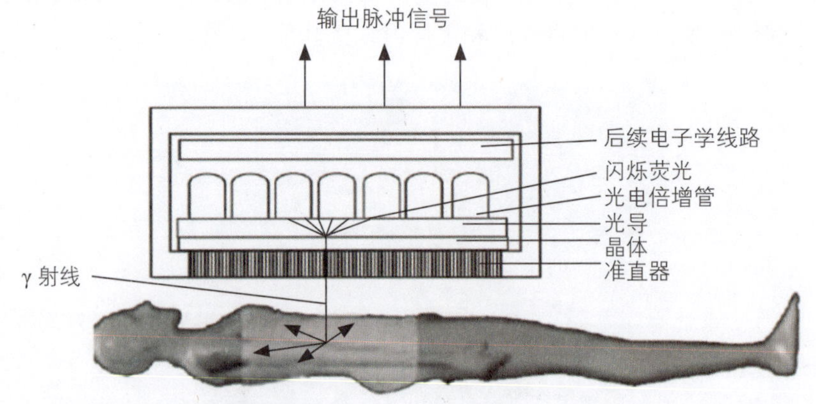

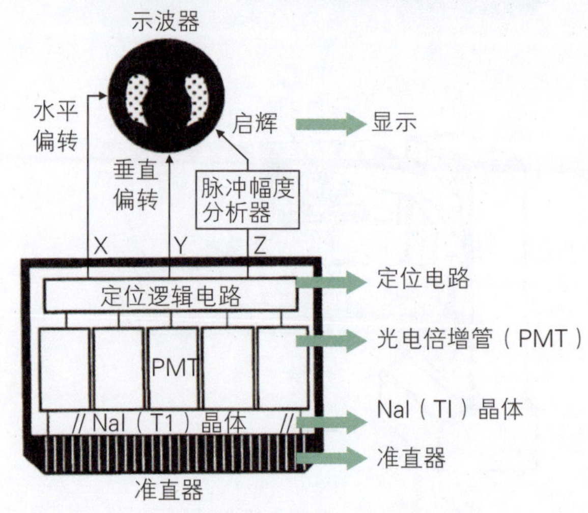

图 11–24　γ 相机工作原理

γ 相机的临床应用

1．各组织、器官和脏器的静态显像：如甲状腺显像、骨显像、肝胆显像等（图 11–25）。

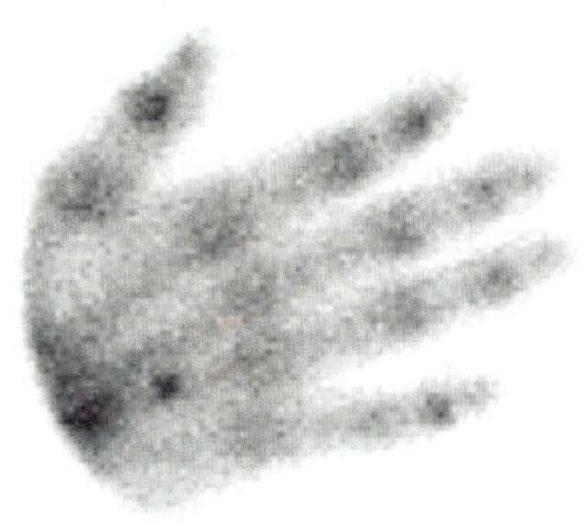

骨显像

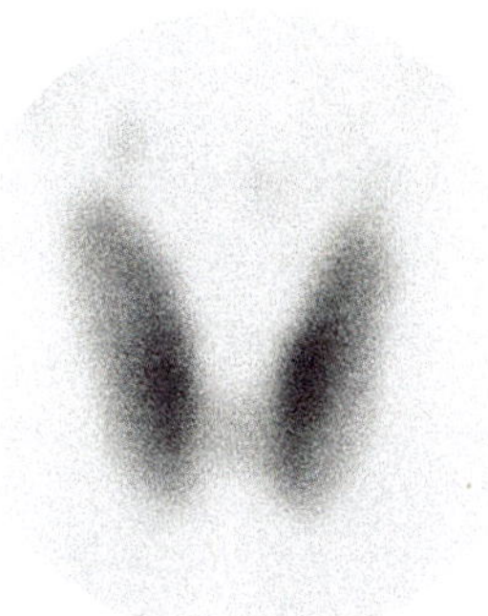

甲状腺显像

图 11–25　γ 相机静态显像

2. 各脏器的动态显像：γ 相机还可进行快速连续动态显像，为进行脏器动态功能研究提供重要信息（图 11–26）。

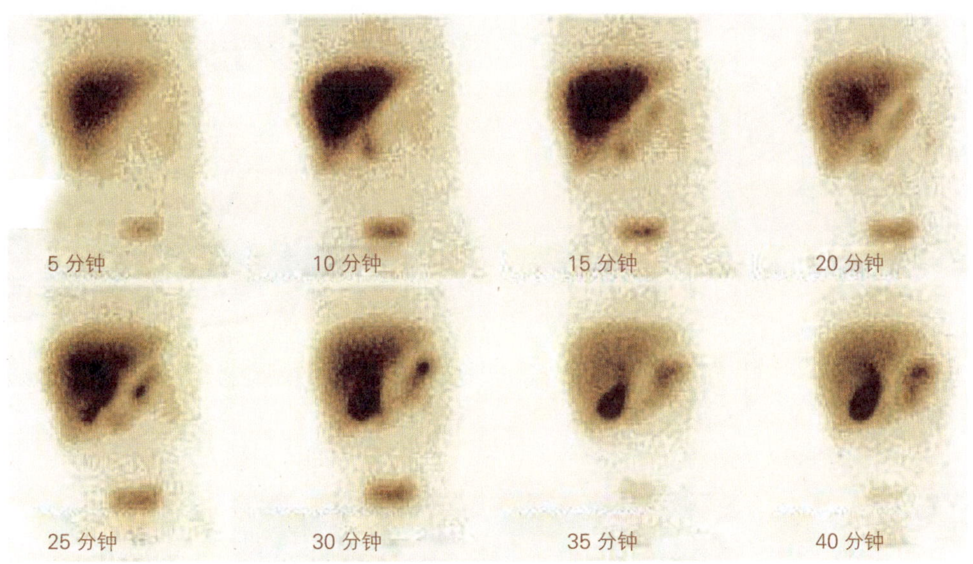

图 11–26　胆管排泄动态显像

3. 全身显像：如果附有特殊装置，通过探头和床的配合运动，γ 相机亦可进行全身显像。

§11.2.2.2 单光子发射计算机体层显像（SPECT）

SPECT 是在 γ 相机的基础上发展起来的核医学影像设备。与 γ 相机不同的是，SPECT 可提供任意方位的断层图像。

SPECT 设备结构

SPECT 是在一台高性能 γ 相机的基础上，增加了探头旋转装置和图像重建的计算机软件系统，其基本机构由探头（即 γ 相机）、旋转运动机架、断层床、控制台、计算机和光学照相系统等六部分构成。SPECT 的探头就是一台 γ 相机，其外形可以是圆形、方形或矩形，有单探头、双探头或多探头等不同类型。（图 11-27）

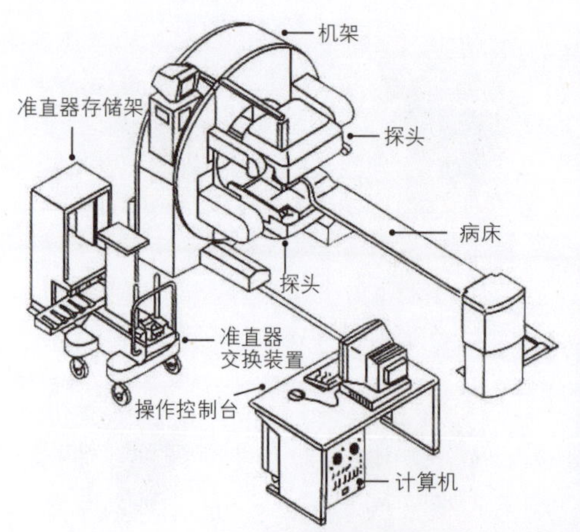

SPECT 显像设备结构

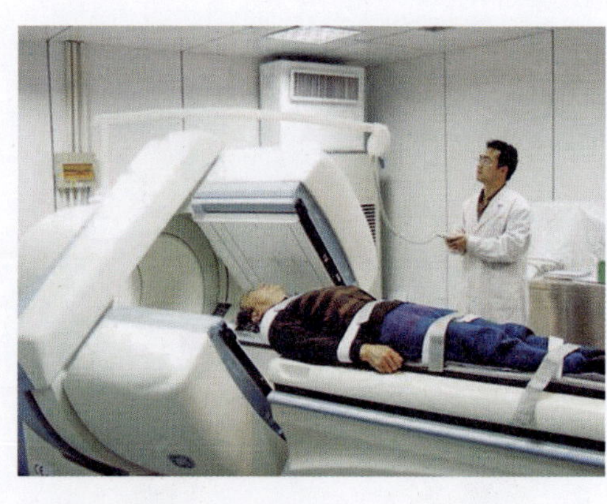

SPECT 显像设备（双探头）

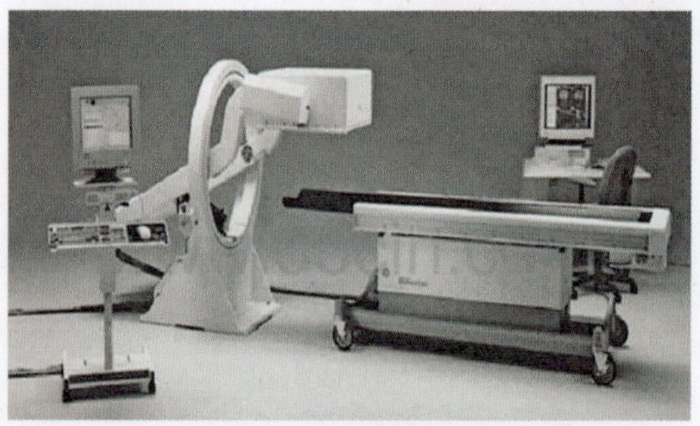

SPECT 显像设备（单探头）

图 11-27 单光子发射型计算机断层显像设备（SPECT）

SPECT 的工作原理

SPECT 实际上就是一个探头可以围绕病人某一脏器或组织进行 360° 旋转的 γ 相机，在旋转时每隔一定角度（通常是 5.6° 或 6° ）采集一帧图片，然后经电子计算机自动处理，将图像叠加，并重建为该脏器或组织的横断面、冠状面、矢状面或任何需要的不同方位的断层、切面图像。

SPECT 的成像特点

1. 可提供任意方位角的断层图像，经计算机系统处理后还可形成及三维立体图像；此外，SPECT 还保留了 γ 相机全部平面显像的性能，具有平面显像、动态显像、断层显像和全身显像的功能，较 γ 照相机大大提高了对肿瘤及脏器的功能性诊断效率。

2. 可采集有关脏器的血流、代谢等随时间变化的动态信息。

3. SPECT 的不足之处是测量灵敏度低，量化精度较差，图像空间分辨率低，引入的放射性药物的量较大。

SPECT 与 CT 的区别

SPECT 与 CT 都是断层成像，但他们具有本质的差别，分述如下。

1. SPECT：SPECT 的射线源在人体内部，即放射线药物引入人体后，药物释放出 γ 射线，然后在体外进行测量。SPECT 的本质是由在体外的测量仪器对发自体内的 γ 射线进行测量，从而确定体内的放射性核素的活度。SPECT 测定的是人体组织对放射性药物的吸收情况，反映的是人体组织的生理、生化信息，以及组织的功能代谢情况。（图 11–28、图 11–29）

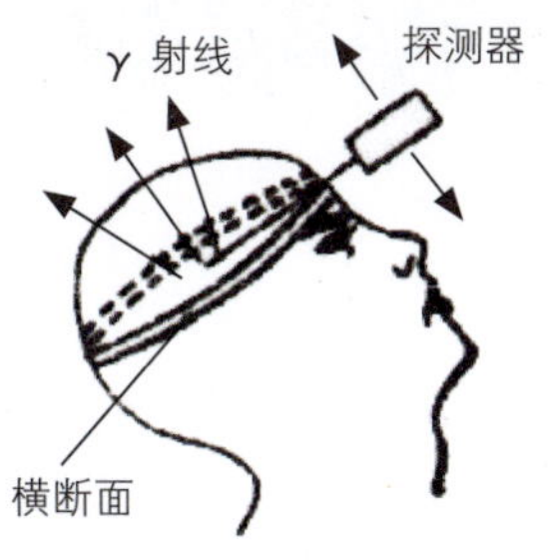

图 11–28　SPECT 工作原理示意图

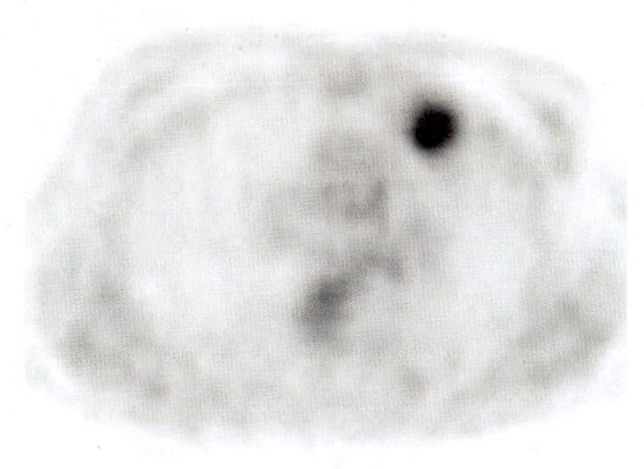

图 11–29　肺癌核素显像（示代谢状况）

2. CT：CT 的射线源是 X 线球管，射线源在人体的外部，射线通

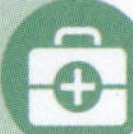

过人体后对其进行测量，测定的是人体组织对 X 线的衰减值，反映的是组织的物理特性（组织密度值），图像所反映的是人体断层的解剖信息（图 11-30、图 11-31）。

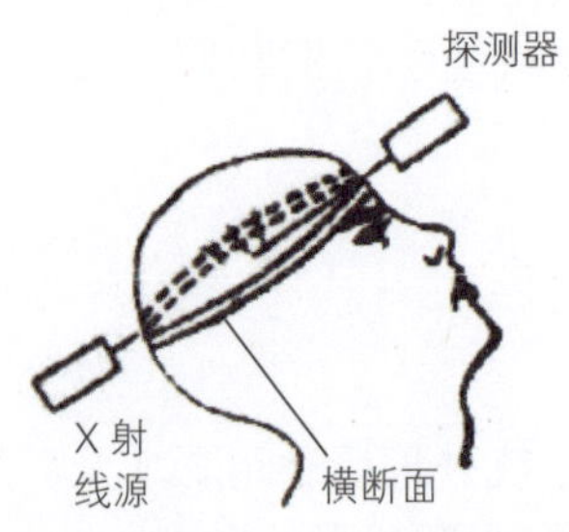

图 11-30　CT 工作原理示意图

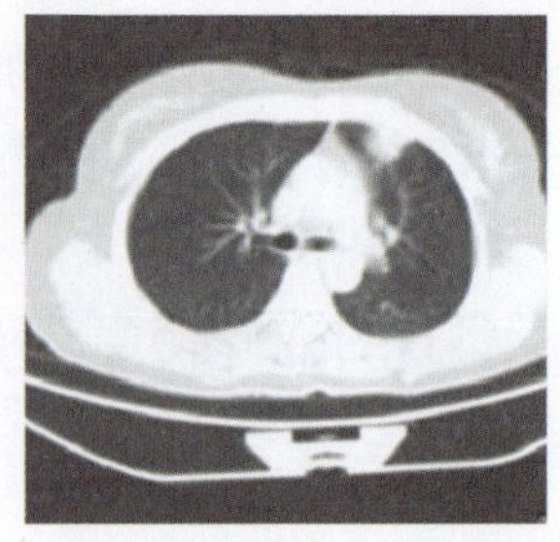
图 11-31　肺癌 CT（示解剖状况）

SPECT 的临床应用

SPECT 应用十分广泛、主要用于以下几方面的核素显像检查。

1. 骨显像：包括全身骨显像、局部骨断层显像等。

2. 脏器与脏器功能显像：包括 ^{131}I 甲状腺显像、肾功能显像、心功能显像等（图 11-32）。

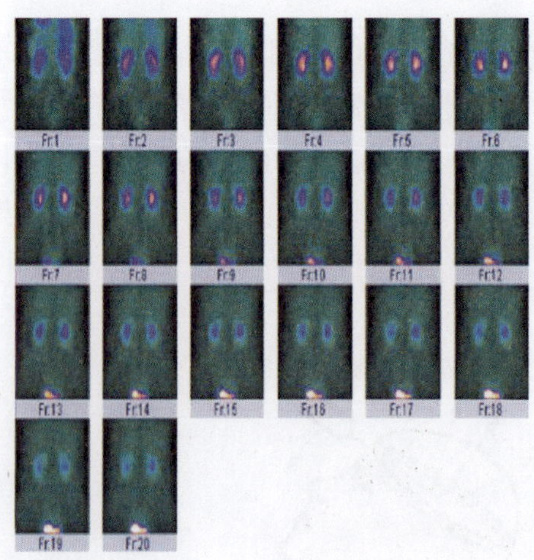

图 11-32　肾功能动态显像

3. 肿瘤显像：包括脑、肝脏、肺、甲状腺、乳腺等的肿瘤显像（图 11-33、图 11-34）。

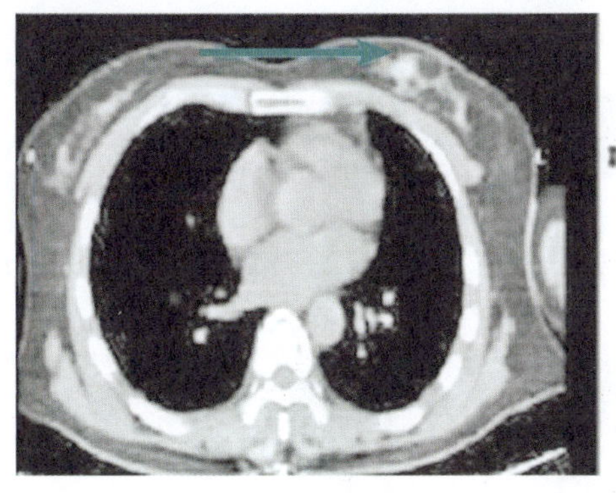

CT 图像

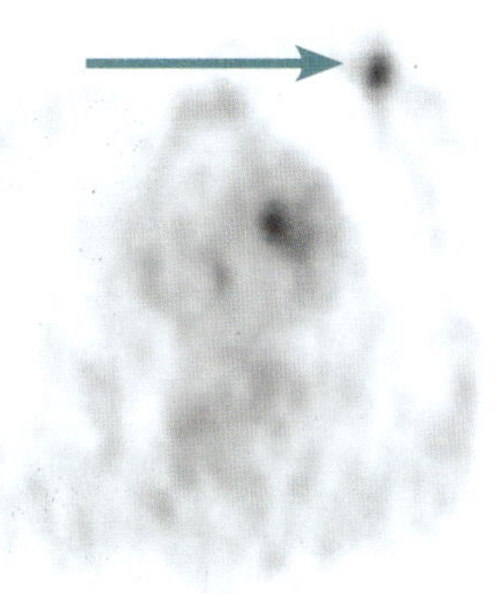

SPECT 图像

图 11–33 乳腺癌的 CT 图像和 SPECT 图像

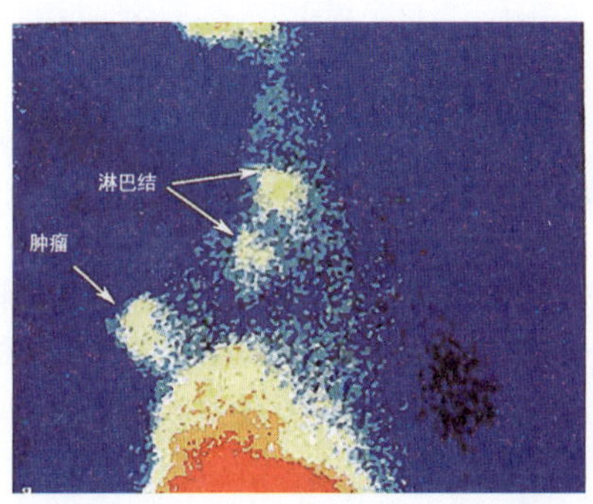

图 11–34 乳腺癌淋巴结转移 ^{99m}Tc-MIBI 显像

4. 血流灌注显像：包括心肌血流灌注断层显像、肺灌注显像等（图 11–35）。

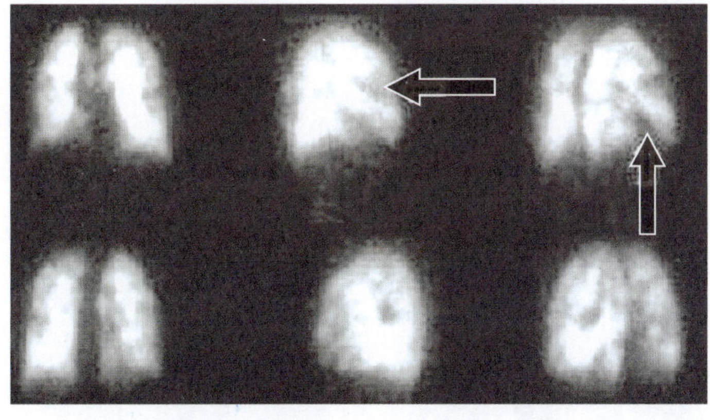

图 11–35 急性肺栓塞血流灌注显像

5. 其他显像：如异位胃黏膜探查、消化道出血显像等（图 11–36）。

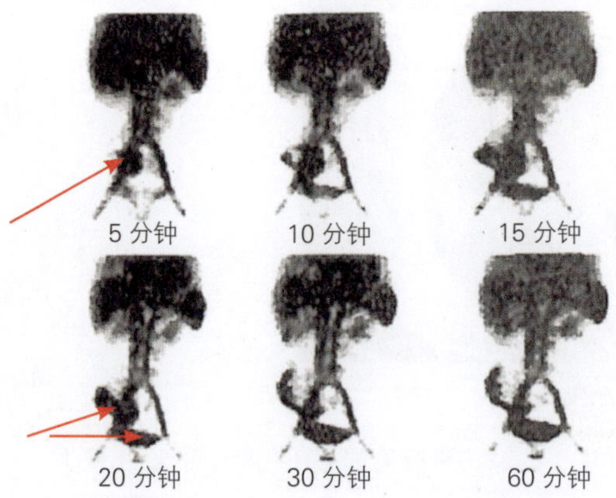

图 11–36　消化道出血动态显像

SPECT/CT 图像融合技术

图像融合是将通过不同显像设备获得的同一对象的图像数据进行空间配准，然后采用一定的算法将各图像数据中所含的信息进行整合，形成新的图像数据的信息技术。通过图像融合，可以将各种信息结合在一起，弥补不同显像方法各自的信息不完整、部分信息不准确引起的缺陷，为临床提供更加全面和准确的资料。

SPECT/CT 是将 SPECT 和 CT 各自分别采集的图像信息，经计算机处理实现图像融合的新技术，已成为目前最先进的医学影像设备之一，是进行活体疾病诊断和新药研发研究的理想工具。

（一）SPECT/CT 设备

SPECT/CT 设备实现了 SPECT 图像和 CT 图像的同机融合，已成为目前最先进的医学影像设备之一，是进行活体疾病诊断的理想工具（图 11–37）。

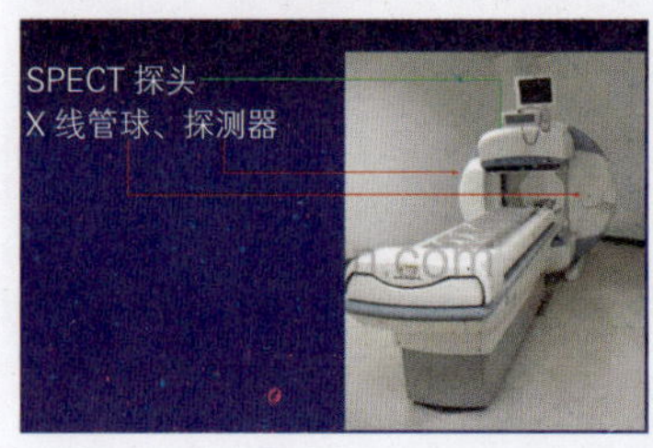

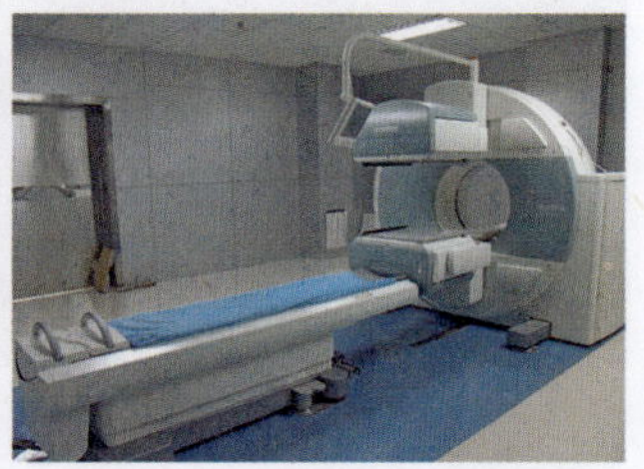

图 11–37　SPECT/CT 设备及工作原理

（二）SPECT/CT 图像融合

SPECT/CT 真正实现了 SPECT 功能、代谢、生化影像与 CT 解剖结构影像的实时融合，实现了 SPECT 图像的准确解剖定位，进一步提高了敏感性、特异性，从而为临床提供了更加全面、客观、准确的诊断依据（图 11–38、图 11–39、表 11–3）。

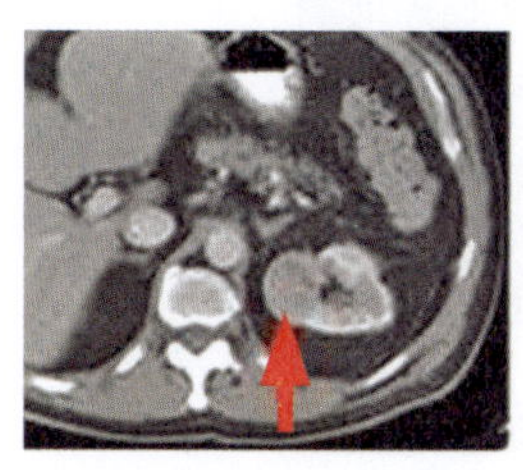

CT 图像

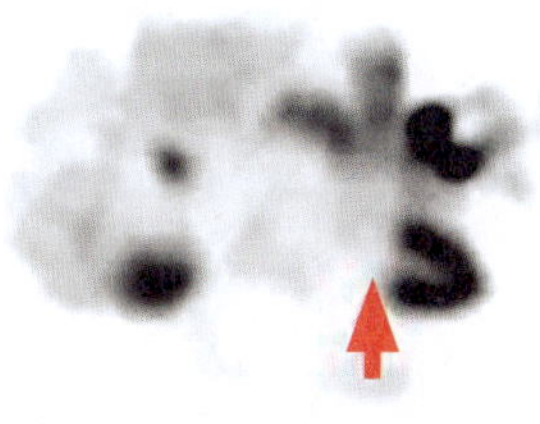

SPECT 图像

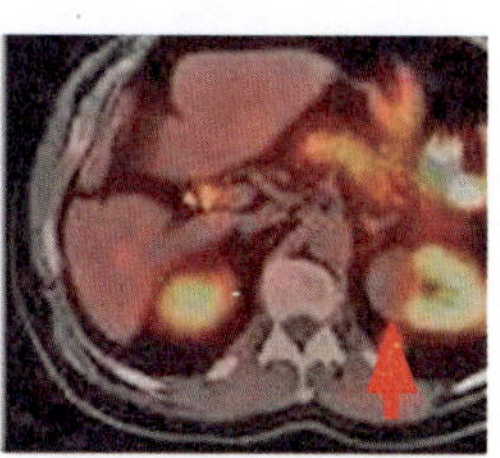

SPECT / CT 图像

图 11–38　左肾癌 SPECT/CT 图像融合示意

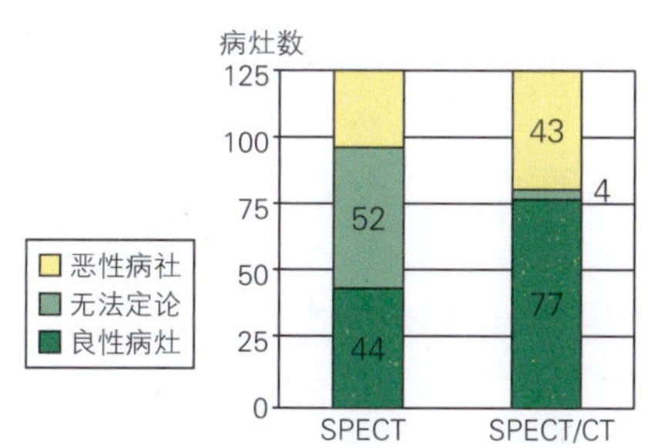

图 11–39　SPECT 与 SPECT/CT 良、恶性肿瘤诊断准确率比较

表 11–3　3 种方法诊断骨恶性病灶的比较

诊断方法	敏感性（%）	特异性（%）	准确性（%）
SPECT	82.5	71.8	73.4
SPECT+CT	93.7	80.8	86.5
SPECT / CT	98.4	93.6	95.7

（三）SPECT/CT 的临床应用

SPECT/CT 的临床应用与 SPECT 的临床应用范围并无显著区别，只是 SPECT/CT 设备的检查灵敏度更高，正确诊断率也更高。因为 SPECT/CT 设备问世不久，临床使用也还处于探索阶段，具体应用范围尚在经验积累中。（图 11–40）

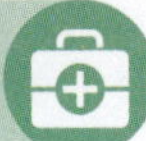

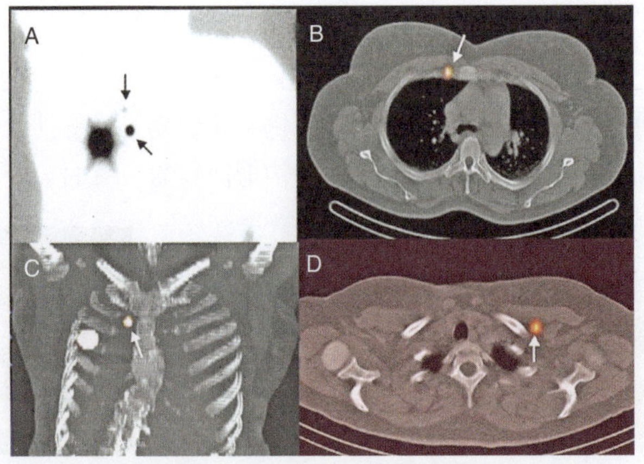

图 11-40 乳腺癌前哨淋巴结术前定位（SPECT/CT）

§11.2.2.3 正电子发射体层成像（PET）

正电子发射体层成像（positron emission tomography，PET）是核医学领域比较先进的临床检查影像技术，是高水平核医学诊断的标志。该设备于 1976 年始用于临床，推广于 21 世纪初。PET 成像适用于在没有形态学改变之前疾病的早期诊断，以及评价治疗效果。

PET 的成像原理

PET 是应用放射性示踪原理，以断面解剖形态进行功能、代谢和受体显像的医学影像技术。PET 在分子水平上显示生物物质相应的生物活动的空间分布、数量及其随时间的变化，故又称生化显像或分子显像。

PET 成像是将某种物质，一般是生命代谢中必须的物质，如葡萄糖、蛋白质、核酸、脂肪酸等，标记上短寿命的放射性核素（如 ^{18}F、^{11}C 等），这类标记物注入人体后，通过该物质在代谢中的聚集来反映生命代谢活动的情况，并形成图像，从而为疾病的诊断提供依据。

PET 成像使用的标记物通常是一些短寿命的物质，在衰变过程中释放出正电子，一个正电子在行进十分之几毫米到几毫米后遇到一个电子后发生湮灭，从而产生方向相反（180°）的一对能量为 511 keV 的光子。这对光子，由 PET 的成对符合探测器采集，并经计算机进行散射和随机信息的校正，即可得到在生物体内

核素聚集情况的图像。（图 11–41、图 11–42）

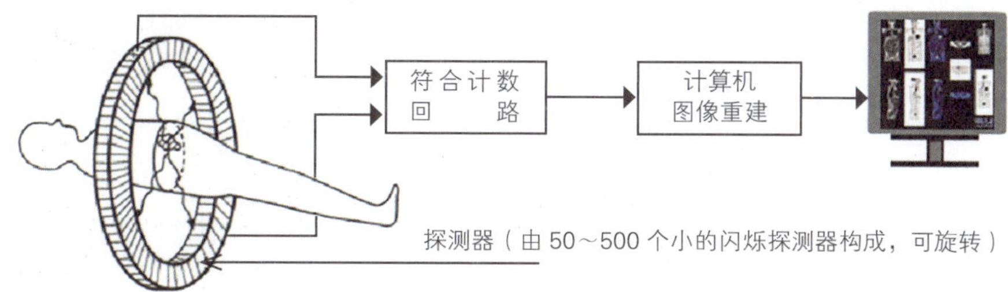

图 11–41　符合探测器信息采集示意图

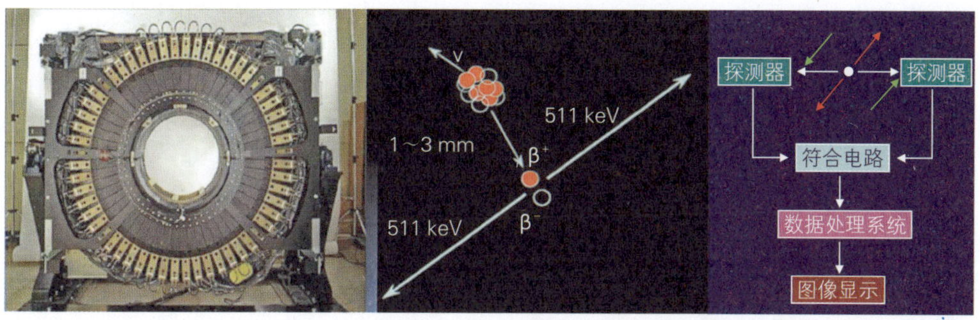

图 11–42　PET 探测器成像原理示意图

PET 设备系统

PET 成像系统需要 3 类设备，即核素生产设备回旋加速器、示踪药物标记设备和 PET 影像设备共同完成（图 11–43）。

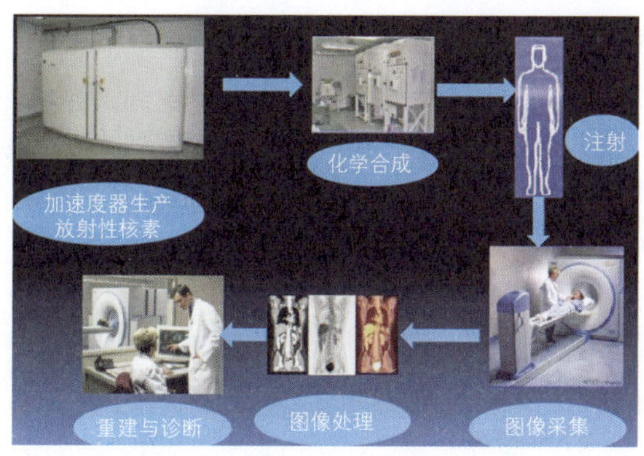

图 11–43　PET 成像流程示意图

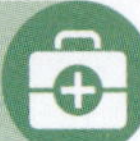

1．核素生产设备：PET 显像使用的短半衰期核素可直接由回旋加速器生产，也可通过放射核素发生器（母牛）从长半衰期的核素中分离出短半衰期的核素（图 11-44）。

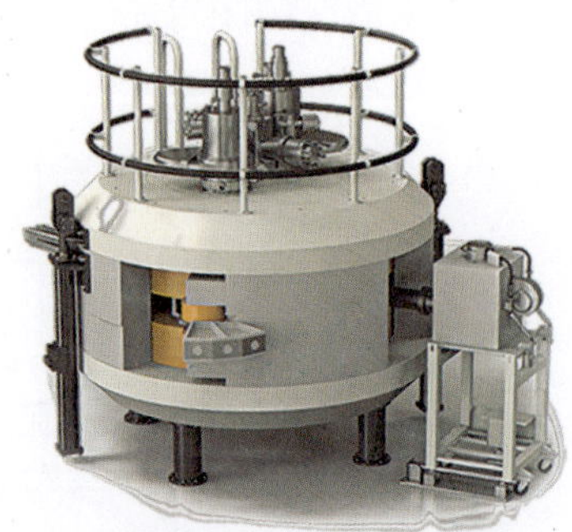

图 11-44　回旋加速器

2．示踪药物标记设备：利用该类设备对非放射性示踪药物进行核素标记，完成正电子示踪剂的制备。

3．PET 成像设备：PET 成像设备主要由探测系统包括晶体、电子准直器、符合线路和飞行技术，计算机数据处理系统，图像显示和断层床等组成。其功能是完成 PET 影像的信息获取及处理，最终形成图像。（图 11-45）

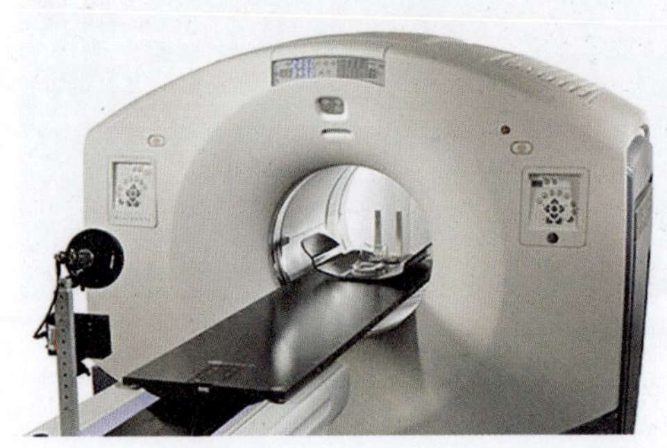

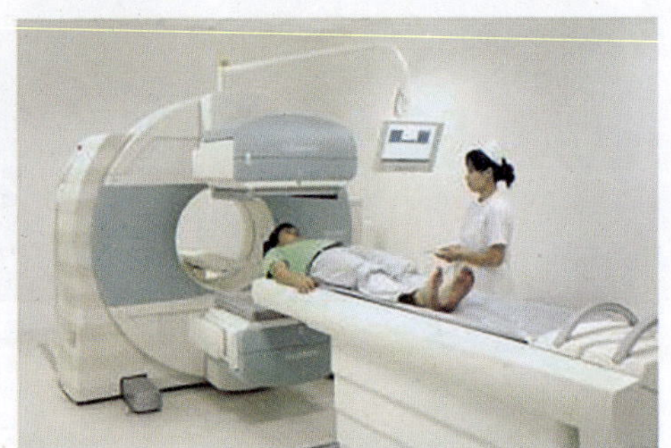

图 11-45　PET 成像设备

常用示踪剂

1．常用的正电子核素：包括 ^{11}C、^{13}N、^{15}O、^{18}F 等，他们都是组成生物机体的固有元素，不会影响被标记药物原有的生物活性，且其半衰期短，病人受的辐射剂量较小。

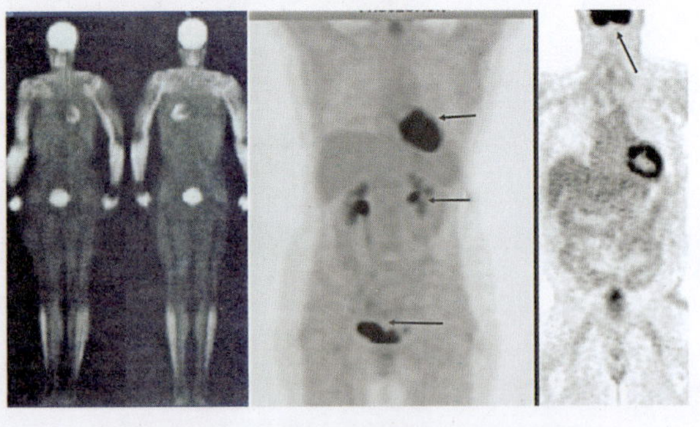

图 11-46　PET 检查 FDG 正常分布图

2．FDG 简介：FDG 是用正电子核素 ^{18}F 标记的葡萄糖，葡萄糖是人体三大能源物质之一，可以被正电子核素 ^{18}F 标记，制成氟代脱氧葡萄糖（FDG）。因为 FDG 可准确反映体内器官/组织的葡萄糖代谢水平，是目前应用最广的正电子显像剂，也是 PET/CT 显像的主要显像剂。

恶性肿瘤细胞由于代谢旺盛，导致对葡萄糖的需求增加，大多数肿瘤病灶会表现为对 ^{18}F-FDG 的高摄取，因此可通过应用 PET/CT 显像早期发现全身肿瘤原发及转移病灶，准确判断其良、恶性，从而正确指导临床治疗决策。

此外，通过对心肌、脑组织的 ^{18}F-FDG 糖代谢功能测定，可早期发现和诊断存活心肌和脑功能性病变，便于早期干预疾病的发展，达到早期防治目的。（图 11-46、图 11-47）

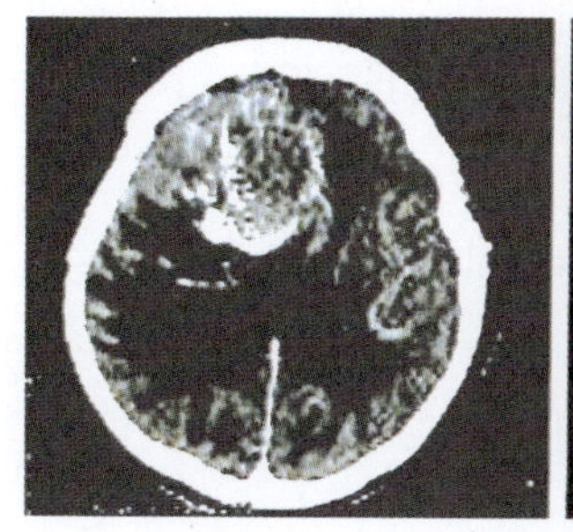

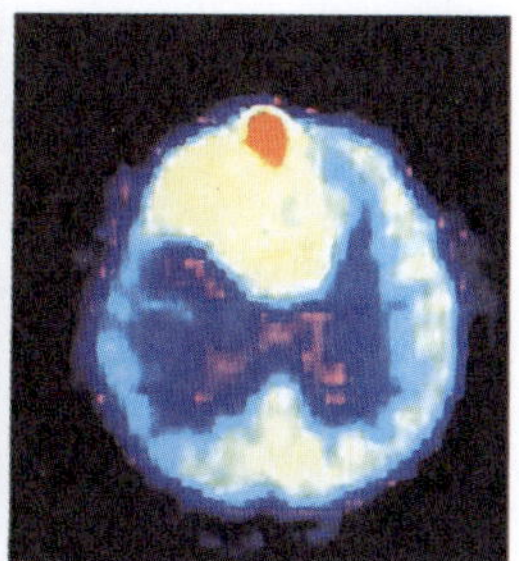

图 11-47　右额叶脑胶质瘤 FDG 显像

PET 的成像特点

PET 的最大特点是能定量评价人体脏器和组织的生理、生化功能，与 SPECT 相比，在空间分辨力、检测灵敏度和精度等方面均有很大提高，被称为活体的分子断层图像。PET 的显像特点如下。（表 11-4）

表 11-4　PET 与 SPECT 比较

项　目	PET	SPECT
测定原理	符合电路	单光子闪烁测定
核素	正电子核素	单光子核素
晶体	多晶体（锗酸铋）	单晶体（碘化钠）
准直器	无	有
衰减校正	可以	困难
探测效果	高	低
分辨率	高	低
断层面/次	多层断面	单层断面

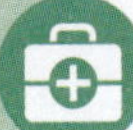

1．灵敏度高：PET是一种反映分子代谢的显像，当疾病早期处于分子水平变化阶段，病变区的形态结构尚未呈现异常，MRI、CT检查还不能明确诊断时，PET检查即可发现病灶所在，并可获得三维影像，还能进行定量分析，达到早期诊断，这是目前其他影像检查所无法比拟的。

2．特异性高：MRI、CT检查发现脏器有肿瘤时，是良性还是恶性很难做出判断，但PET检查可以根据恶性肿瘤高代谢的特点而做出诊断。

3．显像性能好：PET的显像方式十分灵活，能进行平面显像和断层显像、静态显像和动态显像、局部显像和全身显像。除此之外，它还能提供脏器的多种功能参数，如时间-放射性曲线等，为肿瘤的诊治提供多方位信息。

4．安全性好：PET检查所用核素量很少，而且半衰期很短（短的在12分钟左右，长的在120分钟左右），在受检者体内存留时间很短，对人体的辐射损伤轻微。

PET的临床应用

PET特别适用于疾病在没有导致形态学改变之前，进行早期诊断。PET现已广泛用于多种疾病的诊断与鉴别诊断、病情判断、疗效评价、脏器功能研究和新药开发等方面。目前，PET在肿瘤、心血管和脑部疾病的诊疗中显示了突出的重要价值。

（一）肿瘤诊断

目前PET检查85%是用于肿瘤的检查。

1．早期诊断：因为绝大部分恶性肿瘤葡萄糖代谢高，氟代脱氧葡萄糖（FDG）作为与葡萄糖结构相似的化合物，静脉注射后会在恶性肿瘤细胞内积聚起来，所以PET能够鉴别恶性肿瘤与良性肿瘤及正常组织，同时也可对复发的肿瘤与周围坏死及瘢痕组织加以区分，现多用于肺癌、乳腺癌、大肠癌、卵巢癌、淋巴瘤、黑色素瘤等的检查，其诊断准确率在90%以上（图11-48）。

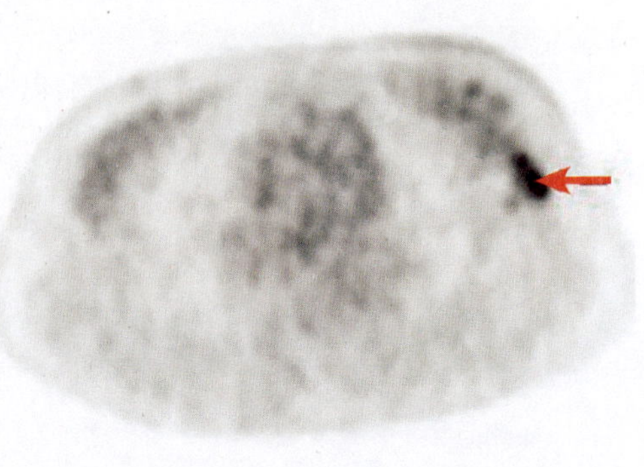

图11-48　早期乳腺癌PET图像

2．肿瘤转移的诊断：PET 检查对于恶性肿瘤病是否发生了转移，以及转移的部位一目了然，这对肿瘤诊断的分期，是否需要手术和手术切除的范围起到重要的指导作用（图 11–49、图 11–50）。

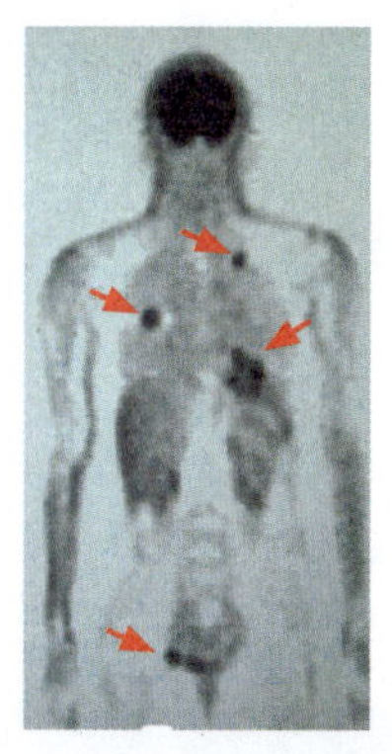

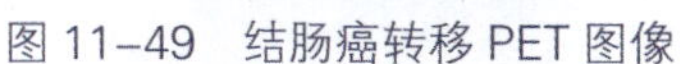

图 11–49　结肠癌转移 PET 图像

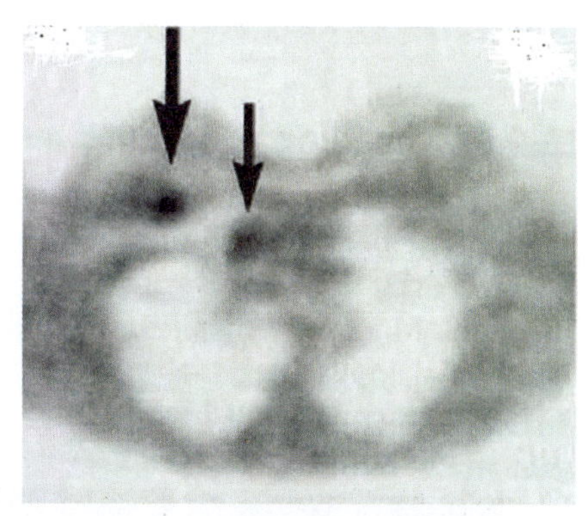

图 11–50　右乳腺癌及淋巴结转移 PET 图像

此外，PET 骨显像常被用于骨转移性肿瘤的检测，能比普通 X 线拍片提前 3～6 个月发现病变。因此，对一些较易发生骨转移的癌症如乳腺癌、肺癌、前列腺癌、食管癌等，即使没有骨痛，也可做术前或术后检查，以期早期发现转移灶，但其不足之处是特异性较差，有时可造成误诊。（图 11–51）

3．为化疗、放疗提供依据：在肿瘤化疗、放疗的早期，PET 检查即可发现肿瘤治疗是否已经起效，并为确定下一步治疗方案提供帮助。有资料表明，PET 在肿瘤化疗、放疗后，最早可在 24 小时发现肿瘤细胞的代谢变化。（图 11–52）

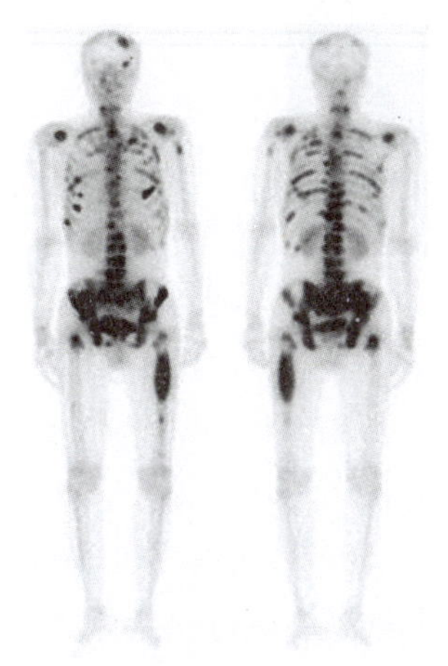

图 11–51　肿瘤全身骨转移 PET 图像

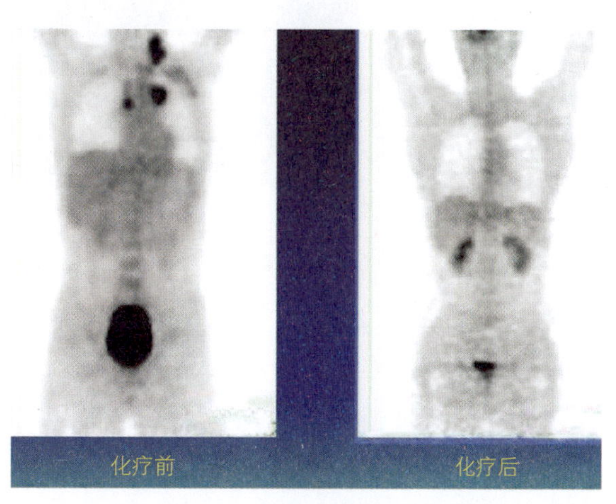

图 11–52　肺癌化疗前后 PET 图像

（二）神经系统疾病诊断

PET 可用于脑瘤诊断、癫痫灶定位、老年性痴呆早期诊断与鉴别、帕金森病病情评价以及脑梗死后组织受损和存活情况的判断（图 11-53、图 11-54）。

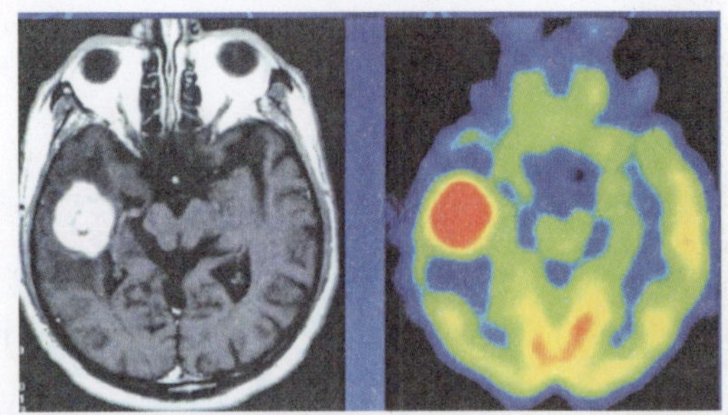

图 11-53 左脑胶质瘤 MRI 与 PET/FDG 显像比较

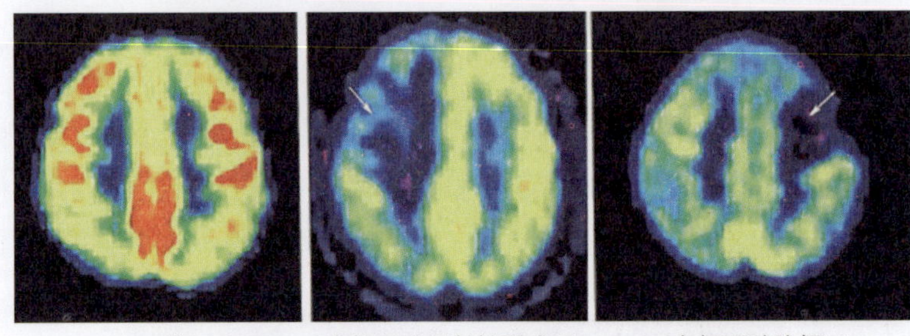

正常　　右额顶叶放射性稀疏区　　左额顶叶脑梗死

横断面　　矢状面

颞、枕叶脑外伤

图 11-54 脑血流灌注 PET 图像

（三）心血管疾病诊断

PET 能检查出冠心病病人心肌缺血的部位、范围，并对心肌活力准确评价，确定是否需要行溶栓治疗、安放冠状动脉支架或行冠状动脉旁路移植手术，并可对术后疗效进行评价（图 11-55）。

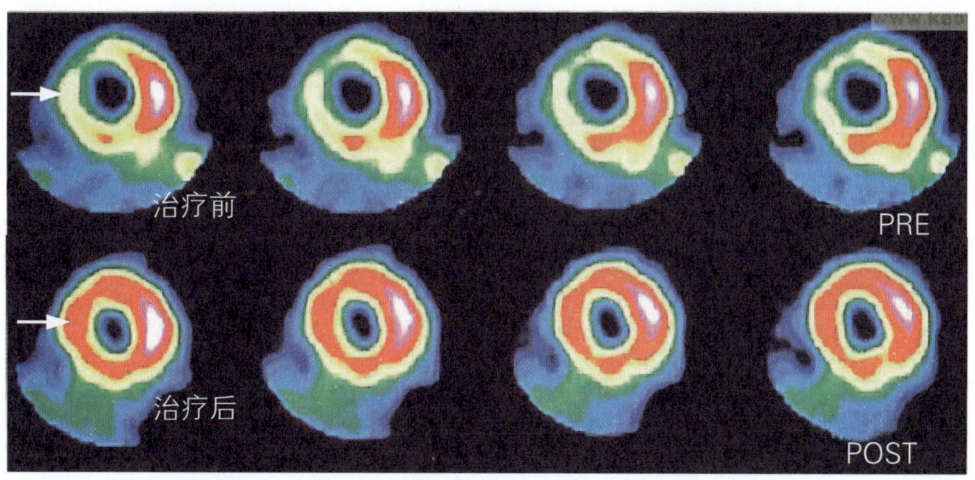

上排箭头示心肌缺血区，下排示缺血恢复

图 11–55　冠状动脉旁路移植术手术前后 PET 心肌影像比较

§11.2.2.4　PET / CT

PET/CT 是 PET 扫描仪和先进螺旋 CT 设备功能的一体化完美融合，由 PET 提供病灶详尽的功能与代谢等分子信息，而 CT 提供病灶的精确解剖定位，一次显像可获得全身各方位的断层图像，具有灵敏、准确、特异及定位精确等特点，可一目了然地了解全身整体状况，达到早期发现病灶和诊断疾病的目的。PET/CT 的出现是医学影像学的又一次革命，受到了医学界的公认和广泛关注，是现代医学高科技发展的一项重要成就。

PET/CT 实现了对恶性肿瘤早期、分子水平的准确性和定位诊断；通过全身显像，可评估肿瘤的分期、疗效和预后，为临床治疗提供科学和客观的决策依据。

PET/CT 设备结构

PET/CT 是将 PET 和 CT 两个设备有机地结合在一起，使用同一个检查床，进行先后 CT、PET 两次扫描，得到 PET 与 CT 的融合图像（图 11–56）。

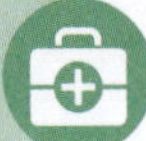

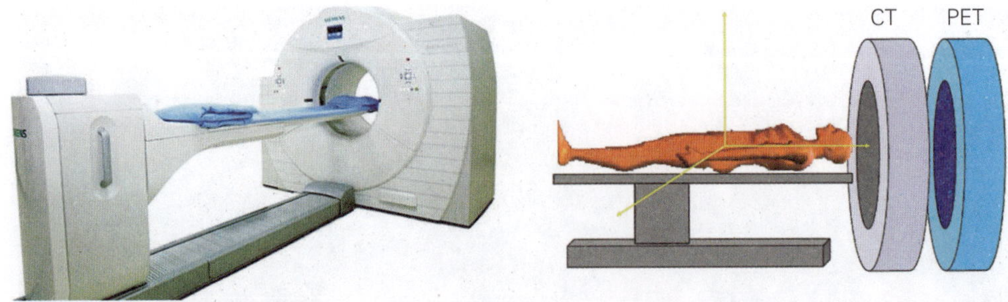

图 11-56　PET/CT 设备

PET/CT 的工作原理

PET/CT 的核心是融合，图像融合是指将相同或不同成像方式的图像经过一定的变换处理，使它们的空间位置和空间坐标达到匹配，图像融合处理系统利用各自成像方式的特点对两种图像进行空间配准与结合，将影像数据合成为一个单一的影像，使病灶的显示更直观，定位更准确（图 11-57、图 11-58）。

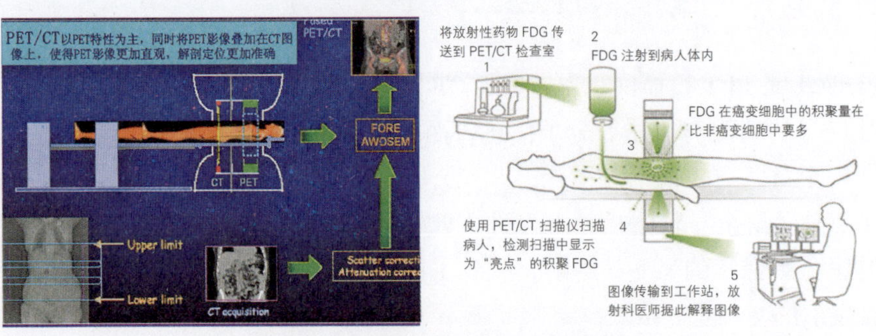

图 11-57　PET/CT 工作程序

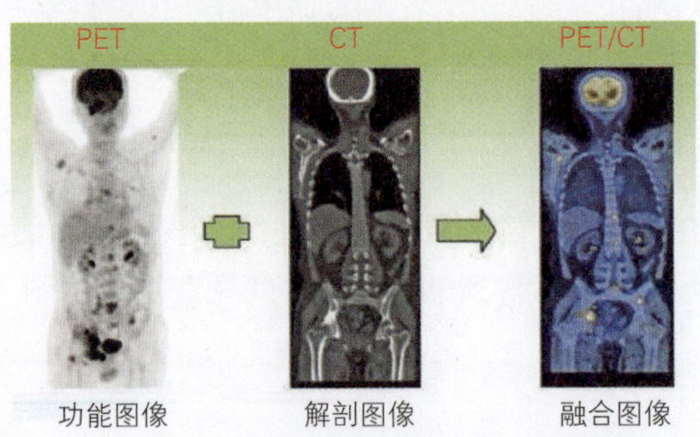

图 11-58　PET/CT 原理与工作程序

1．PET：PET 可以根据全身各脏器功能、代谢等病理生理特征，清晰显示病灶图像（功能图像）。

2．CT：CT 可以精确定位病灶及显示病灶细微结构变化，为 PET 提供解剖位置信息（解剖图像）。

3．PET/CT：PET 图像与 CT 图像同机融合，形成融合图像。在融合图像上，病灶的功能图像清晰地被定位在解剖图像上，为诊断提供了全面的影像信息。（图 11-59）

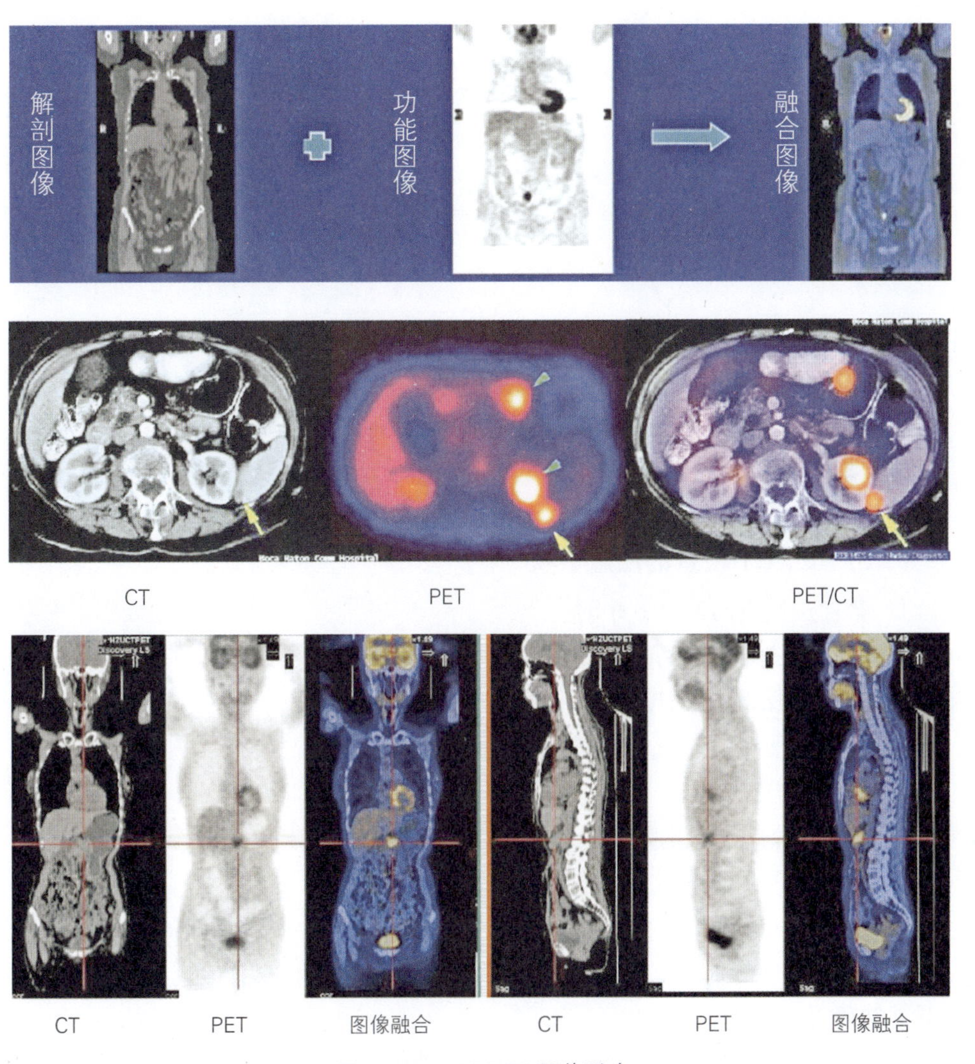

图 11-59　PET/CT 图像融合

PET/CT 的检查前准备和检查流程

PET/CT 检查的显像结果受多种因素的影响。为获取最佳显像结果，检查应遵循以下流程和注意事项。

（一）PET/CT 检查流程

检查应按图示程序进行（图 11-60）。

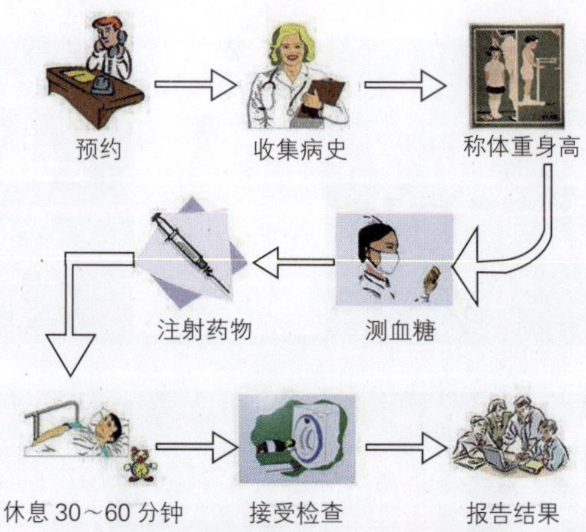

图 11-60 PET/CT 检查流程图

（二）PET/CT 检查的注意事项

1. 禁食：检查前禁食 6 小时。

2. 饮水：注射示踪药物前 2 小时饮水 1000 mL，注药后饮水 500 mL，检查后继续饮水以协助示踪药物排出。

3. 减少运动：检查前 24 小时避免剧烈运动。

4. 检查血糖：注射示踪药物前血糖应维持在 8.3 mmol/L 以下，因为高血糖会降低示踪剂 FDG 的摄取水平，影响显像结果。

5. 测量体重：根据体重选择示踪剂的用量。

6. 复习病史：有糖尿病史应纠正血糖水平；化学治疗病人需在末次化学治疗结束 10 天后进行检查；妊娠期妇女不建议检查，哺乳期妇女检查后母婴隔离 24 小时并暂停母乳喂养。

7. 注射药物：注药于检查前 30～60 分钟进行，选择病变对侧的肢体进行注射，示踪药物 FDG 的注射剂量因年龄、体重等因素决定，成人一般不超过 15 mCi。

PET/CT 检查的优越性

1．早期诊断恶性肿瘤：PET/CT 能早期诊断肿瘤等疾病。由于肿瘤细胞代谢活跃，摄取示踪剂能力为正常细胞的 2～10 倍，形成图像上明显的“光点”，因此在肿瘤早期尚未产生解剖结构变化前，即能发现大于 5 mm 的微小病灶（图 11–61）。

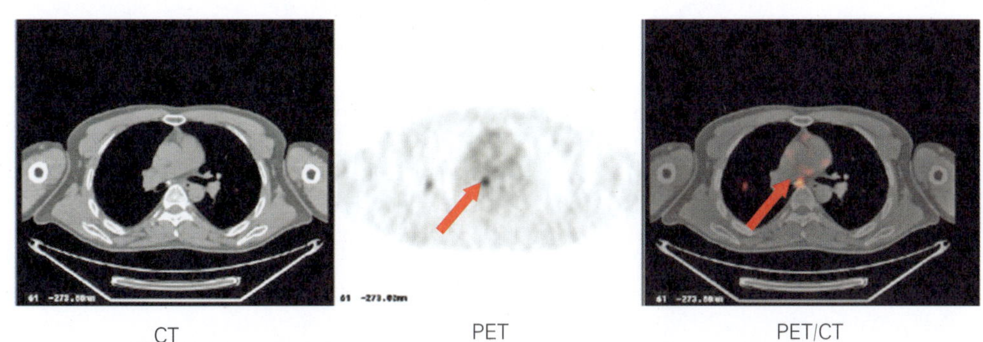

CT 无发现，PET 示纵隔淋巴结高代谢，PET/CT 准确定位，手术证实淋巴结直径为 6 mm

图 11–61　纵隔淋巴结转移性腺癌微小病灶（病理证实）

2．安全无创：检查所采用的核素大多数是构成人体生命的基本元素或极为相似的核素，且半衰期很短，所接受的剂量较一次胸部 CT 扫描的剂量稍高，安全高效，短时间可以重复检查。目前，临床最常用的正电子核素示踪剂 ^{18}FDG 即具有上述特点。

3．结果准确：通过定性和定量分析，能提供有价值的功能和代谢方面的信息，同时提供精确的解剖信息，能帮助确定和查找肿瘤的精确位置，其检查结果比单独的 PET 或 CT 有更高的准确性，特别是显著提高了对小病灶的诊断能力。

4．检查快速：其他影像学检查是对选定的身体某些部位进行扫描，而 PET/CT 一次全身扫描（颈、胸、腹、盆腔）仅需 20 分钟左右，能分别获得 PET、CT 及两者融合的全身横断面、矢状面和冠状面图像，可直观地看到疾病在全身的受累部位及情况。

PET/CT 检查的临床应用

PET/CT 检查设备应用于临床虽已超过 10 年，但因其价格昂贵难于广泛使用，

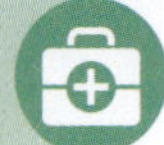

因此其临床应用范围受到一定局限，目前主要用于以下几方面。

（一）肿瘤诊断

PET/CT 检查可发现早期肿瘤病灶，判断良、恶性肿瘤；可早期发现恶性肿瘤的转移，并精确定位；通过对比检查还可评估放射治疗、化学治疗对恶性肿瘤的治疗效果（图 11-62～图 11-67）。

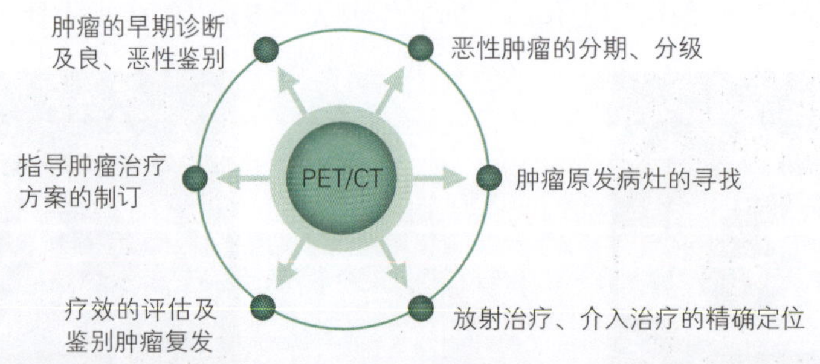

图 11-62　PET/CT 在肿瘤诊断中的应用

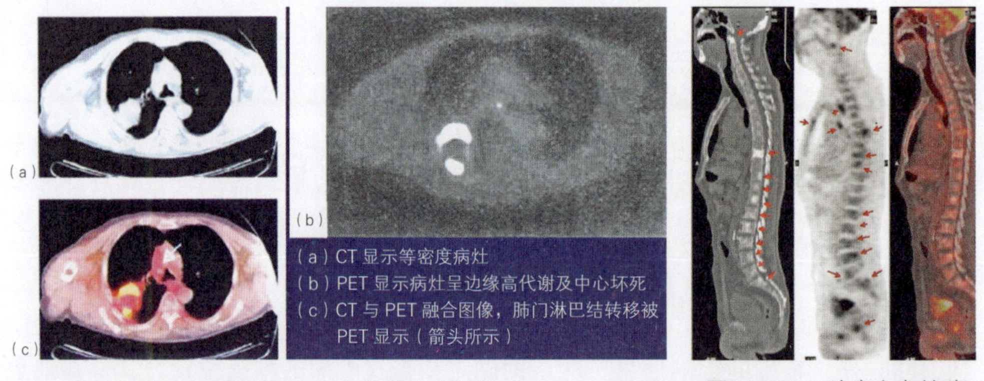

图 11-63　左肺鳞癌合并转移

图 11-64　肿瘤全身转移

图 11-65　PET/CT 胰腺癌图像

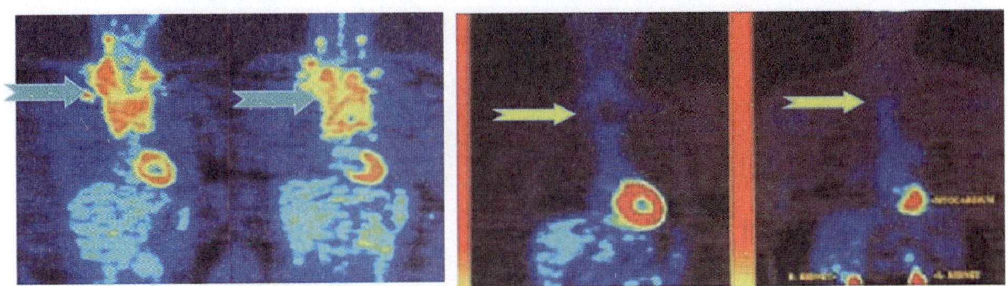

化疗前　　化疗后

图 11-66　淋巴瘤化疗前后比较（疗效良好）

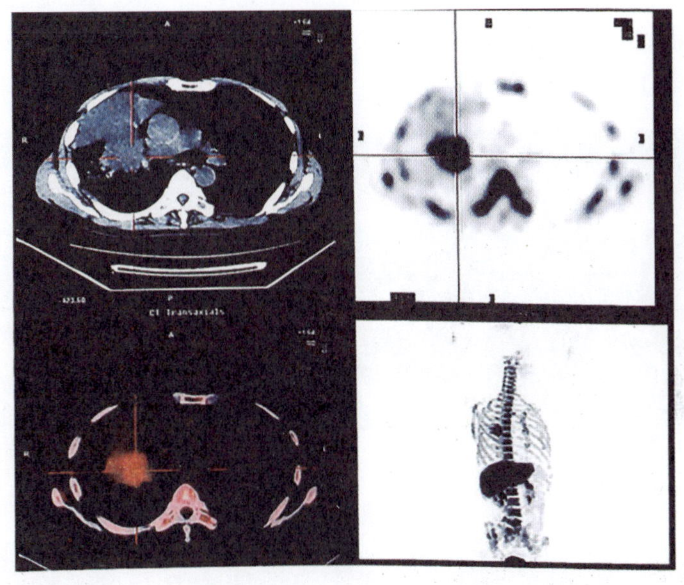

PET/CT　　PET

图 11-67　右上肺中心型肺癌伴肺不张 ^{18}F-FLT 显像图

（二）心血管疾病诊断

PET/CT 检查可判断心肌缺血状况及心肌是否存活（图 11-68）。

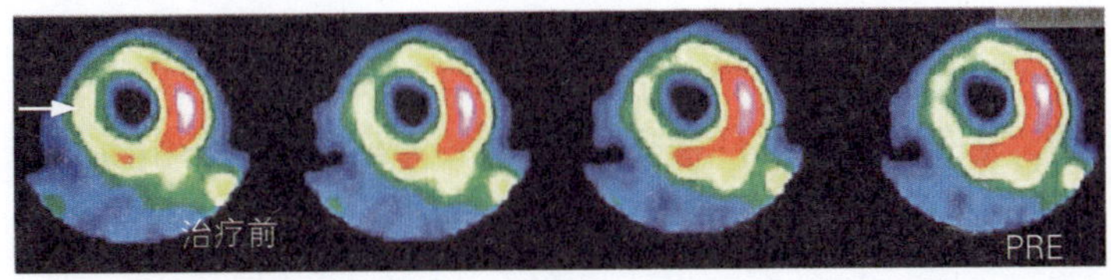

治疗前：示前壁、间壁缺血

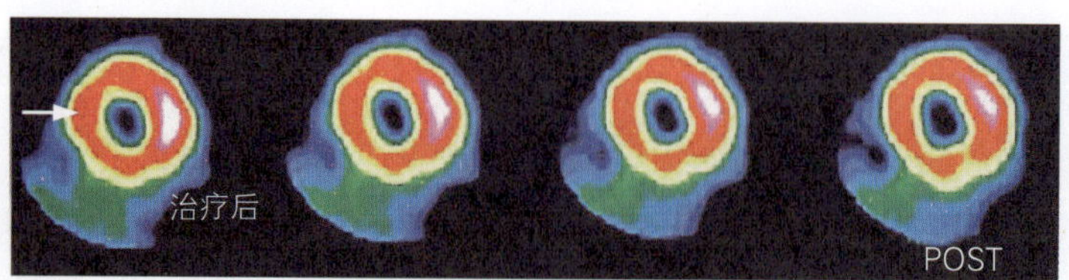

治疗后：原缺血区消失

图 11-68　心肌缺血冠状动脉旁路移植术手术前后心肌影像比较

（三）神经系统疾病诊断

神经系统疾病诊断包括脑肿瘤定位、癫痫、老年痴呆、脑血管疾病等的诊断。

1．癫痫定位：对脑癫痫病灶准确定位，为外科手术或伽玛刀切除癫痫病灶提供依据（图 11-69）。

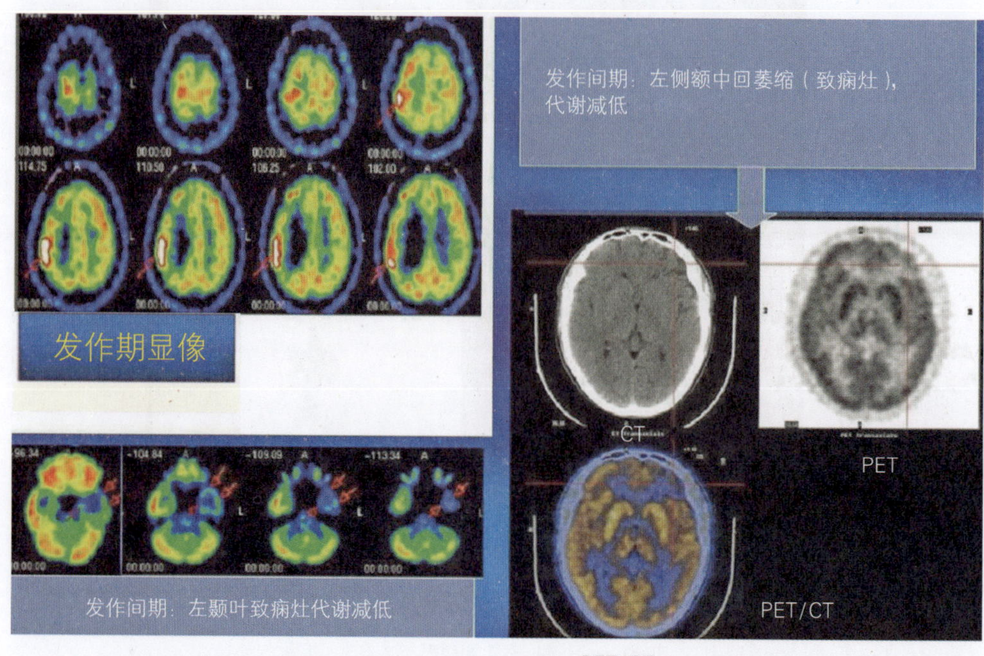

PET/CT

图 11-69　癫痫病灶 PET/CT 定位图

2．脑肿瘤定性和复发判断：脑肿瘤的良恶性定性、恶性胶质瘤边界的确定、肿瘤治疗后放射性坏死与复发的鉴别、肿瘤活检部位的选择等。

3．痴呆早期诊断：早老性痴呆的早期诊断、分期并与其他类型痴呆如血管性痴呆进行鉴别。

4．脑血管疾病：PET/CT 可以敏感地捕捉到脑缺血发作引起的脑代谢变化，因此可以对一过性脑缺血发作（TIA）和脑梗死进行早期诊断和定位，并进行疗效评估和预后判断。

（四）健康检查肿瘤筛查

早期肿瘤是可以得到治愈的，但大部分肿瘤发现时已经是中晚期了，故肿瘤的常规筛查不可忽视，PET/CT 简便、安全、全面、准确，可早期发现各类恶性肿瘤，是人群健康体检、肿瘤筛查的最佳手段（图 11-70～图 11-76）。

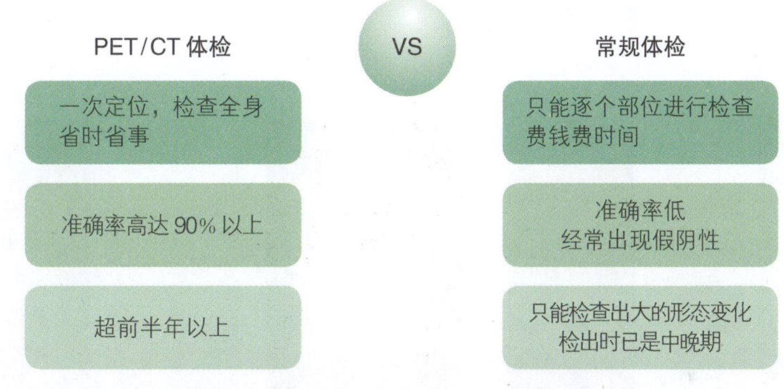

图 11-70　PET/CT 体检与常规体检比较（早期发现肿瘤）

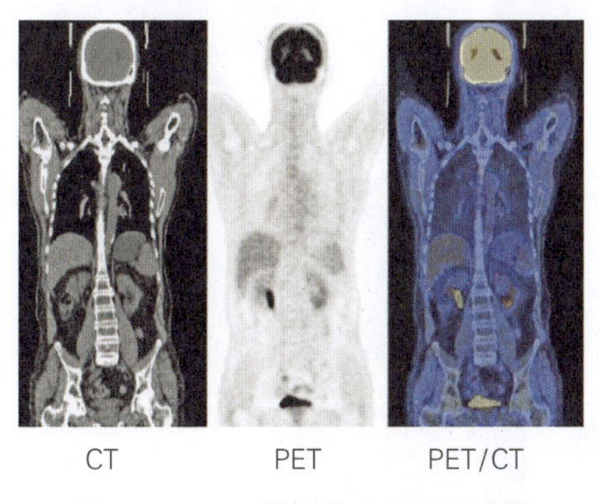

图 11-71　正常人体 PET/CT 显像

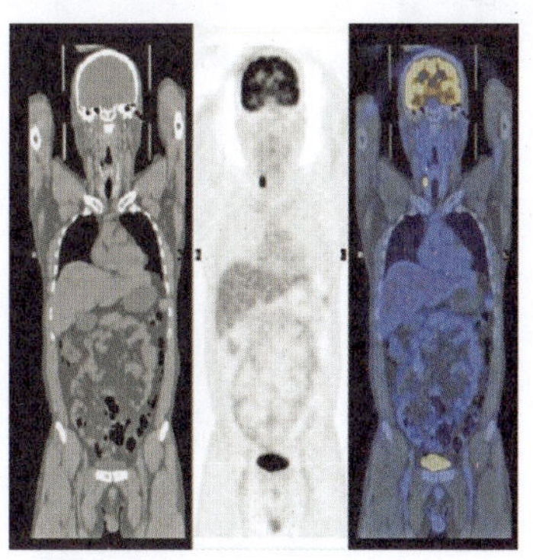

图 11-72　右甲状腺癌 PET/CT 图像（无转移）

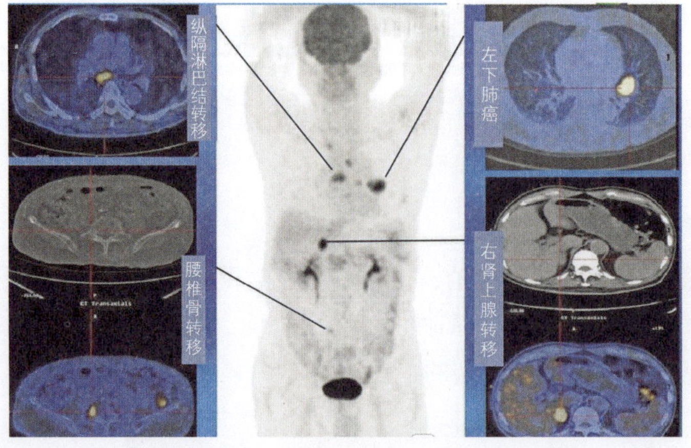

图 11-73　肺癌转移 PET/CT 显像

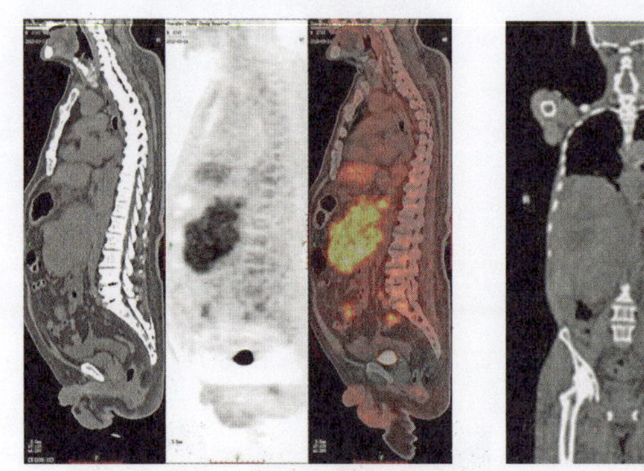

图 11-74　PET/CT 腹腔淋巴瘤

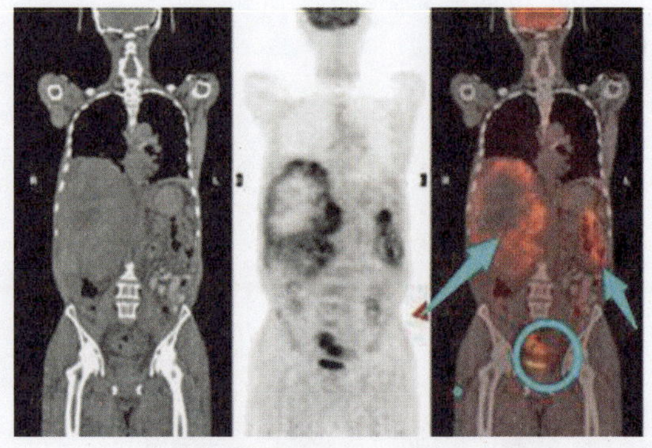

图 11-75　PET/CT 泌尿系恶性肿瘤

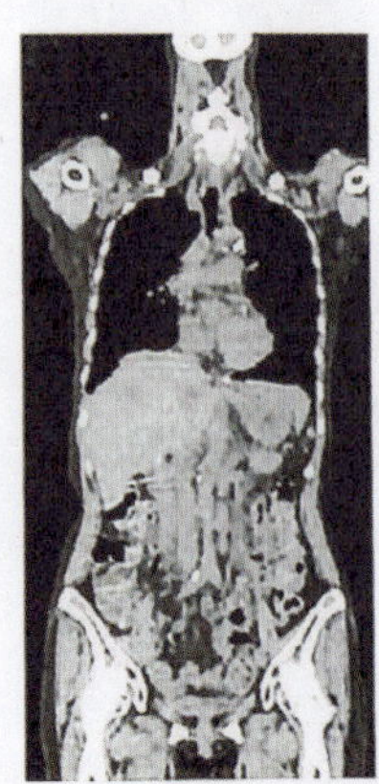
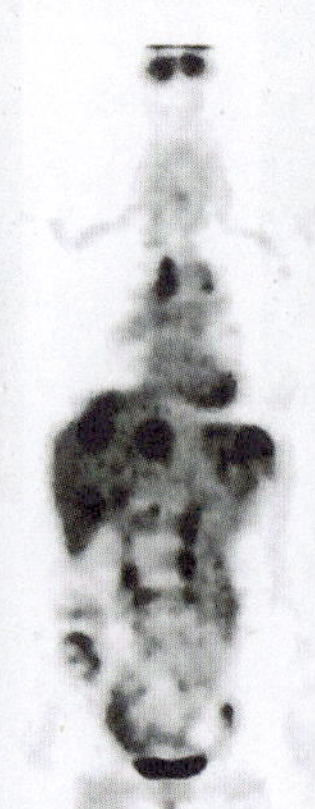
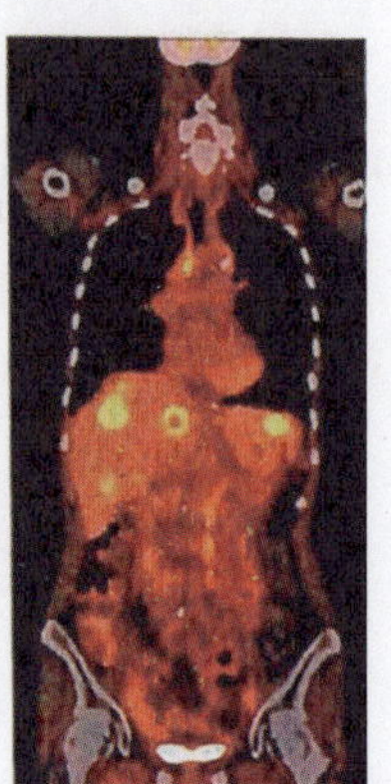

图 11-76　宫颈癌术后肝、肾及膈下转移（PET/CT）

§11.2.2.5 PET/MRI

PET/MRI 一体机是最新研制成功的高端影像融合设备，实现了在同一个设备上同时进行 PET 和 MR 信号采集，并且通过一次扫描得到融合 PET 和 MRI 信息的全身成像。同时 MRI 成像软件可保证多次扫描的 100% 定位一致性，便于治疗前后的随访观察，从而为临床诊断的准确性提供了最为可靠的保障。

PET/MRI 设备结构

PET/MRI 设备由 PET 和 MRI 两部分共同组成。目前 PET/MRI 系统的构成有 3 种形式，即异室布置 PET/MRI 系统、同室布置 PET/MRI 系统和同机融合 PET/MRI 系统。（图 11–77、图 11–78）

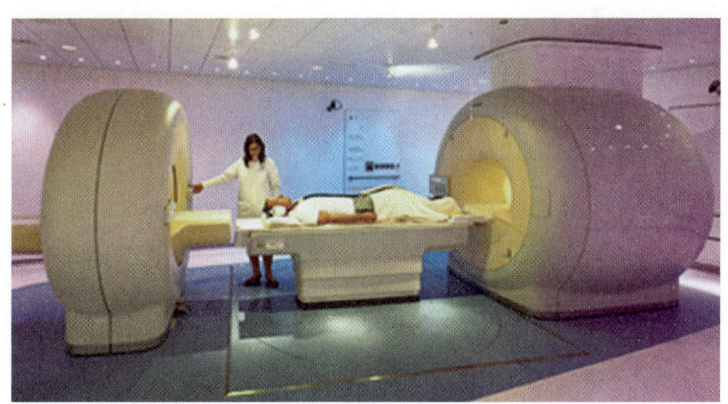

图 11–77　同室布置 PET/MRI 系统

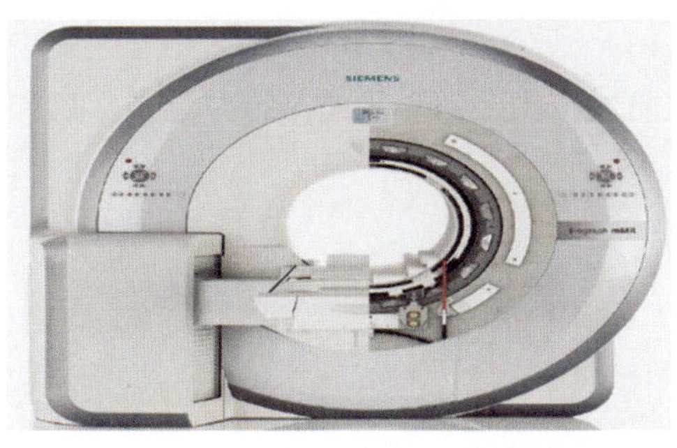

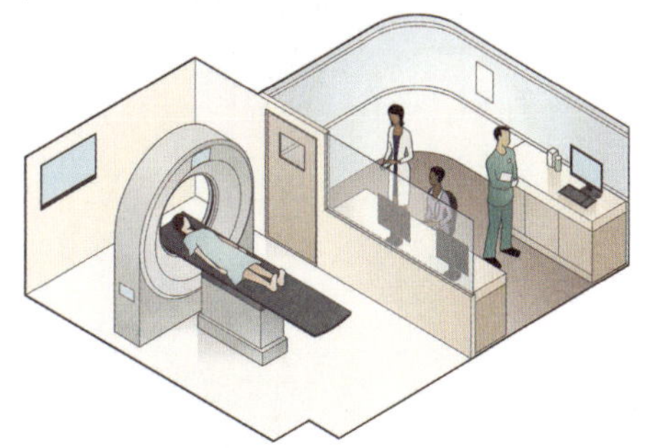

图 11–78　同机融合与分室布置 PET/MRI 系统

PET/MRI 的工作原理

PET/MRI 同时兼备 MRI 高空间分辨率和 PET 高组织分辨度的特点，达到了两者的高度互补。

由于该系统可在 PET 扫描过程中同时进行了磁共振信号的采集，实现了 PET 获取的代谢和生理功能信息与 MRI 获取的解剖和功能信息的同步融合，有助于对疾病的精确诊断。由于 MRI 不存在放射线损伤，PET 对人体的辐射影响很小，所以可以反复多次进行检查，这对于危重病人、射线过敏病人和儿童等特殊群体来说，无疑是最为理想的影像学检查手段。

PET/MRI 的禁忌证

（一）绝对禁忌证

1. 体内装有心脏起搏器和其他金属诊疗物品的病人严禁扫描。
2. 体内存有金属异物者禁止扫描。
3. 高热病人。

（二）相对禁忌证

1. 体内装有金属异物（义齿、避孕环、术后金属夹等）并位于扫描区域内时，应慎重考虑，以防造成病人损伤。
2. 昏迷、神志不清、精神异常、癫痫病人、幼儿及不配合的病人应慎重。
3. 孕妇和婴儿。

PET/MRI 的临床应用

目前 PET/MRI 的临床应用尚处于探索阶段，主要用于肿瘤、神经系统疾病和心血管疾病等方面（图 11-79、图 11-80）。

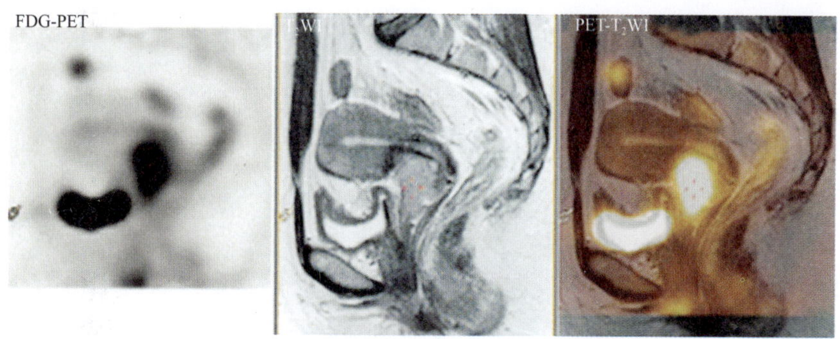

图 11-79　宫颈癌 PET/MRI 显像

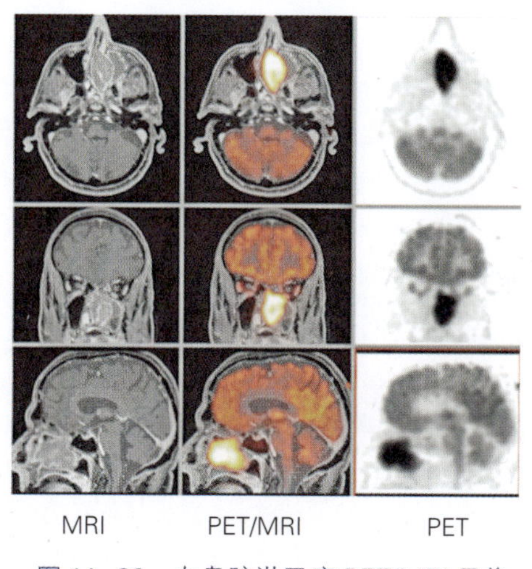

图 11-80　左鼻腔淋巴瘤 PET/MRI 显像

§11.2.3　放射性核素显像及临床应用

放射性核素显像是通过不同的显像方法，广泛应用于临床各科疾病的诊断，现以骨显像、心血池显像和分子显像为例分别介绍如下。

§11.2.3.1　骨显像

骨静态显像是常用的核医学检查项目，属于功能显像，具有探测灵敏度高、探查范围广（全身）的特点，是临床使用频率最高的核医学检查项目之一。

骨显像的基本原理

1. 骨骼各部位聚集放射性的多少与其血流灌注量、代谢活跃程度有关。

2. 显像剂在骨骼的聚集可反映骨骼的代谢、血流、成骨和破骨的状态，因而可对病变进行定位、定性的诊断。

骨显像设备结构

通过 γ 相机、SPECT、PET、PET/CT、PET/MRI 均可进行骨显像检查。

骨显像剂

骨静态显像最常用的显像剂是 ^{99m}Tc 标记的亚甲基二磷酸盐（^{99m}Tc-MDP）。其他可供选择的显像剂还有 ^{99m}Tc-PYP（焦磷酸盐）、^{99m}Tc-HMDP（羟基亚甲基二磷酸盐）、^{99m}Tc-HEDP（羟基次乙基二磷酸盐）。

骨显像的方法

1. 病人准备：排空膀胱，除去衣物上的金属物品，根据需要摆放体位。

2. 静脉注射显像剂：^{99m}Tc-MDP 成人按 555～925 MBq(15～25 mCi)、儿童按 9.25 MBq（0.25 mCi）/kg 静脉注射。

3. 饮水：成人饮水 500～1000 mL。

4. 静态与动态显像：静脉注射显像剂后 2～5 小时内进行显像为静态骨显像，2～5 小时后进行显像为动态骨显像。（图 11-81）

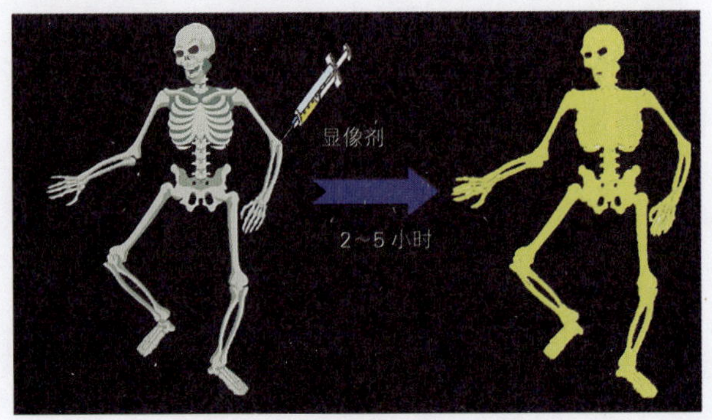

图 11-81　骨静态与动态显像

骨显像的分类

1. 静态骨显像：显像剂被骨骼摄取量达到相对稳定时采集放射性分布性图像的方法称为骨静态显像。骨静态显像包括全身骨显像和局部骨显像。骨静态显像是临床应用最多的骨显像方法，也是本节重点介绍的内容。

2. 动态骨显像：是指显像剂随血流流经骨组织，在不同时间段采集若干骨的放射性数据，形成时间序列图像的方法。动态骨显像按时间顺序先后形成血流相、血池相和延迟相。延迟相所获图像即为静态显像图。（图 11–82）

（1）血流相：静脉注射骨显像剂后 8～12 秒可见局部大血管显影，随后软组织轮廓影逐渐出现，但骨骼部位显像剂分布很少。

（2）血池相：软组织和大血管继续显像，骨显像开始出现但显影不清。

（3）延迟相：同骨静态显像。

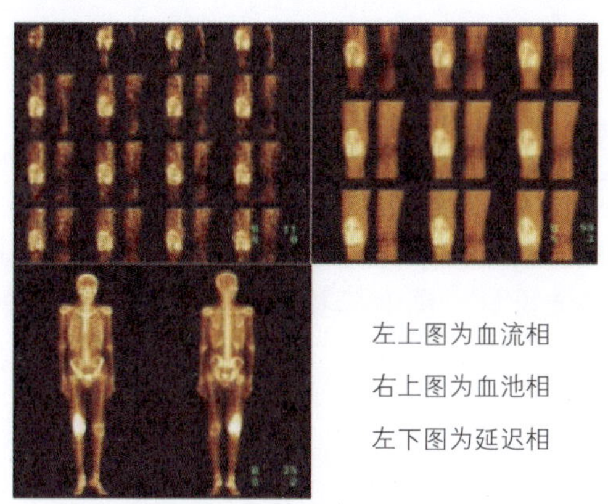

图 11–82　右下肢肿瘤动态骨显像

3. 断层骨显像：指截取人体某冠状面或矢状面的骨显像（图 11–83）。

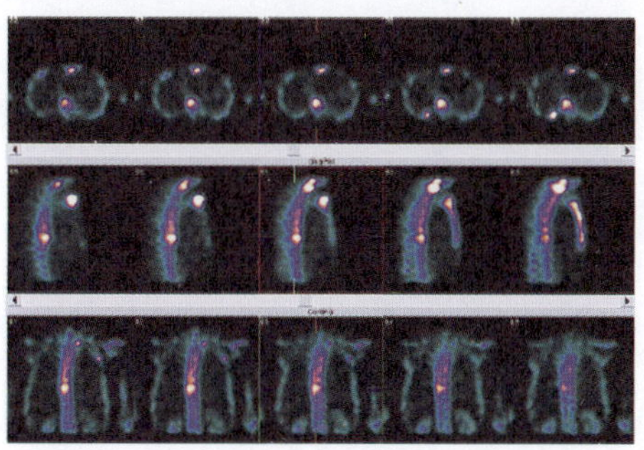

图 11–83　断层骨显像

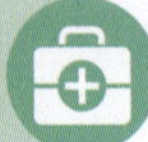

4. 图像融合骨显像：通过 PET/CT、PET/MRI 和 SPECT/CT 等设备，均可进行图像融合骨显像（图 11–84）。

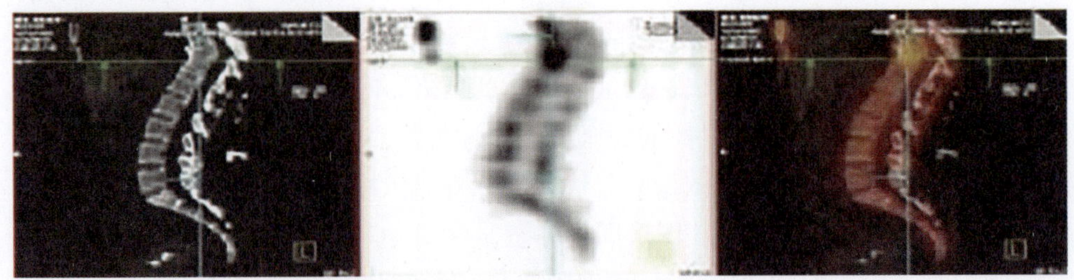

图 11–84　骨显像的图像融合

骨静态显像的图像分析

（一）正常骨静态影像

1. 显像清晰，左右对称。

2. 松质骨如扁平骨及长骨的骨骺端能摄取较多的显像剂。

3. 密质骨如长骨的骨干摄取的显像剂较少，前者较后者显像清晰。

4. 肾脏及膀胱影像可见。鼻咽部及鼻窦部血流量多，放射性浓聚。（图 11–85）

5. 儿童为骨发育期，骨骺和骨化中心周围的软骨钙化带都表现为放射性增高带（图 11–86）。

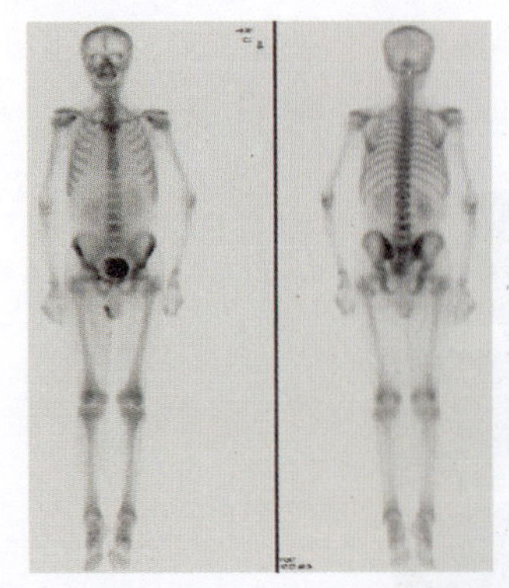

图 11–85　成人正常全身骨显像

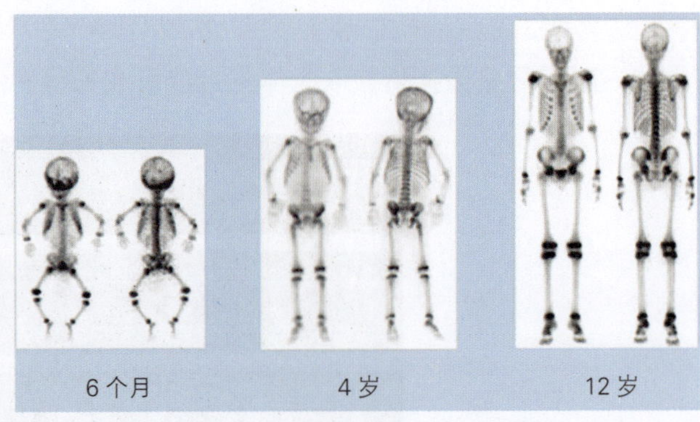

图 11–86　儿童正常全身骨静态显像

（二）异常静态骨影像

骨静态显像上出现放射性分布不均匀和不对称，呈局限性或弥散性放射性增浓或减淡为异常影像。

1.“热”区显像：骨异常放射性浓聚区称“热”区，可单发也可多发（图 11–87）。

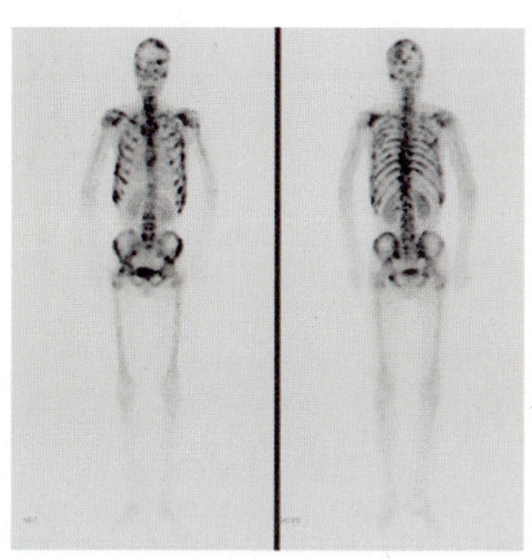

图 11–87　全身骨异常放射性浓聚区（“热”区）图

2.“冷”区显像：骨异常放射性缺损区称为“冷”区（图 11–88）。

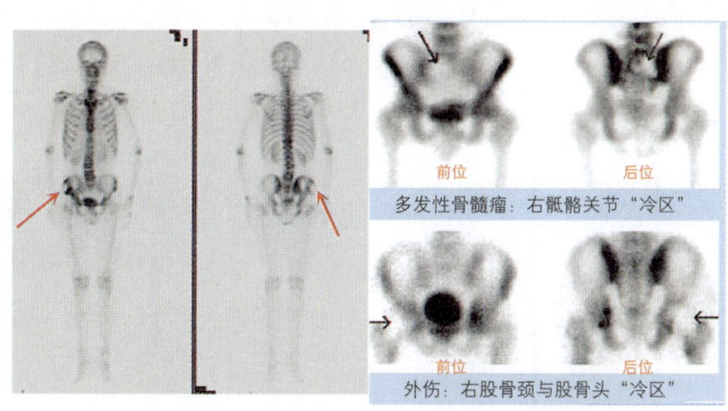

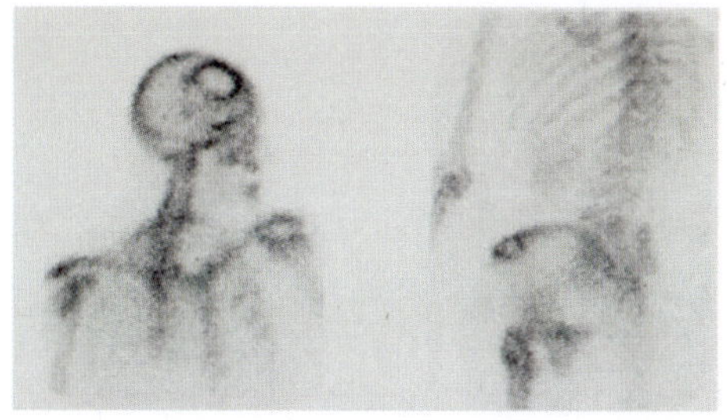

图 11–88　全身与局部骨放射性缺损区（“冷”区）图

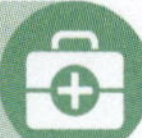

3．超级骨显像：又称过度骨显像，表现为全身骨骼影像普遍增强，软组织本底极低，双肾和膀胱不显影，临床常见于甲状旁腺功能亢进症或弥漫性骨转移癌等（图11–89）。

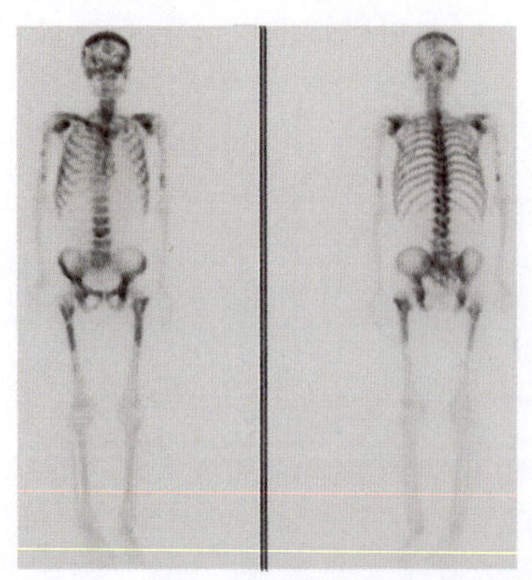

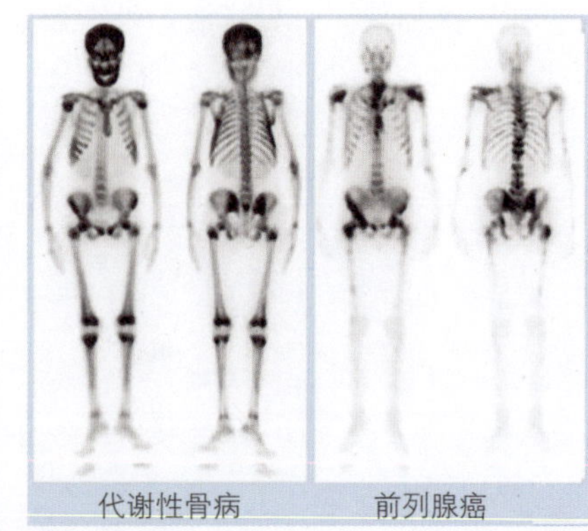

图11–89　超级骨显像

4．骨骼以外异常放射性浓聚：骨骼以外异常放射性浓聚包括生理性异常显像和病理性异常显像。

（1）生理性显像：生理情况下，显像剂经泌尿系统排泄，故肾脏和膀胱显像。

（2）病理性显像：病理情况下，骨外组织摄取骨显像剂可见于心包钙化或心脏瓣膜疾病、急性心肌梗死、畸胎瘤、乳腺癌、原发骨肿瘤肺转移灶及脑膜瘤等。（图11–90、图11–91）

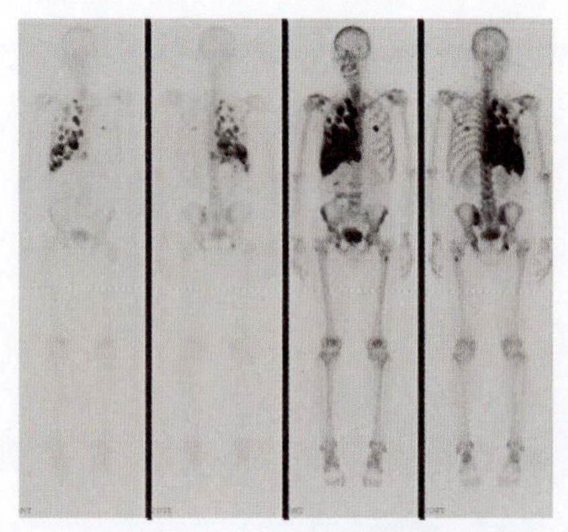

图11–90　右肺异常放射性浓聚

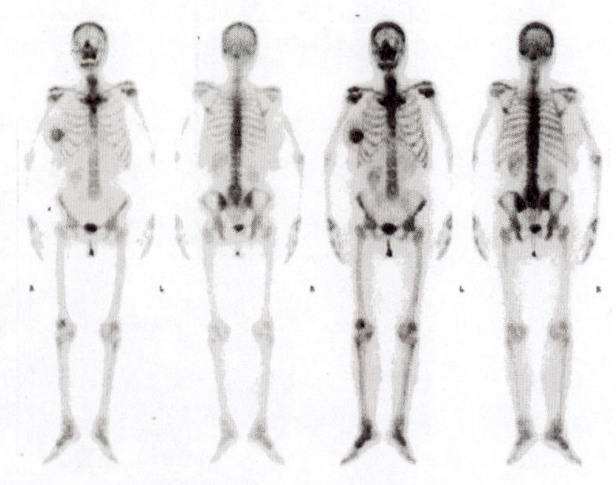

图11–91　乳腺肿块显影

骨显像的临床应用

1. 早期诊断骨转移性瘤：骨静态显像是早期诊断骨转移性瘤的首选方法，可较 X 线检查早 3～6 个月发现转移病灶，可一次性全身成像，能客观有效地监测骨转移癌的治疗效果，但其缺点是特异性不够强，有时可能造成误诊。早期骨转移性瘤的显像可表现为多种形式。

（1）单个或多发非对称无规律放射性浓聚（图 11-92）。

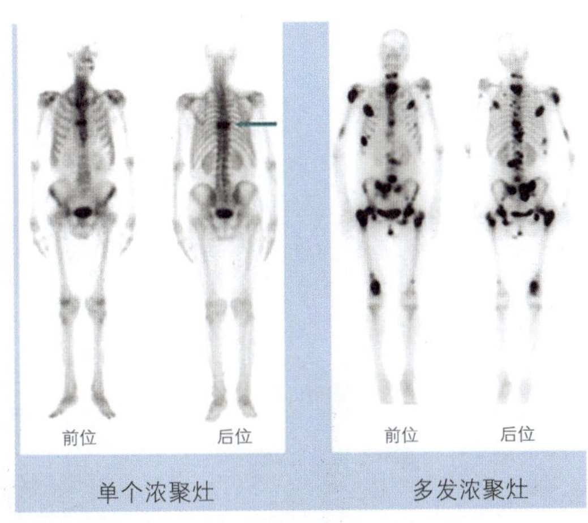

图 11-92　单个或多发放射性浓聚灶

（2）单发或多发无规律放射性浓聚和放射性缺损并存（图 11-93）。

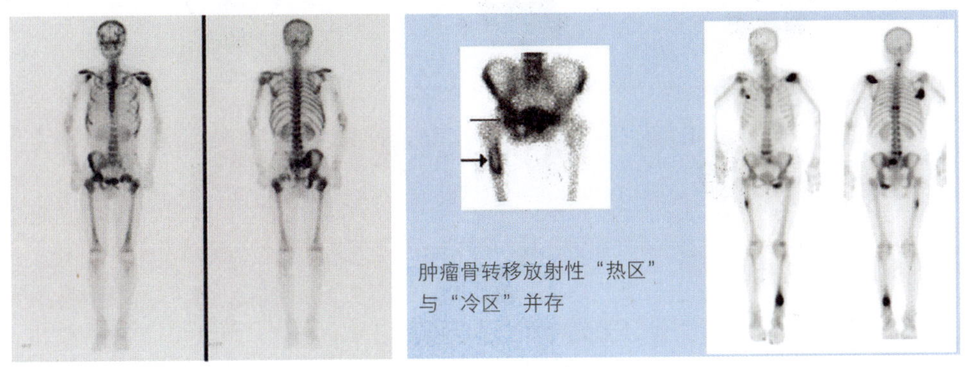

图 11-93　单发或多发冷区和热区并存

（3）多发放射性缺损区（冷区）。

（4）孤立性热区或冷区：如乳腺癌单个骨转移病灶（图 11-94）。

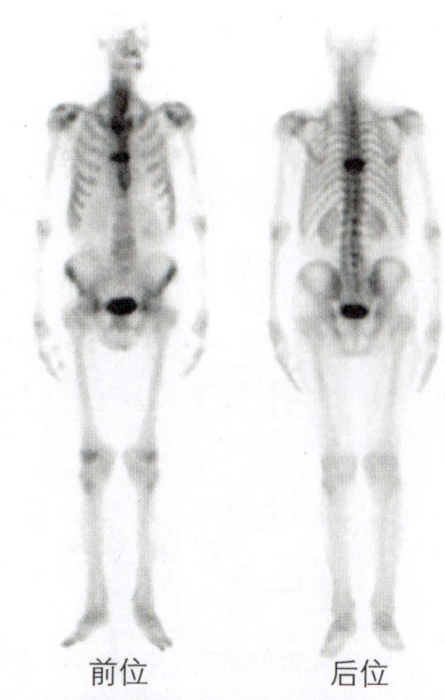

图 11–94　乳腺癌单个椎体转移（“热”区）

2．诊断原发性骨肿瘤：如成骨肉瘤、多发性骨髓瘤等（图 11–95、图 11–96）。

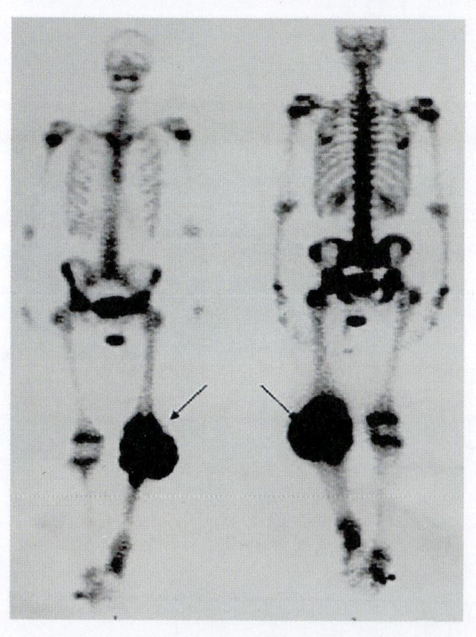

图 11–95　成骨肉瘤

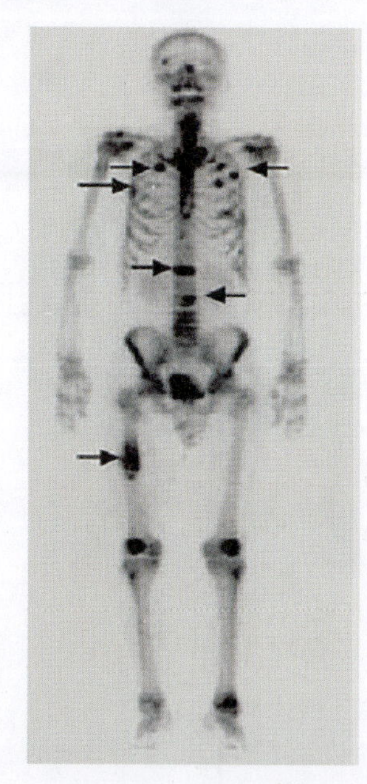

图 11–96　多发性骨髓瘤

3．在骨感染性疾病中的应用：如急性化脓性骨髓炎，发病 1～2 天即可显示异常，而 X 线检查要在发病 2 周后才能显示异常（图 11–97）。

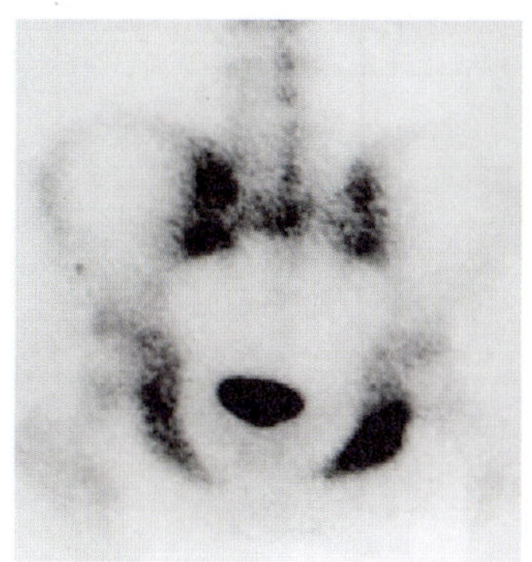

图 11-97 急性坐骨骨髓炎

4．股骨头缺血性坏死的诊断：核素显像示股骨头内热区中有冷区（图 11-98）。

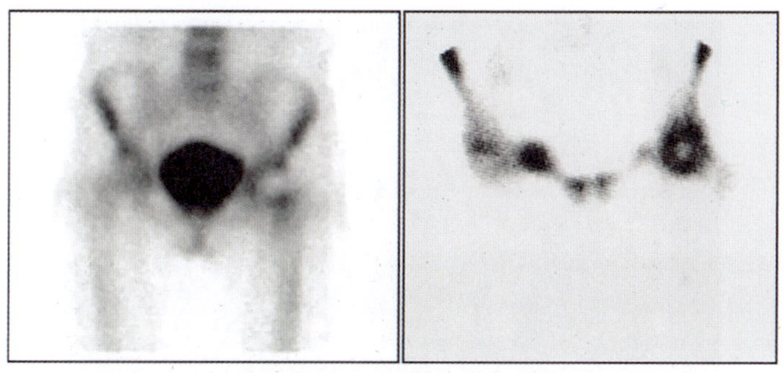

图 11-98 股骨头缺血性坏死

5．骨折的诊断：如图 11-99～图 11-101 所示。

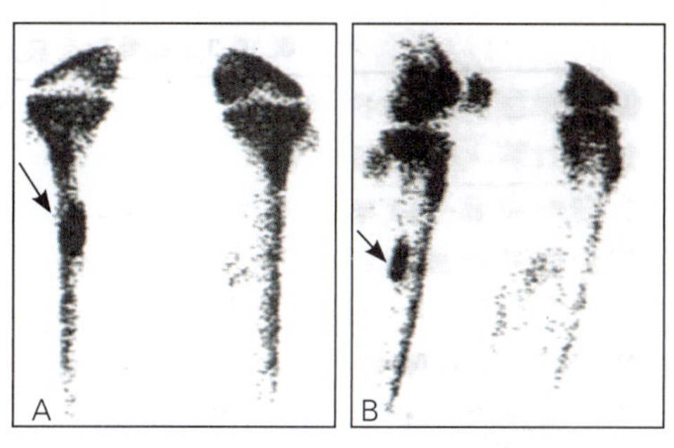

图 11-99 右胫骨上段应力性骨折

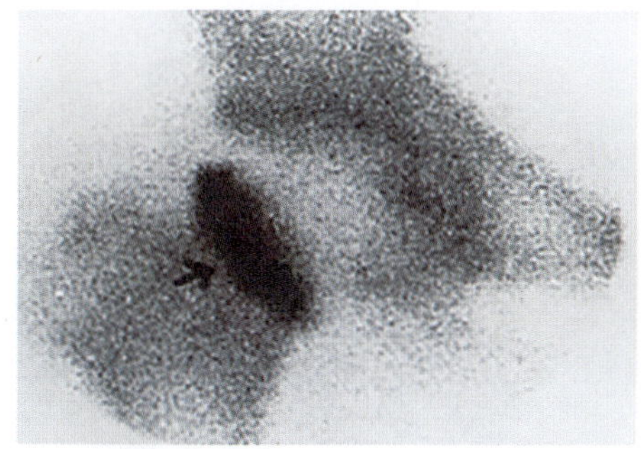

图 11-100 股骨颈骨折致早期股骨头坏死

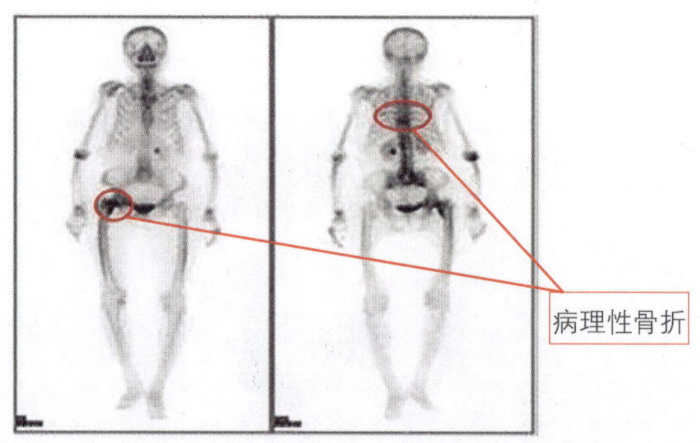

图 11–101 病理性骨折

6. 对移植骨的监测：骨移植术后，可通过骨静态显像对骨成活及生长情况进行监测与评估（图 11–102）。

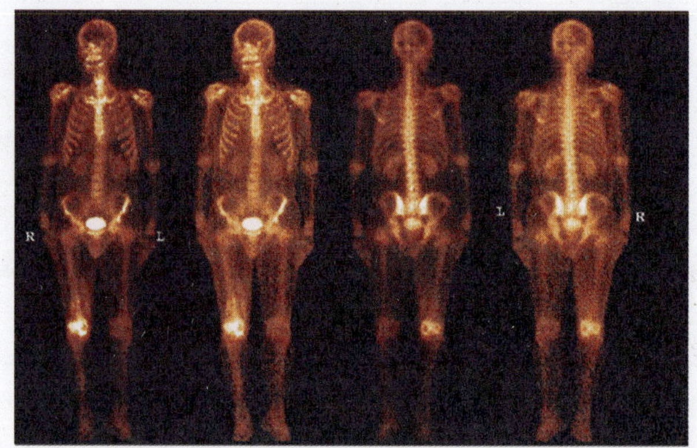

图 11–102 右股骨下端骨移植术后一年

7. 关节疾病中的应用：如类风湿关节炎的静态显像（图 11–103）。

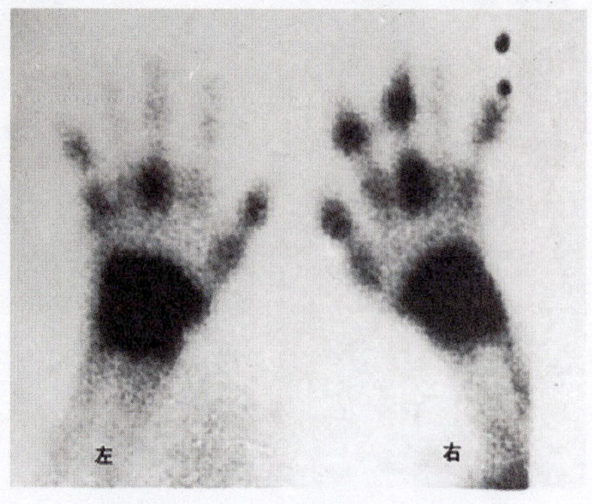

图 11–103 类风湿关节炎

§11.2.3.2 心肌灌注显像

心肌灌注显像主要用于冠心病的诊断、治疗方案的抉择、疗效判断及预后估价。

►► 心肌灌注显像的基本原理 ◄◄

正常或有功能的心肌细胞可选择性摄取某些显像药物，其摄取量与该区域冠状动脉血流量成正比，与局部心肌细胞的功能或活性密切相关。静脉注入显像剂后，正常心肌显影；而局部心肌缺血、损伤或坏死时，摄取显像剂功能降低甚至丧失，出现局灶性显像剂分布稀疏或缺损，据此可判断心肌缺血的部位、程度、范围，并提示心肌细胞的活性。（图 11–104、图 11–105）

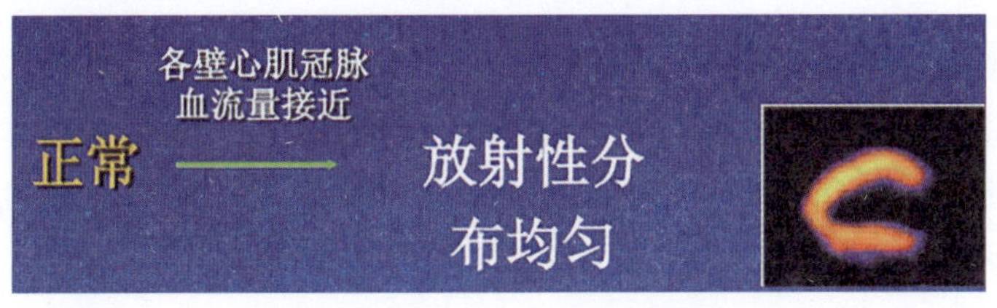

图 11–104　心肌正常灌注显像

冠脉狭窄
（心肌缺血）
摄取↓
冠脉阻塞
（心肌损伤或坏死）
放射性稀
疏或缺损

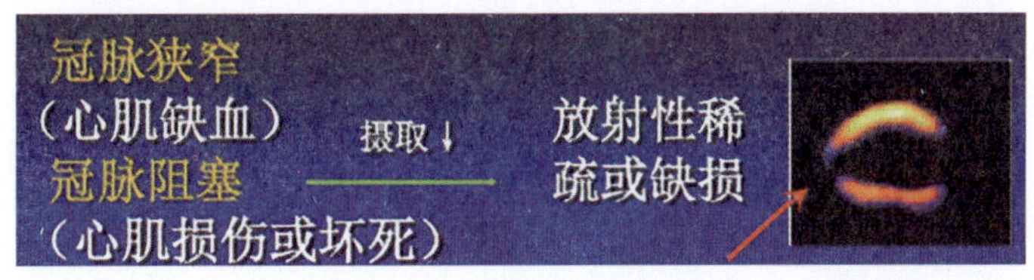

图 11–105　心肌缺血或坏死的灌注显像（冷区显像）

►► 心肌灌注显像剂 ◄◄

（一）单光子核素心肌灌注显像剂

1. ^{99m}Tc 标记化合物：是目前国内最常用的心肌灌注显像剂，主要有以下两种。

（1）^{99m}Tc-MIBI（甲氧基异丁基异腈，MIBI）：首次通过心肌的摄取率约为

66%，静脉注射后通过扩散作用进入心肌细胞，并与细胞内小分子蛋白质结合而滞留在细胞内，一般可稳定存在5小时以上。该显像剂注射30分钟后进食脂肪餐可加速其排泄，减少对心肌影像的干扰。

（2）^{99m}Tc-替曲膦：该显像剂经被动扩散机制迅速被心肌摄取，心肌内的动力学分布与^{99m}Tc-MIBI相似，4小时内保持稳定，注射后约30分钟即可显像，适合于进行一日法显像。

2. ^{201}Tl：该显像剂首次通过心肌的摄取率约85%，静脉注射后5～10分钟正常心肌摄取量即达平衡；而缺血心肌摄取减少，心肌局部显像剂分布稀疏、缺损。由于正常心肌细胞清除^{201}Tl明显快于缺血心肌细胞，在3～4小时进行延迟显像时，可见稀疏、缺损区有显像剂“再分布”，据此诊断心肌缺血；而梗死心肌则无“再分布”现象。该显像剂的缺点是要由回旋加速器生产，供应不便。

（二）正电子核素心肌灌注显像剂

正电子核素心肌灌注显像剂主要有^{13}N-NH_3（氨水）、^{82}Rb（铷）、^{15}O-H_2O（^{15}O水）等，其共同特点是心肌首次摄取率高和半衰期短，故静脉注射后需即刻进行显像，可1天内多次重复检查。

心肌灌注显像的方法

心肌灌注显像包括静息心肌灌注显像、负荷心肌灌注显像和门控心肌灌注显像。

1. 静息心肌灌注显像：

（1）病人不需特殊准备，注射^{99m}Tc-MIBI后1～2小时显像，由于肝胆摄取^{99m}Tc-MIBI会影响左室下壁显像，故采集前约30分钟病人进食牛奶或脂肪餐。

（2）SPECT断层采集后，经三维重建获得左心室心肌短轴（SA）、垂直长轴（VLA）、水平长轴图像（HLA）。

2. 负荷心肌灌注显像：

（1）运动负荷：使用平板仪或脚踏车，当病人达到预计心率时，静脉注射^{99m}Tc-MIBI，继续运动1分钟后结束。断层采集等同静息心肌灌注显像。

（2）药物负荷：使用的药物有双密达英（潘生丁）、腺苷、多巴酚丁胺，当药物负荷完成时静脉注射^{99m}Tc-MIBI。断层采集等同静息心肌灌注显像。

3. 门控心肌灌注显像：采用门电路技术，以心电R波触发进行断层采集，除获得灌注图像外，同时获得心功能参数和室壁运动图像。

心肌灌注显像的分析

（一）正常断层显像

正常断层显像时，静息状态下与负荷状态下心肌各壁放射性分布大致均匀无显著差别。心肌灌注断层显像可分为短轴断层显像、水平长轴断层显像、垂直长轴断层显像和靶心图。（图 11–106～图 11–108）

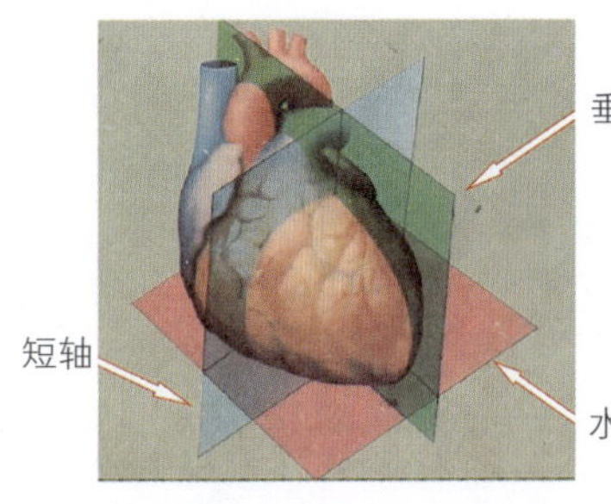

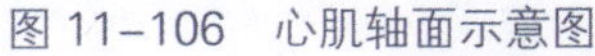
图 11–106　心肌轴面示意图

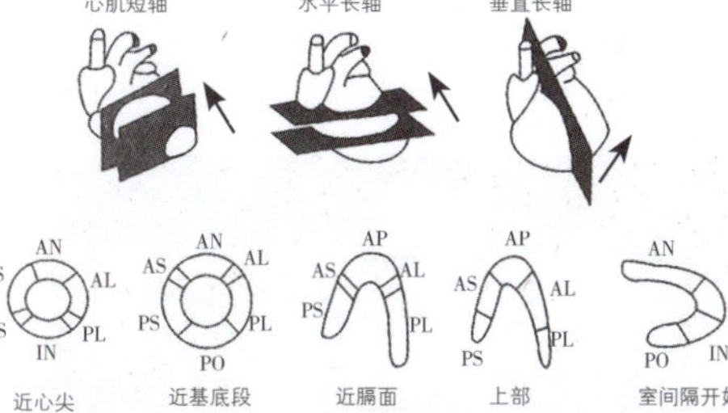

AN：前壁　AI：前侧壁　PL：后侧壁　IN：下壁
AS：前间壁　PS：后间壁　PO：后壁　AP：心尖

图 11–107　心肌断层显像节段示意图

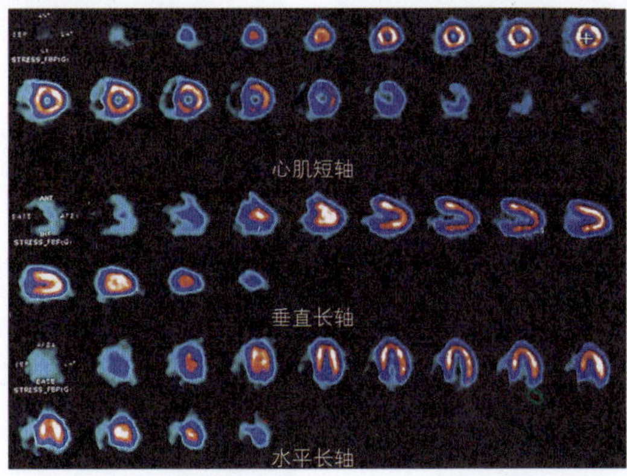

从上至下分别为心肌短轴、垂直长轴和水平长轴图像

图 11–108　正常心肌灌注断层显像

1．短轴断层显像：是垂直于心脏长轴、从心尖向心底的依次断层影像，若第一帧图像为心尖，最后一帧则为心底部。影像呈环状，可显示左室前壁、下壁、后壁、前间壁、后间壁、前侧壁和后侧壁。（图 11–109）

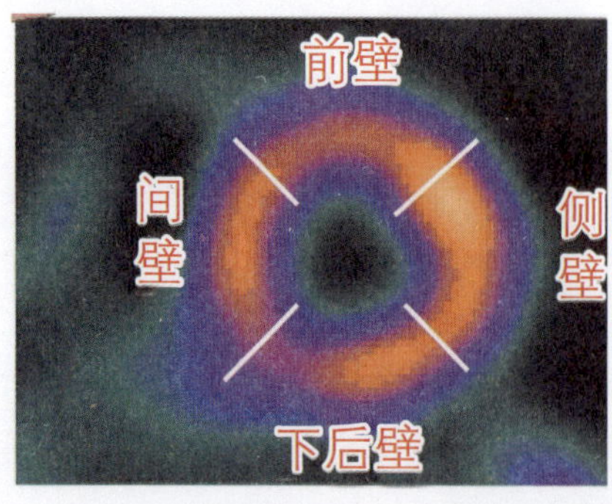

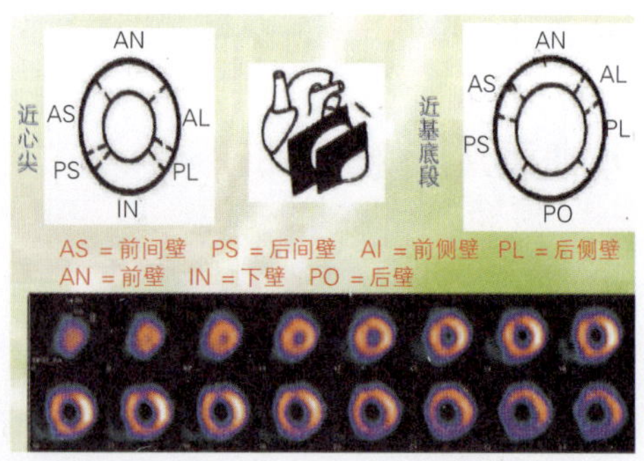

图 11-109　短轴断层图像

2. 水平长轴断层显像：是平行于心脏长轴由膈面向上的断层影像，呈横向马蹄形，可显示间壁、侧壁和心尖（图 11-110）。

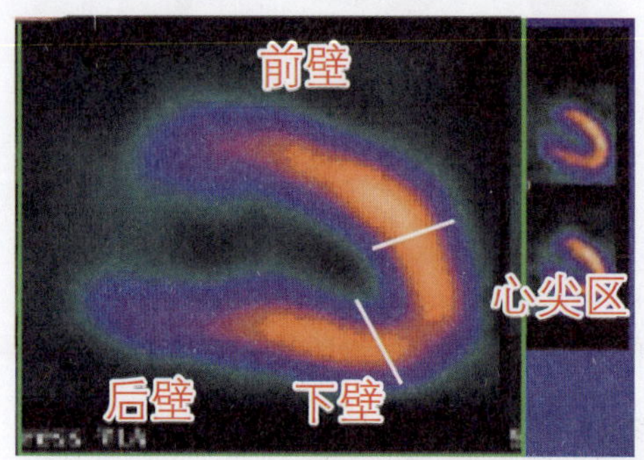

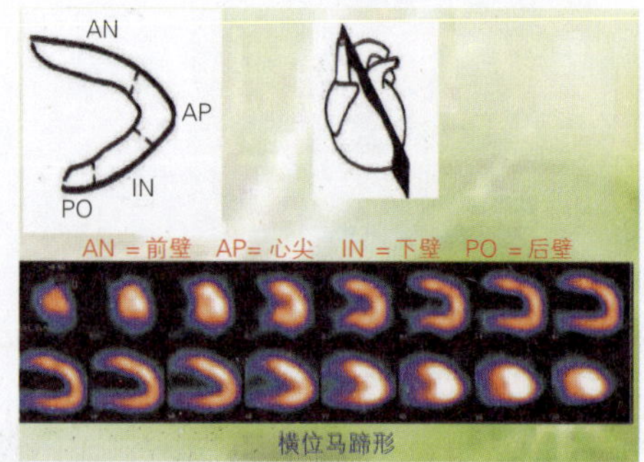

图 11-110　水平长轴断层图像

3. 垂直长轴断层：是垂直于上述两个层面由室间膈向左侧壁的依次断层影像，呈倒立马蹄形，可显示前壁、下壁、后壁和心尖（图 11-111）。

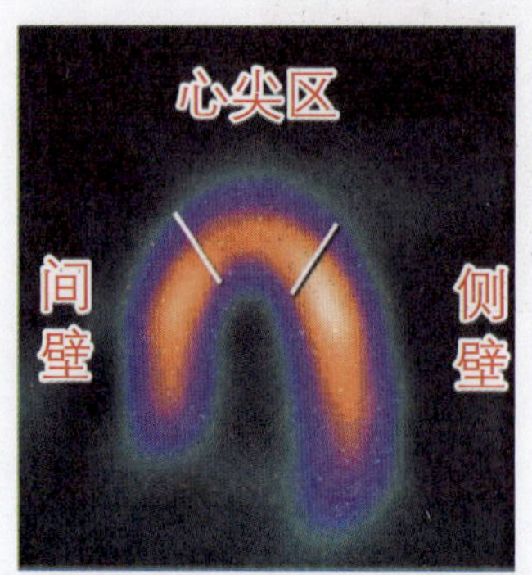

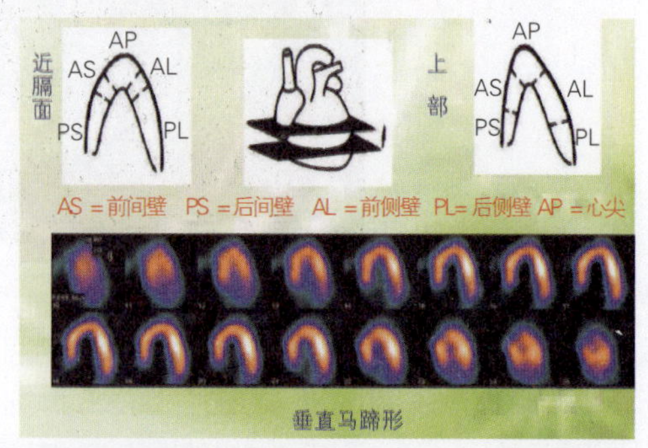

图 11-111　垂直长轴断层图像

4．靶心图：应用专用软件将短轴断层影像自心尖部展开所形成的二维同心圆图像，以不同颜色显示左心室各壁显像剂分布的相对百分计数值，即为靶心图。又称原始靶心图。靶心图的作用是可定量显示心肌缺血的病变和直观了解受累血管及其分布范围。（图 11–112）

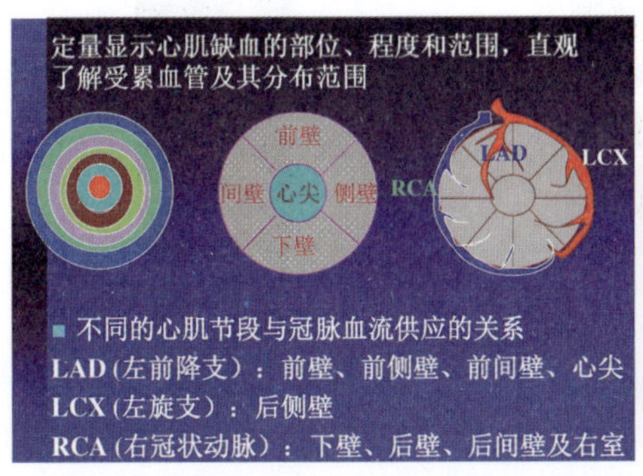

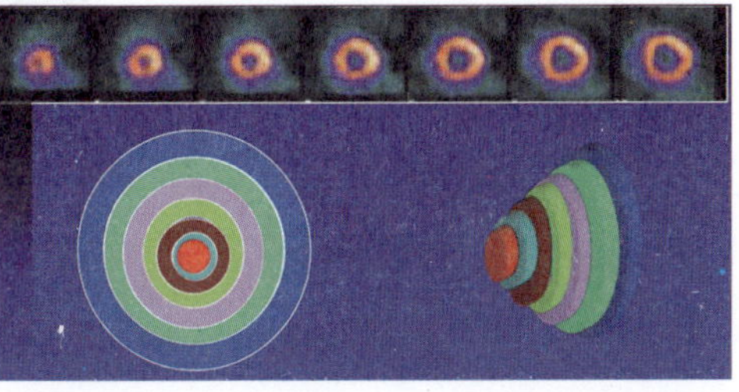

图 11–112　靶心图

正常断层显像时，静息状态下与负荷状态下心肌显像剂分布均匀，无显著差别（图 11–113、图 11–114）。门控心肌断层显像尚可观察室壁运动，并得到负荷和静息状态下心功能参数。

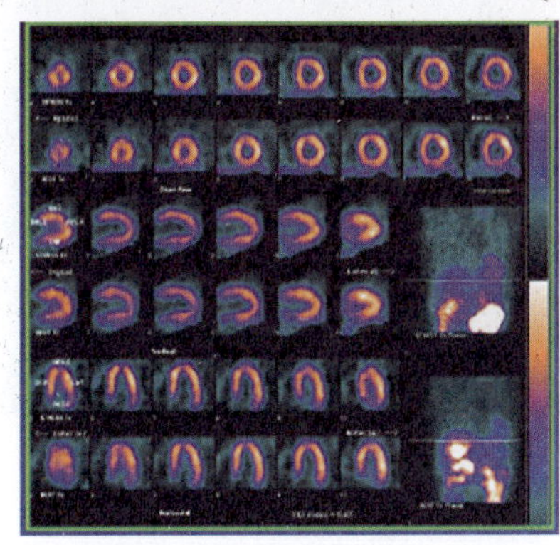

图 11–113　正常心肌灌注显像

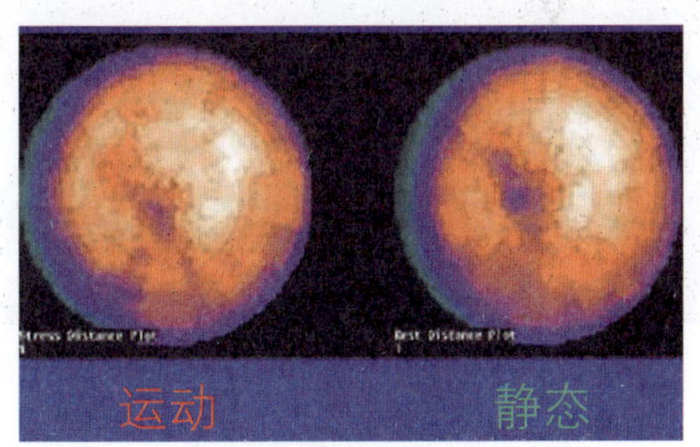

图 11–114　正常靶心图

（二）异常断层显像

心肌灌注异常断层显像可出现以下多种类型（表 11–5）。

表 11-5　异常断层显像类型

异常类型	负荷图像	静态图像
可逆性缺损	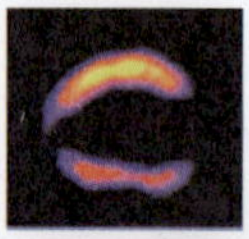	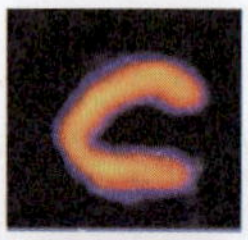
固定缺损	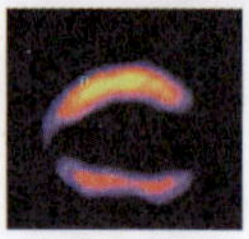	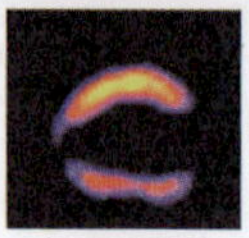
部分可逆性缺损	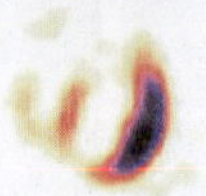	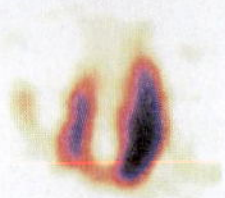

短轴断面负荷影像和静息影像均示下壁和后壁固定缺损（图 11-115）。

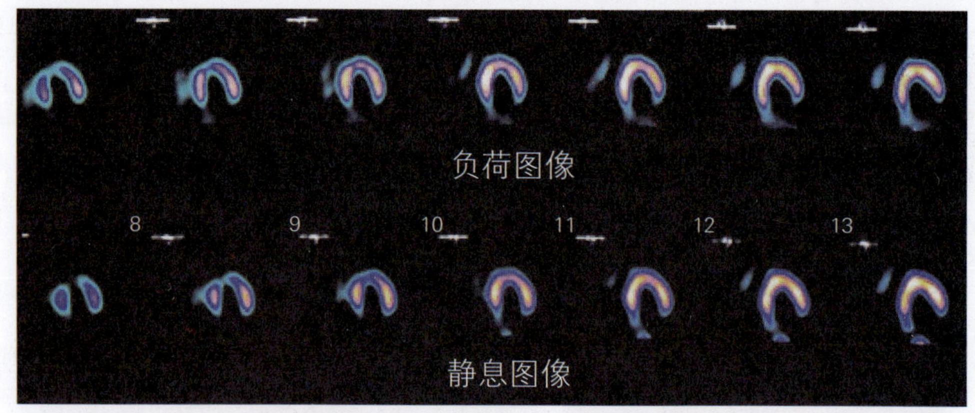

图 11-115　心肌梗死心肌灌注成像

1. 可逆性缺损：负荷影像显示放射性缺损或稀疏，静息影像显示该部位放射性填充，见于心肌缺血。

2. 不可逆性缺损：负荷影像显示放射性缺损、减低，静息影像仍表现为放射性缺损。见于心肌梗死，严重心肌缺血时也可表现为不可逆性缺损。

3. 混合性缺损：静息影像显示原放射性缺损区呈部分填充，心室壁不可逆和可逆性缺血同时存在，提示心肌梗死伴缺血或侧支循环形成。

4. 花斑型异常：室壁内出现斑片状放射性稀疏，见于心肌病、心肌炎等。

5. 反向再分布：负荷影像正常而静息影像显示放射性稀疏区。反向再分布的意义不明，可能与 X 综合征有一定关系。

心肌灌注显像的适应证

1. 早期诊断冠心病、心肌缺血。
2. 判断心肌细胞活性。
3. 冠状动脉危险度分级。
4. 冠心病心肌缺血治疗效果的评价。
5. 诊断左心室室壁瘤。
6. 心肌病和心肌炎的辅助诊断。

心肌灌注显像的操作步骤

1. 病人准备：做负荷心肌显像时，停用 β 受体阻滞药和减慢心率的药物 48 小时，停用硝酸酯类药物 12～24 小时。

2. 显像剂：氯化亚 ^{201}铊（^{201}TlCl）、^{99m}Tc- 化合物等。目前以 ^{99m}Tc-MIBI 最为常用。

3. 信息采集：病人仰卧位，双上臂抱头并固定，探头贴近胸壁，探测野包括全心脏。探头从右前斜位 45° 至左后斜 45° 旋转，采集放射信息，每旋转 3°～6° 采集 1 帧，30～40 s/ 帧，共采集 30～60 帧。

心肌灌注显像的操作须知

1. 检查前应严格进行检测设备检查；放射性药物检查不仅应视其外观，而且应检查药物的出厂检测报告及放射性药品合格证。有合格证才能用。

2. 对冠心病心肌缺血的诊断一定要结合负荷（运动或药物）试验及静息心肌灌注显像。

3. 检查前病人须停服抗心律失常药或减慢心率药物及硝酸酯类药物，并取得病人合作。

4. 用 ^{99m}Tc-MIBI 作显像剂，其标记率应 > 95 %。静脉注射药物后，病人进食脂肪餐，以排除胆囊内放射性干扰。如肝区放射性清除缓慢，可鼓励病人适当

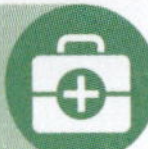

活动。

5. 检查过程中，应使病人保持体位不动，并在检查中保持平稳呼吸，以减少膈肌运动对心肌显像的影响。不合作者体位应加以固定。

6. 同一病人进行负荷和静息心肌显像时，对位尽可能一致；断层图像处理中，轴向、色阶、配对要一致，以便更好地判断有无异常。

7. 只要病人能耐受检查，心肌灌注显像无绝对禁忌证，但运动与药物负荷试验除外。

§11.2.3.3 核医学分子显像简介

核医学分子影像技术是核医学示踪技术和分子生物技术相互融合而形成的新的核医学显像技术，该技术的核心是分子识别。通过核医学分子显像可展现活体生物体内发生于细胞、亚细胞和分子水平的生化反应和变化过程，探索和揭示生命的奥秘和疾病发生发展的机制，实现从分子水平上认识疾病，为临床诊断、治疗和医学研究提供分子水平信息。

核素分子显像的发展现状

分子核医学的概念始于20世纪90年代，得益于与核医学有关联的分子生物学的发展。十余年来，分子核医学发展迅猛，取得了长足的进步，PET和SPECT已经进入临床应用，同时，许多重要的分子核医学技术和方法正处于实验研究和初期应用阶段。核医学分子影像是当今分子影像中最为重要和成熟的组成部分，核医学分子影像不仅包括显像诊断，还包括由基因、受体、抗体等介导的核素靶向治疗等，目前已在恶性肿瘤的早期诊断、转移性肿瘤的早期发现和靶向治疗等方面得到有效的临床应用。（图11-116）

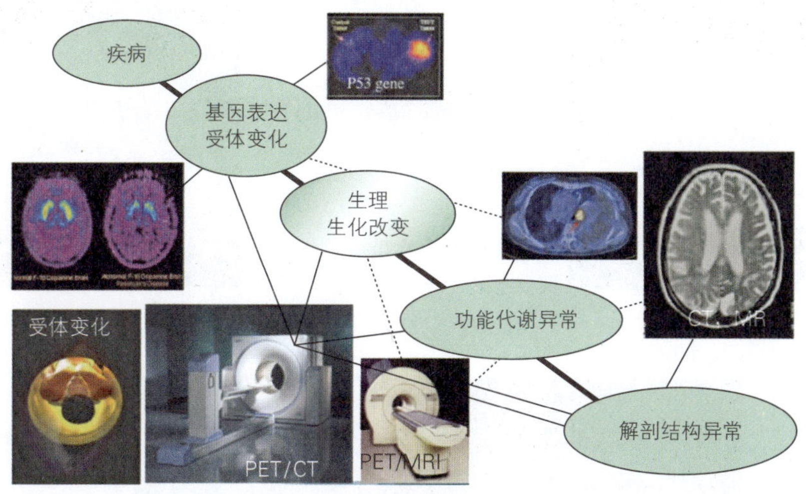

图 11-116　分子核医学的发展与应用

核素分子显像的技术

核医学分子影像的主要技术有代谢显像、放射免疫显像、受体显像、标记反义探针基因显像、报告基因显像、细胞乏氧和凋亡显像等（图 11-117～图 11-121）。

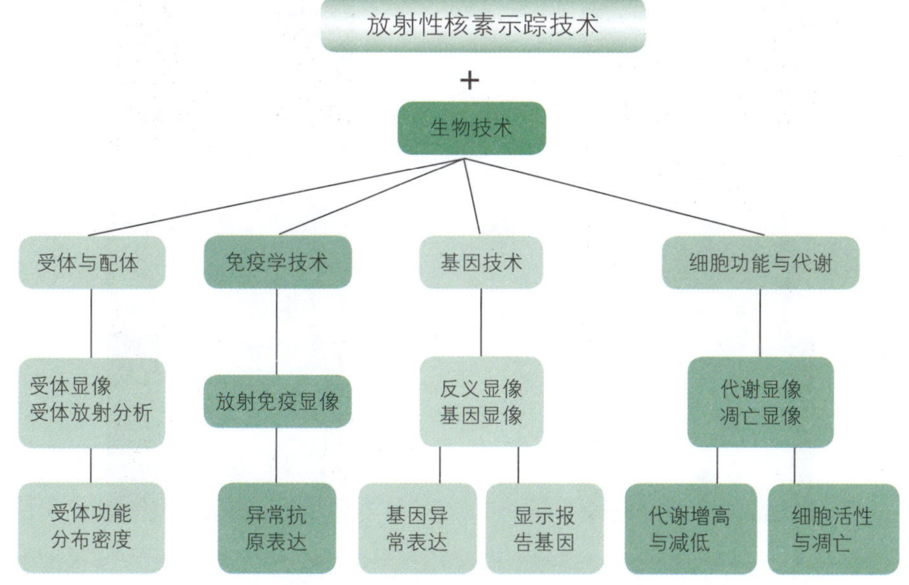

图 11-117　分子影像技术示意图

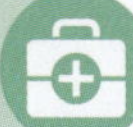

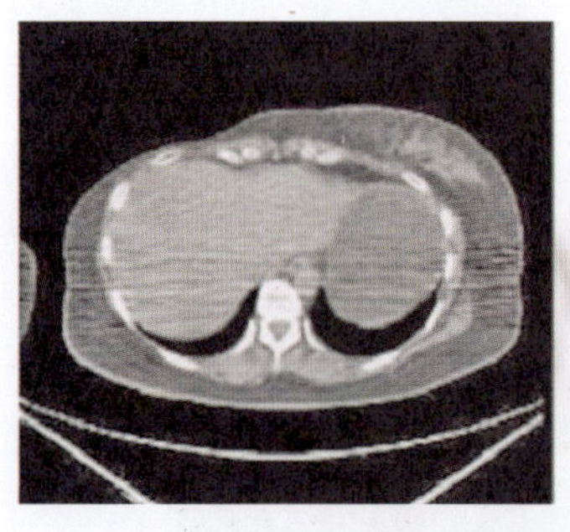
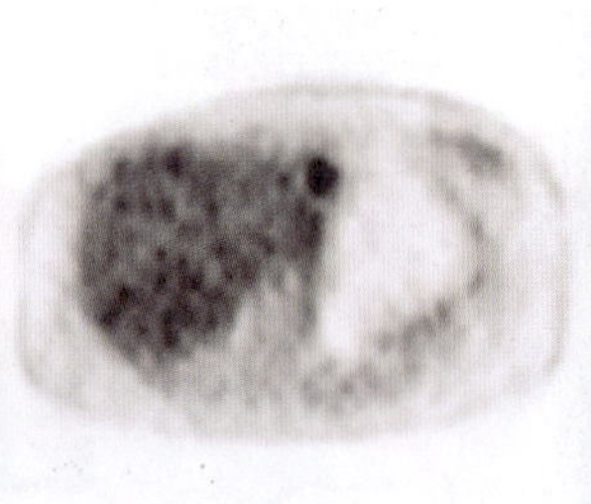
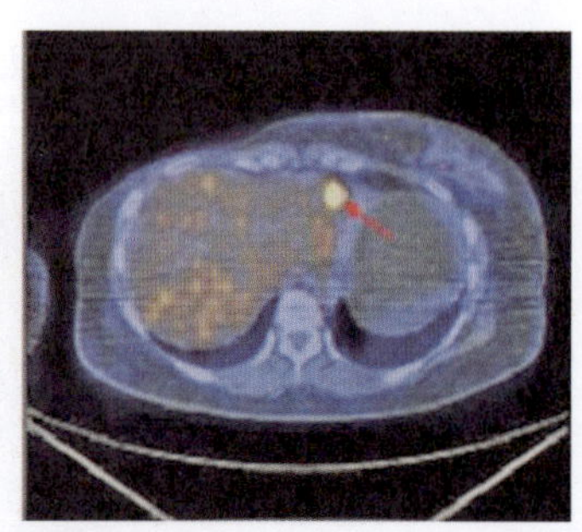

图 11-118　乳腺癌肝脏转移代谢显像及图像融合

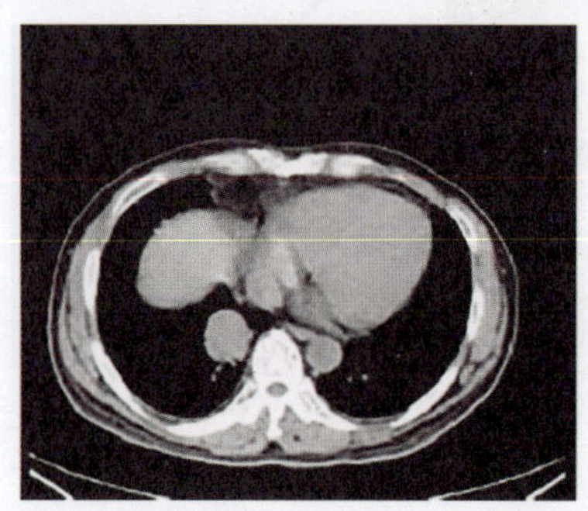
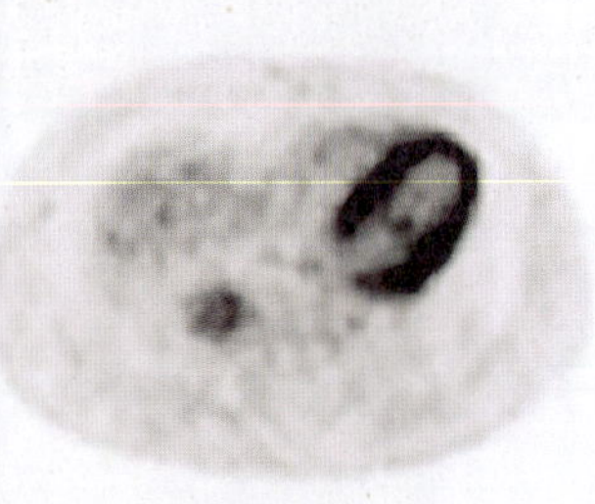

图 11-119　肺结节良恶性鉴别（分子代谢影像）

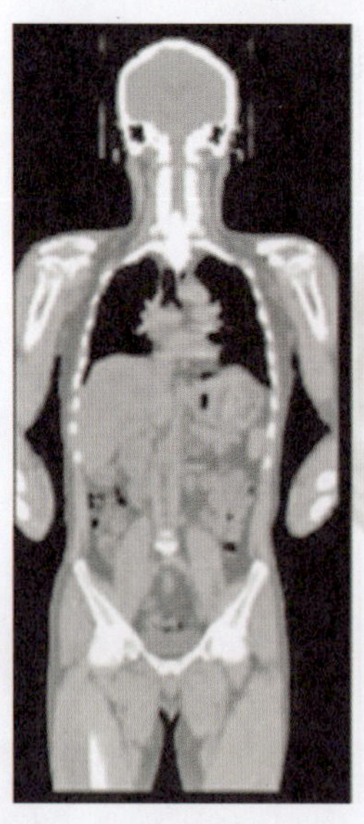
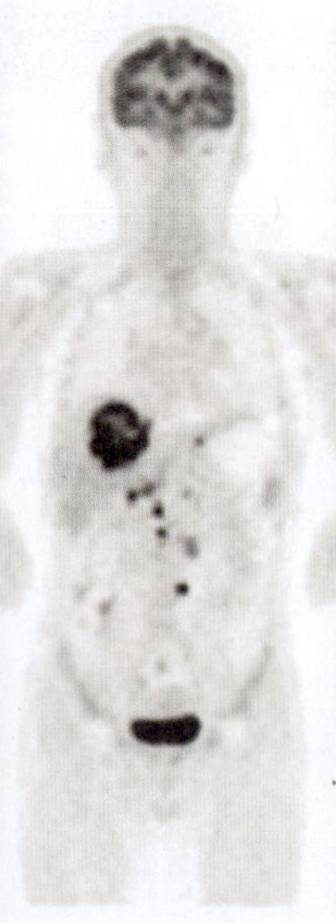
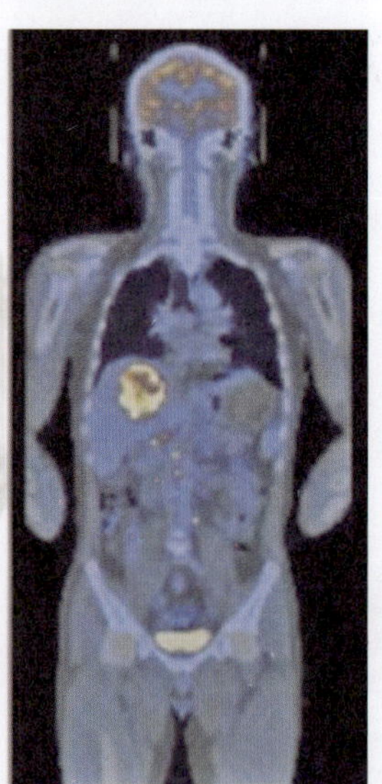

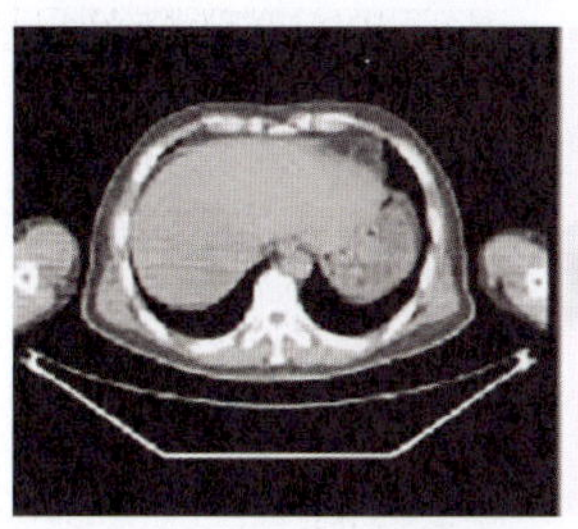
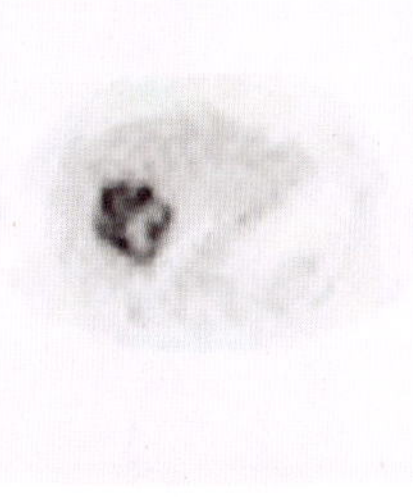
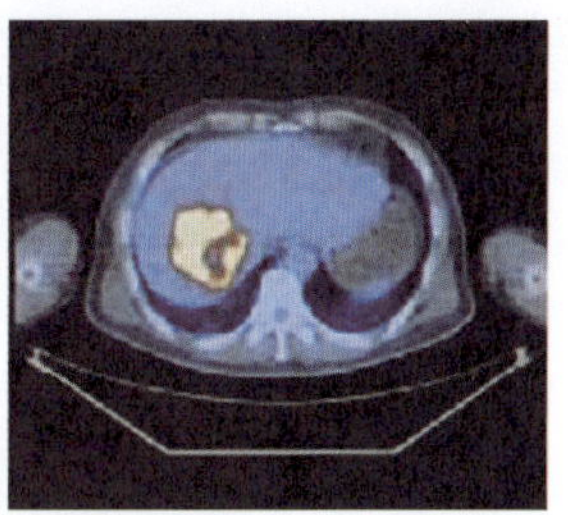

图 11-120　肝癌分子代谢影像及图像融合

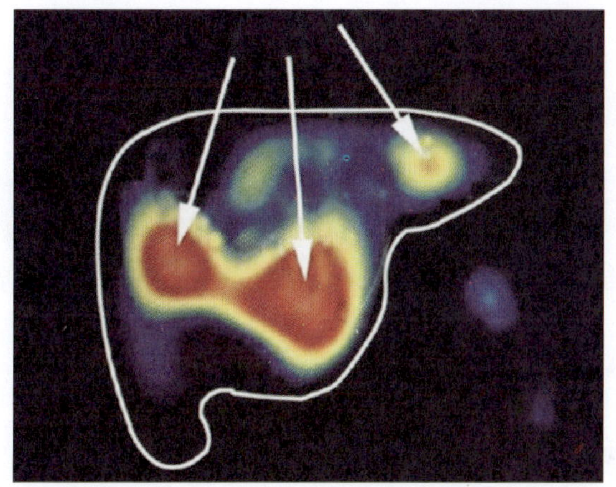

图 11-121　肝癌放射免疫显像

核素分子显像的发展前景

随着核医学与分子生物学等新兴学科的交融发展，核医学设备的不断推陈出新，核医学分子影像将进一步阐明生命的本质活动和机制。核医学分子影像将成为医学研究领域中不可或缺的重要组成部分，医学影像诊断将从解剖学或病理学影像时代走向分子影像时代，为人类医学的进步发挥至关重要的作用。

§11.3　放射性核素非显像及临床应用

放射性核素非显像主要包括体内核素功能测定和体外分析技术（图 11-122）。本节以甲状腺功能纯测定和肾图检查为例，介绍体内核素功能检查；以放射免疫分析为例，介绍体外分析技术。

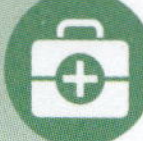

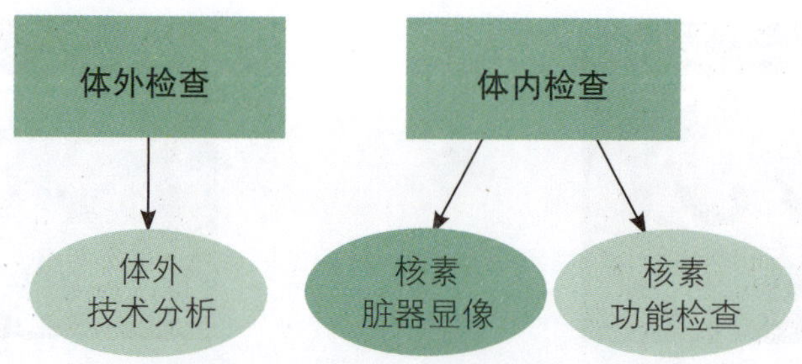

图 11-122　核素非显像检查示意图

§11.3.1　甲状腺功能测定(体内核素功能检查)

甲状腺功能测定包括甲状腺吸 ^{131}I 率测定（甲状腺摄 ^{131}I 试验）、过氯酸钾释放试验、甲状腺素抑制试验等，本节仅介绍甲状腺摄 ^{131}I 试验。甲状腺摄 ^{131}I 测定是反映甲状腺摄取无机碘、合成和分泌甲状腺激素等功能的诊断指标。

甲状腺功能测定的基本原理

1. 甲状腺能主动摄取碘而合成激素。
2. ^{131}I 与稳定的碘互为同位素，化学性质相同，故同样能被甲状腺摄取。
3. ^{131}I 放出 γ 射线，能在体外用探测。
4. 通过测定 ^{131}I 进入甲状腺的数量和速度，即可判断甲状腺的功能状态。

甲状腺功能测定的检查设备

甲状腺摄碘功能测定仪是进行甲状腺功能测定的专用设备，由 γ 闪烁探头和定标器组合而成。γ 闪烁探头是一种能量转换器，可将探测到的射线能量转换成可以记录的电脉冲信号；定标器则可将脉冲信号记录下来，绘制成曲线图供临床分析、诊断。（图 11-123）

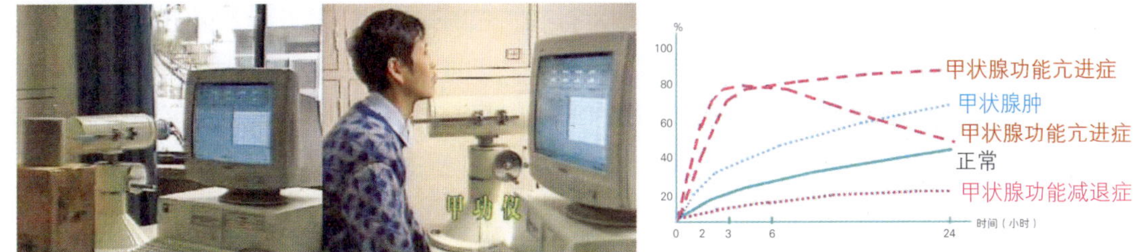

图 11–123 甲状腺功能测定仪及甲状腺摄 ^{131}I 率变化

甲状腺功能测定的检查前准备

影响甲状腺功能的药物和食物均能改变甲状腺摄 ^{131}I 功能，因此，在接受本检查前应停服一段时间，以免对测量结果产生影响。

1. 检查前 2 周内禁食含碘丰富的食物：如海带、紫菜、海蜇、海鱼虾等。
2. 检查前 2 周内禁用含碘药物：如碘化物、复方碘溶液等。
3. 检查前 2 周内禁用影响甲状腺功能药物：如甲状腺片、抗甲状腺药、激素类药。
4. 检查前 2 周内禁用某些中草药：如海藻、昆布、贝母、牛蒡子、木通等。
5. 检查当天病人应空腹。

甲状腺功能测定的检查步骤

1. 开机预热，使甲状腺功能仪处于正常测量状态。
2. 测定空气本底和甲状腺本底。
3. 病人口服 ^{131}I 溶液 74～370 kBq（2～10 μCi），服药后继续禁食 2 小时。Bq 和 mCi 都是放射性强度单位，1 mCi=37 kBq（图 11–124）。

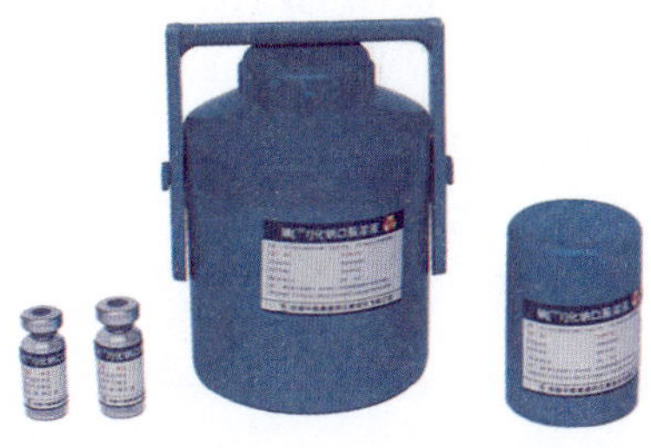

图 11–124 ^{131}碘化钠口服溶液

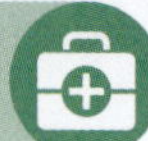

4．测量标准源计数：标准源为石蜡制成的颈模型，按甲状腺的几何位置插入一直径 2.5 cm、高 18 cm 的玻璃管，管内装 30 mL 水（相当于正常成人甲状腺体积），在玻璃管中加入与受检者服用的相同活度的 ^{131}I。用甲状腺功能测定仪测量标准原计数。（图 11–125、图 11–126）

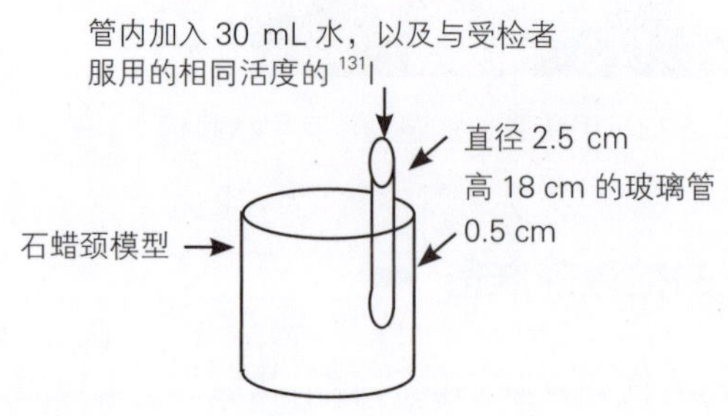

图 11–125　甲状腺摄 ^{131}I 试验标准模型示意图

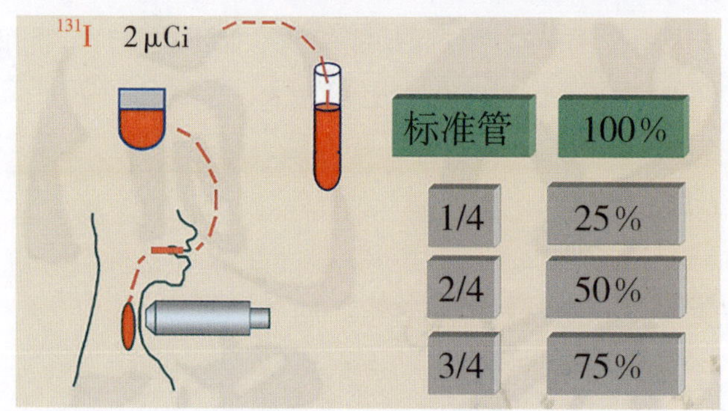

图 11–126　测量标准源计数

5．给药：成人受检者空腹口服 ^{131}碘化钠（$Na^{131}I$）溶液 74 kBq（2 mCi）。

6．检测：受检者口服 ^{131} 碘化钠溶液后 2、6、24 小时(或 3、6、24 小时)分别测量甲状腺部位放射性计数，每次均同时测量标准源及室内本底计数，测量时间均为 60 秒。

7．检测结果与实验报告单：3 次测量后，仪器自动计算和打印出测量结果和时间–放射性曲线，并据此发出检测报告单。（图 11–127、图 11–128）

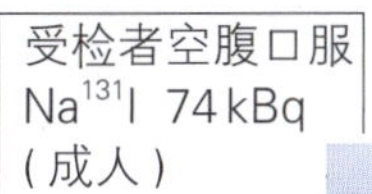

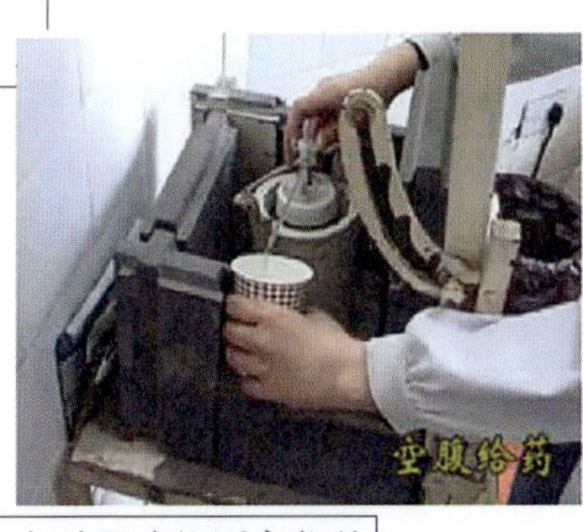

图 11-127　甲状腺摄 ^{131}I 试验方法

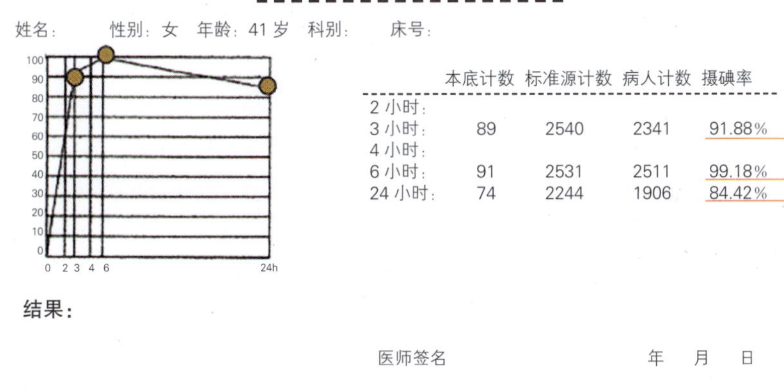

甲状腺动态摄碘报告单

姓名：　　性别：女　年龄：41 岁　科别：　　床号：

	本底计数	标准源计数	病人计数	摄碘率
2 小时：				
3 小时：	89	2540	2341	91.88%
4 小时：				
6 小时：	91	2531	2511	99.18%
24 小时：	74	2244	1906	84.42%

结果：

医师签名　　　　年　月　日

图 11-128　甲状腺摄 ^{131}I 功能测定报告单示例

甲状腺功能测定的结果分析

分析甲状腺摄 ^{131}I 功能测定结果时，应参照以下 3 项指标进行综合分析判断。

1. 正常参考值：正常成年人甲状腺摄 ^{131}I 率曲线于服 ^{131}I 后随时间逐渐上升，24 小时达到高峰。

2. 正常人群甲状腺吸 ^{131}I 率曲线：根据正常参考值绘制出正常人群甲状腺吸 ^{131}I 率曲线。各地区乃至各单位应建立各自的正常参考值及曲线图（图 11-129）。

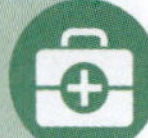

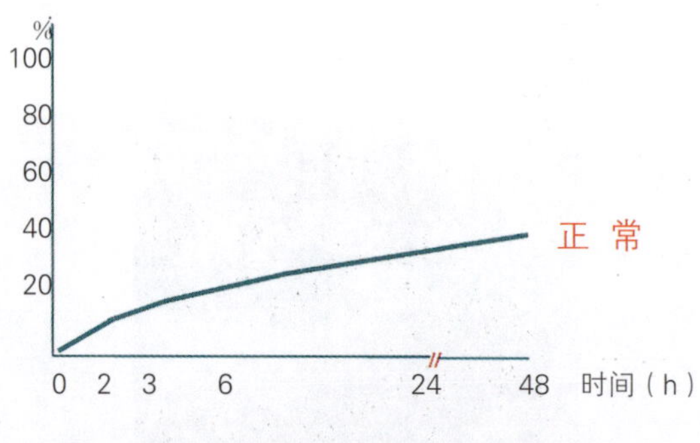

图 11-129　正常人群甲状腺吸 ^{131}I 率曲线图

3. 甲状腺吸 ^{131}I 率曲线变化：甲状腺功能亢进症、正常或降低的吸碘率曲线变化如下图所示（图 11-130）。

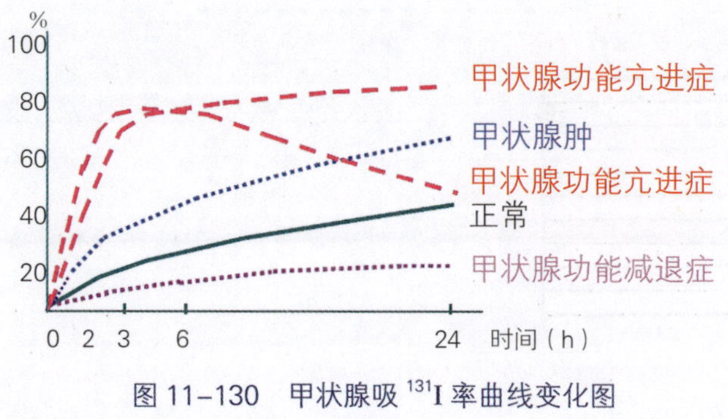

图 11-130　甲状腺吸 ^{131}I 率曲线变化图

甲状腺功能测定的临床应用

（一）辅助诊断甲状腺功能亢进症

符合以下 1、3 或 1、2 两项者可诊断为甲亢，诊断符合率为 90% 左右。

1. 吸碘率高于正常值的上限。
2. 吸碘率曲线高峰前移。
3. 3 小时与 24 小时吸 ^{131}I 率比值 > 0.8。

（二）辅助诊断甲状腺功能减退症

诊断符合率为 70%～80%，不如 T_3、T_4、TSH 测定敏感。

1. 甲状腺摄取 ^{131}I 的速度、数量减低。

2. 吸 ^{131}I 率低于正常值。

3. 高峰延迟至 48 小时出现。

（三）辅助诊断甲状腺炎

甲状腺炎病人吸 ^{131}I 率降低，血 T_3、T_4 增高，称为“分离现象”（图 11–131）。

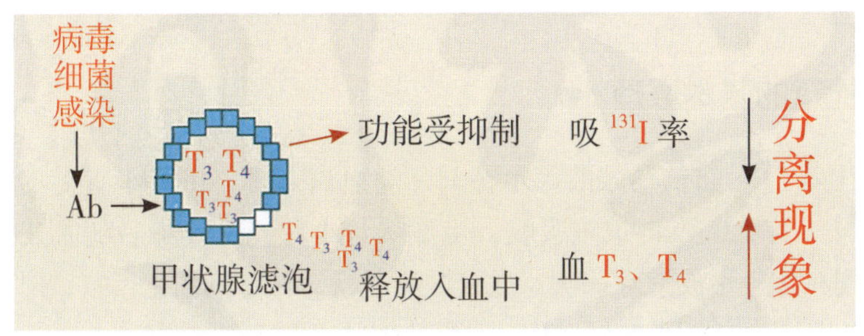

图 11–131　诊断甲状腺炎的“分离现象”

1. 甲状腺吸 ^{131}I 率低于正常。

2. 血 T_3、T_4 增高。

（四）其他应用

除上述应用外，甲状腺吸 ^{131}I 功能测定还可协助异位甲状腺的诊断、协助甲状腺结节功能的判断和良恶性鉴别、协助功能性甲状腺癌转移灶的诊断和对移植甲状腺的监测，以及手术后残留甲状腺功能的观察等。

甲状腺功能测定的注意事项

1. 妊娠期、哺乳期妇女禁忌做此项检查。

2. 严格控制影响甲状腺功能的药物以及食物是本项检查成败的关键之一。

3. 受检者服用 ^{131}I 药物量必须与标准源放射性活度相同。

4. 若短时间内同一病人重复测量甲状腺摄 ^{131}I 率，宜在口服 ^{131}I 前先测定甲状腺部位 ^{131}I 残留本底，并于计算时予以扣除。

§11.3.2 肾图检查(体内核素功能检查)

肾图为双肾的时间-放射性计数曲线，反映肾脏的功能状态和尿路排泄的通畅情况。肾图是核素非显像体外功能检查项目之一，在无核医学显像仪器的单位和床前行移植肾监测时可单独进行肾图检查，也可根据肾动态显像的影像系列经计算机处理后获得肾图。

肾图检查的基本原理

静脉注射 ^{131}I– 邻碘马尿酸等示踪剂，随血流入肾，由肾小管上皮细胞吸收，再分泌至肾小管腔，不再被重吸收，也不从肾小球滤过，最后随尿液排入膀胱。将上述过程在体外用放射性探测器连续探测记录，并分别描记两肾“时间–放射性曲线”即为肾图，从而了解肾脏的功能状态和上尿路通畅情况。

肾图检查的适应证

1. 分肾功能测定。
2. 诊断上尿路梗阻。
3. 移植肾脏的监测。
4. 泌尿外科盆腔手术或放疗前后的动态观察。
5. 急性尿闭的鉴别诊断。
6. 腹部肿块与肾脏的关系。

肾图检查的禁忌证

无明确禁忌证。

肾图检查前准备

1. 病人准备：通常病人无须特殊准备，进食如常。一般应饮水 300～400 mL 后半小时才做肾图检查。检查前不得饮茶或咖啡，不得服用利尿药。

2. 检查设备准备：备 γ 闪烁检测仪和检查床 / 椅，备注射器及相关用品。

3. 备示踪剂：备 ^{131}I- 邻碘马尿酸（^{131}I-OIH）注射剂。

肾图检查的步骤

1. 肾脏定位：病人自然坐位，暴露腰部，进行肾脏体表定位。以第一腰椎棘突为标志，向两侧旁开 6.5～7.0 cm，并根据病人体型适当增减，此点大致相当于第 12 肋与腰大肌交界处，右肾比左肾低 1 cm。当做出的肾图与临床不符并怀疑是定位不准时，可采用其他方法，如超声定位等。

2. 病人检查体位：一般取坐位，亦可取俯卧位或仰卧位。

3. 记录本底曲线：肾脏位置确定后，将两个性能相同的闪烁探头分别对准两侧肾区，垂直接触体表，将探头中心垂直对准肾中心部，保持不动。启动仪器，记录本底曲线。（图 11-132、图 11-133）

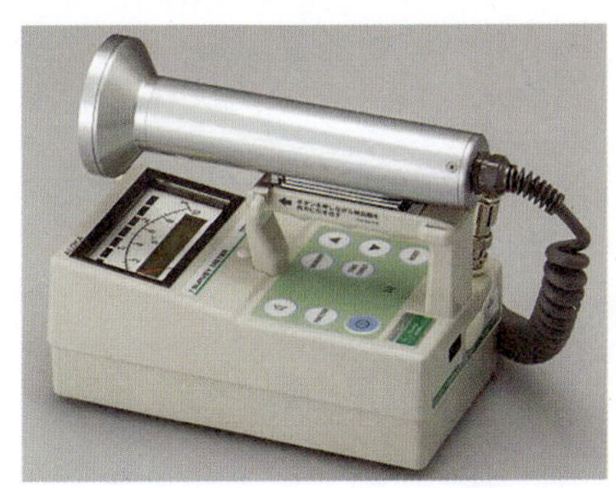

图 11-132　γ 闪烁探测器

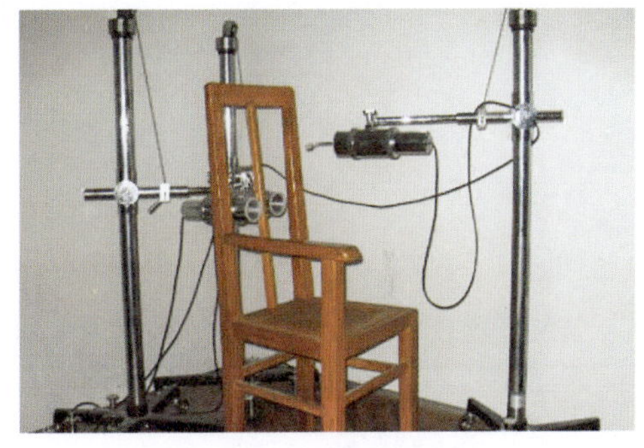

图 11-133　肾图检测（坐位）

4. 记录肾图：将 ^{131}I-邻碘马尿酸溶液于肘前静脉以较快速度注射，按 3.7～18.5 kBq/kg（0.1～0.5 μCi/kg）计算注射剂量；连续描记双侧肾图曲线 15 分钟。遇有图形异常，可适当延长描记时间。

肾图分析

可用计算机或通过人工测算肾功能指标。

（一）相关名词解释

1. 峰时：肾图曲线起始点到最高点的时间。

2. 15 分钟清除率：（曲线峰值 -15 分钟曲线值）/ 峰值 ×100%。

3. 半清除时间：曲线由峰值下降至其 1/2 处所需时间。半清除时间反映尿路通畅情况。

4. 肾脏指数 (renal index，RI)：RI 能较好地反映肾脏综合功能。正常人 RI ≥ 45%；30%～44% 为肾功能轻度受损；20%～29% 为中度受损；＜ 20% 为严重受损。(曲线峰值 – 曲线 a 段值) ^{2}+ (曲线峰值 –15 分钟曲线值) ^{2}/ 峰值 ^{2}。肾脏指数通常反映肾脏综合功能。(表 11–6)

表 11–6　肾图分析指标

指　标	计算方法	正常值
峰值 (tb)	从曲线开始上升到高峰的世界	＜ 4.5 分钟 (平均 2～3 分钟)
半排时间 ($C_{1/2}$)	从高峰下降到峰值一半的时间	＜ 8 分钟 (平均 4 分钟)
15 分钟残留率	(C_{15} / b) × 100%	＜ 50% (平均 30%)
肾脏指数 (RI)	[(b–a) ^{2}+ (b–C_{15}) ^{2}] / b^2	＞ 45% (平均 60%)
分浓缩率	[(b–a) / a · tb] × 100%	＞ 6% (平均 20%)
峰时差 (Dtb)	∣ tb 左 –tb 右 ∣	＜ 1 分钟
峰值差 (Db)	(∣ b 左 –b 右 ∣ / b) × 100%	＜ 30%
肾脏指数差	(∣ RI 左 –RI 右 ∣ / RI) × 100%	＜ 25%

(二) 正常肾图

正常肾图分 a、b、c 三段，各段含义及正常值如下 (图 11–134)。

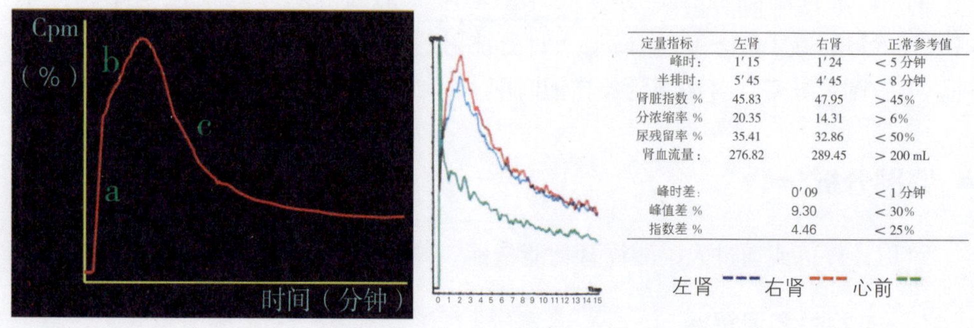

定量指标	左肾	右肾	正常参考值
峰时:	1′15	1′24	＜ 5 分钟
半排时:	5′45	4′45	＜ 8 分钟
肾脏指数 %	45.83	47.95	＞ 45%
分浓缩率 %	20.35	14.31	＞ 6%
尿残留率 %	35.41	32.86	＜ 50%
肾血流量:	276.82	289.45	＞ 200 mL
峰时差:	0′09		＜ 1 分钟
峰值差 %	9.30		＜ 30%
指数差 %	4.46		＜ 25%

图 11–134　正常肾图及参考值

1．a 段：静脉注射示踪剂后 10 秒左右出现陡然上升的 a 段，反映肾血流灌注的情况。

2．b 段：b 段是继 a 段之后的缓慢上升段，曲线斜行上升，注射示踪剂后 2～5 分钟达到高峰，主要反映肾功能和肾血流量。

3．c 段：c 段为达到峰值后的下降段，又称排泄段，其下降快慢与尿流量和尿路通畅程度有关，在尿路通畅情况下也反映肾功能。

（三）常见异常肾图类型及意义

常见异常肾图类型包括持续上升型、高水平延长线、低水平递降型、单侧小肾图型、抛物线型、低水平延长线型和阶梯式下降型。

1．持续上升型：a 段基本正常，b 段持续上升，至检查结束不见下降的 c 段。单侧多见于急性上尿路梗阻；双侧多见于急性肾衰竭或继发下尿路梗阻所致的上尿路引流不畅。（图 11–135）

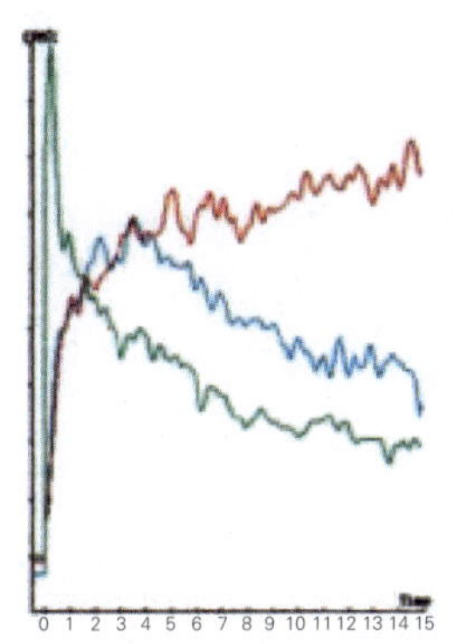

	左肾	右肾	正常参考值
峰时：	2′45	13′45	< 5 分钟
半排时：	11′15	< 15	< 8 分钟
肾脏指数 %	37.28	20.88	> 45%
分浓缩率 %	16.59	5.98	> 6%
尿残留率 %	47.59	92.82	< 50%
肾血流量：	224.84	125.93	> 200 mL
峰时差：		11′00	< 1 分钟
峰值差 %		11.37	< 30%
指数差 %		56.39	< 25%

左肾--- 右肾--- 心前---

图 11–135 持续上升型肾图（右肾）

2．高水平延长线型：a 段基本正常，b 段上升不明显，bc 段界限不清，在高水平持续延长。该型肾图多见于上尿路不完全性梗阻，或伴肾盂积水和肾功能不全（轻度受损）。（图 11–136）

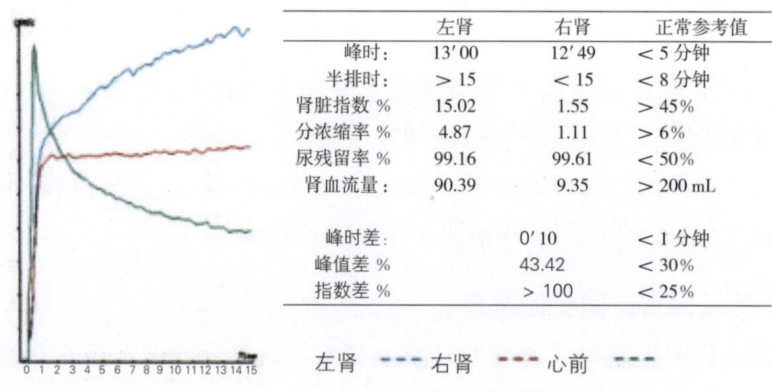

	左肾	右肾	正常参考值
峰时：	13′00	12′49	＜5 分钟
半排时：	＞15	＜15	＜8 分钟
肾脏指数 %	15.02	1.55	＞45%
分浓缩率 %	4.87	1.11	＞6%
尿残留率 %	99.16	99.61	＜50%
肾血流量：	90.39	9.35	＞200 mL
峰时差：	0′10		＜1 分钟
峰值差 %	43.42		＜30%
指数差 %	＞100		＜25%

图 11-136　高水平延长线型肾图（双肾）

3．抛物线型：a 段低于正常，b 段上升和 c 段下降缓慢，界限不清，峰圆钝，峰时后延，呈抛物线状。多见于肾结石、输尿管扭曲、上尿路不畅、肾积水、肾缺血和肾功能受损。（图 11-137）

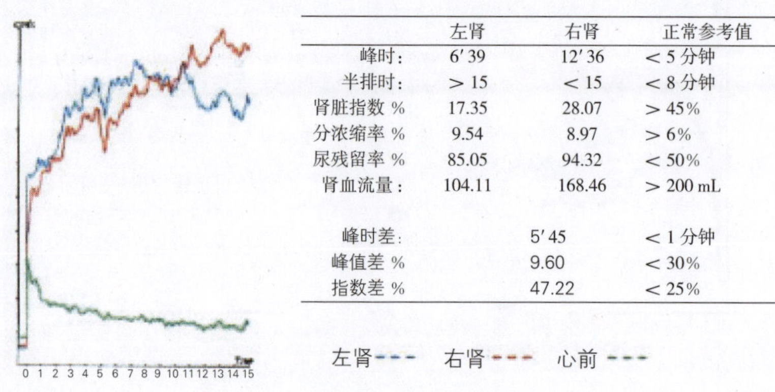

	左肾	右肾	正常参考值
峰时：	6′39	12′36	＜5 分钟
半排时：	＞15	＜15	＜8 分钟
肾脏指数 %	17.35	28.07	＞45%
分浓缩率 %	9.54	8.97	＞6%
尿残留率 %	85.05	94.32	＜50%
肾血流量：	104.11	168.46	＞200 mL
峰时差：	5′45		＜1 分钟
峰值差 %	9.60		＜30%
指数差 %	47.22		＜25%

图 11-137　抛物线型肾图（双肾）

4．低水平延长线型：a 段明显降低，b 段无上升，bc 段界限不清，在低水平延长。常见于肾功能严重受损、急性肾前性肾衰竭、慢性上尿路梗阻，偶见于急性上尿路梗阻。（图 11-138）

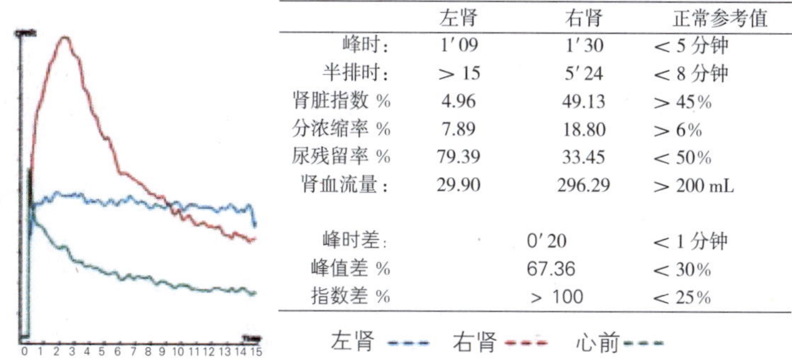

	左肾	右肾	正常参考值
峰时：	1′09	1′30	＜5 分钟
半排时：	＞15	5′24	＜8 分钟
肾脏指数 %	4.96	49.13	＞45%
分浓缩率 %	7.89	18.80	＞6%
尿残留率 %	79.39	33.45	＜50%
肾血流量：	29.90	296.29	＞200 mL
峰时差:		0′20	＜1 分钟
峰值差 %		67.36	＜30%
指数差 %		＞100	＜25%

图 11–138 低水平延长线型肾图（左肾）

5. 低水平递降型：a 段低下，无 b 段，c 段下降缓慢。见于单侧肾衰竭或丧失、肾缺如或严重肾萎缩无功能。（图 11–139）

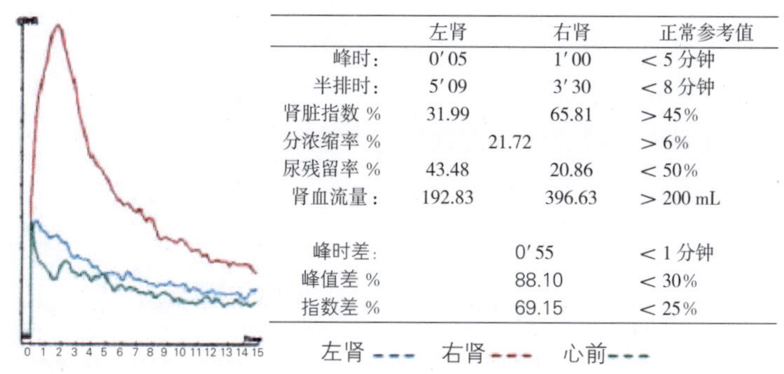

	左肾	右肾	正常参考值
峰时：	0′05	1′00	＜5 分钟
半排时：	5′09	3′30	＜8 分钟
肾脏指数 %	31.99	65.81	＞45%
分浓缩率 %	21.72		＞6%
尿残留率 %	43.48	20.86	＜50%
肾血流量：	192.83	396.63	＞200 mL
峰时差:		0′55	＜1 分钟
峰值差 %		88.10	＜30%
指数差 %		69.15	＜25%

图 11–139 低水平递降型肾图（左肾）

6. 阶梯式下降型：ab 段基本正常，c 段呈不规则的阶梯状下降。多见于寒冷或炎症刺激所致的输尿管痉挛或功能性尿路梗阻、尿路感染、少尿。（图 11–140）

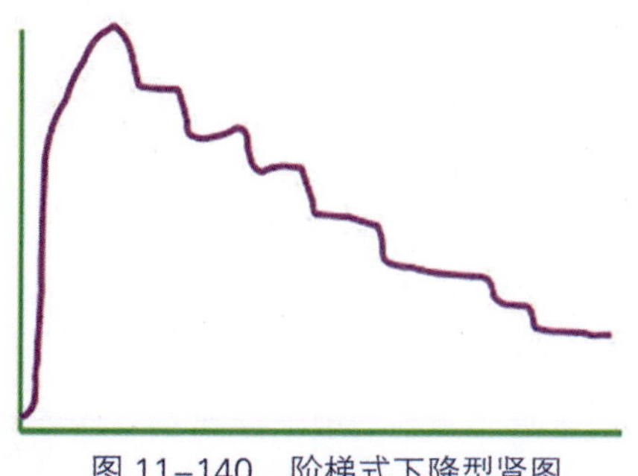

图 11–140 阶梯式下降型肾图

7. 单侧小肾型：abc 三段形态正

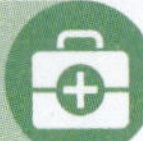

常，功能指标正常，但各段幅度明显低于健侧。多见于肾动脉狭窄、先天性小肾。（图 11-141）

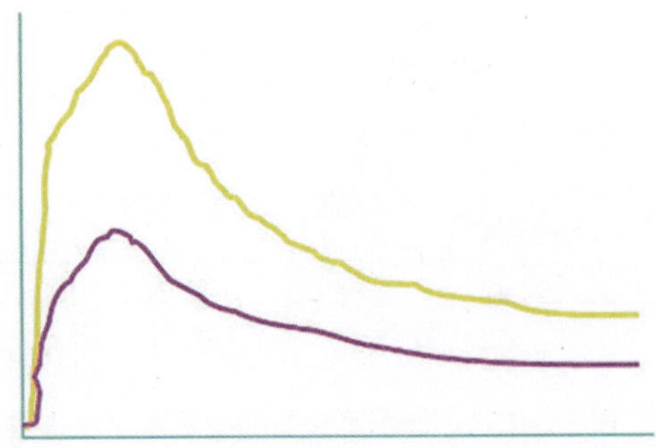

图 11-141　单侧小肾型肾图（紫红色线所示）

肾图检查的注意事项

1. 肾脏定位对曲线形态和时值有重要影响，应保证探头对准肾脏中央部位。
2. 描记曲线期间，应保持体位不变。
3. 再次检查时，宜待肾区放射性接近本底后进行。
4. 对近期内曾做静脉肾盂造影的病人，应适当推迟检查时间。

§11.3.3　放射免疫分析（体外分析技术）

放射免疫分析是一种体外放射分析技术，是利用放射分析方法或其派生的相关技术在体外进行体内物质种类和含量的分析测定。21 世纪以来，放射免疫分析技术发展迅速，临床应用范围不断扩大，分析技术也实现了全自动化。

相关名词解释

1. 免疫：免疫是指机体免疫系统识别自身与异己物质，并通过免疫应答排除抗原性异物，以维持机体生理平衡的功能。免疫是人体的一种生理功能，人体依靠这种功能识别“自己”和“非己”成分，从而破坏和排斥进入人体的抗原物质，或人体本身所产生的损伤细胞和肿瘤细胞等，以维持人体的健康。

2. 免疫分析技术：免疫分析是基于抗原和抗体的特异性反应进行检测的一种技术手段。抗原抗体反应是指抗原与相应的抗体之间发生的特异性结合反应，它既可以发生在体内，又可以发生在体外。在体内发生的抗原抗体反应为体液免疫应答的效应作用，是机体清除异己物质的反应；发生在体外的抗原抗体结合反应主要用于未知抗原或抗体的检测，主要用于微生物快速鉴定及免疫学诊断。（图 11–142）

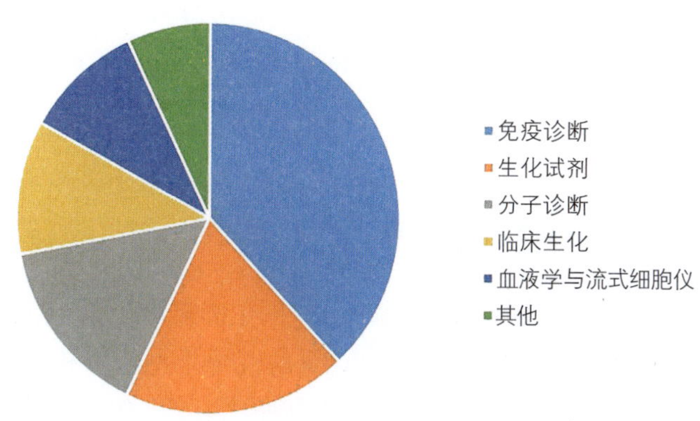

图 11–142　免疫分析在临床检验中所占比重

3. 免疫标记技术：在免疫分析过程中，常需对待检的未知抗原或抗体进行标记，以便进行相关的识别和信息采集。常用的标记物质包括荧光素、同位素或酶等示踪物质。被标记的抗体（或抗原）进行抗原–抗体反应时，通过对免疫复合物中的标记物的测定，达到对免疫反应进行监测的目的。常用的免疫标记技术包括放射免疫技术、酶免疫技术、荧光免疫技术、化学发光免疫技术等。

4. 体外放射免疫分析技术：是以放射性核素标记的配体为示踪剂，以结合反应为基础，进行微量生物活性物质的检测技术，具有免疫结合的高特异性和放射性测量的高精确性两大优点。体外放射分析技术包括放射免疫分析（RIA）和免疫放射分析（IRMA）。（图 11–143、表 11–7）

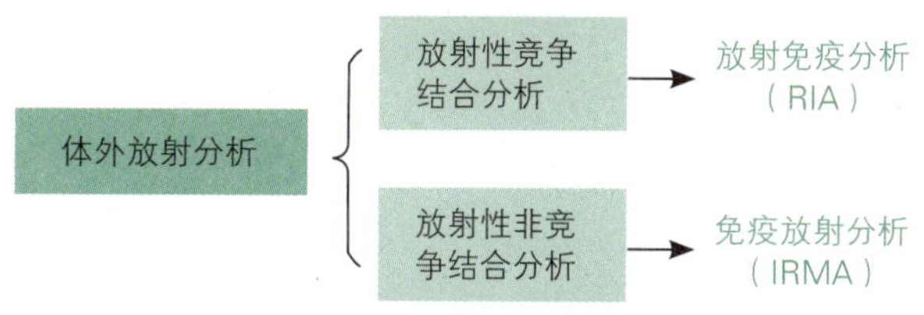

图 11–143　体外放射免疫分析技术

表 11–7　放射免疫分析（RIA）与免疫放射分析（IRMA）比较

项　目	IRMA	RIA
被标记物质	抗体	抗原
抗体用量	过量	限量
被检抗原分子量	相对较大	相对较小
反应方式	分步结合	竞争结合
B、F 分离方法	固相洗涤分离	液相沉淀或吸附分离

▶▶ 免疫分析技术的基本原理 ◀◀

免疫分析技术是利用同位素标记的与未标记的抗原，同抗体发生竞争性抑制反应的放射性同位素体外微量分析方法，又称竞争性饱和分析法。1960 年美国化学家 R.S. 耶洛和 S.A. 贝尔森提出此法，并因此于 1977 年获得诺贝尔生理学或医学奖。

各种免疫分析技术所使用的标记物虽然不同，但他们的技术原理基本相同，详情请参阅本书第二章“实验诊断”中“微生物自动化检测”一节的内容。

▶▶ 放射免疫分析的基本条件 ◀◀

放免分析必须具备以下基本条件。

1. 标准抗原：是指已知真实含量，且不含对免疫反应产生干扰杂质的抗原，要求具备高纯度、高准确度和良好的稳定性。

2. 特异性抗体：是指能与标准抗原发生结合反应的抗体，要求亲和力高、特异性高、滴度（效价）高和稳定性好。

3. 标记抗原：是指待检样品的抗原物质，通常用 ^{125}I（γ 射线，半衰期 60 天）或 ^{3}H（β 射线，半衰期 12.3 年）对抗原物质进行标记。

4. 分离技术：是指使抗原–抗体复合物（B）与游离抗原（F）尽可能分离完全的技术，分离后便于进行放射性测量。分离方法包括固相分离法、双抗体法等多种方法。

5. 放射免疫分析设备：目前手工操作设备已基本淘汰，临床主要使用的是半自动或全自动放射免疫分析仪。

放射免疫分析检测

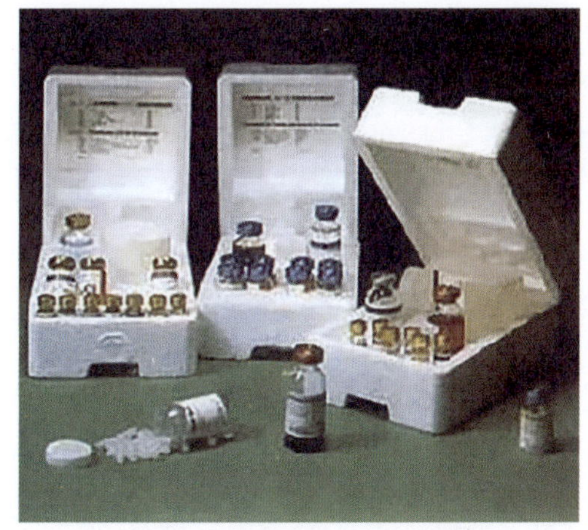
图 1–144　放射免疫试剂盒

目前放射性免疫分析已实现了全自动化检测，检测所需物品主要为自动放射免疫分析仪和检测试剂盒。

1．检测试剂盒：应根据检测项目选定不同的试剂盒。放射免疫分析药盒中一般备有标准抗原、标记抗原、抗血清（抗体）和分离试剂，盒中还备有分析程序说明书。放射免疫测定新方法仍在不断出现，新的放射免疫分析药盒不断增加。（图 11–144）

2．自动化放射免疫分析仪：包括半自动、全自动等多种类型，可酌情选用（图 11–145、图 11–146）。

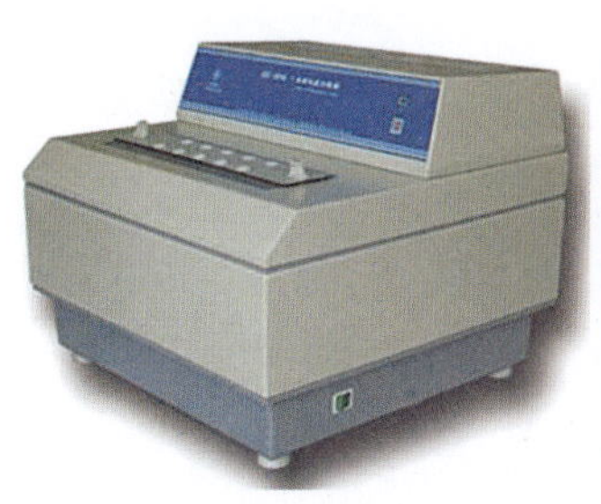
图 11–145　放射免疫计数器

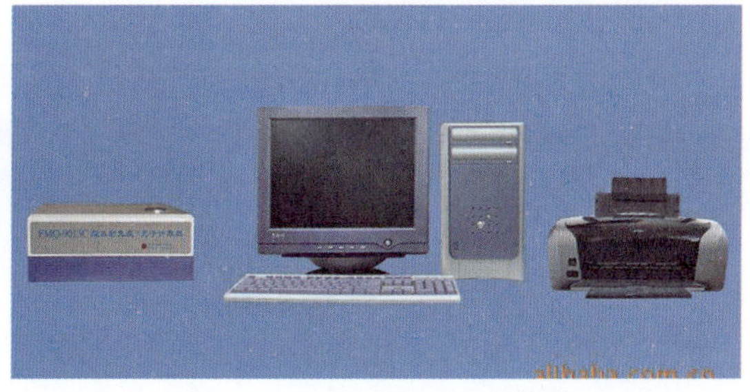
图 11–146　放射免疫分析仪

3．检测结果与分析：放免分析仪将自动打印出检验结果报告。结合检测项目的正常参考值与病人的临床情况对检测结果进行分析。

放射免疫分析的优缺点

（一）优点

1．灵敏度高。

2．特异性强。

3．精确度高。

4. 用血量少。

（二）缺点

1. 存在一定程度的放射性污染。

2. 放射性核素具有衰变及不稳定等特点，在使用试剂盒时应按说明书进行必要的调整。

放射免疫分析的临床应用

放射性免疫分析技术在临床上可用于多种疾病的诊断，而且应用范围日渐扩大，具有良好的发展前景。目前临床主要应用于甲状腺疾病、代谢类疾病、肿瘤、心血管疾病等的诊断，以及器官移植中的药物浓度检测。现将其主要检测项目简介如下，正常参考值请参阅本书附录。

（一）诊断甲状腺疾病

1. 促甲状腺激素（TSH）。

2. 高灵敏度甲状腺激素（STSH）。

3. 游离三碘甲腺原氨酸（FT_3）。

4. 游离甲状腺素（FT_4）。

5. 抗甲状腺球蛋白抗体（TgAb）。

（二）诊断代谢类疾病

1. 维生素 D 测定：可用于维生素 D 缺乏症、甲状旁腺功能异常等疾病的诊断。

2. 降钙素（CT）和甲状旁腺激素（PTH）测定：可用于高钙血症、原发性或继发性甲状旁腺功能亢进症、甲状旁腺功能减退症的诊断。

3. 骨钙素（OC）测定：可用于软骨病、甲状腺功能亢进症、绝经后骨质疏松症的检测。

（三）诊断肿瘤

1. 甲胎蛋白（AFP）测定：是原发性肝癌早期诊断的一项重要指标，阳性率为 60%～85%。

2. 癌胚抗原（CEA）测定：是多种恶性肿瘤筛查方法之一。

3. 糖类抗原（CA）测定：包括 CA50、CA125、CA19-9 等，有助于多种恶性肿瘤的筛查和诊断。

（四）诊断心血管疾病

1. 内皮素（ET）测定：急性心肌梗死和高血压病人中 ET 水平明显增高。

2. 肌红蛋白（Mb）测定：该检查现已广泛用于心肌梗死的诊断及病前监测。

（五）诊断器官移植中的药物检测

1. 环孢素检测：环孢素是器官移植后常用的免疫抑制剂，该项检测应用使用广泛。

2. FK506（Tacrolimus）检测：FK506 的免疫抑制能力比环孢素高 10～20 倍。据报道，该药浓度在 5～20 ng/mL 范围内具有免疫抑制能力，低于此范围则会发生排斥反应。

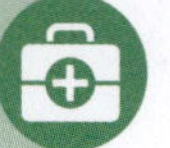

§12 治疗核医学

治疗核医学包括放射治疗（radiotherapy）和放射性核素治疗（radionuclide therapy）两部分内容，虽然这两者都是利用放射线治疗疾病，但是使用的放射源和照射方式有所不同。目前，治疗核医学的分类方法尚不统一，通常按照射方式的不同分为内照射治疗、近距离治疗和体外远距离照射治疗（放疗）3类（图12-1）。

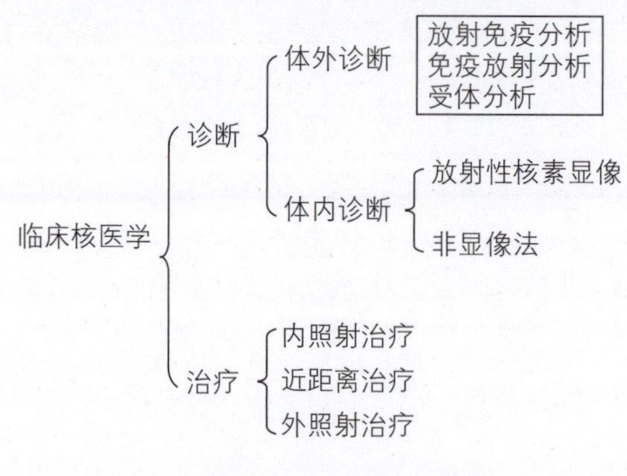

图12-1 治疗核医学分类

§12.1 内照射治疗

内照射治疗（internal radiation therapy）是将某种放射性核素通过口服、静脉注入、粒子植入、手术置入等多种方式引入人体内，利用核素的电离辐射生物效应抑制或破坏病变组织，达到治疗疾病的目的。内照射治疗主要利用半衰期较短和辐射距离较短的核素，以免对人体正常组织造成过多的损害。

内照射治疗的基本原理

内照射治疗的原理是利用放射性药物发射出的放射线，在病变组织产生一系列电离辐射的生物效应，射线将其能量部分或全部移给组织，使病变组织细胞遭受损伤，导致细胞繁殖能力丧失、代谢紊乱失调、细胞衰老或死亡，从而达到治疗的目的。

正常细胞和病变细胞对核素射线的敏感性不同，一般细胞分裂活性越活跃对射线越敏感，浓聚放射性核素的能力也越强，因此，细胞分裂活跃的恶性肿瘤对核素治疗比较敏感，而细胞分裂活动相对较稳定的正常组织对核素射线欠敏感。

治疗用放射性药物

（一）放射治疗药物的构成

绝大多数放射性药物是由放射性核素与非放射性物质（又称载体或配体）结合组成，结合的过程叫做“标记”。

1. 放射性核素：其任务是杀伤治疗靶区的病变组织，常用的治疗用放射性核素包括 β 射线、α 射线和俄歇电子 3 类，以发射 β 射线的核素应用较多（表 12–1）。

表 12–1　内照射射线种类

种　类	核　素	射　程	传能线密度（LET）（keV / μm）
β 射线	^{131}I，^{32}P ^{153}Sm，^{186}Re	长（1～10 mm）	低（＜1）
俄歇电子	^{125}I，^{125}I	短（1～10 nm）	高（10～25）
α 射线	^{211}At，^{212}Bi	短（＜100 μm）	极高（100～200）

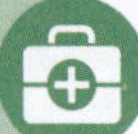

（1）α 粒子发射体：α 粒子射程 50～90 μm，约为 10 个细胞直径的距离。α 粒子在短距离内释放出巨大能量，使其在内照射治疗中有巨大的发展潜力。由于 α 射线在组织中难以控制，因此，目前 α 射线用于治疗的药物种类很少。

（2）发射 β 射线的核素：这类核素在组织内的射程可分为短射程（＜200 μm）、中射程（200 μm～1 mm）和长射程（1～10 mm），其中的一些核素已被广泛用于临床，如 ^{131}I、^{32}P、^{89}Sr、^{90}Y 等。

（3）俄歇电子：核素通过电子俘获或内转换发射产生俄歇电子和内转换电子，其射程多为 10 nm 左右，只有当放射性核素衰变的位置靠近 DNA 时，才产生治疗作用，如 ^{125}I 放射性粒子植入治疗肿瘤（图 12-2）。

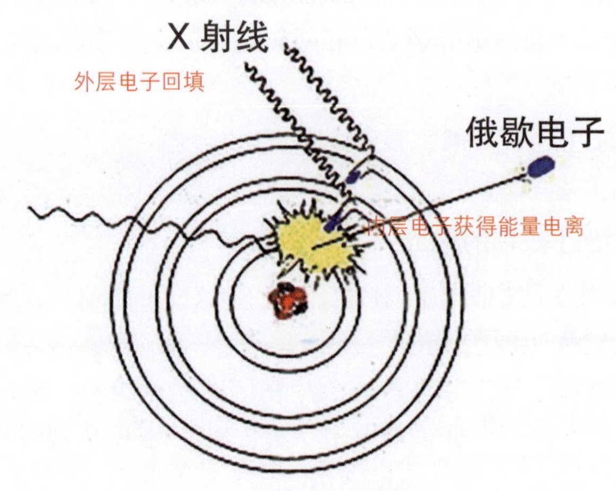

图 12-2　俄歇电子的发生

2．载体：又称配体，是被放射性核素标记的药物，可以是多肽、蛋白、激素、血液成分、抗体等生理活性物质。载体的任务是将放射性核素携带至治疗靶区，发挥治疗作用。也有一些核素具有在某些特定组织器官中聚集的特性，因此核素本身就起到了配体的作用，例如用于治疗甲状腺疾病的 ^{131}I、缓解骨转移癌疼痛的 ^{89}Sr 等。

（二）放射治疗药物的特点

1．辐射作用：放射治疗药物的辐射作用有一定的范围，即使不直接进入病变细胞内，也可对邻近的病变细胞产生致死性杀伤作用。

2．靶向作用：由于放射治疗药物的选择性靶向作用，药物在病灶处聚集，在体内可达到较高的靶/非靶比值，使放射药物的治疗作用得以更好的发挥，同时也减少了对正常组织的损伤。

3. 持续作用：放射性治疗药物是持续照射，可以更有效地杀伤肿瘤和其他病变组织。

4. 放射性治疗药物一般具有半衰期较短（数小时～数天）、射程较短（<10 mm）、能量较高等特点，因此既具有对病变组织的较高的杀伤作用，又不会对周边组织造成太大的损害。

（三）放射治疗药物的选择

适宜的射线能量和在组织中的射程是选择性集中照射病变组织而避免正常组织受损并获得预期治疗效果的基本保证。此外，适合的半衰期也是保证放射性治疗药物治疗效果的重要因素。

1. 理想的生物性能：内照射治疗药物除应具有良好的定位和排泄性能外，还应具有无菌、无毒、无热原物质和良好的纯度和稳定性等特点。

2. 简便的制备过程：标记制备放射性药物的操作过程必须简单、快速，通常可选用不同功能的放射性核素发生器（母牛）及其配套的试剂盒进行标记和制备。

3. 适当的有效半衰期：放射性药物在体内的有效 $t_{1/2}$ 必须足够长，一般以数小时至数天为宜，半衰期过短或过长的核素都不适用于内照射治疗。

4. 合适的射线能量和传能线密度（LET）：射线能量在 1 MeV 以上比较理想。LET 指的是射线能量在其单位长度径迹上消耗的平均能量，也就是指电离辐射贯穿物质时发生的能量转移。不同放射性核素的 LET 值各异，在相同吸收剂量下射线 LET 值越大，其生物效应越大。放射性核素按其 LET 值可分为低 LET 辐射（$<$ 3.5 keV/μm，如 α、β、γ 射线）和高 LET 辐射（$>$ 3.5 keV/μm，如 α 粒子、质子、中子和 π 介子）。

5. 合理的核素辐射射程：应根据病变组织的形状和大小，合理地选择放射性药物，辐射射程太短不能杀灭病变组织细胞，射程太长则会损伤病变周围的正常组织。

6. 足够高的靶/非靶比值。

常用内照射治疗药物

根据临床治疗的需要，多种内照射治疗药物可供选用，简介如下（表 12-2）。

表 12-2　内照射治疗常用放射性核素

放射性核素	载体（配体）	临床应用
^{131}I	NaI	淋巴结扩散
^{32}P	NaH_2PO_4	多聚核苷酸
89Sr	$SrCl_4$	骨转移
^{131}I	MIBG	神经系统转移
^{153}Sm	EDTMP	骨转移
^{186}Re	HEDP	骨转移
^{32}P	$CrPO_4$	体腔内
^{90}Y	微滴	肝癌
^{90}Y	抗体	各种肿瘤
^{114m}In	淋巴细胞	淋巴瘤
^{131}I	抗体	各种肿瘤
^{131}I	碘化罂粟油	肝癌

1. ^{131}I：^{131}I 是发射 β 和 γ 两种射线的放射性药物，半衰期为 8.04 天，β 射线最大能量 1.46 MeV，主要用于甲状腺功能亢进症（简称甲亢）、甲状腺转移性肿瘤灶的治疗。

2. ^{131}I-MIBG：用于嗜铬细胞瘤及转移灶的治疗。

3. ^{32}P-Na_3PO_4：该药物可发射 β 射线，半衰期为 14.3 天，β 射线最大能量 1.7 MeV，最大射程 8 mm，溶液可用于真红细胞增多症和原发性血小板增多症的治疗，胶体可进行腔内照射治疗，贴敷剂可用于治疗多种皮肤疾病。

4. ^{89}Sr 与 ^{153}Sm：这两种放射性药物均可发射 β 射线，半衰期分别为 50.6 天和 46.8 小时，射程均较短，主要用于骨转移癌的癌性疼痛治疗，取得较满意的疗效。

5. ^{125}I：^{125}I 常被制成放射性粒子，对多种肿瘤施行粒子植入的内照射治疗。

▶▶ 内照射治疗的特点 ◀◀

内照射治疗具有靶向性、持续性低剂量率照射和高吸收剂量等特点。

1. 靶向性：用于内照射治疗的放射性药物具有高度靶向性，会浓聚于治疗的靶组织或病变中，因此疗效好、副作用小。如 ^{131}I 治疗甲亢和转移性甲状腺癌、

^{131}I- 美妥昔单抗治疗肝癌等。

2. 持续性低剂量率照射：持续性低剂量照射不仅可有效地破坏病变组织，而且使病变组织无时间进行修复，同时对周围正常组织影响较小。

3. 高吸收剂量：内照射治疗的吸收剂量决定于病灶摄取放射性核素的多少和放射性药物在病灶内的有效半衰期。

内照射治疗的方法和临床应用

内照射治疗有许多方法，而且近年来不断创新，目前较常用的方法包括口服或静脉注射给药治疗、腔内注射核素药物治疗、放射性粒子植入治疗、放射性核素贴敷治疗等（图 12–3）。

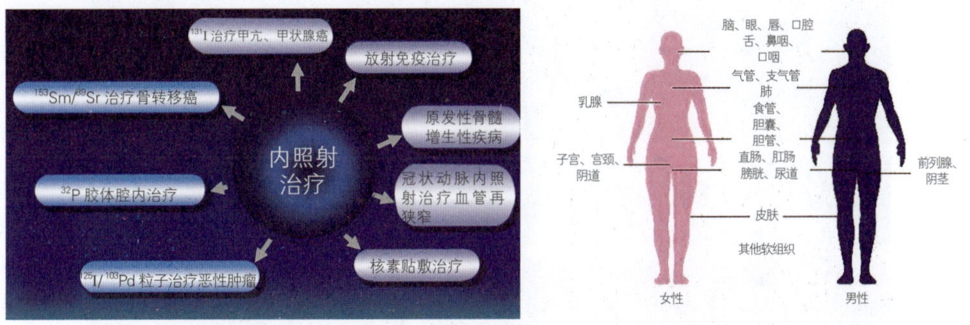

图 12–3 内照射治疗方法与临床应用范围

（一）口服给药治疗

口服给药治疗已有 60 多年历史，主要是 ^{131}I 制剂治疗甲亢和甲状腺肿瘤等疾病。口服给药安全简便、费用低廉、疗效显著，目前是英、美等国治疗甲亢等甲状腺疾病的首选方法。

1. 治疗原理：甲状腺具有吸收碘剂合成甲状腺素的功能，而且甲亢病人对 ^{131}I 的摄取明显高于正常甲状腺组织。^{131}I 衰变发射的 β 射线在组织内平均射成为 1 mm，所以 β 粒子的能量几乎全部释放在甲状腺组织内，可以达到“放射性切除”的治疗目的。

2. 适应证：包括青少年和儿童甲亢、不适合药物治疗的甲亢病人、甲亢合并突眼和甲亢合并桥本病，治疗有效率达 95% 以上，临床治愈率达 85% 以上，复发率＜ 1%。（表 12–3、图 12–4）

表 12-3　3 种治疗甲亢方法的比较

方　法	治愈率 %	复发率 %	并发症
药物	＜50	＞60	粒细胞减少（缺乏）、肝功能受损
手术	85	15	神经血管损伤、甲状旁腺切除、手术意外
^{131}I	＞90	1～4	甲状腺功能减退症

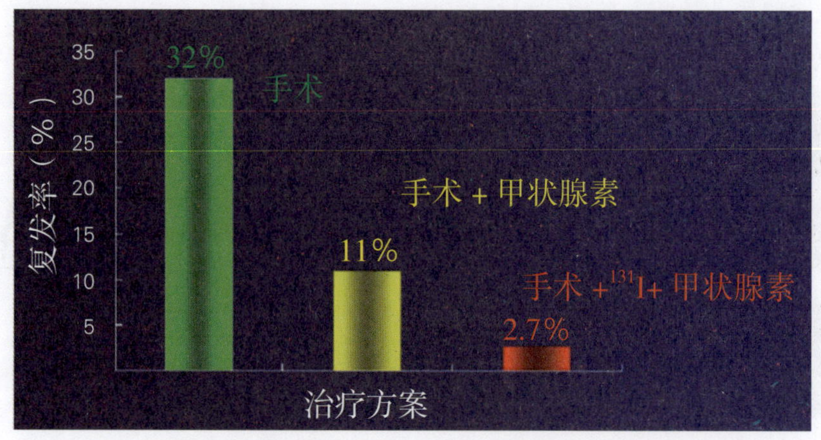

图 12-4　甲亢不同治疗方案复发率比较

3．禁忌证：

（1）妊娠和哺乳期妇女。

（2）白细胞计数在 3.0×10^9/L 以下的病人。

（3）肝、肾功能严重损害的病人。

（二）静脉核素注射给药治疗

核素制剂静脉注射给药主要用于骨转移癌及其所致的骨痛。此外，我国于 20 世纪 90 年代研制成功的高效低毒抗类风湿关节炎、骨质疏松等疾病的新药“云克”，在临床上取得良好疗效。

1．静脉注射 ^{89}Sr 或 ^{153}Sm 制剂治疗骨转移癌所致的骨痛：目前已在临床较广泛地应用，均取得较好的疗效（图 12-5、图 12-6）。

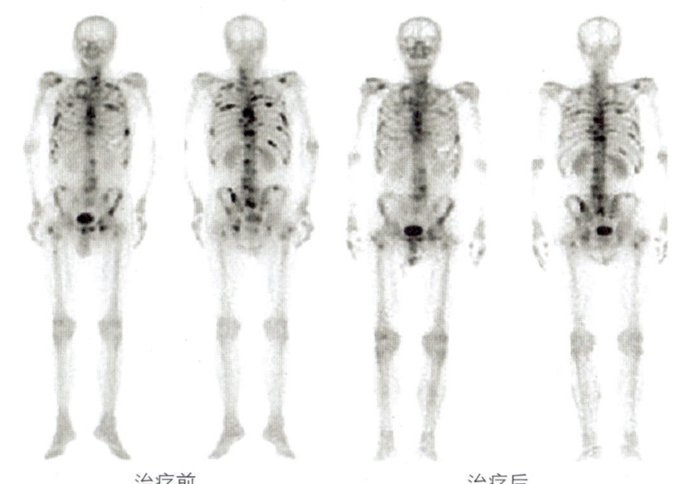

图 12-5　^{89}Sr 静脉注射治疗骨转移癌

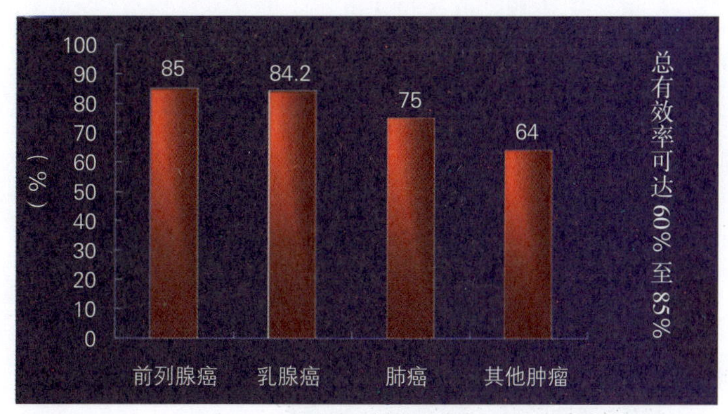

图 12-6　^{89}Sr 治疗骨转移癌的疗效

2．“云克”静脉注射的临床应用：云克是 ^{99}Tc 与亚甲基二膦酸（MDP）螯合物的商品名，由我国发明，现普遍用于治疗类风湿关节炎、强直性脊柱炎、甲亢突眼、肿瘤骨转移等免疫性疾病，疗效显著。

（三）腔内核素灌注治疗

1．治疗原理与方法：将放射性药物 ^{32}P 胶体、^{90}Y 胶体等直接注入胸腹腔内，用以杀灭胸腹腔积液内的恶性肿瘤细胞。

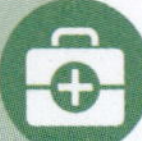

2. 适应证：

（1）病理学检查证实恶性肿瘤有胸腹膜转移或积液中查见癌细胞。

（2）反复多次胸腹腔穿刺抽液后仍有渗出液不断生成。

（3）化疗或抗生素治疗对胸腹腔积液无效。

3. 禁忌证：结核、肺炎、肺栓塞、外伤、心脏病、肝硬化、脾功能亢进所引发的胸腹腔积液。

（四）放射性粒子植入治疗

1. 治疗原理：放射性粒子植入治疗技术主要依靠立体定向系统将放射性粒子准确植入瘤体内，通过微型放射源发出持续、短距离的放射线，使肿瘤组织遭受最大限度杀伤，而正常组织不损伤或只有微小损伤。

2. 常用核素：粒子植入治疗的常用核素有 ^{103}Pd、^{125}I 等，粒子持续作用时间一般为 3 个半衰期，粒子辐射的射线大多作用在病人体内，治疗 1～2 个月，应尽量避免与孕妇、儿童密切接触，或保持 1 m 以上距离。

3. 粒子植入相关设备：包括放射籽源、粒子植入设备。

（1）放射籽源：将放射性核素液体吸附在银棒或银丝上，放入钛管密封形成的放射源，称为放射籽源（图 12–7）。

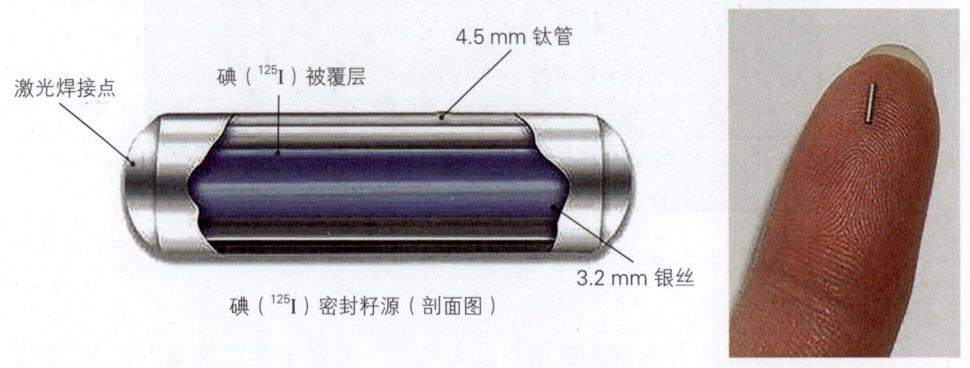

图 12–7　^{125}I 密封籽源及结构

（2）粒子植入基本构件：包括粒子仓、粒子植入枪、粒子插植针和推送杆等（图 12–8）。

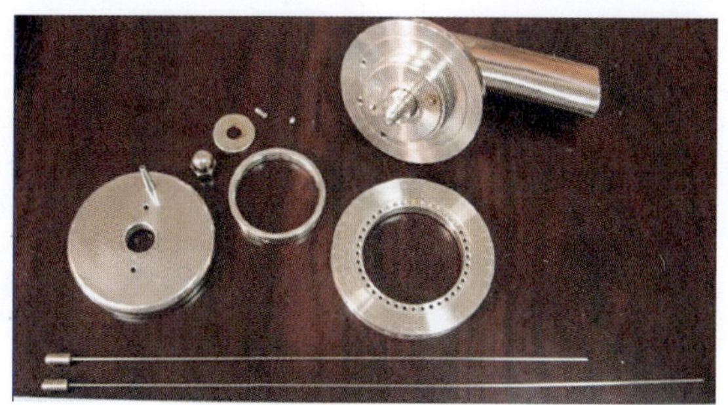

图 12-8　粒子植入基本构件

3．粒子植入程序和方法：粒子植入应按一定程序进行，植入人体的方法包括模板种植、B 超或 CT 引导下种植、手术中种植、立体定向头架种植等（图 12-9～图 12-11）。

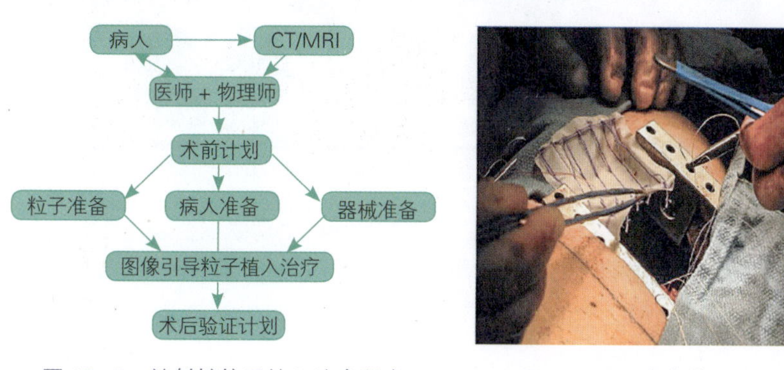

图 12-9　放射性粒子植入治疗程序

图 12-10　术中粒子植入

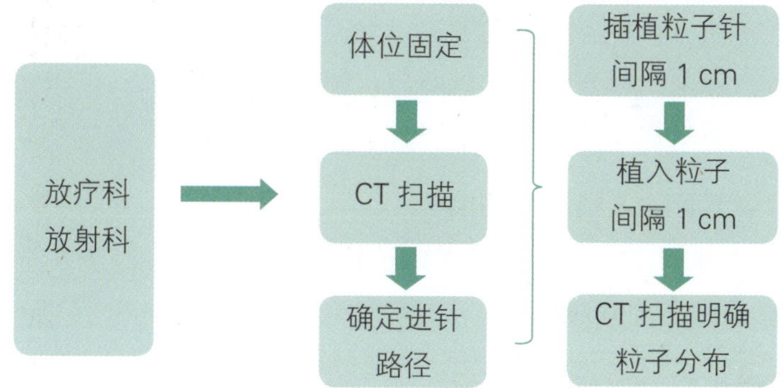

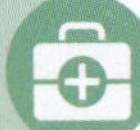

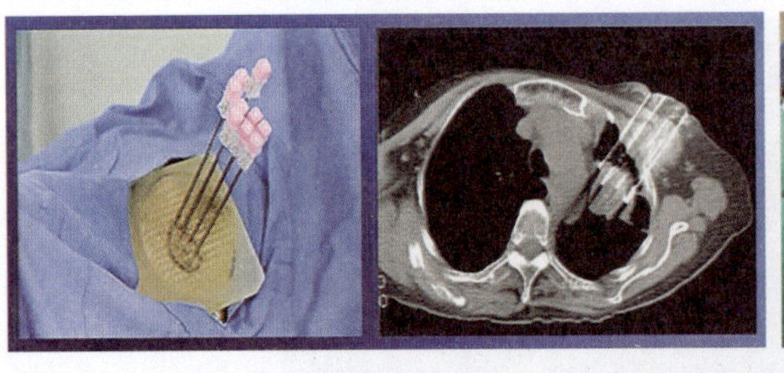
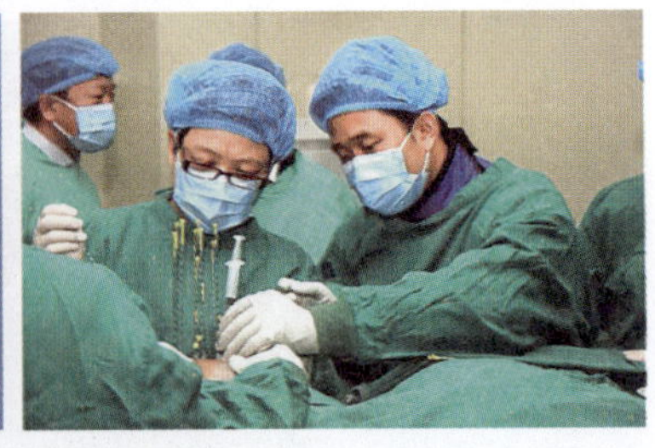

图 12-11　CT 引导下放射粒子植入

4．粒子植入适应证：粒子植入治疗一般用于直径在 7 cm 以下的实体肿瘤，目前国内应用较多的是前列腺癌、脑肿瘤、肺瘤、头颈部肿瘤、胰腺癌、肝癌、肾及肾上腺肿瘤以及眶内肿瘤等（图 12-12）。

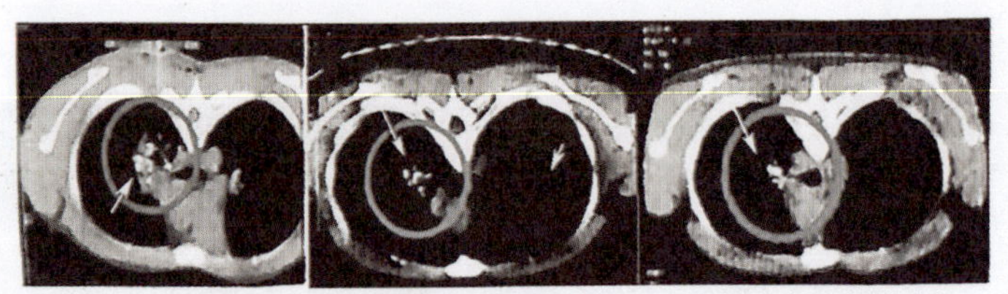

植入放射性粒子　植入 1 个月病灶缩小 60%　植入 6 个月病灶消失

图 12-12　放射粒子植入治疗中心性肺癌疗效

5．粒子插植注意事项：

（1）加强防护：放射性粒子在近距离内具有较强的核辐射，应严格遵守相关的防护规定。

（2）定期随访：放射性粒子插植后应进行有计划的术后随访，一般在植入粒子后第 1 天、第 4～6 周时随访，其后每 3 个月随访 1 次，随访两年。

（3）处理并发症：放射性粒子植入后；如发生粒子移位、出血、气胸等并发症，应加强术后的观察与护理。

（五）术中置管注入核素药物治疗

例如手术中置管注入核素玻璃微球治疗恶性肿瘤和核素注入防治 PTCA 术后再狭窄等在临床上均有应用。

（六）血管内照射治疗

经皮腔内冠状动脉成形术（PTCA）后冠状动脉再通率可达 95% 以上，但 3～6 个月内有 30%～60% 病灶血管再狭窄。低剂量放射治疗可以明显抑制纤维细胞的过度增生，预防血管成形术后再狭窄，从而延伸了血管腔内近距离照射的治疗范围。血管内照射治疗又称血管介入放射治疗，通常可采用放射活性粒子带植入或置入放射性支架等方式进行。

（七）核素敷贴治疗

1. 常用核素：核素贴敷治疗一般采用 β- 源敷贴剂，如 ^{32}P、^{90}Sr 等。

2. 临床应用：临床应用最多的是用 ^{32}P/^{90}Sr 贴敷剂，可治疗多种与皮肤相关的疾病（表 12-4、图 12-13）

表 12-4　核素敷贴治疗的临床应用

疾　病	年　龄	总剂量（Gy）	效　果
顽固性湿疹		6 ～ 20	好，有复发可能
限局性神经性皮炎		8 ～ 25	好，有复发可能
毛细血管瘤	婴幼儿	12.5	显效
	1～6 岁	15 ～ 18	显效
	7～17 岁	15 ～ 20	显效
	成人	20 ～ 25	显效
局部黏膜白斑病		30 ～ 40	显效
瘢痕增生		35 ～ 50	显效
皮肤癌		60 ～ 70	有效
表浅鲜红斑痣	婴幼儿	20 ～ 25	有效
寻常疣		30 ～ 75	显效
菌样肉芽肿		20 ～ 35	显效
指端角化症		15 ～ 20	显效
腋臭		30 ～ 40	有效

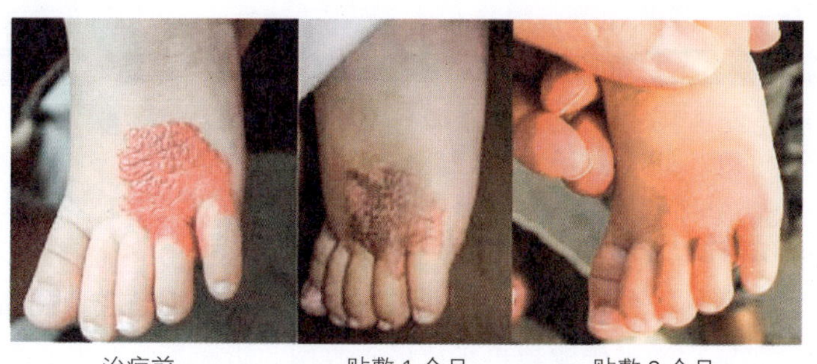

图 12-13　核素敷贴治疗毛细血管瘤

内照射的防护

内照射防护的目的是尽可能把放射性核素的年摄入量控制在国家规定的限值内。内照射防护的基本措施包括必须在规定的区域内进行放射性操作、避免场所及环境放射性污染、定期进行放射性污染检查和检测、对放射性物品进行屏蔽储藏。

§12.2 近距离治疗

近距离治疗（brachytherapy）是指将体积小且密封的放射源，通过输源管道或施源器送到贴近肿瘤的体腔部位，对肿瘤在一定时间内实施照射并取出放射源，又称后装治疗。后装治疗包括组织间照射、腔内照射、术中残腔置管后照射等。近距离放射治疗被广泛应用于宫颈癌、前列腺癌等的治疗。后装治疗机于 20 世纪 60 年代末问世，我国于 70 年代末引进使用。

近距离治疗设备结构

近距离治疗设备包括放射源、后装治疗机以及计算机控制系统。

（一）近距离治疗的放射源

理想的近距离放射源要求有足够的软组织穿透力、容易防护、半衰期较短、可加工成高强度微型放射源，目前临床使用的主要是 ^{60}Co 和 ^{192}Ir，他们的半衰期分别为 5.26 年和 73.8 天。通常是将微粒型放射源封装在不锈钢包壳制成的棒状密封体内，治疗时由施源器送入人体需要治疗的部位。（图 12–14）

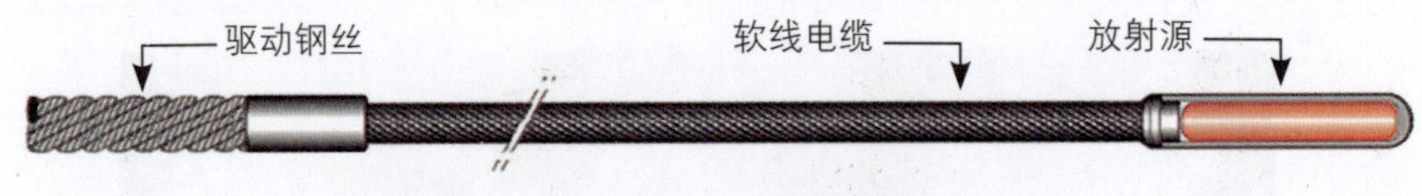

图 12–14　近距离治疗的放射源与传输电缆

（二）近距离治疗机

近距离治疗机的任务是将放射源通过施源器和输送管道送达到贴近肿瘤的体腔部位，治疗完毕后通过施源器再将放射源收回。近距离治疗装置的主要组成部分包括施源器、储源和源传输系统以及控制系统。施源器通常有多个接口，根据

治疗需要可同时施放多个放射源。（图 12–15）

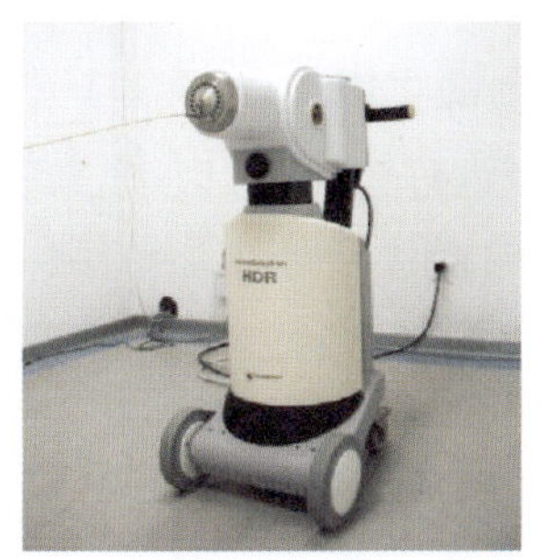

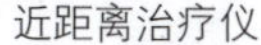
近距离治疗仪

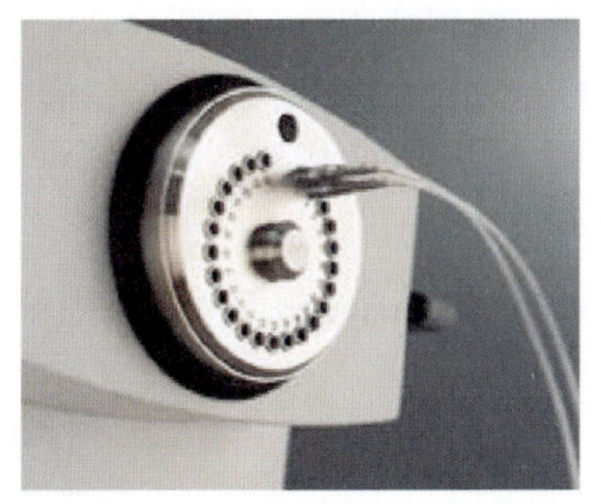
施源器

图 12–15　后装治疗机与施源器

（三）计算机控制系统

近距离治疗机可通过计算机系统进行遥控操作，以减少对工作人员的放射性损害。

近距离治疗的操作流程

所谓“后装”，即先在准备室内将施源器的传输部分放置并固定在体腔内，然后送病人进入治疗室，再将传输接口与施源器相联的接头接好，然后通过遥控技术将放射源送达体腔内病灶附近，进行照射治疗。施源器内照射病灶。治疗结束后用遥控技术把源退回到储源器内。

后装治疗应在专设的后装治疗室进行。现以宫颈癌的后装治疗为例，简要介绍其操作流程（图 12–16）。

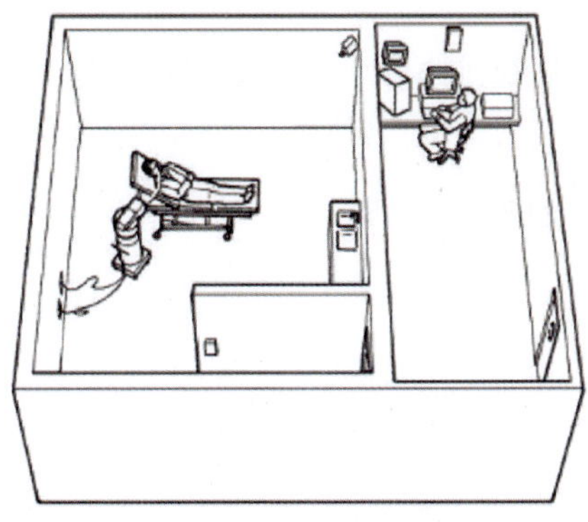

图 12–16　后装治疗室

1. 通过妇科检查，了解病人病灶的位置及范围。

2. 选择合适的施源器及施源方式。

3. 受检者进行子宫腔内置管，以备传送放射源之用。

4. 子宫腔置管后，将病人用推床推至 CT 室进行扫描定位。

5. 将患者推到后装治疗室，将病人子宫腔内置管与后装机的施源器接通，按预先制订的放疗计划通过施源器将放射源置入子宫腔进行治疗。（图 12–17）

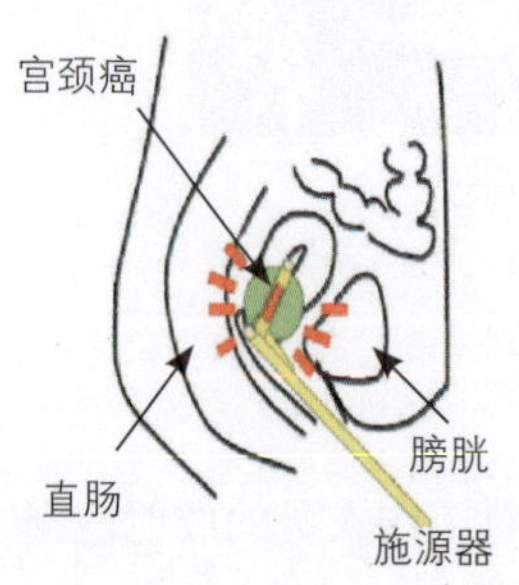

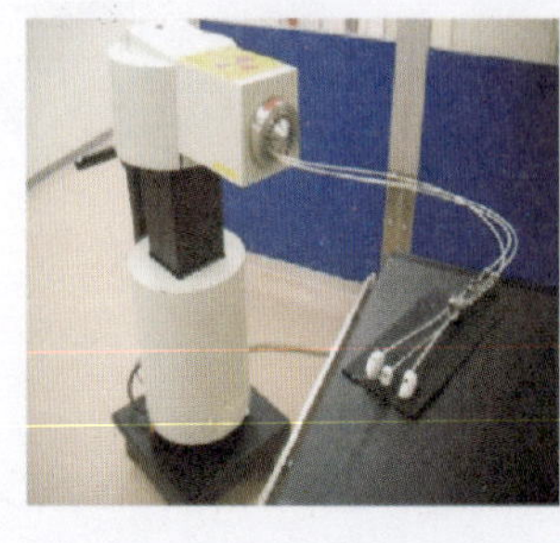
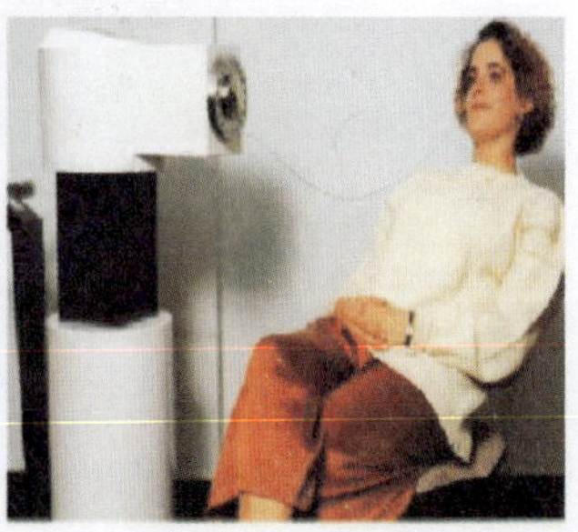

图 12–17 宫颈癌后装治疗

7. 治疗结束后，放射源自动回到储源罐中。置管病人取管。

§12.3 外照射治疗

外照射治疗又称远距离放射治疗，临床上又称放射治疗（简称放疗），主要用于治疗恶性肿瘤。肿瘤放疗是利用放射线治疗肿瘤的一种局部治疗方法。放射线包括放射性同位素产生的 α 、β 、γ 射线和各类 X 线治疗机或加速器产生的 X 线、电子线、质子束及其他粒子束等。放疗是目前治疗恶性肿瘤的主要手段之一。

外照射治疗的发展历史

放疗已有百余年的历史，20 世纪 50 年代以后获得迅速发展，现在的放疗技术已由二维放疗发展到三维和四维；放疗剂量分配也由点剂量分配发展到体积剂量分配和体积剂量分配中的剂量调强（表 12–5）。

表 12-5　放疗发展历史

时　间	项　目
1896 年	第一例放疗
19 世纪 20 年代	X 线治疗喉癌 镭治疗宫颈癌
19 世纪 30 年代	Courtard 建立了分次放疗的方法
19 世纪 50 年代	^{60}钴治疗恶性肿瘤
19 世纪 70 年代	加速器治疗恶性肿瘤 模拟定位机应用
19 世纪 80 年代	放射治疗计划系统（TPS）应用 立体定向放射外科发展（γ 刀等）
19 世纪 90 年代	适形放射治疗及调强放射治疗（IMRT） CT 模拟机应用于临床

外照射治疗的目的

放疗是一种局部治疗，是通过放射线对肿瘤的照射和剂量积累，使肿瘤组织缩小、消失，同时使周围正常组织接受尽可能小的照射剂量，将损伤降到最低，以延长病人生命为目的的一种治疗手段。晚期肿瘤病人为了改善症状、提高生活质量，也可以进行姑息性放疗。

外照射治疗的临床定位

在恶性肿瘤的治疗过程中，大约有 75% 的恶性肿瘤病人需要进行放疗。有资料显示，45% 的恶性肿瘤可以治愈，其中，通过手术可治愈 22%，放疗治愈 18%，化疗药物治愈 5%。恶性肿瘤的治疗目前趋向采用综合治疗，这样可以最大限度地提高肿瘤病人的生存年限和治愈率。

肿瘤细胞对放射线的敏感性

放射治疗肿瘤的疗效在很大程度上取决于肿瘤对放射线的敏感性，放射敏感性与以下几方面因素有关。

（一）肿瘤的分化程度与放射敏感性的关系

肿瘤的分化程度与放射敏感性成反比，即肿瘤的分化程度越低，对放射治疗越敏感，但临床上并不意味着分化程度低的肿瘤疗效就越好，因为肿瘤分化低的肿瘤恶性程度高且容易转移。

（二）肿瘤细胞的增殖周期与放射敏感性的关系

人体细胞需要不断增殖、产生新细胞，以代替衰老、死亡和病理损伤所损失的细胞，这是机体新陈代谢的表现，也是机体不断生长发育、赖以生存和延续种族的基础。细胞以分裂的方式进行增殖，细胞增殖从生长到分裂成两个细胞的过程称为细胞周期。换句话说，细胞增殖周期（或细胞周期）是指细胞从一次分裂结束开始生长，到下一次分裂结束所经历的过程。细胞增殖周期可分为两个时期，即分裂间期和分裂期。分裂间期又称间期，可分为 G_1、S、G_2 3 个阶段，完成有丝分裂细胞染色体 DNA 的复制；分裂期又称 M 期（含前期、中期、后期和末期），通过有丝分裂将一个细胞分裂成两个细胞。M 期对放疗最敏感，S 期最不敏感；增殖活跃的细胞比不增殖或增殖不活跃的细胞敏感，细胞分化程度越高对放疗的敏感性越低（图 12-18）。

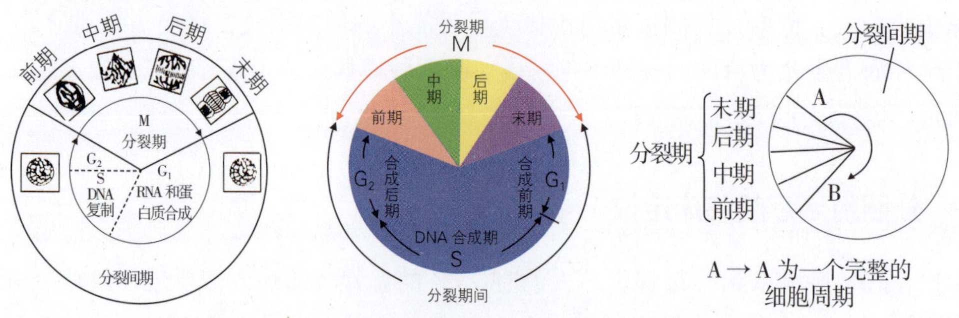

图 12-18　细胞增殖周期示意图

（二）肿瘤细胞含氧状态与放射敏感性的关系

肿瘤细胞的氧含量直接影响放射敏感性，乏氧细胞对放疗的敏感性较低。早期肿瘤体积小、血运好、乏氧细胞少，此时疗效较好；晚期肿瘤体积大、瘤内血运差，甚至肿瘤有中心区坏死，则放射敏感性低；肿瘤局部合并感染时，血运差、乏氧细胞多、放射敏感性下降，因此保持照射部位清洁，预防感染、坏死，是提高放疗敏感性的重要条件。

（三）肿瘤的放射敏感性分类

临床上根据肿瘤对放疗的敏感程度分为以下几类。

1. 高度敏感肿瘤：分化程度低、代谢旺盛的癌细胞对放射线高度敏感，宜选用放疗，如淋巴瘤、性腺肿瘤、多发性骨髓瘤、肾母细胞瘤等。

2. 中度敏感肿瘤：放疗可作为此类肿瘤综合治疗的一部分，如大多数鳞癌、基底细胞癌、鼻咽癌、脑瘤、乳腺癌等。

3. 低度敏感肿瘤：这类肿瘤一般不适于放疗，如大多数腺癌。

4. 不敏感（抗拒）肿瘤：这类肿瘤不适于放疗，如纤维肉瘤、骨肉瘤、黑色素瘤等。

外照射治疗设备结构

放疗设备包括各种类型的放射治疗机和放射治疗计划系统。

（一）放射治疗机

放射治疗机包括各种能产生放射线的设备，如X线治疗机、^{60}钴治疗机、医用直线加速器等。

1. X线治疗机：X线治疗机可产生不同能量的X线，分为接触治疗机、浅部治疗机和深部治疗机，是体外照射治疗肿瘤的早期设备。由于其能量低、表面吸收剂量大、副作用较大等原因，目前仅用于某些特殊部位的治疗。（图12–19）

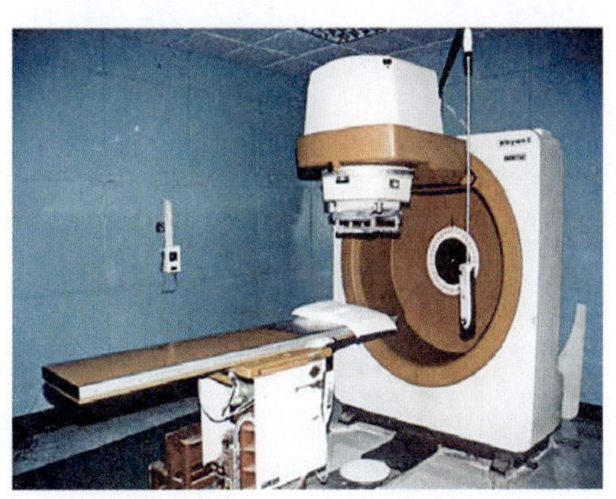

图 12–19　深部 X 线治疗机

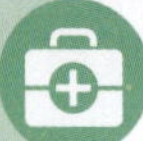

2. ^{60}钴（Co）治疗机：是我国20世纪中晚期广泛使用的肿瘤外照射治疗设备，临床上发挥了重要作用。^{60}Co是金属元素钴的放射性同位素之一，其半衰期为5.27年。^{60}Co会透过β衰变放出能量高达315 keV的高速电子，同时放出两束伽玛射线。^{60}Co治疗机使用的是永久性放射源，每5～10年需要更换一次，核废料处理比较困难，且应用范围有一定局限性，现已基本废用并被直线加速器取代。（图12–20）

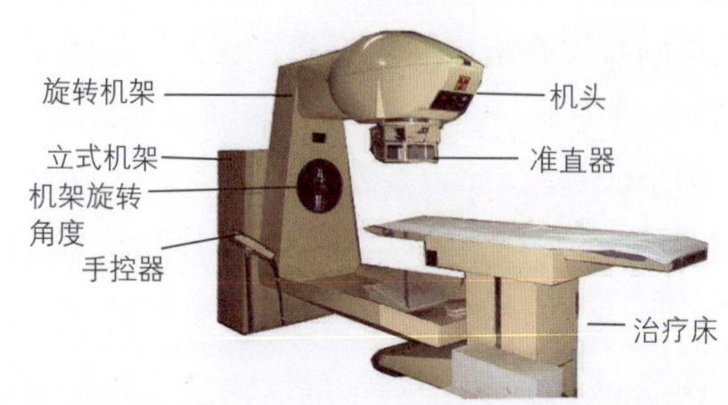

图12–20　^{60}Co治疗机及操作台

3. 医用直线加速器：医用直线加速器通常含有两档或以上的高能X线和多档电子线，便利于临床医师根据肿瘤部位选择射线的种类。现代医用直线加速器功能齐全、全数字化，无须永久的放射源，且照射半影较^{60}Co治疗机小，适用于全身各部位肿瘤的放疗，可以进行三维适形放射治疗、调强适形放射治疗、X刀（又称光子刀）治疗等。直线加速器是当前治疗肿瘤较理想的设备，但因价格昂贵难以广泛推广。（图12–21）

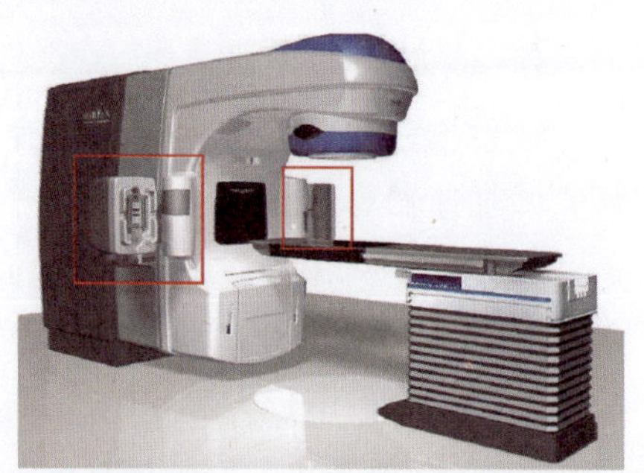

图12–21　医用电子直线加速器

（二）放射治疗计划系统（TPS）

放射治疗计划系统（TPS）是一种医疗设备，是专用于制订合理放疗计划的计算机系统。TPS通过对放射源和病人建模来模拟实施计划的放疗。系统采用一个或多个算法对病人体内吸收剂量分布进行计算，制订出合理的放疗方案供临床实施。先进的治疗计划系统可提供经过反复修正和完善，最终获得详细可行的治疗方案。治疗计划系统是放疗质量控制与质量保证必不可少的手段。（图12–22）

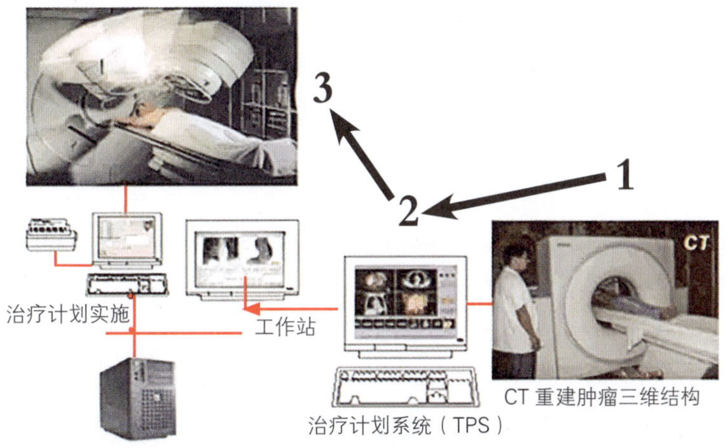

图 12-22　放射治疗计划系统（TPS）示意图

外照射治疗的适应证和禁忌证

（一）适应证

按照各系统中的不同种类的肿瘤，简要介绍放疗的适应证如下。

1．消化系统：口腔部癌早期手术治疗和放疗相同，有的部位更适合于放疗，如舌根部癌和扁桃体癌；中期综合治疗以术前放疗较好；晚期可做姑息性放疗。食管癌早期以手术为主，中晚期以放疗为主，颈段及胸上段食管癌因手术难度大，一般行放疗。肝、胰、胃、小肠、结肠、直肠癌以手术治疗为主。结肠、直肠癌手术治疗可能较放疗疗效更好，早期直肠癌腔内放疗疗效与手术治疗相同，肝、胰癌的放疗有一定姑息作用。

2．呼吸系统：鼻咽癌以放疗为主。上颌窦癌以术前放疗为好。喉癌早期可单选放疗或手术治疗，中晚期宜采取放疗和手术的综合治疗。肺癌以手术为主，不适合手术又无远地转移者可行放疗，少数可以治愈。小细胞未分化型肺癌宜行放疗加化疗。

3．泌尿生殖系统：肾透明细胞癌以手术为主，术后放疗有一定好处。膀胱早期以手术为主，中期术前放疗有一定好处，晚期可做姑息放疗。肾母细胞癌以手术、放疗、化学治疗三者综合治疗为好。睾丸肿瘤应先手术，然后行术后放疗。宫颈癌早期手术与放疗疗效相同，Ⅱ期以上只能单纯放疗，且疗效较好。子宫体

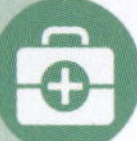

癌以术前放疗为好，不能手术者也可放疗。

4. 乳腺癌：乳腺癌以手术治疗为主。凡Ⅰ期或Ⅱ期乳腺癌，肿瘤位于外侧象限，腋窝淋巴结阴性者术后可不做放疗；位于内侧象限的Ⅰ期乳腺腺癌或Ⅱ期乳腺癌皆做术后放疗。Ⅲ期乳腺癌手术前照射也有好处。对早期乳腺癌采用"保乳术"后对乳腺及淋巴引流区进行放疗，疗效也很好。

5. 神经系统肿瘤：脑瘤大部分应术后放疗。髓母细胞应以放疗为主，神经母细胞瘤手术后应行放疗或化学治疗，垂体瘤可放疗或术后放疗。

6. 皮肤及软组织恶性肿瘤：皮肤黏膜（包括阴茎及阴唇）早期手术或放疗均可，晚期也可放疗；黑色素瘤及其他肉瘤，应以手术为主。也可考虑配合放疗。

7. 骨恶性肿瘤：骨肉瘤以手术为主，也可作术前放疗。骨网织细胞肉瘤、尤文瘤可行放疗辅以化疗。

8. 淋巴类肿瘤：Ⅰ、Ⅱ期以放疗为主，Ⅲ、Ⅳ期以化疗为主，可加用局部放疗。

（二）禁忌证

1. 绝对禁忌证：放疗的绝对禁忌证很少，晚期恶病质肿瘤病人、食管癌穿孔、肺癌合并大量胸腔积液可列为绝对禁忌证。

2. 相对禁忌证：

（1）凡对放射不敏感的肿瘤，可视为相对禁忌证，如皮肤黑色素瘤、胃癌、小肠癌、软组织肉瘤、骨软骨肉瘤等。

（2）急性炎症、心力衰竭应在控制病情后再做放疗。

（3）肺癌需做较大面积照射而肺功能又严重不全时不宜做放疗。

外照射治疗的技术和分类

现代放疗主流技术包括立体定向放射治疗（SRT）和立体定向放射外科（SRS）。

（一）立体定向放射治疗（SRT）

立体定向放射治疗主要包括三维适形放射治疗和三维适形调强放射治疗。

1. 三维适形放射治疗：三维适形放射治疗（3DCRT）是一种高精度的放射治疗，它利用CT图像重建三维的肿瘤结构，通过在不同方向设置一系列不同的照射野，并采用与病灶形状一致的适形挡铅，高剂量区的分布形状在三维方向（前后、左右、上下）上与靶区形状一致，同时尽量减少病灶周围正常组织的辐射剂量。三维适形放射治疗是目前放疗的主流技术，适用于绝大部分肿瘤的放疗。（图12-23～图12-25）

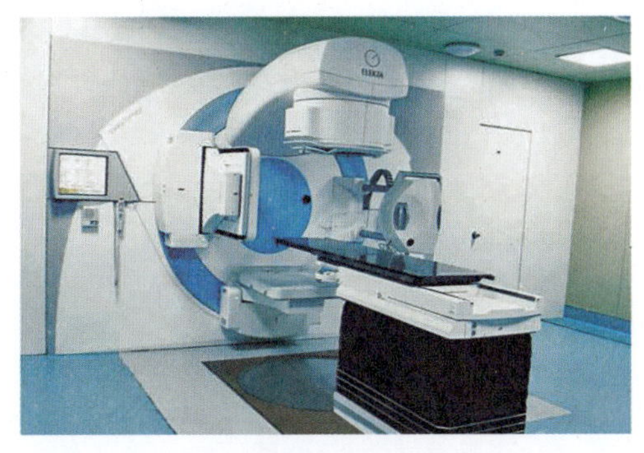

图 12-23　三维适形放射治疗设备（加速器 +CT）

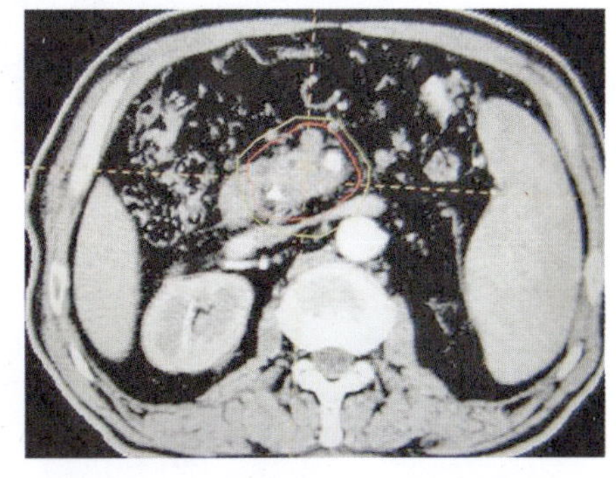

图 12-24　胰腺癌 CT 三维重建定位

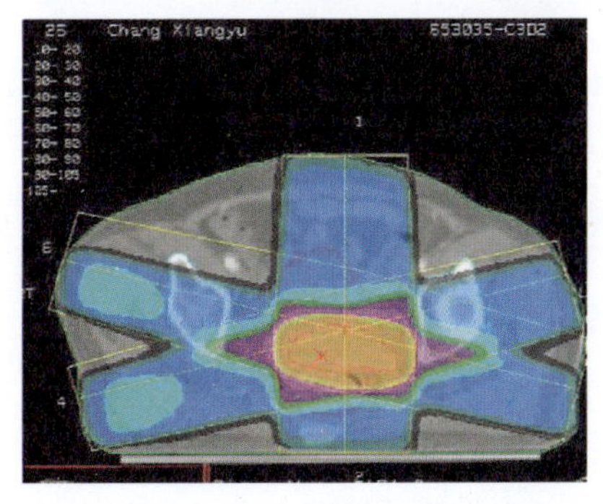

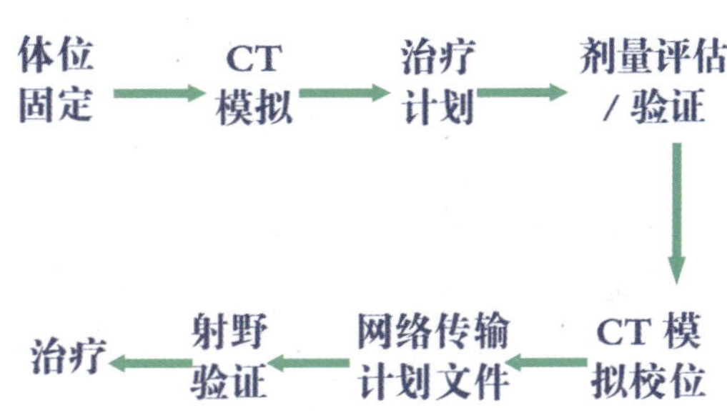

图 12-25　三维适形放射治疗靶区和治疗流程示意图

2. 三维适形调强放射治疗（intensity modulated radiation therapy，IMRT）：是在三维适形放射治疗的基础上，对辐射野内剂量强度按一定要求进行调节，使靶区内的任何一点都能得到理想均匀的剂量，同时将要害器官所受剂量限制在可耐受范围内，使紧邻靶区的正常组织受量降到最低。IMRT 比常规治疗多保护15%～20% 的正常组织，同时可增加 20%～40% 的靶区肿瘤辐射剂量。（图 12-26、图 12-27）

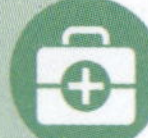

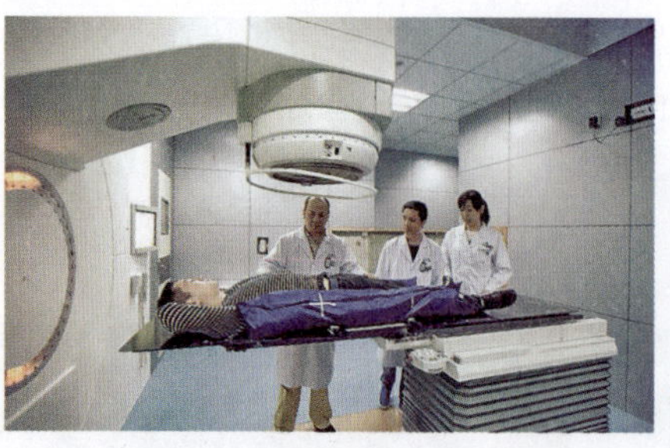
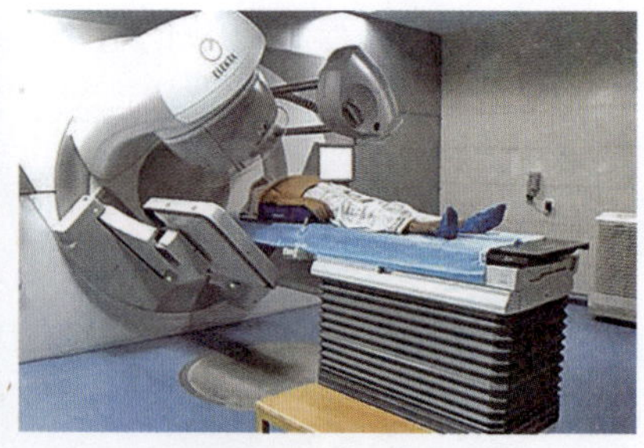

图 12-26　三维适形调强放射治疗设备

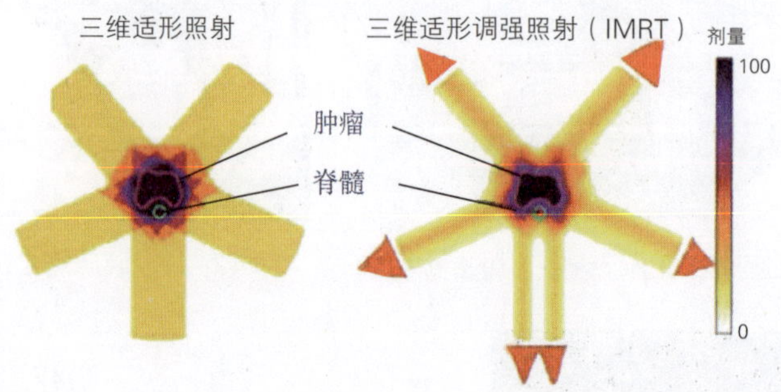

图 12-27　三维适形放射治疗与三维适形调强放射治疗的比较

（二）立体定向放射外科（SRS）

立体定向放射外科（SRS）是指利用立体定向原理，通过多个放射线束的物理聚焦，对特定的靶点使用一次大剂量照射，产生强大的放射生物学效应，达到杀灭肿瘤细胞的目的。SRS 主要用于恶性肿瘤和体积较大的良性肿瘤的放疗。与立体定向放射治疗（SRT）相比，靶点定位更准确、靶区照射剂量更高，而且分布均匀，从而提高了肿瘤的局控率、降低了放疗并发症的发生率。SRS 治疗设备包括 X 线刀、γ 刀、托姆刀等。（图 12-28、表 12-6）

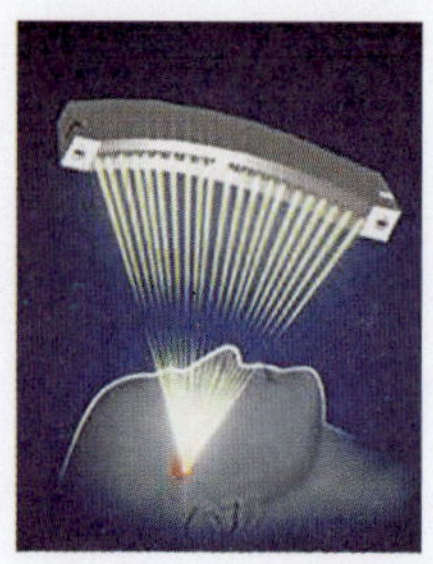

图 12-28　多个放射源放射线几何聚焦示意图

表 12-6 放射外科与普通放疗及显微外科比较

项　目	放射外科	显微外科	普通放疗
全身影响	+	++++	++
麻醉意外	-	+	-
术中出血	-	++++	-
术后感染	-	++	-
定位准确性	++++	++	+
灶周辐射	+	-	++++
治疗后急性反应	+	++++	+++
迟发放射反应	+	-	+
白细胞下降	-	-	+++
治疗间期	+	+++	++++

1. γ 刀：γ 刀是立体定向放射外科的设备之一，它是根据立体几何定向原理，将颅内的正常组织或病变组织选择性地确定为靶点，使用 ^{60}Co 产生的伽玛射线进行一次性大剂量地聚焦照射，使之产生局灶性的坏死或功能改变而达到治疗疾病的目的。γ 刀的临床应用，使许多传统脑外科手术难于完成的颅内疾病（如颅内肿瘤、脑血管畸形、癫痫等）得以治疗。（图 12-29）

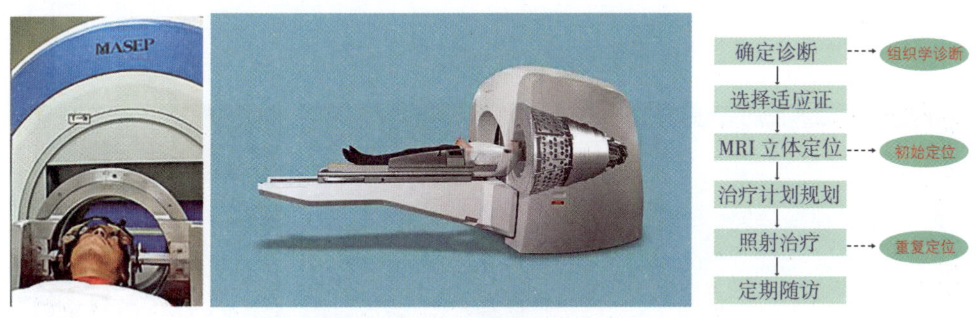

图 12-29 γ 刀设备及其治疗程序

2. 托姆刀：是一种高速螺旋放射治疗系统设备，具有靶区定位准确、三维调强的特点，在鼻咽癌、肺癌、胸膜间皮瘤、食管癌、脑肿瘤、乳腺癌、前列腺癌、全身多发性转移瘤和脊髓肿瘤等放疗上拥有无可比拟的优势，适合全身各部位肿瘤的治疗。（图 12-30）

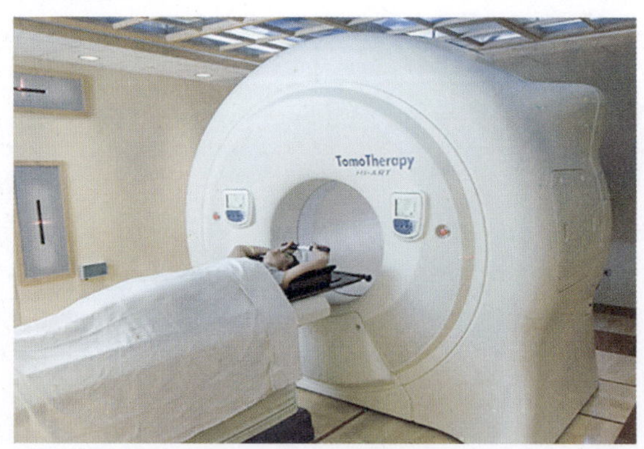

图 12-30　托姆刀

外照射治疗的实施步骤

放疗的一般实施步骤如下。

1. 明确诊断。

2. 决定治疗方式：根据病人情况选择立体定向放射治疗（适形或调强治疗）或立体定向外科治疗（γ 刀或托姆刀等）。

3. 设计治疗方案：放疗方案的设计过程就是不断寻找最好的布野方式，包括射线能量、射野方向、射野形状、权重以及每个射野的强度分布等，使肿瘤得到最大可能的控制，而保持正常组织的放射损伤最小（图 12-31）。

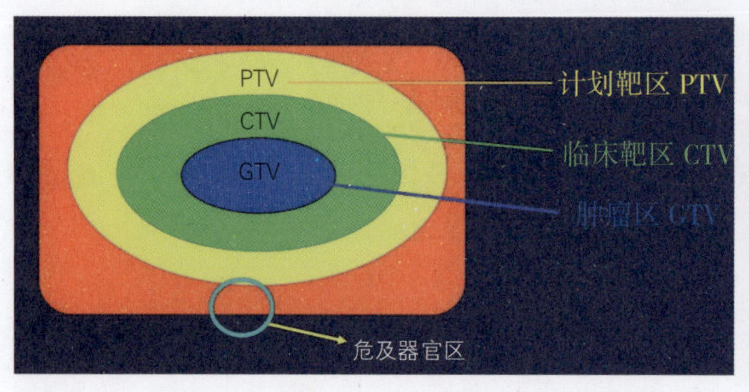

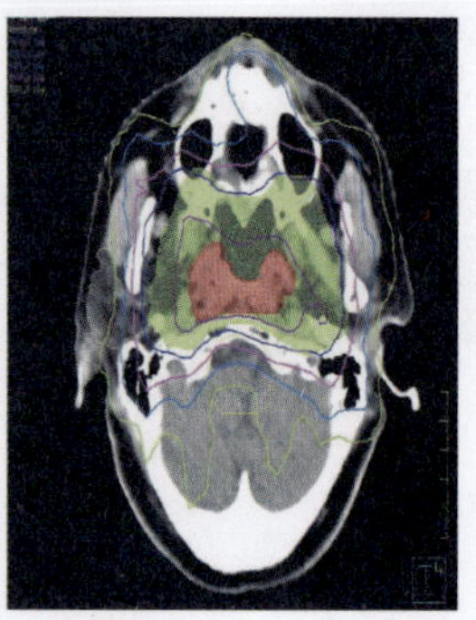

图 12-31　治疗靶区的命名及制订治疗方案

4. 利用模拟机对治疗方案进行模拟和验证。

5. 按治疗计划执行放疗。

6．放疗期间应每周检查一次病人，治疗结束时对病人进行全面检查。

放疗反应及其处理

放疗不良反应的程度与照射剂量、照射体积的大小、个人对放射线的敏感程度以及是否应用化疗有关，但总体来讲放疗的不良反应较小，比手术、化疗易接受。

（一）放疗反应的范围

放疗使用的剂量越大，对肿瘤细胞的杀伤力越强，但对人体的损伤也越大。放疗反应包括对全身、血常规和局部反应以及重要器官的损伤。（图 12-32）

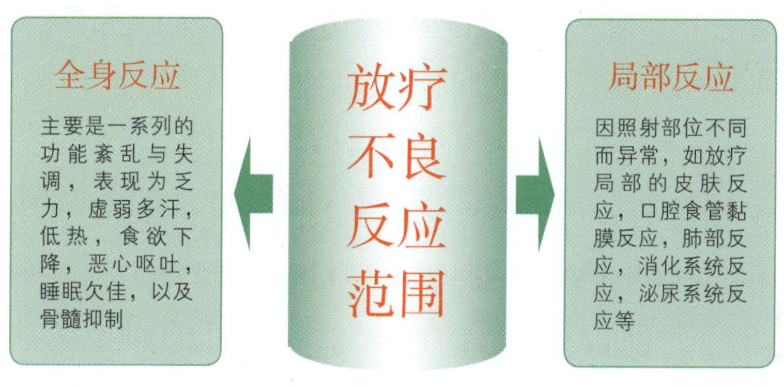

图 12-32　放疗不良反应的范围

1．全身反应：包括厌食、恶性、呕吐、头痛、全身乏力等。

2．骨髓抑制反应：骨髓和淋巴组织对放疗高度敏感，最明显的是白细胞，其次是淋巴细胞和血小板，红细胞对放疗不敏感。

3．局部反应：根据照射部位不同而不同，主要表现为不同程度的炎症和坏死等。

（二）放疗反应发生的时间

按放疗反应发生的时间分为急性放疗反应和晚期放疗反应，发生在不同时间的放疗反应的损伤状况与临床表现也不相同（图 12-33、表 12-7）。

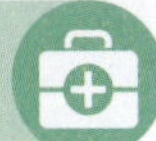

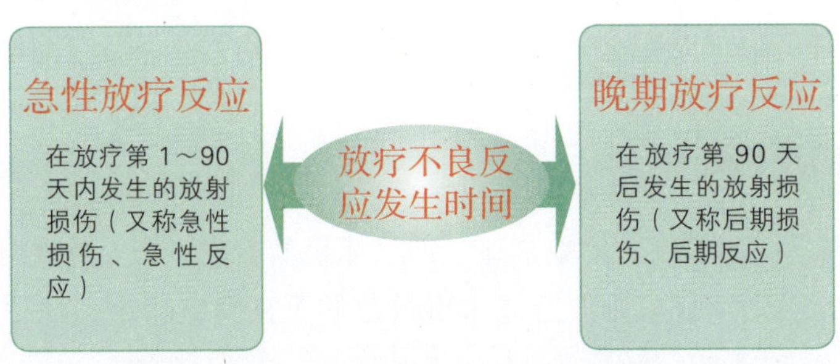

图 12-33　急性放疗反应与晚期放疗反应

1. 急性放疗反应：发生在放疗开始后3个月之内的反应称为急性放疗反应。急性放疗反应会给病人带来很大的痛苦，病人全身状况急转直下，但经对症处理和停止放疗后多可逐步恢复。

2. 晚期放疗反应：发生在放疗开始3个月后的反应称为晚期放疗反应。晚期放疗反应一旦发生则难于恢复，故应以预防为主。

表 12-7　放疗不同治疗阶段的反应

脏器、组织	早期毒性反应	晚期毒性反应
全身	疲倦、恶心、呕吐、头晕、血常规低下、贫血、感染、出血	2次发生癌症、生长发育障碍、畸形
皮肤黏膜	红斑、丘疹、糜烂、溃疡、脱发、充血、水肿、糜烂	色素沉着、萎缩、瘢痕、溃疡纤维化、溃疡、穿孔
脑	水肿、颅内压增高	放射性坏死
脊髓	血常规下降	放射性脊髓炎、末梢神经麻痹、白血病
眼	结膜炎、角膜炎	白内障、角膜溃疡、放射性网膜症
肺	放射性肺炎	放射性肺纤维化
上消化道	食管炎、胃炎、消化不良	唾液分泌障碍、溃疡、穿孔、纤维性狭窄
下消化道	肠炎、腹泻、出血	肠梗阻、溃疡、穿孔
泌尿器	尿、膀胱炎、肾炎	膀胱萎缩、肾硬化
生殖器	精子生成障碍、月经异常、卵子异常	不孕（无精子、无卵子）
骨	骨髓功能障碍、骨细胞减少	骨坏死、骨肉瘤、白血病

（二）放疗反应的防治

放疗反应的防治包括不良反应的预防措施和不良反应的治疗原则（图 12–34、图 12–35）。

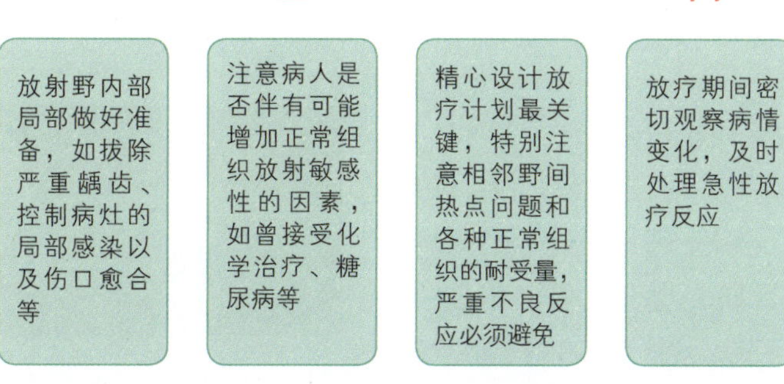

图 12–34　放疗不良反应的预防措施

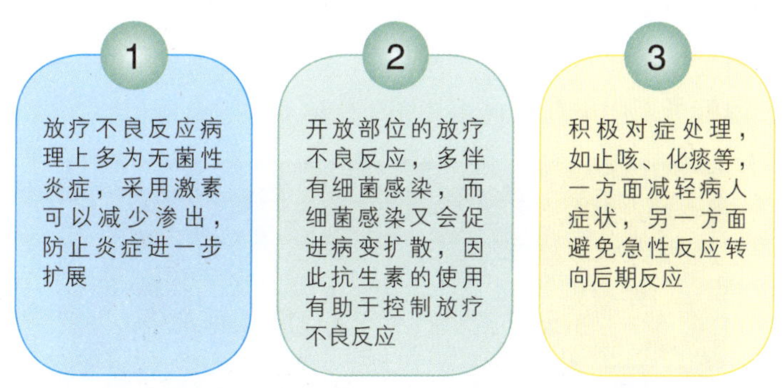

图 12–35　放疗不良反应的治疗原则

外照射治疗的防护措施

产生外照射的射线主要有 X 射线、γ 射线和中子射线。β 射线由于穿透力弱、射程短，主要应防止对皮肤和角膜的损伤。

（一）外照射防护的基本原则

外照射防护的基本原则是应保证完满达到电离辐射的应用目的，又使相关人员受到的辐射保持在可做到的最低水平。

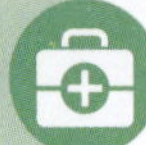

（二）外照射防护的基本方法

外照射防护的基本方法包括时间防护、距离防护和屏障防护。

1．时间防护：放射性操作前先应做好周密的计划和充分的准备，工作结束后应避免再放射性场所停留，以尽量缩短与放射源接触的时间（图 12-36）。

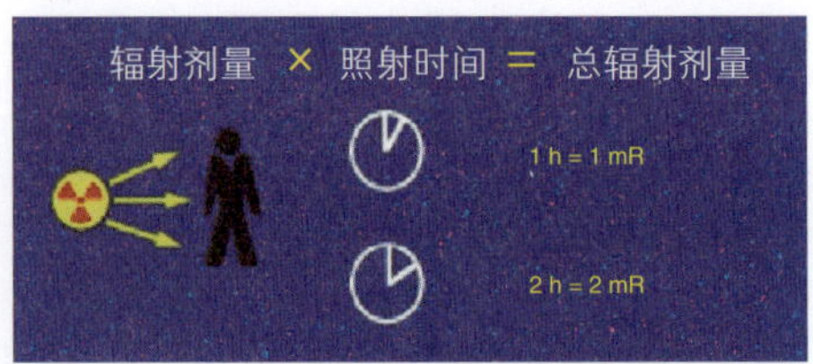

图 12-36 放疗的时间防护

2．距离防护：对于点源，某一位置的辐射剂量率与该位置和放射源的距离的平方成反比，因而人离开放射源越远，受到的辐射剂量率就越小（图 12-37）。

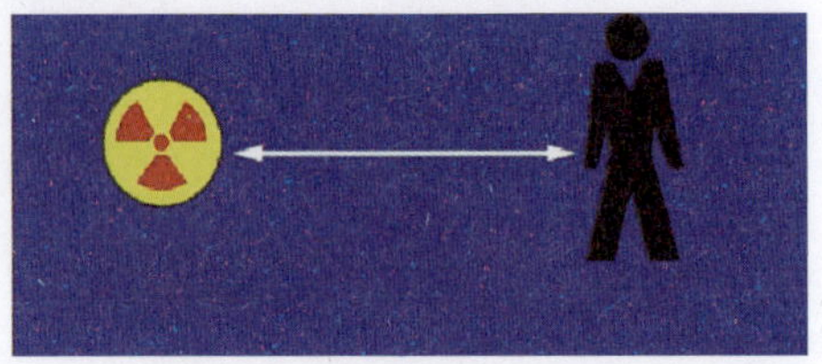

图 12-37 放疗的距离防护

3．屏蔽防护：在人体与放射源之间设置屏蔽，使射线衰减和被吸收，是一安全而有效的措施。X 射线、γ 射线通过屏蔽材料时辐射剂量呈指数衰减。屏蔽 X 射线、γ 射线常用铅、钨等重元素物质作屏蔽材料，墙壁可采用钢筋混泥土（图 12-38）。

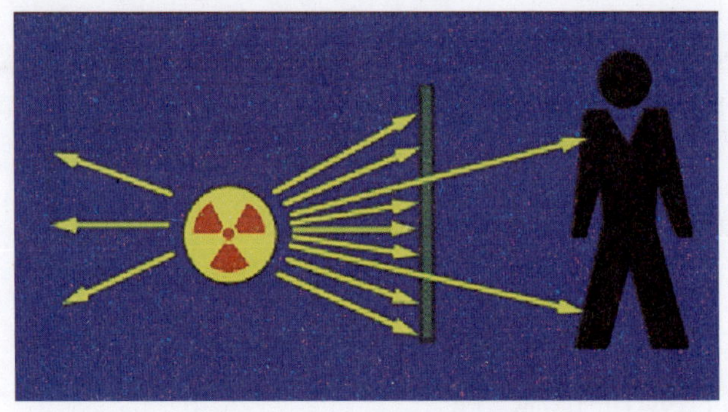

图 12-38 放疗的屏蔽防护

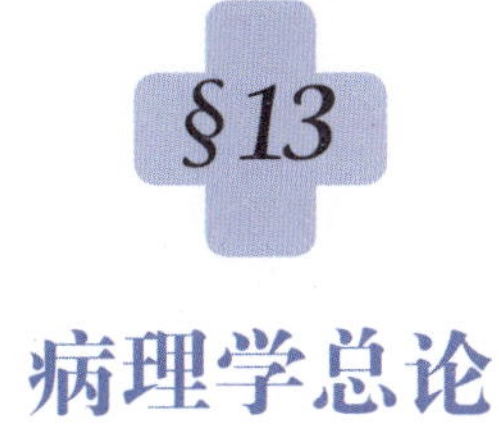

病理学总论

病理学是研究人体疾病发生原因、发生机制、病理变化、结局和转归的医学基础学科。病理学是基础医学与临床医学之间的桥梁学科，在疾病的诊断、治疗、预后判断和法医鉴定等方面发挥了不可替代的重要作用。

本章内容包括病理学概述、组织细胞病理学类型、病理学制片技术、数字病理切片技术和远程病理会诊等内容。

§13.1 病理学概述

病理学的发展

病理学的形成和发展经历了早期尸体解剖、器官病理学、细胞病理学、实验病理学、亚细胞病理学几个主要阶段。

（一）早期尸体剖检

我国是世界上最早开始做尸体解剖的国家，早在春秋战国时代就有人做过尸体解剖，并记载于秦汉时期的《黄帝内经》。南宋时期著名法医学家宋慈所著《洗冤集录》对尸检、伤痕病变以及中毒等均有详述，它是世界上最早的一部法医学著作，也为病理学的发展做出了很大的贡献。古希腊名医希波克拉底于公元前 400 多年前首创液体病理学说，主张疾病的发生是由于体内 4 种基本液体（血、黏液、黄胆汁、黑液）发生质和量的改变所致；到了公元 1～2 世纪，埃及名医 HcrJOphilos 等主张疾病是由于病因作用于人体的局部，造成局部功能障碍所致。

这些朴素的唯物主义萌芽学说，在西方影响甚大。

（二）器官病理学

18世纪中叶，意大利医学家Morgagni根据大量尸检的肉眼观察材料写了《疾病的部位和原因》一书，描述梅毒、心脏病、肺炎等各种病变，讨论了病变与临床症状的联系，提出疾病常在一定器官形成相应病变的理论，从而创立了器官病理学。

（三）细胞病理学

19世纪，由于显微镜的出现，德国病理学家菲尔绍利用显微镜研究人体病变器官和组织，发现了组织、细胞的形态变化，认为细胞的变化及其功能障碍是一切疾病的基础，于1858年出版了著名的《细胞病理学》。它对近百年来病理解剖学的发展，作出了划时代的贡献。

（四）实验病理学

19世纪法国生理学家克劳德·伯纳德首创了实验病理学，在动物身上研究疾病的动态变化以及病因和发病机制，揭示了多种疾病发生发展的规律。实验病理学的兴起，大大促进了病理学的发展。

（五）亚细胞病理学

自20世纪30年代以来，由于电子显微镜的诞生和生物组织超薄切片技术的建立，病理学跨入了亚细胞和分子水平阶段，使过去未被认识的许多微细病变和发生机制，逐渐得到了阐明。

（六）病理学新进展

近年随着现代遗传学、现代免疫学和分子生物学等新学科的建立，病理学又向纵横发展，出现遗传病理学、免疫病理学和分子病理学等新的分支，从而使人们对疾病发生发展的机制和病理过程的认识更加深入。

病理学的医学定位

（一）病理学是基础医学与临床医学之间的桥梁

解剖学、组织胚胎学、生理学和生物化学等是研究正常机体生理状态下的形态结构、功能及代谢的变化规律，而病理学是研究疾病状态下组织和病变的形态结构、功能代谢的改变，因此病理学起到了一个承上启下或“桥梁”的作用。

（二）病理学诊断在临床医学诊断中具有较高的权威性

病理诊断是在观测器官的大体（肉眼）改变，与镜下观察组织结构和细胞病变特征相结合而做出的疾病诊断，它比临床上根据病史、症状和体征等做出的分析性诊断和利用各种影像学资料所做出的诊断更具有客观性和准确性。尽管现代分子生物学的诊断方法（如 PCR、原位杂交、基因芯片等）已逐步应用于医学诊断，病理诊断仍被视为带有宣判性质的诊断，特别是对肿瘤的诊断和分期具有特殊的重要地位。由于病理诊断对设备和专业医师的要求较高，难于迅速普及是其不足之处，近年来远程病理会诊的逐步开展将有助于病理诊断的推广应用。

（三）病理学在医学研究中的作用

病理学在医学科学研究中也占有重要的地位。现代病理学吸收了当今分子生物学的最新研究方法和取得的最新成果，使病理学的观察从器官、细胞水平，深入到亚细胞、蛋白表达及基因的改变。这不仅使病理学的研究更深入一步，同时也使病理学的研究方法渗透到各基础学科、临床医学、预防医学和药学等方面。

病理学的研究方法

病理学的研究方法包括活体组织检查（活检）、细胞学检查和尸体解剖。

（一）活体组织检查

可通过手术、细针穿刺、内镜等手段获取活体组织样品，制成病理切片，在显微镜下进行观察、诊断（图 13–1）。

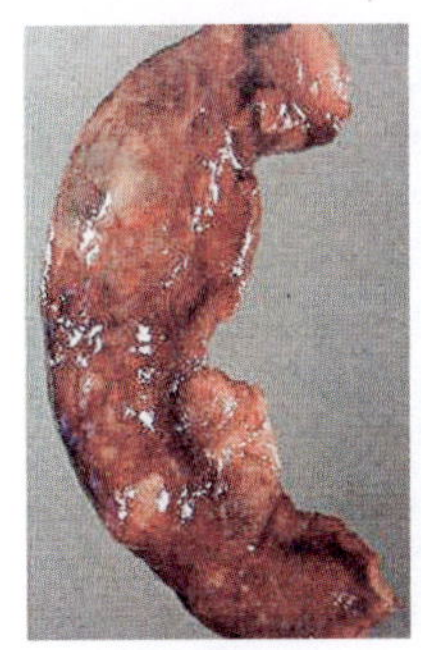

活体标本

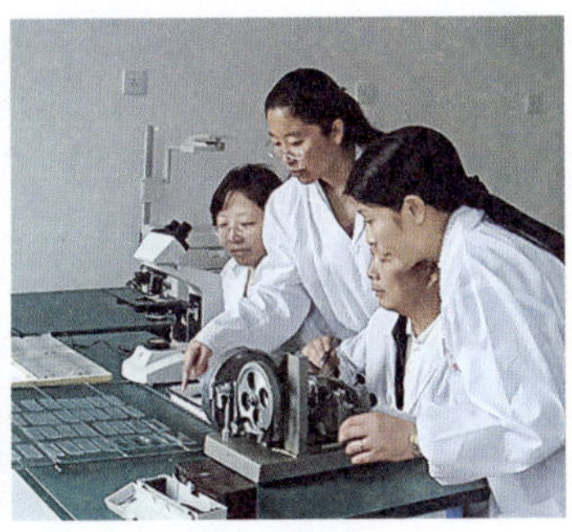

切片制作

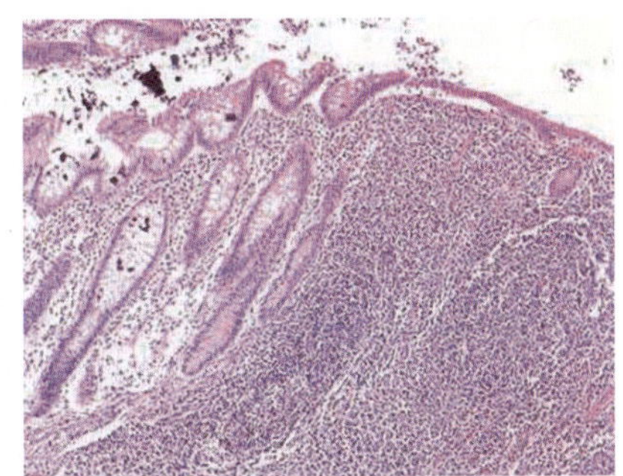

切片观察

图 13–1　急性阑尾炎活体组织检查

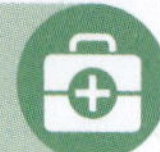

（二）细胞学检查

利用活检拭子可取得子宫颈、鼻咽部及其他可探及部位的脱落细胞标本，制成抹片，在显微镜下进行观察、诊断（图 13-2、图 13-3）。

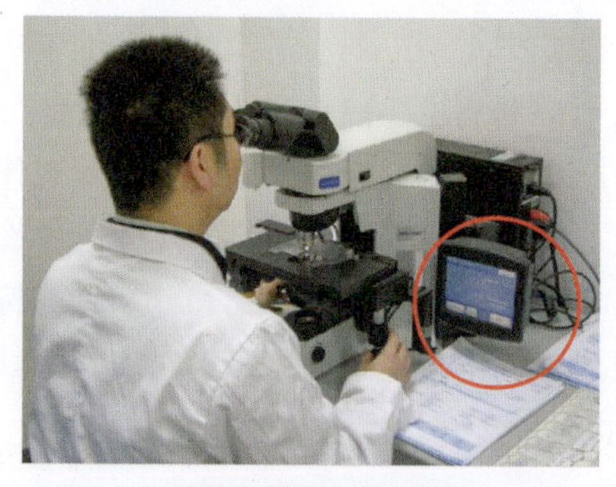
细胞病理图片镜下观察

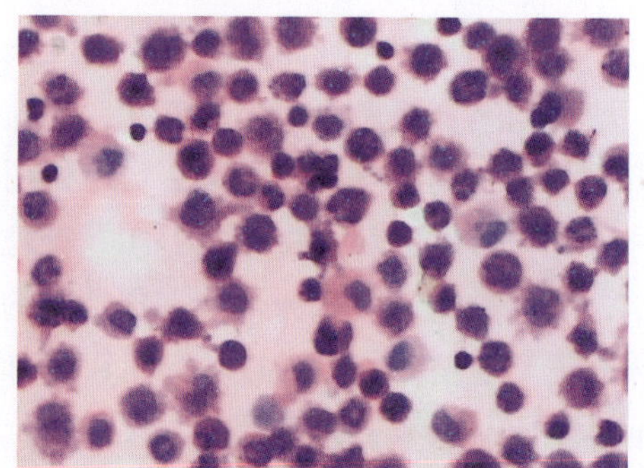
骨髓瘤胸腔积液涂片

图 13-2　细胞病理学标本检查

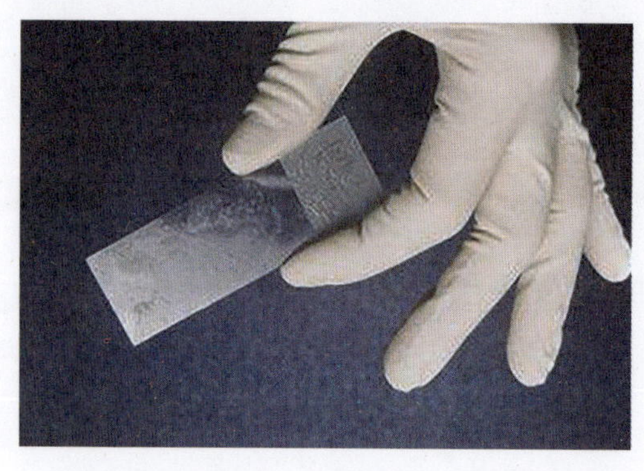

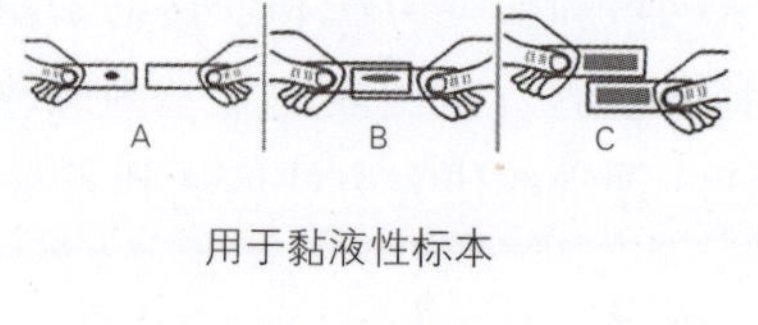

用于黏液性标本

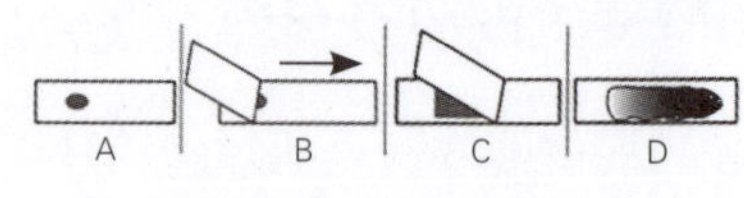

用于非黏液性标本

图 13-3　细胞学抹片制片方法

（三）尸体解剖检查

尸体解剖简称尸检，是通过对尸体的病理解剖，系统观察和发现死者各器官的病理形态变化，分析疾病的发生、发展过程，判断其直接死亡原因的一种重要检查方法。尸体解剖分为病理尸体解剖、法医尸体解剖、普通尸体解剖，不仅是诊断死亡原因最可靠的方法，也是司法鉴定的重要手段（图 13-4）。

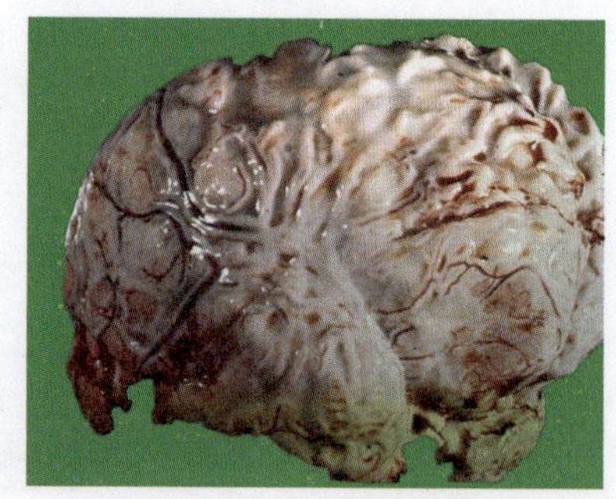
图 13-4　尸检脑标本

病理学的观察方法

病理学的形态观察方法包括大体标本肉眼观察、切片标本显微镜观察（组织学和细胞学观察）、超显微观察、免疫组织化学观察等。

（一）肉眼观察

肉眼观察的内容包括手术切除标本和尸体解剖标本等。观察内容包括标本及其病变的大小、形状、色泽、重量、质地，表面及切面，病变与周围组织的关系，并做详实客观记录。

（二）光学显微镜观察

从大体标本上切取适当大小的病变组织，制成组织切片或直接采集病变部位的细胞制成抹片，用苏木精–伊红（HE）染色或特殊染色（如巴氏染色），在显微镜下观察组织病变特点和细胞变化特征。该方法是最常用的病理学观察方法。

（三）电子显微镜观察

运用投射、扫描电子显微镜对细胞内部及标本的超微结构进行细微的观察，以了解亚细胞（细胞器）和分子水平上细胞的病理变化，一般作为 HE 染色和免疫组织化学染色的补充手段（图 13–5、图 13–6）。

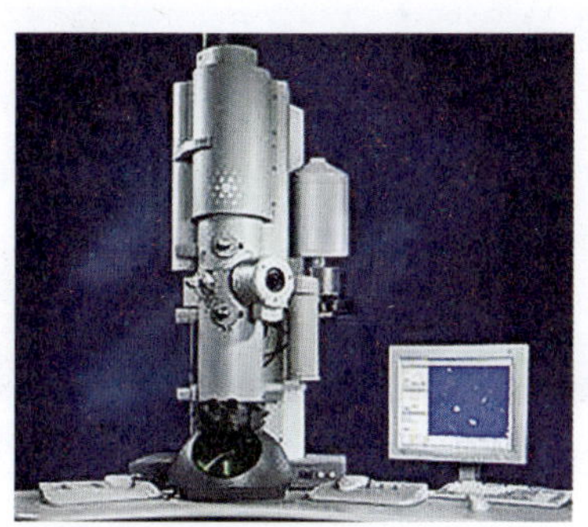

图 13–5　电子显微镜

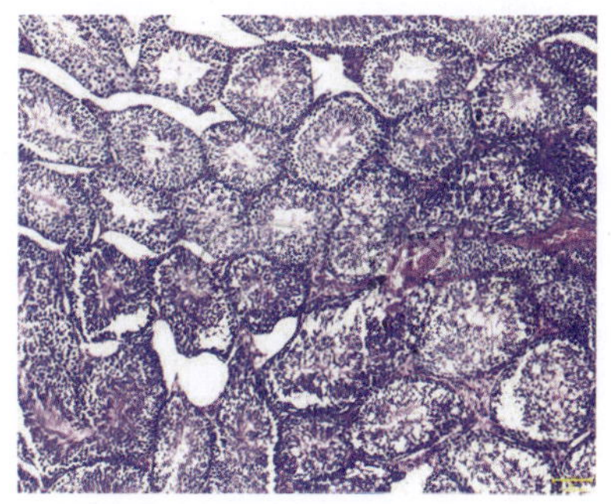

图 13–6　睾丸组织超微结构图像

（四）免疫组织化学观察

根据抗原、抗体特异性反应的原理，用已知的抗体去检查组织或细胞中未知的抗原物质（包括肿瘤蛋白、激素等），以适当的形式显示某种未知抗原物质的存在，并可进行定性、定量和定位的研究，临床上常应用于肿瘤的诊断和鉴别诊断（图 13–7、图 13–8）。

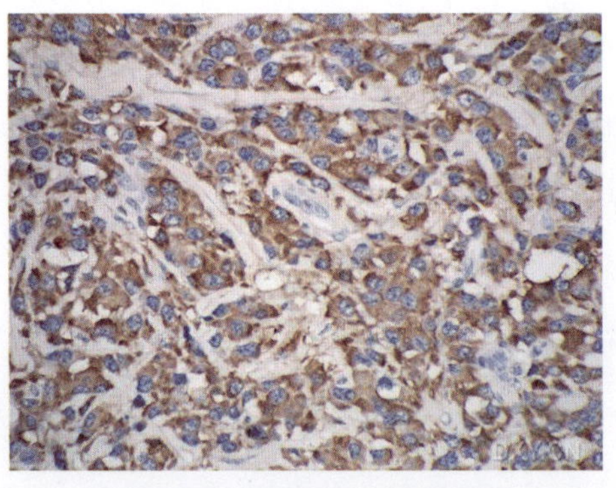

图 13-7 肺癌免疫组化切片

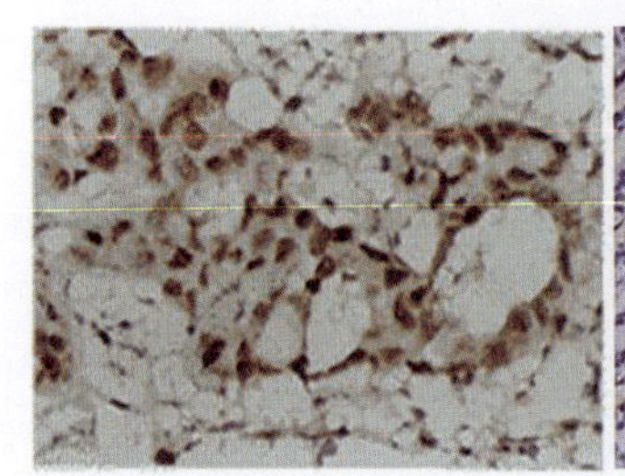
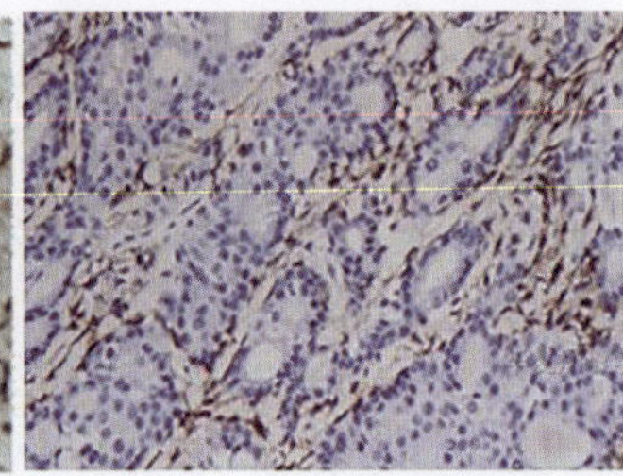
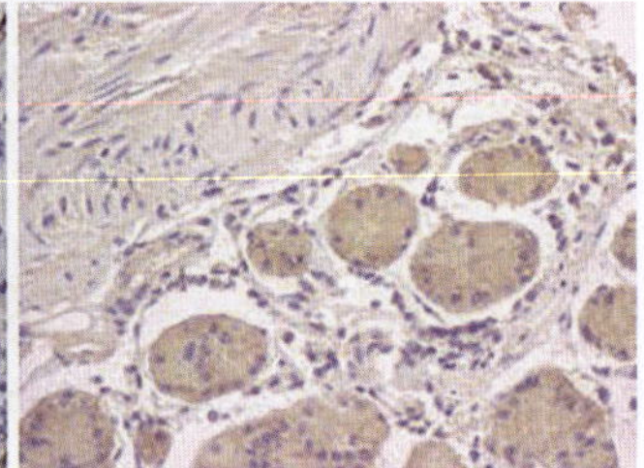

图 13-8 免疫组化切片示例

（五）其他观察方法

近十余年来各种新技术不断问世，扩大了病理学的观察视野，如组织和细胞的化学反应观察技术、激光扫描共聚焦显微观察技术（图 13-9）、流式细胞学观察技术、分子生物学观察技术等。

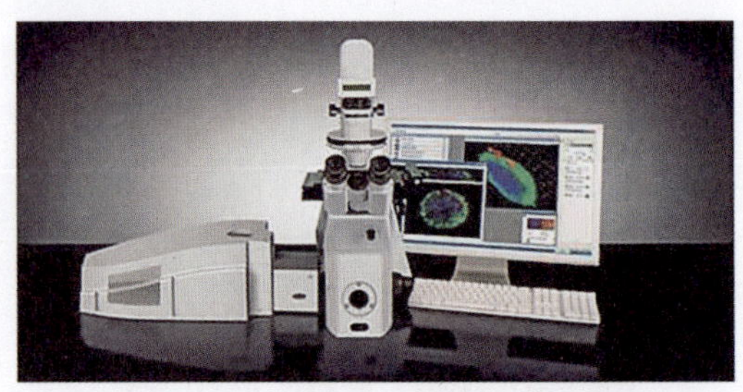

图 13-9 激光扫描共聚焦显微病理观察技术

病理诊断的临床意义

长期以来，病理诊断被认为是疾病诊断的“金标准”，在医疗工作中发挥着举足轻重的作用，具有其他任何检查都不可替代的权威性。到目前为止，还没有一项检查手段或方法可以完全代替病理诊断。病理学诊断技术虽然在各类疾病中均有应用，但在肿瘤诊断及其鉴别诊断中应用最为广泛，现以肿瘤病理诊断为例，简述病理诊断的重要意义。

（一）提供临床正确诊断全方位信息

肿瘤病理诊断的内容是对疾病的全面描述，如肿瘤起源、分类、分型、分化、侵袭、转移、激素受体表达、特异性酶活性、核分裂像等。

（二）病理诊断为进一步临床治疗提供依据

正确的病理诊断能为病人选择最佳的治疗方案提供依据。如术后肺鳞癌宜放疗，腺癌宜化疗，小细胞癌宜放疗加化疗；乳腺癌 ER、PR 阳性者应辅以内分泌治疗。

（三）病理诊断提供肿瘤病人预后信息

病理诊断不仅可以区分良性肿瘤与恶性肿瘤，而且可以对恶性肿瘤的分级与分期进行诊断，提供病人预后评估的基本信息。

病理诊断的程序与病理诊断报告

（一）病理诊断的程序

病理诊断的程序包括病理组织样品的采集、组织病理切片和细胞学抹片制作、病理切片和抹片的阅读，最终形成病理报告（图 13–10）。

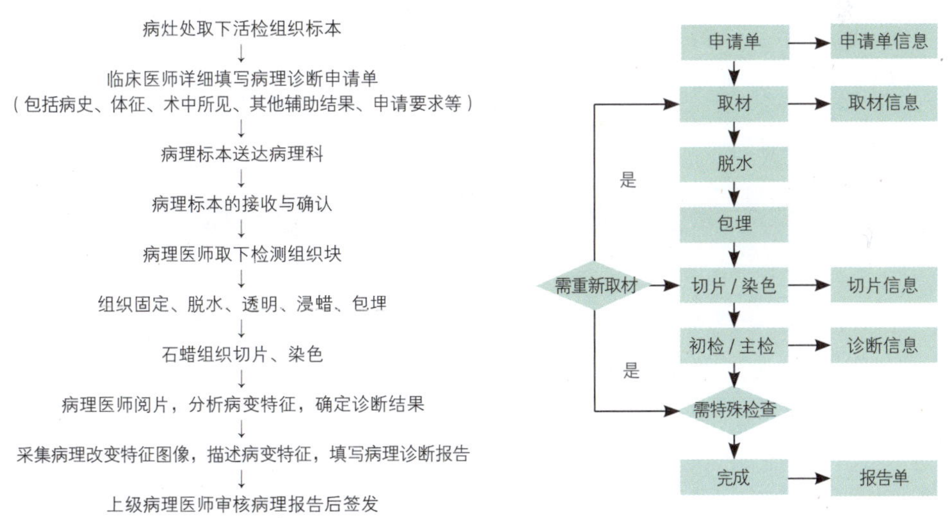

图 13–10 病理诊断工作流程

（二）病理诊断报告

病理学检查结果是临床诊断的最终结论，病理诊断报告书是具有法律效应的重要医疗文件。病理报告一般应包括以下内容。

1. 病人的基本信息，如姓名、性别、年龄、临床诊断、取材部位等。

2. 送检标本肉眼检查所见。

3. 光镜下组织学或细胞学改变的描述。

4. 病理诊断：病理诊断可分以下几种形式表述。

（1）明确的疾病诊断：明确的疾病病理诊断是指不加任何修饰词，直接写明××器官（组织）××病（瘤、癌）。

（2）不能完全肯定或有所保留的诊断：不能判定病变性质或是哪种疾病，特别对那些仅具备部分诊断标准的病变，常在“明确诊断”表述前加上不确切含义的修饰词如“考虑为……”“倾向于……”“符合……”“疑似……”或“……可能性大”等字样。这种诊断只能作为重要的参考，医师需结合临床情况做出自己的诊断，或再做进一步检查。

（3）描述性诊断：是指送检组织不能满足对各种疾病或病变的诊断要求，如全为血块、坏死或仅有正常组织等，因而只能按所观察到的结果进行描述。这样的病理检查报告通常对临床没有什么帮助，还需要进一步检查确诊。

（4）阴性病理诊断：是指送检组织过小，或因牵拉和挤压失去正常结构，或标本处理不当，无法辨认病变等，检查报告应简要说明原因后，写明“不能诊断”或“无法诊断”等字样。

§13.2 细胞和组织病理改变类型

细胞和组织病理改变的类型主要包括细胞和组织适应、损伤与修复、局部血液循环障碍、炎症、肿瘤等，依据这些改变类型可对疾病进行准确的病理诊断。

§13.2.1 细胞和组织的适应

细胞和组织的适应是细胞和组织在多种轻度有害因素作用下，通过自身功能代谢和形态结构的改变加以协调的过程。适应在形态学上的表现为萎缩、肥大、增生、化生（图 13-11）。

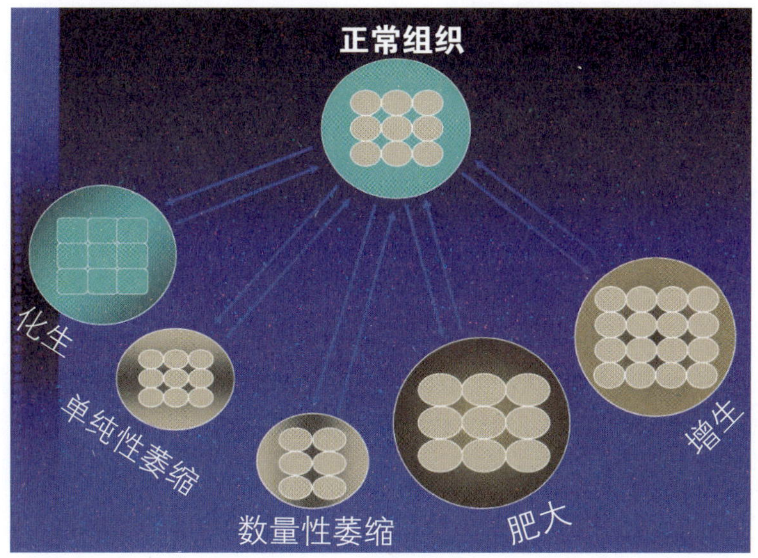

图 13-11　组织和细胞的适应

▶▶ 萎缩 ◀◀

萎缩表现为正常器官、组织或细胞的体积缩小，亦可伴有细胞数量减少和间质组织增生。萎缩包括生理性萎缩（如性腺萎缩）和病理性萎缩（如废用萎缩、老化萎缩等）。（图 13-12、图 13-13）

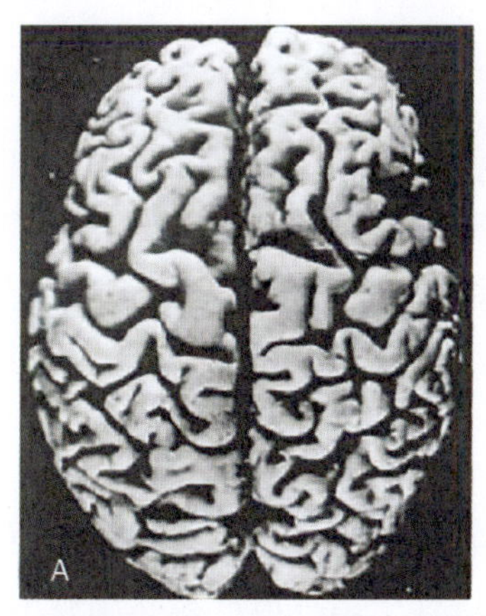

老年脑萎缩（沟回宽深）

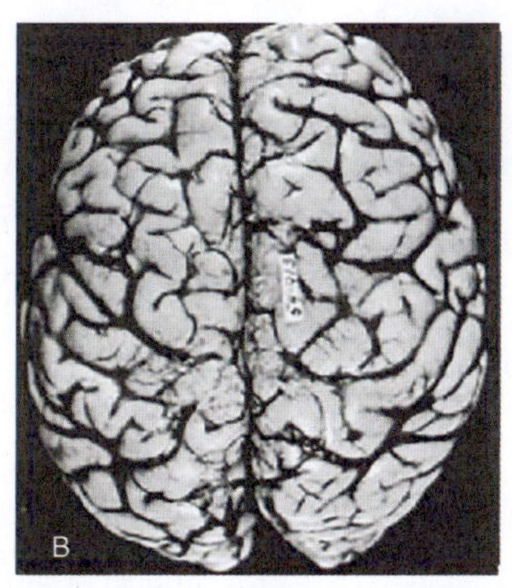

正常脑

图 13-12　脑萎缩大体标本

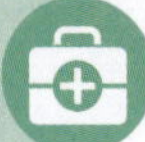

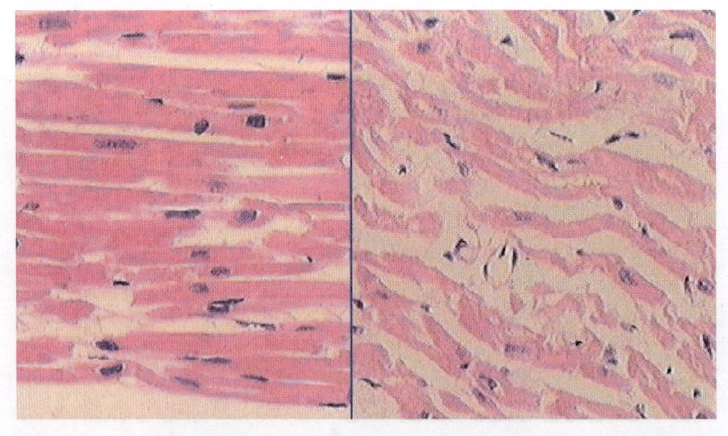

正常心肌　　萎缩心肌（肌纤维变细，间隔增宽）

图 13-13　心肌萎缩

肥大

肥大表现为细胞、组织或器官体积的增大，如妊娠子宫肥大等（图 13-14）。

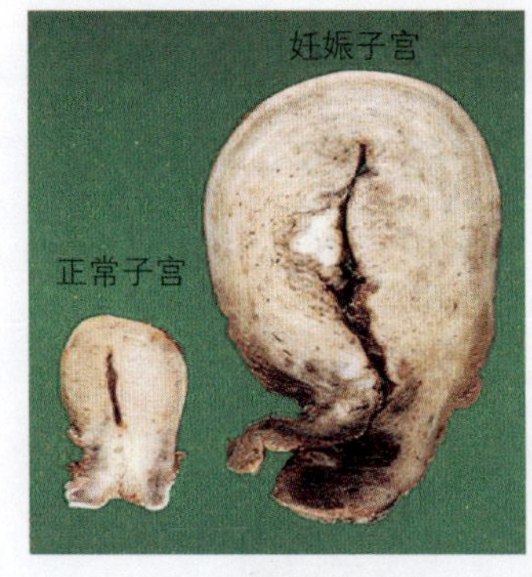

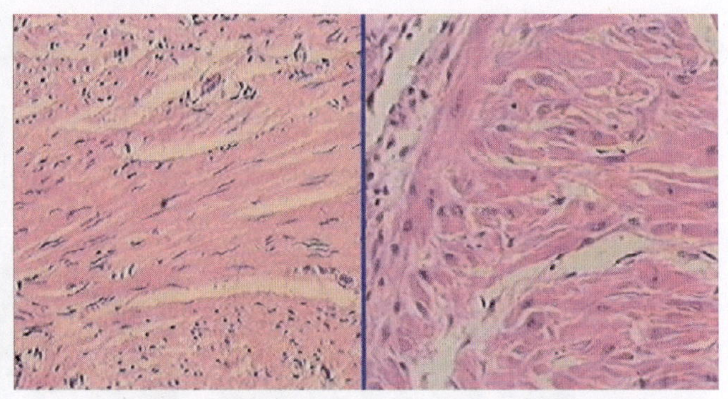

子宫大体标本（正常与肥大）　正常子宫组织　肥大子宫组织（肌纤维增粗）

图 13-14　妊娠性子宫肥大

增生

增大表现为细胞分裂活跃，细胞数量增多。增生分为生理性增生（如青春期乳腺增生）和病理性增生（如肝脏纤维化过程中出现的肝星状细胞增生）。（图 13-15）

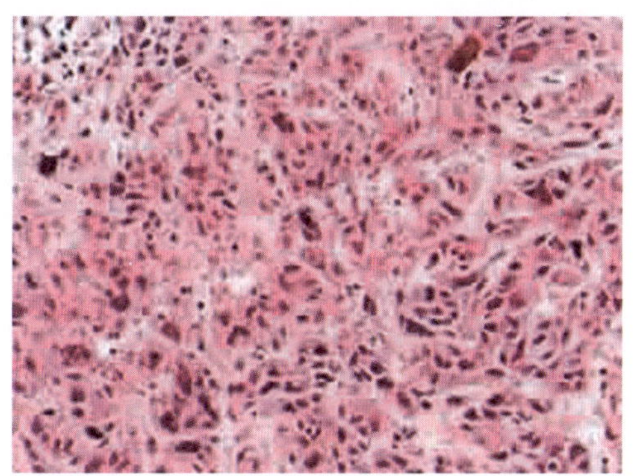

图 13–15　肝星状细胞增生（纤维化过程）

▶▶ 化生 ◀◀

一种已分化组织转化为另一种相似性质的分化组织的过程称为化生（图 13-16、图 13–17）。

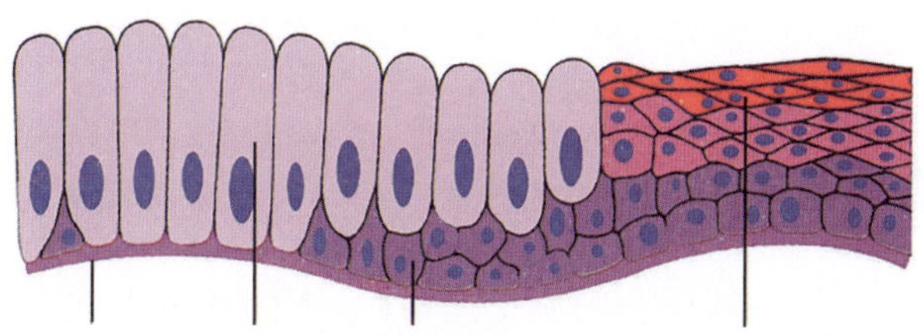

图 13–16　上皮细胞化生示意图

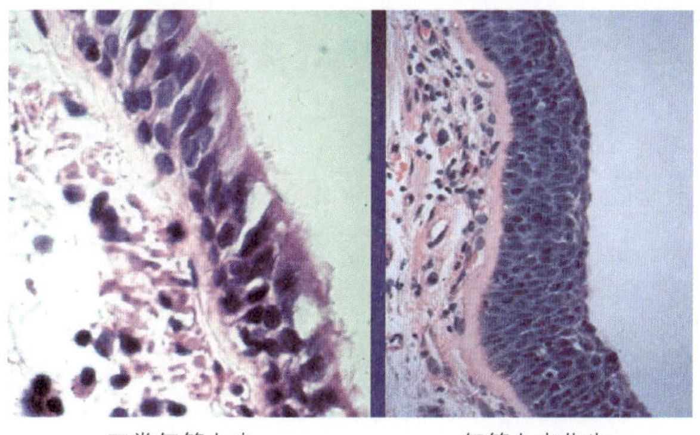

图 13–17　化 生

§13.2.2 组织损伤与修复

病理组织损伤是由多种不同原因导致的细胞和组织从变性到坏死的病理过程。组织损伤分为可逆性损伤（变性）和不可逆性损伤（坏死）两大类。（图 13-18）

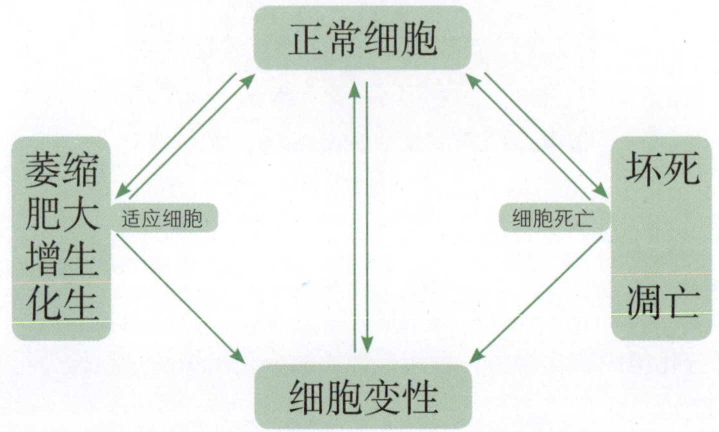

图 13-18 细胞和组织的适应与损伤

可逆性损伤

可逆性损伤是指细胞或细胞间质受损伤后，由于代谢障碍使细胞内或细胞间质内出现异常物质或正常物质异常蓄积的现象，通常伴有功能低下。多种原因能导致可逆性损伤，如创伤、过敏、缺氧、代谢障碍、感染、中毒等。去除病因后可逆性损伤可完全恢复正常，因此是非致命性、可逆性的损伤。可逆性损伤的病理分类包括水样变性、脂肪变性、透明变性、淀粉样变、黏液样变及病理性钙化。

（一）水样变性

水样变性是细胞可逆性损伤的一种形式，常是细胞损伤中最早出现的改变。病变初期，细胞线粒体和内质网变得肿胀，形成光镜下细胞质内出现的红染细颗粒状物。若水、钠进一步积累，则细胞肿大明显，细胞质高度疏松呈空泡状，细胞核也可胀破，细胞质膜表面出现囊泡，微绒毛变形消失，其极期称为气球样变。（图 13-19）

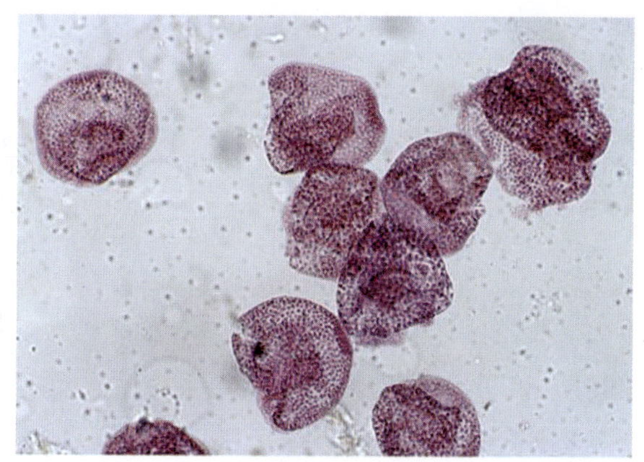

图 13-19 细胞水样变性

(二)脂肪变性

脂肪变性是细胞质内甘油三酯的蓄积，常因营养障碍、感染、中毒和缺氧等引起，多发生于代谢旺盛、耗氧多的组织，如肝细胞、心肌纤维、肾小管上皮等。光镜下表现为大小不等的近圆形空泡，严重脂肪变性的细胞常可发展为坏死。(图 13-20)

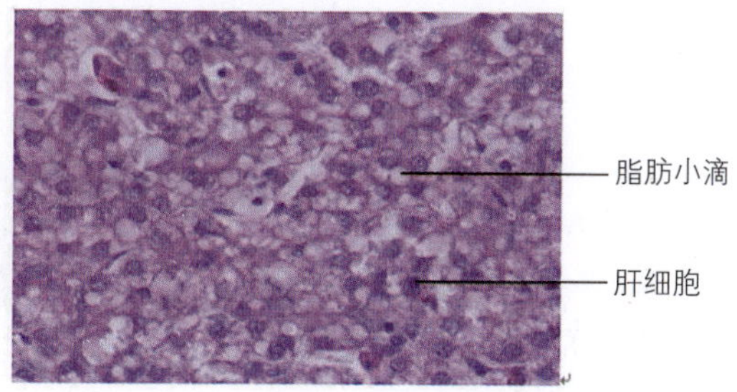

图 13-20 肝脂肪变性

(三)透明变性

透明变性系指在病变的细胞或间质组织中出现均匀一致、无结构、半透明状蛋白质蓄积，在 HE 染色切片中呈嗜伊红均质状，分为细胞内透明变性、纤维结缔组织透明变性、细动脉壁透明变性(图 13-21)。

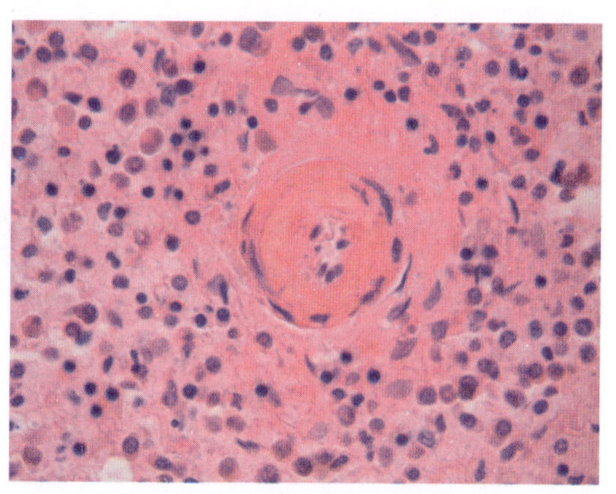

图 13-21 脾中央动脉透明变性

(四)淀粉样变

淀粉样变是指淀粉样蛋白物质

沉积于组织或器官导致的疾病，均匀无结构的淀粉样蛋白沉积于组织或器官，并导致所沉积的组织及器官有不同程度功能障碍，可侵犯全身多种器官，也可仅局限于皮肤，病因未明。淀粉样蛋白是一种球蛋白和黏多糖的复合物，常规 HE 染色时呈粉色，过碘酸希夫 (PAS) 染色时呈紫红色，刚果红染色呈橘红色，用偏振光显微镜观察时为苹果绿色，并带有花边状。由于其化学反应类似淀粉（如与碘反应），故称为淀粉样变，但实际与淀粉无关。淀粉样蛋白来源未明，是抗原刺激下浆细胞的产物或成纤维细胞所合成。本病一般分为原发性和继发性。前者淀粉样蛋白主要沉积在间质组织，又可分为局限性及系统性。后者常继发于慢性炎症性疾患如结核病、类风湿关节炎、骨髓炎等。（图 13–22）

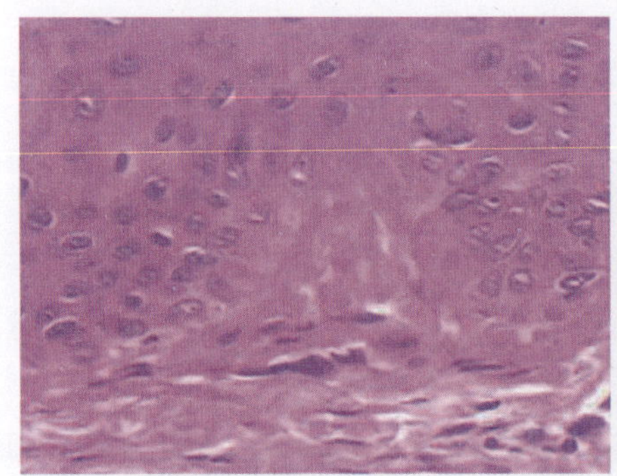
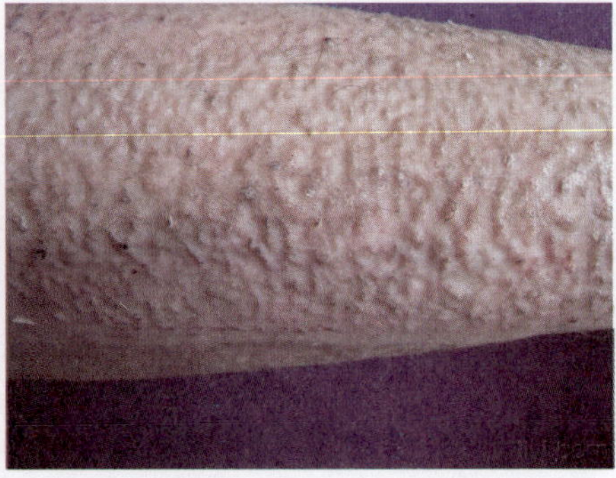

图 13–22　原发性皮肤淀粉样变

（五）黏液样变

黏液样变是指细胞间质内黏多糖（透明质酸等）和蛋白质的蓄积，常见于间叶组织肿瘤、动脉粥样硬化斑块、风湿病灶和营养不良的骨髓和脂肪组织等，其镜下特点是在疏松的间质内有多突起的星芒状纤维细胞散在于灰蓝色黏液基质中（图 13–23）。

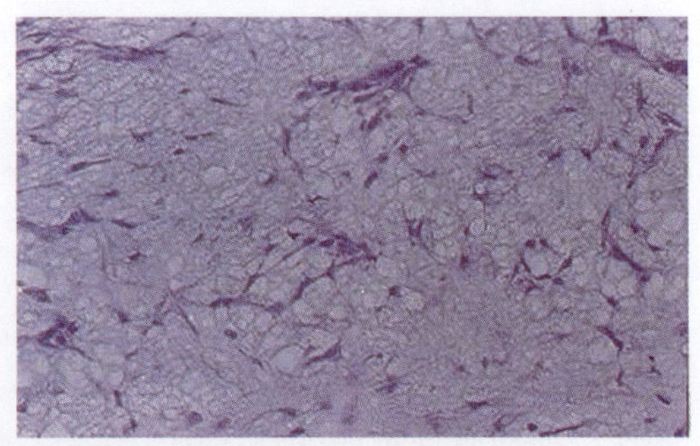

图 13–23　黏液样变

（六）病理性钙化

如果在骨和牙齿以外的其他组织内有固体钙盐沉积，称为病理性钙化，如血管壁钙化、结核病灶钙化等。沉积的钙盐主要是磷酸钙，其次为碳酸钙。组织内有少量钙盐沉积时，肉眼难以辨认；多量时，则表现为石灰样坚硬颗粒或团块状外观。HE 染色切片中，钙盐呈蓝色颗粒状。（图 13–24、图 13–25）

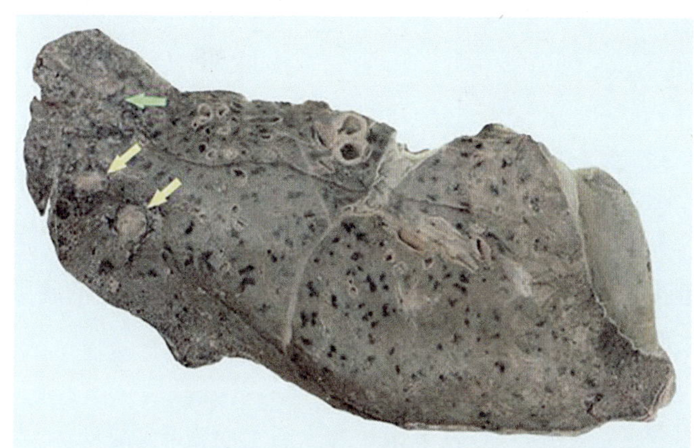

图 13–24　肺钙化灶

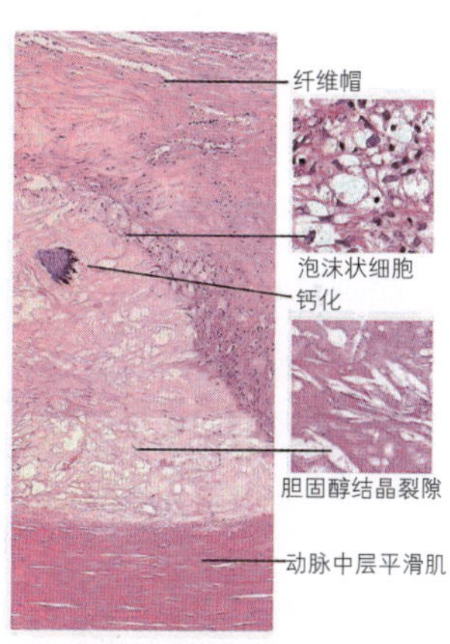

图 13–25　动脉粥样硬化斑块

不可逆性损伤

不可逆性损伤包括坏死、坏疽、机化和细胞老化。

（一）坏死

坏死是活体内局部组织、细胞的死亡，病理表现为核浓缩、核碎裂和核溶解（图 13–26）。

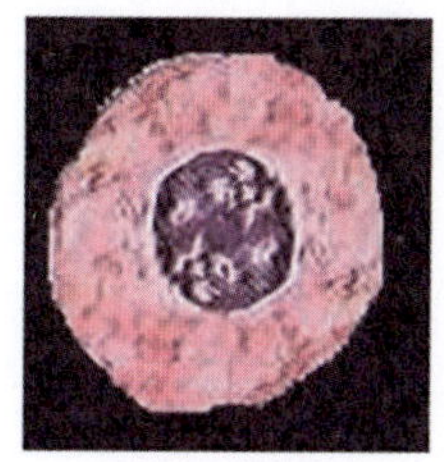

正常细胞

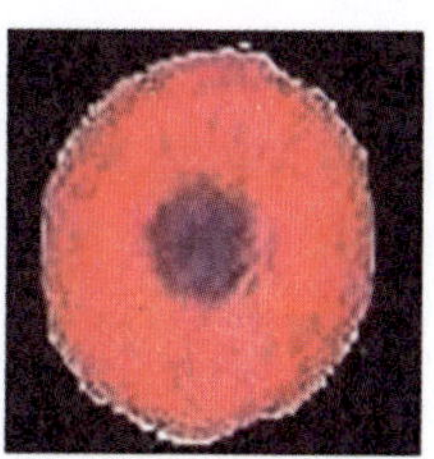

核浓缩

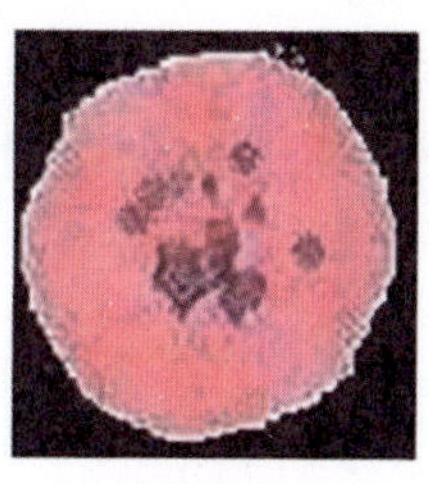

核碎裂

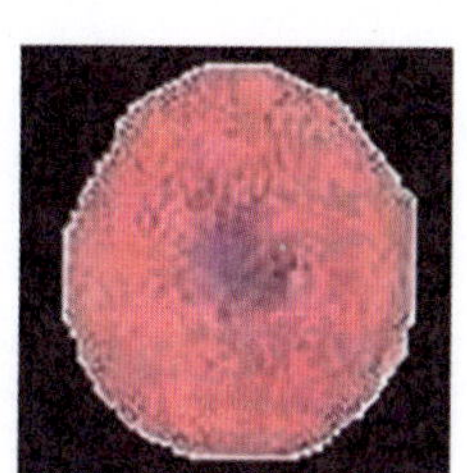

核溶解

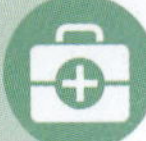

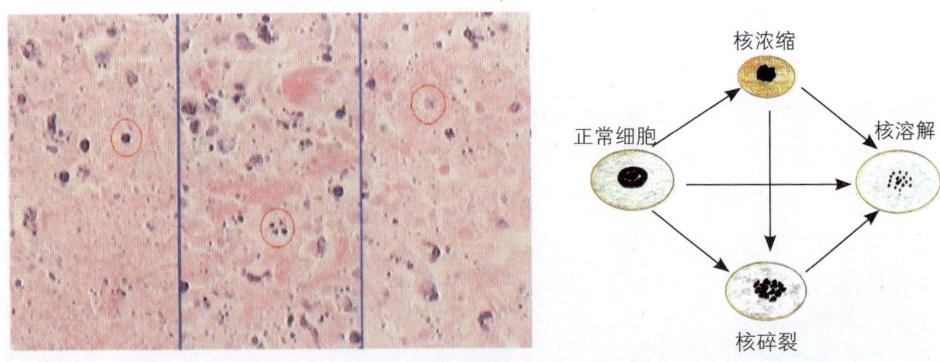

图 13-26　坏死细胞细胞核的变化

（二）坏疽

坏疽是肢体或与外界相通的内脏较大范围的坏死，同时伴有不同程度的腐败菌感染，呈黑色改变，临床上可分为干性坏疽和湿性坏疽（图 13-27）。

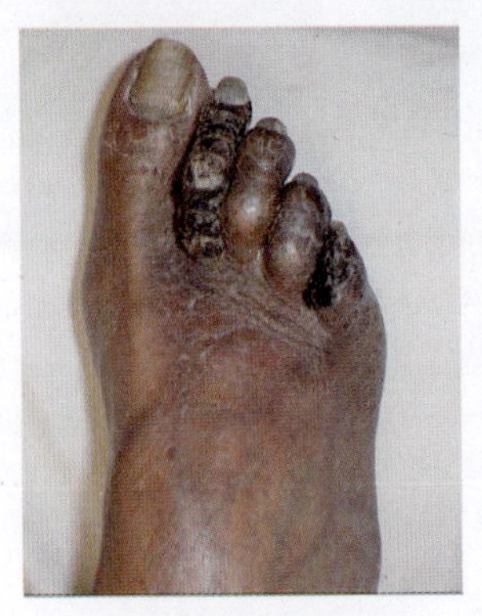

干性坏疽

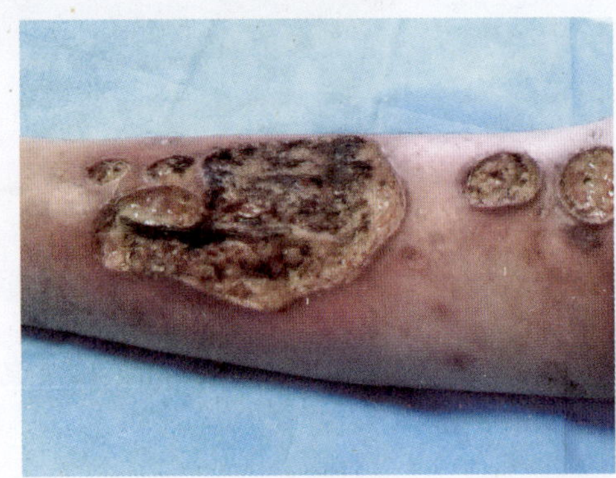

湿性坏疽

图 13-27　坏 疽

（三）机化

机化是由新生肉芽组织逐渐取代坏死组织（血栓或其他异物等）的过程。

损伤的修复

损伤的修复过程属于组织再生过程。损伤的修复愈合分为一期愈合和二期愈合。

（一）一期愈合

创缘整齐、组织缺损少、无感染的创面可达到一期愈合，愈合时间短（5～6天），最终不留瘢痕或形成轻微线状瘢痕。清创缝合后的创面通常为一期愈合（图13–28）。

（二）二期愈合

组织缺损范围较大或感染的创面，修复过程中形成肉芽组织；肉芽组织的成分包括新生的毛细血管、丰富的成纤维细胞和多少不等的炎性细胞，最终形成瘢痕愈合（图13–29、图13–30）。

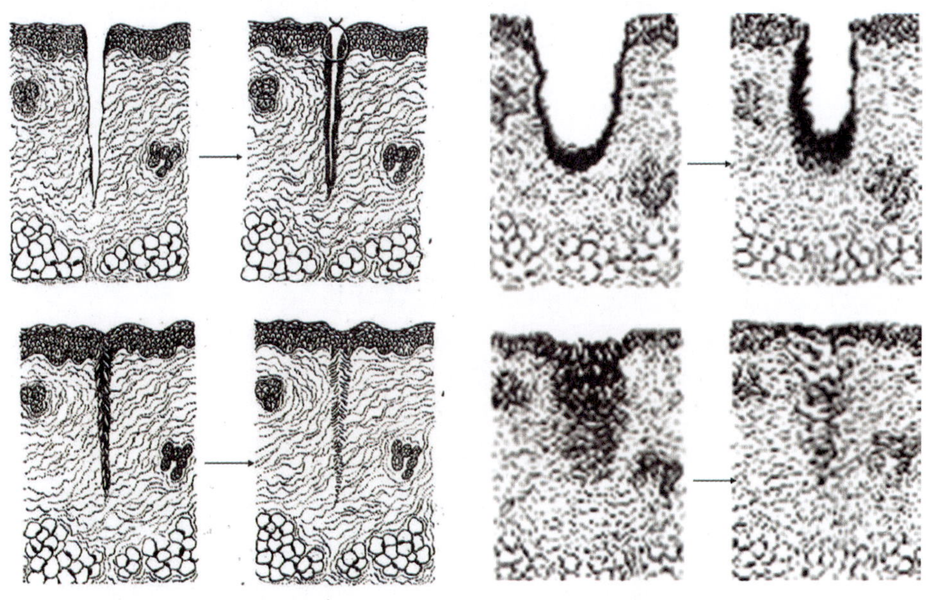

图13–28　一期愈合模式图

图13–29　二期愈合模式图

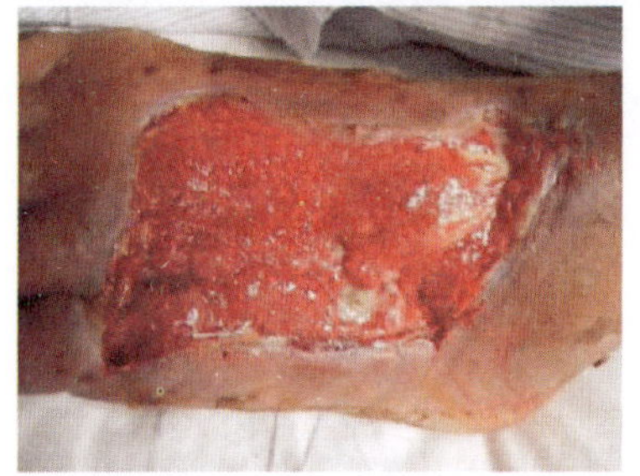

活体肉芽组织

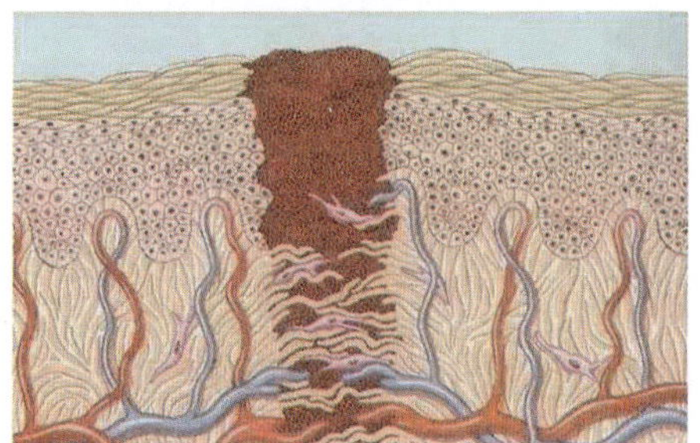

肉芽组织示意图

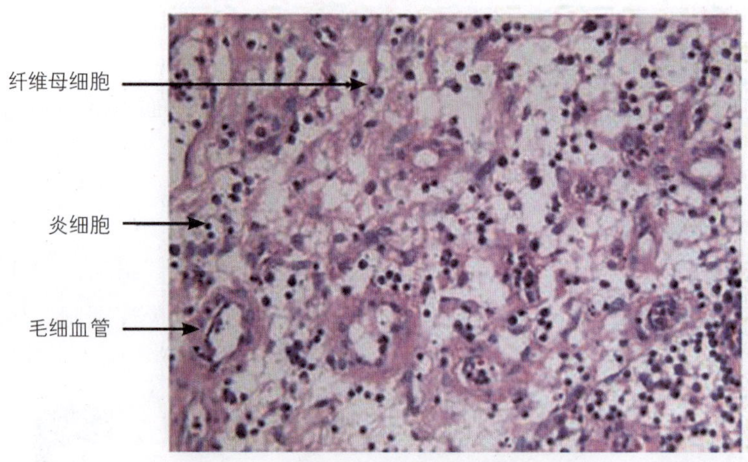

肉芽组织镜下观察

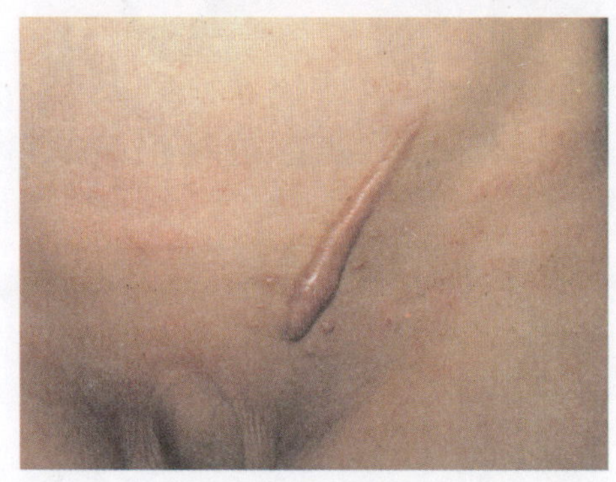

瘢痕愈合

图 13-30 肉芽组织形成与瘢痕愈合过程（二期愈合）

§13.2.3 局部血液循环障碍

局部血液循环障碍的病理学表现可分为充血、血栓形成、栓塞和梗死。

充血

局部器官或组织的血液含量增多。

血栓形成

活体的心血管内血液成分凝固或黏集形成固体质块的过程称血栓形成。所形成的固体质块称血栓。血栓形成有止血作用，也可形成栓塞导致血流障碍甚至梗死。（图 13-31～图 13-33）

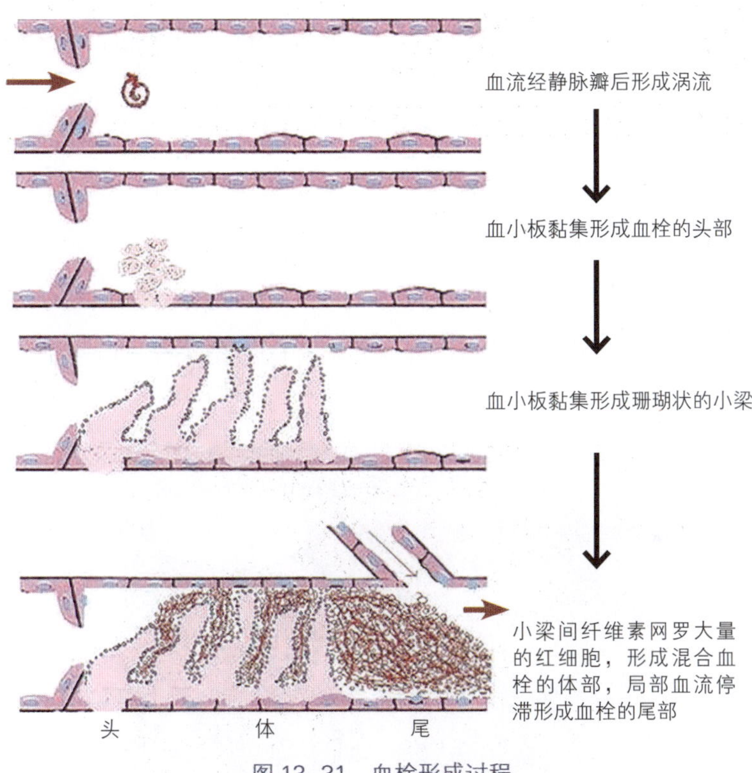

图 13-31　血栓形成过程

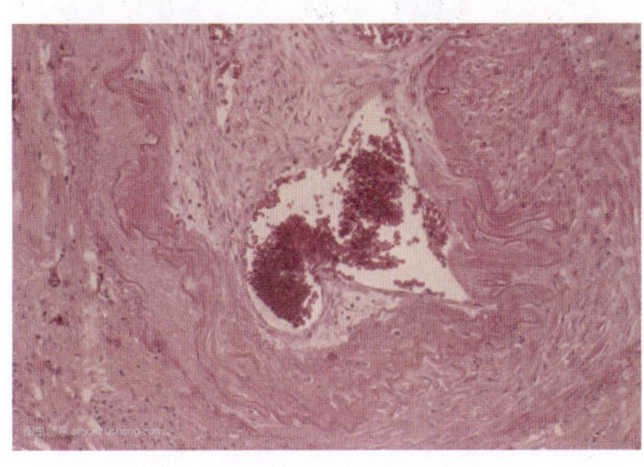

图 13-32　动脉血栓形成

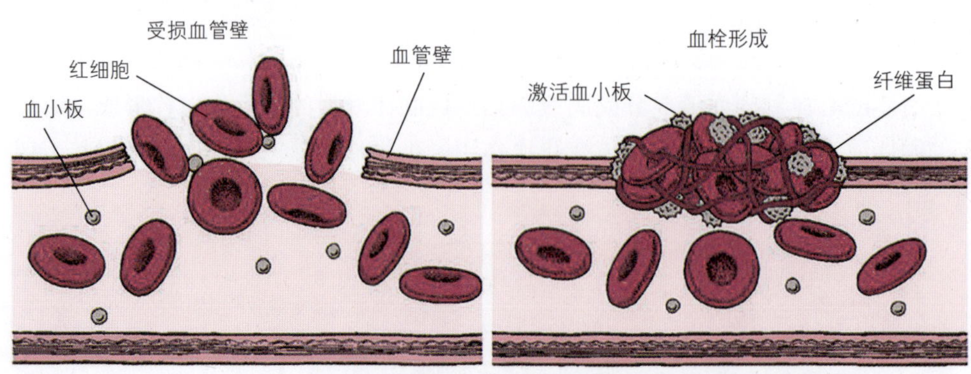

图 13-33　血栓的止血作用

栓塞

栓塞是指循环血液中出现不溶性异常物质，随血流运行，堵塞血管腔的过程（图 13-34）。

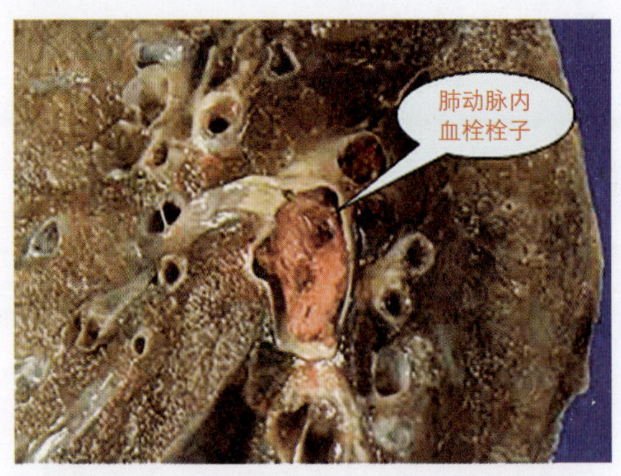

图 13-34　肺动脉栓塞（栓子来自腔静脉）

梗死

局部组织因血流阻断而引起的组织细胞坏死称为梗死，如心肌梗死、肺梗死等（图 13-35）。

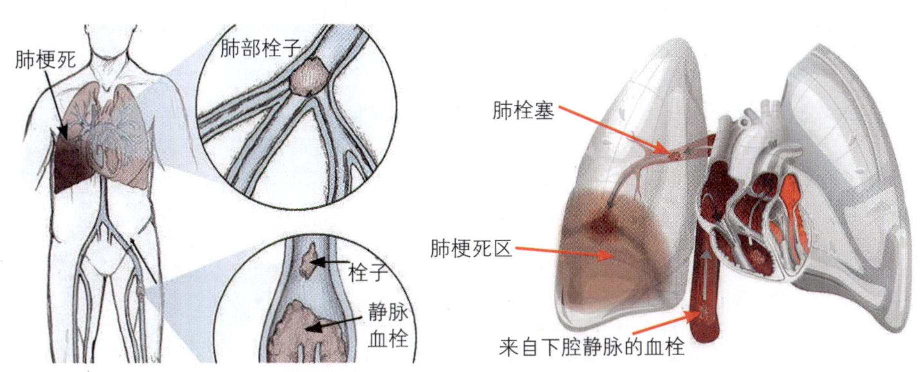

图 13-35 肺梗死示意图

§13.2.4 炎 症

炎症是机体对致炎因子损伤作用而发生的一种以防御为主的局部反应。炎症的病理学类型包括变质性炎症、渗出性炎症、增生性炎症和化脓性炎症等；按炎症的病程可以分为急性炎症、亚急性炎症、慢性炎症和肉芽肿性炎症。（表 13-1）

表 13-1 炎症病变细胞学变化与特点

变 化	特 点
急性炎症	1. 在细胞学涂片上，可见中性粒细胞增多以及坏死物质，伴少量淋巴细胞等 2. 坏死物质常含有细胞碎片、纤维蛋白、红细胞和白细胞等。并伴有组织再生、损伤修复或发展为慢性炎症
亚急性炎症	1. 较少见，可见于寄生虫感染 2. 在细胞学涂片上，可见少量坏死组织、嗜酸性粒细胞和淋巴细胞等非特异性变化
慢性炎症	1. 在细胞学涂片上，可见淋巴细胞、浆细胞和巨噬细胞等典型变化 2. 巨噬细胞为单个核或多个核，有细胞核增大和染色质增多的现象，上皮细胞和成纤维细胞表现为再生和修复特征
肉芽肿性炎症	肉芽肿性炎症是一种特异性炎症的形式，由上皮样细胞组成，伴有多核巨细胞，常见于结核分枝杆菌或真菌感染等

变质性炎症

在致炎因子作用下，局部组织发生的各种变性和坏死称为变质性炎症，如肝炎、肾炎、脂肪肝等（图 13-36）。

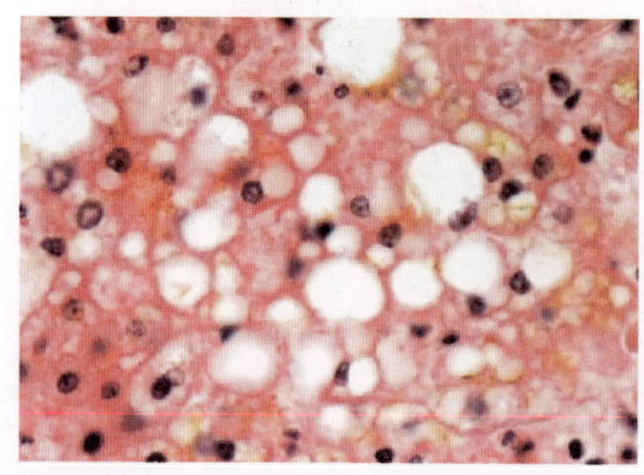

脂肪肝　　　　肝炎（细胞水肿、肝窦狭窄）

图 13-36　变质性炎症

渗出性炎症

渗出性炎症以炎症灶内形成大量渗出物为特征，同时伴有一定程度的变质，而增生性改变比较轻微。渗出性炎症多呈急性经过，在炎症中以渗出为主的炎症最常见，因此渗出性炎症多数指急性炎症（图 13-37）。

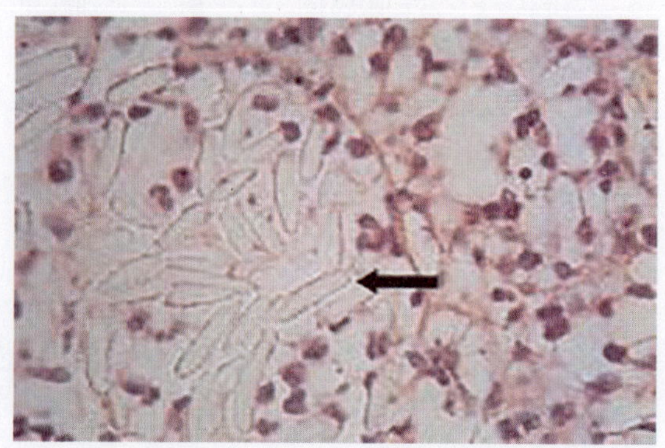

图 13-37　纤维素性渗出性炎症（渗出物为纤维蛋白原）

增生性炎症

增生性炎症是指炎症局部的细胞再生与增殖，镜下可见表皮过度角化、棘层细胞增生、真皮层内淋巴细胞浸润（图 13–38）。

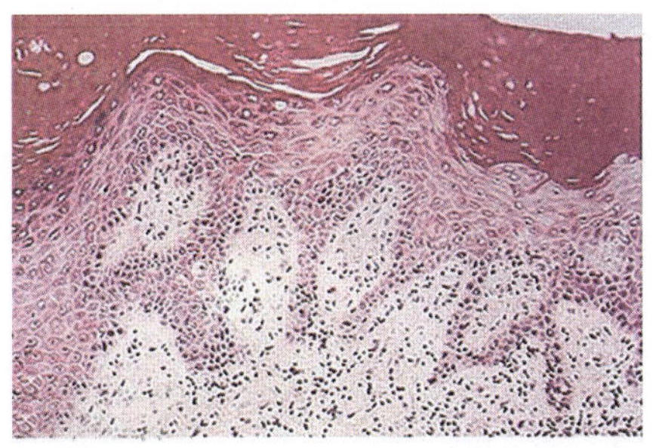

图 13–38　子宫颈慢性增生性炎症

化脓性炎症

化脓性炎症在炎区内大量中性白细胞破坏崩解，释放溶酶体酶，将坏死组织溶解液化的过程称为化脓，所形成的液状物称为脓液。

蜂窝织炎

蜂窝织炎是指发生在疏松组织中（如皮肤、肌肉、阑尾等）的弥漫性化脓性炎症，真皮及皮下组织有广泛性、急性、化脓性炎症改变，毛囊、皮脂腺、汗腺皆被破坏，后期有肉芽肿形成（图 13–39）。

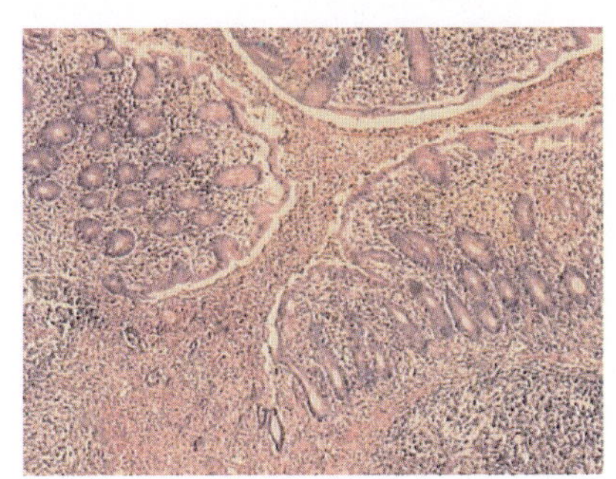

阑尾急性蜂窝织炎

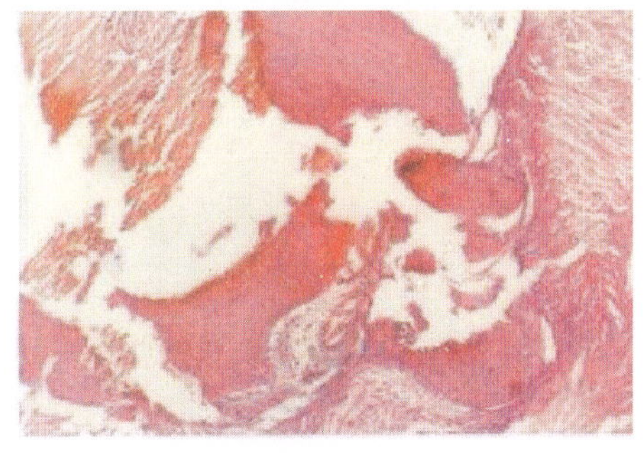

皮肤急性蜂窝织炎

图 13–39　蜂窝织炎

§13.2.5 肿　瘤

肿瘤是指机体在致瘤因素的作用下，局部组织的细胞在基因水平上失去了对其生长的正常调控，导致异常增生所形成的新生物。临床上将肿瘤分为良性肿瘤与恶性肿瘤两大类。（表 13–2、表 13–3）

表 13–2　良、恶性肿瘤病理特点比较表

比较项目	良性肿瘤	恶性肿瘤
组织分化程度	分化好，异型性小	分化差，异型性大
生长速度	缓慢	快速
生长方式	膨胀性或外生性生长	浸润性或外生性生长
核分裂	少或无，不见病理性核分裂像	多，可见病理性核分裂像
包膜	有	无
境界	清晰	不清
继发改变	很少有出血坏死和感染	伴有出血坏死和感染、溃疡形成
复发	很少复发	易复发
转移	不转移	常有转移
对机体影响	较小，主要为压迫和阻塞	压迫阻塞侵袭周围正常组织，并可引起出血合并感染。易出现恶病质及其他并发症导致死亡

表 13–3　良性细胞与恶性细胞的形态学区别

鉴别要点	良性细胞	恶性细胞
细胞大小	在生理性变化范围内	超出生理性变化范围
细胞形态	在生理变化范围内与组织类型有关	异常
核大小	在细胞周期变化范围内	明显异常（核大小不一）
核质比	在生理性变化范围内	增大
核形态	常呈圆形、卵圆形或肾形	形态和结构异常

续表

鉴别要点	良性细胞	恶性细胞
染色质特征	细颗粒状，“透明状”	粗颗粒状，“浑浊状”
核深染	罕见	常见
核仁	小，形态规则，数量有限	增大，形态不规则，数量增加
黏附性	良好（除淋巴结、脾脏、骨髓外）	差
细胞间连接	和组织类型有关	不一定异常
在培养中生长特性	具接触抑制性	无接触抑制性
在培养中细胞世代数	± 50	无限
电镜细胞表面结构	有嵴、皱褶和细胞泡，仅特定部位可见微绒毛	表面全部覆盖微绒毛
有丝分裂	两极	异常形态
能有丝分裂更新的上皮	仅基底层	不一定是基底层
细胞周期	16～22 小时	正常或更长

良性肿瘤

良性肿瘤是指无浸润和转移能力的肿瘤。良性肿瘤常具有包膜或边界清楚，呈膨胀性生长，生长缓慢，肿瘤细胞分化成熟，对机体危害较小。良性肿瘤细胞与其来源的细胞十分相似。常见的良性肿瘤有脂肪瘤、海绵状血管瘤、甲状腺瘤、乳腺纤维腺瘤、子宫平滑肌瘤、肝囊肿、脑膜瘤、良性畸胎瘤等。（图 13–40）

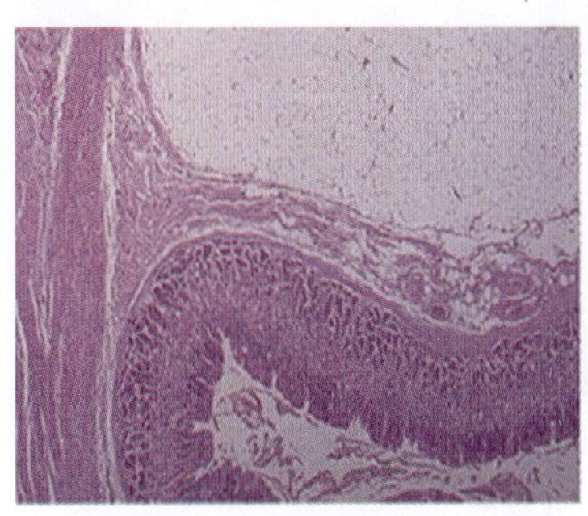

纤维瘤

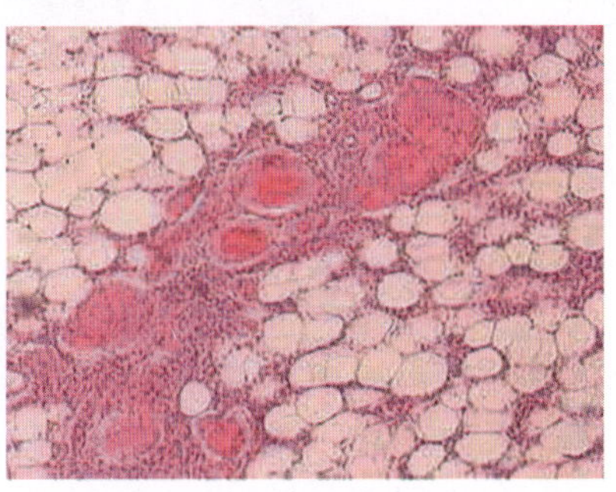

子宫平滑肌瘤

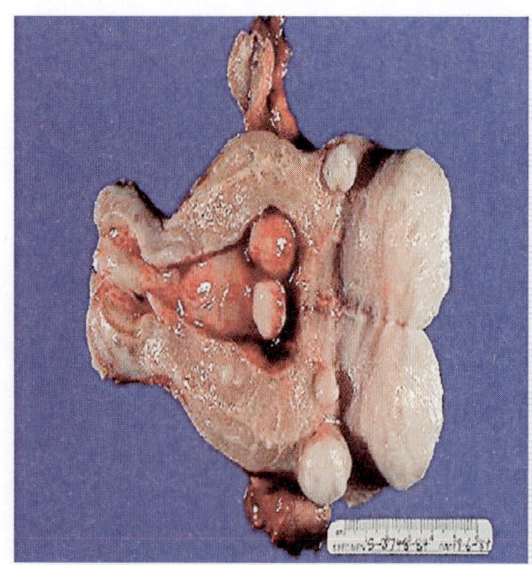
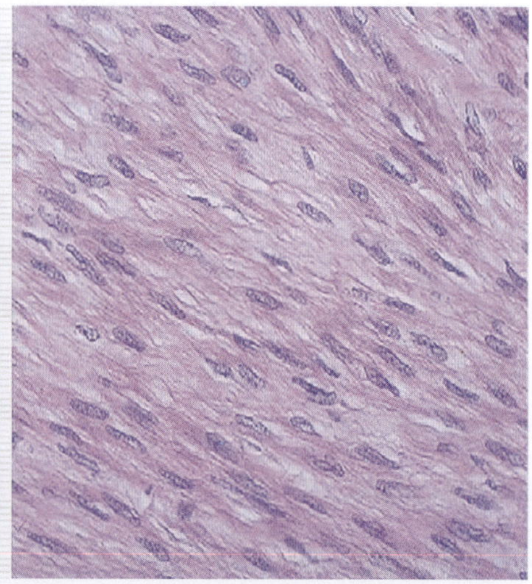

子宫平滑肌瘤

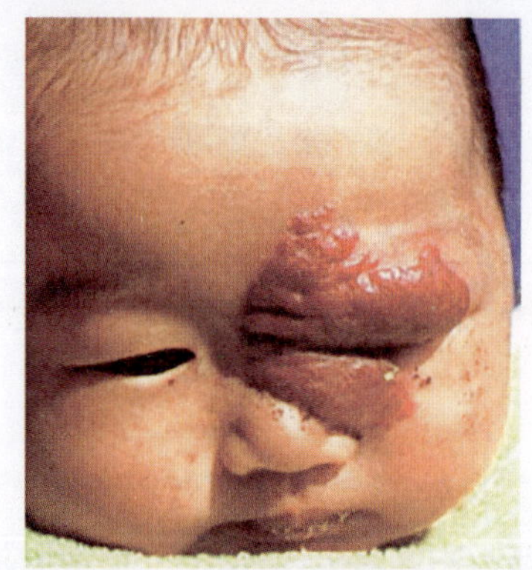
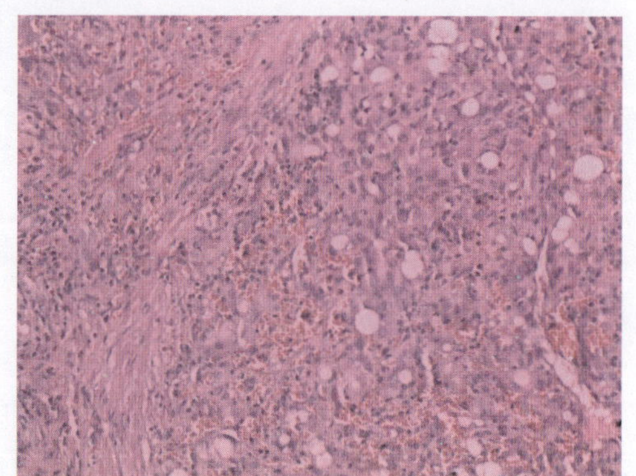

海绵状血管瘤

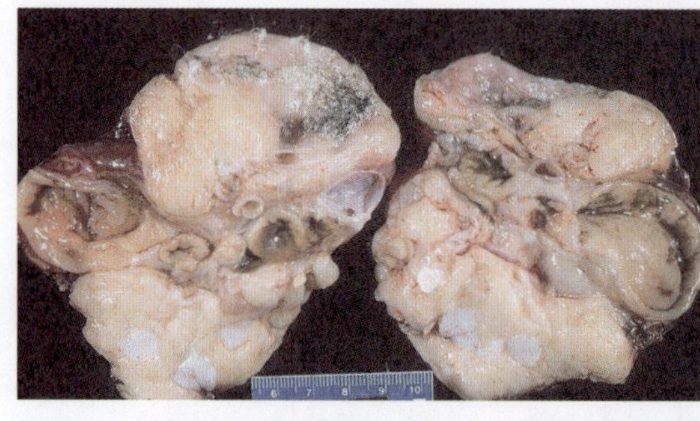
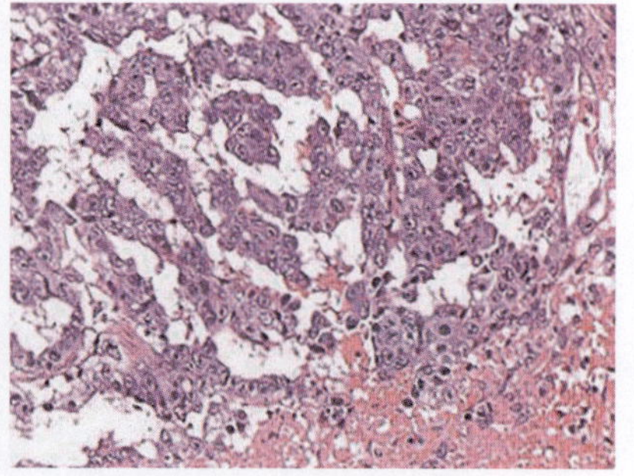

良性畸胎瘤（瘤内可含有皮肤、毛发、牙齿、骨骼、油脂、神经组织等）

图 13-40　良性肿瘤

恶性肿瘤

恶性肿瘤是指以浸润性生长和具有转移能力的肿瘤。

（一）恶性肿瘤细胞特点

恶性肿瘤细胞的特点主要表现为瘤细胞的无限增殖和细胞、细胞核的多形性，细胞和细胞核大小、形态不一，呈现病理性核分裂像等（图 13-41）。

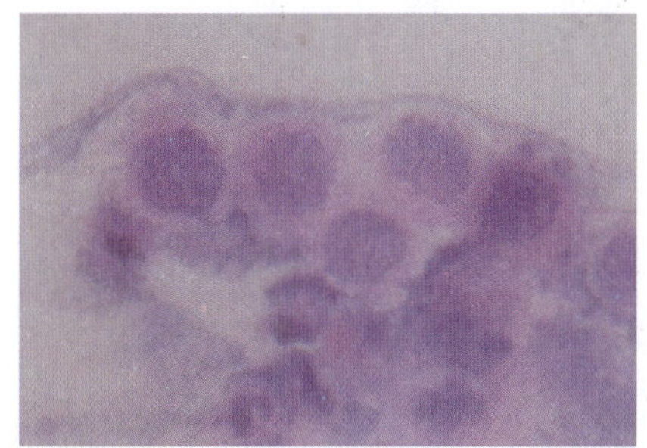

核质比增大

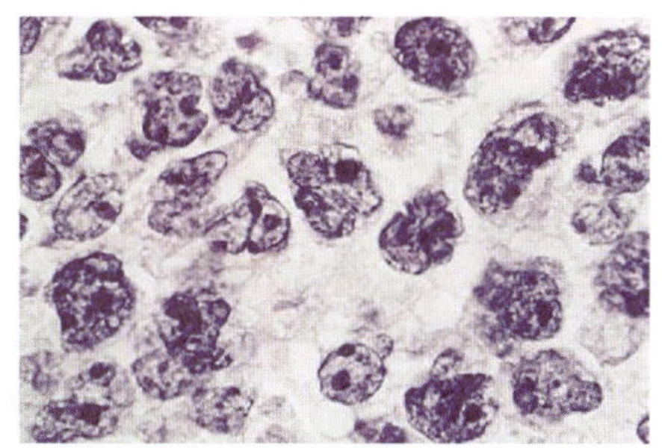

核形异常

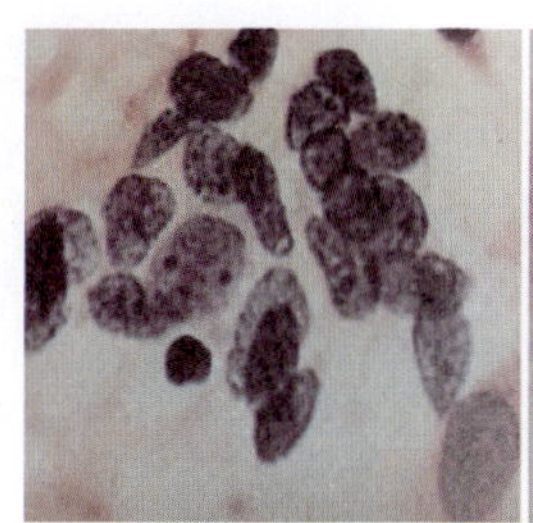

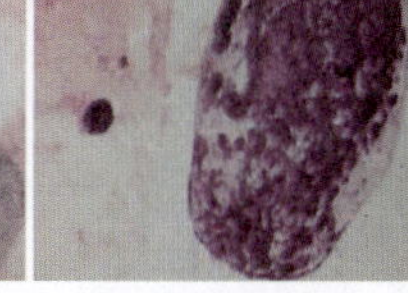

核深染及粗颗粒状染色质

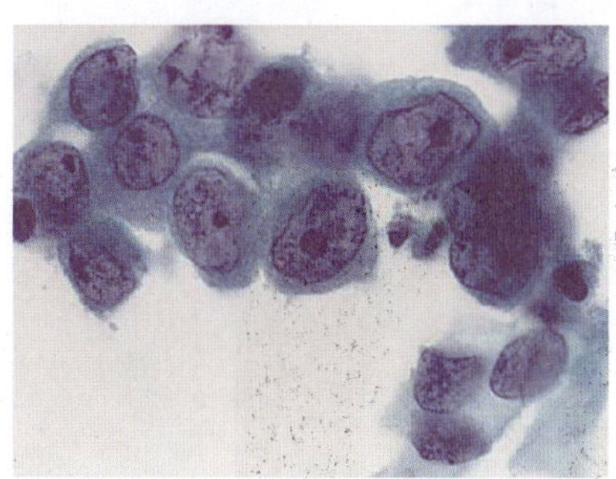

核仁增大、增多、异形

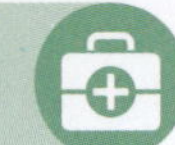

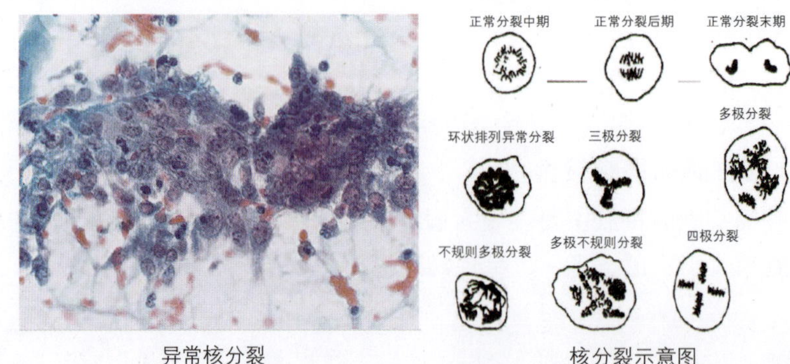

异常核分裂　　核分裂示意图

图 13-41　恶性肿瘤细胞的特点

（二）恶性肿瘤的组织学分类

恶性肿瘤从组织学上可以分为癌和肉瘤两大类。

1. 癌：由上皮细胞发生恶变形成的恶性肿瘤称为癌，如肺上皮细胞发生恶变就形成肺癌，胃上皮细胞发生恶变就形成胃癌等（图 13-42）。

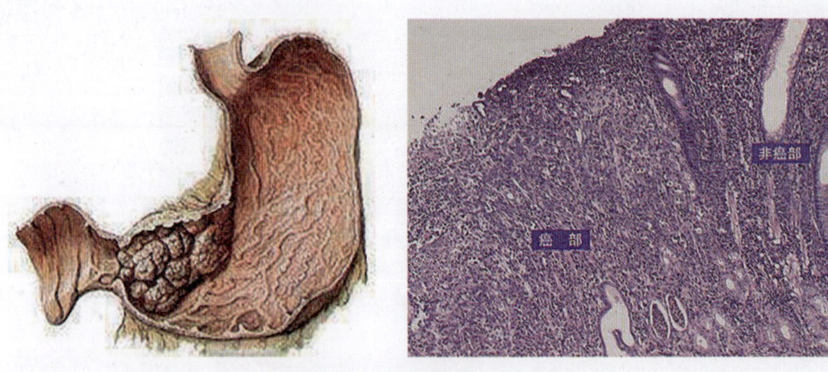

胃癌

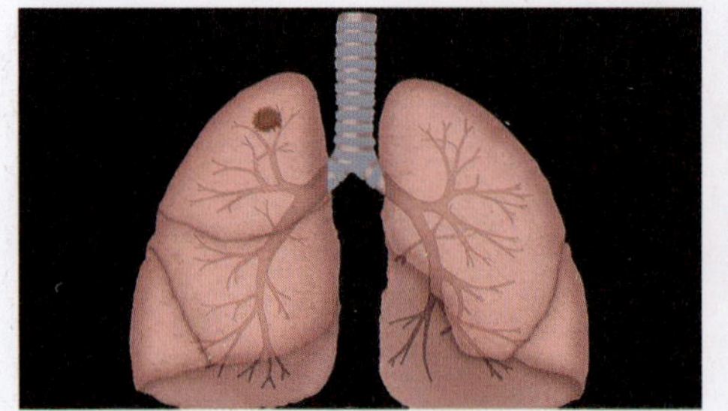

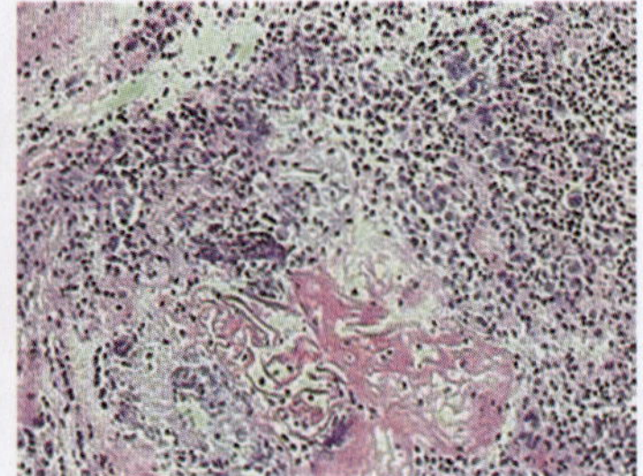

肺鳞状细胞癌

图 13-42　癌（源于上皮组织的恶性肿瘤）

（2）肉瘤：肉瘤是指来源于间叶组织（包括纤维结缔组织、脂肪、肌肉、脉管、骨、软骨等组织）的恶性肿瘤，如脂肪肉瘤，纤维肉瘤、骨肉瘤等。镜下肉瘤细胞呈高度异型性，梭形或多边形为主，大小形状不一。（图 13-43）

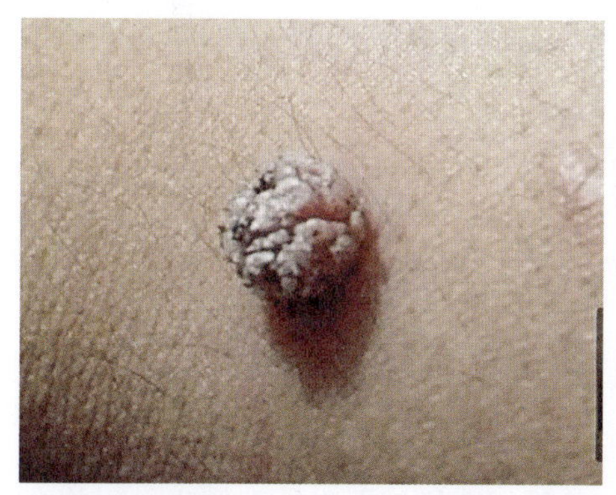
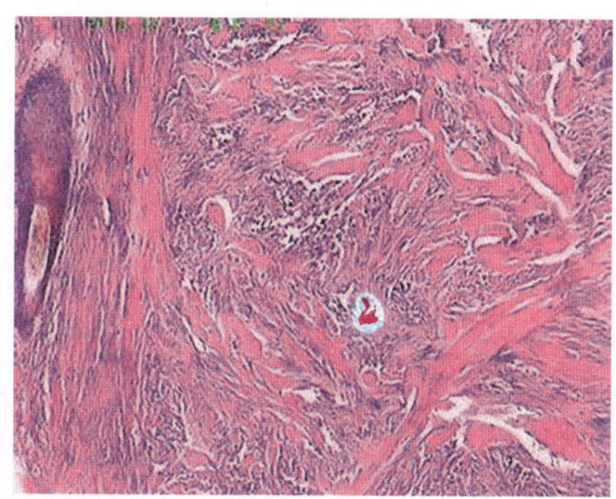

皮肤纤维肉瘤

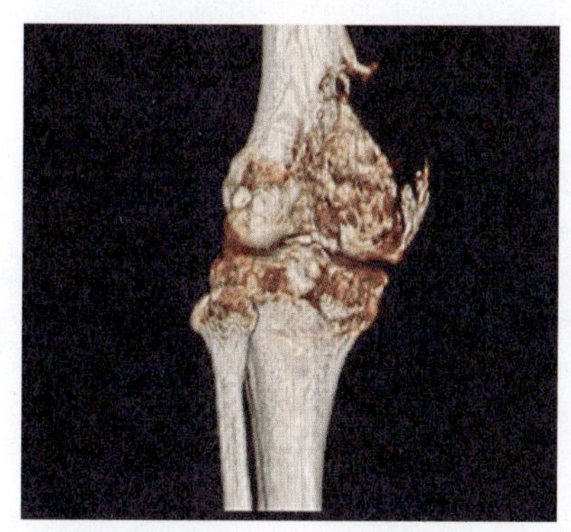
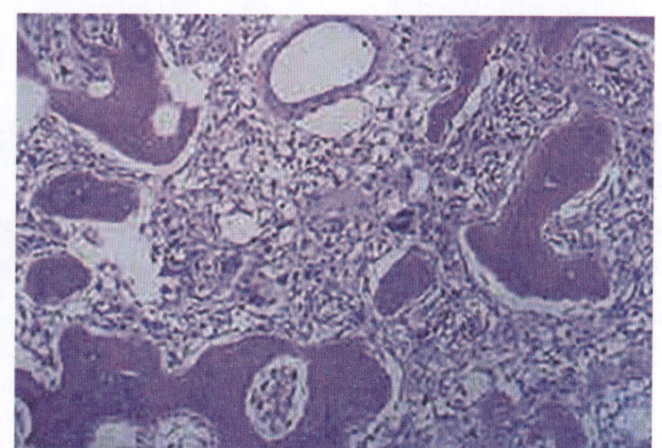

骨肉瘤

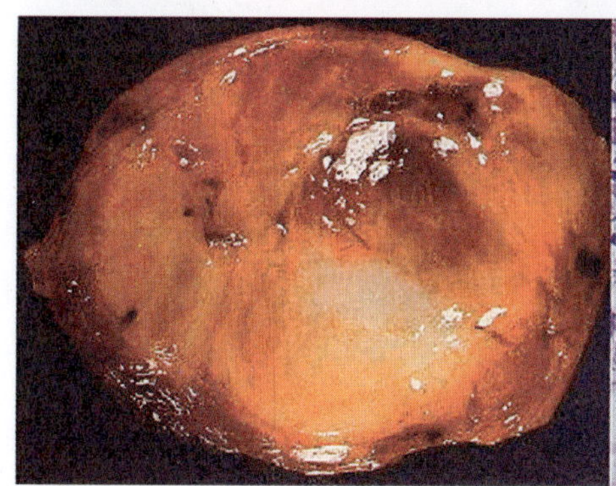
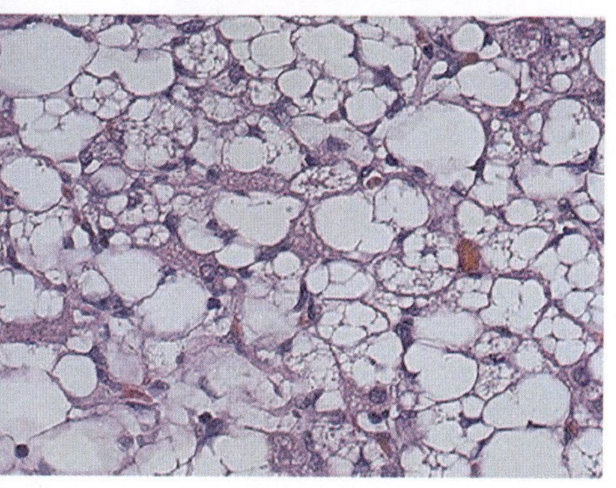

脂肪肉瘤

图 13-43　肉瘤（源于间叶组织的恶性肿瘤）

（三）恶性肿瘤的形成演变过程

恶性肿瘤的生长发展过程可分为癌前病变、原位癌、浸润癌和转移癌几个阶段，整个发生发展过程需经数年至十余年不等（图 13-44）。

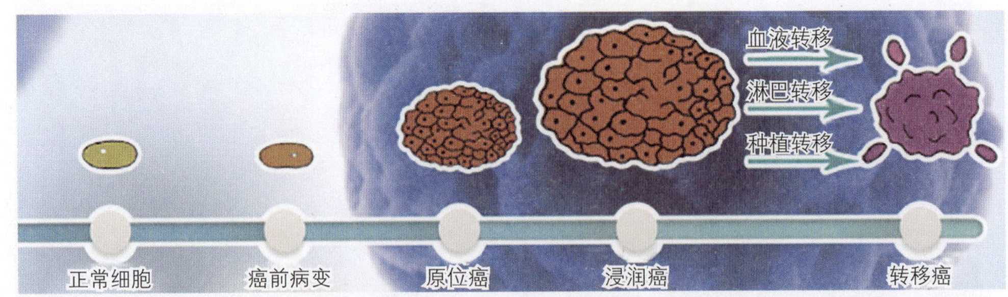

图 13-44　肿瘤的生长发展过程

1．癌前病变：癌前病变并不是癌，而是指继续发展下去具有癌变可能的某些病变，例如黏膜白斑、交界痣、慢性萎缩性胃炎、宫颈上皮内瘤变、结直肠的多发性腺瘤性息肉等均属癌前病变（图 13-45）。

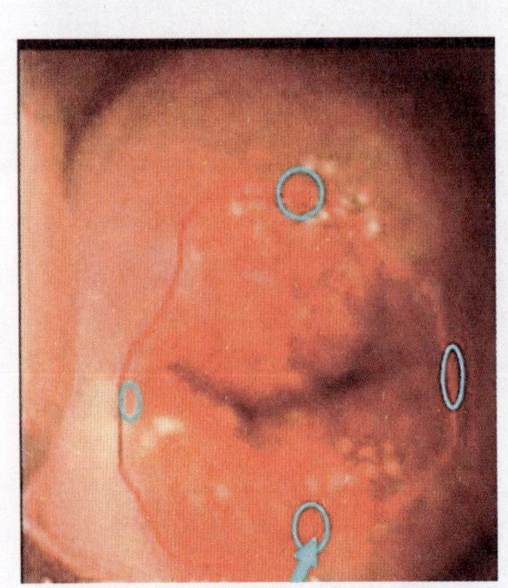

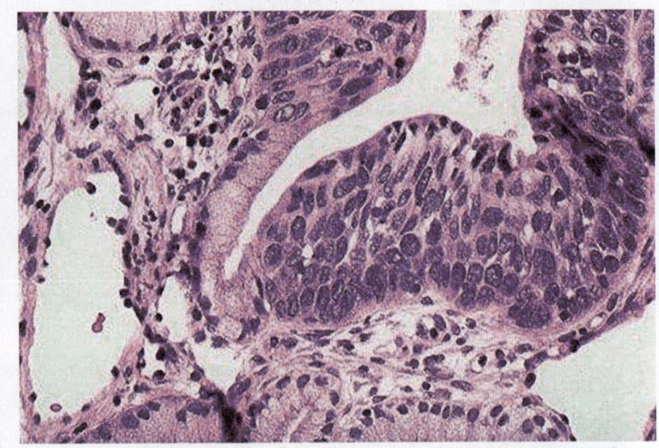

图 13-45　宫颈上皮内瘤变（CIN）

2．原位癌：原位癌一般指黏膜上皮层内或皮肤表皮层内的重度非典型增生，累及上皮的全层，但尚未侵破基底膜向下浸润生长者。常见的原位癌有皮肤原位癌、宫颈原位癌、胃原位癌、直肠原位癌、乳腺导管内癌和乳房小叶间原位癌等。（图 13-46）

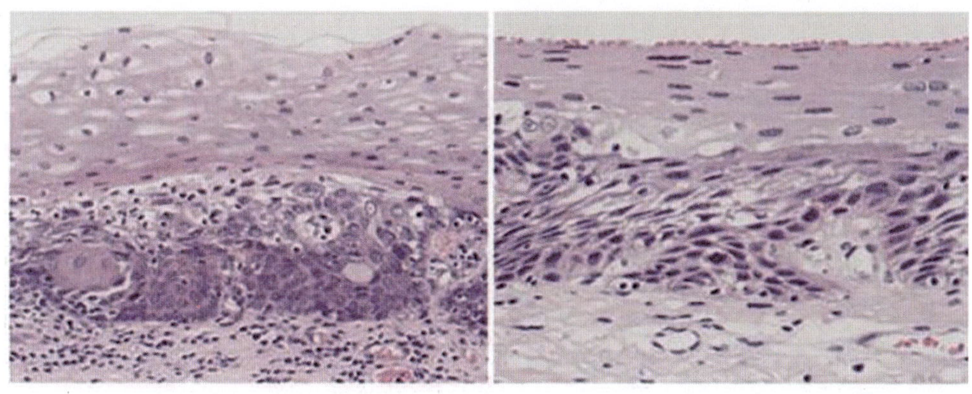

图 13-46　基底层鳞状细胞原位癌

3. 浸润癌：是原位癌经过若干年后，在适当的条件下，癌细胞继续发展，穿透基底膜，侵入固有层或黏膜下的表层。一般认为，浸润灶的深度小于 1 mm 者不会伴有淋巴结转移，仍可按原位癌治疗；浸润灶深度大于 1 mm、小于 3～5 mm 者少数可有转移。（图 13-47）

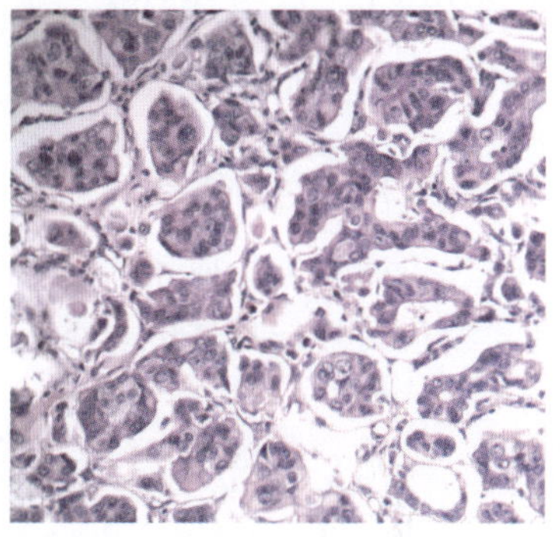

图 13-47　乳腺浸润癌（免疫组化）

4. 转移癌：转移癌是指肿瘤细胞从原发部位侵入淋巴管、血管或其他途经被带到他处继续生长，形成与原发部位肿瘤相同类型的肿瘤。转移癌的出现是晚期恶性肿瘤的特征，常见的转移部位包括脑、骨、肝脏及淋巴结等处。（图 13-48）

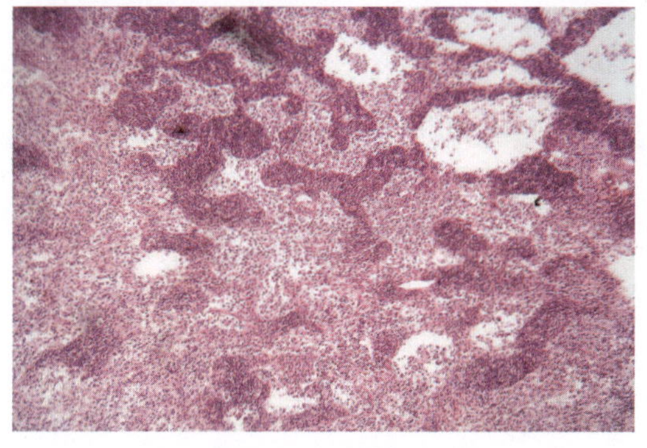

图 13-48　淋巴结转移癌

§13.3 病理组织学制片技术

组织学制片技术有很多不同的制片方法，一般可分为切片法、非切片法和免疫组化制片技术。

（一）切片法

切片法主要包括石蜡切片、火棉胶切片、冷冻切片术等。

（二）非切片法

细胞制片包括各种来源样本的制备，如宫颈脱落细胞样本、呼吸系统样本、体腔液样本、脑脊液脱落细胞样本、消化道脱落细胞样本等；细胞固定；细胞染色等。制片方法有铺片、涂片、压片、磨片、整装片等。

（三）免疫组化制片技术

免疫组化，是应用免疫学基本原理，即抗原与抗体特异性结合的原理，通过化学反应使标记抗体的显色剂（荧光素、酶、金属离子、同位素）显色来确定组织细胞内抗原（多肽和蛋白质）的存在，并对其进行定位、定性及相对定量的研究，称为免疫组织化学技术 (immunohistochemistry technique) 或免疫细胞化学法 (immunocytochemistry)。实验所用主要为组织标本和细胞标本两大类，前者包括石蜡切片和冷冻切片，后者包括组织印片、细胞爬片和细胞涂片。

§13.3.1 常规病理切片技术

常规切片技术包括取材、固定、脱水、包埋、切片、染色、封片等主要步骤。传统切片方法，全部制片步骤均需手工完成。十余年来，病理切片技术取得了重大进展，大部分制片技术已由多种自动化设备完成（图 13-49）。

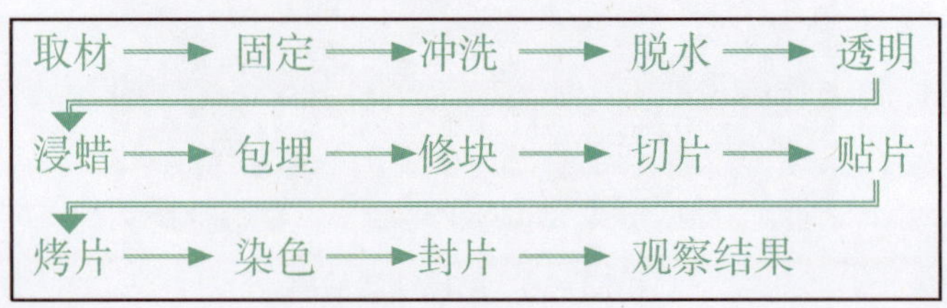

图 13-49　组织学制片流程

取材

人体组织标本来源包括手术切除标本、活检穿刺标本和尸体解剖标本。取材的好坏，直接影响切片的质量。标本一定要新鲜，切取病变组织后需迅速固定、冷藏。如不能立即制片，应将标本置于低温或10%四醛溶液中保存。（图13–50、图13–51）

人体组织标本
- 手术切除标本
- 脱落细胞标本
- 活检穿刺标本
- 尸体解剖标本

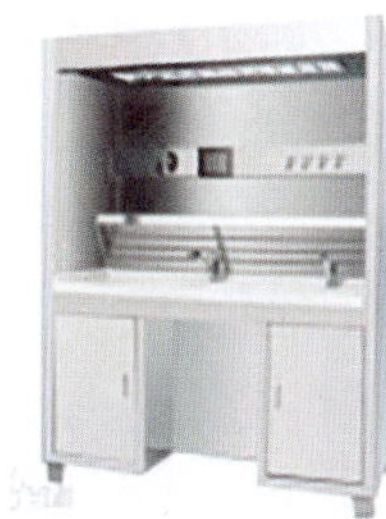

图 13–50　人体组织标本来源与病理取材台

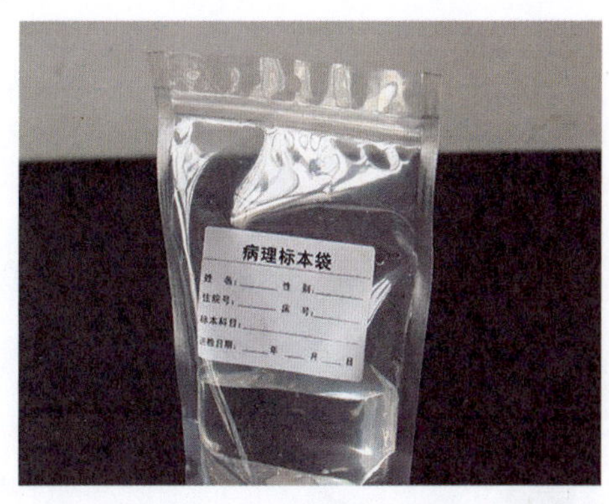

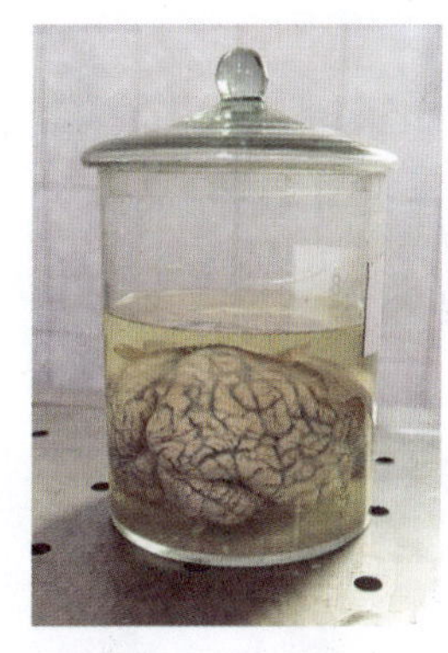

图 13–51　人体组织病理学标本固定保存

1．细针穿刺活检标本：标本可取自经皮穿刺或其他穿刺途径。由于标本很小，必须慎重保存，避免丢失或损坏。

2．手术获取标本：常规手术和微创手术取得的标本通常较大，介入手术和内镜手术取得的标本则较小。

3．尸体标本：标本取自病理尸检，一般应切取2～3 mm厚的组织块做为标本。

4．脱落细胞标本：标本取自子宫颈、鼻咽、支气管等部位和胸腔积液、腹水、尿液、痰标本。

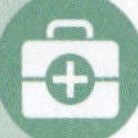

固定

所谓“固定”，就是组织离体后，用各种办法使其细胞内的物质尽量接近其生活状态时的形态结构和位置的过程。组织一旦离体必须及时固定，固定是整个制片过程中无法补救的一步。

（一）目的

固定是为了防止组织细胞自溶与腐败，使细胞内的各种成分如蛋白质、脂肪、碳水化合物或酶类转变为不溶性物质，以保持组织细胞的结构与生活时相仿。另外，组织固定后呈一定的硬化状态，而且不易变形，有利于后续的处理。

1. 防止自溶和腐败。
2. 凝固或沉淀细胞内物质。
3. 硬化组织。
4. 增加组织折光率。

（二）常用固定液

1. 甲醛溶液：又称福尔马林，一般用 10% 甲醛溶液对无特殊要求的组织进行常规固定（图 13–52）。

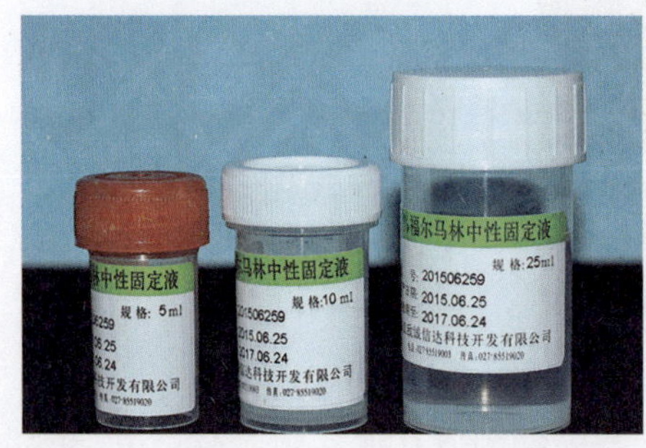

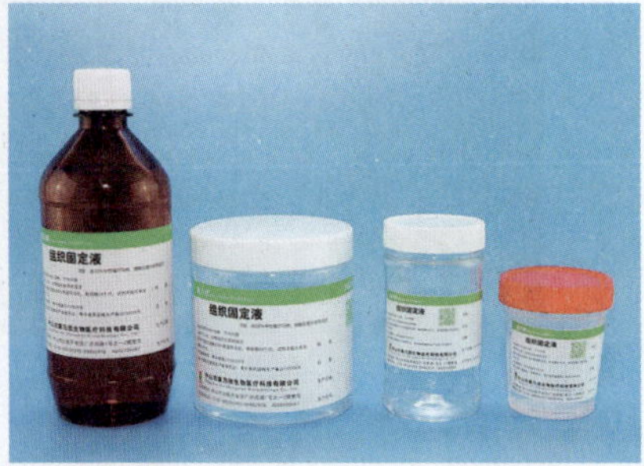

图 13–52　组织固定液

2. 乙醇：95% 乙醇用于细胞病理学涂片常规固定。

3. 乙醇乙醚混合固定液：95% 乙醇 +95% 乙醚（1∶1），用于细胞涂片巴氏染色。

4. 其他固定液：包括 Bouin 液（用于结缔组织及脂肪染色）、Zenker 液（常用于三色染色）等。

（三）固定时间

1. 常规组织病理学标本：一般应固定 3～6 小时，必要时可长时间固定。

2. 细胞病理学标本：可长时间固定。

3. 细胞化学及免疫组织化学标本：这类标本的固定时间不宜过长，以 1 小时左右为宜。

▶▶ 水洗、脱水透明和浸蜡 ◀◀

（一）目的

1. 水洗：水洗的目的是去掉未与组织结合的固定液及沉淀物，避免组织中留有较多的固定液而妨碍脱水。固定后需进行水洗 10～20 分钟，如水洗不彻底容易造成脱片和染色不鲜艳。对需做免疫组化处理的组织，固定后更应进行彻底水洗，因为甲醛溶液不利于组织块内抗原的保存，必须将其尽量洗净。

2. 脱水：标本经过固定和冲洗后，还必须将组织块内的水分置换出来，这一过程称为脱水。脱水有利于有机染色溶剂渗入切片标本。脱水是否彻底直接关系到组织是否能充分透明。脱水过度的原因通常是组织在纯乙醇内时间过久，使组织质地发生变化，容易造成组织发脆。

3. 透明：为了使石蜡浸入到组织块内，必须经过一种既能与脱水剂混合，又能与石蜡相容的媒介物质进行处理，这个过程称为透明。

（二）脱水剂和透明剂

1. 脱水剂：最常用的脱水剂为不同浓度的乙醇，包括 80%、95% 和 100% 的乙醇。

2. 透明剂：目前最好的透明剂是二甲苯。

（三）脱水透明和浸蜡时间

一般情况下（室温 18 ℃），大标本脱水和透明时间为 80% 乙醇脱水 2 小时、95% 乙醇（2 道）各 1.5～2 小时、纯乙醇（3 道）各 1.5～2 小时；二甲苯（2 道）各 30～60 分钟为宜；浸蜡时间一般为 3 小时小标本脱水和透明时间应相应缩短。

（四）脱水和透明方法

1. 手工脱水和透明：手工脱水程序复杂、耗时费力，现已渐被脱水机脱水所

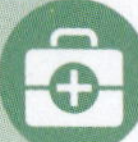

取代（表 13-4）。

表 13-4　手工脱水、透明工作程序

试　剂	浓度 / 温度	时间设定
中性缓冲甲醛	4 %	3 小时
乙醇	80 %	1 小时
乙醇	90 %	1 小时
乙醇	95 %	过夜
无水乙醇 Ⅰ		2 小时
无水乙醇 Ⅱ		2 小时
二甲苯 + 无水乙醇	体积比为 1:1	30 分钟
二甲苯 Ⅰ		30 分钟
二甲苯 Ⅱ		1 小时
石蜡	60 ℃	1 小时
石蜡	60 ℃	1 小时
石蜡	60 ℃	1 小时

2. 全自动密闭式脱水机脱水：全自动密闭式脱水机可自动完成脱水、透明和浸蜡全部过程，脱水机设有控制面板、处理槽、石蜡箱和试剂柜等装置，每次可处理 300 个左右的包埋盒（图 13-53、图 13-54）。

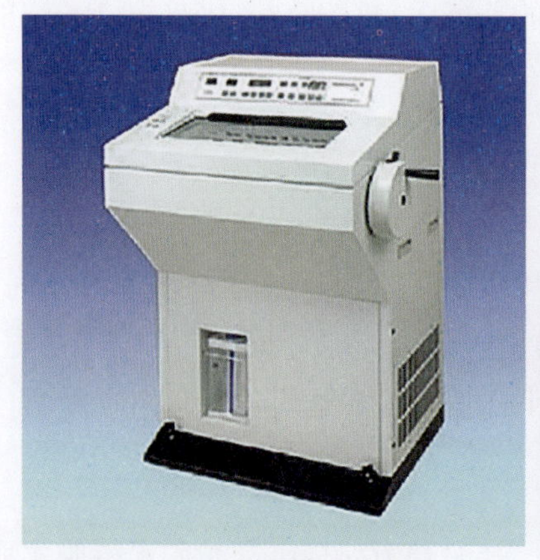

图 13-53　封闭式自动脱水机

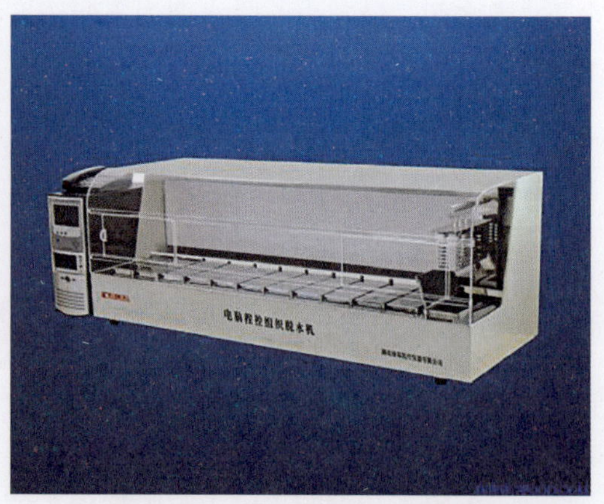

图 13-54　全自动脱水、浸蜡机

（五）脱水和浸蜡注意事项

1．所用标本缸要大一些，达到组织块与液体比 6～10 倍。

2．固定液、脱水剂要勤更换，可以采用前移更换。

3．二甲苯浸蜡时间不宜过长，不要超过 2 小时。

4．石蜡温度不得高于 60 ℃。

5．所有程序应每间隔 0.5 小时摇动 2～3 次以利于固定脱水浸蜡彻底。

包埋

组织块经过固定、脱水、透明、浸蜡等处理后，将其置于融化的固体石蜡中，石蜡凝固后组织即被包埋于石蜡中，此过程称为包埋（图 13–55）。

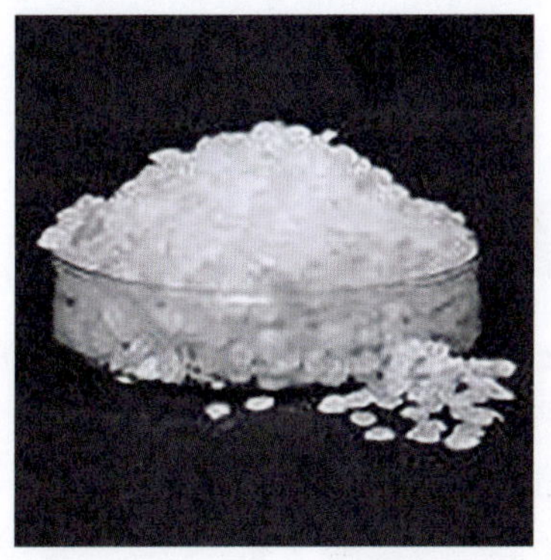

图 13–55　组织块包埋用石蜡

（一）目的

经包埋后，使组织达到一定的硬度和韧度，有利于切成理想的薄片。

（二）方法

1．手工包埋：先将熔化的石蜡注入包埋托内（模具），而后用镊子将经过浸蜡的组织块从脱水盒中取出，放至包埋托中央的小台上，再用镊子轻按组织块使之平整，盖上盒盖，再加注石蜡，移至冷冻台上，待冷冻好后，卸下组织蜡块待切（图 13–56）。

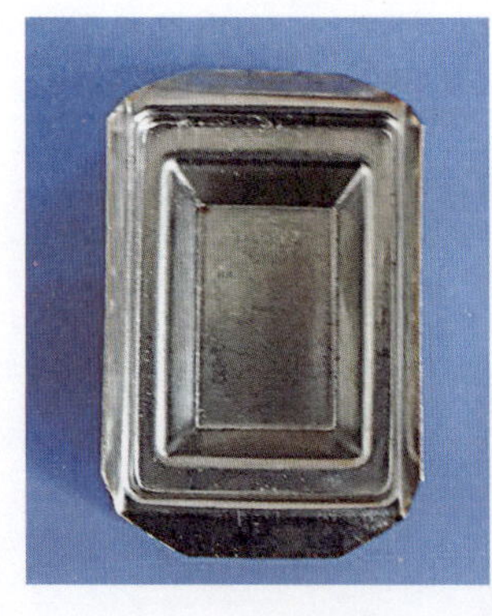
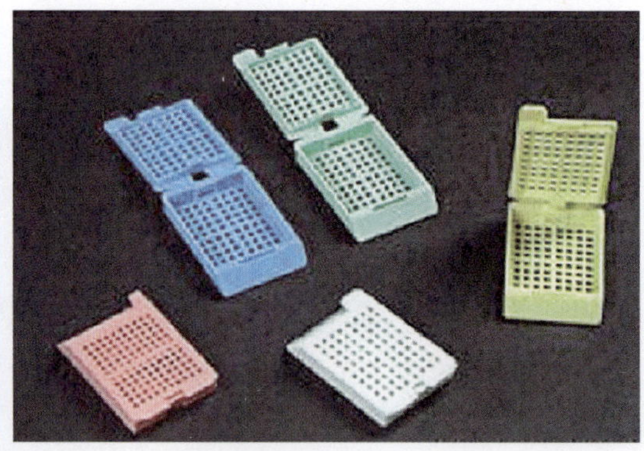

图 13-56　组织包埋盒

2. 自动包埋机包埋：自动包埋机是对经脱水、浸蜡后的组织块进行包埋处理的设备。一般整机由包埋部分和冷冻部分组合而成，全自动程序控制，具有加热快速、温控准确、安全可靠、包埋效果好等特点，一般可同时处理 70～100 个样品。（图 13-57）

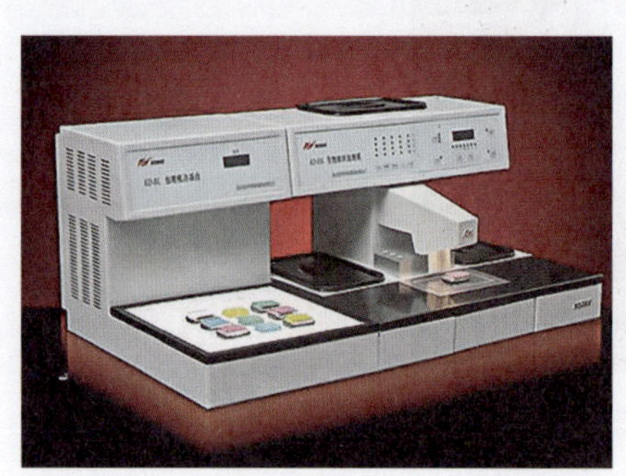

石蜡包埋机

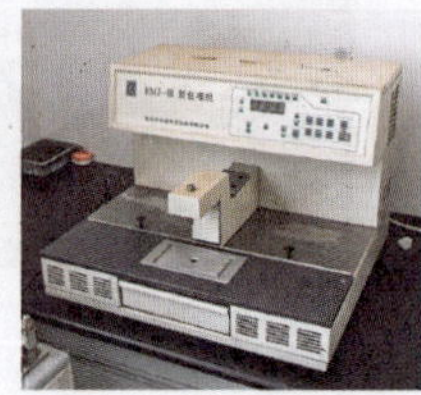

组织包埋冷冻台

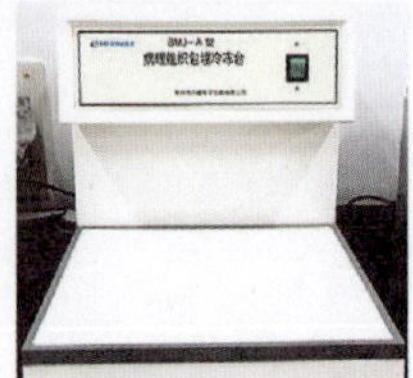

图 13-57　全自动石蜡包埋机

（三）注意事项

包埋时应根据组织的不同，选择大小型号适合的包埋托；要求直立包埋的组织要用镊子将组织固定在蜡块中央稍停片刻，以使组织在蜡凝时立住，达到立埋的要求。

▶▶ 切片 ◀◀

组织经石蜡包埋后制成蜡块，然后用切片机将包埋有组织的蜡块切成薄片，切片厚度一般为 3～5 μm，切片的要求是完整、薄、均匀。

（一）切片机

切片工作均由切片机完成。切片机或为手动、或为自动，现在使用最多的是全自动轮转式切片机（图 13–58、图 13–59）。

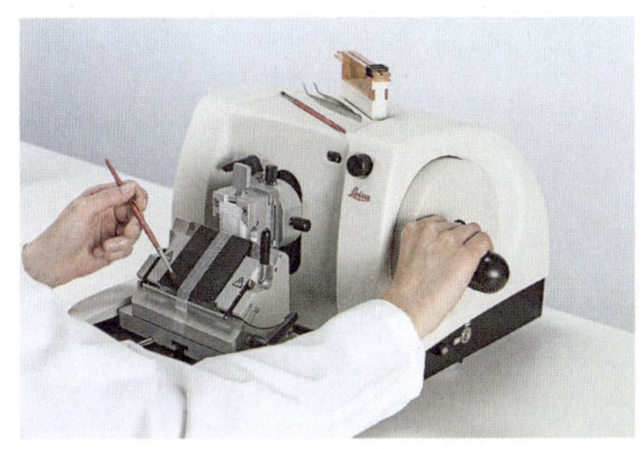

图 13–58　手动轮转式切片机

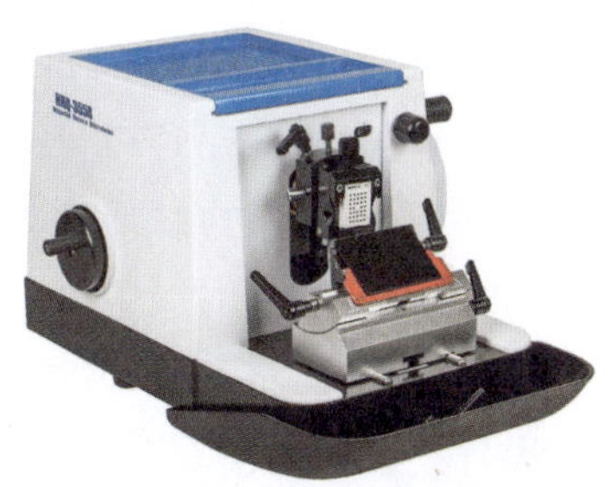

图 13–59　全自动病理切片机

（二）切片程序

首先通过粗切和细切两个步骤，将用石蜡包埋好的组织块切割成边长 50～100 μm 的立方体，然后再进行切片。

1．切片前的准备：备好所选用的切片机，检查切片机切片厚度的调节钮是否固定于所要切的厚度刻度上。

2．切片步骤：将放在 –5 ℃冷冻台上的组织蜡块装在切片机固定器上夹紧，然后进行切片，切片制作过程如下。

（1）将切片刀安装于刀架上（调整好刀的角度，一般为 20°～30°）。

（2）将蜡块固定在切片组织块夹具上。

（3）调整组织块夹具的调节旋，使蜡块切面与刀口平行。

（4）先粗修（30～50 μm）。

（5）细修（10 μm）。

空白蜡多的一端在上；将切片刀固定一端为粗削部，左手旋动蜡块推动器，右手旋动切片机把手进行粗切；而后将切片刀移至另一端进行细切，切至蜡块光滑平整；用毛笔将其刀架、蜡块面清扫干净后，用右手转动切片机手柄进行切片，切片厚度要求为 5～10 μm，然后将其放到温水上，待其完全展开后，裱到有黏附剂的载玻片上。将毛笔贴于刀架背不时转动，轻轻托起连片的蜡片。右手停止转动机头，换持牙科镊，夹住连片蜡片头端，放入盛 30％乙醇的烧杯内。用牙科镊

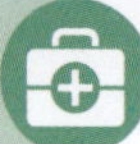

去除不好的蜡片。放入水温 45 ℃～50 ℃水槽内展片后捞片。

展片、贴片、烤片与脱蜡

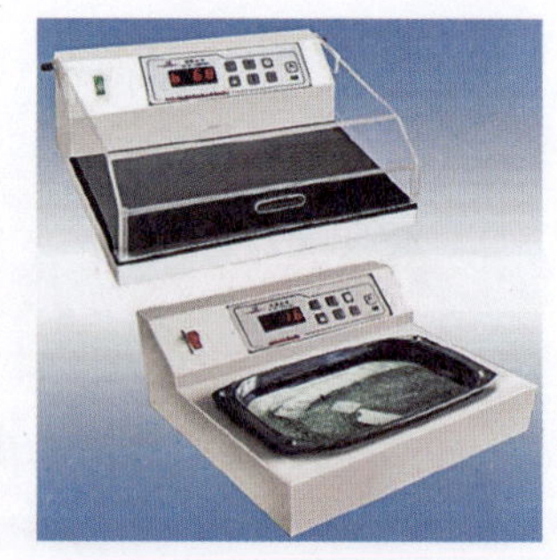
图 13-60　自动展片贴片机

将切片机切出的切片进行展片、贴片、烤片与脱蜡，使之达到适合进行染色的要求。上述程序可通过手工完成，也可由展片贴片机自动完成（图 13-60）。

1．展片：将切好的蜡片放入 30% 乙醇中展开，然后置入温水（约 45 ℃）中进一步展开；若有细小皱褶，可用眼科弯镊将其轻轻撑开。

2．贴片：选择完整、无皱褶、较薄的组织片，贴附在玻片上。

3．烤片：一般在 60 ℃的温箱内烤片 30～60 分钟，温度过高会引起切片细胞收缩，时间太短（少于 20 分钟）容易造成脱片（图 13-61）。

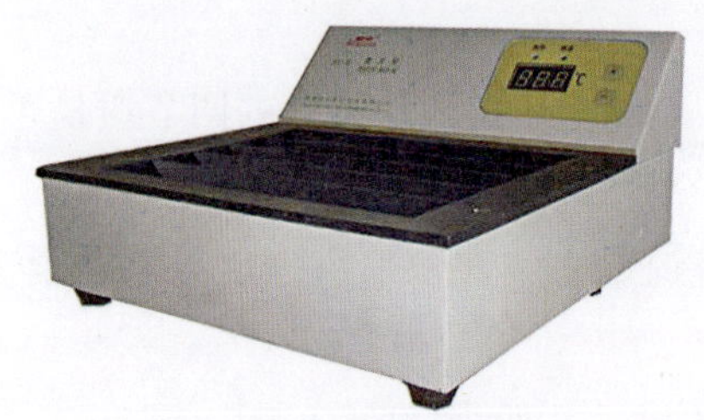
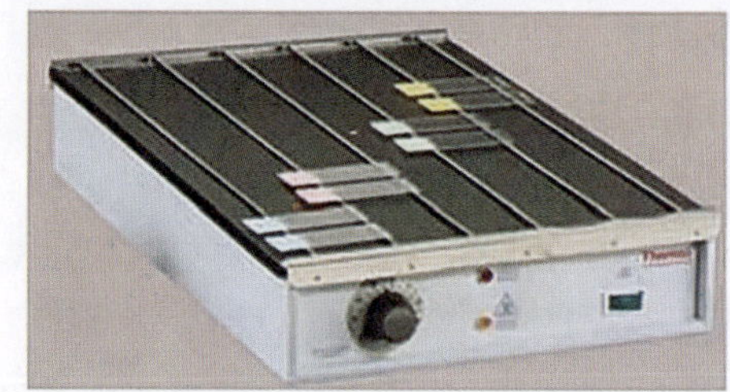
图 13-61　病理切片烤片机

4．脱蜡：脱蜡也相当重要，如果脱蜡不干净，切片不易着色或着色不匀，所以脱蜡用的二甲苯要经常更换，一般每 500 mL 液体，处理 500 张切片后更换一次为宜。当室温低于 18 ℃时，必须将切片从温箱拿出后立即放入二甲苯中脱蜡，或将二甲苯放入温箱内预热（37 ℃左右）脱蜡，最高不得超过 60 ℃。然后经高浓度乙醇到低浓度乙醇洗去二甲苯。

染色

病理切片染色是将完成贴片的切片经过烤片（脱水）和脱蜡处理后，浸入染色液中，经过适当时间的浸泡处理，使组织或细胞及其他成分染上不同深浅的颜色，从而便于在光学显微镜下进行观察，或用数字扫描系统进行扫描制成数字切片。

（一）切片染色分类

切片染色分为常规染色、特殊染色和免疫组化染色等。

1. 常规染色：石蜡切片的常规染色方法是苏木精-伊红对比染色法，简称HE染色法。苏木精染液为碱性，主要使细胞核内的染色质与胞质内的核酸着紫蓝色；伊红为酸性染料，主要使细胞质和细胞外基质中的成分着红色。HE染色法是病理切片染色使用最广泛的技术方法。（图13-62）

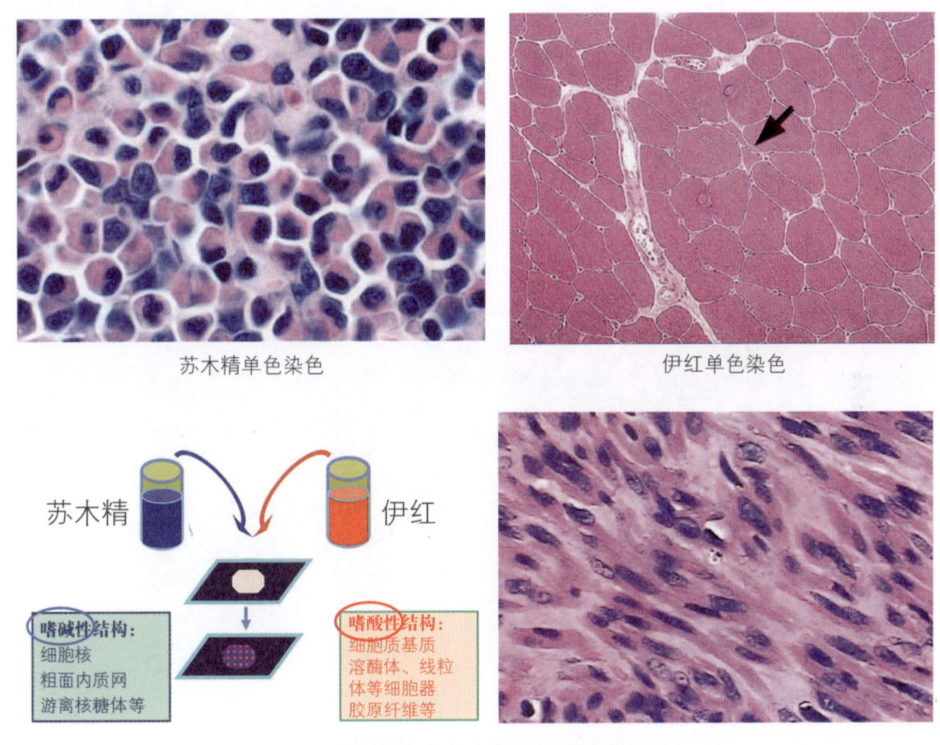

图13-62 病理切片常规染色

2. 特殊染色：为了显示与确定组织或细胞中的正常结构或病理过程中出现的异常物质、病变及病原体等，需要分别选用相应的显示这些成分的染色方法进行染色。特殊染色包括胶原纤维染色、网状纤维染色、弹力纤维染色、肌纤维染色（磷钨酸苏木素）、脂肪染色（苏丹Ⅲ）、糖原染色（PAS）、黏液染色（PAS）等。（图13-63）

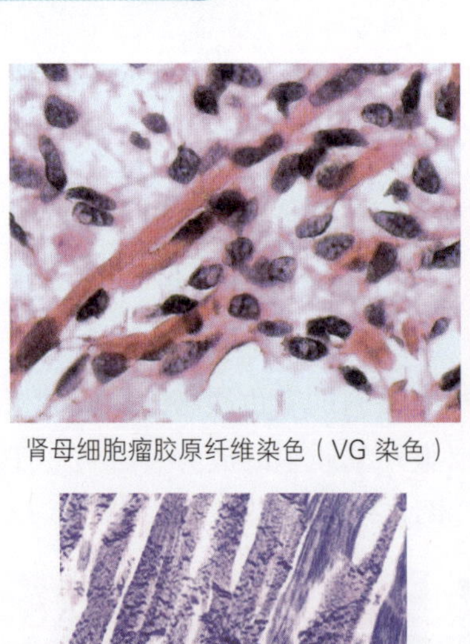

肾母细胞瘤胶原纤维染色（VG 染色）

油红 0 脂肪染色

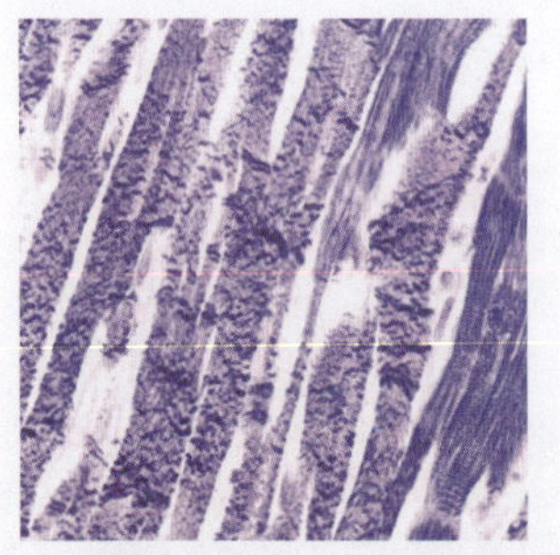

磷钨酸苏木素肌肉组织染色

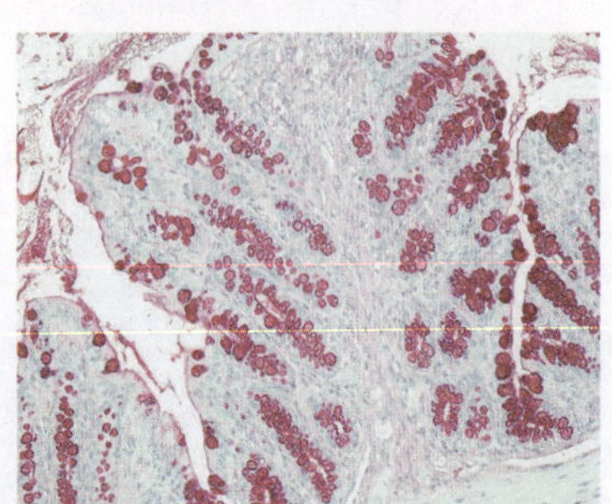

糖原染色

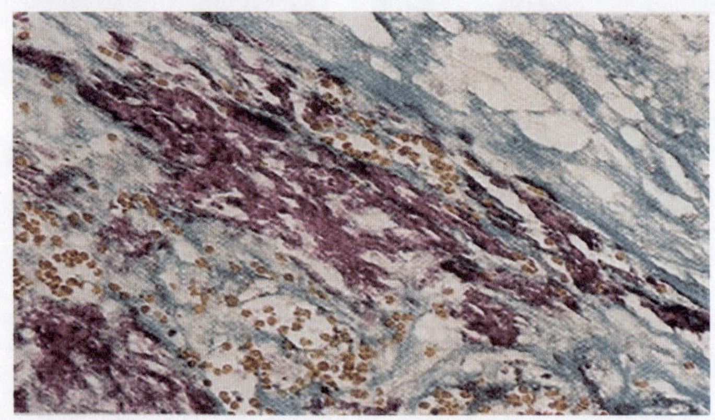

纤维肉瘤三色染色（绿色为胶原纤维、红色为肌纤维、橘色为红细胞）

图 13–63　病理切片特殊染色

3. 新型染色：如免疫组化染色等。

（二）染色方法

1. 人工染色：切片染色过程包括脱腊、染色和脱水 3 个过程。人工染色已使用近百年，既古老又实用，但费时费力，现已逐步被自动染色机所取代。（图 13–64、表 13–5）

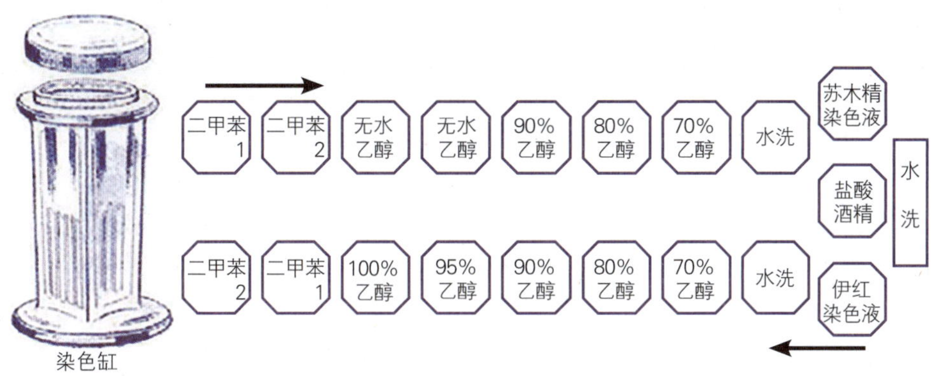

图 13-64　石蜡切片 HE 人工染色程序示意图

表 13-5　人工染色程序及液体设置

序号	液体名称	时间
1	75 ℃恒温烤箱烤片 20 分钟	
2	二甲苯 I	2～5 分钟
3	二甲苯 Ⅱ	2～5 分钟
4	二甲苯 Ⅲ	2～5 分钟
5	无水乙醇 I	1 分钟
6	无水乙醇 Ⅱ	1 分钟
7	95% 乙醇 I	1 分钟
8	95% 乙醇 Ⅱ	1 分钟
9	85% 乙醇	1 分钟
10	80% 乙醇	1 分钟

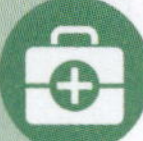

续表

序号	液体名称	时间
11	70% 乙醇	1 分钟
12	自来水水洗 3 次，将水控净	
13	苏木精染液	5 分钟
14	自来水水洗 3 次	
15	1% 盐酸乙醇分化	3～5 秒
16	自来水水洗 3 次	
17	0.5% 氨水返蓝	
18	自来水水洗 3 次	
19	1% 伊红水溶液	1～3 分钟
20	自来水水洗 3 次	
21	70% 乙醇	1 分钟
22	80% 乙醇	1 分钟
23	95% 乙醇 Ⅰ	1 分钟
24	95% 乙醇 Ⅱ	1 分钟
25	无水乙醇 Ⅰ	1 分钟
26	无水乙醇 Ⅱ	1 分钟
27	无水乙醇 Ⅲ	1 分钟
28	二甲苯 Ⅰ	1 分钟
29	二甲苯 Ⅱ	1 分钟
30	二甲苯 Ⅲ	搁置至封片

2. 自动染色机染色：染色程序基本与人工染色相同，不同的是自动染色机将染色的全过程置于电脑控制程序之下，由染色机自动完成（图 13–65）。

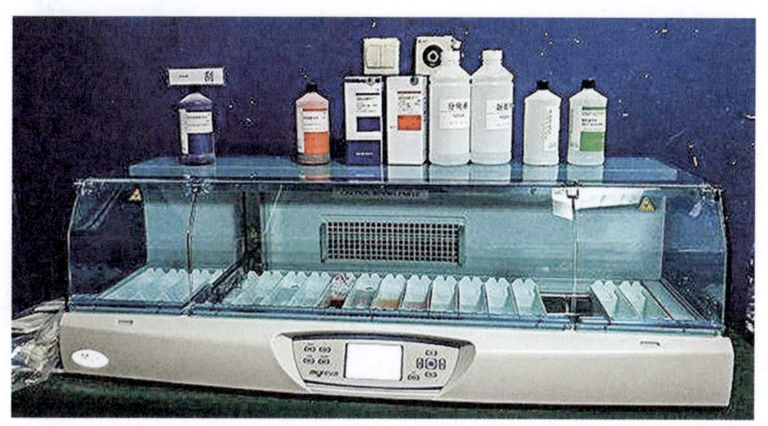

图 13–65 病理切片自动化染色机

封片

封片是将染色后的组织切片封固保存于载玻片与盖玻片之间，使之不与空气发生接触，防止其氧化、褪色，利于镜检观察及保存（图 13–66）。

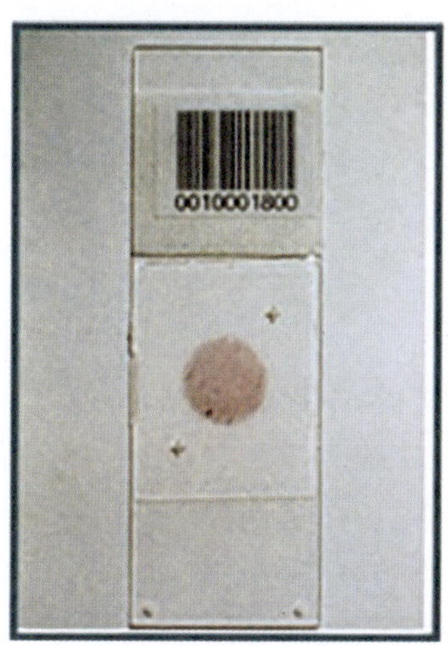

图 13–66 封 片

1. 手工封片：是将树胶滴在切片表面，然后盖上盖玻片进行封片。封片时，

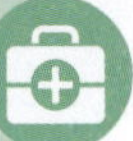

树胶的浓度和量均要适中，既要避免过量而溢出，又要避免不足没有封到。同时要注意避免产生气泡影响对切片的观察。最后，粘贴标签，标签必须贴于玻片左侧，编号书写清楚，最好能打印。

2. 封片机封片：常用的封片机有机器胶带封片机和机器盖玻片封片机，现在许多染色机兼有染色与封片的功能（图 13–67）。

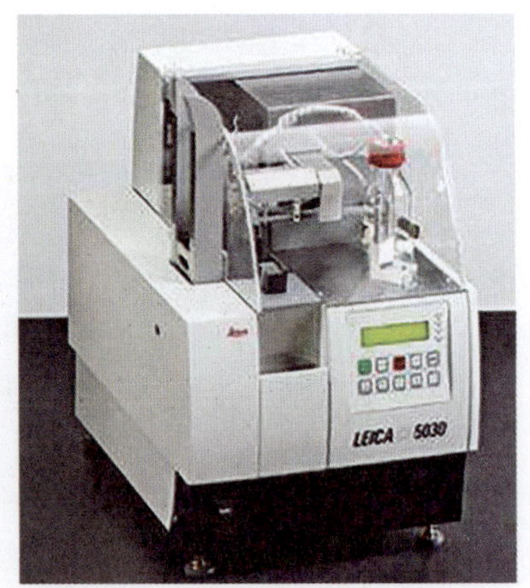

图 13–67　病理切片封片机

（1）机器胶带封片机：机器胶带封片机不用树胶，只用少量二甲苯即可封片，使用方便，切片诊断后即可归档，不会因树胶不干造成粘片等。

（2）机器盖玻片封片：机器盖玻片封片机采用模拟人工手法来完成封片工作。使用该类机器封片，封片效率高、质量好，同时可减少封片对技术人员身体的伤害。其操作可按设备说明书进行。

§13.3.2　冷冻切片术

冷冻切片术（frozen section）是一种在低温条件下使组织快速冷却到一定硬度，然后进行切片的方法，其制作过程较石蜡切片快捷、简便，多应用于手术中的快速病理诊断。在应用冷冻切片的同时应另留组织标本，送做石蜡切片检查。

冷冻切片的方法

冷冻切片的方法较多，有低温恒冷箱冷冻切片法、二氧化碳冷冻切片法、甲醇循环制冷冷冻切片法等。这些方法，随着时代的变迁、科技的发展，许多年前被认为是非常重要的技术，也逐步被淘汰了。一些技术如低温恒冷箱冷冻切片法等正在受到重视。通常是在手术台上取下的组织放到冷冻机里面，在 –20 ℃左右下冻成硬块，制成切片，用于术中快速诊断。

冷冻切片的设备结构

冷冻切片机种类繁多，目前使用最多的是恒温箱冷冻切片机。冷冻切片机的结构包括冷冻台（温度可达零下 60 ℃）和恒温冷冻箱（温度可调节），以及冷冻箱中的切片机、染色装置、成片设备等。冷冻切片机并非特殊类型的切片机，只不过是将普通组织切片机的组织块承托台改换成急速冷冻（–3 ℃～–20 ℃）装置，其他工作程序与自动化常规组织切片机相同。（图 13–68）

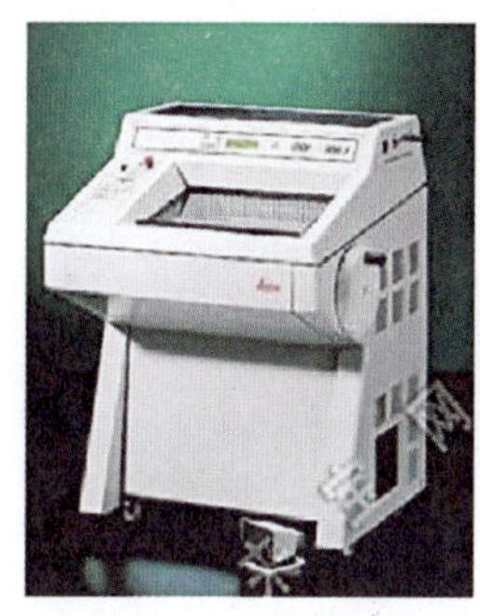

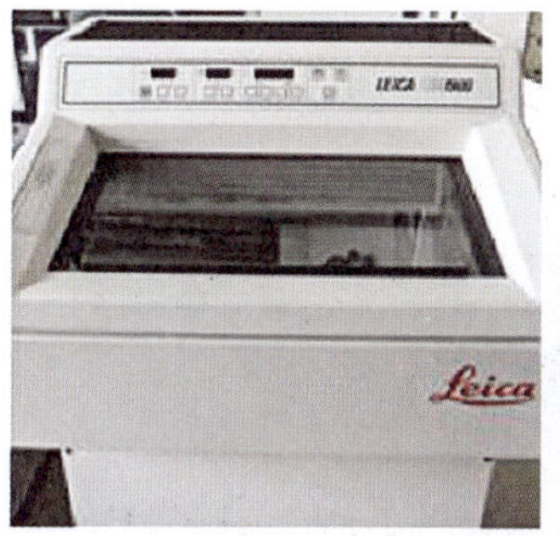

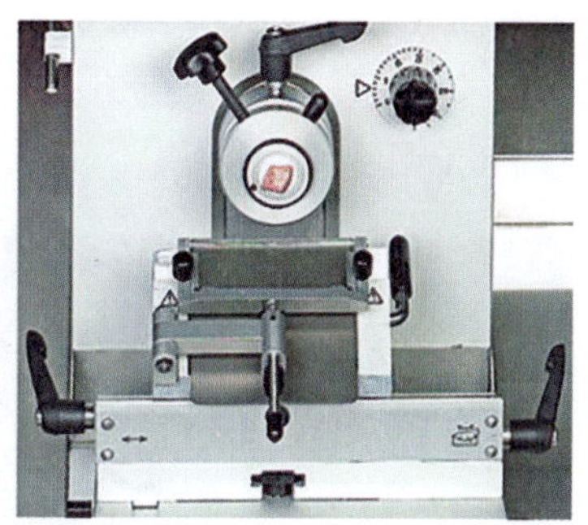

图 13–68　恒温箱冷冻切片机

冷冻切片的分类

冷冻切片术主要分为直接冷冻切片和明胶冷冻切片两大类。

（一）直接冷冻切片术

直接冷冻切片术多用于新鲜组织、甲醛固定组织和冰箱冷藏组织等。组织块不经任何包埋剂而直接放在制冷台上冷冻后再进行切片。恒冷箱切片和半导体制冷冷冻切片均属此类，其制冷方式分别为干冰制冷和半导体制冷。

1. 干冰制冷：液态的二氧化碳（干冰）蒸发时，急速吸收大量热量，从而达到制冷的目的。

2. 半导体制冷：借半导体电偶作用，可在 1～2 分钟内达到急速降温的目的。

（二）明胶冷冻切片术

明胶冷冻切片术是用明胶包埋组织块后进行冷冻切片，适用于冷冻易碎的组织切片。该法临床不常用。

冷冻切片的操作步骤

冷冻切片术操作步骤包括取材、处理组织块和切片等步骤。

1. 取材：冷冻切片取材于未经固定的新鲜组织，不能切得太大、太厚，厚者冷冻费时，大者难以切完整，最好是 24 mm ×24 mm ×2 mm。

2. 处理组织块：组织块需进行包埋和修平等处理，以便进行切片。

（1）滴包埋剂：将切好的组织块置于组织支承器上，放平摆好组织，周边滴上包埋剂，然后速放于冷冻台进行冷冻。

（2）将冷冻好的组织块紧夹于持承器上，启动粗进退键，转动旋钮，将组织修平。（图 13–69）

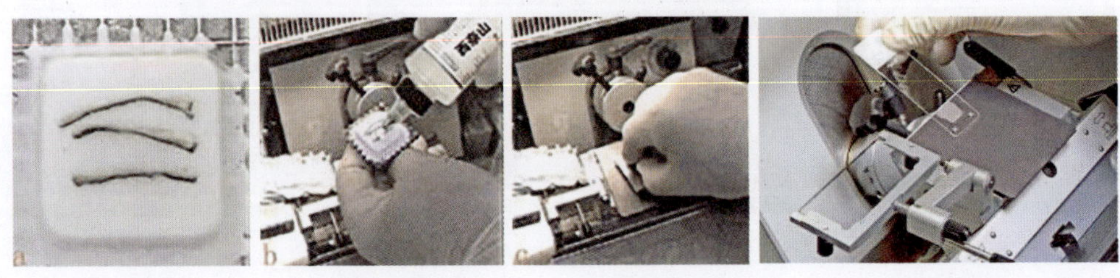

组织块　　滴包埋剂　　组织修平　　切片完成

图 13–69　处理组织块

3. 设定切片厚度：一般设定在 5 ～10 μm。

4. 设定切片机恒温箱的温度：不同的组织冷冻切片应选择不同冷冻温度，如未经固定的脑组织和淋巴结应选 –15 ℃～–10 ℃，肝、脾、肾、甲状腺等组织应选 –20 ℃～–15 ℃，脂肪组织应调至 –30 ℃～–25 ℃。

5. 启动切片程序：将组织持承器置入切片机恒温箱中，在恒温箱中自动完成切片全过程。

冷冻切片的临床应用

1. 主要用于临床手术的快速病理诊断。

2. 用于组织化学、酶化学及免疫荧光等方面的研究。

冷冻切片的优缺点

（一）优点

1. 简便：不需要对组织进行固定、脱水、透明、包埋等手续即可进行切片。

2. 快速：一般于 30 分钟内即可发出诊断报告。

（二）缺点

1. 不容易制作较薄的切片。

2. 切片组织不能过大，因为组织过大不容易冻结或冻结不均匀，影响切片质量和染色效果。

3. 切片显示的组织结构不如石蜡切片清晰。（图 13–70）

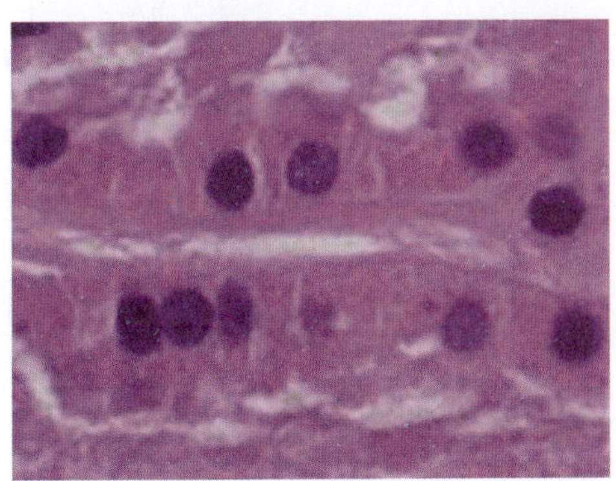

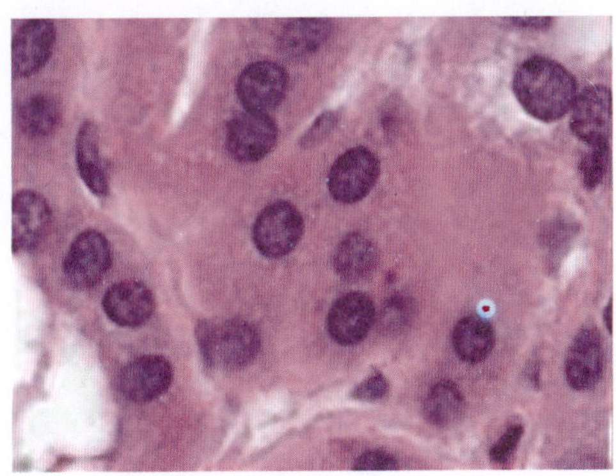

图 13–70　冷冻切片术（左）与石蜡切片（右）比较图

§13.3.3　细胞病理学制片技术

细胞病理学技术是利用身体器官组织正常或病变的离体细胞进行涂片，经显微镜观察，做出疾病诊断，特别是肿瘤良恶性诊断。

细胞病理学方法简便易行，诊断准确率较高（80%～95%），已成为癌症早期诊断的重要手段之一，可广泛应用于临床和防癌普查。

细胞病理学的标本采集

细胞病理学标本包括自然脱落细胞标本、非自然脱落标本和细针穿刺活检标本，现将这些标本的采集方法分述如下。

（一）自然脱落细胞

自然脱落细胞是指从上皮表面自然脱落的细胞，其采集方法包括咳出、排泄或导尿、挤压。常见的自然脱落细胞有女性生殖道脱落细胞、呼吸道脱落细胞和泌尿道脱落细胞等。脱落细胞采集后常需在离心或细胞滤膜过滤处理后再做涂片和染色处理。（表 13–6）

表 13–6　自然脱落细胞采集与应用

靶器官	操作方法	主要用途	次要用途
女性生殖道	吸取法获得标本，涂片用乙醇固定	阴道、子宫颈、子宫内膜癌前病变和癌的诊断，罕用于卵巢和输卵管肿瘤的诊断	识别病原微生物，如细菌、病毒、真菌或寄生虫
呼吸道	新鲜或采集于固定液中的痰液，制成涂片或细胞块	原位癌和肺癌的诊断	识别病原微生物，如细菌、病毒、真菌或寄生虫
泌尿道	新鲜尿液或采集于固定液中的尿液，制成涂片或细胞离心涂片	原位癌和分化好的恶性肿瘤诊断	识别病毒性感染和药物影响

（二）非自然脱落细胞

非自然脱落细胞是指通过物理刮擦作用取得的细胞学标本，具体标本采集方法包括刷取、刮取和灌洗等（表 13–7）。

表 13–7　非自然脱落细胞采集与应用

靶器官	操作方法	主要用途	次要用途
子宫颈、阴道、外阴、子宫内膜	刷取或刮取法获得标本，涂片立即用乙醇固定	癌变病前、早期癌和癌的诊断和鉴别诊断	其他部位或器官（如卵巢、输卵管）肿瘤的诊断，识别病原微生物
呼吸道	支气管灌洗和支气管肺泡灌洗	癌前病变、肺癌和感染的鉴别诊断	识别病原微生物，做灌洗液化学和免疫学分析

续表

靶器官	操作方法	主要用途	次要用途
泌尿道	膀胱冲洗液（新鲜或固定后）	原位癌和相关病变的鉴别诊断	治疗监测，做冲洗液DNA分析
食管	刷取或球囊法制片	癌前病变、早期癌或治疗后复发的鉴别诊断	—
胃	刷取涂片，罕用球囊法	癌前病变、早期癌或治疗后复发的鉴别诊断	识别病原微生物
积液（胸膜腔、腹膜腔、心包膜腔）	新鲜或采集于固定液中的积液、制成涂片或细胞块	转移性肿瘤和原发性间皮瘤的诊断	识别病原微生物
其他（脑脊液、滑膜液等）	采集于固定液中的标本，细胞离心法制片	炎症和转移性肿瘤的鉴别诊断	识别病原微生物，如病毒和真菌

1. 刷取：如刷取气管、子宫颈细胞标本，刷取后应将刷取头全部置入稀释液中，再经离心处理获得浓缩的细胞标本（图 13–71）。

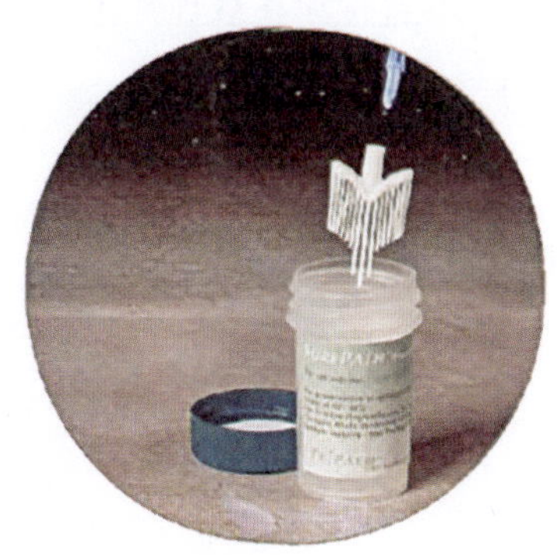

图 13–71　刷取标本置入稀释液

2. 刮取：如乳头、皮肤、子宫颈。

3. 灌洗：用生理盐水溶液冲洗所得的液体，如支气管灌洗取得标本。

（三）细针穿刺细胞标本采集

通过穿刺吸取或非吸取法，可从充满液体的器官或实体性器官中采集细胞标

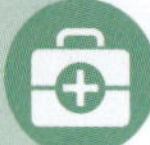

本，如肿瘤、心包膜腔积液、胸腔积液、腹膜腔积液和脑脊液等。（图 13–72、图 13–73）

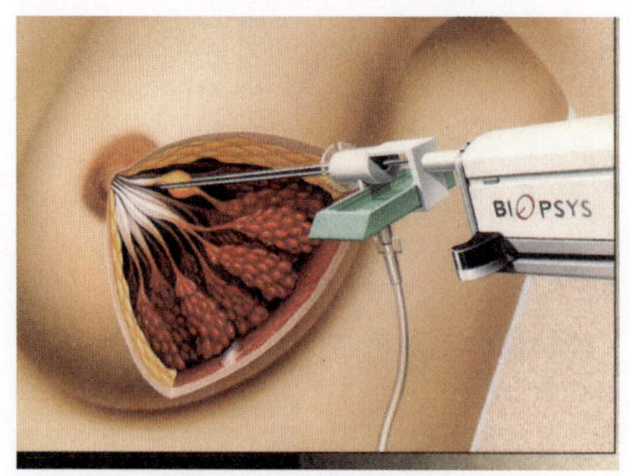

图 13–72　乳腺肿块细针穿刺活检

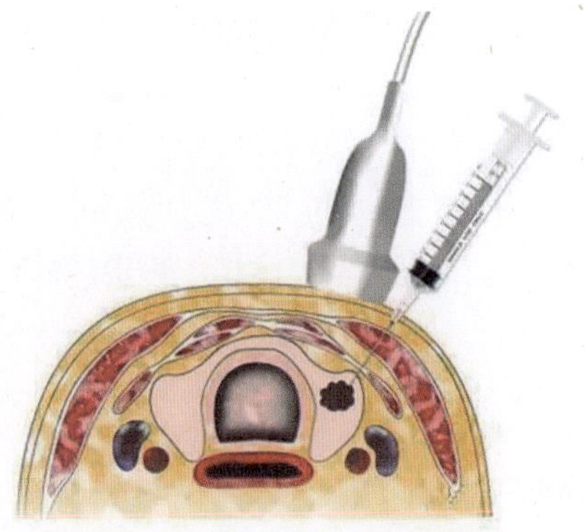
图 13–73　B 超引导甲状腺穿刺活检

细胞病理学涂片制备

（一）手工涂片

1. 直接涂片：是将新鲜标本直接涂在载玻片上（图 13–74、图 13–75）。

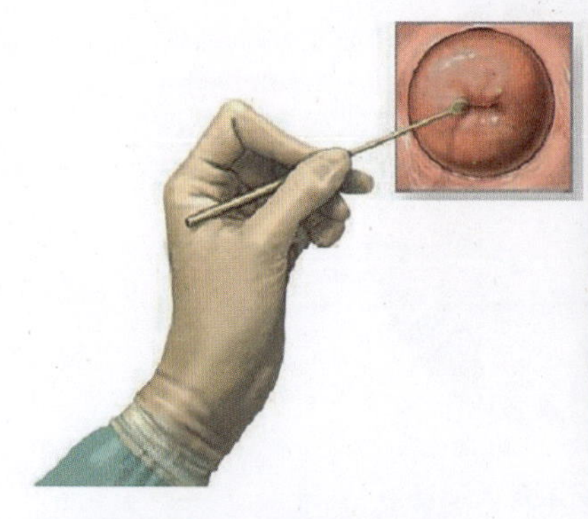
图 13–74　子宫颈刮取标本

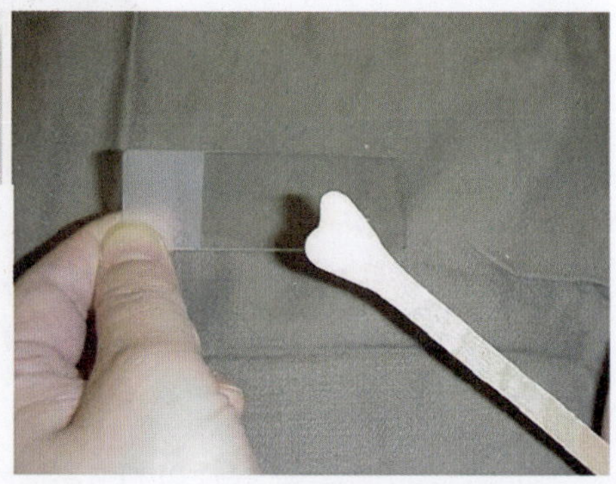
图 13–75　直接涂片法

2. 间接涂片：是将各种液体进行浓缩处理后再涂片，通常所用的浓缩方法包括离心法和滤过法（图 13–76、图 13–77）。

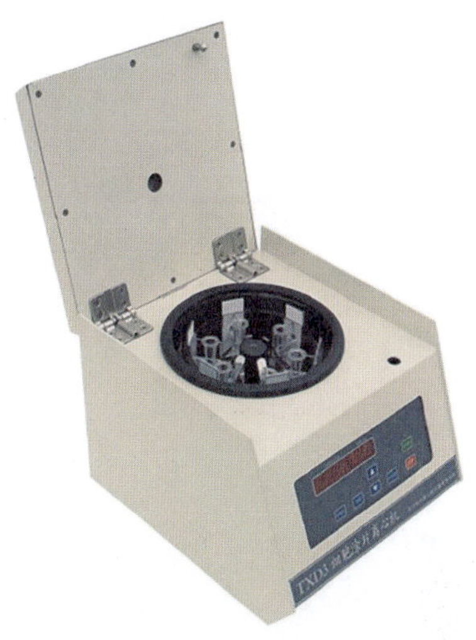

图 13-76　细胞离心机

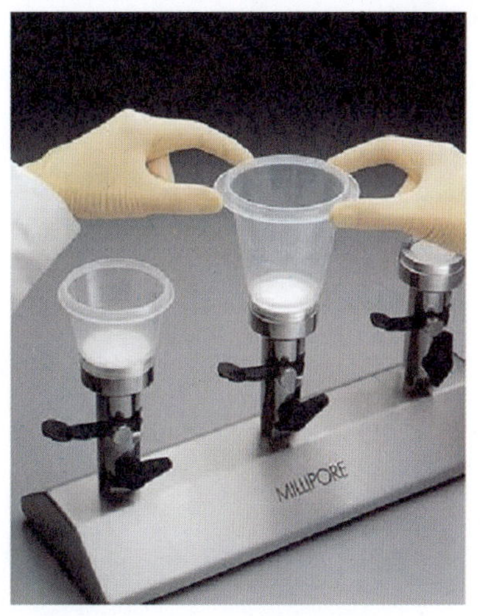

图 13-77　细胞滤膜过滤

（二）涂片机涂片

1. 涂片机分类：

（1）基础型离心涂片机：涂片机自动涂片，通常用 HE 染色法染色，染色后涂片即可在显微镜下直接观察（图 13-78）。

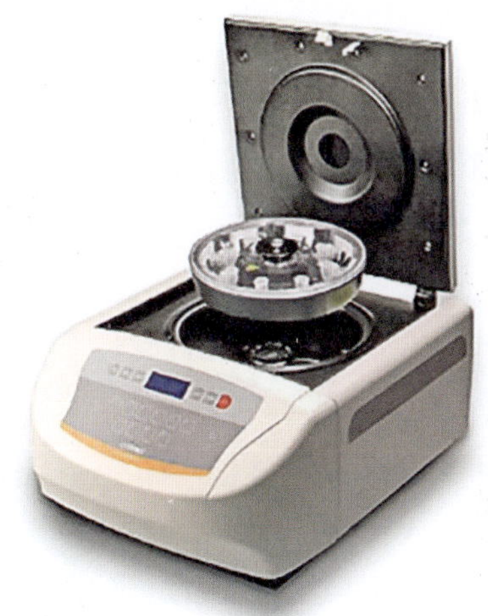

图 13-78　基础型离心涂片机

（2）高级型涂片染色机：自动涂片，并集涂片、染色、固定于一机。该型

涂片机可分为血液涂片染色机、甲醇基涂片染色机和抗酸细菌涂片染色机。（图13-79）

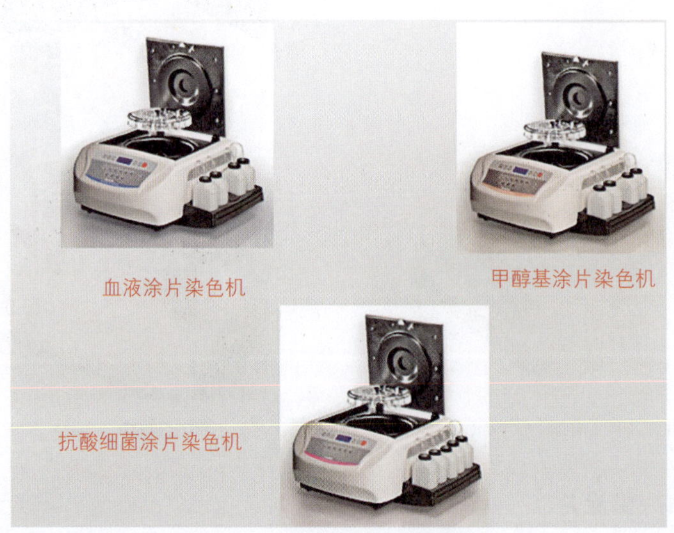

图 13-79　高级型涂片染色机

（3）涂片染色机的转子配置：每个涂片机上均配有“转子”，是染色机上的重要部件（图 13-80）。

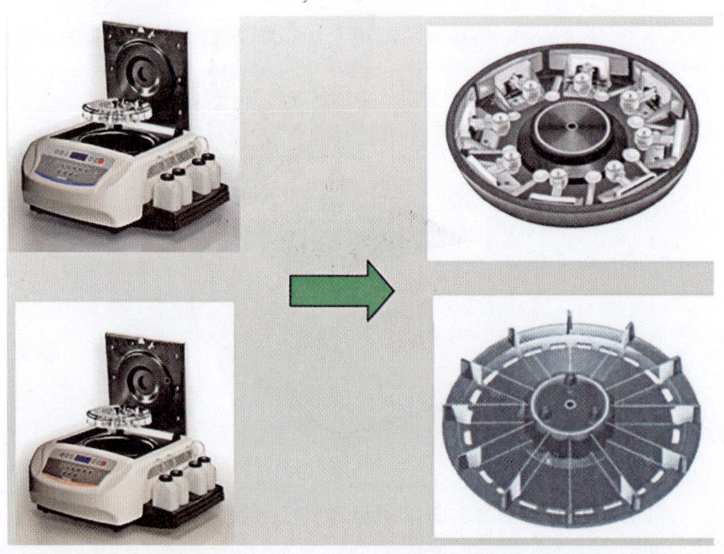

图 13-80　涂片机转子配置示意图

2. 涂片机的操作与原理：涂片机的具体操作步骤如下。

（1）将载玻片和样品腔置入染色机转子内，并予以固定（图 13–81）。然后将转子上锁放入主机。

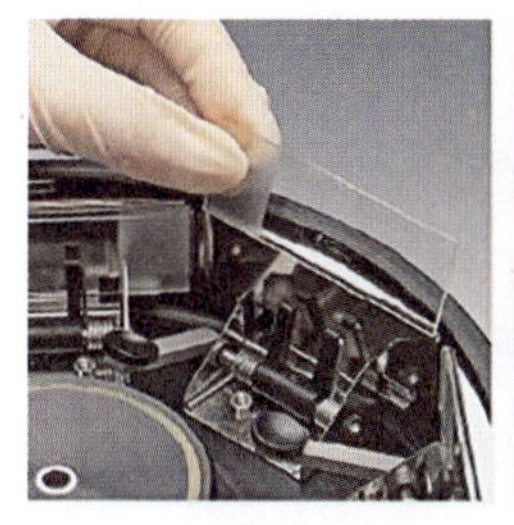
放入载玻片

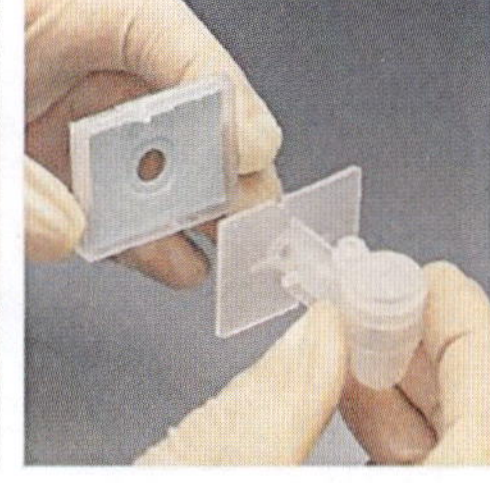
放入样品腔

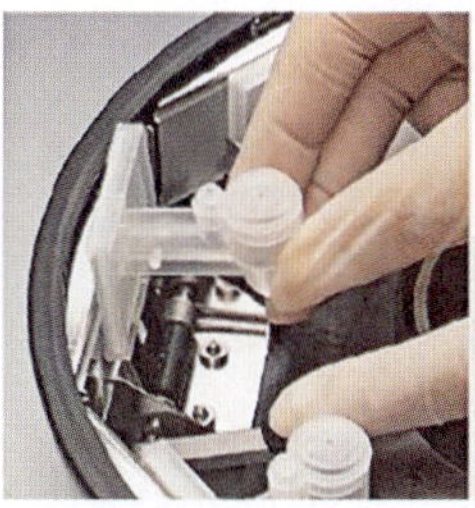
固定样品腔

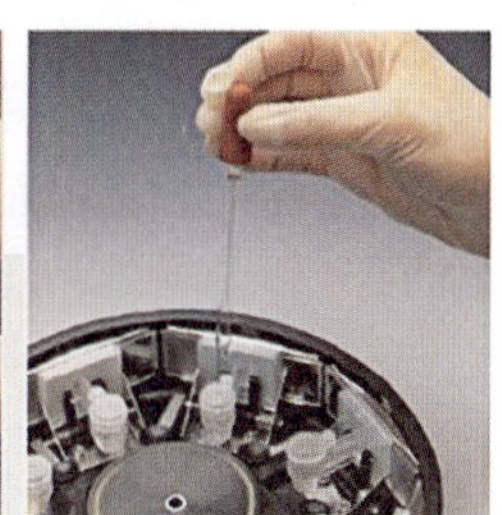
加注样品

图 13–81　染色机转子的工作程序

（2）将细胞悬浮液滴入样品腔的端口内。

（3）转子开始旋转时，离心力促使悬浮物朝载玻片移动。

（4）当吸水垫吸收了悬浮中任意球培养基和水后，细胞沉淀在载玻片上。

（5）自动染色机将自动完成涂片的固定、染色和封片程序。

细胞病理学的标本固定

1. 湿固定：是通过使细胞的胞质脱水、蛋白质凝固而达到固定的目的。常用的固定液为乙醇类液体，常用的方法有浸润法和包被法。

2. 空气干燥固定：是通过空气干燥的方法达到固定的目的。最好是逆气流方法尽快将涂片干燥，通常可用电扇吹干。

细胞病理学的标本染色

1. 普通染色：HE 染色是细胞病理学染色最常用的方法，主要用于非妇科标本的染色。

2. 特殊染色：根据临床需要也可采取某些特殊染色方法，可以提高特定疾病的细胞病理学诊断率。

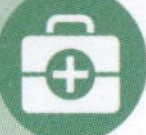

细胞病理学制片技术的优缺点

（一）优点

1. 无创或微创取材。
2. 应用范围广泛。
3. 诊断的敏感性和特异性较高：灵敏度为60%～80%，诊断率大于80%。
4. 诊断快速：急诊30分钟可出报告，可部分代替冷冻切片检查。

（二）缺点

1. 有一定误诊率：假阳性和假阴性造成的误诊率为7%～10%。
2. 以组织切片相比，涂片的清晰度略差。
3. 读片较费时，且须具有一定的专门阅片知识，阅片工作量较大。

细胞病理学制片技术的临床应用

常规细胞病理学技术主要用于特定人群的肿瘤筛查和早期诊断（图13-82～图13-85）。

1. 人群或癌症高发区的癌症普查。
2. 癌症的早期诊断，并为早期治疗提供依据。
3. 恶性肿瘤治疗后随访。
4. 发现癌前病变。
5. 恶性与良性病变的鉴别诊断。

细胞病理学涂片示例

涂片示例如图13-82～图13-85所示。

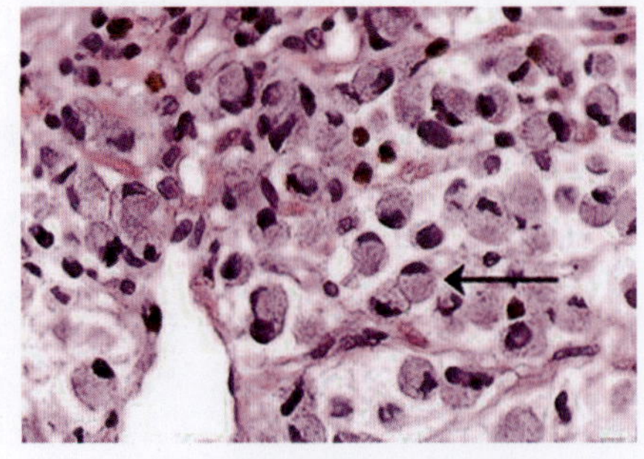

图13-82　印戒细胞癌

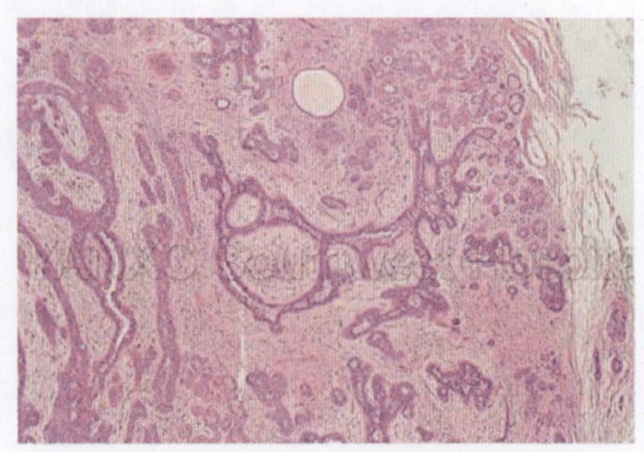

图13-83　乳腺纤维腺瘤

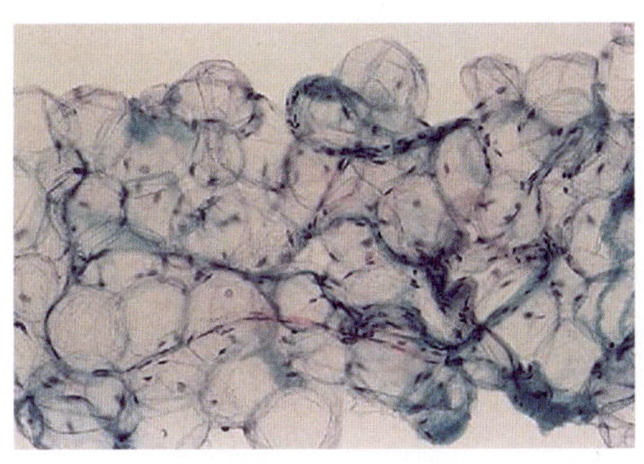

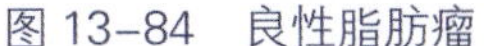
图 13-84　良性脂肪瘤

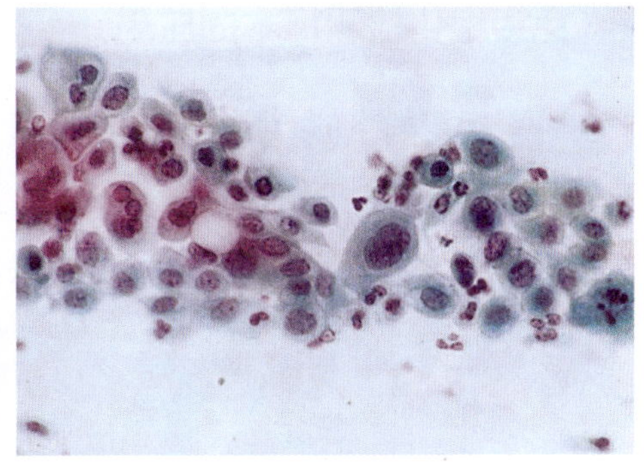

图 13-85　癌细胞（细胞核大小不一）

§13.3.4　免疫组织化学制片技术

在常规肿瘤病理诊断中，5%～10% 的病例单靠 HE 染色难以做出明确的形态学诊断。近年来，随着免疫组织化学技术的发展，使许多疑难肿瘤得到了明确诊断，尤其是免疫组织化学在肿瘤诊断和鉴别诊断中的实用价值受到了普遍认可，其对低分化或未分化肿瘤的鉴别诊断准确率可达 50%～75%。

►► 免疫组化制片的基本原理 ◄◄

免疫组织化学技术是利用抗原抗体反应，即抗原与抗体特异性结合的原理，通过化学反应使标记抗体的显色剂（荧光素、酶、金属离子、同位素）显色，从而确定组织细胞内抗原物质或半抗原物质（如多肽、蛋白质、核酸、酶类、激素、磷脂、多糖等）的存在，并对其进行定位、定性及定量的观察和研究。该方法的特点是特异性高、敏感性高，方法较简单，易于掌握，能将形态学改变与功能和代谢变化密切结合为一体，是目前发展十分迅速的一项技术，在临床诊断中发挥了重要作用。（图 13-86）

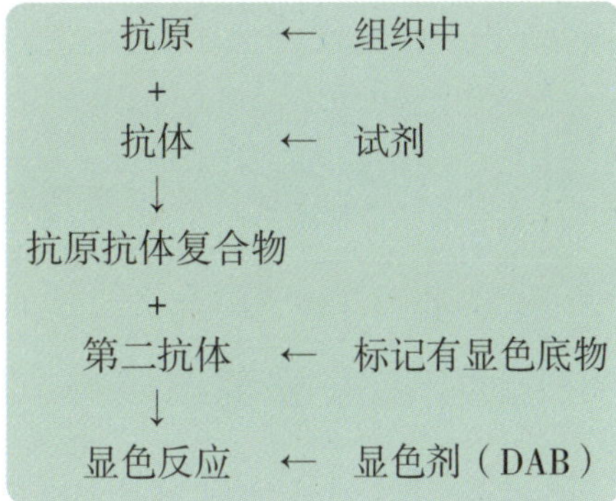

图 13-86　免疫组织化学制片基本原理

免疫组化检测标本的应用

各类组织标本的石蜡切片、冷冻切片和细胞涂片均可作为进一步进行免疫组织化学染色、制片的标本（图 13-87）。

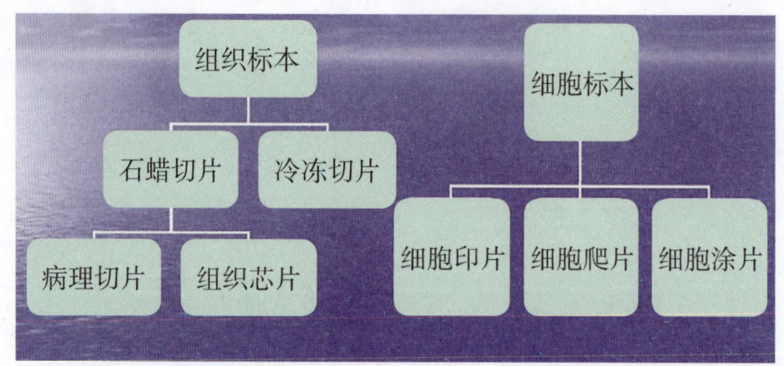

图 13-87　免疫组织化学染色、制片的标本

免疫组化微生物检测的流程

免疫组织化学制片的染色方法很多，按标记物的性质有荧光法（荧光素标记）、酶法（酶标记）、免疫金银及铁标记法等，其中酶法最常用。按染色步骤可分直接法（一步法）和间接法（二步和多步法）。免疫组织化学制片通常按以下流程进行。（图 13-88）

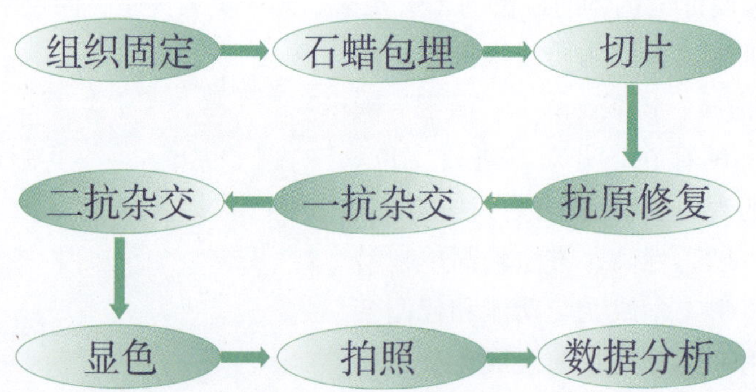

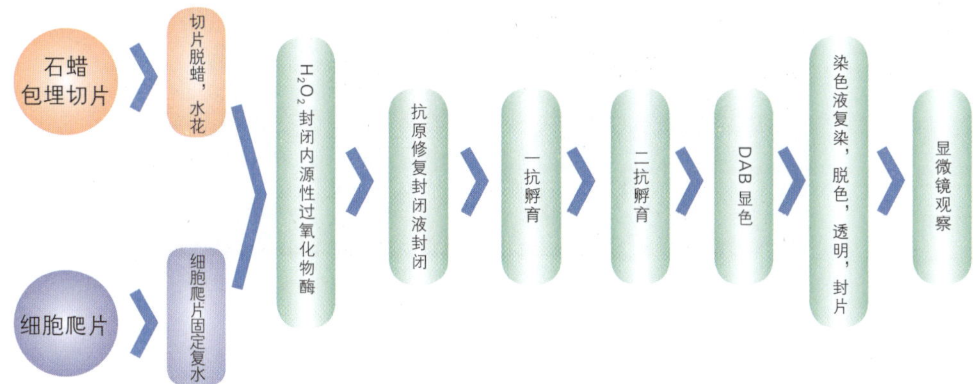

图 13-88　免疫组织化学病理制片流程

免疫组化检测技术的特点

1. 特异性强。
2. 敏感性高。
3. 定位准确，形态改变与代谢变化密切结合。

免疫组化微生物检测设备结构

免疫组织化学制片的主要设备是免疫组织化学切片染色机，其功能是将切片标本进行免疫组织化学染色，最终完成免疫组织化学制片（图 13-89、图 13-90）。

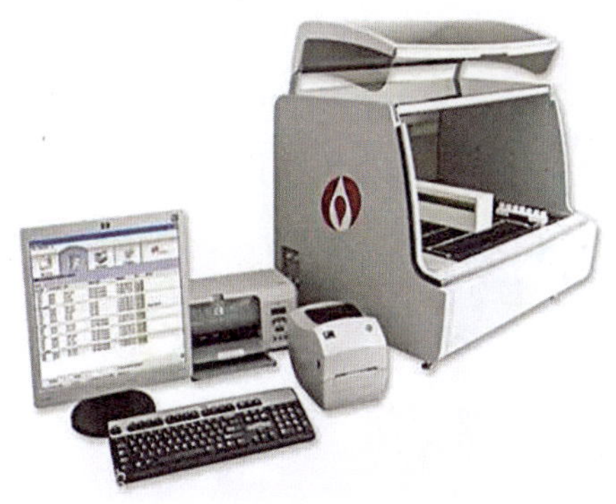
图 13-89　免疫组织化学切片自动化染色机

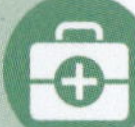

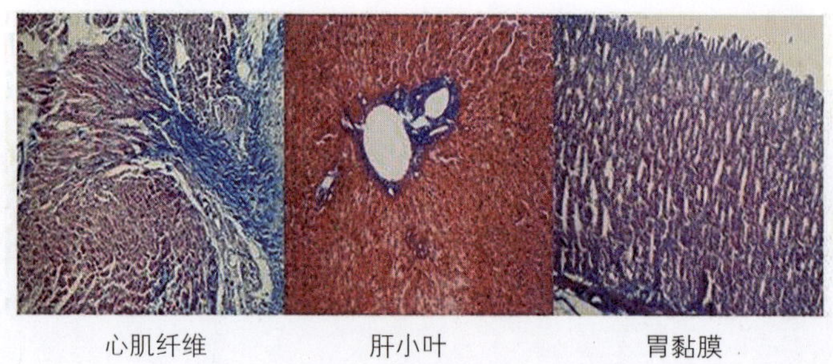

图 13-90　免疫组织化学染色图片

免疫组化检测技术的分类

1. 免疫荧光方法：将已知抗体标上荧光素，以此作为探针检查细胞或组织内的相应抗原，在荧光显微镜下观察。当抗原抗体复合物中的荧光素受激发光的照射后会发出一定波长的荧光，从而可以确定组织中的抗原定位或定量.

2. 免疫酶标方法：是目前免疫组织化学研究中最常用的技术。基本原理是先以酶标记的抗体与组织或细胞作用，然后加入酶的底物，生成有色的不溶性产物或具有一定电子密度的颗粒，通过光镜或电镜，对细胞或组织内的相应抗原进行定位或定性研究。

3. 免疫胶体金技术：就是用胶体金标记一抗、二抗或其他的能特异性的结合免疫球蛋白的分子（如葡萄球菌 A 蛋白）等作为探针对组织或细胞内的抗原进行定性、定位或定量研究。由于胶体金的电子密度高，多用于免疫电镜的单标记或多标记的定位研究。

4. 亲和组织化学法：此法是以一种物质对某种组织成分具有高度亲合力为基础的检测方法。这种方法敏感性更高，有利于微量抗原（抗体）在细胞或亚细胞水平的定位，其中生物素 - 抗生物素染色法最常用。

5. 免疫铁蛋白法。

6. 放射免疫自显影法。

免疫组化检测技术的操作须知

1. 组织标本的处理：组织标本离体后要尽快处理，应在 30 分钟内进入固定液或低温保存。固定时间不宜超过 24 小时。切片应较薄 (4～5 μm)，脱蜡要干净，否则影响染色结果。

2. 抗原修复：醛类组织固定液往往封闭抗原决定簇， 需要抗原修复，常用的方法有蛋白酶消化、微波或高压锅处理等。

3. 免疫组织化学试剂和方法的标准化：要求生产厂家提供标准试剂，并附详细说明书，说明书应包括抗体的来源、免疫球蛋白（Ig）的亚类、单抗或多抗、稀释度、注意事项等。免疫组织化学技术（IHC）的方法很多，如 APAAP 法、ABC 法、LSAB 法、SP 法等，只要应用恰当，都可获得满意结果。

4. 对照：染色时应常规设立阴性和阳性对照。

5. 结果判断：通过对 HE 切片的观察，确定需要用 IHC 鉴别的细胞和结构，做到胸中有数，熟悉所用第一抗体的反应特点，阳性信号的存在部位必须与抗原分布一致。

6. 假阳性和假阴性常见原因：

(1) 假阳性：抗原的交叉反应；非特异性染色；内源性酶以及对生物素 – 抗生物素蛋白有亲和力的组织成分；某些细胞释放可溶性物质渗入到周围其他细胞；早期研究结果的局限性，没有全面认识某抗体的特异性等。

（2）假阴性：抗体不适合、失效或浓度不当；抗原丢失或抗原密度太低。

免疫组化检测技术的临床应用

免疫组织化学技术的临床应用主要包括以下几方面。

1. 恶性肿瘤的诊断与鉴别诊断：如图 13–91 所示。

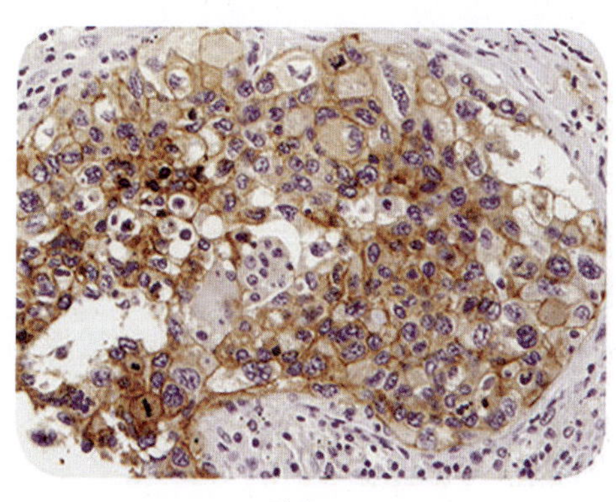

肺癌

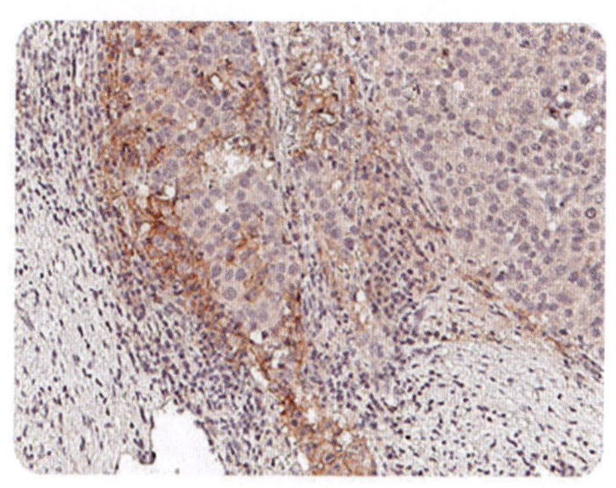

肝癌

图 13–91　免疫组织化学染色切片

2. 确定转移性恶性肿瘤的原发部位。

3. 对某类肿瘤进行进一步的病理分型。

4. 软组织肿瘤的治疗一般需根据正确的组织学分类，因其种类多、组织形态相像，有时难以区分其组织来源，应用多种标志进行免疫组织化学研究，免疫组织化学切片技术对软组织肿瘤的诊断是不可缺少的。

5. 发现微小转移灶，有助于临床治疗方案的确定，包括手术范围的确定。

6. 为临床提供治疗方案的选择。

§13.4 临床病理学新进展

十余年来，困扰人们多年的病理制片技术取得了突破性进展，传统的手工制片方法终于被多种自动化制片设备所取代。近几年来，随着数字病理切片技术的迅速发展，数字化病理系统的建立和远程病理会诊正在我国逐步推开，为提高基层医院的医疗水平发挥重要作用。

§13.4.1 数字化病理系统

数字化病理系统是将传统的载玻片信息变成数字化病理切片信息，是对病理诊断技术划时代的变革，使病理医师得以脱离显微镜，随时随地通过网络进行病理诊断，实现全球在线同步远程会诊或离线远程会诊。

数字化病理系统的发展概况

数字化病理系统的应用始于 1985 年，从 2000 年开始在世界范围内逐步推广，目前已达到较成熟的应用阶段，实现了病理学的数字化革命转变。

由于数字化病理系统可以使病理资源数字化、网络化，实现了可视化数据的永久储存和不受时空限制的同步浏览处理，它在病理的各个领域得到广泛应用。数字病理系统主要可用在病理学等形态学相关学科的教学与考试，病理学科读片交流会议，医院病理科信息管理，临床远程病理会诊，病理科研成果的分析与交流，病理专科医师的培训，建立可视化病理资源数据库，图像的标准化分析和统计分析等诸多工作中。

目前国外数字化病理系统的应用已达到较高的水平，在病理教学、科研和远程会诊和远程切片分析方面得到了广泛应用。

在国内，多所医学院校、医院及其他科研机构都建立了数字化病理系统的可视化数据库，并广泛应用于教学、科研和临床工作中。近 10 年来，远程病理会诊已在我国逐步推广，取得良好的效益。

数字病理切片技术

数字病理切片又称虚拟病理切片，是一种现代数字系统与传统光学放大装置有机结合的技术。它是将传统的玻璃病理切片，通过全自动显微镜或光学放大系统进行扫描采集，得到高分辨率的数字图像。优质的可视化数据可以应用于病理学的各个领域，并为开展远程会诊打下了坚实基础。（图 13–92、图 13–93）

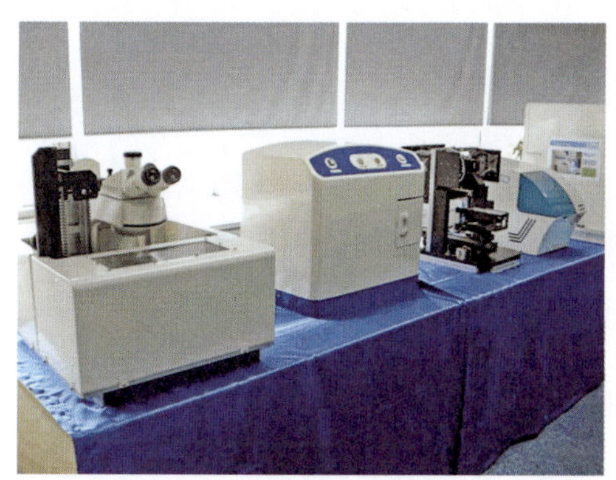

图 13–92　自动化数字病理切片扫描设备

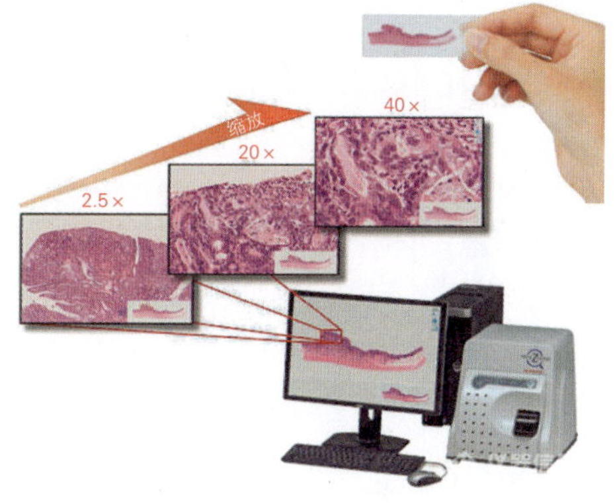

图 13–93　数字病理切片显示与传输

数字化病理系统的数字切片库

将大量数字切片分类归档存储在服务器中，这样建立起的一个资源库，即为数字切片库。数字切片库是一个公开平台，个人或单位都可以使用。该空间能够实现病例管理、切片上传、切片分类管理、切片分享等，为病理人员提供通过互联网实现病理学习讨论和研究的机会，也为远程病理会诊创造了基本条件。

数字化病理系统的功能

（一）病理教学

1．进行形态学数字切片试验教学与研究，把传统切片数字化，进行存储与管理。

2．通过校园网或 internet 等，可进行远程教学、在职培训等。

（二）临床应用

1．建立病理数字切片库，通过数字读片，进行病理诊断。

2．通过“数字病理远程会诊系统平台”，进行病理远程会诊。

（三）其他应用

1．药厂、研究所及试验室等均可利用数字化病理平台开展科研工作。

2．进行远程法医病理学鉴定。

数字化病理系统的优越性

与传统病理系统相比，数字化病理系统具备许多不可比拟的优势。

1．易于保存与管理病理切片信息：利用超大容量的数字病理切片库，保存珍贵的病理切片资料，解决了玻璃切片不易储存保管、易褪色、易损坏、易丢片掉片和切片检索困难等问题。

2．方便浏览与传输：应用者可随时随地对显微数字切片的任何区域进行不同放大倍率的浏览（2～100 倍），资料传输不受时间和空间的约束。浏览时为光学放大而非数码放大，因此不存在图像信息失真和细节不清的问题，这与普通计算机浏览图片缩放只改变图像大小而无法改变分辨率有本质的区别。

3．为教学与远程会诊提供便利：系统能在鼠标操纵下选择切片任意位置完成无极变倍连续缩放浏览，并提供切片全景导航，使高倍镜下的图像与低倍镜下的位置形成良好对应，还能够实现切片的定量分析和标注等后期处理。

4．高速高效高通量：采用先进技术的数字切片系统可达到高通量切片扫描，大大提高了工作效率。

5. 高分辨率和高清晰度：在 20× 和 40× 放大模式下，每像素均可达到 0.2 μm 的水平，并具备了图像高保真的特点。

6. 实现了荧光切片的扫描：只需要外加相应的荧光光源和更换滤光镜就能扫描荧光切片，克服了玻璃荧光切片易褪色不宜长久保存的缺点。

§13.4.2 远程病理会诊

发展远程病理会诊的目的是为了解决基层医院医疗资源短缺的实际难题。基层医院的病理科发展较为缓慢，受到专业人员和病理设备缺乏等因素的制约，这对提高医疗质量和保障病人健康都是不利的，因此发展数字病理远程会诊对我国的医疗卫生事业，尤其是提高基层医院的医疗水平有着至关重要的意义。原国家卫生和计划生育委员会已于 2015 年制定了“病理远程会诊试点管理办法”，成立了国家病理质控中心，并已在全国数百所基层医院开展了试点工作，取得良好效果，现正逐步推广。

远程病理会诊的意义

1. 提高基层医院的疾病诊断正确率：病理诊断是疾病诊断的金标准，诊断准确率高达 99% 以上，远程病理会诊的普及必将大大提高基层医院的诊断水平。

2. 提高基层医院的病理诊断正确率：我国基层医院由于缺乏病理学专业人才，病理切片阅片的误诊率很高，急需得到专家的阅片会诊。

3. 减少基层医院医疗事故和医疗纠纷：准确的病理诊断可为恰当的治疗打下良好基础，从而减少医疗事故的发生。

4. 缓解大医院人满为患的问题，减少病人不断奔波于城市大医院的辛苦。

远程病理会诊的范围

远程病理会诊包括临床咨询、病理教学、病理科研等多方面的内容，具体会诊范围如下（图 13–94、图 13–95）。

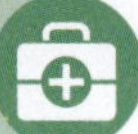

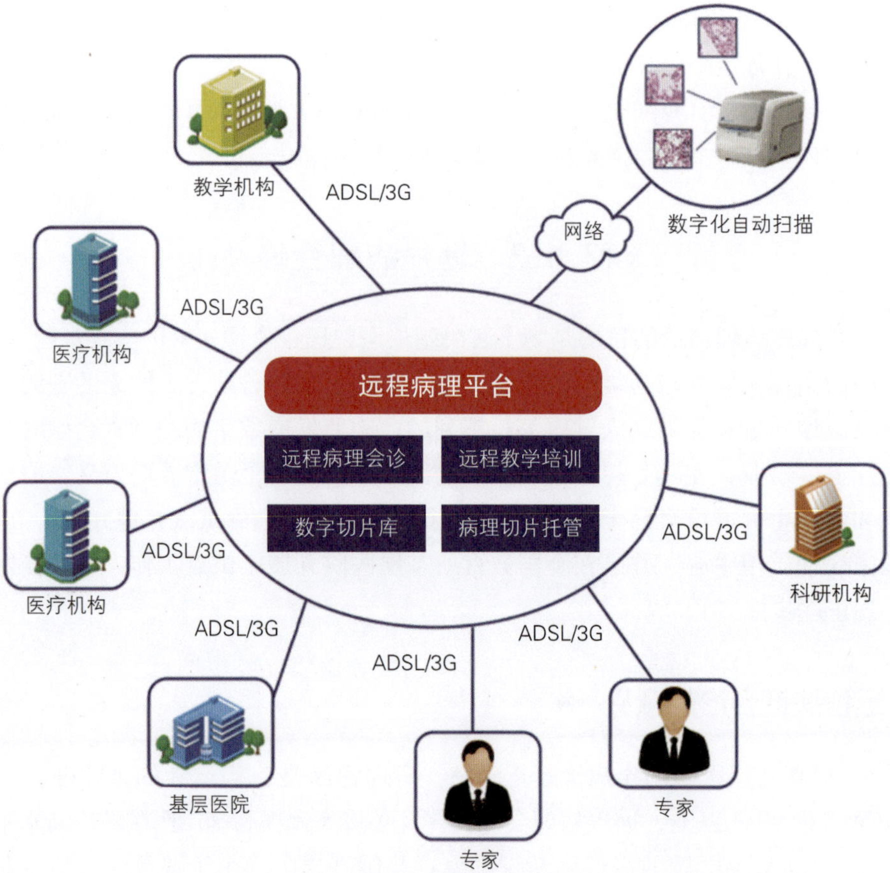

图 13-94　远程病理会诊范围

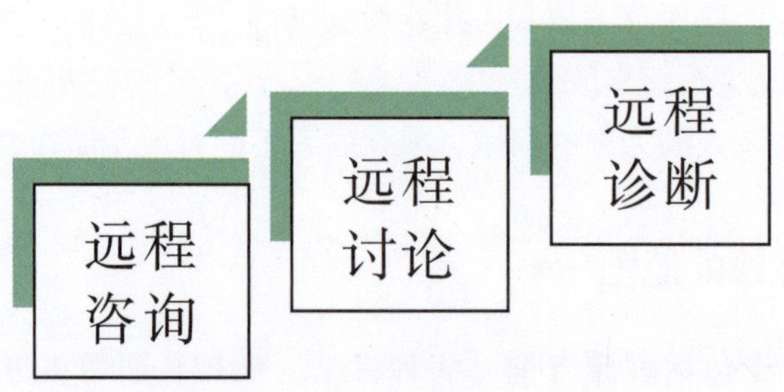

图 13-95　远程会诊内容

1．术中冷冻切片会诊：制作好的冷冻切片置入远程传输系统后，仅需数分钟即可得到会诊专家的诊断意见。

2. 疑难病例病理切片会诊。

3. 进行远程病理教学。

4. 典型病理远程会诊网上观摩。

5. 病理切片的数字化存储。

远程病理会诊的必备条件

远程病理会诊需在一定的管理办法下实施，同时申请会诊方和会诊方应具备必要的硬件和软件设备作为实施会诊的物质基础。目前我国的远程病理会诊只能在试点医院进行。

（一）远程病理会诊管理办法

自 2010 年起，原国家卫生计生委已多次下发有关病理远程会诊管理办法的通知，促进了我国病理远程会诊的发展。

（二）申请会诊方必备条件

1. 加入病理远程会诊试点单位。

2. 必备硬件：包括全自动显微镜扫描系统、专业级 CCD 摄像头、自动进片系统。

3. 必备软件：数字切片扫描系统、数字病理远程会诊系统、远程病理图像软件系统。

4. 必备能力：申请会诊方需具备制作病理切片的能力和使用上述硬件和软件的能力。

（三）会诊方必备条件

1. 必备软件、硬件：会诊方必须具备联网功能设备和信息显示设备。

2. 必备能力：会诊方需有病理专家进行会诊。

远程病理会诊的程序

远程病理会诊应由申请会诊医院提出预约申请，由会诊医院病理专家进行远程会诊，全部会诊程序需在远程病理会诊中心（平台）管理协调下进行（图 13–96）。

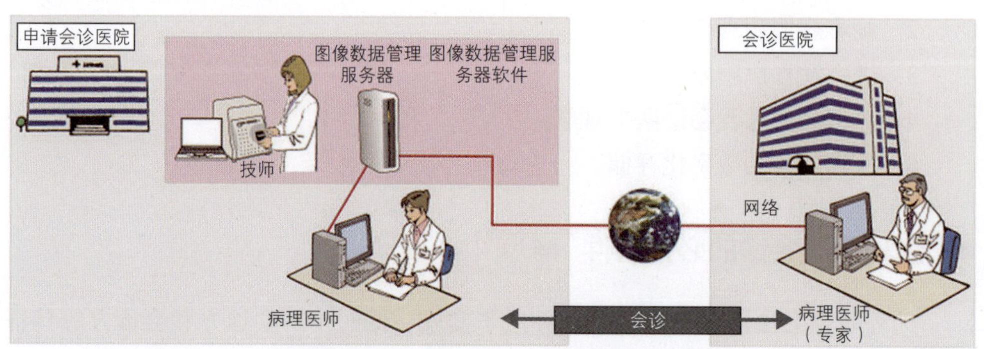

图 13-96　病理数字切片远程会诊程序

（一）送诊

送诊是申请会诊医院提出会诊预约申请。

1．提供病人的基本资料：包括病人基本信息、病历资料和其他相关实验室资料，如影像学资料、实验室检查资料等。

2．提供全切片数字化扫描资料或 ROI 数字切片资料（低倍全视野 + 高倍区域扫描）。

3．数字切片与病例资料可自动上传到远程会诊中心断平台，再传送到会诊专家的接收平台（图 13-97）。

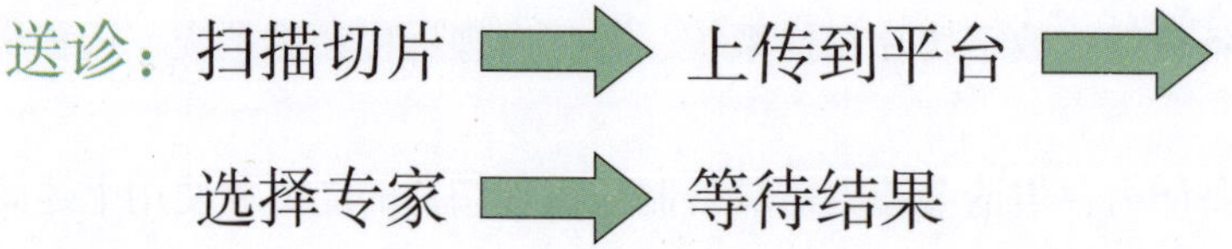

图 13-97　送诊程序示意图

（二）会诊

会诊方专家可利用专业数字切片诊断平台，通过浏览器进行数字切片的病理远程诊断或会诊，不受时间与空间限制（图 13-98、图 13-99）。

会诊：登录平台 → 接受会诊病例 → 做出诊断 → 签发报告

图 13-98　专家会诊程序示意图

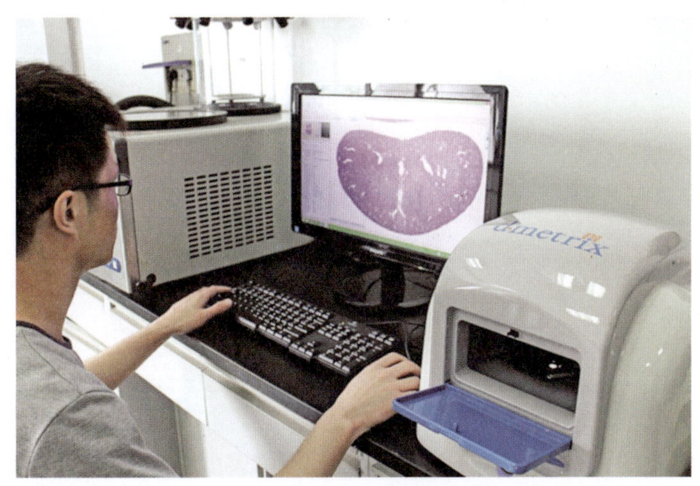

图 13–99 病理专家远程会诊

专家在约定的会诊时间登录平台，通过浏览器对送检方提供的资料和数字切片进行浏览、分析和诊断，并发送病理咨询诊断报告至管理中心平台，平台将自动将报告转发给送检单位。此外，专家还可通过网络与送检单位实时通话进行讨论和指导。

（三）会诊管理中心

会诊管理中心负责会诊全过程的协调管理和资料储存。会诊中心平台应有效地架起专家与基层医院、病理科医师会诊、咨询、讨论的桥梁。（图 13–100）

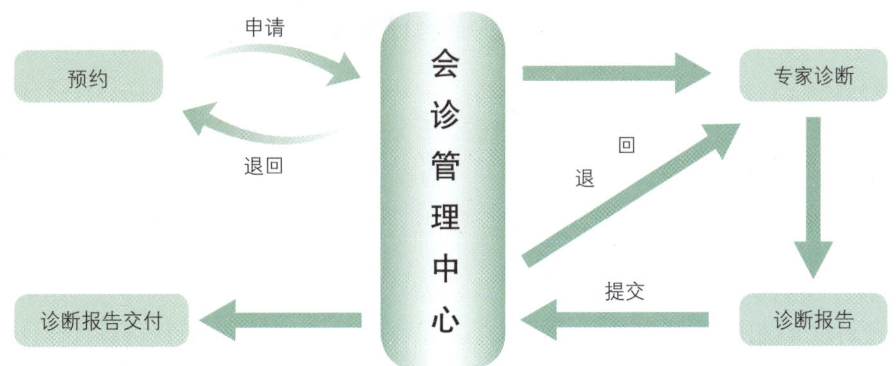

图 13–100 远程会诊管理中心示意图

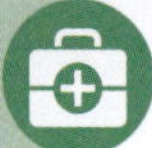

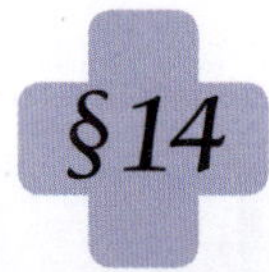

心电图概述

心脏每次机械性收缩之前先产生电激动，心房和心室电激动可经人体组织传到体表，因电流的强弱与方向不断地变动，各体表的电位也不断地变动，用心电图机从体表连续记录每个心动周期所产生电位曲线称为心电图。

1842 年，法国科学家 Mattencci 首先发现了心脏的电活动；1901 年，荷兰生理学家威廉·埃因托芬（W. Einthoven）成功地记录了第一份心电图，并将各波命名为 P、Q、R、S、T、U 波，由此开创了体表心电图记录的历史，并于 1924 年获诺贝尔生理学或医学奖。后经 100 多年的发展，当今的心电图检查技术日臻完善，实现了自动化记录、自动化分析诊断、液晶屏幕显示和远距离无线传输等功能，成为临床广泛应用的一种诊断和监护技术。

§14.1　心电图形成机制

心电图是通过人体体表记录出来的、反映每个心动周期心脏兴奋的产生、传导和恢复过程中所伴有的生物电变化。因此，要了解心电图的形成机制，首先必须对细胞生物电的产生机理和变化规律有所了解。细胞生物电的产生依赖于细胞膜的特殊结构和功能。

（一）心肌的特性

心肌是由心肌细胞构成的一种肌肉组织。心肌细胞与骨骼肌的结构基本相似，也有横纹肌。广义的心肌细胞包括组成窦房结、房内束、房室交界部、房室束（即希氏束）和浦肯野纤维等的特殊分化了的心肌细胞，以及一般的心房肌和心室肌工作细胞。前 5 种组成了心脏起搏传导系统，它们所含肌原纤维极少或根本没有，因此均无收缩功能；但是，它们具有自律性和传导性，是心脏自律性活动的功能基础。后两种具收缩性，是心脏舒缩活动的功能基础。

（二）心肌细胞生物电现象

细胞在生命活动中所产生的电变化，称为生物电。生物电是以细胞为单位产生的，借助于仪器可将这些电变化客观地记录下来，心电图就是对心肌细胞生物电现象的记录。

1．心肌静息膜电位：当心肌细胞膜处于相对安静状态下（未受刺激时），存在于细胞内、外两侧的电位差称为静息膜电位。经试验检测，心肌静息膜电位为 –90 mV。静息状态下此时的状态称为极化状态。（图 14–1）

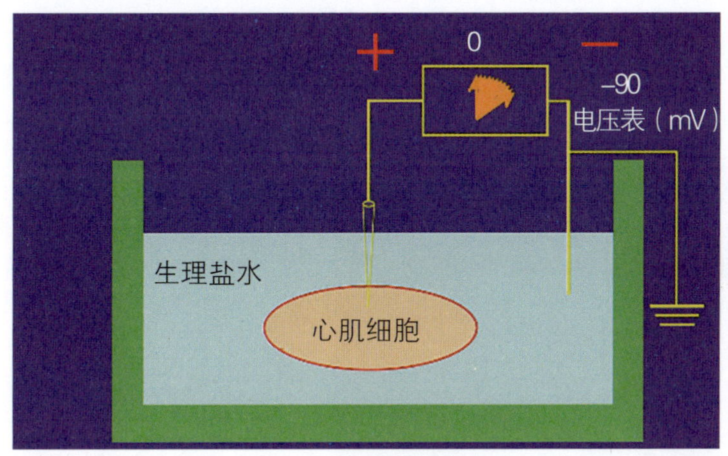

图 14–1　心肌静息膜电位

2．心肌动作电位：在静息电位的基础上发生一次快速可逆、可扩布的电位变化过程，称为动作电位。当某点心肌细胞膜受到刺激时，受刺激出的细胞膜对 Na^+ 的通透性突然升高，而对 K^+ 的通透性却显著降低，因此细胞外液中的大量 Na^+ 渗入到细胞内，使细胞内 Na^+ 大量增加，细胞内电位由 –90 mV 突然升高到 +20～+30 mV。动作电位包括一个上升相和一个下降相，上升相表示膜的除极过程，下降相代表膜的复极过程。心肌动作电位是膜内电位从上升相顶端下降到静息电位水平的过程。（图 14–2）

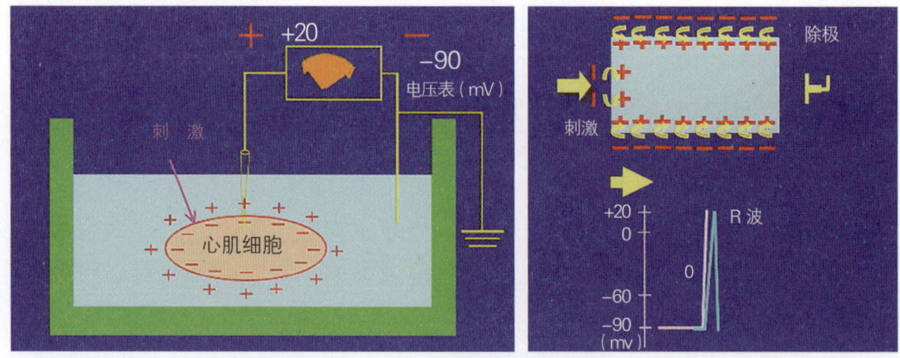

图 14-2　心肌动作电位示意图

3. 除极与复极：当静息电位的膜内侧负电位增大时，称为超极化。相反，如果膜内负电位减小，称除极。细胞发生除极后，膜电位又恢复到极化状态，称为复极。

心肌细胞除极和复极的全过程，可按照时间顺序通过心电图机以曲线图形方式记录下来，最终形成一个心动周期的心电图。（图 14-3）

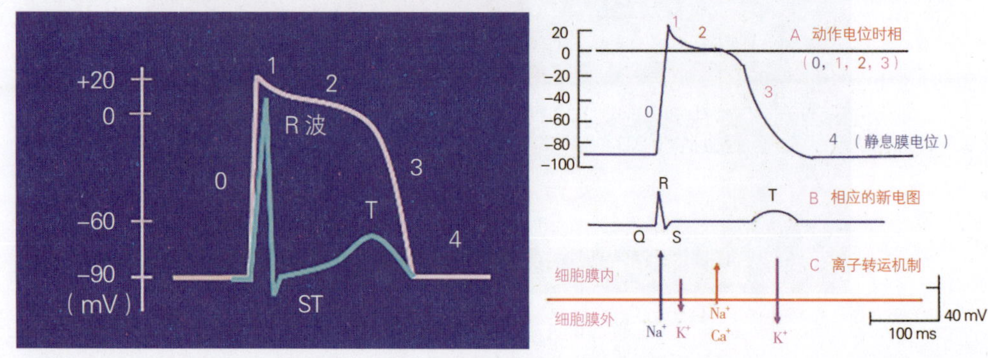

图 14-3　心肌动作电位变化与心电图的形成

（三）心电活动的传导系统

1. 心脏传导系统的构成：心脏内部存在一个传导心肌动作电位变化的特殊传导系统，该系统由窦房结、结间束（分为前、中、后结间束）、房间束、房室束（希氏束）及左束支、右束支以及分布于心肌各部的浦肯野纤维构成。心脏的传导系统与每一心动周期顺序出现的心电变化密切相关。（图 14-4）

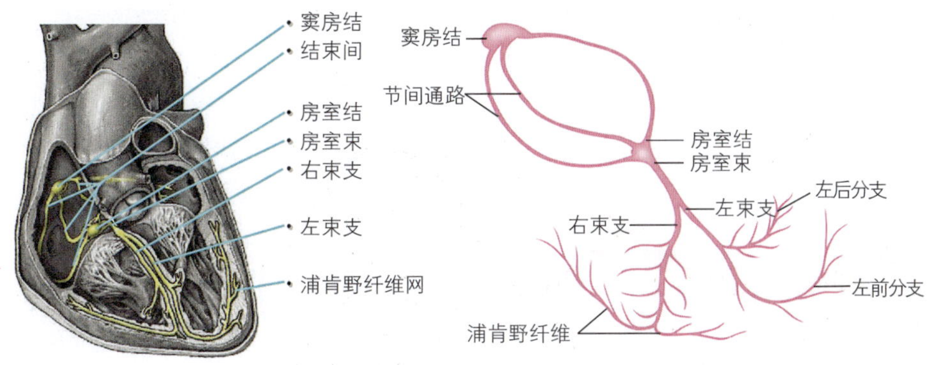

图 14-4　心脏传导系统示意图

2. 心电活动的传导线路：正常心电活动始于窦房结，兴奋心房的同时经结间束传导至房室结，然后循房室束→左、右束支→浦肯野纤维顺序传导，最后兴奋心室。这种先后有序的电激动的传播，引起一系列与时间相关的电位改变，形成了心电图上相应的波、波段和间期。（图 14-5）

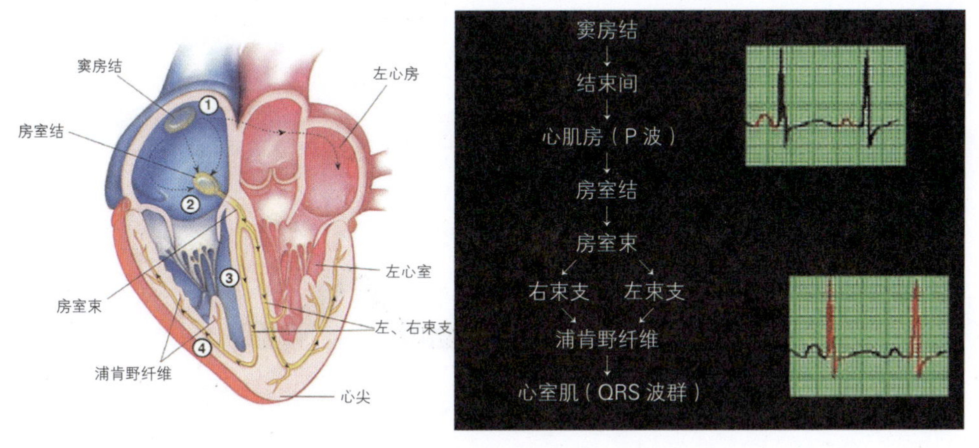

图 14-5　心电活动传导线路

3. 心电图各波段的形成与命名：心电图各波段的形成与心肌的除极、复极过程密切相关。一组典型心动周期的心电图形是由一系列波、波段和间期所构成，通常包括 3 个波（P 波、QRS 波群、T 波）、两个段（PR 段、ST 段）、两个间期（PR 间期、QT 间期），在某些情况下还会出现 U 波。（图 14-6～图 14-8、表 14-1）

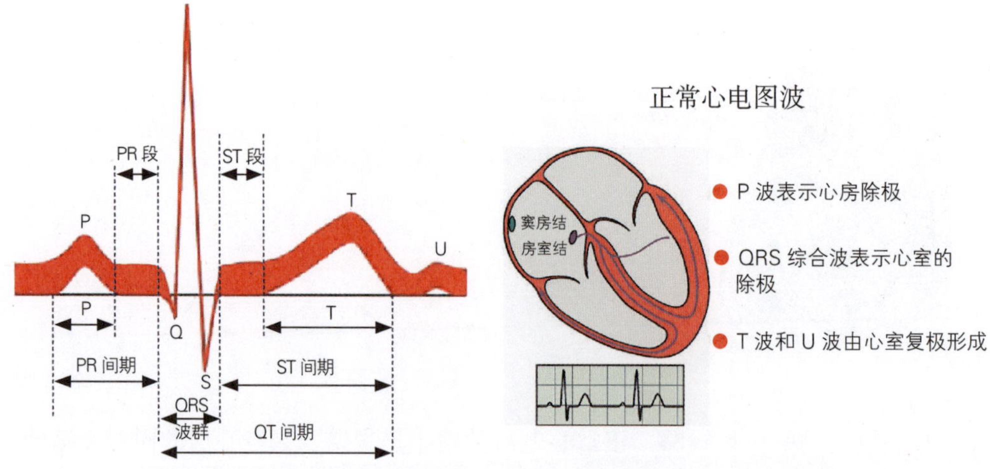

图 14-6 典型心动周期（7 个波、2 个波段、2 个间期）

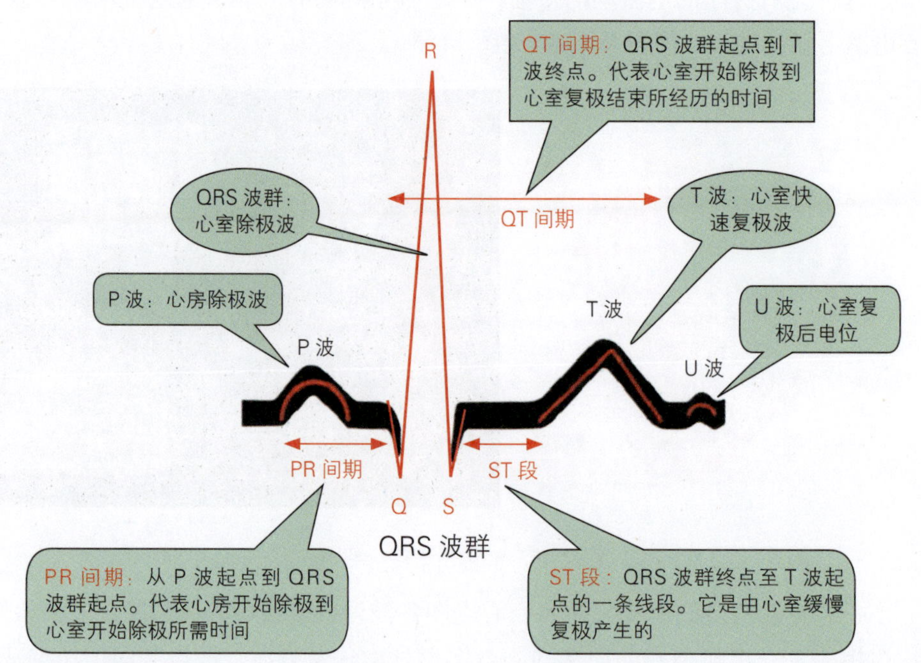

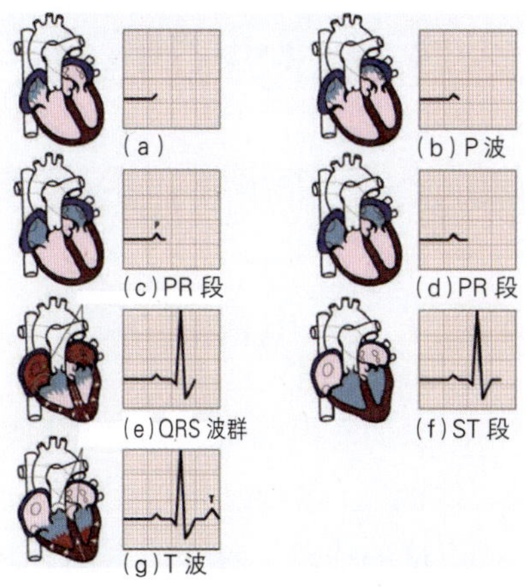

图 14-7　心电图各波段的形成

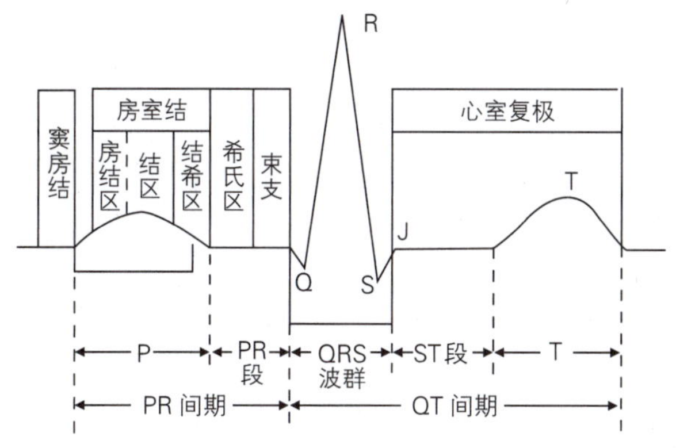

图 14-8　心脏传导系统与心电图的关系

表 14-1　心电图各波段形成与心电活动的关系

心电图各波段	心电活动
P 波	最早出现较小的波，心房除极波
PR 段	心房开始复极到心室开始除极
PR 间期	P 波与 PR 段合计
QRS 波群	左、右心室除极全过程
ST 段	QRS 波群终点到 T 波起点的一条直线，代表心室缓慢复极的过程
T 波	心室快速复极的过程
QT 间期	心室开始除极到复极完毕全过程的时间

§14.2 心电图检查

本节内容包括心电图导联体系、心电图检查设备及心电图检查方法等。

§14.2.1 心电图的导联体系

心脏除极、复极过程中产生的心电向量，通过容积导电传至身体各部，并产生电位差，将两电极置于人体的任何两点与心电图机连接，就可描记出心电图，这种放置电极并与心电图机连接的线路，称为心电图导联。根据电极放置的位置不同，可组合成各种不同导联。目前，国际通用的导联体系包括标准肢体导联、加压单极肢体导联和胸前导联，称为标准 12 导联或常规 12 导联。（表 14-2、图 14-9）

表 14-2　标准 12 导联

名　称	简　写
双极肢体导联	Ⅰ Ⅱ Ⅲ
加压单极肢体导联	aVR　aVL　aVF
单极胸前导联	V_1　V_2　V_3　V_4　V_5　V_6

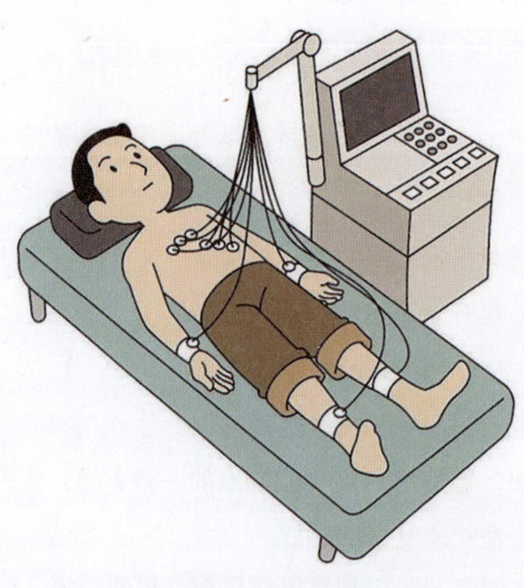

图 14-9　标准 12 导联及连接示意图

常规导联的连接

常规导联应包括标准肢体导联（Ⅰ、Ⅱ、Ⅲ）、加压单极肢体导联（aVR、aVL、aVF）和胸前导联（V_1、V_2、V_3、V_4、V_5、V_6）共 12 个。与心电机相连的各个电极导线有不同的颜色标志，应按规定进行连接。（图 14–10）

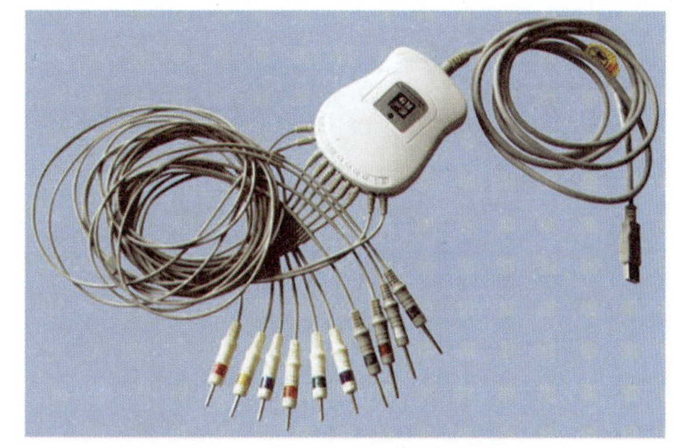

图 14–10　导联线及其颜色标志

（一）标准肢体导联连接方法

标准肢体导联又称双极肢体导联，反映两个肢体之间的电位差。电极和导线连接方法如下。（图 14–11、图 14–12）

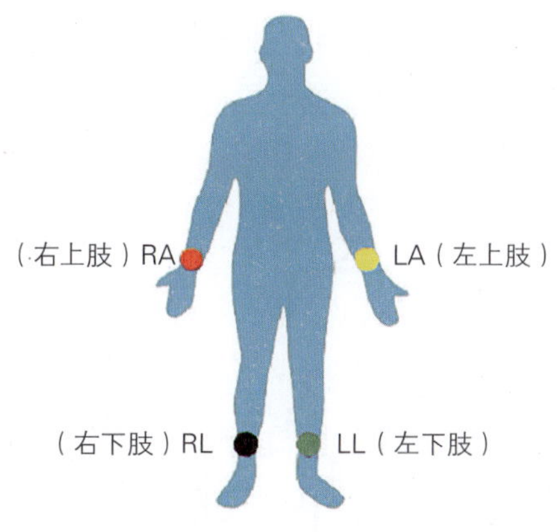

图 14–11　标准肢体导联电极夹安放位置及颜色标志

1. Ⅰ导联：左上肢（正极）与右上肢（负极）相连。
2. Ⅱ导联：左下肢（正极）与右上肢（负极）相连。
3. Ⅲ导联：左下肢（正极）与左上肢（负极）相连。

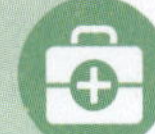

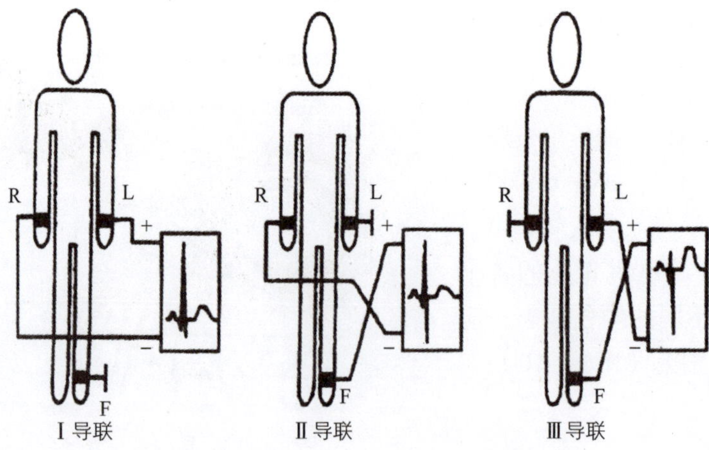

图 14-12　标准肢体导联连接方式

（二）加压单极肢体导联

由于单极肢体导联（VL、VR 、VF）的心电图形振幅较小，后经改良形成了加压单极肢体导联，这样可使单极肢体导联的波幅增大 50%，而且图形不产生变化。加压单极肢体导联连接方法如下（图 14-13）。

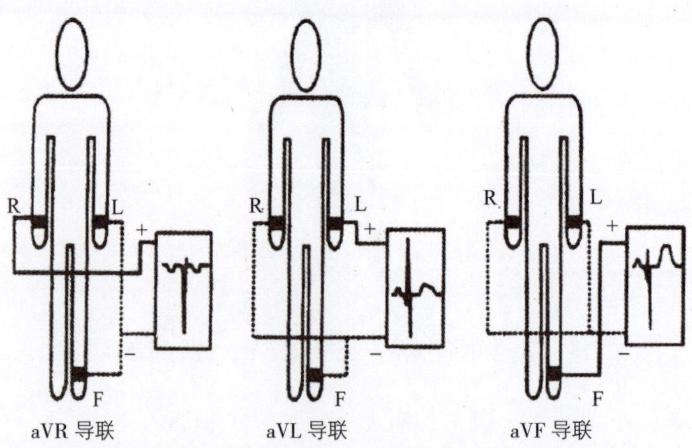

图 14-13　加压单极肢体导联连接方式

1．aVR 导联：是加压单极右上肢肢体导联，探查电极置于右上肢。

2．aVL 导联：是加压单极左上肢肢体导联，探查电极置于左上肢。

3．aVF 导联：是加压单极左下肢肢体导联，探查电极置于左下肢。

（三）胸导联

胸导联亦是一种单极导联，把探查电极放置在胸前的一定部位，这就是单极胸导联。这种导联方式，探查电极离心脏很近，只隔着一层胸壁，因此心电图波形振幅较大，常用的胸导联包括 V_1～V_6，他们的探查电极安放位置、颜色标志和链接方法如下。（表 14-3、图 14-14）

表 14-3　胸导联各电极的安放

导联线	颜　色	连接部位
V_1	红	胸骨右缘第 4 肋间
V_2	黄	胸骨左缘第 4 肋间
V_3	绿	V_2～V_4 连线的中点
V_4	灰	左锁骨中线第 5 肋间
V_5	黑	左腋前线与 V_4 平齐
V_6	紫	左腋中线与 V_4 平齐

说明：胸导联的导联线也可以全为白色。

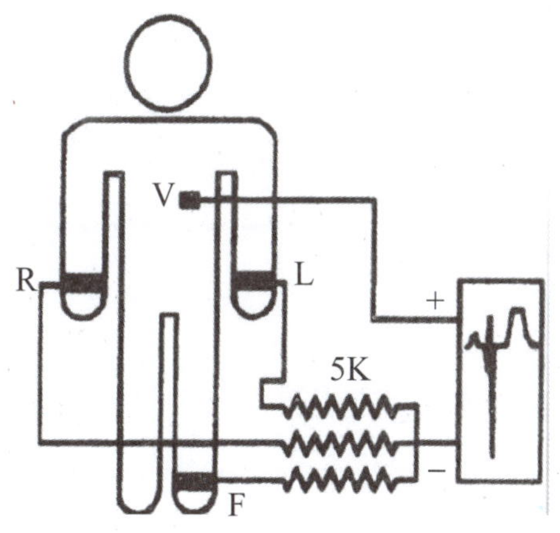

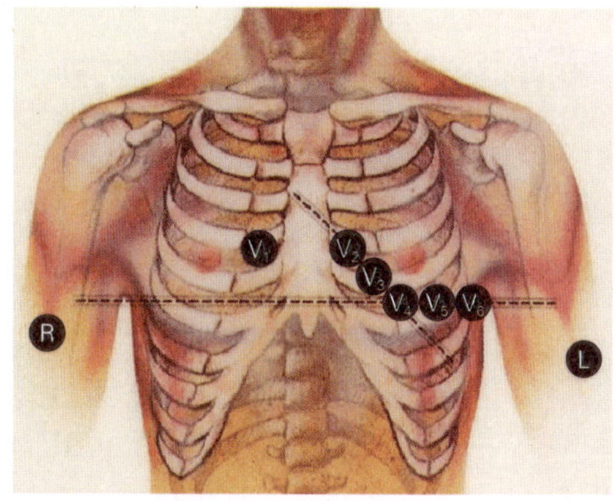

图 14-14　胸导联的连接方式

§14.2.2 心电图检查设备

心电图是利用心电图机从体表记录心脏每一心动周期所产生电活动变化的曲线图形。本节将介绍心电图机的结构、分类及使用注意事项等。

心电图机的组成结构

心电图机通常由主机、附属设备和计算机处理器等几个部分组成。

（一）心电图主机

1．主机结构：主机通常包括输入部分、放大部分、控制电路、显示部分、记录部分及电源部分（图 14–15）。

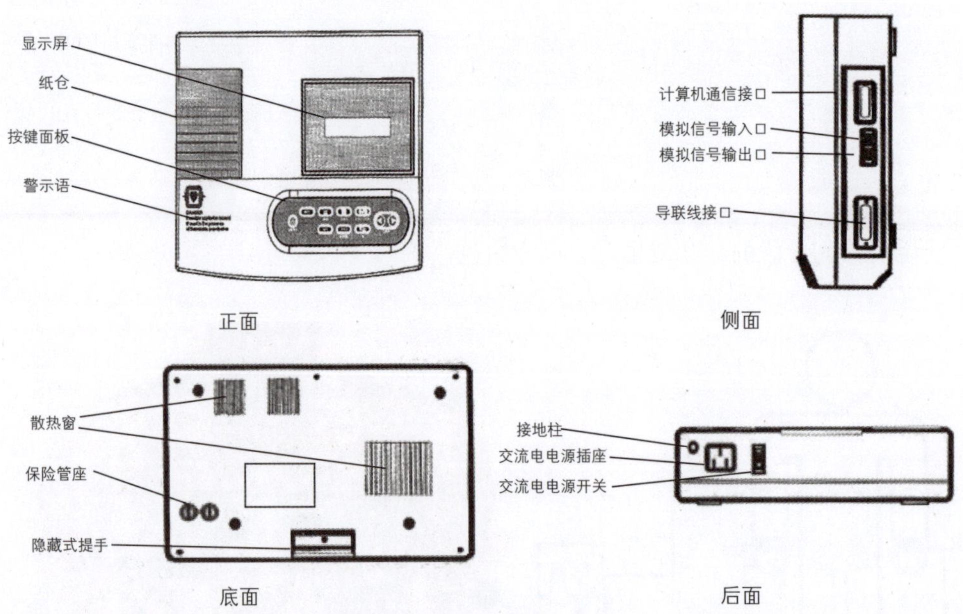

图 14–15　心电图主机结构

2．主机工作原理及电路分析：以下介绍的是心电图机一般电路结构和工作原理，数字化心电图机还需计算机将心电信息进行数字化处理，形成数字化传输、存储与显示（图 14–16）。

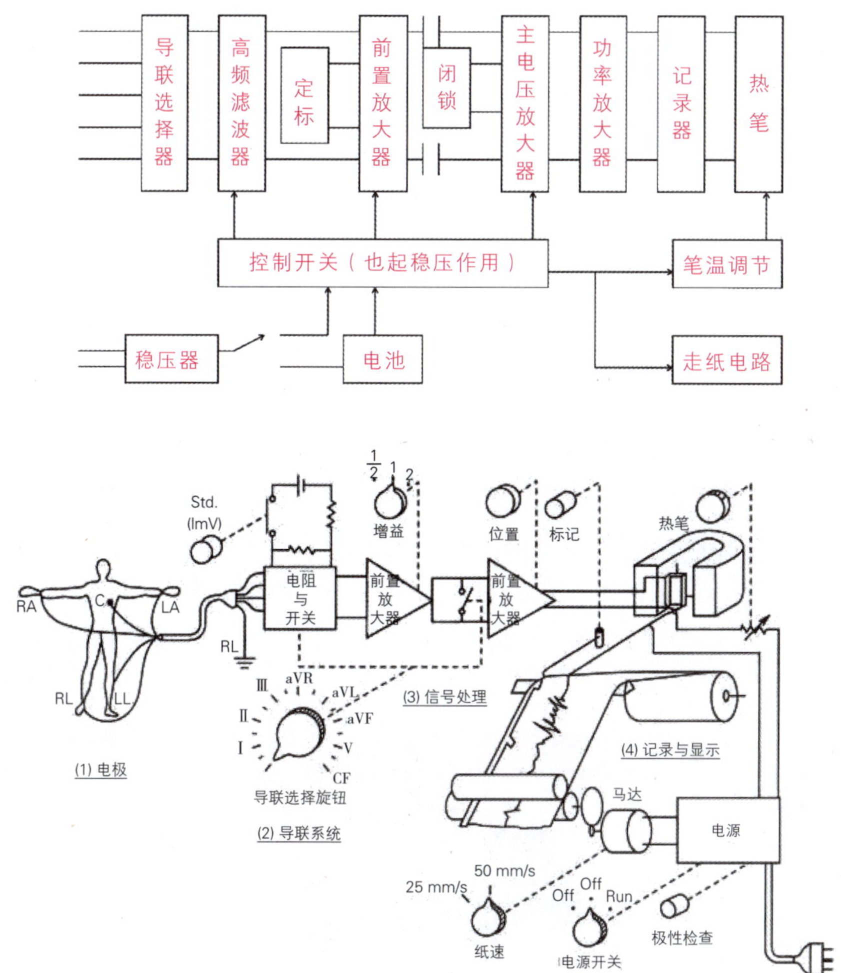

图 14-16　心电图机原理及电路示意图

（1）导联选择器：用来选择从肢体或胸电极导出的心电信号，形成某一心电图导联。

（2）高频滤波器：高频电磁波会对心电图机产生高频干扰，通过高频滤波器可减少和避免这种干扰。

（3）前置放大器：其作用是将微弱的心电信号放大。

（4）定标信号发生器：又称 1 mV 定标信号发生器，用作心电图机的幅度校正和心电图机时间常数检查，一般为按钮控制。

（5）主放大器：主放大器的作用是把心电信号进一步作电压放大和功率放大，使之能恰当地驱动记录笔的运转。

（6）记录器：是记录心电图的一种机械装置。

（7）笔温调控电路：用以调节热笔的温度，以根据不同的走纸速度记录清晰的心电波形。

（8）闭锁电路：是保证心电图机能连续转换做各导联心电图的电路装置。

（9）走纸传导装置：要求纸速准确，否则影响心电图质量。

（10）心电图显示屏：目前广泛使用的数字化心电图机，除具有出纸功能外，同时可在显示屏上显示观察。

（二）心电图机的附属设备

心电图机的附属设备包括心电信息采集装置（电极夹、电极板和电极球）、心电信息传输装置（电极线）和心电图纸等。

1．心电信息采集装置：包括电极夹与电极球、电极吸盘。它们是心电信息的采集设备，电极夹主要用于采集四肢的心电信息，电极球和电极吸盘主要用于采集胸前导联的心电信息。（图 14–17）

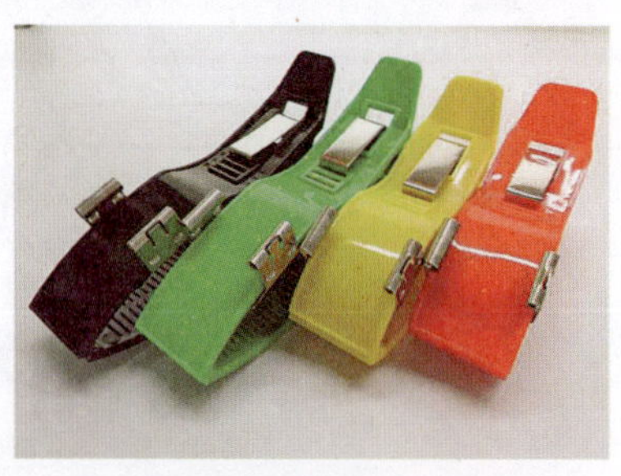

肢体导联电极夹

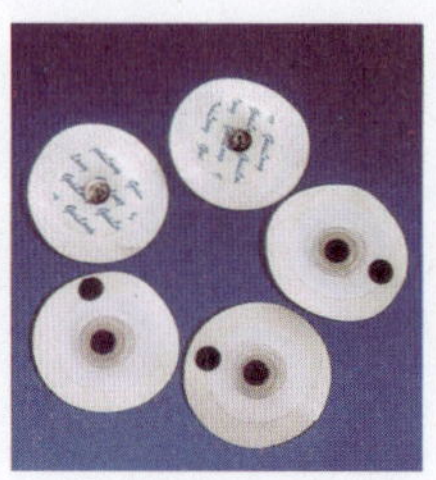

胸导联电极吸盘

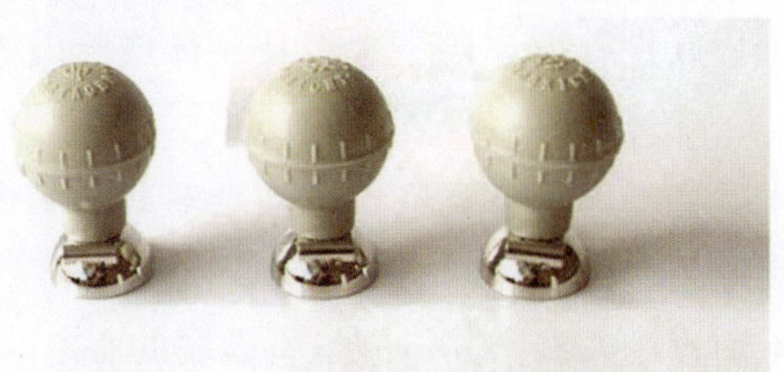

胸导联电极吸球

图 14–17　心电信息采集装置

2．心电信息传输装置：导联线是心电信息的传输装置，通过导联线将 12 个导联的心电信息传送给心电图机（图 14–18）。

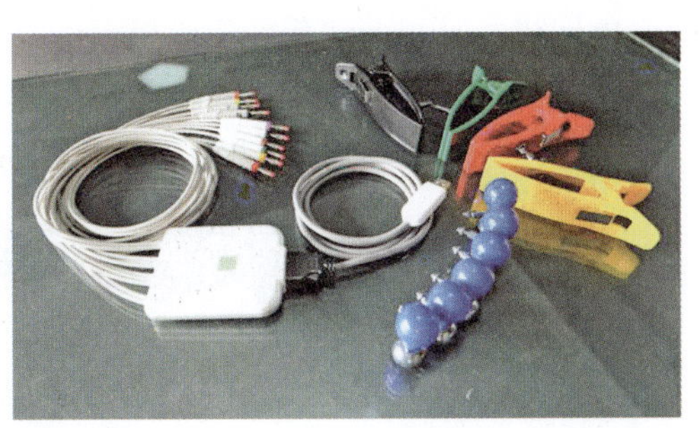

图 14–18　心电信息采集和传输装置

3．心电图记录纸：是记录心电图的专用纸张，根据机型大小和功能的不同，心电图纸也分为各种不同的型号（图 14–19）。

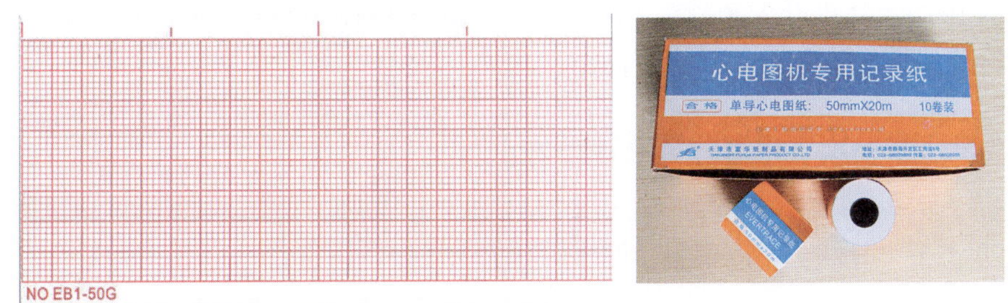

图 14–19　心电图记录纸及其意义

（三）心电图机的计算机处理装置

目前使用的心电图机基本上都是数字式智能化心电图机，机内均设有计算机处理装置，不仅可控制计算机的操作程序，而且可以对心电图进行自动化分析并打印出心电图报告。

心电图机的分类

心电图机有不同的分类方法，大致可分为按机器功能分类、按供电方式分类和按一次可记录的信号导联数分类，现分别简要介绍如下。

（一）按机器功能分类

按心电图机功能可分为普通模拟式心电图机和数字式智能化心电图机，目前数字化心电图机已广泛应用，成为主流机型（图 14–20）。

1. 普通模拟式心电图机：该类机型目前已基本淘汰。

2. 数字式智能化心电图机：是目前使用的主流机型。

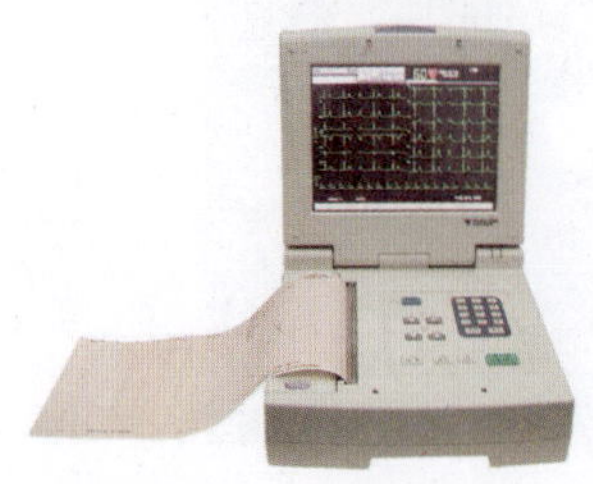
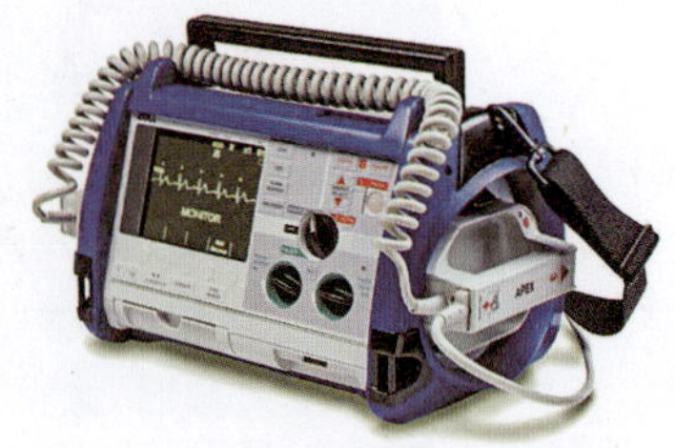

图 14–20　智能化数字心电图机

（二）按供电方式分类

心电图机按供电方式可分为直流式、交流式和交、直流两用式心电图机，使用较多的是交、直流两用式心电图机。

（三）按一次可记录的信号导联数分类

按一次可记录的信号导联数可分为单导联式及多导联式心电图机（如三导联、六导联、十二导联）心电图机（图 14–21）。

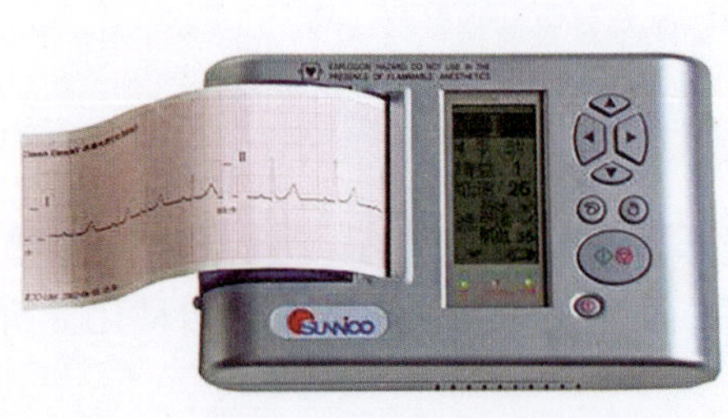
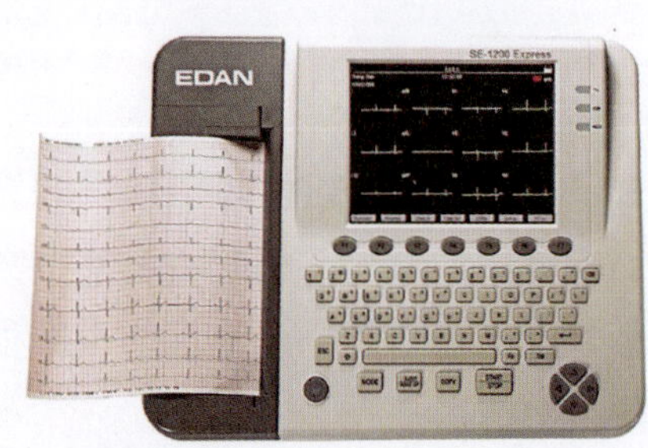

图 14–21　单导联与多导联心电图机

1. 单导联心电图机：该类心电图机的心电信号放大通道只有一路，各导联的心电波形要逐个描记，不能反映同一时刻各导联心电的变化。传统的普通模拟式心电图机均属此类。

2. 多导联心电图机：该类机型的放大通道有三路、六路、十二路之分，如十二导心电图机就有十二路放大通道，可实时显示和记录 12 个导联心电图。

§14.2.3 心电图检查方法

心电图机根据其功能需要分为多种类型，其使用方法也不尽相同，心电图专业人员及心内科医护人员应掌握他们的使用方法。

心电图检查前准备

心电图检查前的准备包括检查设备的准备和病人的准备。

（一）心电图机准备

必须用校检合格（包括阻尼、走纸速度、电压等参数）、性能良好的心电图机进行检查。为了避免交流电和外来电的干扰，心电图机附近不宜有大型的带电设备如电风扇、X线机、电疗机等。心电图机使用时必须连接地线（图 14-22）。

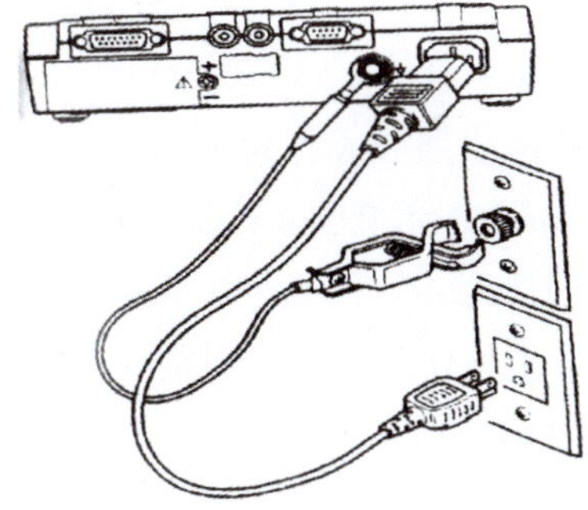

图 14-22　连接电源线和地线

（二）受检者准备

1. 挽起左、右边裤腿，暴露皮肤（10～15 cm）。
2. 挽起双手袖，暴露皮肤（10～15 cm）。
3. 做好胸部安置导联的准备。
4. 睡在检查床上，全身放松，平卧不动。

心电图检查程序

1. 受检者安静平卧，全身肌肉放松。

2. 按要求将心电图机面板上各控制钮置于适当位置，在心电图机妥善接地后接通电源，预热 5 分钟。

3. 安放电极：把准备安放电极的部位先用乙醇棉球脱脂，再涂上导电糊，以减小皮肤电阻。

4. 连接导联线：国际标准十二导联体系共有 10 个电极，包括 4 个肢体导联电极和 6 个胸导联电极。应按所用心电图机之类型正确连接导联线，一般以 5 种不同颜色的导联线与身体相应部位的电极连接。

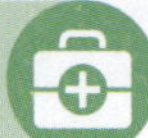

（1）上肢：左黄、右红。

（2）下肢：左绿、右黑。

（3）V_1、V_2、V_3、V_4、V_5、V_6电极颜色可分别为红色、黄色、绿色、茶色、黑色和紫色，亦可全为白色。

5．调节基线：旋动基线调节钮，使基线位于适当位置。

6．输入标准电压，打开输入开关，使热笔预热10分钟后，重复按动1 mV定标电压按钮，再调节灵敏度（或增益）旋钮，标准方波上升边为10 mm。开动记录开关，记下标准电压曲线。

7．记录心电图：调定走纸速度（25 mm/s），旋动导联选择开关，依次记录Ⅰ、Ⅱ、Ⅲ等12导联或同时记录多导联心电图于心电图纸上。心电图记录纸由纵线和横线划分成各为1 mm^2的小方格。当走纸速度为25 mm/s时，每两条纵线间（1 mm）表示0.04 s（即40 ms），当标准电压1 mV=10 mm时，两条横线间（1 mm）表示0.1 mV。每5个小方格可以构成一个大方格，大方格依然是一个正方形，它的横坐标代表的时间则是0.2 s（200 ms），而纵坐标代表的电压则是0.5 mV。（图14–23）

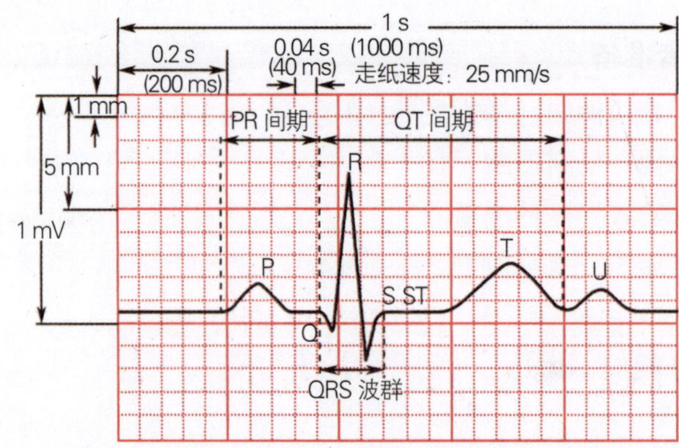

图14–23　心电图各波段的测量

8．记录完毕后解松电极，洗净擦干，以防腐蚀。

9．将心电图机面板上的各控制钮转回原位，最后切断电源。

10．取下记录纸，记下导联、受检者姓名、年龄、性别及检查日期。

§14.3　心电图测量

本节内容包括心电图的测量方法与心电图波形、波段和心电轴的测量方法等内容。

心电图测量的内容和方法

心电图的测量内容包括时间测量、电压测量、波形测量及心电轴测量等。

（一）时间、电压的测量

心电图记录纸是一种 1 mm × 1 mm 的方格坐标记录纸，其纵横坐标分别代表电压和时间（图 14–24）。

1．时间测量：横坐标代表时间，每一小格为 1 mm，相当于 0.04 s；5 小格为 0.2 s（图 14–25）。

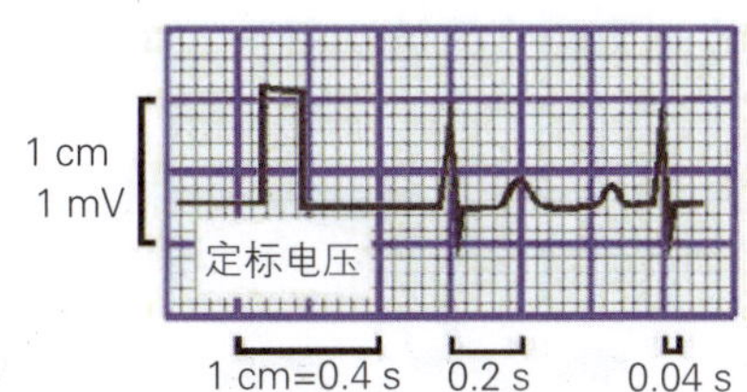

图 14–24　心电图时间、电压的测量

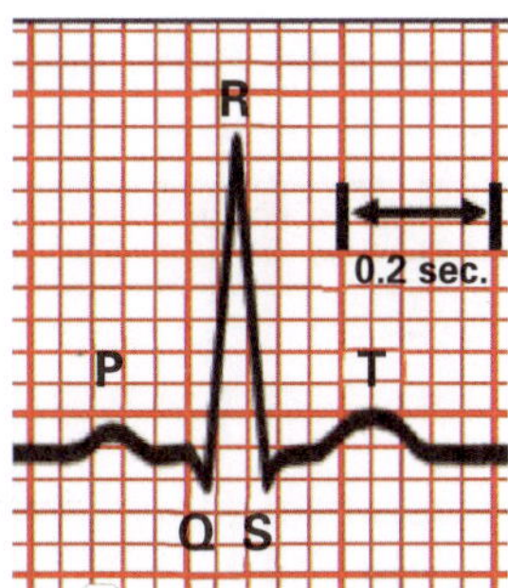

图 14–25　心电图时间测量

2．电压测量：纵坐标代表电压，一小格为 1 mm，相当于 0.1 mV 的电位差；5 小格为 5 mm，相当于 0.5 mV 的电位差（图 14–26）。

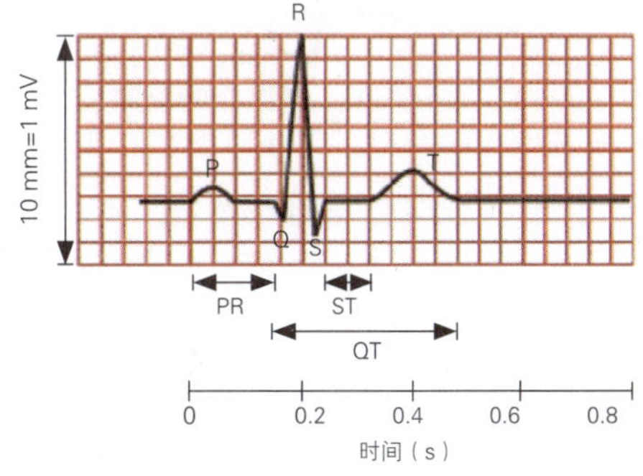

图 14–26　心电图电压、时间测量

（二）各波及波形的测量

1．各波时距的测量：自波形起点的内缘开始，至波形终点内缘（图 14–27）。

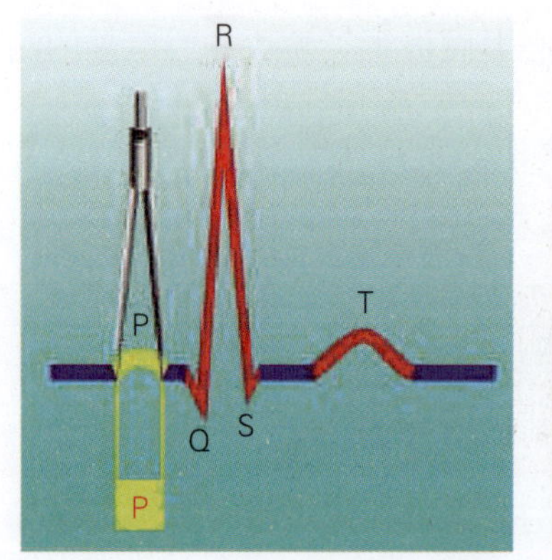

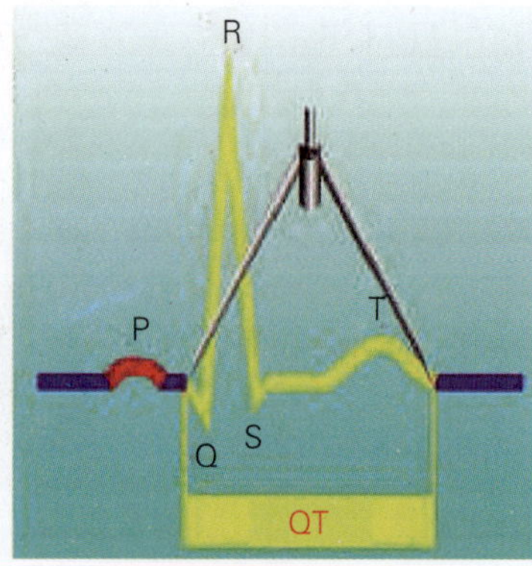

图 14–27　心电图各波时距与间期的测量

2．向上波的测量：测量向上波的高度时，从等电位线上缘垂直量至波形的顶端（图 14–28）。

3．向下波的测量：是从等电位线下缘垂直量到该波的最低处（图 14–29）。

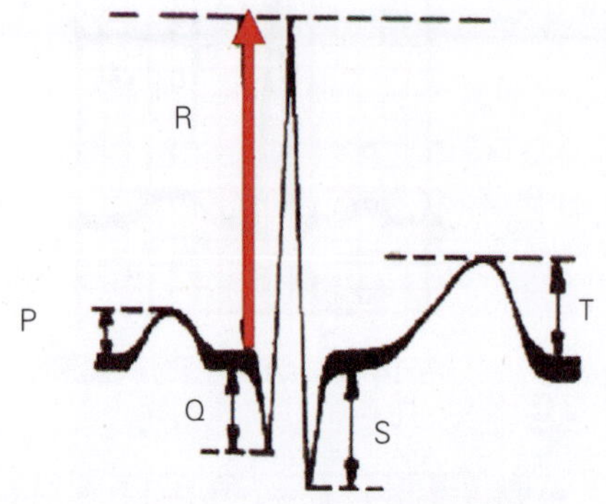

图 14–28　向上波的测量

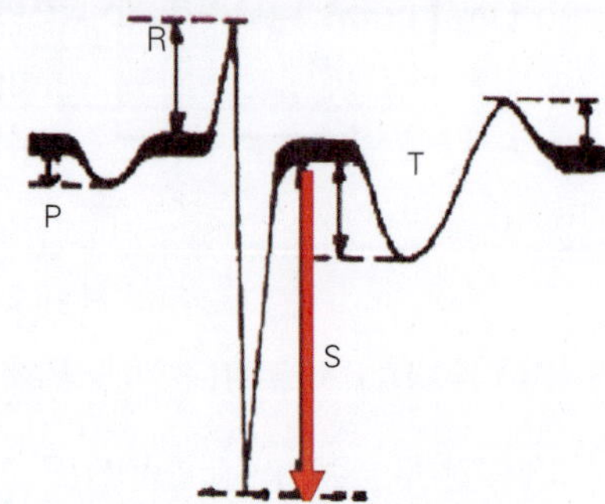

图 14–29　向下波的测量

（三）平均心电轴的测量

广义地说，心房、心室在除极到复极过程中所产生的各瞬间心电向量均称为心电轴。简单地说，心电向量的轴心线称为心电轴。临床上通常所指的平均心电轴，实际上是额面平均 QRS 心电轴，它代表了心房、心室肌除极（或复极）向量

在额面的方向（角度）和大小（长度），正常平均心电轴指向右下方。（图 14–30、图 14–31）

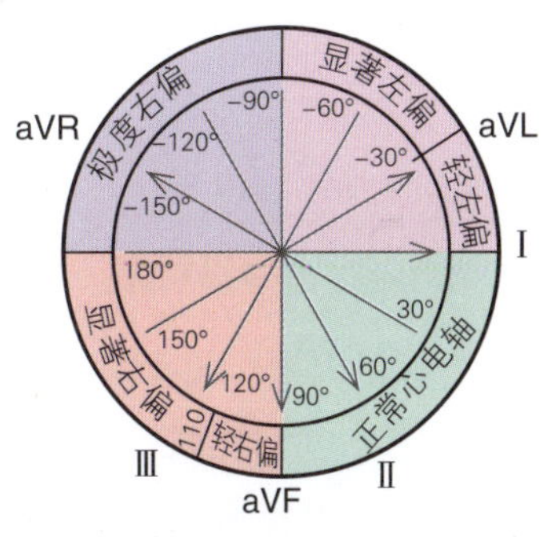

图 14–30　心电轴示意图

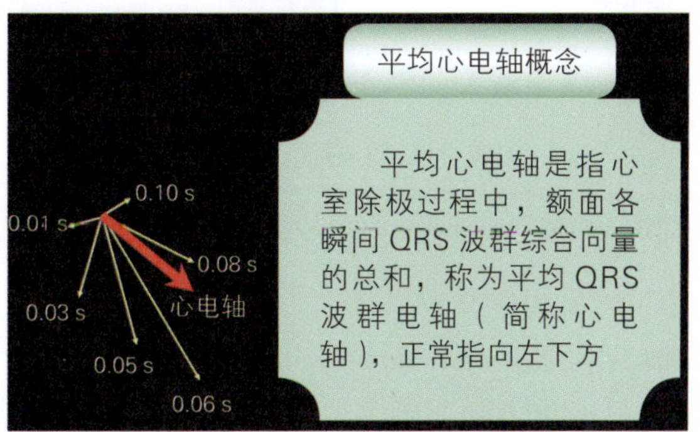

图 14–31　平均心电轴

在心电图的诊断中，心电轴是一个重要的参考指标。在某些心脏疾病中，如心室肥厚、束支阻滞、冠心病、肺心病、心肌炎、心肌梗死、预激综合征、右位心和某些先天性心脏病等的心电轴测量具有较重要的诊断参考价值。

1. 正常心电轴：正常心电轴的变动范围较大，在 –30° ~+110° 之间，一般为 0° ~+90°，平均 +58°。通常可根据肢体Ⅰ、Ⅲ导联 QRS 波群的主波方向，以估测心电轴的大致方位。（图 14–32）

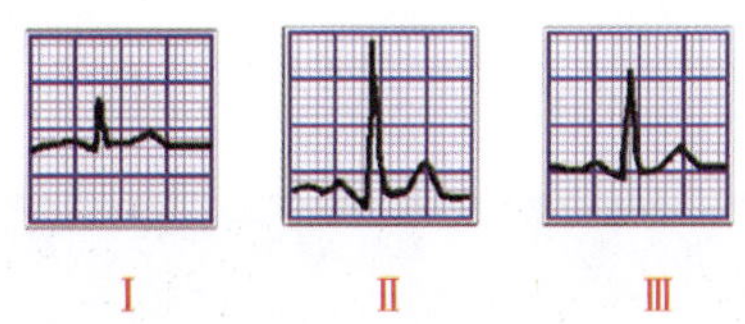

若Ⅰ、Ⅲ导联 QRS 波群的主波均为正向波，则可推断为正常心电轴（0°～90°）

图 14–32　心电图：正常心电轴

2. 心电轴偏移：虽然正常 QRS 波群平均心电轴范围较大，但在临床上规定小于 +30° 为心电轴左偏，大于 +90° 为心电轴右偏。0° ～+30° 为轻度左偏，–30° ～0° 为中度左偏，＜–30° 为重度左偏。+90° ～120° 为轻度右偏，+120° ～+180° 为中度右偏，＞+180° 为重度右偏。（图 14–33、图 14–34）

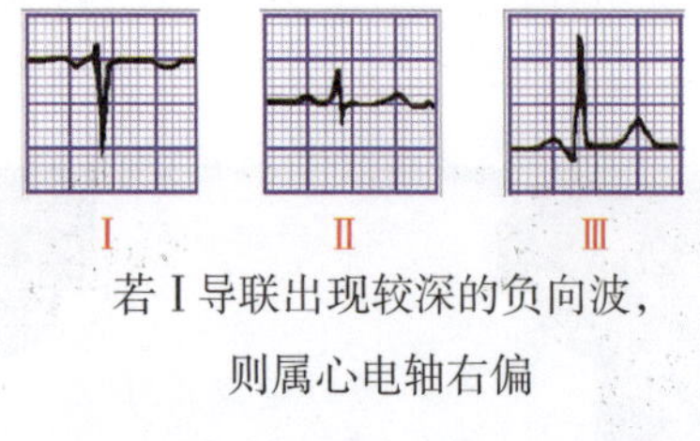

图 14-33　心电图：心电轴右偏

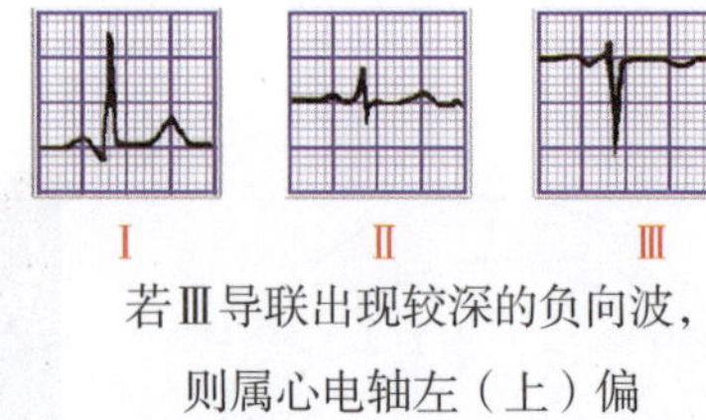

图 14-34　心电图：心电轴左偏

3. 心电轴检测方法：平均心电轴的测量有多种方法，但因操作复杂许多方法都很少应用，目前临床常用的方法是目测法。目测法判定心电轴比较简单迅速，基本可满足于临床的需要。通过下图所示，即可判定正常心电轴和心电轴偏移。（图 14-35）

（1）通常根据肢体Ⅰ、Ⅲ导联 QRS 波群的主波方向估测心电轴的大致方位

（2）正常心电轴Ⅰ、Ⅲ导联 QRS 波群的主波均为正向波 0°～90°

（3）右偏Ⅰ导联出现较深的负向波

（4）左偏Ⅲ导联出现较深的负向波

心电轴	Ⅰ	Ⅱ	Ⅲ（aVF）
左偏			
正常			
右偏			

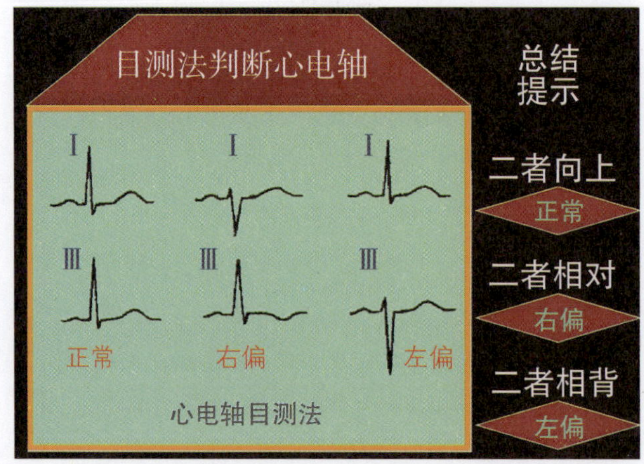

图 14-35　心电轴简易检查法（目测法）

4．平均心电轴的临床意义：

（1）判断心脏解剖位置：横位心电轴可左偏，< -30°；垂位心电轴可右偏，大于 +120°。

（2）显示左右心室的对比：左心室肥大，心电轴偏左；右心室肥大，心电轴偏右；婴幼儿右心室比例大，心电轴右偏。（图 14–36）

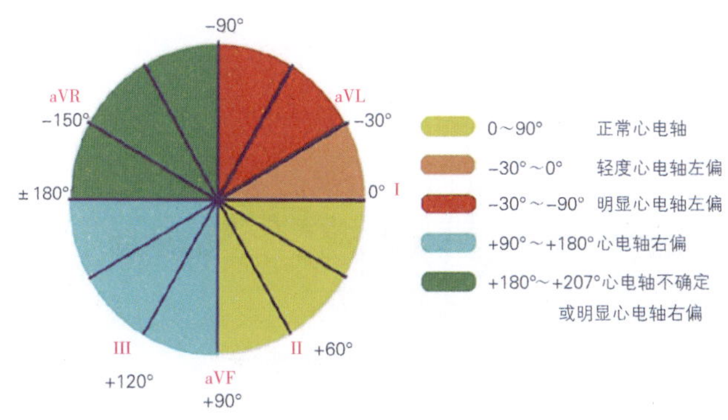

年龄	正常值
成人	-30° ～90°
8～16 岁	0° ～120°
5～8 岁	0° ～140°
1～5 岁	5° ～100°
1 月～1 岁	10° ～120°
新生儿	30° ～190°

图 14–36　各年龄段平均心电轴正常参考值

（3）心室内除极顺序异常：心室内除极顺序异常会导致心电轴方向改变，例如激动起源于心室（室性心动过速、室性早搏）、室内阻滞、心肌梗死等可致心电轴方向改变。

§14.4　心电图分析

心电图测量与分析包括正常心电图的测量与分析和异常心电图的测量与分析。

§14.4.1 正常心电图分析

正常心电图测量与分析包括正常心电图的特点、心律测量、心率计算、波形特点与分析等内容（图 14–37）。

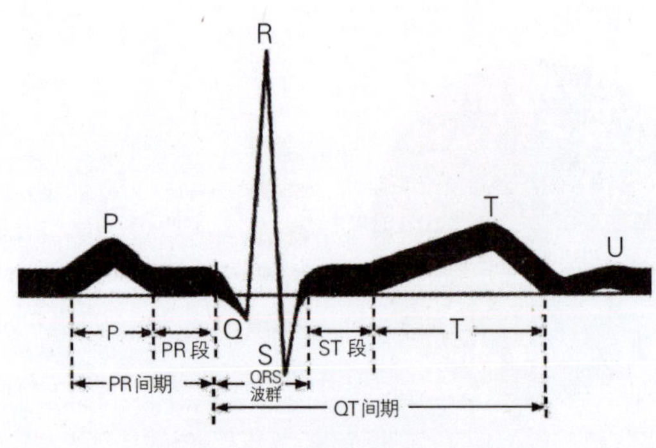

图 14–37 典型心电图波形

正常心电图分析的内容

（一）正常心电图特点

1. 窦性心律：P 波Ⅱ导联直立，aVR 导联倒置。
2. 心率：60～100 次 /min。
3. 无波形、波幅、节律等的异常。（图 14–38、表 14–4）

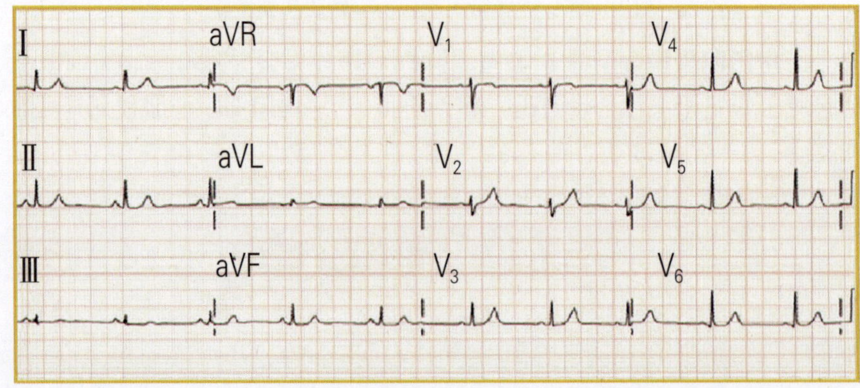

图 14–38 标准十二导联正常心电图

表 14-4　心电图各波与波段时间、电压正常值范围

波形名称	电压幅度（mV）	时间（s）
P 波	0.05～0.25	0.06～0.11
Q 波	＜E 波的 1/4	＜0.03～0.04
R 波	0.5～2.0	
S 波		0.06～0.11
T 波	0.1～1.5	0.05～0.25
PR 波	与基线统一水平	0.06～0.14
PR 间期		0.12～0.20
ST 段	水平线	0.05～0.15
QT 波		＜0.4

（二）心律的测量和分析

分析心电图的首要步骤是确定该图的基本心律。为达此目的，首先要观察有无 P 波，P 波的形态和规律性，以及与 QRS 波群的关系，从而确定主导心律是窦性心律还是异位（房性、交界性、室性）心律。正常心律偶尔存在少量的前缩早搏或逸搏。（图 14-39、图 14-40）

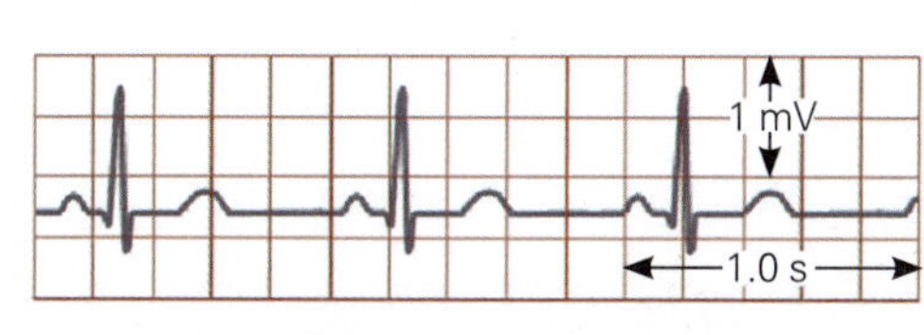

图 14-39　正常心律心电图

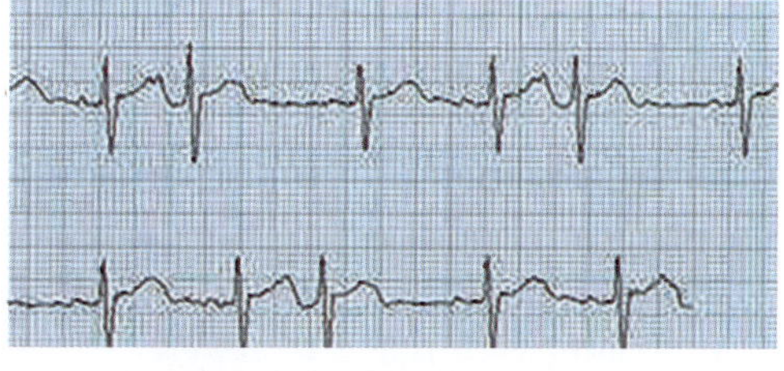

图 14-40　异位心律心电图

（三）心率的测量和计算

在静息状态下正常心率为 100 次 /min。测量心率时，根据心脏节律是否规整，可采取不同的测量方法。

1．整齐心律的计算：测量 5 个以上 PP 或 RR 间期，取平均数，按以下公式计算心率（图 14-41、图 14-42）。

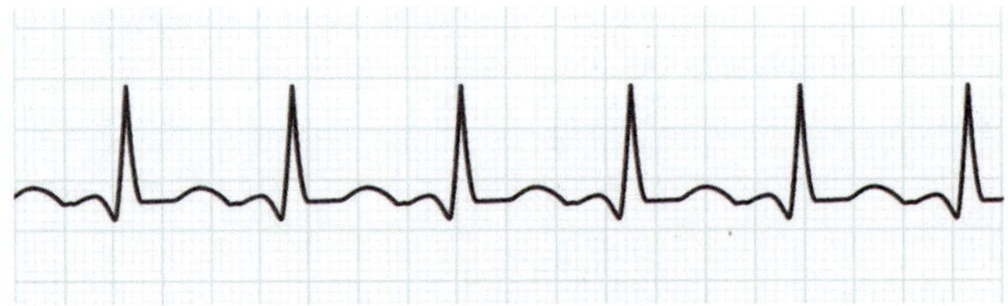

图 14-41　整齐心律心电图

$$心率（次/min）=\frac{60}{PP或RP(s)}$$

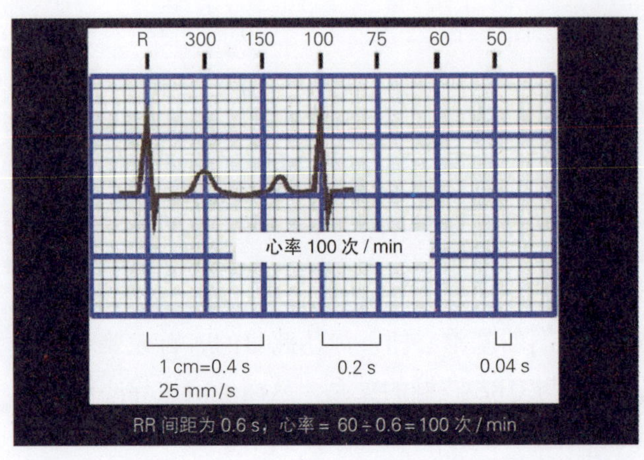

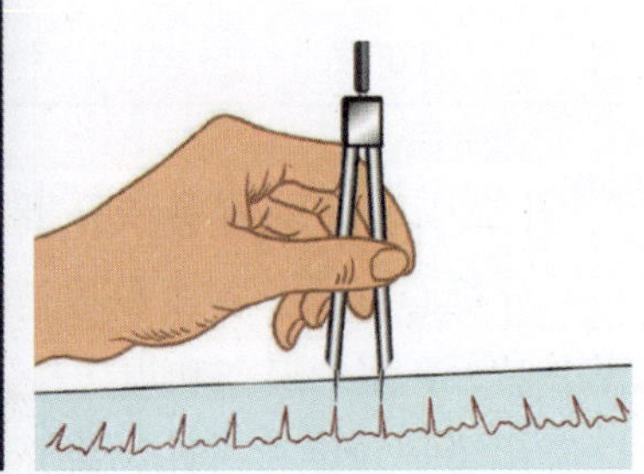

图 14-42　整齐心率的测量与计算

2. 心律不齐的计算：数 3 秒内的心跳次数 ×20 或数 5 秒内的心跳次数 ×12 或数 10 秒内的心跳次数 ×6，即为心率。

（四）心电图波、波段、间期的测量与分析

正常心电图的每一个心动周期包括 3 个波（P 波、QRS 波群、T 波）、两个段（PR 段、ST 段）和两个间期（PR 间期、QT 间期）（图 14-43）。

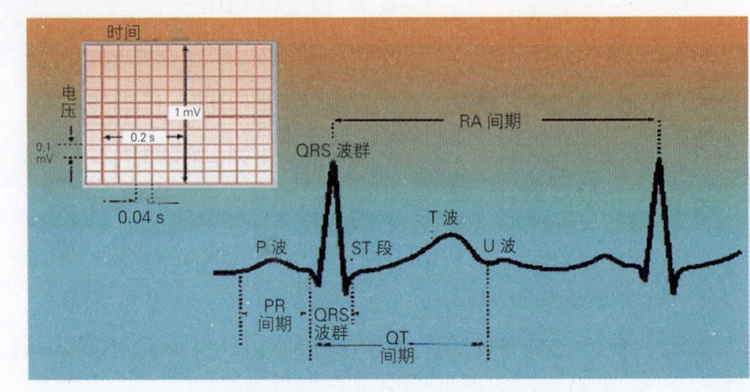

图 14-43　心电图测量与分析

3. P 波：为心房除极波。重点分析Ⅱ、aVF 及 V_1 导联。

（1）形态：正常圆钝；双峰见于左心房大及房内阻滞等；高尖见于右心房大。

（2）方向：Ⅰ、Ⅱ、aVF、V_4～V_6 直立，aVR 倒置，其余导联可低平、倒置或双向。

（3）振幅（电压）：肢体导联不超过 0.25 mV，胸导联不超过 0.2 mV。

（4）时间：正常＜0.12 s，延长见于左心房大、房内阻滞等。（图 14–44）

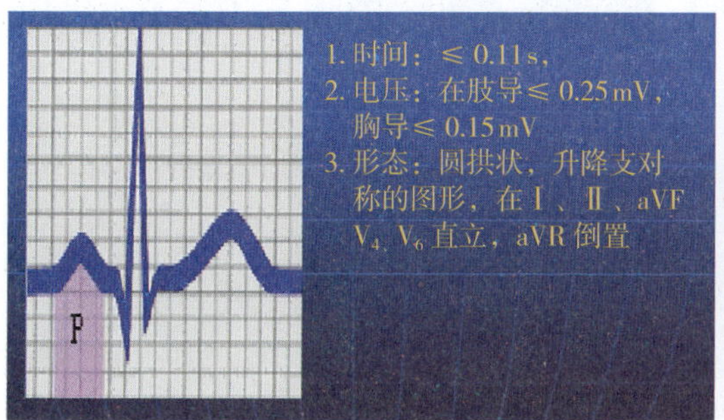

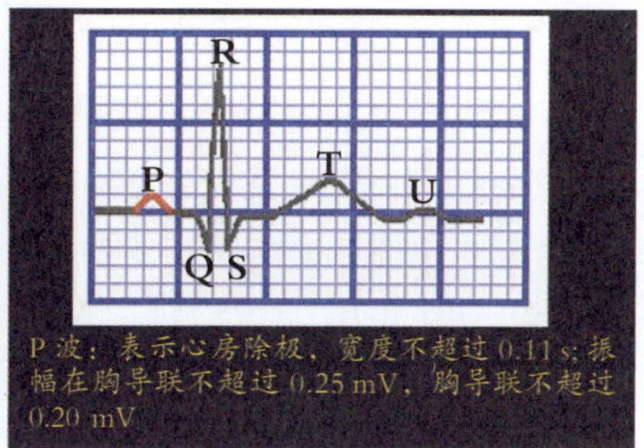

图 14–44 心电图 P 波

4. PR 间期：P 波与 PR 段合计为 PR 间期。PR 间期实为 PQ 间期，传统称为 PR 间期。PR 间期代表心房开始除极至心室开始除极的时间。正常为 0.12～0.20 s；延长见于房内阻滞、一度房室阻滞、缩短见于预激综合征；年龄越大、心率越慢、PR 间期越长，年龄越小、心率越快、PR 间期越短。（图 14–45）

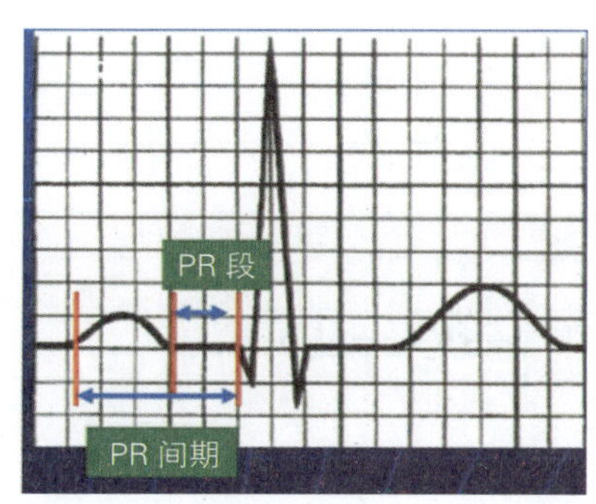

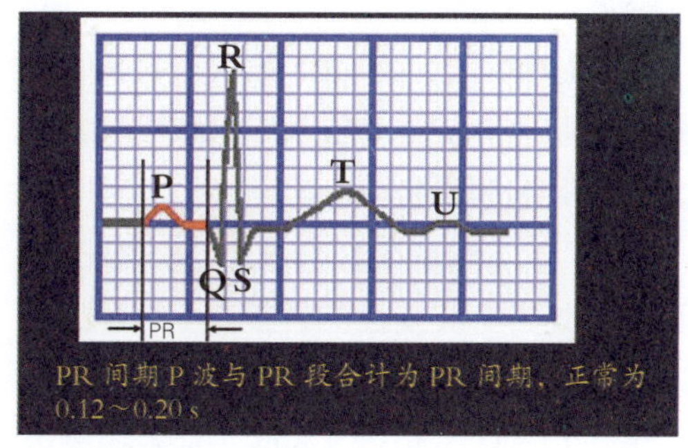

图 14–45 心电图 PR 间期

5. QRS 波群：为心室除极波，反映心室除极的全过程，由 Q 波、R 波、S 波共同组成（图 14–46）。

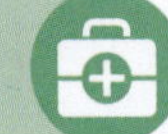

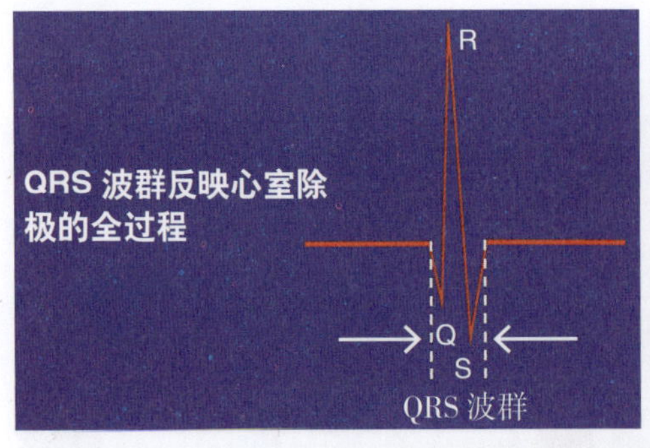

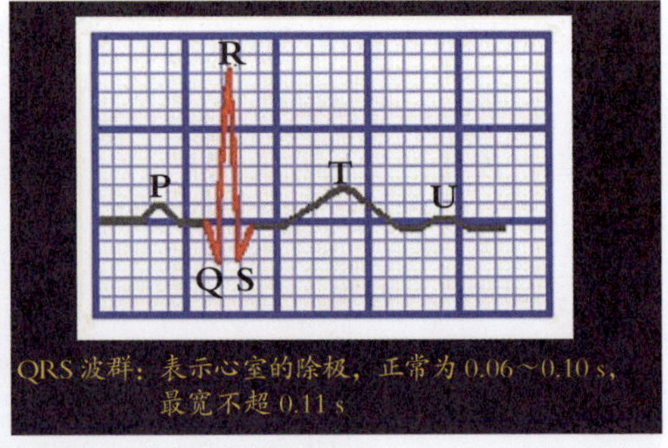

图 14-46　心电图 QRS 波群

（1）QRS 间期：代表心室除极所需时间。正常为 0.06～0.10 s，＜ 0.11 s；延长见于室内阻滞、室性异位搏动等。

（2）QRS 电压：QRS 波群低电压和高电压的标准及临床意义简述如下。

低电压：Ⅰ、Ⅱ、Ⅲ导联电压绝对值均小于 0.5 mV，可见于肺气肿、心肌损害、心力衰竭、心包炎、胸腔积液、肥胖等。

高电压：主要分析 V_1、V_5。①右心室面高电压：$Rv_1 > 1$ mV，$Sv_5 > 0.7$ mV，$Rv_1 + Sv_5 > 1.2$ mV，见于右心室肥大等。②左心室面高电压：$Rv_5 > 2.5$ mV，$Sv_1 > 2$ mV，$Rv_5 + Sv_1 > 4$ mV（成人男性），$Rv_5 + Sv_1 > 3.5$ mV（成人女性），主要见于左心室肥大。

（3）Q 波：正常时振幅＜同导联 1 / 4 R 波，宽＜ 0.04 s；异常的 Q 波可见于心肌梗死、心肌病等。

（4）R 峰时间：指 QRS 波群起点到 R 波顶端垂直线的间距，正常 R 峰时间在 V_1、V_2 导联≤ 0.03 s，在 V_5、V_6 导联≤ 0.05 s，R 峰时间延长见于心室肥大、预激综合征及室内阻滞。

6. J 点：J 点是在心电图上 QRS 波群与 ST 段交界处一个突发性的转折点（结合点），它标志着心室除极的结束，复极的开始。通常 J 点上下偏移不超过 1 mm，大多在等电位线上，心动过速等可致 J 点下移。（图 14-47）

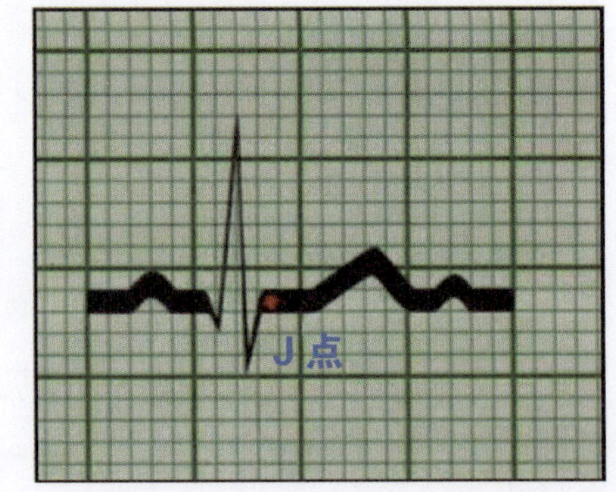

图 14-47　心电图 J 点

7. ST 段：代表心室早期缓慢复极的一段过程。分析 R 波占优势的导联为主，正常的 ST 段多为一等电位线，任何导联 ST 段压低一般不超过 0.05 mV（图 14–48）。

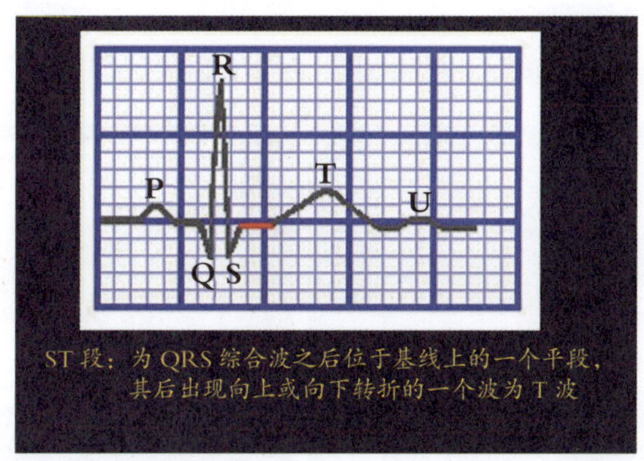

图 14–48　心电图 ST 段

（1）时间：正常为 0.05～0.15 s，延长见于低钙或心肌损害。

（2）移位：以 J 点后 0.04 s 为准，向下或向上移位，又称 ST 段压低或抬高。

抬高（上移）：正常 $V_1 \sim V_3 < 0.3$ mV，其余导联 < 0.1 mV。弓背向上型抬高，见于急性心肌梗死；弓背向下型抬高见于急性心包炎（图 14–49）。

压低（下移）：正常各导联均应 < 0.05 mV。水平型压低，为缺血表现；鱼钩形下移，见于洋地黄作用；弓背型压低，见于心肌劳损（图 14–50）。

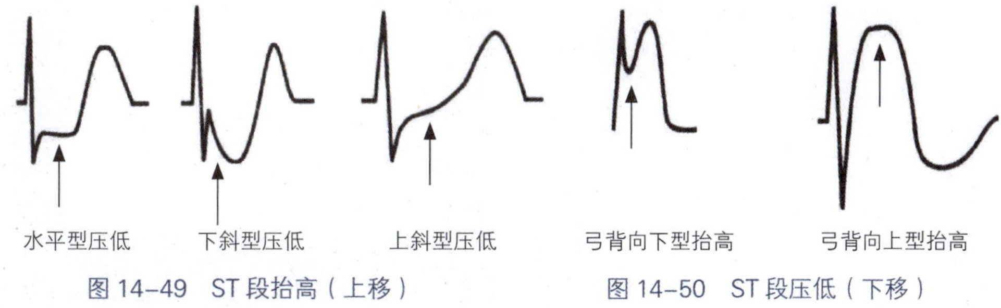

图 14–49　ST 段抬高（上移）　　图 14–50　ST 段压低（下移）

8. T 波：为晚期快速复极波，主要分析 R 波占优势的导联。正常时在 R 波占优势的导联 T 波直立。

（1）形态：T 波是一个升支平缓、降支较陡、顶端圆顿、基底部宽的一个不对称图形。

（2）电压（振幅）：一般不应低于同导联 R 波 1/10。在胸导联有时可达 1.2～1.5 mV。

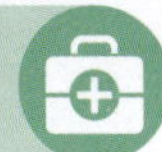

（3）T 波异常：异常的 T 波可表现为低平、平坦、双向或倒置，形态改变有拱桥型、双峰型或帐篷型。T 波高尖常见于高血钾、急性心肌缺血，T 波低平或者倒置多见于心肌缺血、高血压、低血钾。（图 14-51）

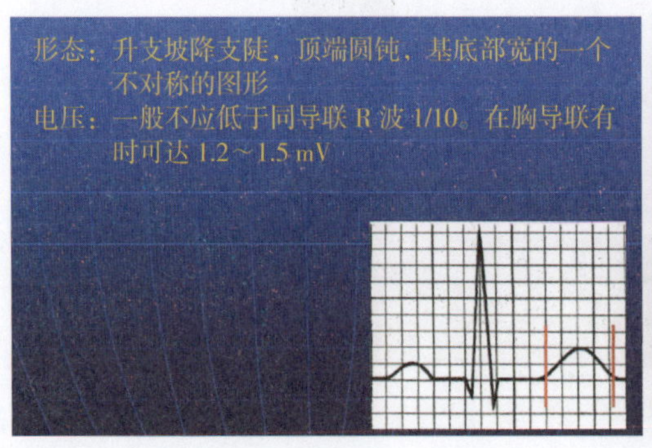

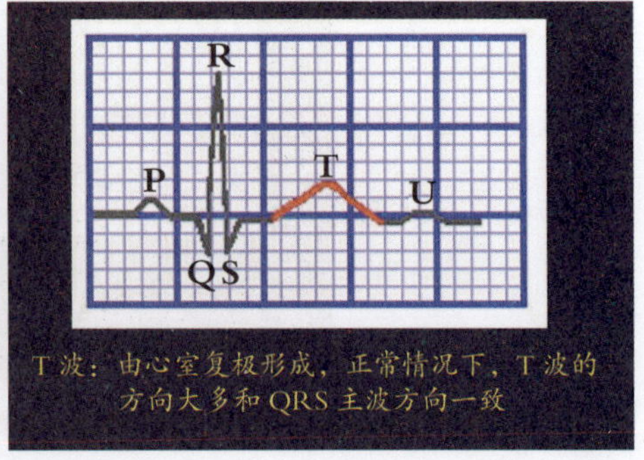

图 14-51　心电图 T 波

9．QT 间期：代表心室除极和复极所需的时间。QT 间期的长短与心率的快慢有关，因此其正常值应根据相应的心率加以校正。QT 间期延长见于心肌病变、奎尼丁或胺碘酮中毒以及电解质紊乱等，QT 间期缩短可见于洋地黄效应及与猝死相关的遗传性疾病。（图 14-52）

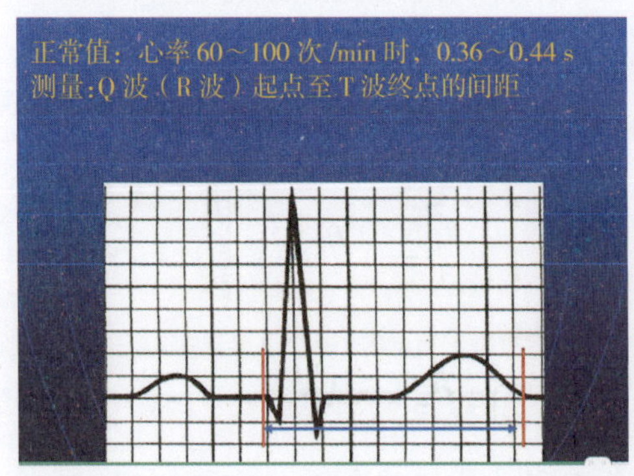

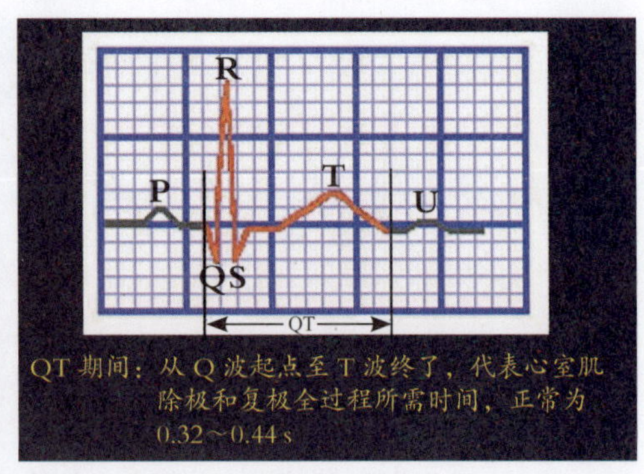

图 14-52　心电图 QT 间期

10．U 波：U 波的形成机制还不是很清楚，正常人可无 U 波，U 波常在 V_2～V_3 中比较明显。

（1）振幅：正常时 V_3 < 0.3 mV，其他导联< 0.05 mV；U 波增高见于低钾血症。

（2）方向：正常在 R 波占优势的导联，U 波与 T 波方向相同，是直立的。倒置的 U 波被认为是左冠状动脉或冠状动脉中前降支梗阻的可靠佐证。（图 14-53）

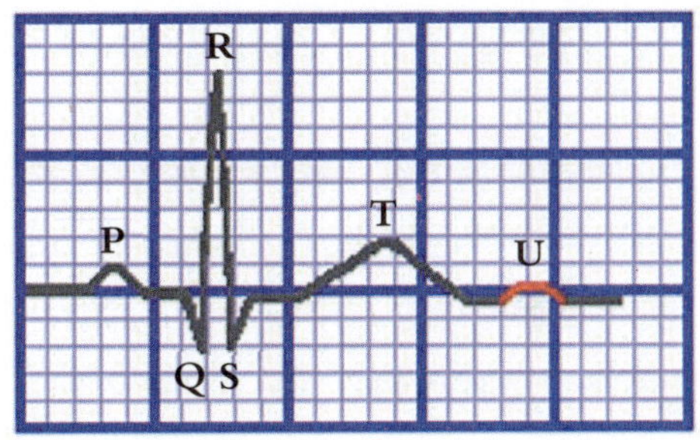

图 14-53　心电图 U 波

§14.4.2　异常心电图分析

异常心电图最常见的是心律失常。此外，心房肥大与心室肥厚、心肌缺血和梗死、药物和电解质对心肌的影响，以及先天或后天性心脏病等均可导致心电图异常。(图 14-54)

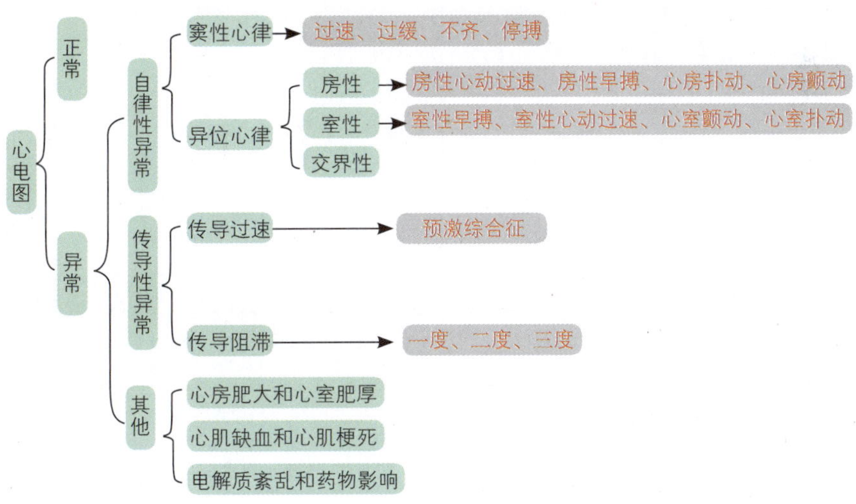

图 14-54　异常心电图分类

§14.4.2.1 心律失常

心律失常是心脏活动的起源和（或）传导障碍导致心脏搏动的频率和（或）节律异常。心律失常主要包括窦性心律失常、早搏、阵发性心动过速、心房扑动与颤动、心室扑动与颤动和心脏停搏。心律失常是心血管疾病中重要的一组疾病，它可单独发病，亦可与其他心血管疾病伴发，其预后与心律失常的病因、诱因、演变趋势、是否导致严重血流动力障碍有关，可突然发作而致猝死，亦可持续累及心脏功能而致心脏衰竭。

（一）正常窦性心律

窦房结是心脏的正常起搏点。凡兴奋起源于窦房结的心律，称为窦性心律。正常窦性心率特点如下。

1. P 波在Ⅰ、Ⅱ及 V_4～V_6 导联直立，aVR 导联倒置。
2. PR 间期 0.12～0.20 s。
3. 频率 60～100 次 /min。
4. P 波规则出现，各 PP 间期相差值＜ 0.12 s。（图 14-55）

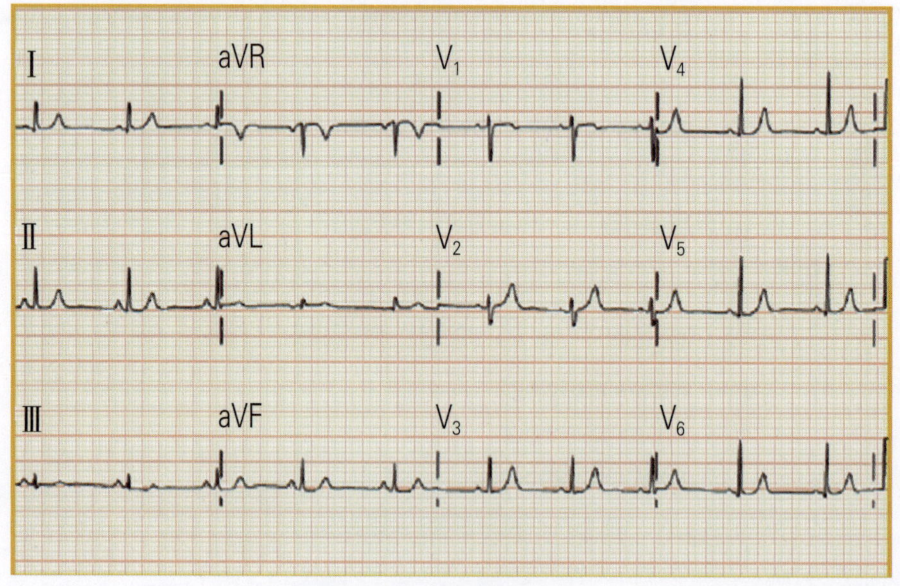

图 14-55　正常窦性心律

（二）窦性心律失常

窦性心律失常包括窦性心动过速、窦性心动过缓、窦性心律不齐、窦性停搏和病态窦房结综合征（图 14–56）。

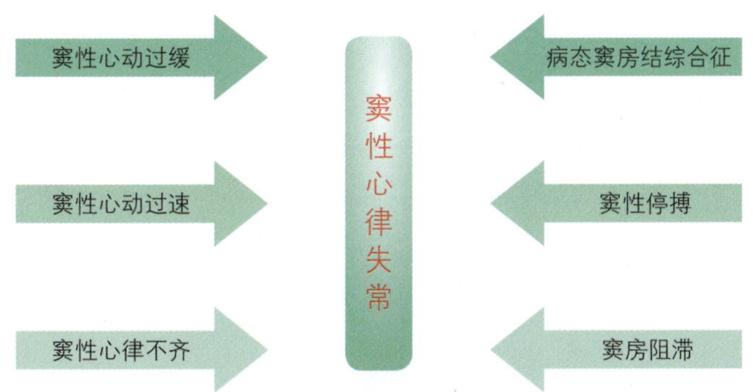

图 14–56　窦性心律失常

1．窦性心动过速：窦性心动过速是常见的一种心律失常。其频率为：1 岁以内>140 次 /min；1～6 岁> 120 次 /min；10 岁以上与成人大致相同，> 100 次 / min、< 160 次 /min。（图 14–57）

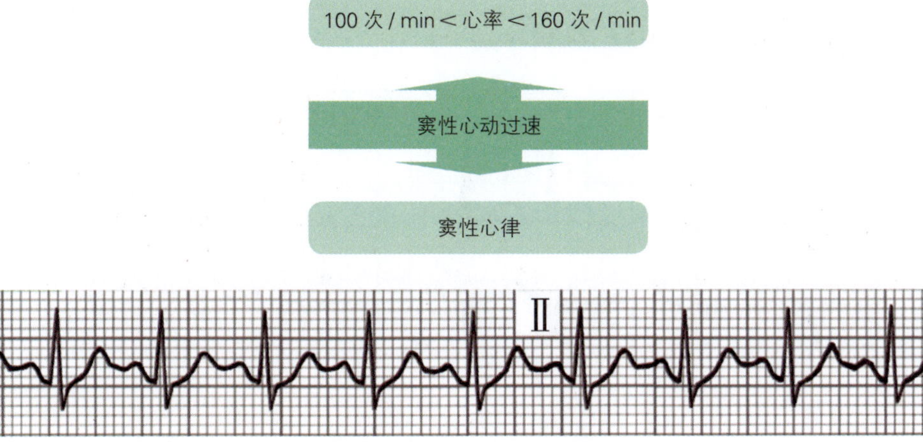

图 14–57　窦性心动过速

2．窦性心动过缓：窦性频率< 60 次 /min 称为窦性心动过缓，心电图具有窦性心律的特点。

成人心房率 60 次 /min 以下，一般不低于 40 次 /min；1 岁以内< 100 次 /min；

1～6 岁＜ 80 次 /min；10 岁以上与成人近似。（图 14–58）

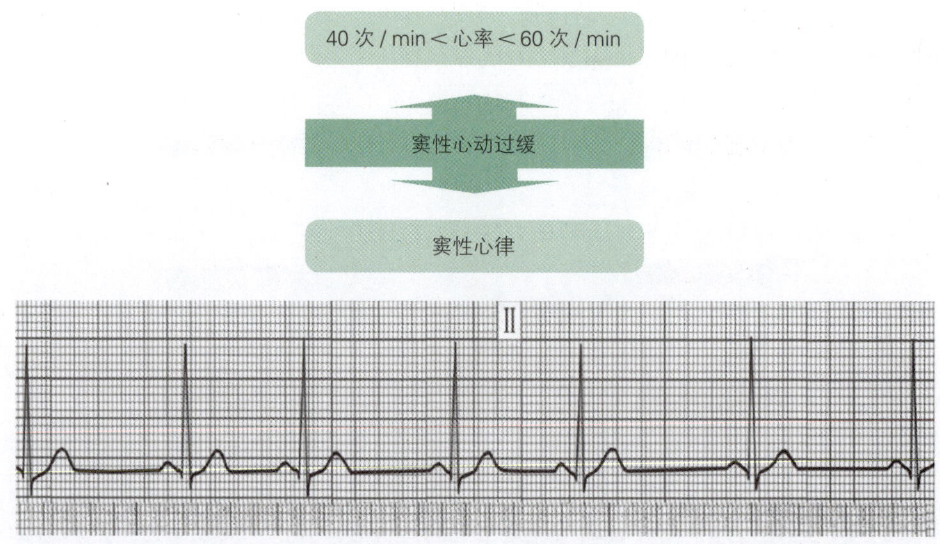

图 14–58　窦性心动过缓

3．窦性心律不齐：当窦房结不匀齐地发放兴奋，使心室节律不规则，称为窦性心律不齐。窦性心律不齐表现为 PP 间期不规则。在同一导联最长的 PP 间期与最短的 PP 间期相差＞ 0.12 s。（图 14–59）

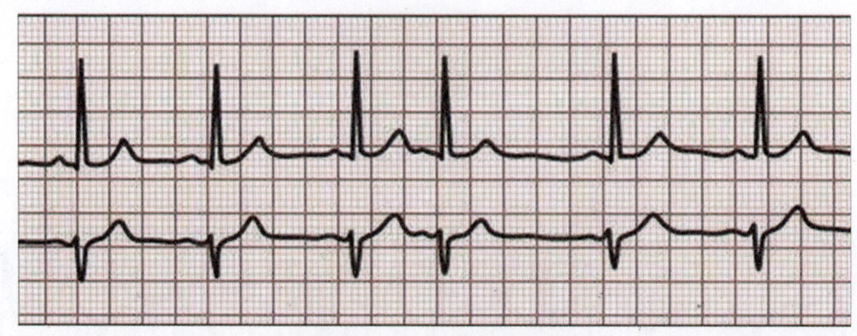

图 14–59　窦性心律不齐

4．窦性停搏：窦房结在一个较长的时间内不能产生激动称为窦性停搏，又称窦性静止，在心电图上一段比较长的时间内无 P 波、QRS 波群、T 波，长的 PP 间期大于短的 PP 间期 2 倍以上，但不成倍数关系（图 14–60）。

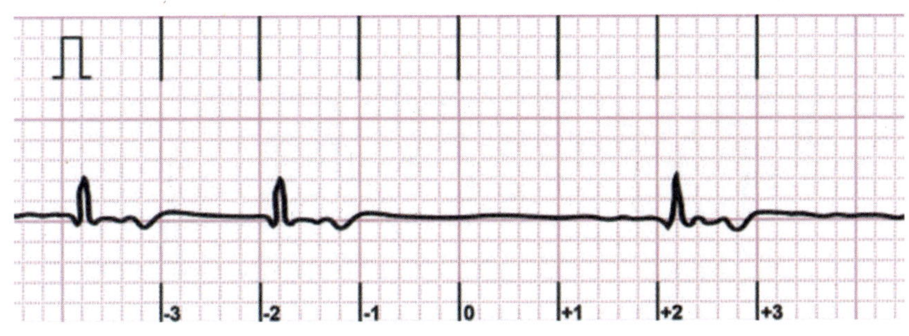

图 14-60　窦性停搏

（三）早搏

早搏又称期前收缩，是指异位起搏点发出的过早冲动引起的心脏搏动，为常见的心律失常。按起源部位可分为房性早搏、房室交界性早搏和室性早搏。（图 14-61）

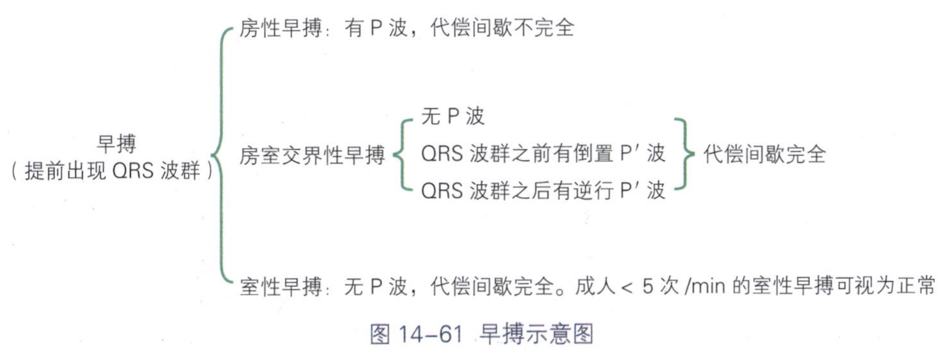

图 14-61　早搏示意图

1. 房性早搏：来自心房的异位兴奋灶提前激动心房，形成房性早搏。其心电图特点如下：

（1）P 波提前出现，PR 间期≥ 0.12 s。异位 P 波形态与窦性 P 波常不同。

（2）代偿间歇常不完全：即期前收缩前后两个窦性 P 波之间的间距小于正常 PP 间距的 2 倍。

（3）QRS 波群可正常，但也可伴不同程度的室内差异性传导，多呈右束支阻滞图形。（图 14-62）

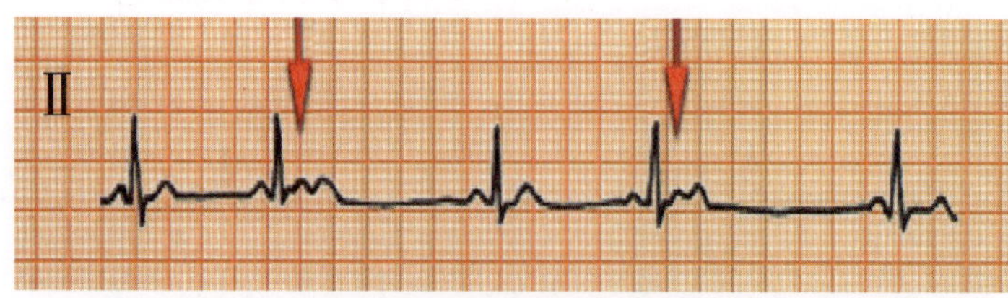

图 14-62　房性早搏心电图

2. 室性早搏：来自于心室的早搏称为室性早搏。其心电图特点如下：

(1)QRS 波群提前出现，其前无提前出现的 P 波。

(2)提前出现的 QRS 波群宽大畸形，时限≥ 0.12 s。

(3)室性早搏的代偿间歇常完全(图 14-63)。

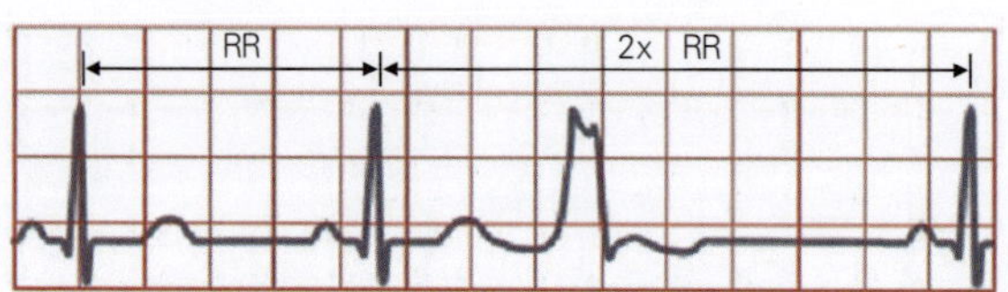

图 14-63　室性早搏(代偿间歇完全)

(4)T 波呈继发性改变(与 QRS 波群主波方向相反)(图 14-64)。

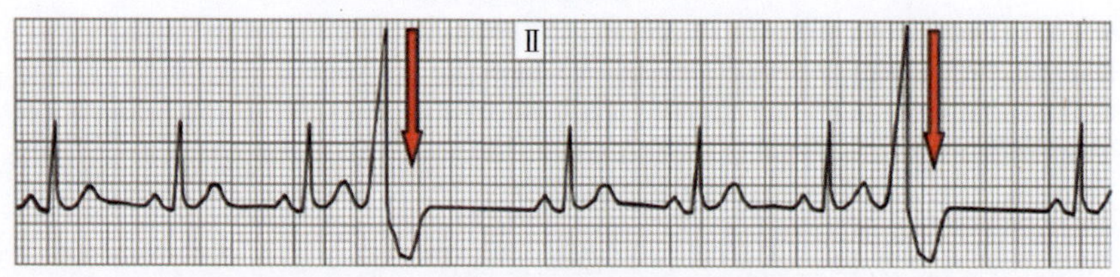

图 14-64　室性早搏(T 波与 QRS 波群方向相反)

(5)室性早搏包括偶发性、多发性、多形性、多源性、间位性等(图 14-65、图 14-66)。

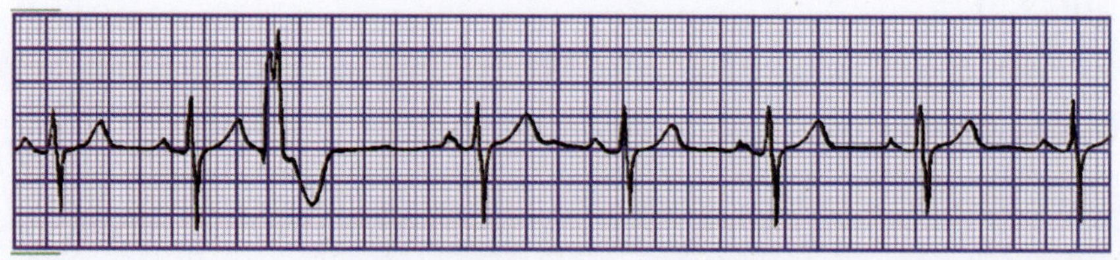

图 14-65　偶发单源性室性早搏心电图

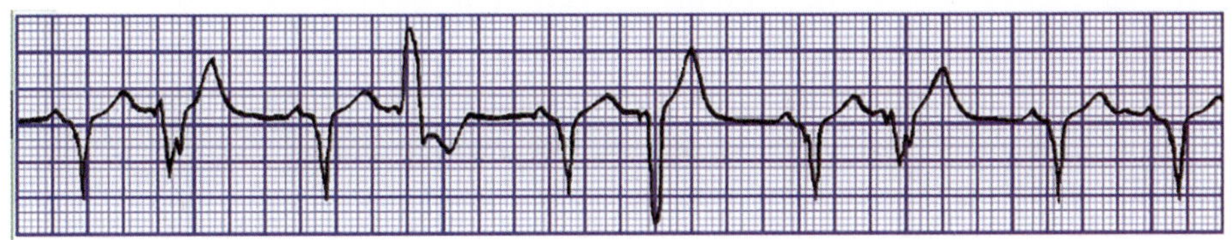

图 14–66　多源性频发室性早搏心电图

（四）阵发性心动过速

心脏内异位起搏点自律性增高或折返引起的异位心律连续出现 3 次或 3 次以上的早搏称为阵发性心动过速。根据异位起搏点的位置，一般可分为房性、交界区性、室性心动过速 3 种，以室上性多见。（图 14–67）

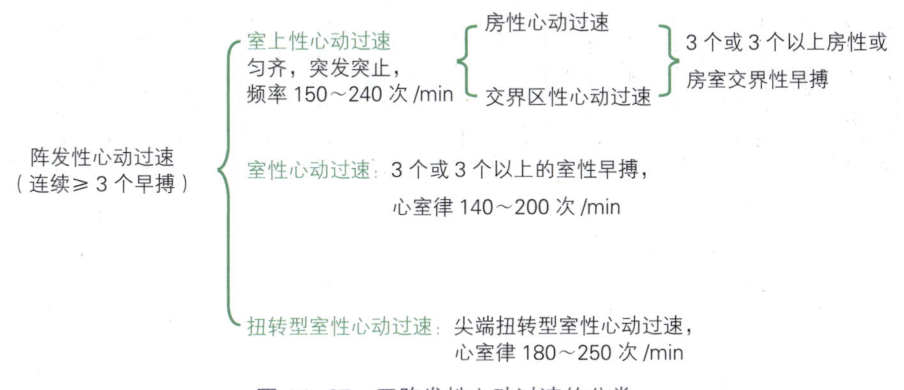

图 14–67　开阵发性心动过速的分类

1．阵发性室上性心动过速：阵发性室上性心动过速心电图特点如下，并常有突起骤停的特点。

（1）频率常在 160～250 次 /min（窦性心动过速频率常在 100～160 次 /min）。

（2）节律规整而匀齐。

（3）QRS 波群形态一般正常，也可伴室内差异性传导或束支阻滞，应与室性心动过速相鉴别。（图 14–68）

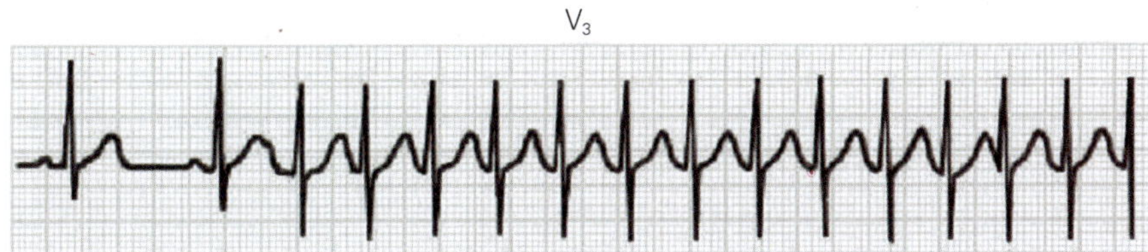

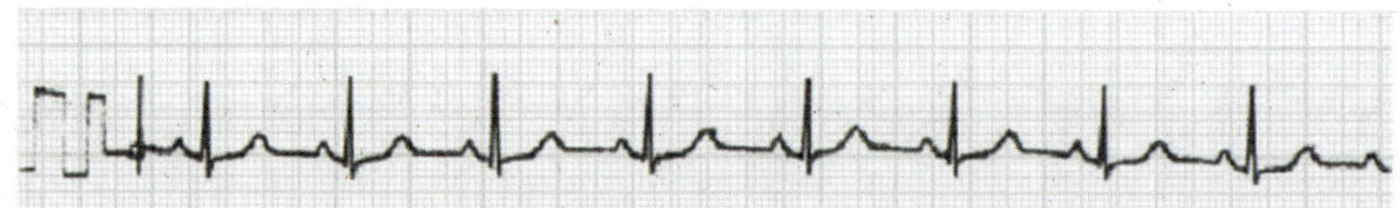

图 14-68　阵发性室上性心动过速

2. 阵发性室性心动过速：阵发性室性心动过速可由器质性疾病（如冠心病等）和非器质性疾病（如水、电解质紊乱等）引起，其心电图特点如下。

（1）阵发性室性心动过速的频率常为 140～200 次 /min，节律可稍有不齐（图 14-69）。

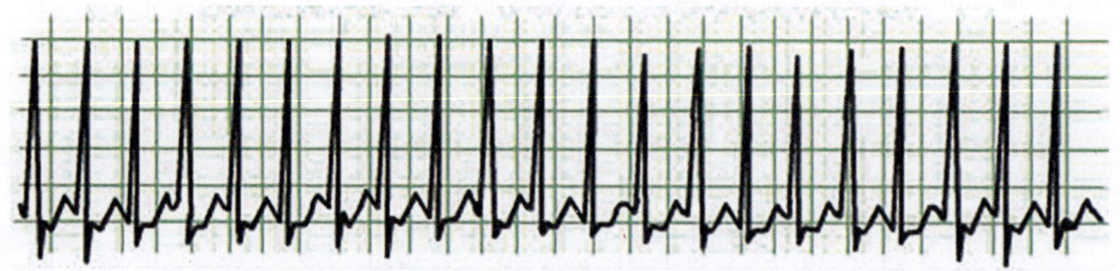

图 14-69　阵发性室性心动过速

（2）QRS 波群宽大畸形，时限≥ 0.12 s；T 波呈继发性改变（图 14-70）。

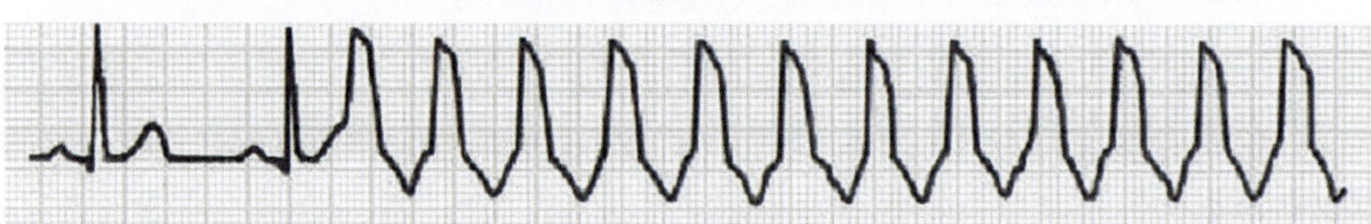

图 14-70　阵发性室性心动过速

（3）如可见 P 波，则 P 波频率较慢，与 QRS 波群无固定关系（房室分离）。

（4）可见心室夺获或室性融合波，这是诊断室性心动过速的佐证。

3. 扭转型室性心动过速：扭转型室性心动过速是一种极为严重的室性心动过速，常是心室颤动的前奏，发作时 QRS 波群以基线为轴心不断扭转其主波方向，常在数秒或十几秒内自行停止，发作时常易转为心室颤动（图 14-71）。

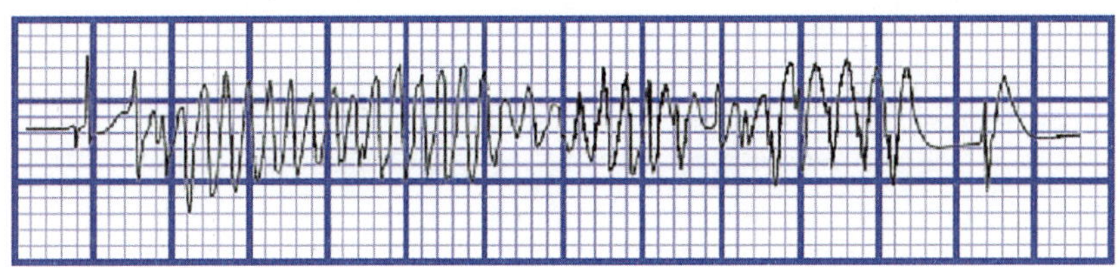

图 14–71 扭转型室性心动过速

（五）心房扑动与心房颤动

心房扑动与心房颤动是发生在心房的、比阵发性房性心动过速频率更快的一种主动异位心律，可分为阵发性和持续性两型。

1. 心房扑动：通常认为心房扑动是在心房形成环形激动的结果，大多呈短阵性，其心电图特征如下。

（1）正常窦性 P 波消失，代之以大小、形态、间距一致的 F 波，F 波升支较陡，降支较平，在 V_1、V_2、Ⅱ导联最清楚，如 P 波不像 P 波，T 波不像 T 波，则应考虑心房扑动，频率常为 250～350 次 /min（图 14–72）。

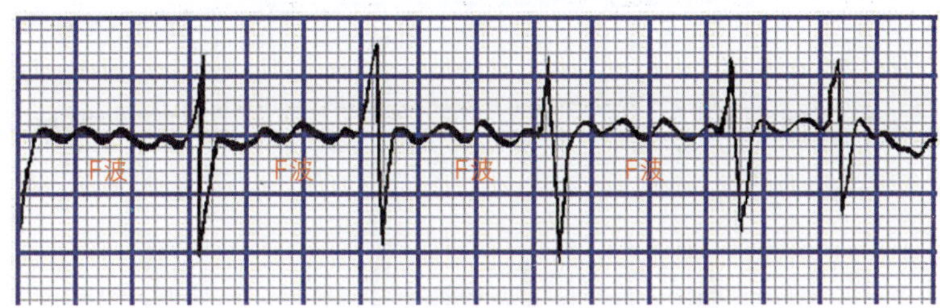

图 14–72 心房扑动（P 波消失、F 波替代）

（2）QRS 波群呈室上性型，QRS 波群的时限一般不增宽（图 14–73）。

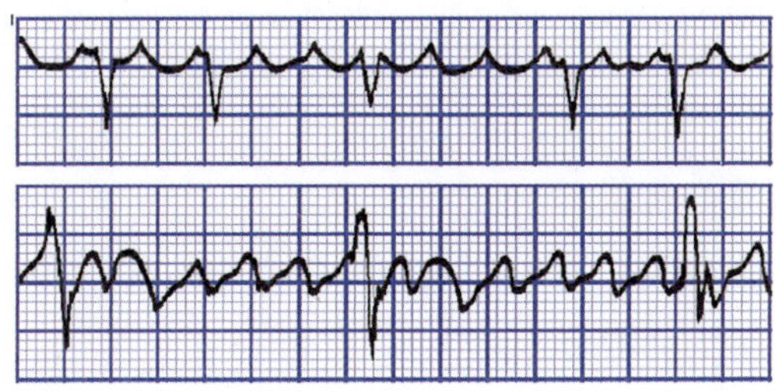

图 14–73 心房扑动（QRS 波群时限不增宽）

（3）房室传导比例以 2∶1、3∶1、4∶1 常见，1∶1 非常罕见（图 14–74）。

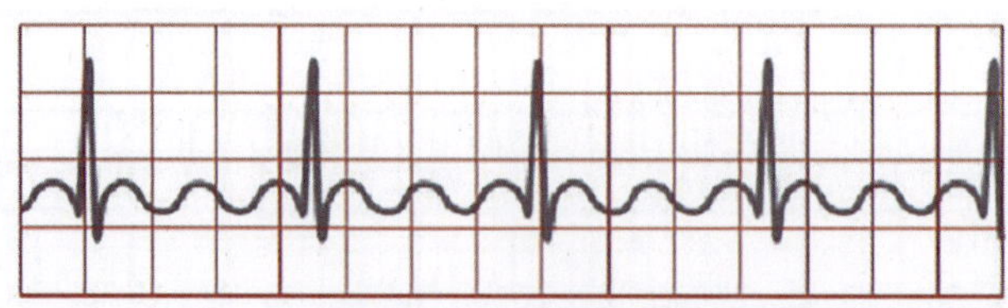

图 14-74　心房扑动

2. 心房颤动：是一种较常见的心律失常，其发病率远较心房扑动为高，可分为阵发性和持续性，超过 24 小时为持续性。心房颤动是较心房扑动频率更高的一种房性异位心律失常，可影响心脏排血功能，易形成附壁血栓。

（1）正常的 P 波消失，以快速不规则、形态各异、间隔极不匀齐的颤动波（f）代替。f 波频率为 350～600 次 /min，在 V_1、Ⅱ导联最清楚。

（2）心室律绝对不规则。

（3）QRS 波群呈室上性型，但可伴室内差异性传导。（图 14-75）

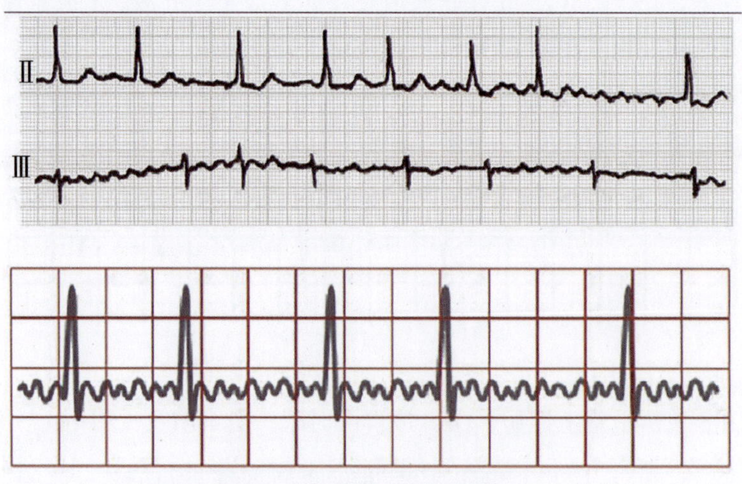

图 14-75　快速性心房颤动

（六）心室扑动与心室颤动

心室扑动与心室颤动是一种最严重的异位心律失常，是临终前的表现。心脏失去整体收缩能力，呈蠕动形态。

1. 心室扑动：各导联无 P 波，QRS-T 波群无法分辨，代之以正弦型的大扑动波，频率 200～250 次 /min。

2．心室颤动：QRS-T 波群完全消失，代之以大小不等、形状不同及不匀齐的低小波（颤动波），频率 200～500 次 /min。（图 14–76）

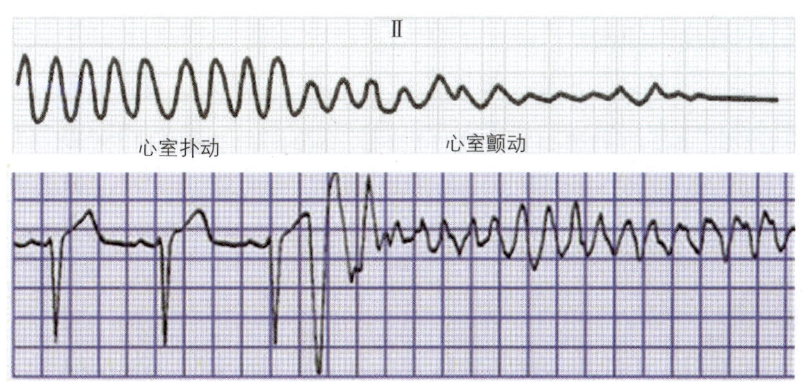

图 14–76　心室扑动与心室颤动

（七）全心停搏

在心电图上出现一个长时间的等电位（无 P-QRS-T）称为全心停搏，又称死亡心电图，其心电图特点为心室颤动的波形愈来愈纤细，直至记录为一条平线（图 14–77）。

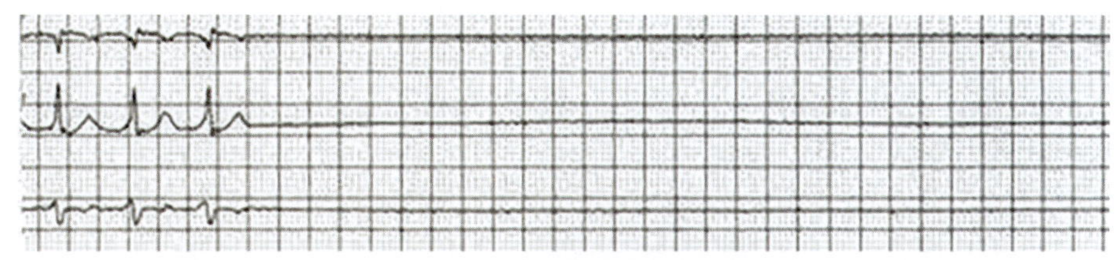

图 14–77　心室细颤至心脏停搏

§14.4.2.2　心脏传导阻滞

心脏传导阻滞是指冲动在心脏传导系统的任何部位的传导均可发生减慢或阻滞。如发生在窦房结与心房之间，称为窦房阻滞；在心房与心室之间，称为房室阻滞；位于心房内，称为房内阻滞；位于心室内，称为室内阻滞。本节仅介绍房室阻滞。

房室阻滞是由于房室交界区的相对不应期与绝对不应期延长，引起心房至心室传导的速度减慢，或者完全或部分阻断，是临床上最常见的一种传导阻滞。按照传导阻滞的严重程度，通常可将其分为一度、二度和三度。

（一）一度房室阻滞

一度房室阻滞是由于房室交界区相对不应期延长所致，是常见的一种传导阻滞，阻滞的部位常在房室结。它不一定都是病理现象。一度房室阻滞的特点是 PR 间期超过正常最高限度（＞0.20 s），每个 P 波后都有 QRS 波群，无 QRS 波群脱落。（图 14-78）

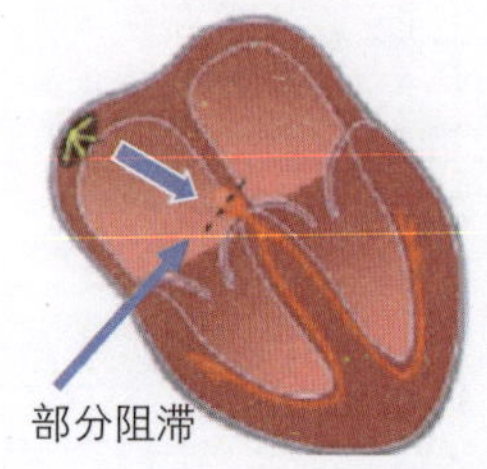

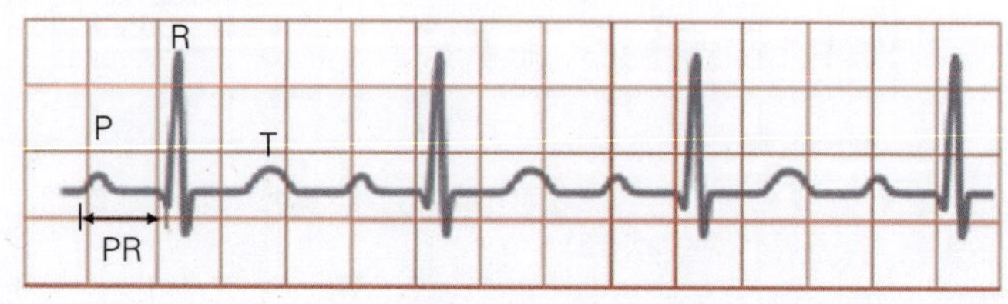

图 14-78　一度房室阻滞

（二）二度房室阻滞

二度房室阻滞分为Ⅰ型和Ⅱ型两种。

1．二度Ⅰ型房室阻滞：又称文氏型或莫氏Ⅰ型房室传导阻滞，阻滞的部位经常在房室结内。心电图表现为有 P 波，PR 间期逐次延长，直至一次 QRS 波群漏搏，如此周而复始。（图 14-79）

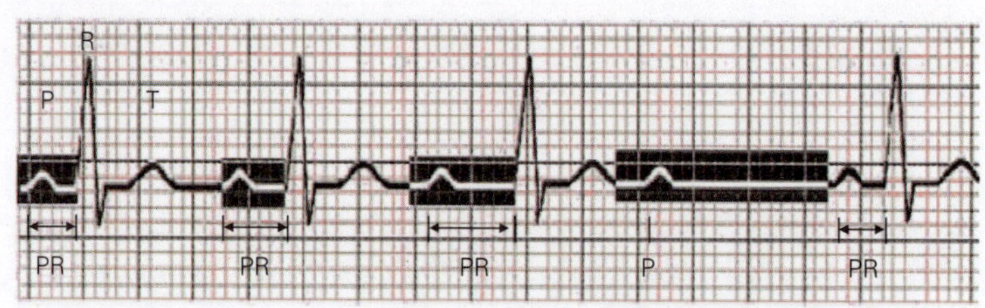

图 14-79　二度Ⅰ型房室阻滞（文氏型房室传导阻滞）

2．二度Ⅱ型房室阻滞：是房室交界区绝对不应期延长所致，又称为莫氏Ⅱ型房室传导阻滞，比Ⅰ型少见。二度Ⅱ型房室阻滞心电图特点是：在规律的窦性 PP（或 PR）中，突然有一长间歇与短 PP（或 PR），且成倍数关系。此型传导阻滞多

属器质性病变，恢复的机会少，伴 QRS 波群增宽者，预后更差。（图 14–80）

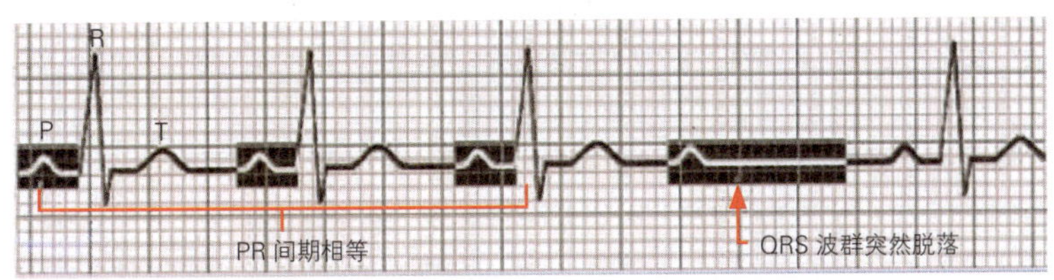

图 14–80　二度 Ⅱ 型房室阻滞（传导比例 2：1）

（1）PR 间期正常，也可轻度延长，但 PR 间期相等，常固定不变。

（2）P 波不能下传心室时将出现 QRS 波群漏搏现象，常见的房室传导比例为 2：1、3：1、4：3 或 5：4。

（3）QRS 波群正常，但也可增宽。

（4）连续 2 次或 2 次以上 QRS 波群漏搏者，称为高度房室阻滞。

（三）三度房室阻滞

三度房室阻滞又称完全性房室传导阻滞，心房激动完全被阻滞不能下传到心室，阻滞部位可位于房室结、希氏束或双束支或三分支，临床可见于先天性心脏病、心肌梗死、心肌病及心脏手术时等。三度房室阻滞心电图特点为：

1. PP 间期相等，RR 间期相等。

2. P 与 R 无固定时间关系（PR 间期不等）。

3. 心房率快于心室率。

4. QRS 波群正常，表示心室起搏点在交界区，QRS 波群增宽变形，表示起搏点在心室。（图 14–81）

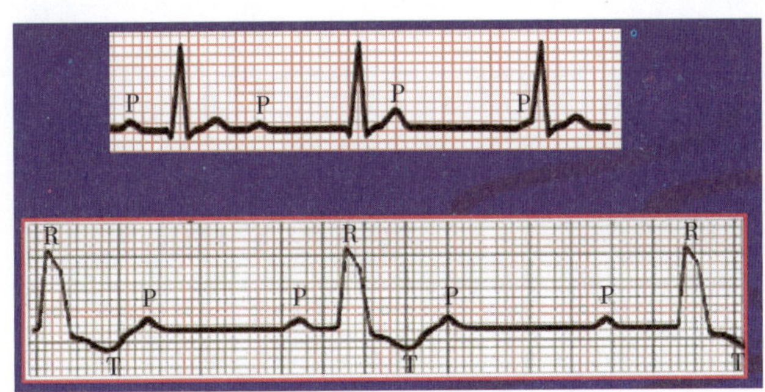

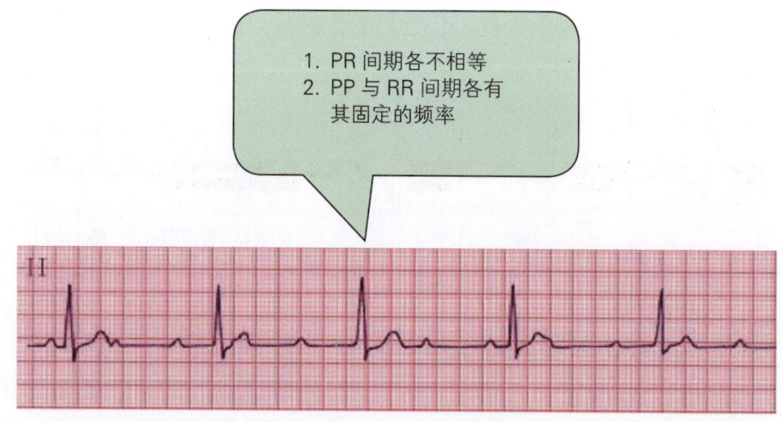

图 14-81　三度房室阻滞

（四）病态窦房结综合征

病态窦房结综合征（sick sinus syndrome，SSS）是由于窦房结或其周围组织原器质性病变导致窦房结冲动形成障碍，或窦房结至心房冲动传导障碍所致的多种心律失常和多种症状的综合病症。其产生原因较多，除冠心病、心肌炎、心肌病、原发性高血压外，还与老年窦房结退行性变有关。其主要特征为窦性心动过缓，当合并快速性心律失常反复发作时称为心动过缓 - 心动过速综合征，病人多于 40 岁以上出现症状。（图 14-82）

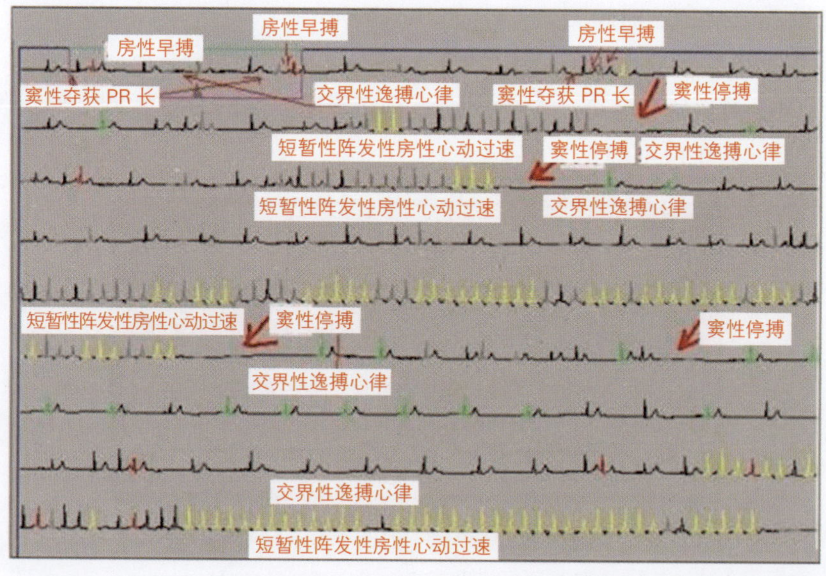

图 14-82　病态窦房结综合征心电图

1. 出现持久性窦性心动过缓：心率常< 50 次 /min，少数< 30 次 /min，常有逸搏及逸搏心律，又称恶性窦性心动过缓。

2. 窦房阻滞或窦性停搏。

3. 常出现快速性室上性心律失常，如阵发性室上性心动过速、心房扑动、心房颤动，因此称为快慢综合征。

4. 合并多级房室阻滞及室内传导异常。

§14.4.2.3 心房肥大和心室肥厚

心房肥大和心室肥厚是由于心脏的负荷过重引起的，是各种器质性心脏病的后果，当心脏肥大达一定程度时，可表现心电图异常。

（一）心房肥大

心房肥大主要表现为心房的扩大，而较少表现为心房肌肥厚。心房肥大分为左、右心房肥大或双心房肥大。心电图特点为 P 波异常，主要表现为 P 波振幅、除极时间及形态改变。心房肥大多因慢性肺源性心脏病、风湿性二尖瓣狭窄等病因所致。（图 14–83）

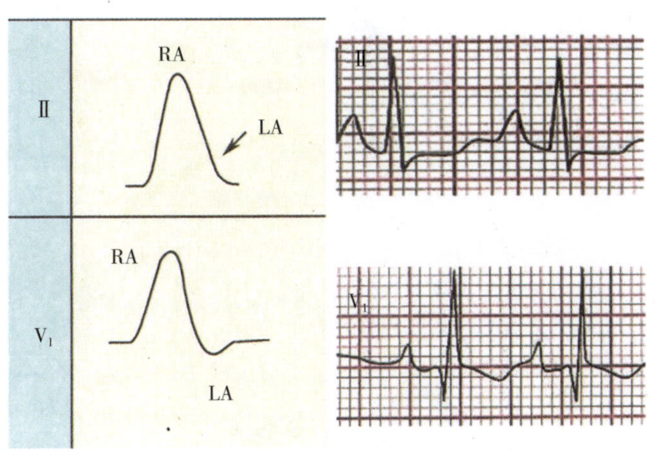

RA：右心房；LA：左心房

图 14–83　心房除极顺序及心房肥大的心电图表现示意图

1. 左心房肥大：心电图 P 波代表左右心房的激动，由于窦房结位于右心房内膜下，所以激动先传至右心房，而较晚传到左心房。当左心房扩大时，激动向左心房传导延缓并且激动在左心房内传导也延缓，导致 P 波时限增宽，出现"双峰"现象。左心房肥大常与二尖瓣狭窄、二尖瓣关闭不全、左心房黏液瘤等有关。

（1）P 波时限增宽≥ 0.12 s，在Ⅰ、Ⅱ、aVR、aVL 导联最明显（图 14-84）。

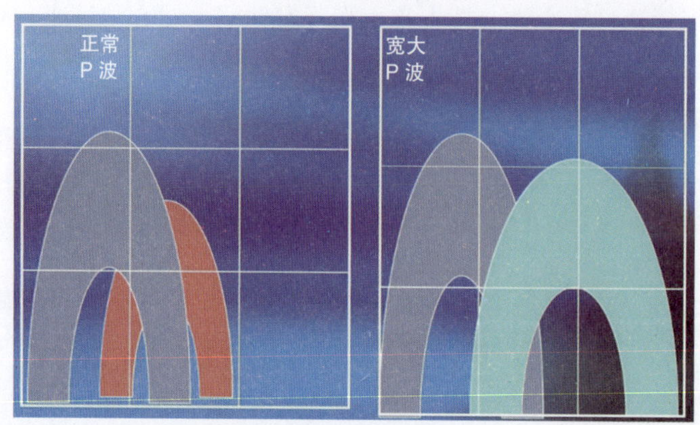

图 14-84　左心房肥大 P 波增宽

（2）P 波的形态常呈双峰型（峰距≥ 0.04 s）在Ⅰ、Ⅱ、aVL 导联最明显，后峰比前峰高，呈第二峰型，这种形态的 P 波常称为二尖瓣 P 波，但并非二尖瓣疾患（图 14-85）。

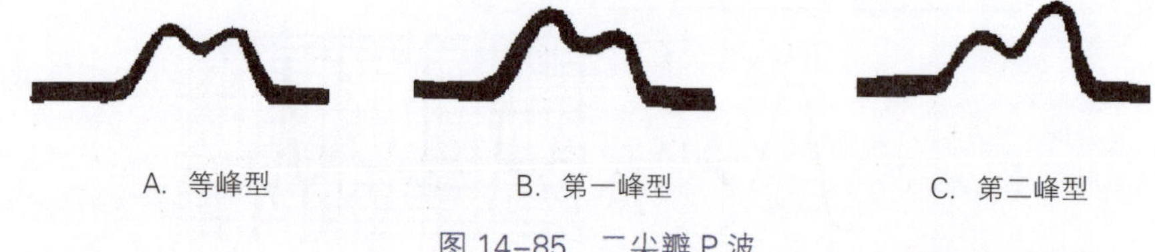

图 14-85　二尖瓣 P 波

（3）P 波在 V_1 导联呈先正后负，将 V_1 负向 P 波的时间乘以负向 P 波振幅，称为 P 波终末电势（$PtfV_1$）。当左心房肥大时，$PtfV_1 \leqslant -0.04$ mm·s，负值越大，左心房扩大越明显。（图 14-86、图 14-87）

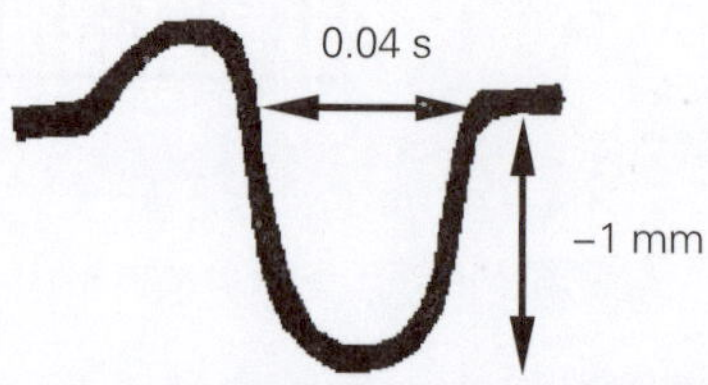

P 波终末时间为 0.04 s，幅度为 1 mm，故 $PtfV_1$=0.04 s × –1 mm=–0.04 mm·s

图 14-86　P 波终末电势测量

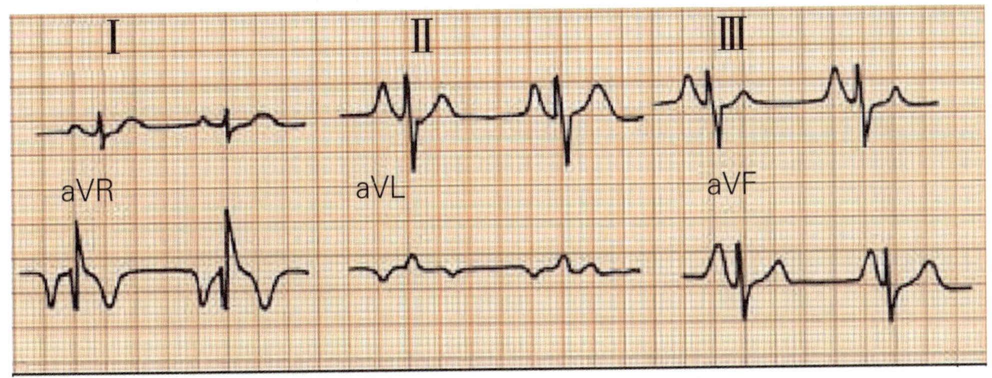

PR 间期 0.17 s，P 波在 I 、aVR 导联有切迹，峰距 0.05 s。PtfV_1 −0.04 mm•s。QRS 波群时限 0.08 s，Rv_5+Sv_1 ≥ 5.0 mV，心电轴 −30°。T 波在 I、aVL、V_6 导联平，V_4、V_5 导联倒置

图 14–87　左心房肥大，左心室肥大

2．右心房肥大：一般正常情况下，右心房先除极，左心房后除极。

（1）P 波高耸而较尖，其振幅≥ 0.25 mV，在Ⅱ、Ⅲ、aVF 导联较明显，又称肺性 P 波，但并非慢性肺源性心脏病特有（图 14–88）。

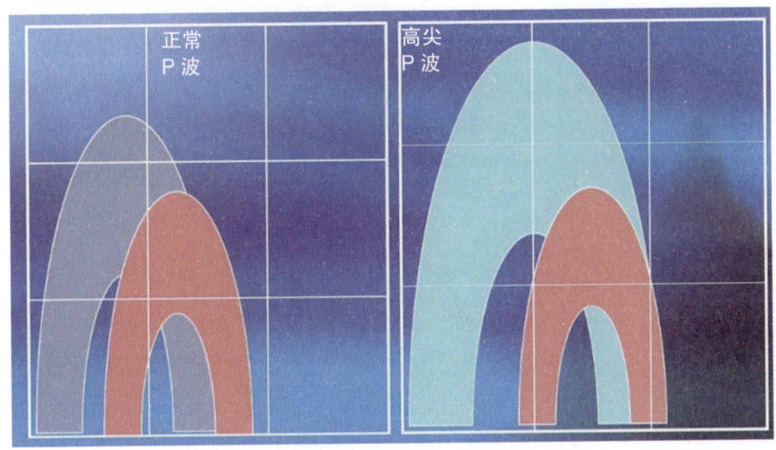

图 14–88　右心房肥大 P 波高尖

（2）P 波振幅大于同导联 1/2 R 波，亦应考虑右心房肥大。

（3）在 V_1 导联 P 波直立时，其振幅≥ 0.15 mV；如双向时，其振幅的算术和≥ 0.20 mV。（图 14–89）

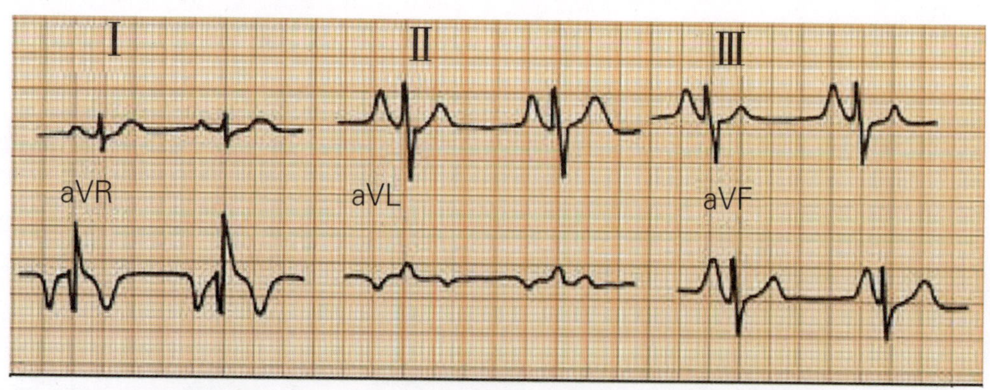

PR 间期 0.16 s，P Ⅱ ≥ 0.3 mV，Ⅱ导联 T 波低平，Ⅲ、aVF 导联 T 波倒置

图 14-89 右心房肥大

3．双心房肥大：双心房肥大心电图改变如下。

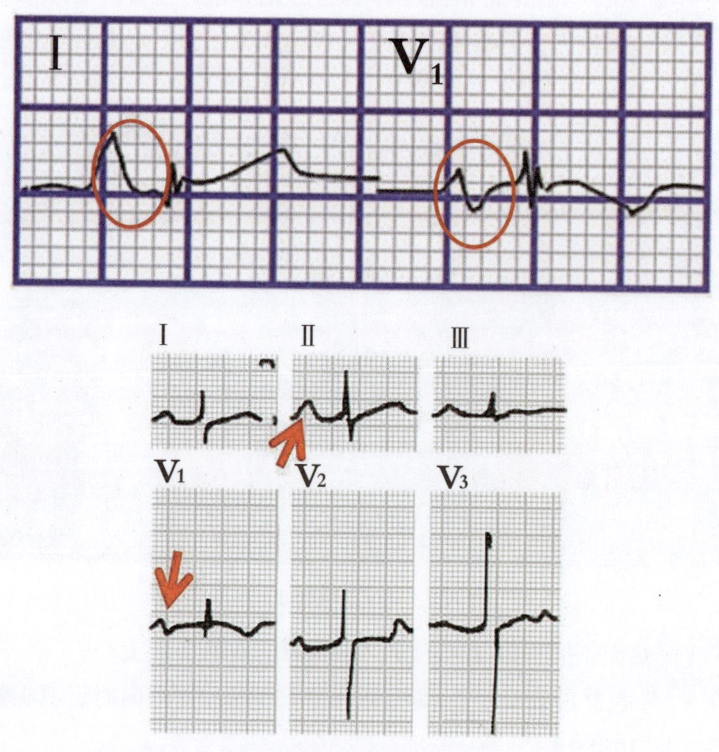

图 14-90 双心房肥大

（1）P 波增宽≥ 0.12 s，其振幅≥ 0.25 mV。

（2）V 导联 P 波高大双相，上下振幅均超过正常范围。（图 14-90）

（二）心室肥厚

心室肥厚心电图上主要表现为 QRS 波群改变（图 14-91）。

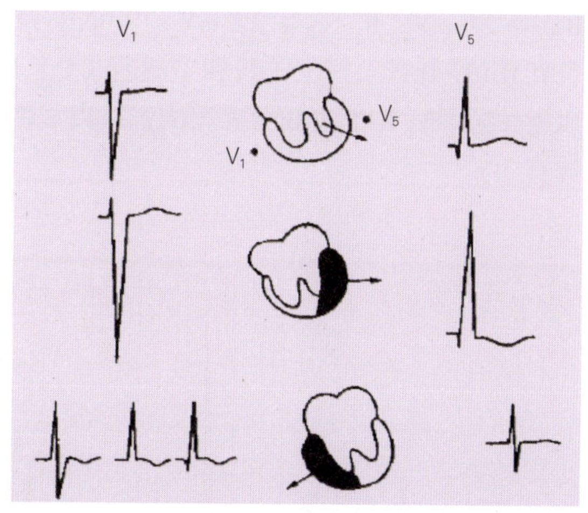

图 14-91　心室肥厚心电图主要表现

心室肥厚是由于心室肥厚或心室腔扩张所致。心室肥厚是由于收缩期负荷过重，而引起心肌呈向心性肥厚，常见于原发性高血压、主动脉瓣狭窄及肺动脉瓣狭窄；心室腔扩张是由于舒张期负荷过重所致，常见于房间隔缺损、室间隔缺损、动脉导管未闭及主动脉瓣关闭不全等。

1. 左心室肥厚：正常左心室的位置位于心脏的左后方，且左心室壁明显厚于右心室，故正常时心室除极综合向量表现左心室占优势的特征。左心室肥大时，可使左心室优势的情况显得更为突出。风湿性二尖瓣关闭不全、主动脉瓣关闭不全、主动脉瓣狭窄、高血压心脏病、冠心病、动脉导管未闭等均可导致左心室肥厚。左心室肥厚心电图上可出现如下改变。（图 14-92）

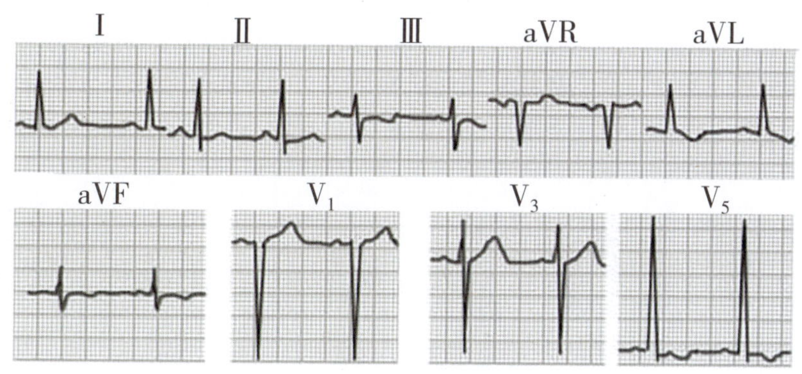

图 14-92　左心室肥厚

（1）QRS 波群电压增高：QRS 波群电压增高在胸导联和肢体导联上的表现是不同的。现分述如下：①胸导联：Rv_5 或 Rv_6 > 2.5 mV；Rv_5+Sv_1 > 4.0 mV（男性）或 > 3.5 mV（女性）（图 14-93）。②肢体导联：R_1 > 1.5 mV；R_{aVL} > 1.2 mV；

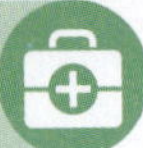

R_{aVF}＞2.0 mV；$R_{I}+S_{III}$＞2.5 mV。③可出现额面心电轴左偏。④ QRS 波群时间延长到 0.10～0.11 s。⑤ ST 段和 T 波的改变：以 R 波为主的导联 ST 段压低 0.05 mV 以上（V_5、V_6），T 波低平甚至倒置；以 S 波为主的导联 ST 段抬高（V_1、V_2），T 波直立。

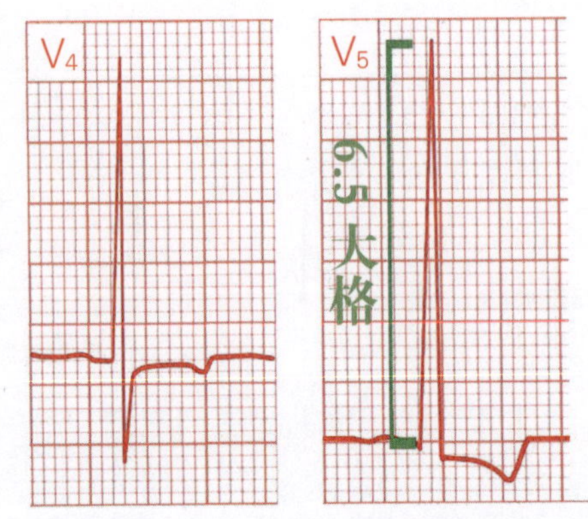

图 14-93　左心室肥厚（QRS 波群高电压）

在符合一项或几项 QRS 波群电压增高标准的基础上，结合其他阳性指标之一，才可以成立左心室肥大的诊断。符合条件越多，诊断可靠性越大。如仅有 QRS 波群电压增高，而无其他人任何阳性指标者，诊断左心室肥大应慎重。

2. 右心室肥厚：右心室壁厚度仅有左心室壁的 1/3，只有当右心室壁的厚度达到相当程度时，才会使综合向量由左心室优势转向为右心室优势，并导致位于右心室面导联（V_1、aVR）的 R 波增高，而位于左心室面导联（Ⅰ、aVL、V_5）的 S 波变深。右心室肥厚可具有如下心电图表现。（图 14-94）

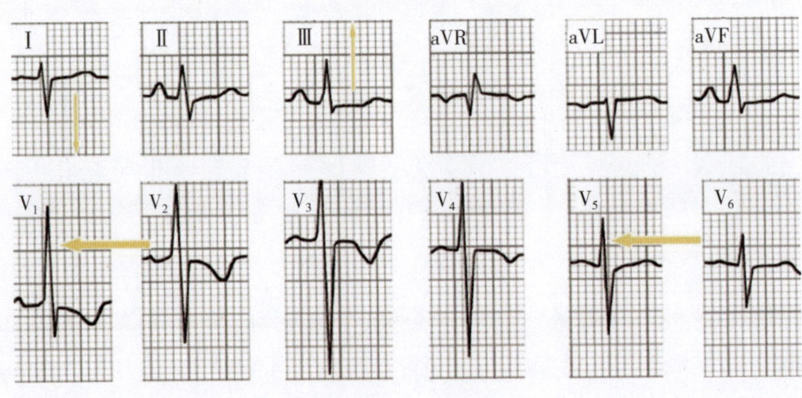

图 14-94　右心室肥厚

（1）QRS 波群电压增高：① $Rv_1 + Sv_5 > 1.05$ mV（重度＞1.2 mV）。② V_1 R/S＞1，V_5 R/S＜1。③ $Rv_1 > 1.0$ mV。④ $R_{aVR} > 0.5$ mV。⑤ V_1 导联呈 qR、R、Rs、rSR 型。

（2）R 峰时间（V_1）＞0.03 s，左心室面导联（Ⅰ、aVL、V_5）的 S 波加深。正常的右心室壁为左心室壁的 1/3，只有右心室肥大时，才会使综合向量由左心室占优势型转向右心室占优势型，导致右心室面电压增高（V_1 导联 R 波增高）。

（3）心电轴右偏≥ +90°（重症可＞ +110°）。

（4）V_1 导联 ST 段压低。

3. 双侧心室肥厚：与诊断双心房肥大不同，双侧心室肥厚的心电图表现并不是简单地把左、右心室异常表现相加，心电图可出现下列情况。

（1）大致正常心电图：由于双侧心室电压同时增高，增加的除极向量方向相反互相抵消。

（2）单侧心室肥厚心电图：只表现出一侧心室肥厚，而另一侧心室肥厚的图形被掩盖。（图 14–95）

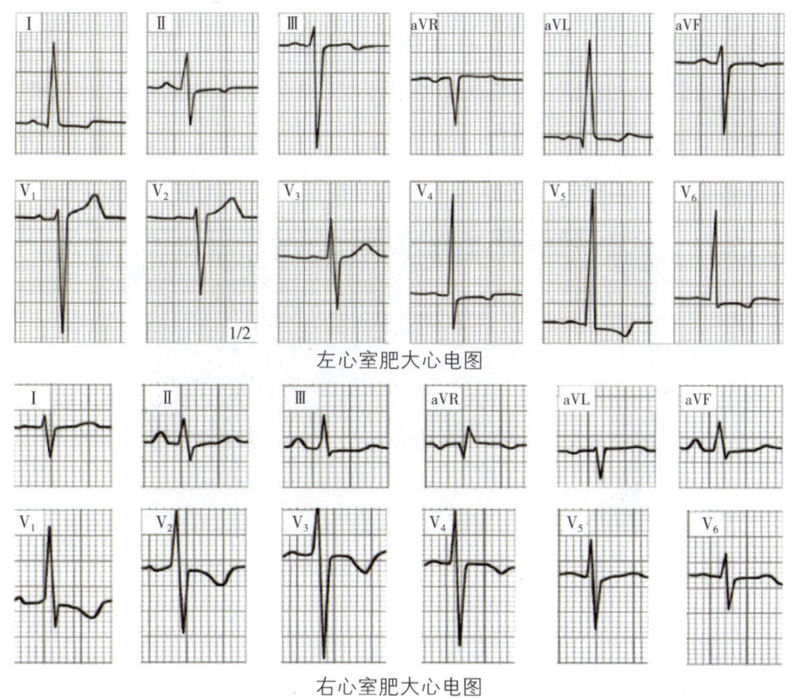

图 14–95 单侧心室肥厚心电图

（3）双侧心室肥厚心电图：既表现右心室肥厚的心电图特征，如 V_1 导联 R 波为主、心电轴右偏等，又存在左心室肥厚的某些征象，如 V_5 导联 R/S ＞ 1、R 波振幅增高等。

§14.4.2.4 心肌缺血和心肌梗死

心肌缺血

心肌缺血是冠状动脉粥样硬化基础上的冠状动脉狭窄或痉挛所致心肌供血不足引起的，所以有一定分布范围。心肌缺血首先引起心肌的复极过程改变，即 ST-T 改变。缺血的 ECG 改变类型，与缺血的严重程度、持续时间及部位有关。心肌缺血的心电图改变主要是 ST-T 异常，出现这种改变多见于心绞痛。

1. 典型心绞痛发作时常引起 ST 段水平压低≥ 0.1 mV 或 T 波倒置。
2. 持续的 ST 压低或 T 波倒置见于慢性冠心病。
3. 慢性冠状动脉供血不足常引起 T 波倒置。
4. 当冠心病出现深倒置的 T 波，提示心外膜心肌或透壁性心肌缺血，或心内膜下心肌梗死。
5. 当心绞痛发作伴持续性 ST 升高，提示可能发生心肌梗死（图 14–96）。

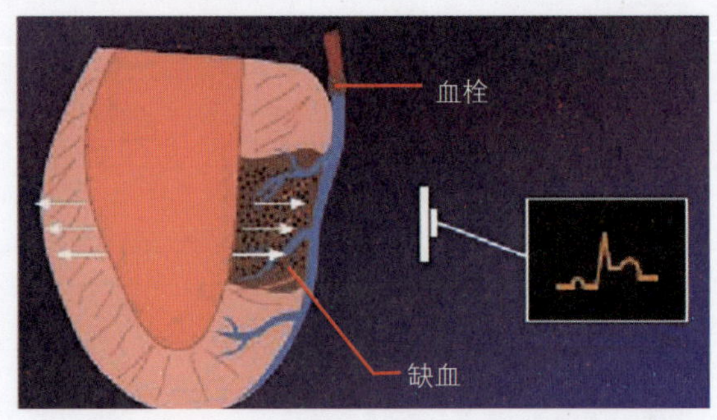

图 14–96　心肌透壁缺血（ST 段抬高）

心肌梗死

心肌梗死是指心肌缺血性坏死，是冠心病最严重的临床表现之一。绝大多数是由于冠状动脉粥样硬化造成管腔严重狭窄甚至完全闭塞，而又未充分形成侧支循环来代偿，使心肌严重而持久性缺血所致。心电图具有特征性改变并有演变过程，对心肌梗死的确诊及预后有重要临床意义。（图 14–97、图 14–98）

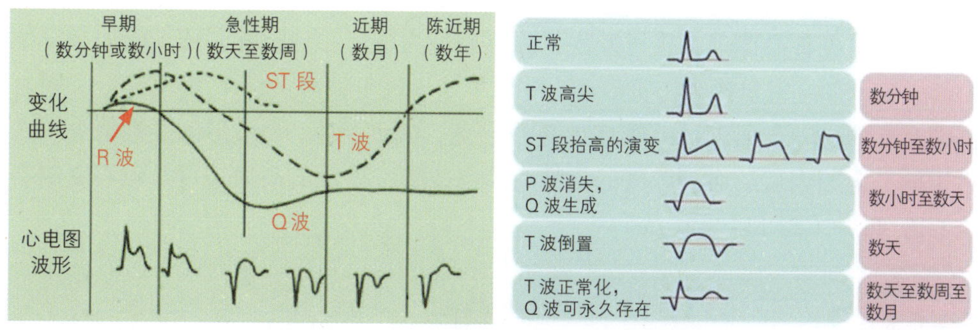

图 14–97　心肌梗死的 ECG 动态改变示意图

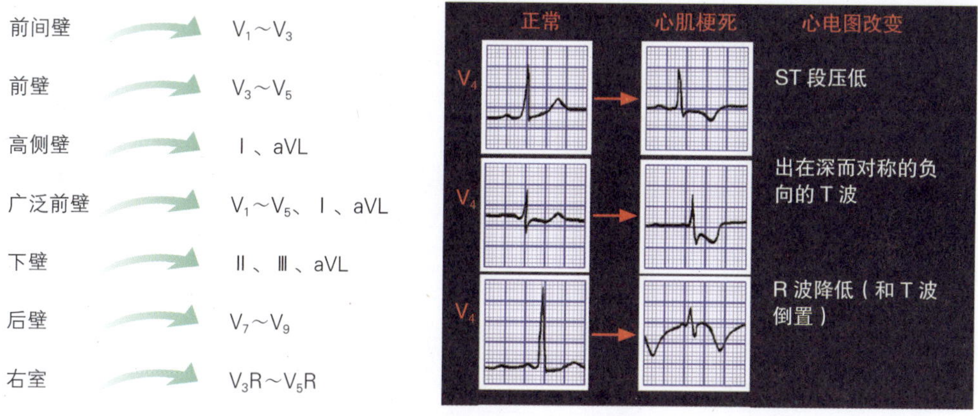

图 14–98　心肌梗死心电图定位

§14.4.2.5　电解质紊乱和药物对心电图的影响

电解质的浓度升降将影响心肌代谢，造成心电图的相应改变，临床上最重要的是血钾浓度对心电图的影响。不少药物可能对心电图的表现造成影响，临床上最重要的是洋地黄效应和洋地黄中毒的心电图改变。

高钾血症

钾离子紊乱是临床上最常见的电解质紊乱之一，且常和其他电解质紊乱同时存在。血钾高于 5.5 mmol/L 称为高钾血症，＞7.0 mmol/L 则为严重高钾血症。高钾血症几乎各种心律失常皆可发生，主要表现为窦性心动过缓，传导阻滞和异位心律失常，如心室早搏和心室颤动，一般早期出现 T 波高尖，QT 时间缩短。随着高钾血症的进一步加重，出现 QRS 波群增宽，幅度下降，P 波形态逐渐消失。高血钾的心电图表现随血钾浓度的提高而动态改变，严重的高血钾可导致心室颤动或心脏停搏。（图 14–99）

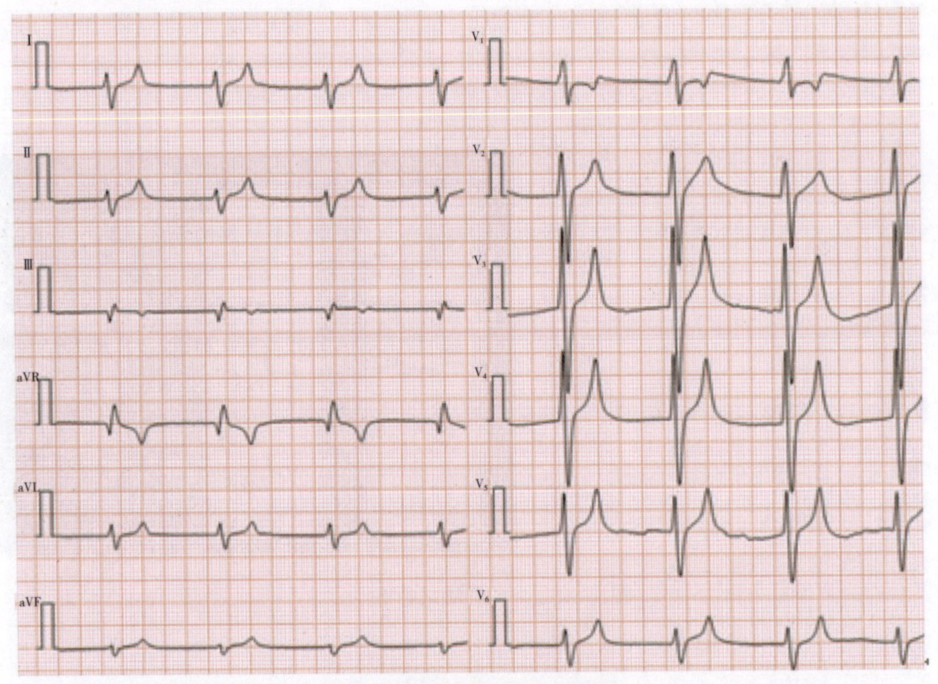

图 14–99　高血钾心电图

1. T 波高尖，双肢对称，呈帐篷型改变。

2. QRS 波群时限逐渐增宽，R 波降低，S 波加深，ST 段压低。

3. P 波增宽，幅度降低，PR 间期延长，心率减慢，P 波逐渐消失。

4. 严重高血钾时，可出现多种心律失常，如室性心动过速、心室扑动、心室颤动，甚至全心停搏。（图 14–100）

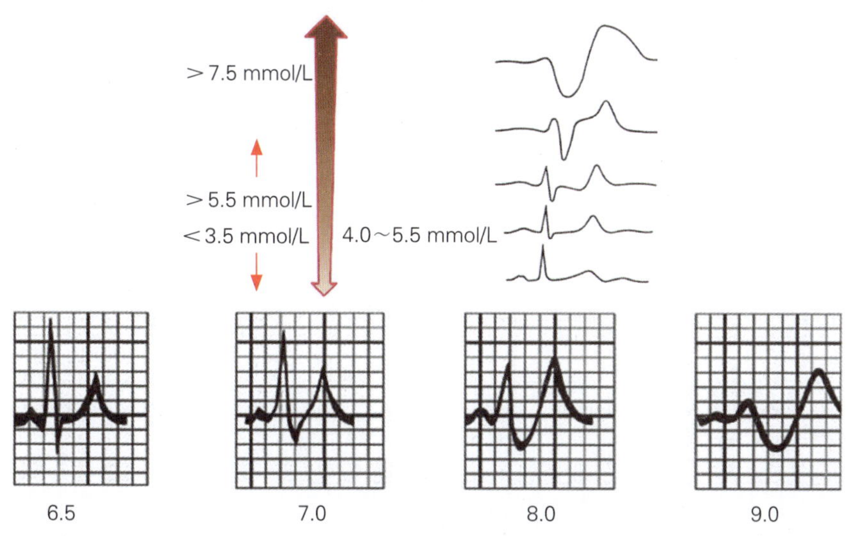

图 14-100　不同浓度高血钾的心电图改变

低钾血症

细胞外血钾浓度＜ 3.5 mmol/L，称为低血钾，是电解质紊乱中最常见的一种。血钾＜3 mmol/L 时，U 波开始增高。当血钾＜2.5 mmol/L 时，U 波振幅可与 T 波等高，呈驼峰状。当血钾进一步下降，U 波高于 T 波，并与 T 波融合，ST 压低。QT 间期、QTU 间期明显延长。严重时出现室性早搏、房室阻滞，甚至发生室性心动过速、心室扑动、心室颤动等。（图 14-101、图 14-102）

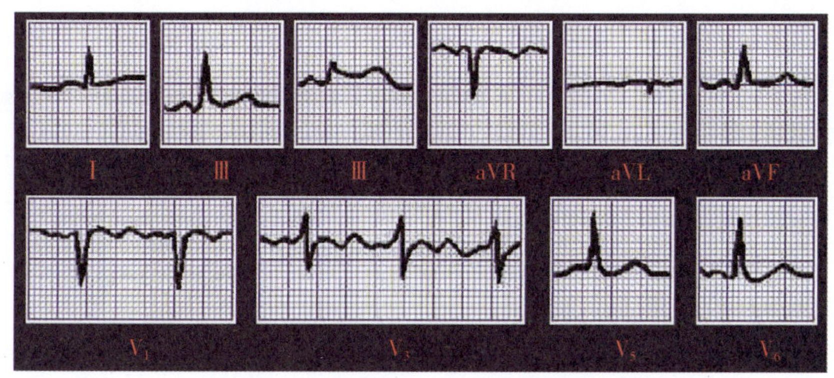

图 14-101　低血钾心电图

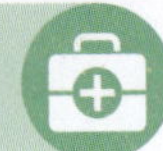

1. T 波幅度降低，甚至倒置，有时形成拱桥型 T 波。

2. U 波明显（特别是 V_3 导联），U 波≥ 1/2 T 波是诊断低血钾依据之一。

3. ST 段压低＞ 0.05 mV，QT 间期延长，实质上是 TU 融合，形成 QU 间期所致。

4. QTU 间期明显延长。

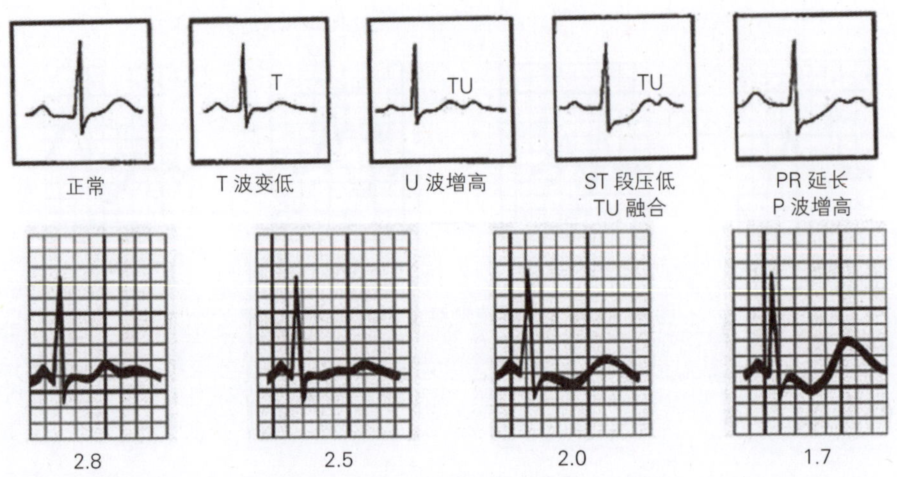

图 14–102　不同程度低血钾（mmol/L）心电图特点

洋地黄对心电图的影响

能加强心肌收缩力，影响心肌的电生理特性，临床上用于治疗心力衰竭。应用洋地黄时，心电图会出现洋地黄效应（洋地黄作用）的心电图改变；应用洋地黄过量中毒时，心电图会出现洋地黄中毒的改变。

1. 洋地黄效应（洋地黄作用）的心电图特点：ST 段呈斜型压低，T 波双向或倒置，并呈现鱼钩型，QT 间期缩短，这些改变应视为洋地黄效应，而不诊断为洋地黄中毒（图 14–103）。

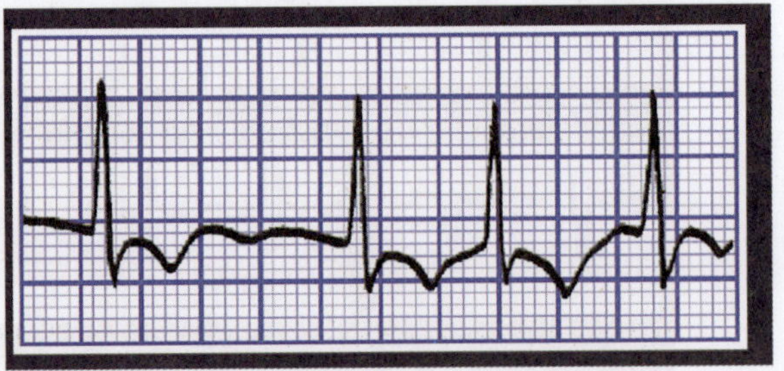

图 14–103　洋地黄效应心电图（心房颤动）

2．洋地黄中毒的心电图特点：洋地黄中毒时 ST 段倾斜性下降，然后突然上升、达到或超过基线，呈鱼钩型；T 波可倒置。此外，还可出现各种不同的心律失常和传导阻滞。（图 14–104）

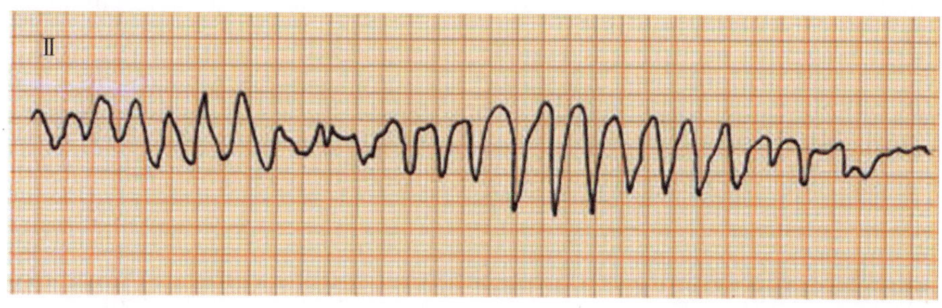

阵发性室性心动过速

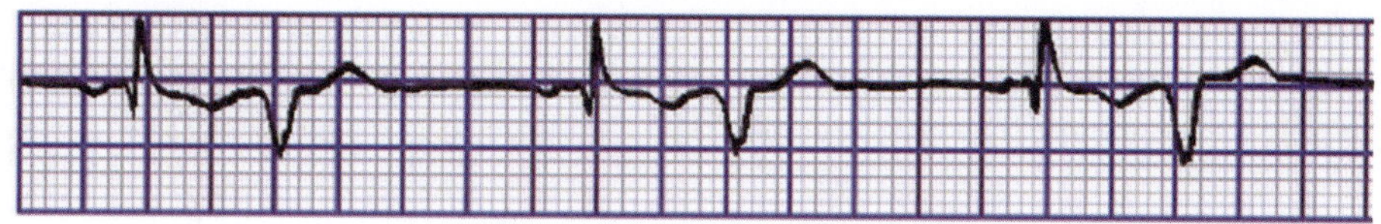

室性早搏呈二联律

图 14–104　洋地黄中毒心电图

奎尼丁对心电图的影响

奎尼丁是奎宁的右旋体，具有降低心肌自律性、延长不应期、减慢传导等作用，用于治疗心律失常。但它具有较多的不良反应，如除有胃肠道症状外，还可引起心动过缓、QT 间期延长、QRS 波群增宽等心电图改变。

胺碘酮对心电图的影响

为苯丙呋喃衍生物，具有良好的抗心律失常作用，但长期服用后，可出现心动过缓和 QT 间期延长的心电图改变。

§14.5 心电图诊断及临床应用

心电图只是心脏激动的电学活动的记录，受多种因素的影响，有些心脏病病人心电图可以正常，心电图异常如偶发的期前收缩未必一定有心脏病，病因不同的心脏病可以引起同一种心电图图形的改变，此外心电图也不能直接反映出心瓣膜活动、心音变化及心脏功能状态。因此心电图检查必须密切结合临床，绝不能代替详细地问诊、全面地体格检查以及其他必要的实验室检查。

心电图诊断的内容

1．心律的类别。

2．心电图是否正常：心电图可分为以下4类。①正常心电图。②大致正常心电图：如个别导联QRS波群出现切迹，ST段轻微下移，T波轻度降低等。③可疑心电图：多个导联有轻度异常表现，如Ⅰ～Ⅲ、aVF、aVL低平，可疑右束支阻滞，可疑右心室肥大，P波略增宽带有切迹等。④不正常心电图：心电图有肯定异常，此时应直接写出心电图诊断。急性心肌梗死、左心室肥大、左束支阻滞或阵发性室性心动过速等具有病理意义；而偶发早搏、阵发性室上性心动过速、窦性心动过缓、低电压、非特异性ST-T改变等未必有心脏器质改变，但可供医师结合临床表现判断是否有病理意义。

3．是否符合临床诊断：综合心电图改变能与临床诊断相符合者应加以说明，但必须慎重。

4．结合临床诊断：心电图诊断必须密切结合临床资料，尤其是那些不具特异性的心电图改变。如心电图诊断左后支阻滞，必须排除右心室肥大和引起右心室肥大的疾病，如有左心室肥大或有引起左心室肥大的疾病，则诊断可以成立。疑有心肌梗死者需结合心肌梗死的表现和酶学检查。药物及电解质紊乱对心肌的损害更需要结合临床资料才能加以判断。

5．追踪观察心电图：如临床有持续胸痛，心电图有明显ST-T改变可疑心肌梗死时，必须追踪观察心电图是否出现Q波以及ST-T的演变过程。因此心电图报告中应注明定期复查。

心电图的分析要点

1. 检查各导联标记有无错误，定准电压是否正确。
2. 分析 P 波与 QRS 波群的关系，确定基本节律，并计算心率。
3. 分析各导联的 P 波、QRS 波群及 T 波的形态、电压及时间。
4. 测量 PR、QRS 波群及 QT 间期，测定 QRS 波群的心电轴。
5. 注意 ST 段有无形态改变、有无移位以及移位的程度。
6. 结合临床资料做出心电图诊断。
7. 心电图复查者，应与过去心电图比较。

心电图的临床应用

心电图检查的主要应用范围如下。

1. 对心律失常和心脏传导阻滞的诊断具有肯定的价值。

2. 对心肌梗死的诊断有很高的准确性，它不仅能确定有无心肌梗死，而且还可确定梗死的病期、部位、范围以及演变过程。

3. 对房室肥大、心肌炎、心肌病、冠状动脉供血不足和心包炎的诊断有较大的帮助。

4. 能够帮助了解某些药物（如洋地黄、奎尼丁等）和电解质紊乱对心肌的作用。

5. 心电图作为一种电信息的时间标志，常和心音图、超声心动图、阻抗血流图等心功能测定，以及其他心脏电生理研究同步描记，以利于确定时间。

6. 心电监护已广泛应用于手术麻醉、用药观察、航天、体育等的心电监测以及危重病人的抢救。

心电图的诊断和报告

综合以上各项的分析结果，便可做出心电图诊断和填写心电图报告。填写心电图报告时应注意以下事项。（图 14–105）

医院心电图报告单示例

姓名 ××× 性别 年龄 科别 病室 心电图号

检查日期 年 月 日 X线号 住院号

临床诊断

检查摘要：脉搏： 次/min 血压： mmHg 电解质：

最近2周曾用洋地黄总量及其他主要药物：

心律 窦性心律 PR间期 0.145 s 检查时体位 平卧

心动周期（RR）0.895 s QRS波群间期 0.075 s 心电轴 +43°

心房率 67 次/min QT间期 0.40 s 心电位

心室率 67 次/min QU间期 时钟转位 逆时钟转位

心电图发现：

P波：符合窦性P波的规律，在Ⅰ、Ⅱ、aVF、V_3～V_6导联直立、aVR导联倒置，易变导联，Ⅲ、aVL、V_1、V_2均直立。时间小于0.12 s，振幅小于0.25 mV。

QRS波群：各导均呈室上型，统一到连RR匀齐，Ⅰ、aVL、导联呈qR型。Ⅱ、Ⅲ、aVF

导联呈R型。aVR呈QS型。V_1导联呈RS型。V_2、V_3导联呈Rs型。V_4、V_5导联呈qRs型。V_6导联呈qR型。波幅除Ⅲ及aVL导联外，Ⅰ、Ⅱ、aVR、aVF均大于0.5 mV。胸导联大于0.8 mV。R_{V_5}等于2.7 mV。Q波在Ⅰ、aVL、V_5、V_6 < 0.04s <同导联R波的1/4。

ST段：各导无明显偏移。

T波：Ⅰ、Ⅱ、aVL、aVF、V_2～V_6直立。分别大于同导联的1/10和1/8R，Ⅲ、aVR、V_1倒置。

U波：V_2、V_3直立。小于同导联T波的1/4。

心电图诊断常见：1. 在正常范围 [2. 大致正常] 3. 可能不正常 4. 显示不正常

左心室高电压

报告医生 报告时间 年 月 日

图14-105 心电图报告单示例

1. 心电图诊断必须包括全面内容，不要遗漏诊断，特别要注意心律问题、传导问题、心室肥大问题和心肌方面的问题。

2. 看诊断是否与临床有明显不符合的地方，并提出适当的解释。

3. 分析中有时可有两种或两种以上的解释，原则上能用一种道理解释的不要设想过多的可能性，应首先考虑多见的疾病改变。

4. 应从临床角度出发，诊断要顾及病人的治疗和安全。

§14.6 动态心电图检查

动态心电图 (dynamic electrocardiogram，DCG) 于 1957 年由美国人 Holter 首创，故又称 Holter 心电图。1961 年美国推出“Holter 心电图系统”应用于临床，1978 年引进我国。Holter 心电图系统可连续记录 24～72 小时心电活动的全过程，包括休息、活动、进餐、工作、学习和睡眠等不同情况下的心电图资料，来发现常规心电图不易发现的心律失常和心肌缺血，是临床分析病情、确立诊断、判断疗效重要的客观依据。

Holter 心电图系统设备

Holter 心电图系统设备包括以下几部分。

1. 信息采集装置：利用改良的心电三导联或五导联，采集病人心电信息（图 14–106）。

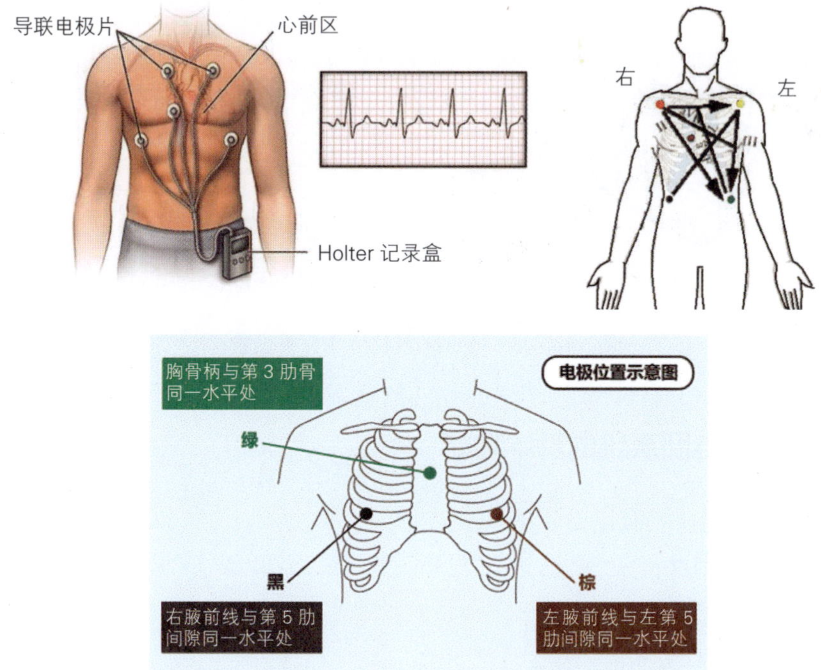

图 14–106 Holter 系统信息采集

2. 信息存储装置：采集的心电信息存储于记录盒内，记录盒病人可随身佩戴（图 14-107）。

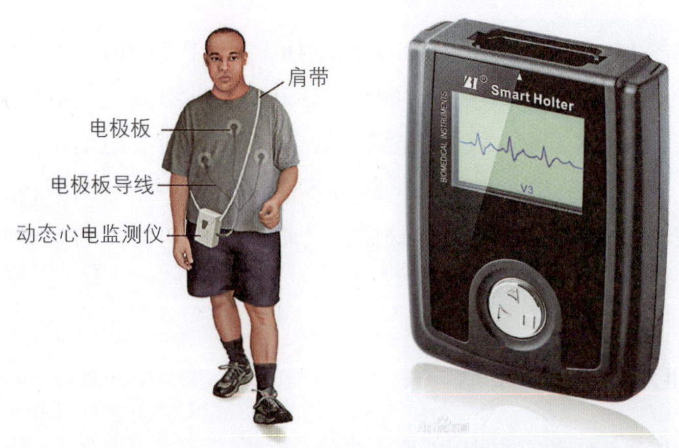

图 14-107 Holter 系统记录盒

3. Holter 软件：软件存储于电子计算机中，将记录盒以计算机相连即可分析、储存盒内的全部信息，并将结果打印报告供临床参考（图 14-108）。

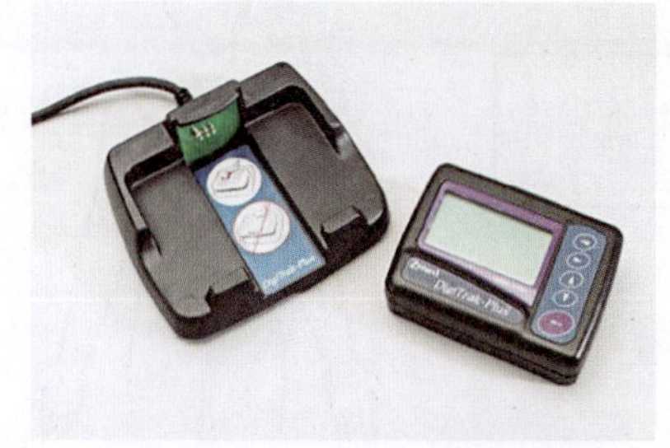

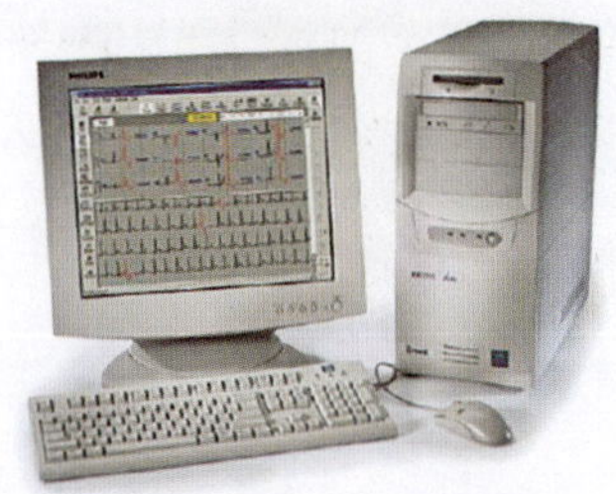

图 14-108 Holter 系统信息分析设备

Holter 心电图系统的基本功能

Holter 心电图系统有以下 4 项基本功能。

1. 心律失常分析。

2. 心肌缺血分析。

3. 心率变异性分析。

4. 起搏信号分析。

Holter 心电图系统的临床应用

1．观察正常人（包括小儿）心电图中心率和心律的动态变化。

2．对各种心律失常病人可检测出有无威胁生命的心律失常，以便得到及时合理的治疗。如室性早搏病人进行 Holter 动态心电图检查时，常见检测出成对或室性心动过速。

3．常用于各种心血管疾病如心肌梗死、心肌病、心肌炎等心脏病所致各种心律失常的监测。

4．动态心电图广泛用于抗心律失常药物疗效的评价和研究工作。

5．动态心电图用于突发晕厥的病人，可以发现心源性晕厥的病例，使病人得到及时治疗。

Holter 检查的注意事项

1．在衣着方面，女士最好不要戴胸罩，男士应穿宽松一些的衣服。

2．不能接触辐射、放射性物质，应尽量避免使用手机、微波炉、半导体收音机等。

3．与动态心电记录仪接触的皮肤部分应没有局部感染，保持卫生。

4．做心电图期间不能洗澡，最好不要在测试期间做剧烈运动，以免出汗引起仪器脱落。

其他动态心电图监护仪简介

除 Holter 心电图系统外，还有一些其他类型的动态心电图监护设备应用于临床院外监护，简要介绍如下。

（一）便携式心电监测仪

由于心脏病的发生具有突发性的特点，病人不可能长时间地住在医院，但又需实时得到医护人员的监护，便携式心电监护仪就发挥了重要作用。该类型设备具有便携、易操作和廉价等优点，适合于心血管疾病病人及其高危人群使用。（图 14–109）

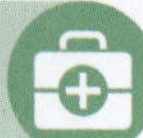

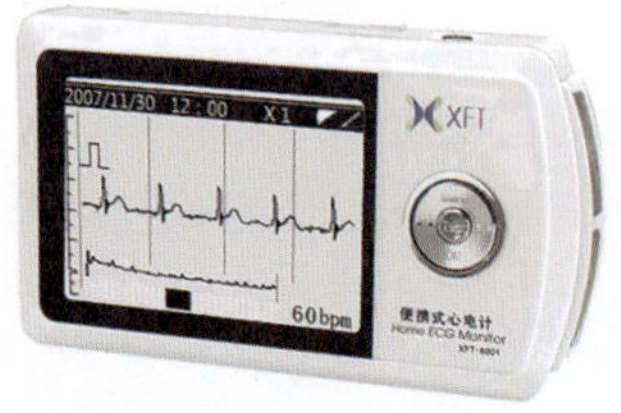

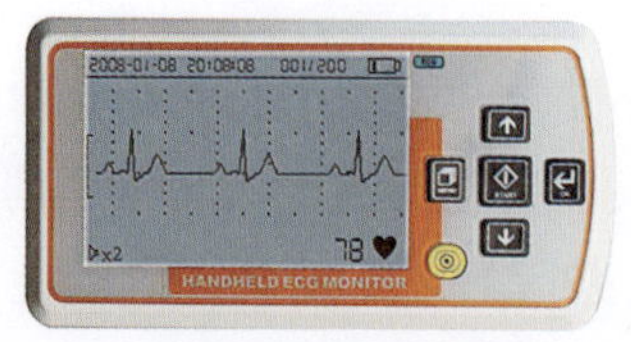

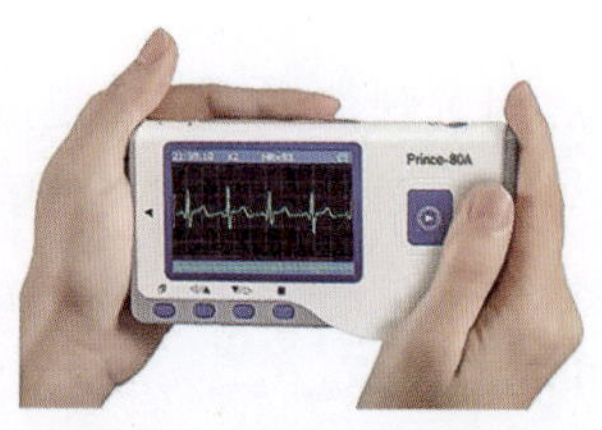

图 14-109　便携式心电监护仪

（二）远程心电监测仪和监测系统

远程移动心电监护系统是随着网络技术的发展而出现的，通过数字式全信息记录发射器，可以连续采集患者各种生活状态下的心电信息，监测心脏电生理变化，利用移动 GPRS 信息发射技术，发送监测数据，自动分析诊断预警、接收医师下达的诊断医嘱，为病人提供远程动态心电监护和医学指导（图 14-110）。

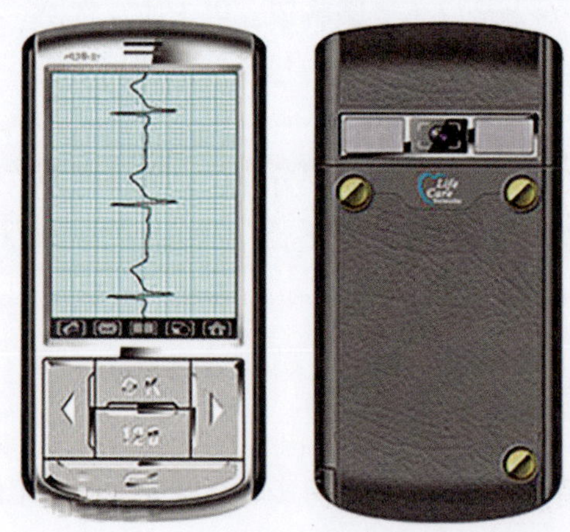

图 14-110　远程心电监测仪

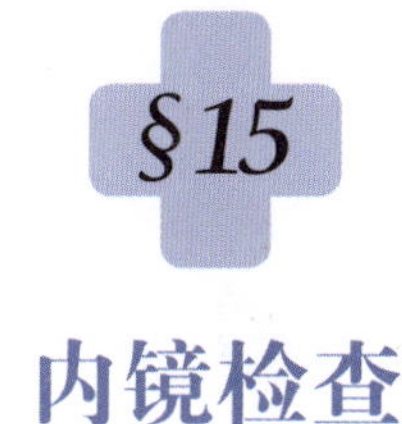

内镜检查

内镜检查是从人体天然的开口部位（口腔、肛门、阴道、鼻腔等）插入内镜，用以窥视人体内部状况的一种检查方法。内镜早期阶段仅使用于疾病诊断，故称内镜检查；随着内镜的发展与进步，内镜功能逐步扩展到许多治疗领域，形成了内镜治疗技术。本章主要讨论内镜的检查技术，内镜的治疗技术于本书“微创外科技术”一章中进行介绍。

内镜发展历程

内镜在 200 多年的发展过程中发生了 4 次大的改进，从最初的硬管式内镜（1806），到早期的半曲式内镜（1932），再到近代的纤维内镜（1957）和电子内镜（1983）。在此发展过程中，内镜设备发生了质的飞跃，图像质量也不断提高。

随着高科技发展，近些年各种新型电子内镜如染色内镜、共聚焦内镜、超声内镜、激光内镜、胶囊内镜等不断问世，并已开始用于临床。

今后，内镜技术的发展主要是向小型化、多功能化，以及高分辨率等方向发展。

内镜的分类

内镜分为硬质内镜、纤维内镜、电子内镜和各种新型内镜。

（一）硬质内镜

硬质内镜包括硬管式内镜和半曲式内镜，虽然多数硬质内镜已被淘汰，但有些改进后的硬质内镜至今仍在使用，如喉镜、宫腔镜、膀胱镜等。硬质内镜虽然不能像软质内镜那样随意调节观测方向，但具有结构简单、操作方便、不易损坏等优点。（图 15–1）

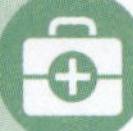

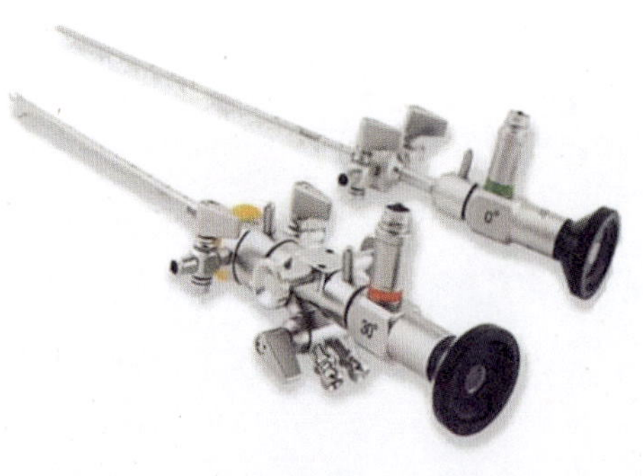

膀胱镜

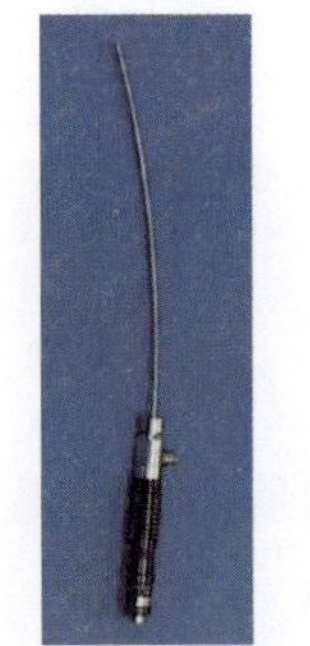

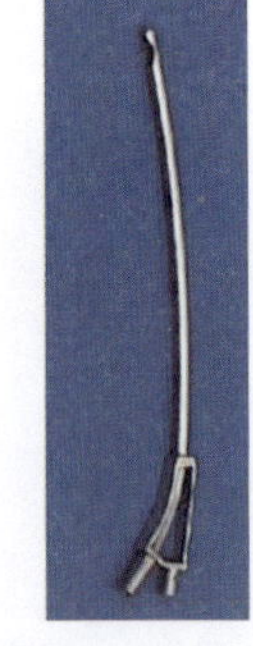

半曲式人工流产镜

图 15-1　硬质内镜

（二）纤维内镜

纤维内镜是一种软质内镜，始用于 1957 年，是内镜技术的一次重大进步，其设备包括导光纤维、冷光源和附件（含活检及治疗器械、摄影及电视装置）3 部分。纤维内镜通常在直视下进行操作，仅供操作者一人观看。纤维内镜的种类包括胃镜、鼻咽喉镜、肠镜、支气管镜等，在临床上发挥过重要作用，但目前正逐渐被电子内镜所取代。（图 15-2）

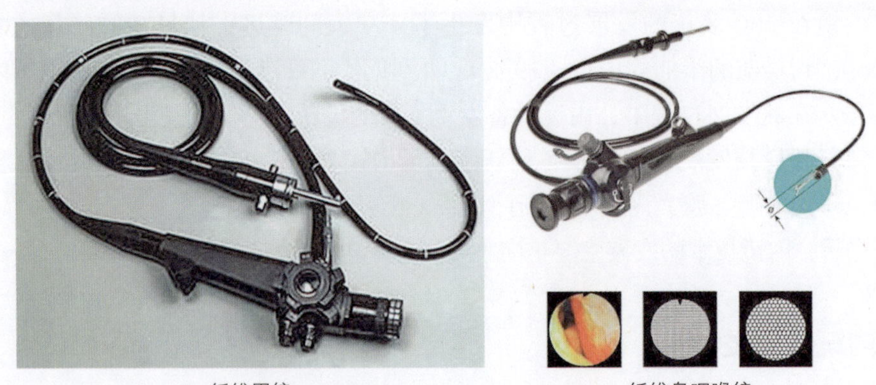

纤维胃镜　　纤维鼻咽喉镜

图 15-2　纤维内镜

（三）电子内镜

随着电子技术的发展与进步，电子内镜于 1983 年问世。电子内镜是目前功能最全、最有开发前景的临床内镜检查设备。由于电子技术的应用，使图像比纤维内镜更加清晰、逼真。目前，电子内镜已在我国各级医院普遍应用。（图 15-3）

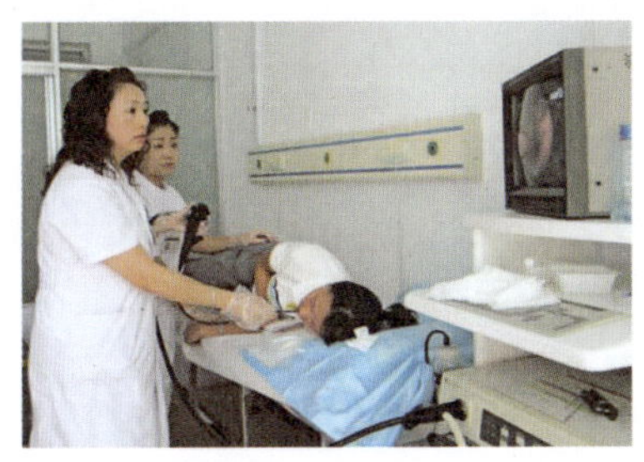

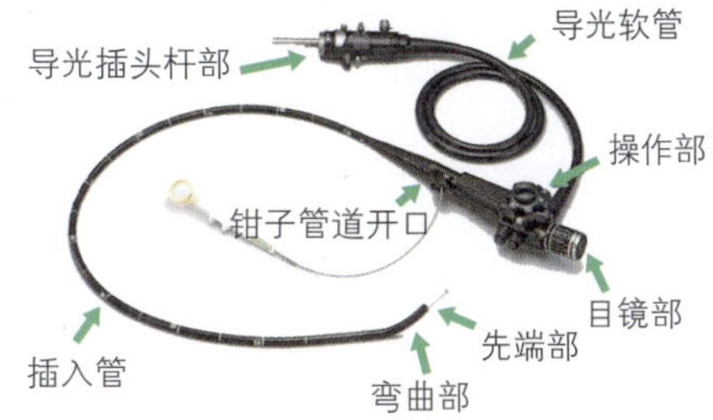

图 15-3 电子内镜

（四）电子内镜系统

电子内镜系统主要由电子内镜、信息处理中心和电视监视器 3 个主要部分组成。电子内镜的成像功能主要来于镜身前端装备的微型图像传感器（CCD），通过电缆传输至图像处理中心，最后显示在电视屏幕上。图像清晰细致，可供多人同时观看，同时还可将图像进行存储或网络传输，开展教学和远程会诊等活动。此外，电子内镜系统还可配备一些简单的辅助装置如活检钳等，进行组织取样等操作。（图 15-4）

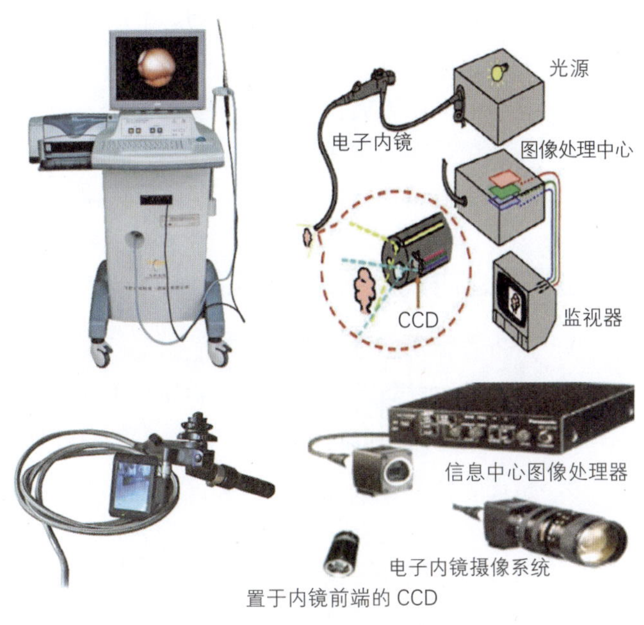

图 15-4 电子内镜系统

内镜检查的临床应用

只要内镜所能到达的部位，均可进行内镜检查。按内镜所到达的部位不同，内镜分为消化系统内镜、泌尿系统内镜、妇产科内镜、耳鼻喉内镜、牙科内镜、等，并检查诊断相关部位的多种疾病。本章以上消化道内镜（胃镜）和支气管镜检查为例分节予以介绍。

§15.1 上消化道内镜检查

上消化道内镜检查即通常所说的胃镜检查，是指经口插入上消化道内镜对食管、胃、十二指肠进行检查。

上消化道内镜检查的适应证

凡疑为食管、胃、十二指肠疾病，经临床及影像学检查未能确诊者，均为上消化道内镜检查的适应证，具体包括下列各种情况。

1. 吞咽困难、胸骨后疼痛、烧灼、上腹部疼痛、食欲下降而原因不明者。
2. 上消化道出血。
3. 疑有上消化道黏膜病变或肿瘤者。
4. 需随访观察的病变。
5. 上消化道病变药物治疗前后的观察或术后随访。

上消化道内镜检查的禁忌证

1. 严重心肺疾病或极度衰竭不能耐受检查者。
2. 严重脊柱成角畸形或纵隔疾病如胸主动脉瘤等。
3. 疑有溃疡急性穿孔或吞服了腐蚀剂的急性期病人。
4. 精神病或严重智力障碍不能合作者。
5. 严重高血压病人。
6. 急性传染性肝炎或胃肠道传染病暂缓检查。可经血液传播的传染病如艾滋病等病人应尽量避免内镜检查，必需检查时应做特殊处理。

上消化道的内镜检查的准备

（一）仪器准备

检查胃镜器械是否完整，有无故障。为了插入顺利，胃镜头端弯曲部分可涂以润滑油。

（二）操作者准备

复习病史，阅读有关影像学资料，以便了解病情及上消化道大致情况，掌握适应证。

（三）病人准备

1．检查前禁食 8～12 小时。有幽门梗阻、胃潴留的病人应在睡前洗胃，次晨抽尽胃液再进行检查。病人于检查前应行乙型肝炎抗原、抗体检查。

2．钡餐检查后，须过 3 天才能做胃镜检查，以免钡剂潴留，影响观察。

3．口服去泡剂：二甲基硅油（图 15–5）。

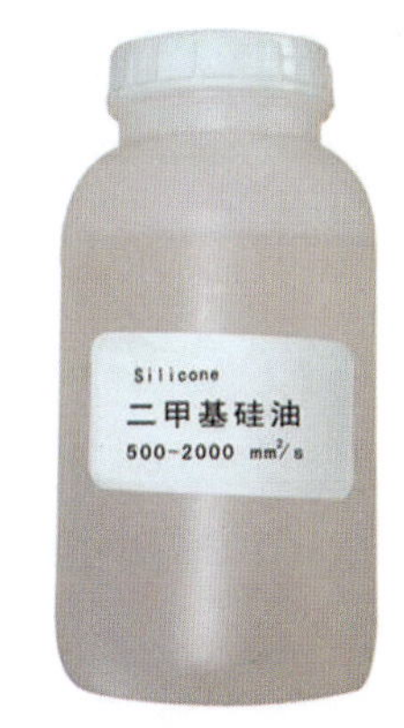

图 15–5　二甲基硅油

4．麻醉：可采用咽喉部局部麻醉或局部麻醉加静脉给药辅助麻醉，后者即为俗称的“无痛胃镜检查”。咽喉部良好的麻醉是插镜成功的关键，因此不论做普通电子胃镜还是无痛电子胃镜检查，都要在检查前 10～15 分钟用 2% 利多卡因或丁卡因咽部喷雾，隔 1～2 分钟再重复 1～2 次；或于术前吞服称为“盐酸达克罗宁”的麻醉糊剂及去泡剂（二甲基硅油）各 10 mL，使咽部麻醉，以减少进镜时咽部反应。

无痛胃镜检查就是在局部麻醉给药的基础上，再通过静脉途径给予适量的异丙酚、芬太尼或利多卡因等药物，使病人在胃镜检查过程中，很快进入鼾睡状态，且环咽肌较松弛，有助于胃镜推进。

5．术前给药：术前 15 分钟给予阿托品 0.5 mg 及地西泮 10 mg，肌内注射。

►► 上消化道内镜检查的操作步骤 ◄◄

（一）病人体位

检查时病人取左侧卧位，两腿微曲，松开领口及裤带，取下活动义齿及眼镜，头部略向后仰，使咽喉部与食管成一直线。嘱病人不要紧张，咬好口垫，保护胃镜。（图 15–6）

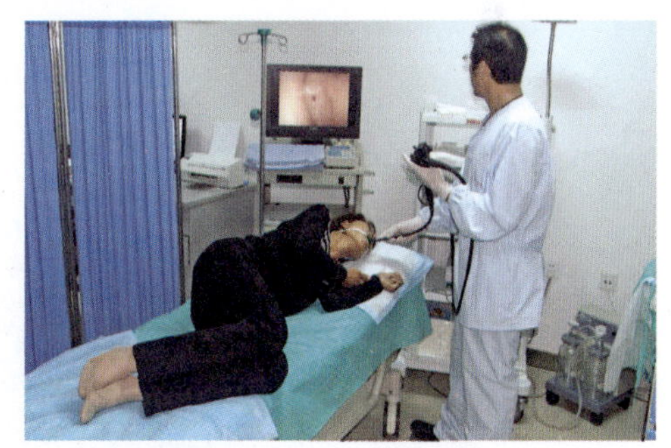
图 15–6　上消化道内镜检查体位

（二）插镜

通常经口、循咽腔正中插镜，并嘱病人做吞咽动作配合插入。循腔进镜，直至十二指肠球部。插镜时应动作轻柔，避免暴力推镜。

（三）退镜观察

从十二指肠球部循序退镜，依序仔细观察十二指肠球部、幽门口、胃窦、胃角、胃体、胃底、贲门及食管，必要时可充气以协助检查。具体观察内容如下。

1. 黏膜色泽，有无溃疡、糜烂、出血及肿块，以及是否透见黏膜下血管。

2. 黏膜皱襞有无肥大、萎缩及充血、水肿等。

3. 管腔形态，胃壁蠕动有无僵硬感。

4. 分泌物色泽及胆汁反流情况等。

5. 观察有无其他各种病理征象如血管畸形、静脉曲张、憩室、异物、寄生虫等。

6. 根据病变情况决定是否需要进行病理活体组织检查和（或）脱落细胞学检查。

7. 对慢性胃炎及溃疡病等病人进行幽门螺杆菌检查，作为临床治疗中药物选择的根据。

上消化道内镜检查的正常图像

以下为上消化道解剖及内镜检查各部位的正常图像（图 15–7、图 15–8）。

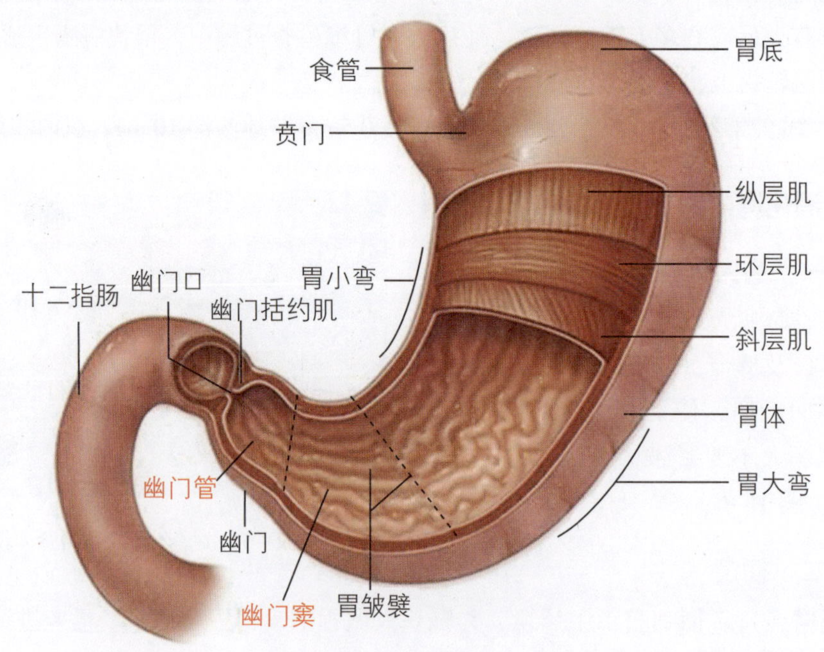

图 15–7　上消化道解剖示意图

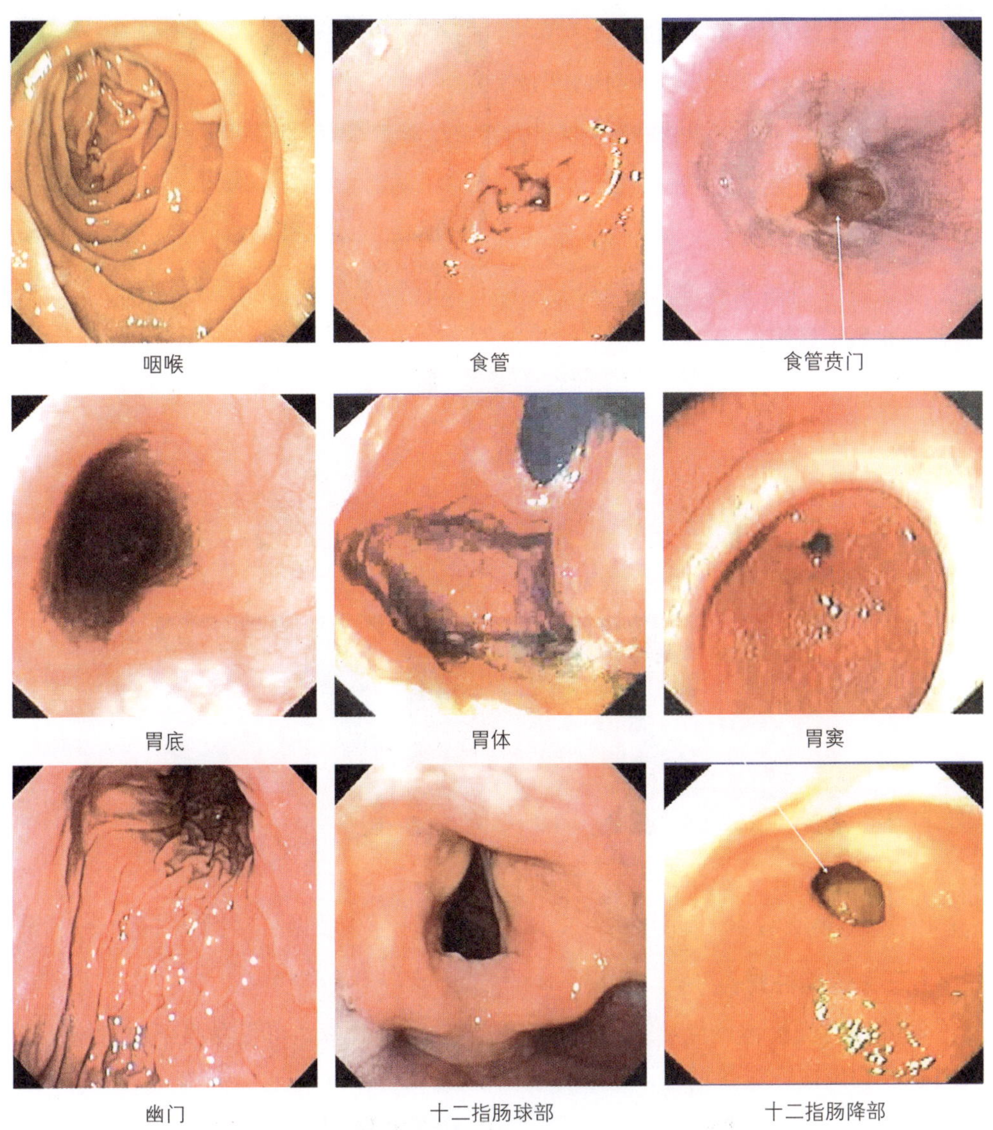

图 15-8　上消化道内镜正常图像

常见上消化道内镜检查的病变图像

上消化道常见病变包括食管胃底静脉曲张、慢性胃炎、萎缩性胃炎、食管癌、胃癌、消化性溃疡及憩室息肉等。

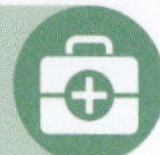

（一）食管胃底静脉曲张

食管胃底静脉曲张是肝硬化、门脉高压的并发症，曲张静脉破裂时可造成上消化道大出血（图 15-9）。

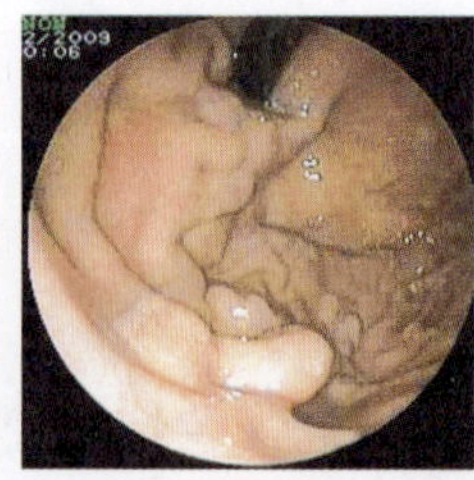
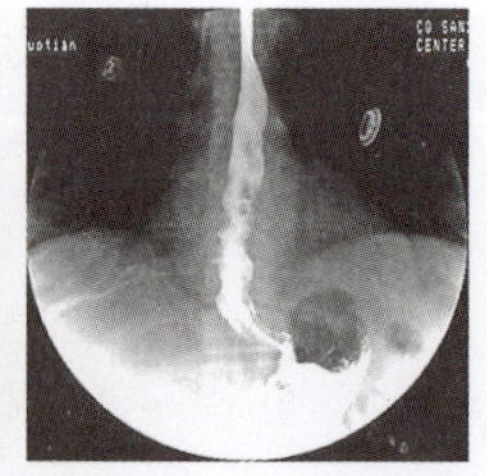

图 15-9 食管胃底静脉曲张胃镜及造影图像

（二）慢性胃炎

慢性胃炎包括浅表性胃炎、出血性胃炎和糜烂性胃炎（图 15-10）。

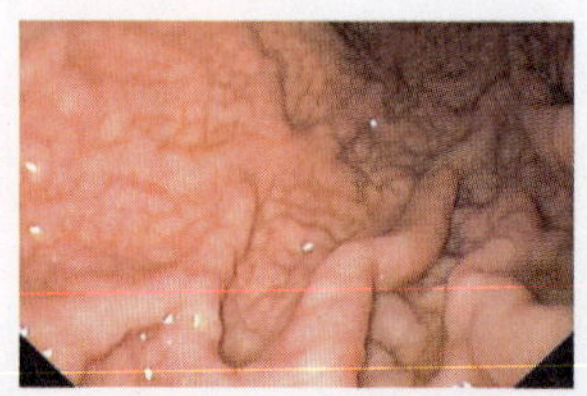
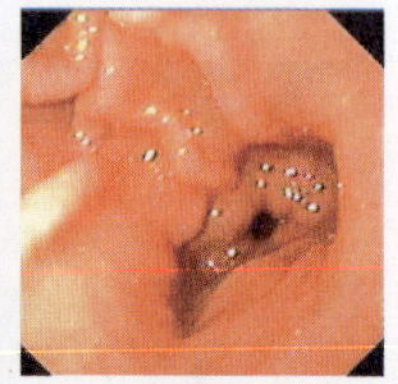

浅表性胃炎（黏膜充血、水肿及点片状糜烂）

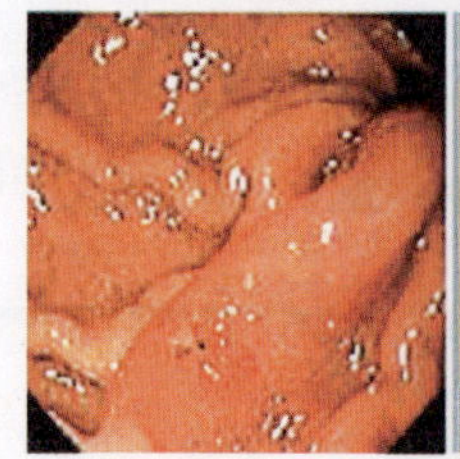
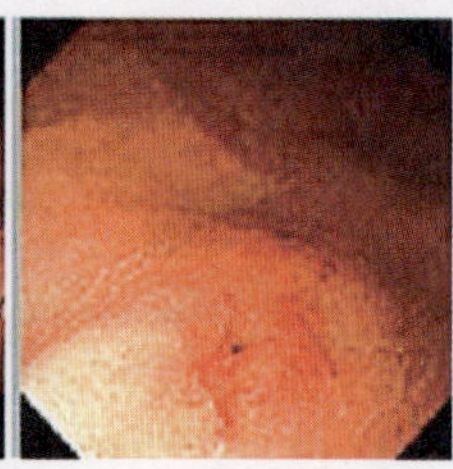

出血性胃炎

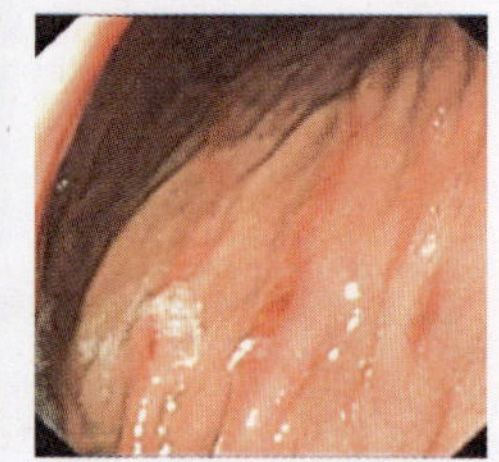

糜烂性胃炎

图 15-10 慢性胃炎内镜图像

（三）萎缩性胃炎

萎缩性胃炎又称慢性萎缩性胃炎，黏膜发白、变薄，可见黏膜下血管网，部分有黏膜粗糙或颗粒状增生，是一种癌前病变（图 15-11）。

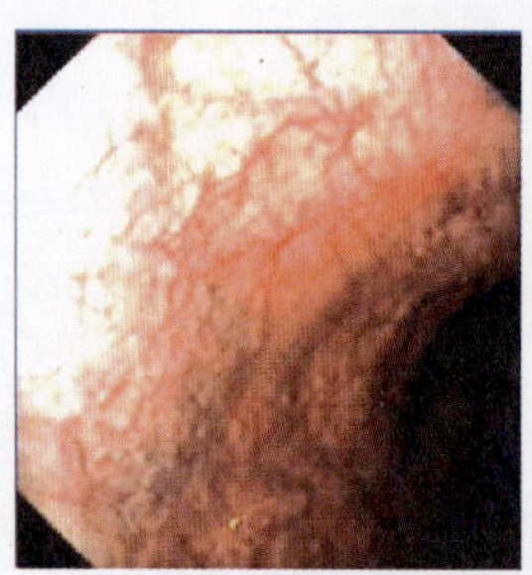
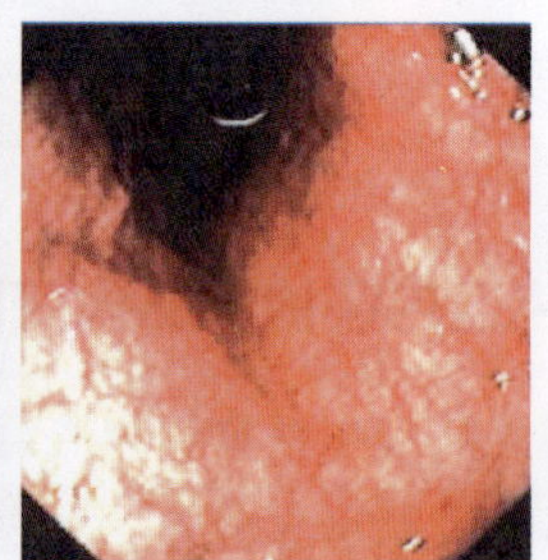

图 15-11 萎缩性胃炎内镜图像

（四）消化性溃疡

消化性溃疡是一种常见的多发性疾病，可分为胃溃疡和十二指肠溃疡（图 15–12）。

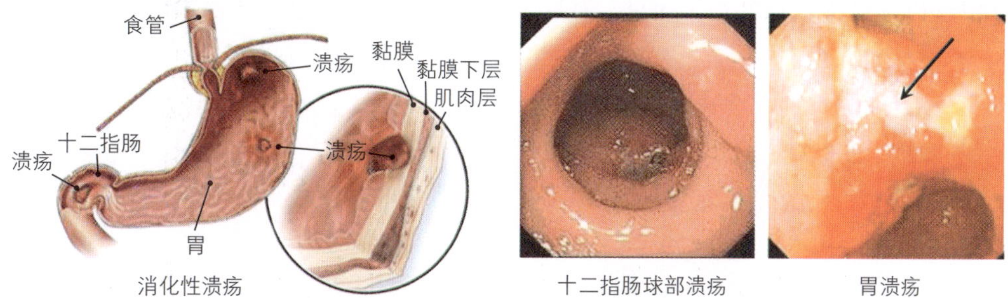

图 15–12　消化性溃疡及内镜图像

（五）食管癌

食管癌病人可出现逐渐加重的吞咽困难等症状，应早期手术治疗（图 15–13）。

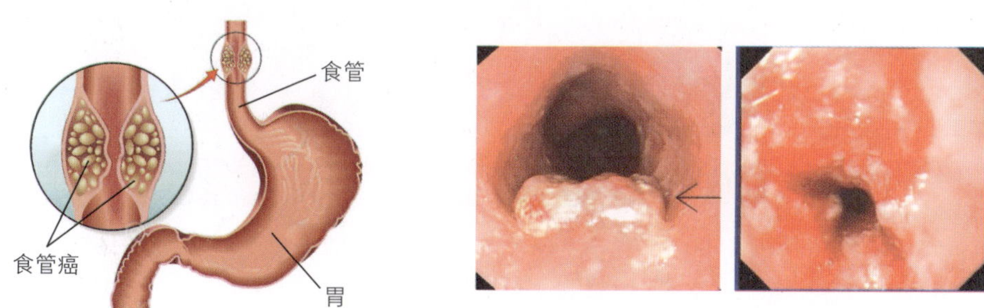

图 15–13　食管癌及内镜图像

（六）胃癌

胃癌在我国各种恶性肿瘤中发病率居前位，早期诊断十分重要（图 15–14）。

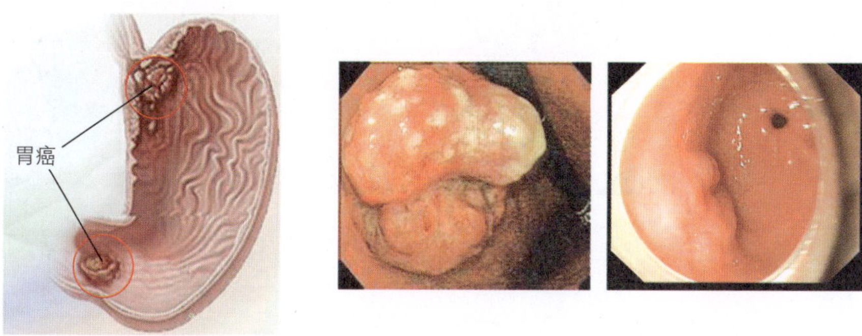

图 15–14　胃癌及内镜图像

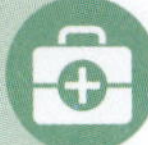

（七）憩室

憩室是指胃肠道壁层局部向外膨出形成的袋状突出，可发生于胃肠道的任何部位，以十二指肠降部最为多见，其次为食管和小肠（图 15–15）。

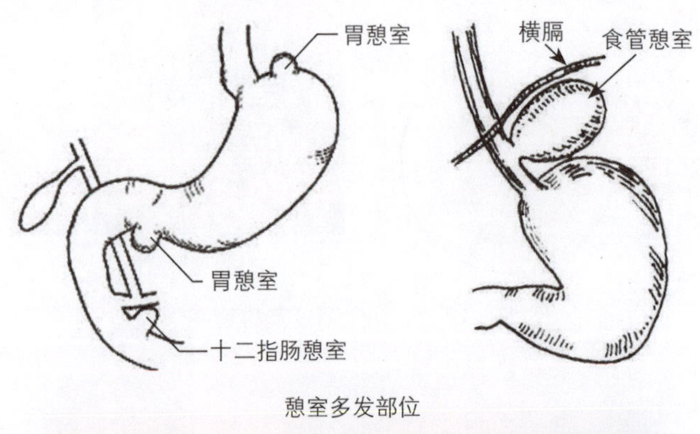

憩室多发部位

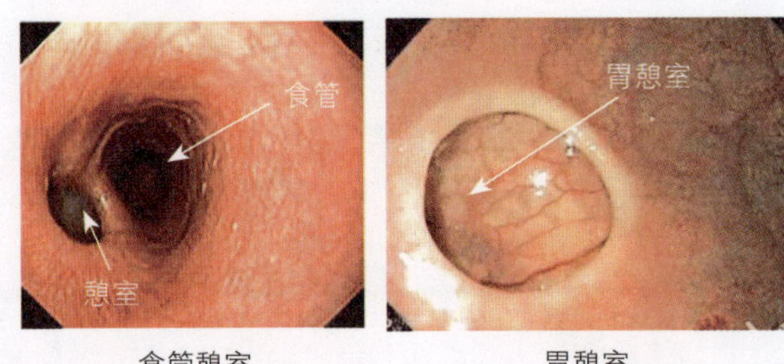

食管憩室　　胃憩室

图 15–15　上消化道憩室及内镜图像

（八）息肉

息肉是指黏膜慢性炎症引起局部黏膜增生肥厚而形成的黏膜隆起样病变，也可以是腺瘤或错构瘤（图 15–16）。

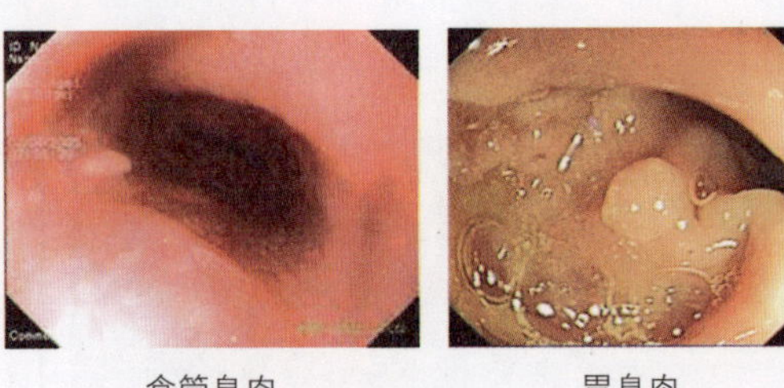

食管息肉　　胃息肉

图 15–16　上消化道息肉内镜图像

上消化道内镜检查的注意事项

1. 操作要轻柔，通过贲门、幽门时宜缓慢，应在其开放时准确插入，切忌盲目、粗暴地插入、通过。检查过程中可适量注气。当镜面被黏液污染而影响观察时可给水，将镜面冲洗干净。

2. 操作过程中应注意防止和处理各种并发症，包括：①吸入性肺炎。②出血。③穿孔。④心血管意外。⑤药物的不良反应。⑥假急腹症。⑦腮腺、颌下腺肿胀。⑧下颌关节脱臼。⑨胃镜嵌顿。

3. 检查完毕后，病人应留观 30～60 分钟，如无异常反应即可离开。

§15.2 支气管镜检查

支气管镜是检查气管、支气管和肺部疾病的专用工具。支气管镜检查临床应用范围很广，可使许多隐藏在气管、支气管及肺内深部难以发现的疾病，在没有体表创伤的情况下得以诊断及治疗（图 15–17）。

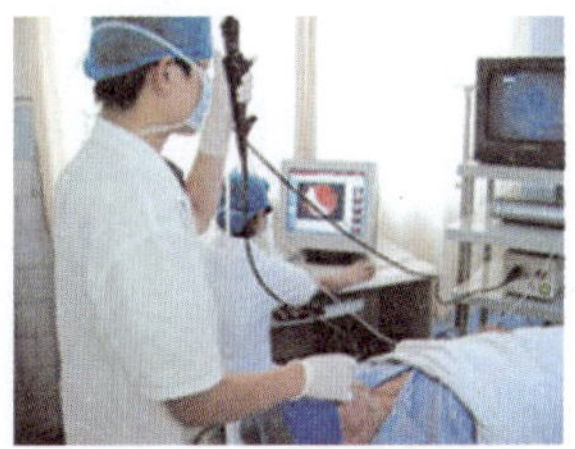
图 15–17 支气管镜检查

支气管镜检查技术

支气管镜适用于气管、支气管、肺叶、段及亚段支气管病变的观察，还可进行活检采样、细菌学和细胞学采样，同时可配合 TV 系统进行示教和动态记录。支气管镜主要检查技术如下。

（一）形态学检查

支气管镜检查能清楚地检查黏膜是否正常，有无炎性病变、管腔是否变形或狭窄、管壁运动状态，以及有无赘生物、异物、出血及分泌物等情况。

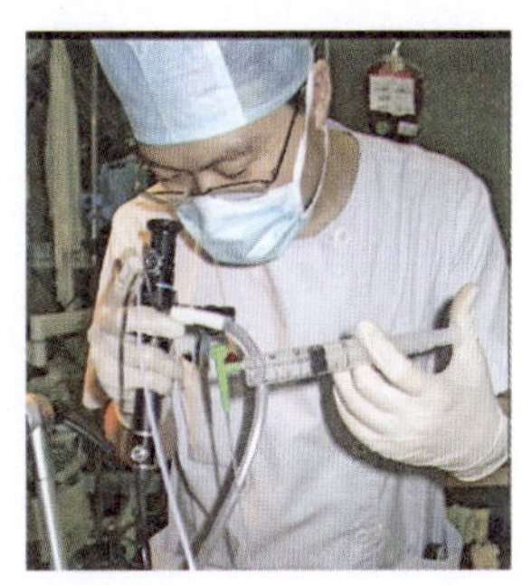
图 15–18 支气管肺泡灌洗

（二）支气管肺泡灌洗

通过向肺泡内注入足量的灌洗液并充分吸引，得到支气管肺泡灌洗液。通过对灌洗液的实验室检查，可获得如免疫细胞、炎症细胞、肿瘤细胞和感染微生物等方面的信息，辅助进行呼吸道疾病的诊断、病情观察和预后判断（图 15–18）。

（三）病原学检测技术

应用防污染保护毛刷经支气管镜取样后进行细菌培养，可明确难治性肺炎的病原诊断，主要用于重症或医院获得性肺炎的病原学诊断，尤其是呼吸机相关性肺炎或免疫抑制宿主肺部感染的病原学诊断。

（四）活检技术

可通过活检钳、活检毛刷、活检针进行活检，获取支气管和肺部标本，经过病理检查，可以明确很多呼吸道疑难疾病的诊断（图 15–19）。

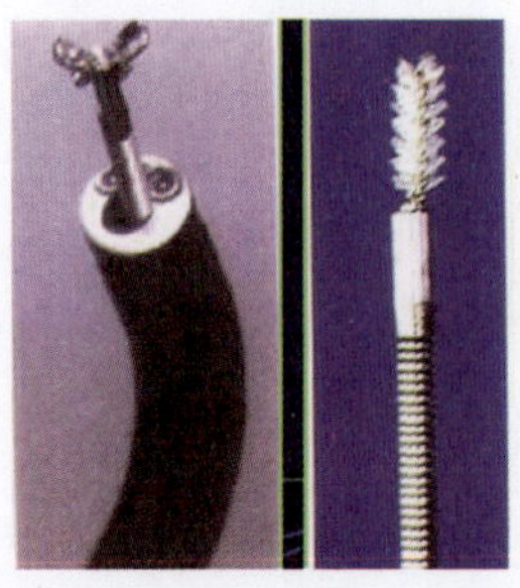
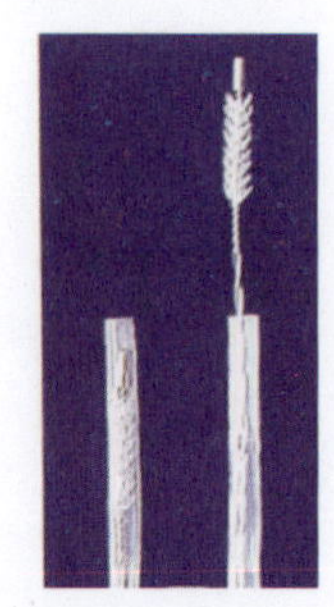

图 15–19　支气管镜活检钳及活检毛刷

支气管镜检查的临床应用

随着支气管镜的普及和操作水平的不断提高，以及电视荧屏的配合应用，使该项检查的适应证也越来越广泛。

（一）肺部肿块

X 线片、CT、MRI 等可对肺部和纵病变或肿物的大小、部位做出明确诊断，但对病变的定性诊断却极为困难，支气管镜检查基本上解决了这一难题，它可以了解气管、支气管是否正常、有无外压、管腔有无肿物和其在管内的位置，并可通过活检以及支气管肺泡灌洗取得细胞学和病理学诊断标本。

（二）咯血

咯血常见于支气管扩张、肺结核、肺癌、肺脓肿、支气管肺炎等。支气管镜检查不仅可以明确咯血原因，而且可以了解出血部位。

（三）肺不张

对不明原因的肺不张，应首选支气管镜气管检查，它不但能明确诊断，而且也能起到治疗作用。

（四）痰癌细胞检查

当痰内找到癌细胞，而影像学检查未见到异常，其定位主要靠支气管镜检查，有时需反复多次进行检查。

支气管镜检查的禁忌证

1. 病人不合作，必要时可请麻醉科医师协助在全身麻醉下进行检查。
2. 正在大咯血者。
3. 严重肺部感染合并高热者，应在感染控制、体温下降后再检查。
4. 严重呼吸衰竭，供氧后 $PaO_2 < 60$ mmHg 者。
5. 主动脉弓瘤病人。
6. 近 6 个月发生急性心肌梗死者。
7. 血压＞170/100 mmHg 时，应暂缓检查。
8. 严重心律失常、急性哮喘发作应暂缓检查。

支气管镜检查准备

1．术前做全面的体检及胸部 X 线摄片、心电图检查、血小板计数及出、凝血时间测定。必要时还应进行 CT 或 MRI 检查。

2．向病人说明需配合检查的有关事项，消除病人顾虑，并签署手术同意书。

3．术前禁食 4～6 小时。

4．术前半小时肌内注射阿托品 0.5～1 mg 或口服阿托品 0.6 mg，肌内注射苯巴比妥 0.1 g 或口服苯巴比妥 0.06 g，亦可肌内注射地西泮 10 mg 或哌替啶 50 mg。

支气管镜检查的操作步骤

（一）麻醉

良好的麻醉是支气管镜检查能否成功的关键，目前常用 2% 利多卡因进行局部麻醉，一般情况下成人应用利多卡因总量不应超过 0.2 g。

1．雾化吸入法：利用氧气筒内氧气压力作为喷雾动力，通过雾化器将麻醉药喷入支气管内进行麻醉。此法较简单，但麻醉时间较长。

2．环甲膜穿刺麻醉：先用喉喷雾器喷雾咽喉部 2～3 次，然后行环甲膜穿刺并注入麻醉药。此法准确，麻醉效果较好。

（二）病人体位

病人体位大多取仰卧位，少数可取坐位（图 15-20）。

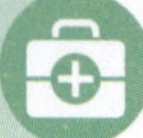

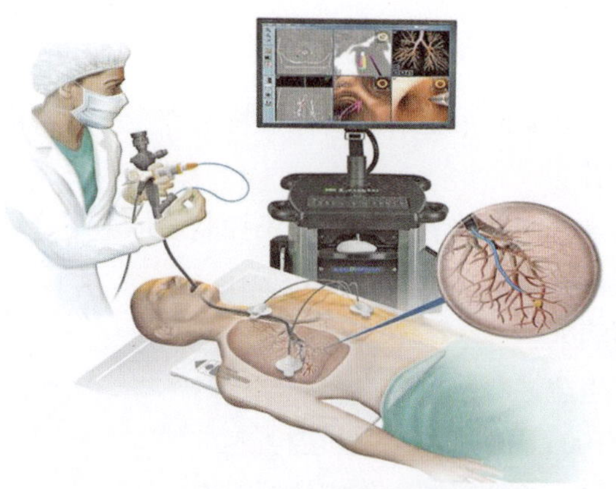

图 15-20 支气管镜检查体位

（三）支气管镜检查的插管途径

支气管镜检查一般有经鼻、经口和经气管套管插入 3 种插管途径。

1．经鼻插入法：先行鼻腔及后鼻道局部麻醉，然后滴入 1% 麻黄碱 2～3 滴。在喉及气管麻醉后，术者左手握持镜体，拇指拨动旋钮，使镜体的远端略向上翘，形成自然弯曲；右手持镜体的远端，选择通畅的一侧鼻孔，徐徐经鼻道进入，沿鼻腔底滑入鼻咽腔。一般进入 10～20 cm 即可看见会厌及咽后壁；将镜端从会厌后方绕过，即可看清声门；让病人平静吸气或嘱病人发“啊”的声音，使两侧声带张开，将镜体轻巧迅速地通过声门进入气管。此法比较简单，病人痛苦不大，支气管镜也不会被病人咬坏。（图 15-21）

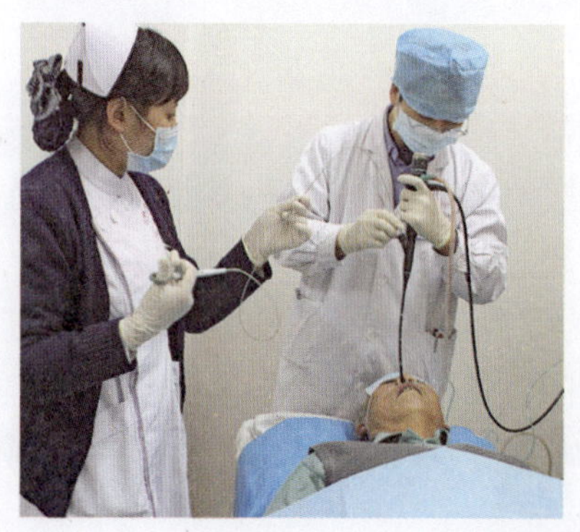

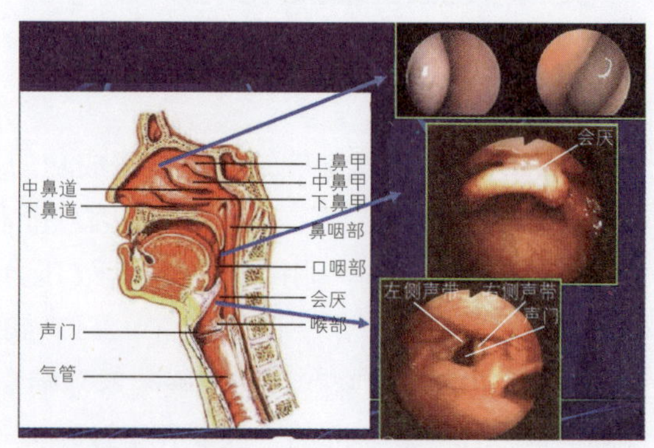

图 15-21 经鼻支气管镜检查

2．经口插入法：经口插入支气管镜时弯曲较少，更易调节支气管镜的方向和角度，但牙垫如固定不好，支气管镜有被咬坏的可能（图 15-22）。

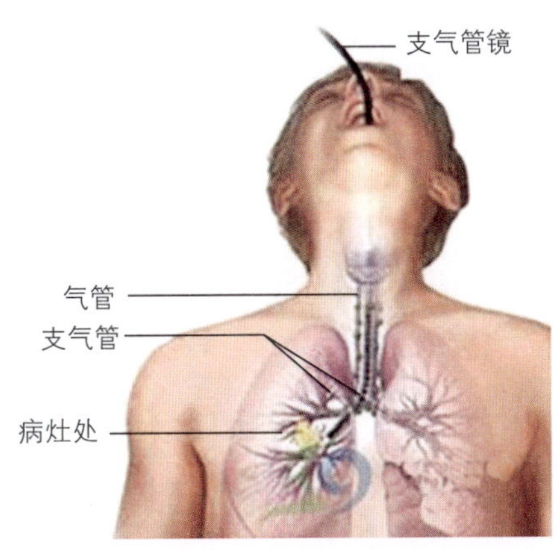

图 15-22 经口支气管镜检查

3．经气管套管插入法：局部麻醉后，先用咽喉镜挑起会厌，看到声门后插入气管导管，固定好牙垫及气管套管，再将支气管镜徐徐沿导管内腔插入气管内。此法的优点是便于支气管镜反复拔出和插入，对咯血和分泌物多的病人便于抽吸，但操作时病人的痛苦较大。

（四）支气管镜检查的顺序和内容

1．检查顺序：由于左、右肺叶结构不同（右肺分上、中、下 3 叶，左肺分上、下 2 叶），且各肺叶内支气管分布状态也不同，因此检查必须按一定顺序进行，以防止造成检查遗漏（图 15-23、图 15-24）。

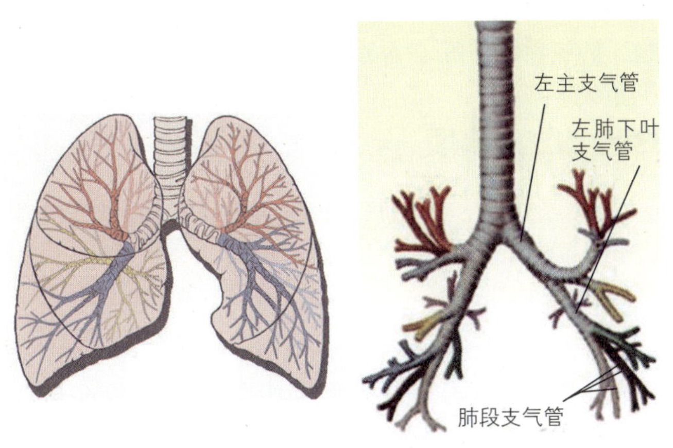

图 15-23 左、右肺分叶及支气管树

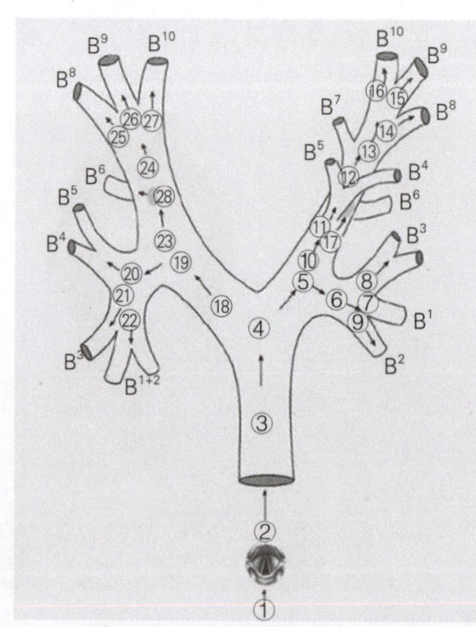

图 15-24　支气管镜检查顺序图（共 28 个步骤）

2. 检查内容：包括管腔有否狭窄，有否异物存在，以及是否有水肿、出血、新生物和异常分泌物等，并应详细记录其位置、范围、形态等情况。

（五）拔镜

检查完毕，缓慢拔出支气管镜，将其用清水、肥皂水清洗后，以氯已定（洗必泰）、乙醇等消毒备用。

支气管镜检查的并发症

支气管镜检查并发症有：①麻醉药物过敏。②出血。③喉头水肿、支气管痉挛。④呼吸困难、低氧血症。⑤心血管意外。⑥气胸。⑦发热。

支气管镜检查的注意事项

1. 检查前 4 小时禁饮食，检查后 2 小时禁水、禁食，然后饮水少量，如无呛咳即可进食。

2. 活动义齿要预先取出放好。

3. 检查后少讲话、多休息，不可用力咳嗽、咳痰。检查后出现的鼻腔咽喉不适、疼痛、鼻出息、声嘶、头晕、胸闷、吞咽不畅等，通常于休息后可逐渐缓解；部分病人检查后 1~2 天内有少量痰中带血，这是正常现象，一般能自行停止；如出血不止或大量出血应该及时复查。

支气管镜检查图像示例

支气管镜检涉及的正常图像与病理图像很多，选择性简介如下（图 15-25、图 15-26）。

（一）支气管镜检查的正常图像

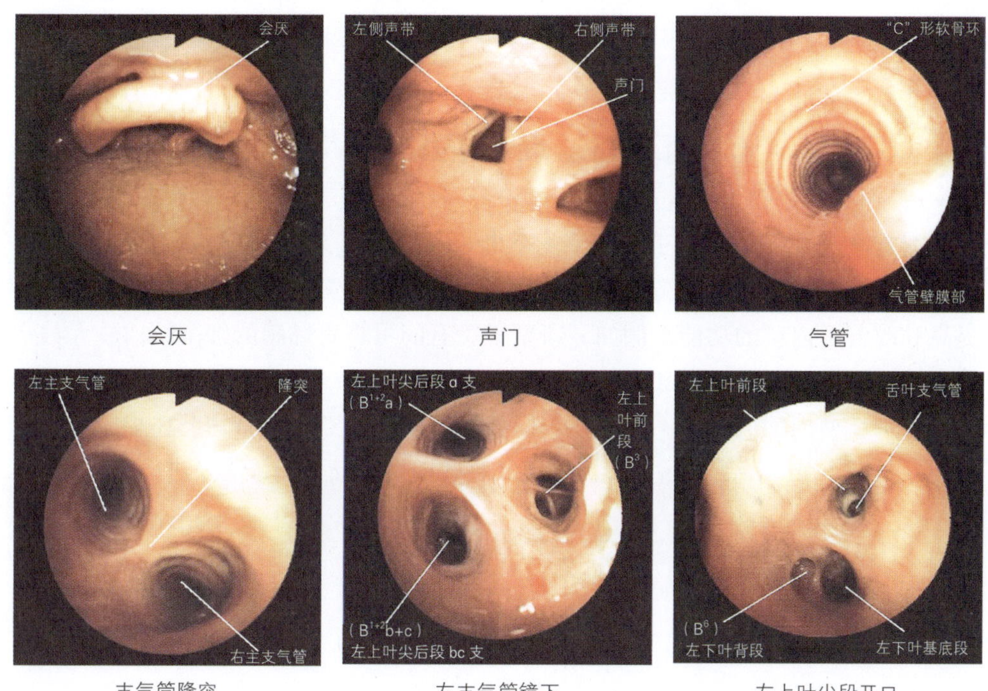

会厌　　声门　　气管

支气管隆突　　左支气管镜下　　左上叶尖段开口

图 15-25　支气管镜下正常图像示例

（二）支气管检查的病理图像

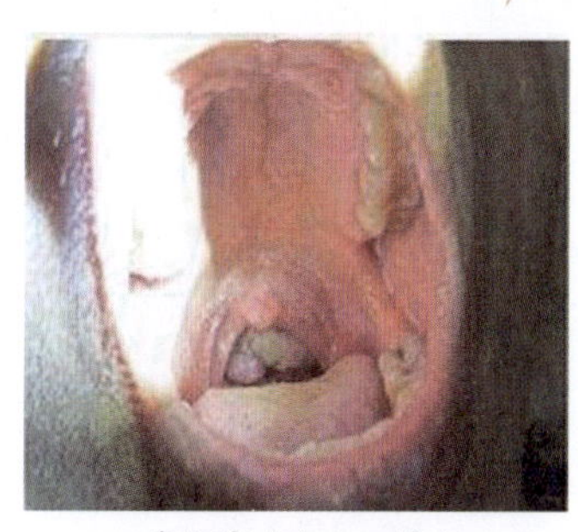

鼻咽癌（突入口腔）

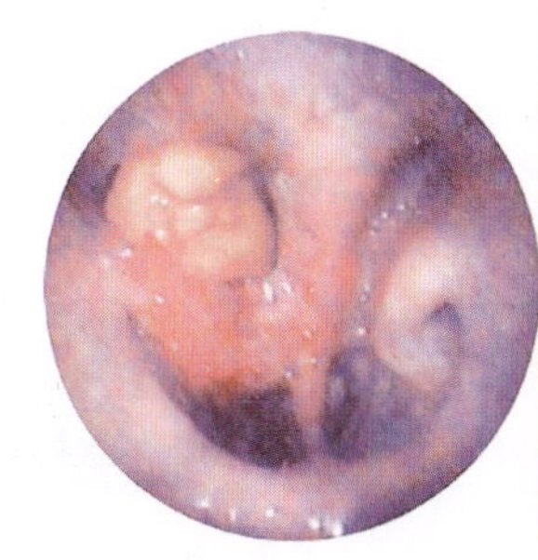

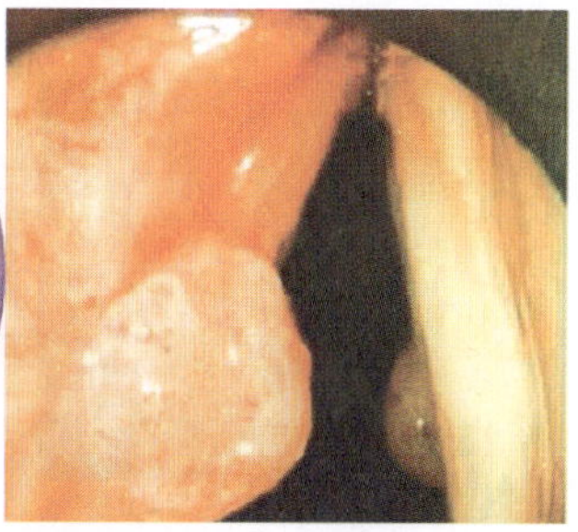

喉癌

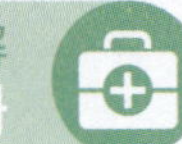

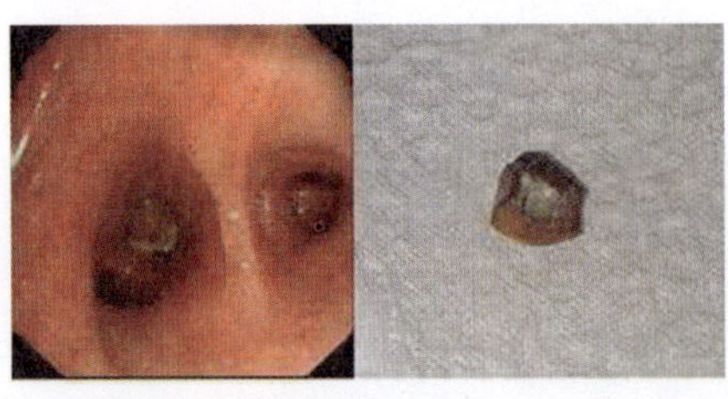
支气管异物

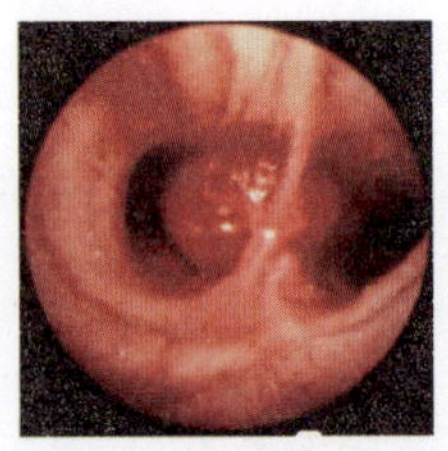
肺癌

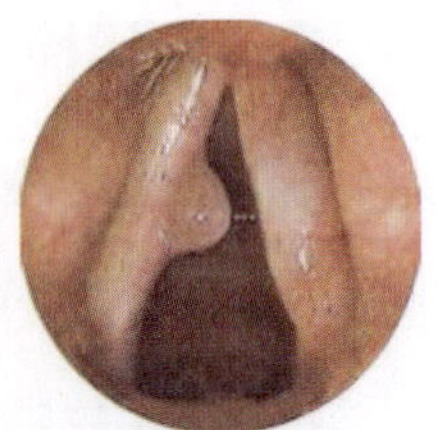
声带息肉

图 15-26　支气管镜下病理图像示例

§15.3　新型内镜检查

随着电子技术和微型工艺水平的不断提高，近年来多种新型内镜相继问世，如放大内镜、超声内镜、染色内镜、共聚焦内镜、胶囊内镜等，它们从不同方面提高和改善了内镜的功能。例如，新型胃镜有的可将胃黏膜的细微结构放大数十倍，并可对胃壁进行断层扫描和观察深层病变。

各种新型内镜虽然尚不够成熟，但各有其鲜明特点，而且均已在临床上初步应用，具有十分广阔的发展前景。现就几种较成熟的新型内镜简要进行介绍。

§15.3.1　染色内镜

染色内镜的特点

染色内镜又称色素内镜，系指通过各种途径（口服、直接喷洒、注射）将色素（染料）导入内镜下要观察的黏膜，使病灶与正常黏膜颜色对比更加明显，从而有助于病变的辨认及目的性活检。染色内镜常与放大内镜同时应用。（图 15-27、图 15-28）

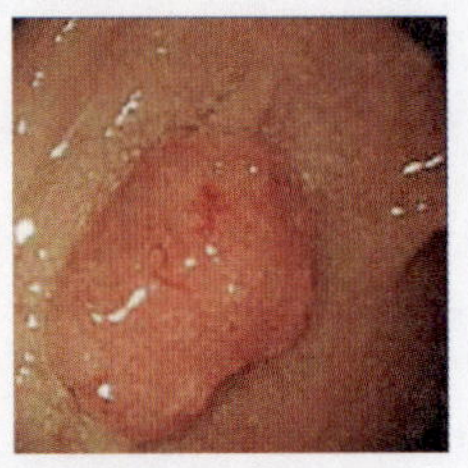
电子内镜图像

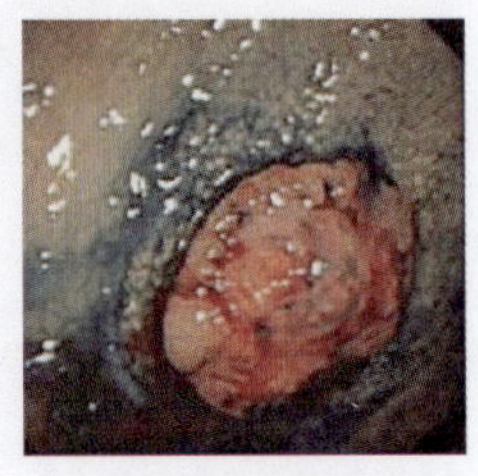
染色内镜图像

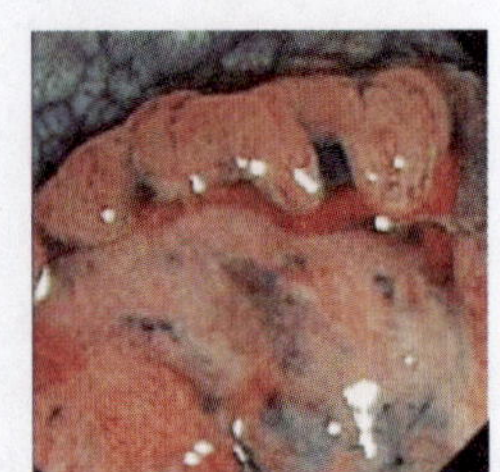
放大内镜图像

图 15-27　染色与放大内镜图像

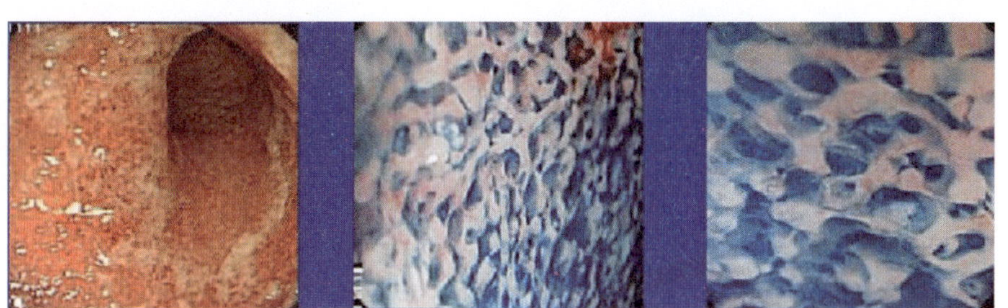

图 15-28 支气管黏膜病变放大染色图像

染色内镜的选择

在纤维、电子、放大内镜下均可进行染色处理。

染色方法

1. 直视染色：常用染料有卢戈碘液、亚甲蓝、甲苯胺蓝等。

2. 对比染色：常用染料为靛胭脂，呈蓝色。染料沉积于黏膜凹陷处，与正常黏膜鲜明对比，使凹性病灶易于辨认，黏膜细胞不被染色。

3. 反应染色法：染料与黏膜上皮表面或内部物质起化学反应，显示颜色变化。常用染料为酚红和刚果红。

4. 双重染色法：两种染料联合应用使之更全面、更清晰地反应颜色变化，常用者为刚果红、亚甲蓝。双重染色形成的白色褪色区，为早期胃癌的染色特点之一。

检查程序

1. 在内镜中确定所要染色的部位并选择适当染料。
2. 必要时应用黏液清除剂及冲洗技术。
3. 导入染料，待充分染色后进行观察。
4. 必要时可根据染色所显示的病灶进行活检。

染色内镜的临床应用

（一）诊断早期食管癌

经碘染色剂染色后如出现不染色区或浅染色区，特别是在此区见到糜烂、斑块、黏膜粗糙、细小结节时，于此处取活组织极易发现早期食管癌（图 15–29）。

（二）诊断早期胃癌

早期胃癌是指局限于黏膜层及黏膜下层胃癌，用靛胭脂喷洒染色后，显示蓝色凹陷部位，有助于早期胃癌的诊断（图 15–30）。

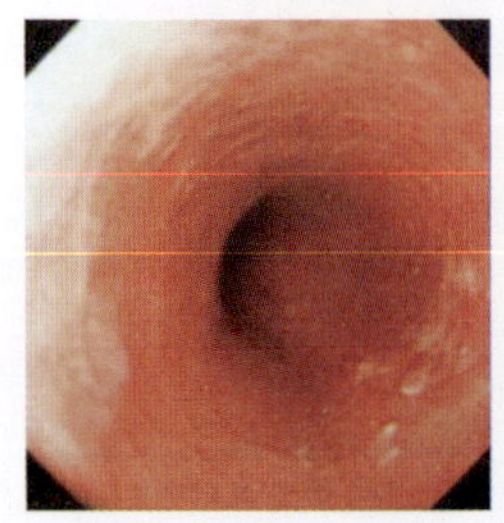

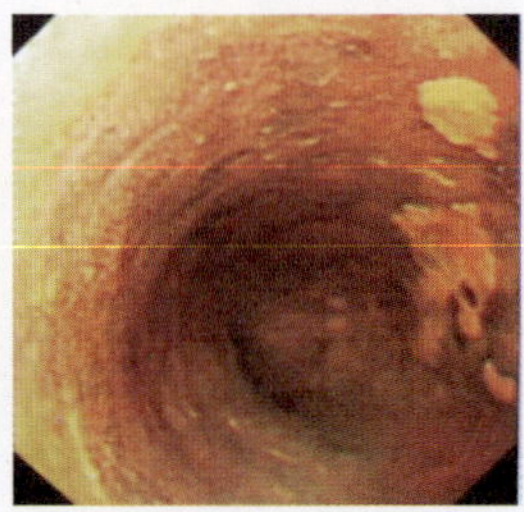

图 15–29　早期食管癌（碘染色前后比较）

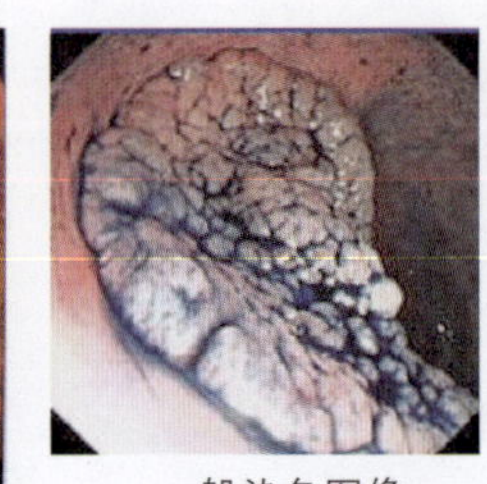

一般染色图像

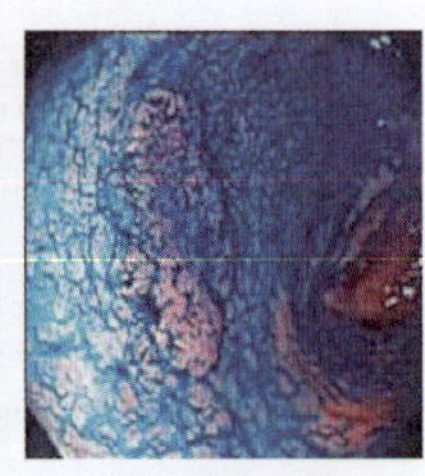

放大染色图像

图 15–30　早期胃癌靛胭脂染色

（三）诊断息肉病变

常用靛胭脂染色，染色后息肉清晰可见。（图 15–31）

（四）诊断结肠癌

普通肠镜检查对大肠隆起性病变易于发现，但对扁平病变则易于遗漏。染色内镜检查不仅有助于发现扁平及微小病变，而且还能在内镜下初步判断病变的性质及病灶的浸润深度，有助于结肠癌的早期诊断。常用靛胭脂、亚甲蓝或甲酚紫染色。（图 15–32）

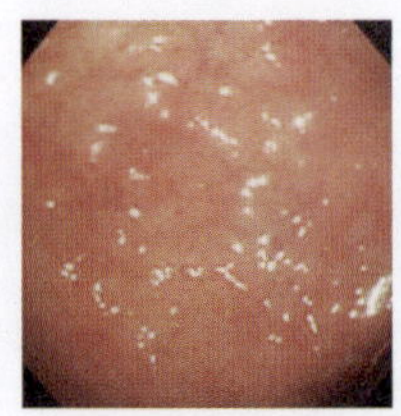

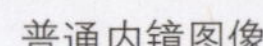

普通内镜图像

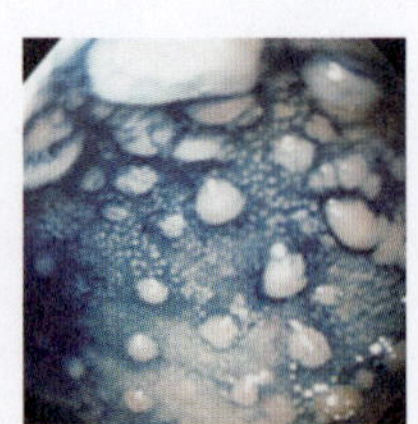

靛胭脂染色图像

图 15–31　十二指肠多发息肉靛胭脂染色

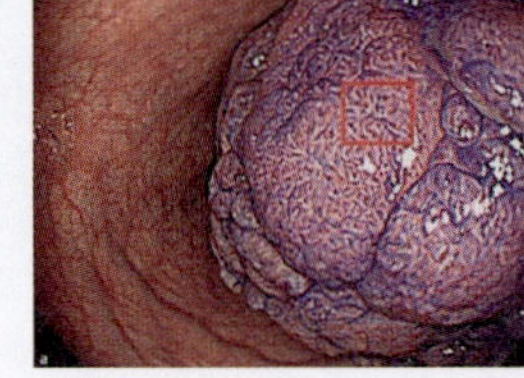

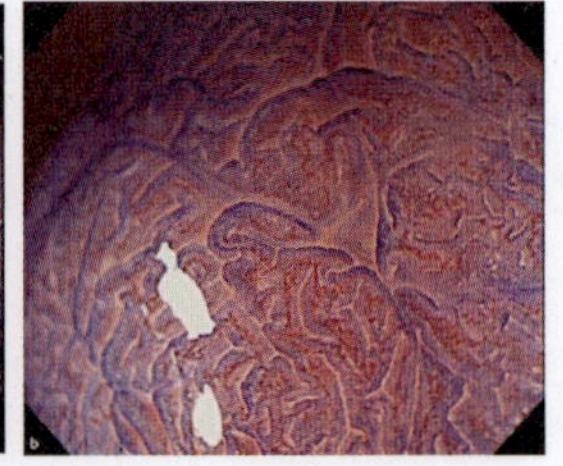

图 15–32　结肠癌染色及放大图像

（五）诊断慢性结肠炎

慢性结肠炎是一种慢性、反复性、多发性结肠炎症，表现为水肿、溃疡、出血等。该病发病原因尚不十分清楚，病变局限于黏膜及黏膜下层，常见部位为乙状结肠、直肠，甚至整个结肠。本病特征是病程长，慢性反复发作，以腹痛、腹泻为主要特征，黏液便、便秘或泄泻交替性发生，时好时坏，缠绵下断，可见于任何年龄，但以 20～30 岁青壮年多见。（图 15–33）

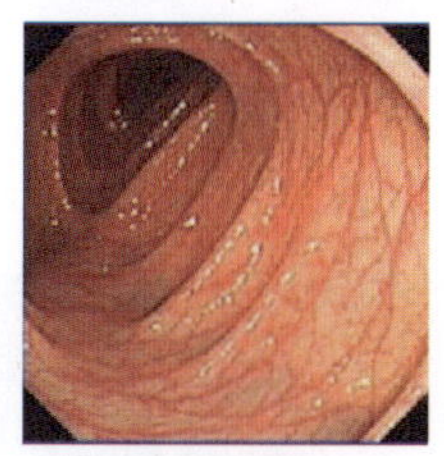
普通内镜

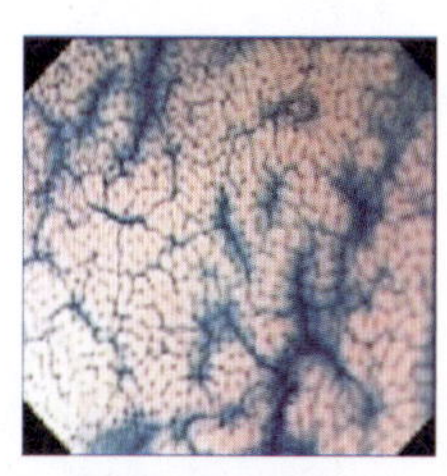
染色内镜

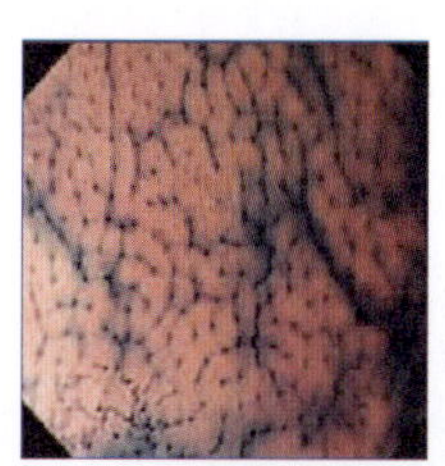
放大染色内镜

图 15–33 慢性结肠炎染色内镜图像

§15.3.2 超声内镜

超声内镜属介入性超声诊断技术，是指将超声探头安置在内镜顶端，既可通过内镜直接观察消化道腔内形态，同时又可进行实时超声扫描，以获得管道壁层次的组织学结构特征及周围临近脏器的超声图像，从而进一步提高了内镜和超声的诊断水平。超声内镜已较成熟，并在临床上广泛应用。

▶▶ 超声内镜的特点 ◀◀

超声内镜充分结合了内镜和超声的技术优势，提高了内镜诊断水平。

1. 与普通内镜相比：在普通内镜观察的同时，还可通过超声显示病变深度及病变起源（图 15–34）。

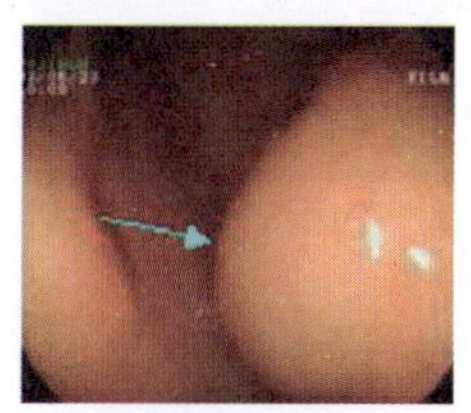
普通内镜下图像

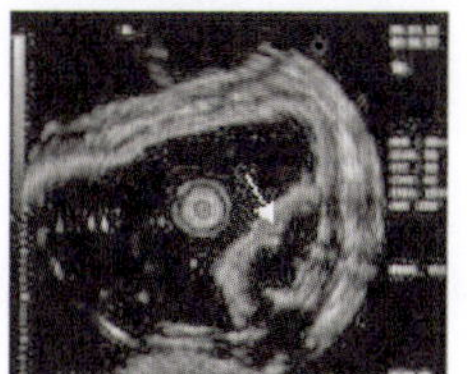
超声内镜检查图像

图 15–34 内镜与超声内镜图像比较

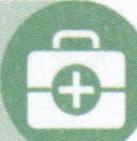

2．与普通超声相比：超声内镜探头距病变部位很近，且不受腹壁衰减和胃肠道气体的影响，故比普通超声图像更清晰。

超声内镜系统

超声内镜系统主要包括超声系统（包括微型超声探头）、内镜系统和影像处理中心（图15-35、图15-36）。

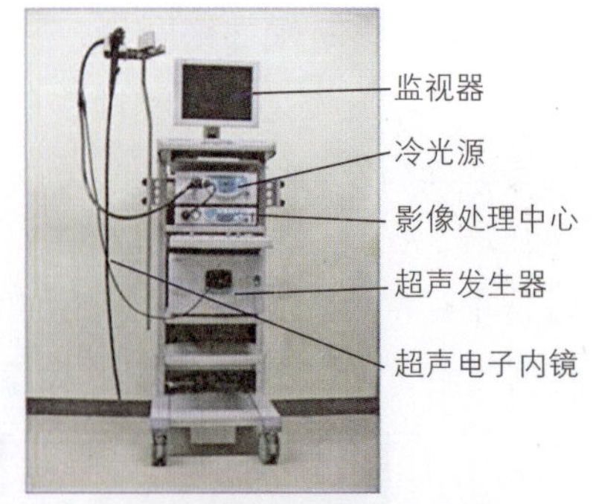

图 15-35 超声内镜系统

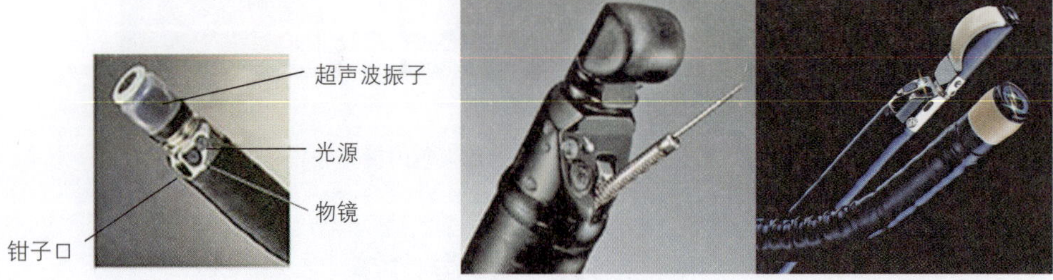

图 15-36 超声内镜微型超声探头

超声内镜的临床应用

1．消化道可疑癌变的诊断：如早期食管癌等（图15-37）。

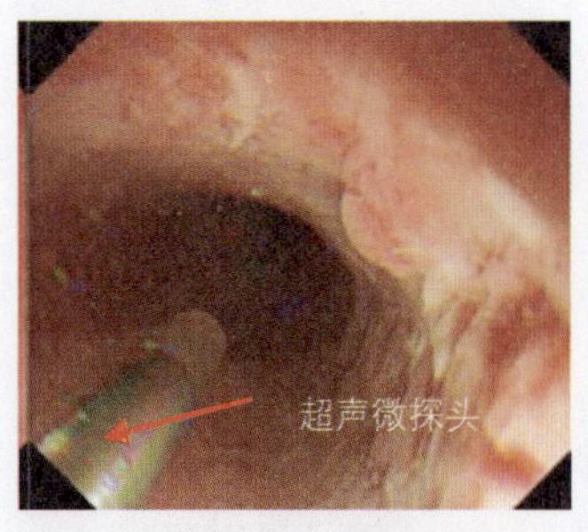

普通内镜图像

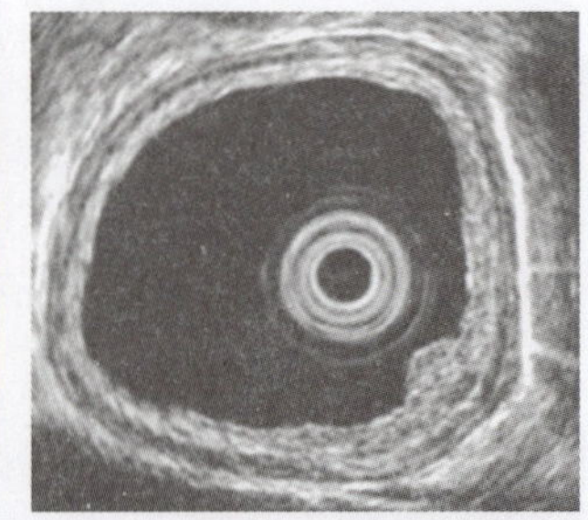

超声内镜图像

图 15-37 早期食管癌

2．黏膜下肿瘤的诊断：如平滑肌瘤、间质瘤、脂肪瘤等（图15-38、图15-39）。

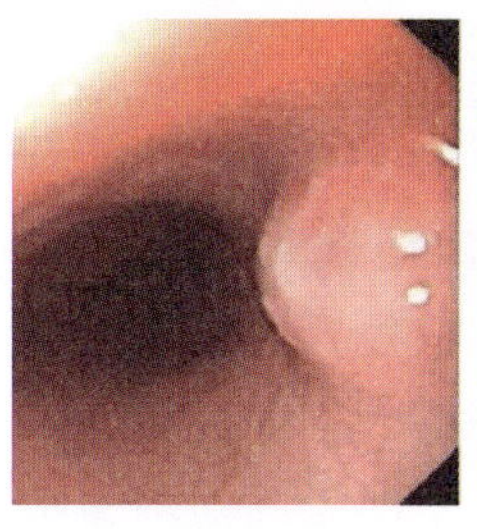

普通内镜图像

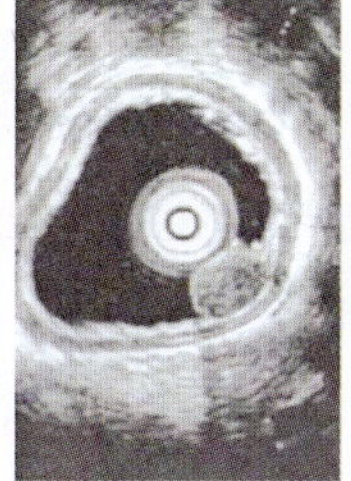

超声内镜图像

图 15–38　食管平滑肌瘤

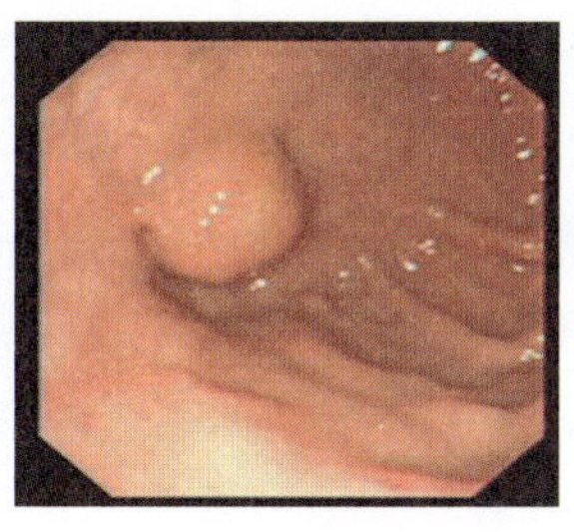

普通内镜图像

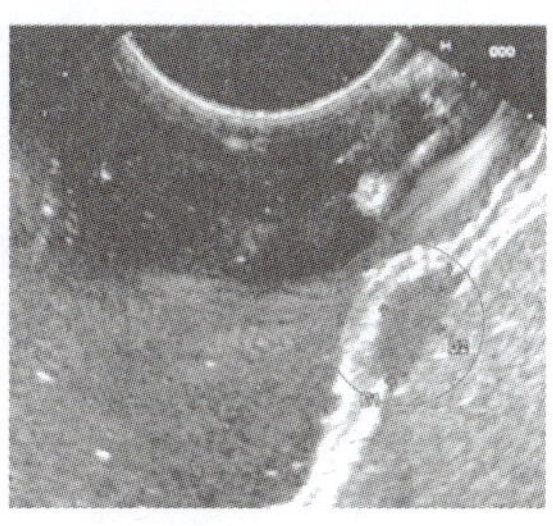

超声内镜图像

图 15–39　胃间质瘤

3. 消化道恶性肿瘤的诊断：如胃癌等（图 15–40）。

4. 胰腺病变的诊断：如慢性胰腺炎、胰腺肿瘤（图 15–41）。

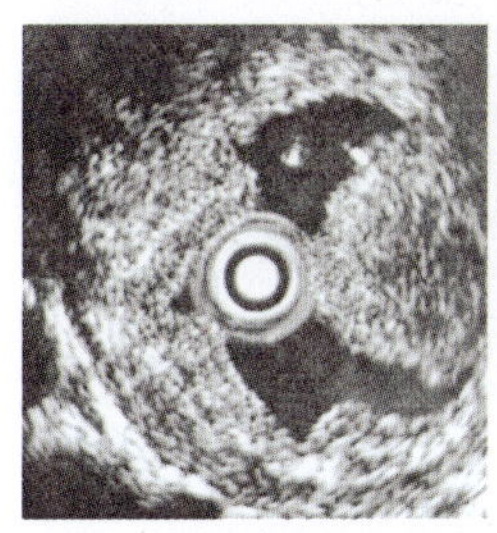

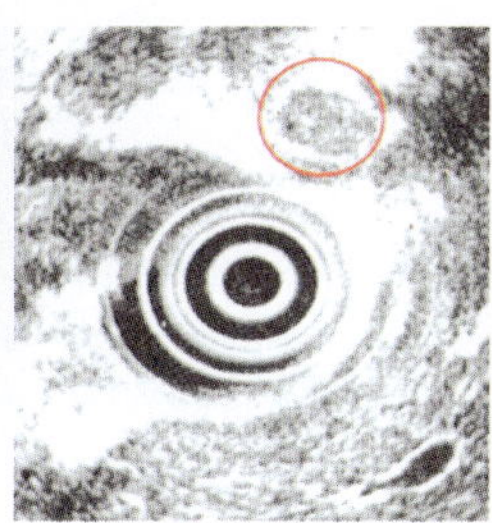

图 15–40　胃癌超声内镜图像

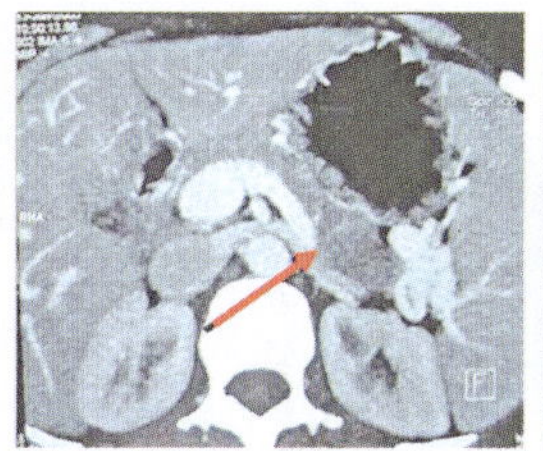

CT 图像

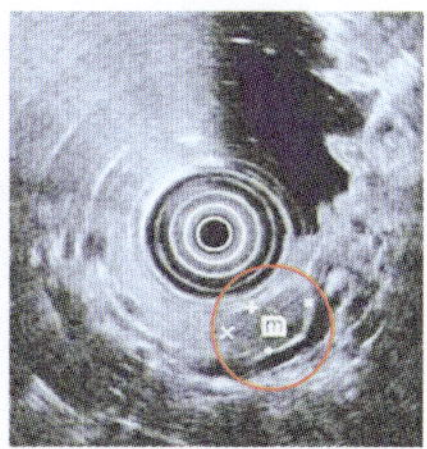

超声内镜图像

图 15–41　胰腺癌

5. 胆道系统疾病的诊断：如胆总管结石、胆道肿瘤（图 15–42、图 15–43）。

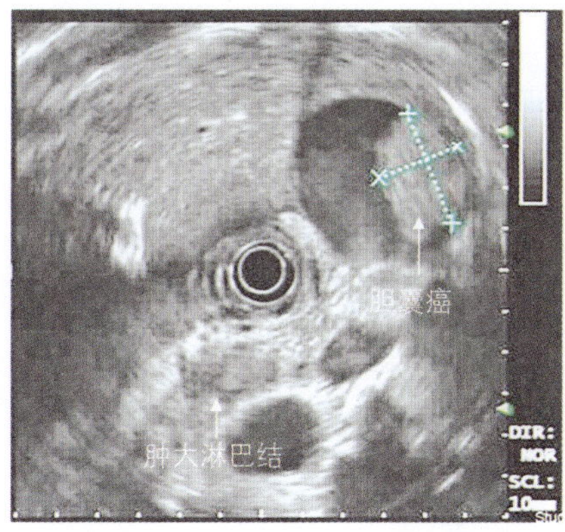

图 15–42　胆囊癌超声内镜图像

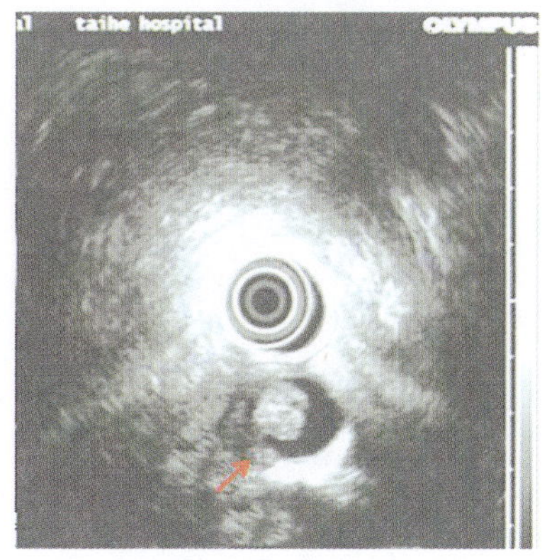

图 15–43　胆总管癌超声内镜图像

§15.3.3　共聚焦显微内镜

共聚焦内镜是由共聚焦激光显微镜和传统电子内镜组合而成，除做标准电子内镜检查外，还能进行聚焦显微镜检查。最大优点在于染色内镜检查时无须进行活检和组织病理学检查，即可获取活体内表面及表面下结构的组织学图像。因此，共聚焦内镜又称细胞学内镜或显微内镜。共聚焦内镜的出现，给医学内镜领域带来了一场重大变革，必将会极大地推动和促进内镜医学技术的发展。

共聚焦显微内镜系统的构成

共聚焦显微内镜系统包括激光光源、共聚焦激光显微镜、电子内镜，以及触摸屏监视器、影像处理机、光学单元和共焦控制单元等（图 15-44）。

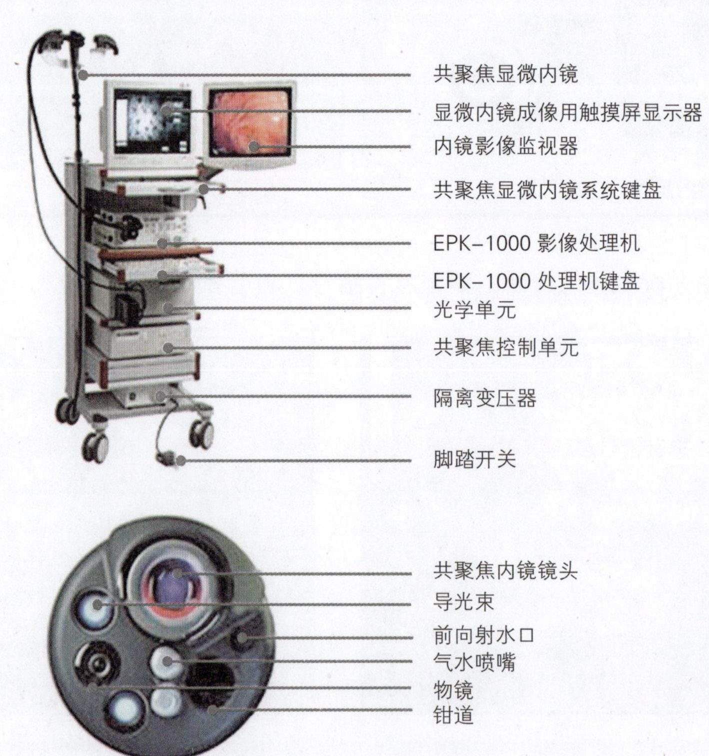

图 15-44　共聚焦内镜设备

共聚焦显微内镜的基本原理

共聚焦显微镜系统可对所观察的组织进行全分辨率的激光断层扫描，放大倍数可达 1000 倍，分辨率为 0.7 μm，对表面和表面下的观察深度可达 250 μm。由于该系统可对深部组织进行虚拟光学切片分割，因此可识别固有层血管和细胞、完整基底膜、结缔组织和炎性细胞、肿瘤细胞等的典型组织学特征。(图 15–45)

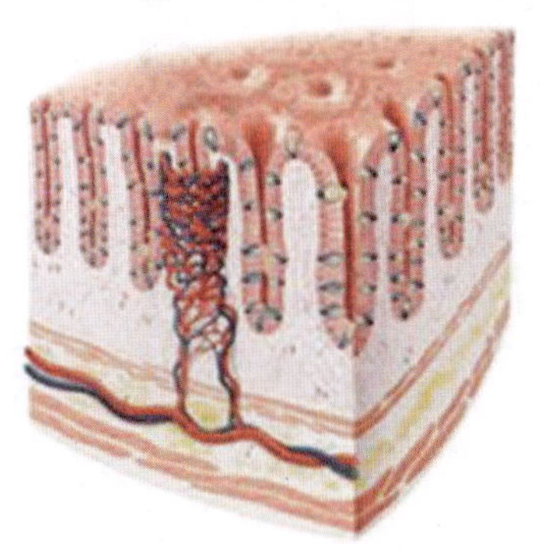

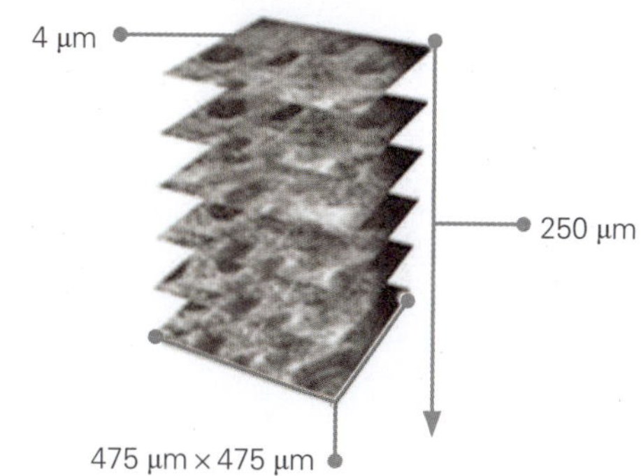

图 15–45 虚拟光学切片分割示意图

共聚焦显微内镜的临床应用

共聚焦显微内镜临床上主要用于黏膜上皮病变、胃部各种病变、溃疡性结肠炎、(扁平)腺瘤、结肠癌 / 癌前病变、乳糜泻、胃食管反流病(GERD)、幽门螺杆菌检测等的组织细胞学观察和诊断等。

1. 显示病变细节：共聚焦内镜将组织放大 1000 倍后，可观察到组织的细胞结构(图 15–46)。

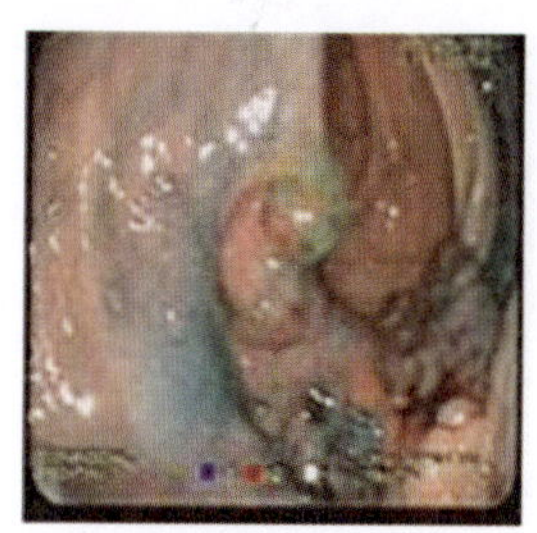

普通内镜(放大 10 倍)

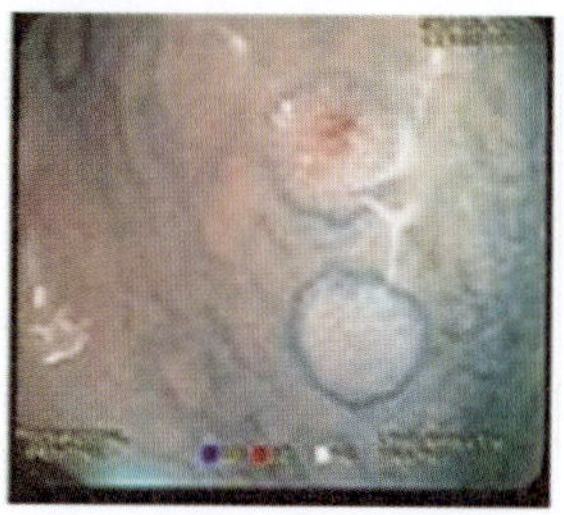

放大内镜(放大 100 倍)

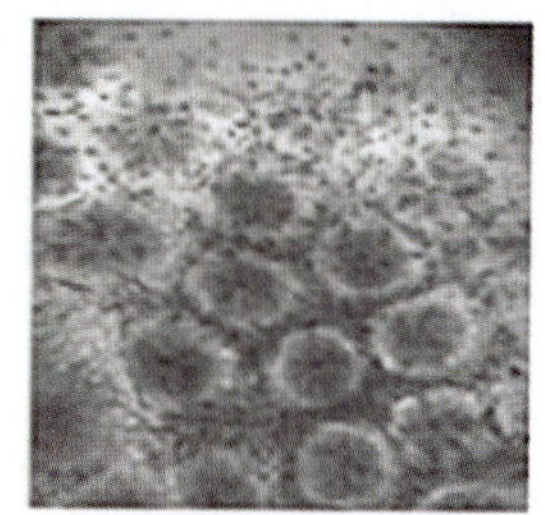

共聚焦内镜(放大 1000 倍)

图 15–46 各种内镜效果比较图

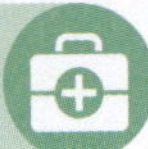

2. 制作虚拟光学切片：利用共聚焦显微内镜系统可对深部组织进行虚拟光学切片分割的特性，可制作组织不同深度的虚拟光学切片，观察组织表面下的细微结构，协助确定病变的性质（图 15–47、图 15–48）。

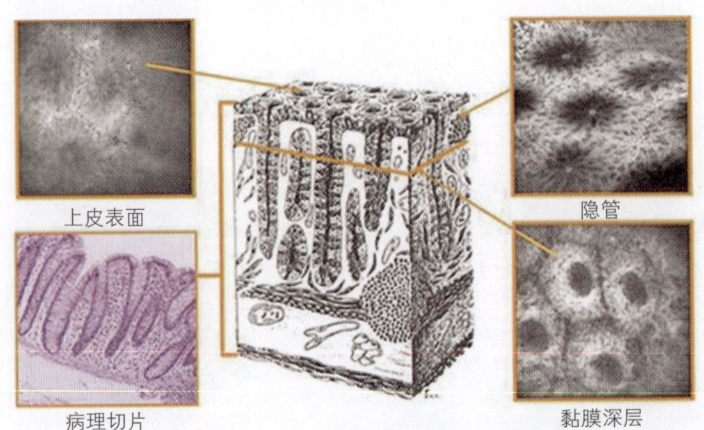

图 15–47　虚拟光学切片图

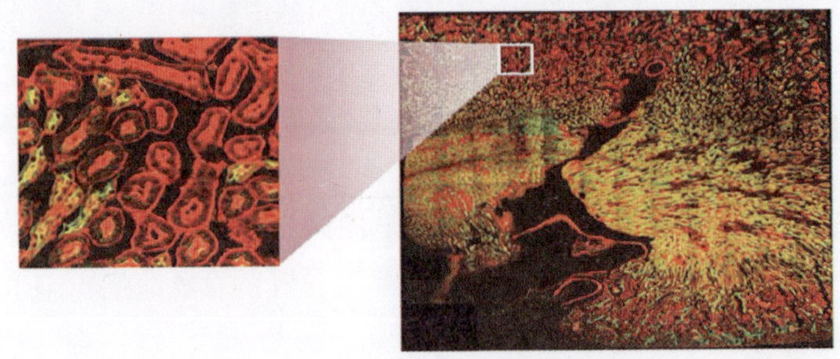

图 15–48　共聚焦内镜黏膜组织学图像

§15.3.4　胶囊内镜

胶囊内镜于 2001 年问世，其全称为“智能胶囊消化道内镜系统”，又称“医用无线内镜”。胶囊内镜具有检查方便、无创伤、无导线、无痛苦、无交叉感染、不影响病人正常工作等优点，扩展了消化道检查的视野，克服了传统插入式内镜耐受性差、不适用于年老体弱和病情危重者等缺陷，可作为消化道疾病尤其是小肠疾病诊断的首选方法。

胶囊内镜系统的构成

胶囊内镜系统包括胶囊内镜、无线信号传输装置、图像记录和显示设备等。

1. 胶囊内镜：胶囊内镜看起来与普通胶囊一个样，略大，长约 1.5 cm，直径不足 1 cm，一端透明，可见黑色米粒大的摄像头，胶囊内镜由一个微型照相机、数字处理系统和无线收发系统等组成，受检者将胶囊内镜吞咽下后，可将受检者消化道图像无线传送到体外的接收器。（图 15–49）

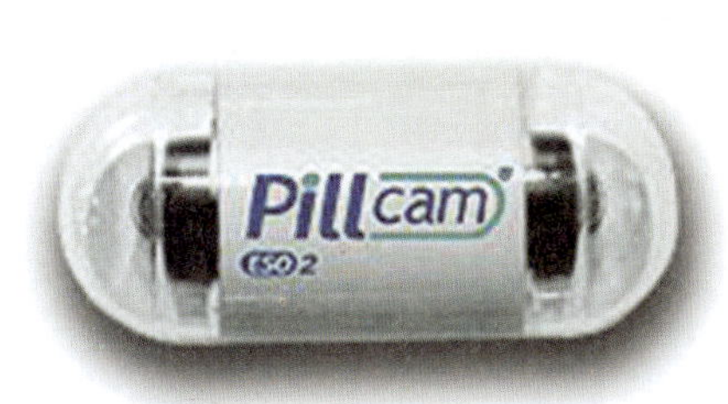

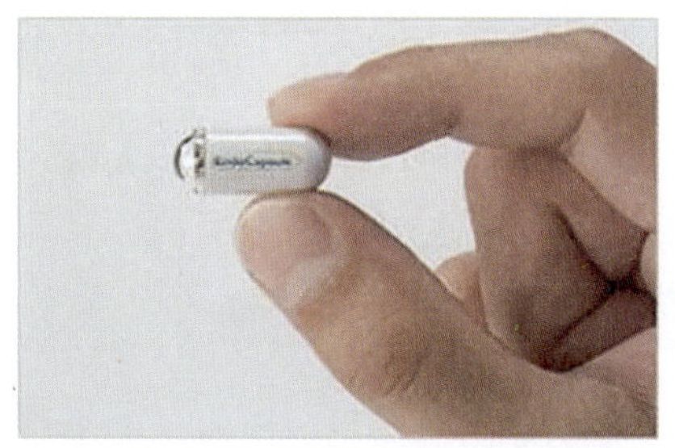

胶囊内镜外观

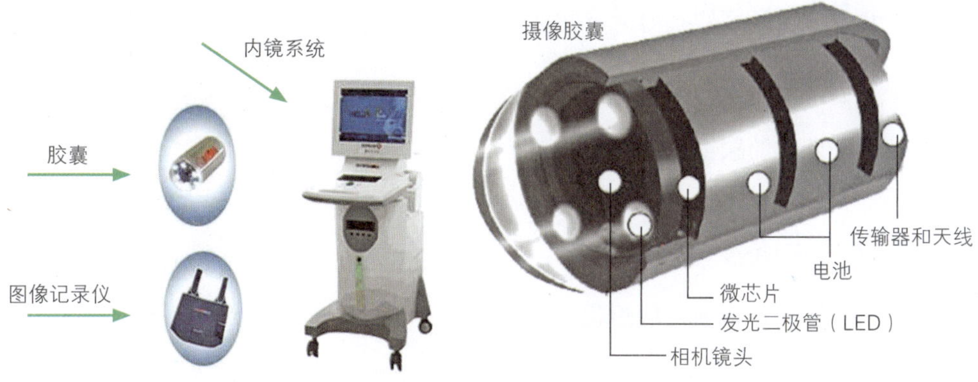

图 15–49　胶囊内镜系统

2. 图像记录仪：胶囊内镜采集的信息，通过无线发射装置发射出去，由放置于体外的无线图像记录仪接受处理。记录仪可放置于病人身上或病人附近。

胶囊内镜的使用方法

使用胶囊内镜如同服药，就水吞下即可。胶囊内镜从进入口腔的那一刻起，就以每秒 2 张的速度拍照。胶囊内镜在消化道的蠕动下通过整个消化道全程，一路走一路拍，图像实时传送至放在病人口袋里的记录仪中。6～8 小时后，胶囊电池用尽，随大便排出体外。一般一次吞服后拍下图片可达几万张，医师通过回放照片诊断病情。

胶囊内镜的适用人群

1. 作为一种舒适的检查手段，适用于年老体弱及耐受力差的人群。

2. 目前，电子内镜无法置入小肠。因此，胶囊内镜适用于疑有小肠病变但未能确诊的病人。

3. 需要时也可用于其他各类人群。

胶囊内镜的适应证

1. 不明原因的消化道出血，经上、下消化道内镜检查无阳性发现者。

2. 其他检查提示小肠影像学异常者。

3. 各种炎症性肠病，但不含肠梗阻及肠狭窄。

4. 无法解释的腹痛、腹泻。

5. 小肠肿瘤。

6. 不明原因的缺铁性贫血。

胶囊内镜的禁忌证

1. 妨碍胶囊正常通过的消化道疾病：如胃肠道狭窄、梗阻、穿孔、肠瘘、消化道大憩室等。

2. 严重消化道动力障碍者：如贲门失弛缓症等。

胶囊内镜的并发症

1. 胶囊嵌顿：胶囊嵌顿可嵌顿于消化道狭窄处、憩室内，或进入术后胃的输入袢不能排出，其发生率大约为 1%。

2. 胶囊滞留：是指胶囊在消化道某一部位如食管、胃或十二指肠滞留时间过长（4 小时以上）。

胶囊内镜使用的注意事项

1. 检查前 2 天吃少渣半流质食物（如粥、牛奶），忌蔬菜、水果和油腻食物。如有长期便秘者需要提前清肠。

2. 检查当天，早餐禁食。

3. 检查前 2 小时，禁服用任何药物。

4. 检查前 4～6 小时喝适量清肠液，并鼓励饮水。检查前 1 小时禁止饮水。

胶囊内镜图像示例

1. 消化性溃疡：如十二指肠多发溃疡（图 15-50）。

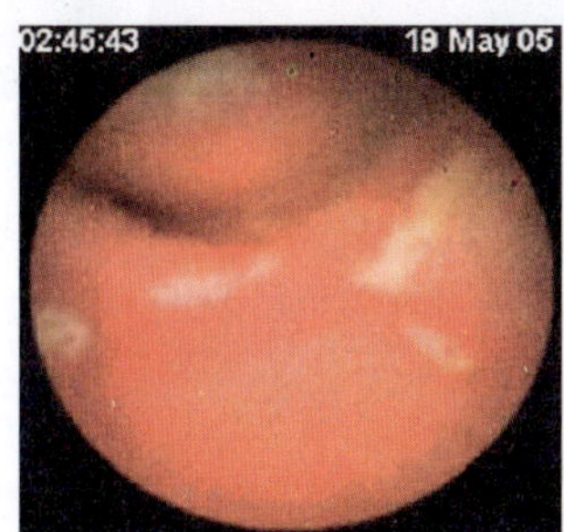

胶囊内镜图

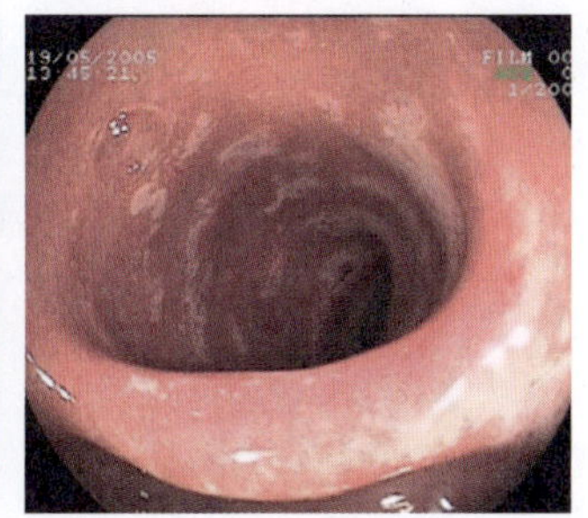

电子内镜图

图 15-50　十二指肠降部多发溃疡胶囊内镜图像

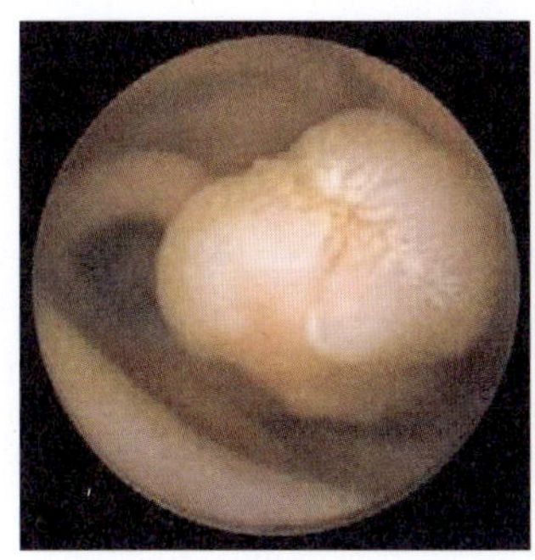

小肠息肉

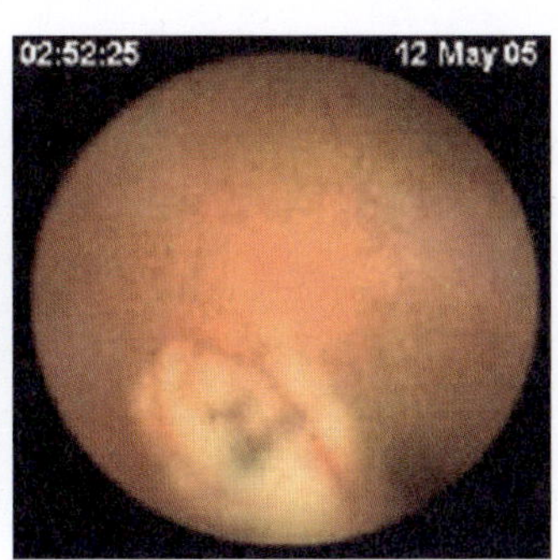

小肠多发黄色瘤

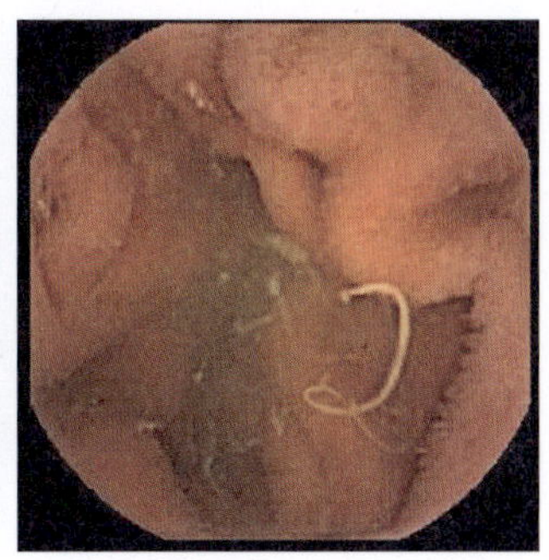

小肠寄生虫

图 15-51　小肠病变胶囊内镜图

2. 小肠病变：如小肠息肉、小肠黄色瘤、小肠寄生虫病等（图 15-51）。

3. 其他胶囊内镜病理图像：如消化道溃疡、出血等（图 15-52）。

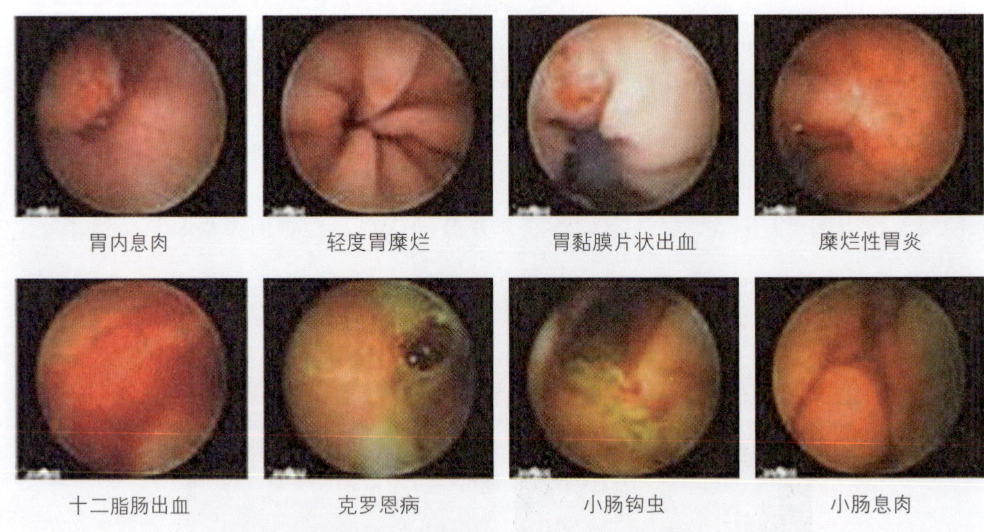

图 15-52　胶囊内镜下各种病理图像

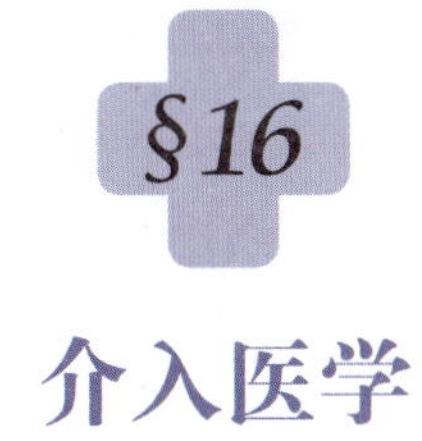

介入医学

§16.1 介入医学概述

介入医学属微创外科技术范畴，它是依靠医学影像设备或内镜的引导，利用穿刺和导管等技术对疾病进行诊断和治疗，并以治疗为主的一门学科。介入治疗技术具有定位准确、创伤小、并发症少、疗效高、见效快、可重复性强等特点，已成为和内科诊疗、外科治疗并列的第三大临床治疗手段。

介入医学在我国起步于20世纪80年代，90年代以后获得迅速发展，目前已渗透至绝大部分临床学科，替代了大部分传统手术，具有十分巨大的发展前景。

介入治疗的特点

介入治疗特点是创伤小、简便、安全、有效、并发症少和住院时间明显缩短。

1. 无须开刀暴露病灶，一般只需几毫米的皮肤切口，就可完成治疗，创伤小，风险低。

2. 大部分病人只要局部麻醉而非全身麻醉，从而降低了麻醉的危险性。

3. 损伤小、恢复快、效果满意，对身体正常器官的影响小。

4. 能够尽量把药物局限在病变的部位，从而减少对全身的副作用。

介入治疗的分类

（一）按介入路径分类

1. 血管介入治疗：介入治疗操作在血管内进行，主要包括血管疾病（狭窄、畸形、动脉瘤等）和某些肿瘤（如小肝癌）的治疗。

2. 非血管介入治疗：包括经皮介入穿刺活检、抽吸引流，以及取石、取异物、腔内治疗等。

（二）按介入治疗技术分类

1. 穿刺术。

2. 灌注与栓塞术。

3. 成形术。

4. 其他：取异物、留置血管过滤器等。

介入技术的主要导向设备

1. X 线透视：简单、方便、廉价，主要用于胸部活检，骨组织活检的介导。

2. 数字减影血管造影（DSA）：血管介入治疗一般均在 C 臂 DSA 机下进行，其缺点是病人和操作医师都会受到较长时间的辐射影响（图 16–1）。

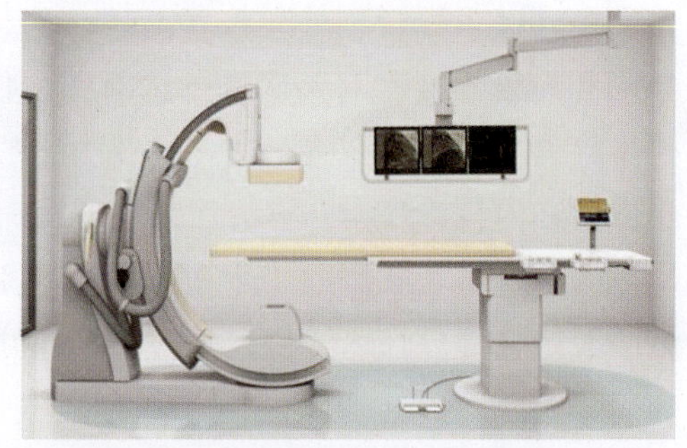

图 16–1　DSA 血管介入治疗设备

3. 超声：无辐射、简单、方便、廉价，主要用于腹部实质脏器活检。

4. 计算机体层成像（CT）：具有较高的病变显示能力，可精确显示病变的大小、形态、位置、深度、毗邻关系等，因此定位较准确。在 CT 引导下进行脏器活检，误穿和损伤的发生率均较低。

5. 磁共振成像（MRI）：MRI 引导下进行介入治疗，对病人和医务人员均无辐射损伤，是介入发展的重要方向。

介入技术的常用药物

1. 造影剂：增加血管或其他腔隙与周围组织的对比度。

2. 抗肿瘤药：治疗肿瘤。

3. 栓塞物质：常用的药物有明胶海绵、载药栓塞剂（如碘油抗肿瘤药化疗栓塞剂）、聚乙烯沫醇、硬化剂（如无水乙醇）等，用以治疗动脉瘤等疾病。

§16.2 血管介入技术

血管介入技术系指在影像设备 DSA 的引导下，将专用的导管或器械通过大血管如股动脉、肱动脉、颈动脉或颈静脉等送入靶器官，进行包括活检、栓塞、球囊扩张、支架植入或药物灌注、造影等诊疗的技术。

血管介入技术的基本器材

血管介入技术常用的器材包括血管穿刺针、导管鞘、导管、导丝、血管内支架和滤器，以及血管栓塞剂、封堵剂、造影剂等，简要分述如下。

（一）血管穿刺针

穿刺针是所有介入操作的基本器材。穿刺针种类多种多样，但共同点是均呈中空管状结构，并适合将导丝和导管引入血管，是血管介入技术最重要的器械之一。穿刺针由外套管和针芯构成，针的外径以 G 表示。（图 16–2）

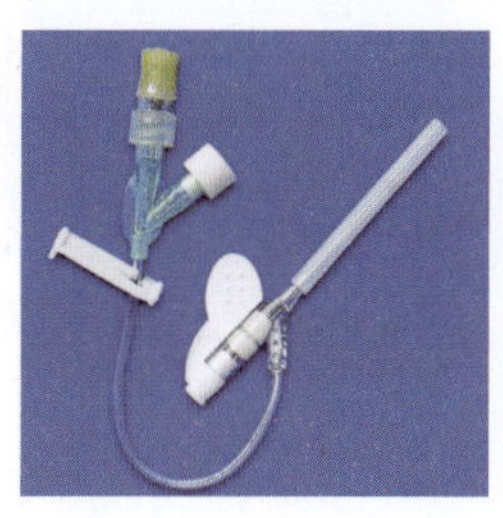

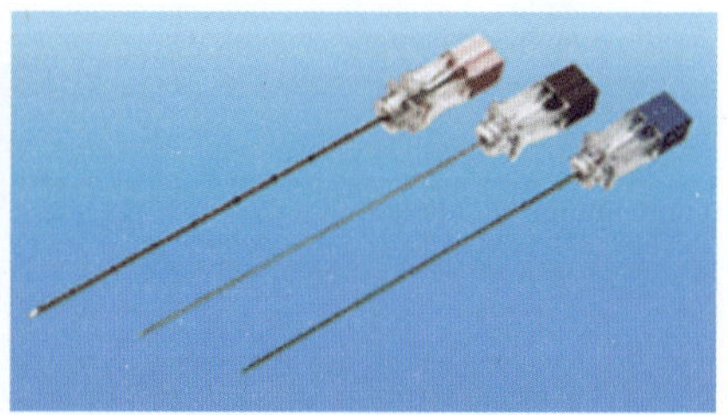

图 16–2 介入血管穿刺针

（二）导管鞘

导管鞘又称鞘管，主要用于引导导丝、球囊导管或其他血管内器具顺利地进入血管，并到达病灶部位进行治疗操作。

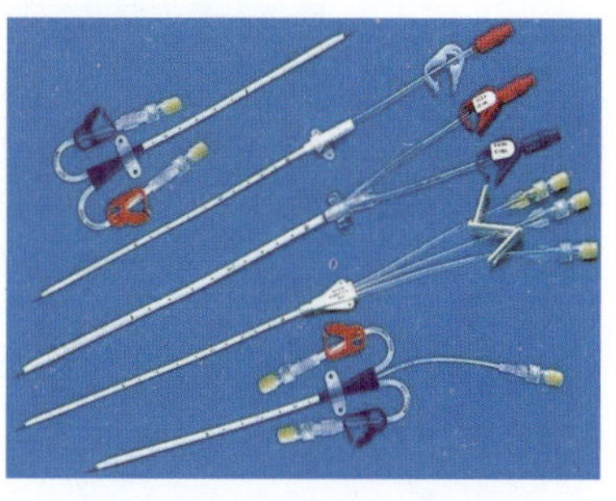

图 16–3 普通介入导管

（三）导管

导管是介入诊断、治疗所用的主要器械之一，根据结构和作用特点可分为普通导管和特殊导管。

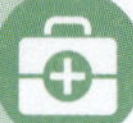

1．普通导管：为一段一定长度的塑料管，其前端部分形态繁多，逐渐变细，利于插入不同部分的血管；尾部与针头尾端类似，便于注射器衔接。常规造影导管即为普通导管。（图 16–3）

2．特殊导管：应用最广的是双腔球囊导管，导管的中心管腔用以通过导丝、注射造影剂及监测远端压力，另一腔用于球囊的充盈加压及排空。加压充盈到达病变部位的球囊，可使其狭窄程度得以改善；其他特殊导管还有溶栓导管、血栓抽吸导管、斑块旋切导管、射频消融导管、取异物导管等。（图 16–4）

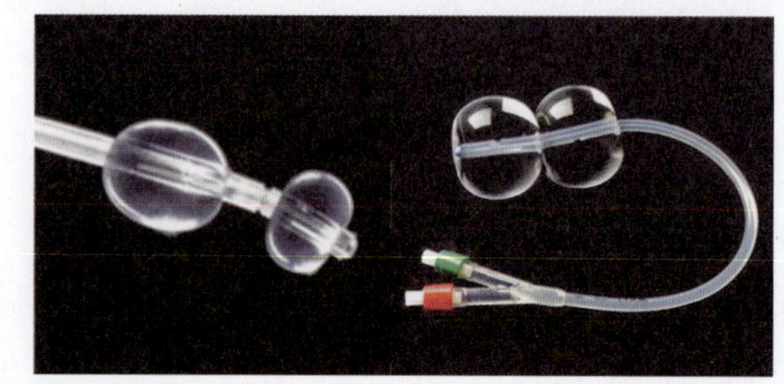

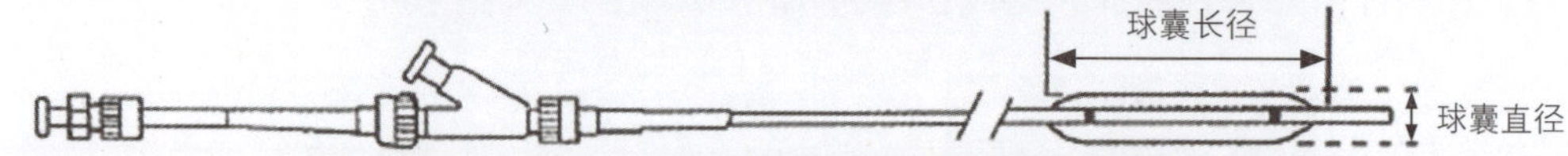

图 16–4 双腔球囊导管（特殊介入导管）

（四）导丝

导丝又称导引钢丝或引线，是引导导管进入血管并进行选择性或超选择性插管的重要辅助器材。根据目的的不同，导丝的直径、软硬度和尖端形态各不相同，根据用途导丝长度为 40～300 cm，其外径应适应导管的内径。（图 16–5、图 16–6）

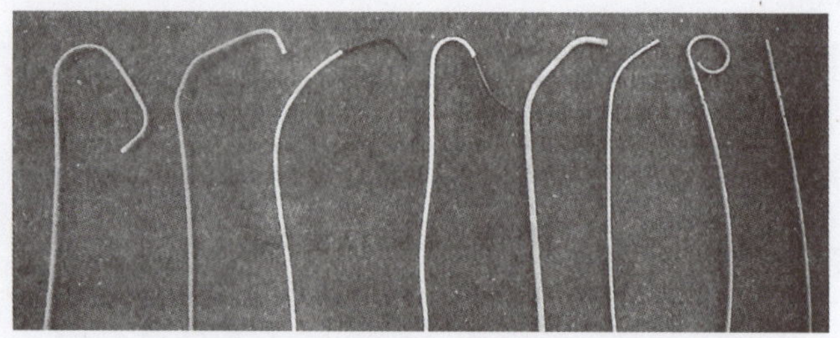

图 16–5 不同形态和功能的导丝

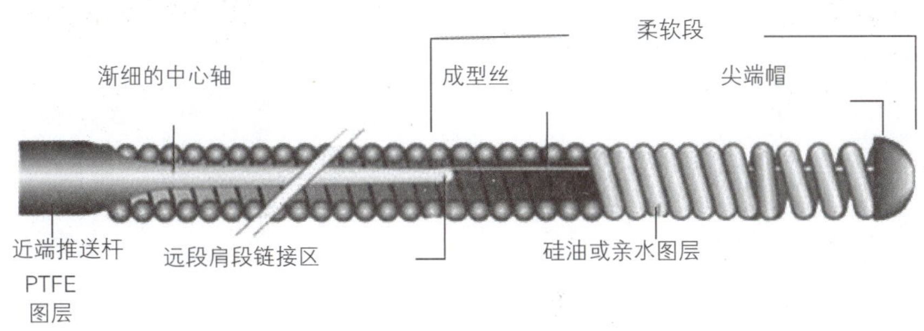

图 16-6　导引导丝的结构

（五）血管内支架

血管内支架是专门用于治疗狭窄性血管病变的介入治疗器材，通常是在球囊导管扩张成形的基础上置入内支架，以达到支撑狭窄闭塞段血管、减少血管弹性回缩及再塑性、保持管腔血流通畅的目的。根据支架性能和用途的不同，血管内支架分为自膨胀式血管内支架、球囊扩张式血管内支架及覆膜血管内支架等。覆膜血管内支架主要用于封堵血管破口或隔绝动脉瘤腔。（图 16-7～图 16-9）

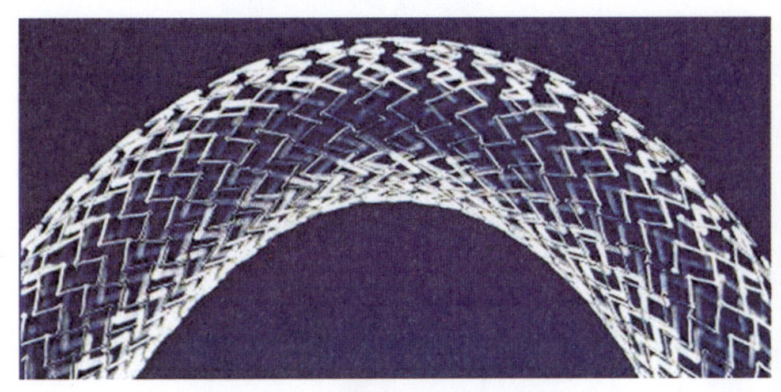

图 16-7　自膨胀式血管内支架

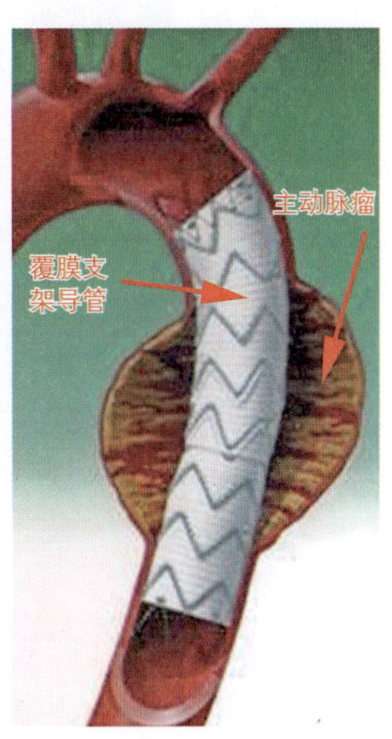

图 16-8　覆膜血管内支架

（六）下腔静脉滤器

下腔静脉留置过滤器可以网截下肢深静脉脱落的血栓，预防下肢深静脉血栓脱落引发的肺栓塞，滤器有多种类型并分为永久型和可回收滤器。（图 16-10、图 16-11）

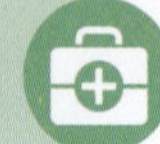

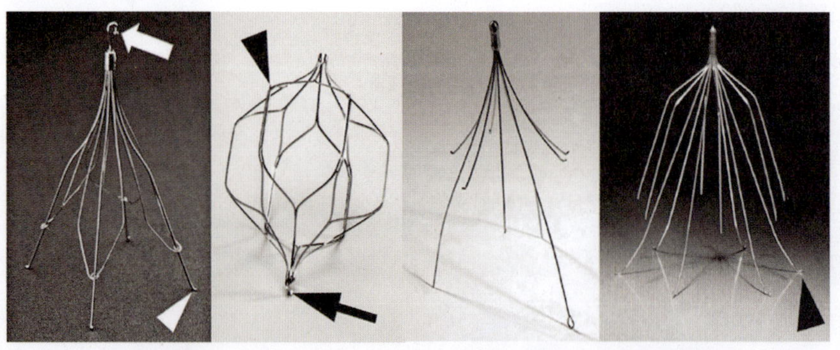

图 16-9　可回收下腔静脉滤器

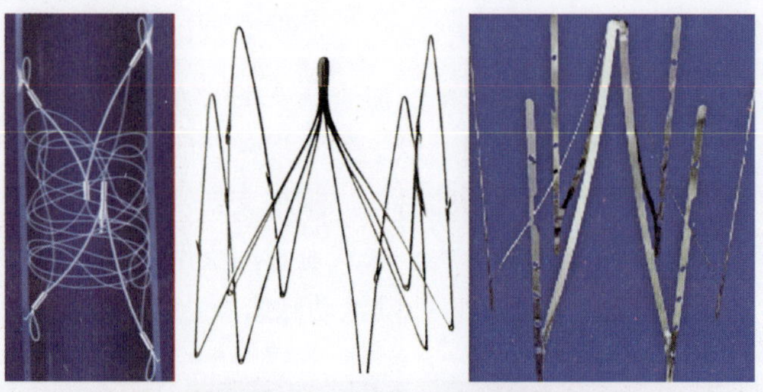

图 16-10　永久性下腔静脉滤器

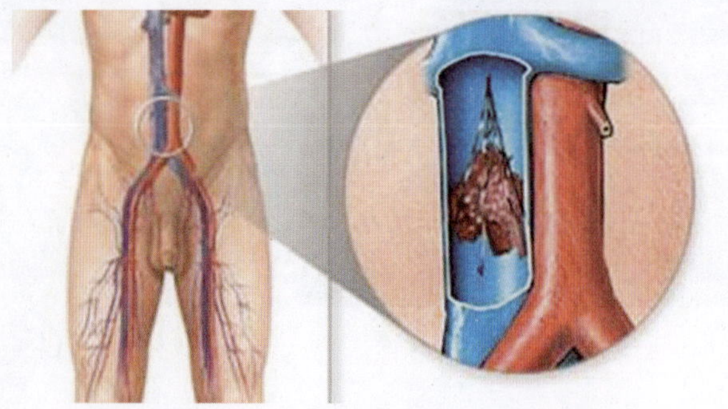

图 16-11　下腔静脉滤器置入示意图

（七）血管栓塞剂及封堵器材

血管栓塞剂及封堵器材包括自体血凝块、用于栓塞血管的金属钢圈等，可用于动脉瘤及肿瘤的治疗（图 16-12、图 16-13）。

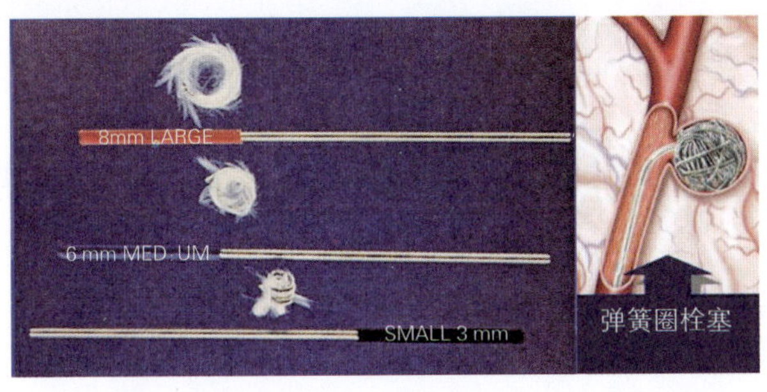

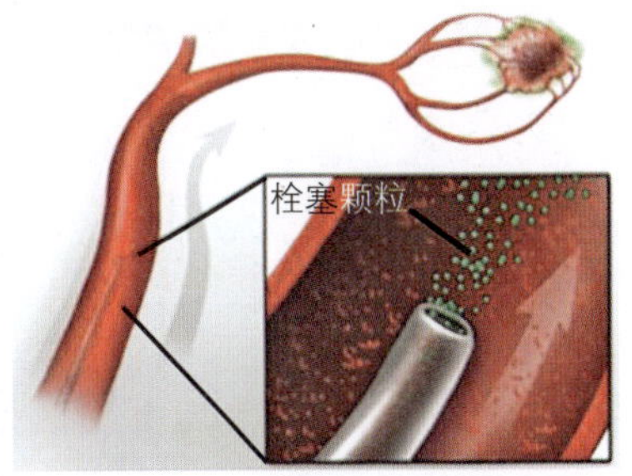

图 16-12　栓塞血管用金属钢圈及介入栓塞动脉瘤

图 16-13　介入栓塞血管治疗小肝癌

（八）对比剂

对比剂又称造影剂，是血管介入诊疗技术操作不可或缺的药品，用以达到增加血管或其他腔隙与周围组织的对比度，显示血管的形态及器官或病灶的血供状况。

基本技术

血管介入技术是在影像设备的引导下，利用专用的介入器材，通过 Seldinger 技术建立经皮血管通道，将特定导管选入靶血管，进行造影诊断和治疗的技术，包括药物灌注、栓塞、球囊扩张或支架置入等（图 16-4）。

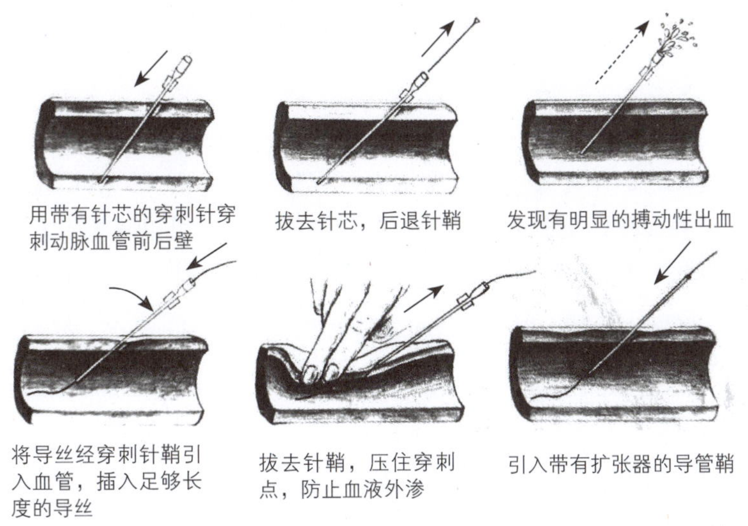

图 16-14　Seldinger 技术示意图

血管介入技术的方法

血管介入技术包括经皮血管造影术、经皮腔内血管成形术、经皮血管内支架置入术、经导管血管栓塞及封堵术、经导管动脉药物灌注术及经导管溶栓术等。

§16.2.1 经皮腔内血管成形术（PTA）

经皮腔内血管成形术（percutaneous transluminal angioplasty，PTA）是指经皮穿刺置入导丝、球囊导管等器械，对狭窄或闭塞的血管进行扩张和再通的技术，可用于全身动脉、静脉、人造或移植血管，是临床治疗血管狭窄闭塞性疾病的首选方法之一。

PTA 的适应证

不同原因所致的血管狭窄或闭塞，或作为支架植入术的前期准备。

PTA 的相对禁忌证

对肢体而言，闭塞段血管长度超过 10 cm，或为钙化性狭窄；对冠状动脉而言，多支病变或血管腔内有新鲜血栓（3 个月以内）等，应视为相对禁忌证。

PTA 的治疗原理

通过球囊扩张，使血管内层及中层有限度地损伤和撕裂，管壁张力下降，管腔扩大。球囊表面涂以抗凝血药液，则称为药物球囊，可以降低手术后扩张部位再形成斑块的发生率。

PTA 的操作步骤

1. 明确诊断：通过各种影像学手段如 CTA，MRA，DSA 等检查，确定病人血管栓塞的部位和程度。

2. 建立经皮血管通道：通过 Seldinger 技术建立经皮血管通道。

3. 选择扩张球囊：所选球囊直径应与狭窄段两端正常管径相当或稍大 1～2 mm，球囊长度应超过狭窄段长度 1～2 cm。

4. 血管成形术操作：操作时，使导丝通过狭窄段为关键。对完全性闭塞者，需先打通血管。经导丝引导球囊导管进入狭窄段管腔，然后将气囊充气对狭窄段血管进行扩张，扩张完成后将导管退出。术中经导管注入 5000 U 肝素。（图 16–15、图 16–16）

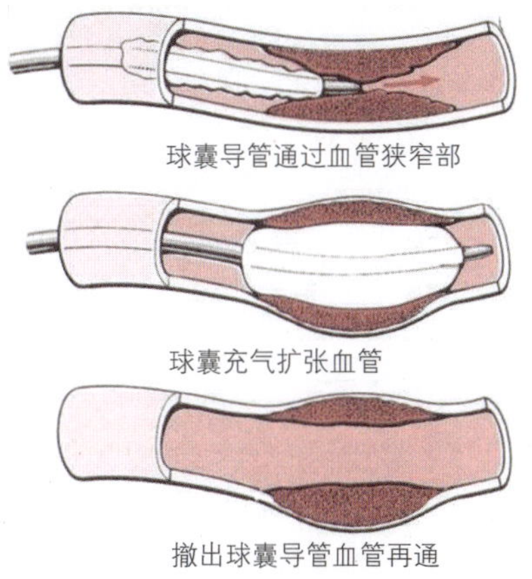

图 16–15　球囊血管成形术

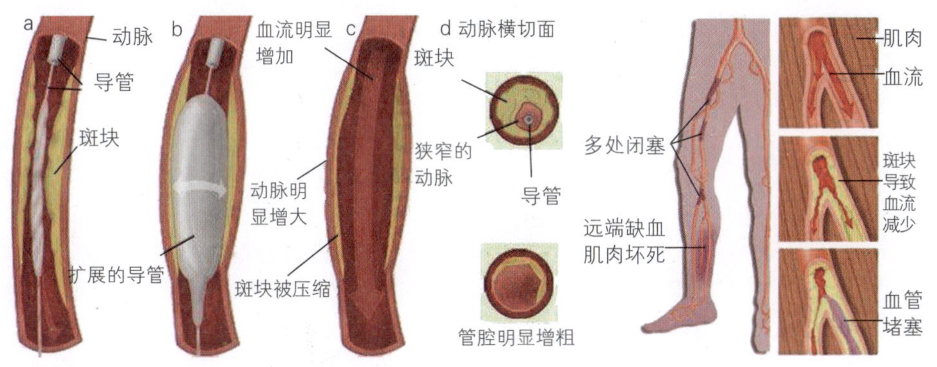

图 16–16　下肢动脉狭窄球囊扩张血管成形术示意图

PTA 手术前后处理

1. 术前：术前血管造影证实诊断，术前 1 天用阿司匹林等抗血小板药。

2. 术后：术后沙袋压迫伤口 24 小时，预防术后出血并发症；术后持续用 3～6 个月的阿司匹林、硫酸氢氯吡格雷等抗血小板药。

PTA 的并发症

发生率为 0.76%～3.3%，一般为穿刺部位血肿、夹层动脉瘤形成、血管穿孔等。

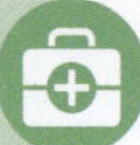

§16.2.2 经皮血管内支架置入术

经皮血管内支架置入术是指经皮穿刺，置入导丝、血管支架导管等器械，对狭窄或闭塞的血管进行扩张和再通的技术，主要用于PTA术后血管夹层及血管弹力回缩或直接用于狭窄闭塞程度较重的血管病变的介入治疗，是对PTA治疗的重要补充。

经皮血管内支架置入术的适应证

颈动脉主干及其分支、冠状动脉、腹主动脉及其分支、四肢动脉、腔静脉等血管狭窄、闭塞以及经球囊扩张成形后再狭窄、闭塞者均为适应证。

经皮血管内支架置入术的治疗原理

利用支架的支撑力将狭窄的血管撑开，使血管再通（图16–17）。

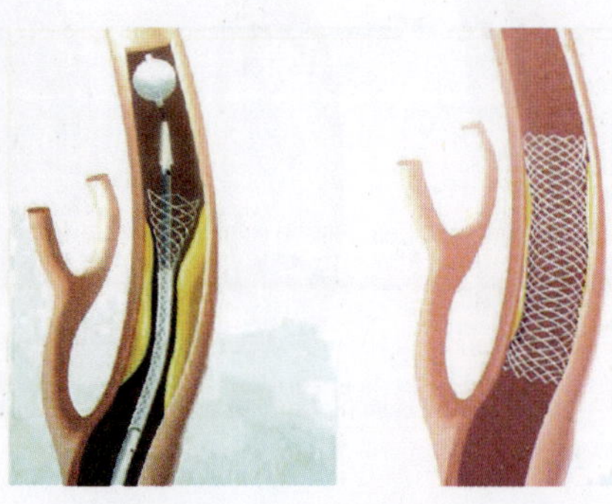

图16–17　血管支架置入示意图

经皮血管内支架置入术的操作步骤

1. 选择支架：按需要选择合适大小和类型的支架。根据支架的属性可分为自扩式、热记忆式、螺旋式等。支架表面涂以抗凝血药则称为药物支架，可降低置放支架部位再形成斑块的发生率。（图16–18）

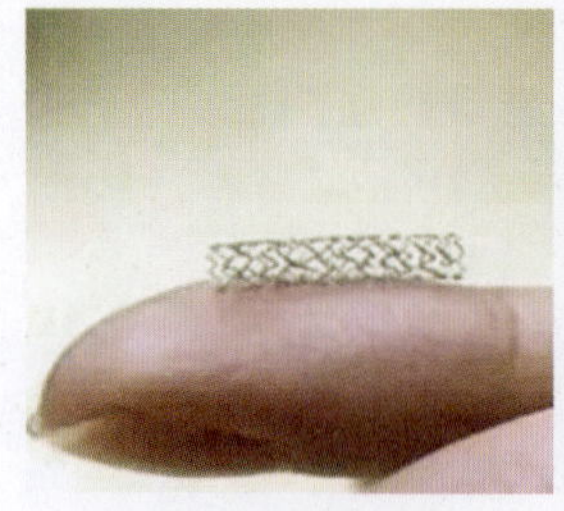

普通血管支架

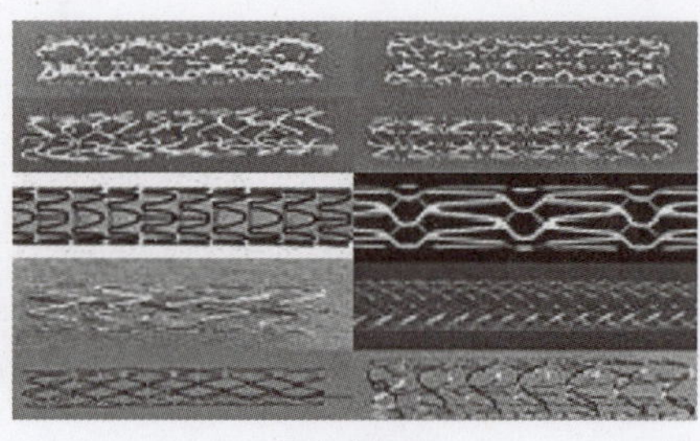

自扩式支架

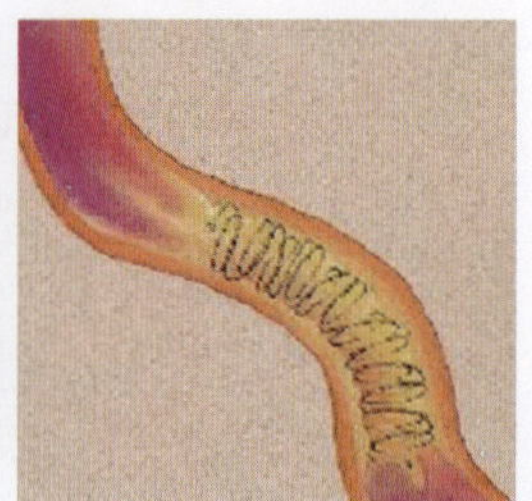

螺旋式支架

图16–18　血管支架种类

2. 置入支架：在导丝引导下将支架导管推送至血管狭窄区，置入的方法可分为后撤式、拉线式、直推式等（图 16–19）。

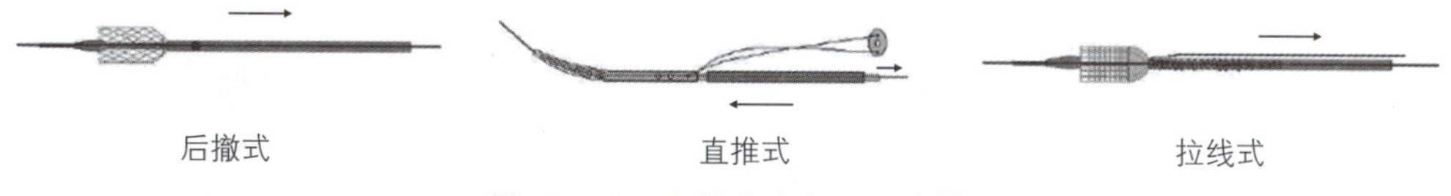

图 16–19　血管内支架置入方法

经皮血管内支架置入术的手术前后处理

在放置支架的术前、术中、术后采取抗凝措施，与球囊血管扩张术相同。

经皮血管内支架置入术的疗效

血管支架置入的近期疗效达 80% 以上，但远期存在支架上再形成斑块造成狭窄的可能性，必要时可再次施行血管成形手术。

经皮血管内支架置入术的并发症

血管内支架植入后最重要的并发症是管腔再狭窄，血管弹性回缩、受损部位形成新血栓、血管内膜增生等是造成再狭窄的原因（图 16–20）。

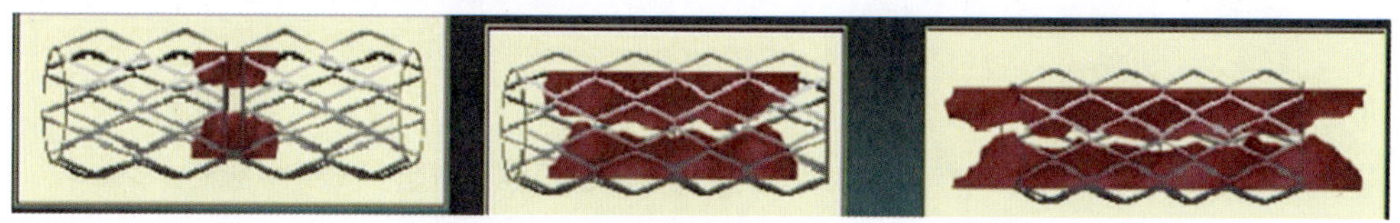

图 16–20　血管内支架植入后再狭窄示意图

§16.2.3　经皮冠状动脉腔内成形术（PTCA）

冠心病是中老年人高发性疾病，而且存在心脏性猝死的风险，经皮冠状动脉腔内成形术（percutaneous transluminal coronary angioplasty，PTCA）是治疗本病首选方法之一。

冠心病治疗的发展和现状

1. 传统治疗：冠心病传统治疗方法包括药物治疗、溶栓治疗、冠状动脉旁路移植术治疗等方法，至今仍在沿用。

2. 冠状动脉球囊成形术：1978 年世界首例成功，开创了冠状动脉介入治疗（PCI）的新时期。我国 1984 年成功地进行了首例冠状动脉球囊成形术。

3. 冠状动脉球囊支架成形术：我国于 1992 年起开展了冠脉球囊扩张、支架置入手术，2002 年起开始应用药物洗脱支架。2015 年我国 PTCA 治疗人数超过 45 万例，并继续以每年 30%～50% 速率增加。

PTCA 的概念

PTCA 是用心导管技术，经皮穿刺置入导丝、血管球囊支架导管等器械，对狭窄或闭塞的冠状动脉进行扩张和再通的技术，它是 PTA 球囊扩张术和支架置入术两种治疗技术的联合应用，具有创伤小、出血少、并发症少、恢复快等明显优势。由于该疗法疗效显著，目前在临床上被广泛运用。（图 16–21）

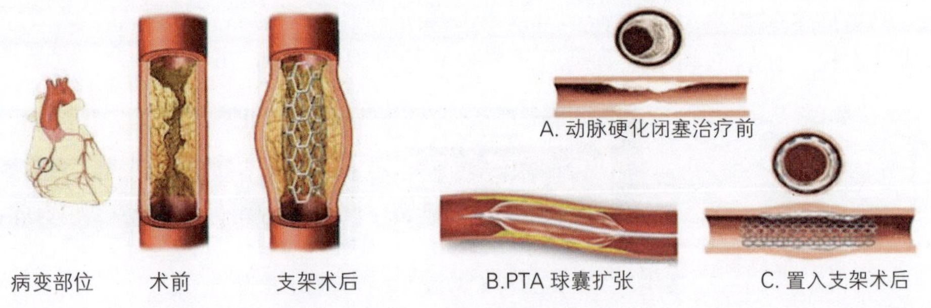

图 16–21　PTCA 示意图

PTCA 的适应证

心脏支架手术必须遵守严格的适应证，稳定型冠心病病人冠状动脉狭窄大于 70%，或者左主干动脉狭窄大于 50%，二者具备其一可以考虑植入心脏支架。如果病变部位和性质不适合支架治疗，心脏旁路移植术或是更好选择。目前国内存在一些滥用或扩大手术适应证的现象，应引起高度重视。

1. 急性心肌梗死：心肌梗死发生后 6 小时内应尽快进行 PTCA，快速开通已经闭塞的血管，其心功能恢复的效果比溶栓、药物治疗都要好（图 16–22）。

2. 不稳定型心绞痛：因有可能演变成急性心肌梗死，适宜放置心脏支架。

3. 稳定型心绞痛药物治疗不能控制症状。

4. 劳力性心绞痛：病人走路稍远一点，就出现胸痛、胸闷等不适症状；而静坐或休息一会儿，症状就会缓解。（图 16–23）

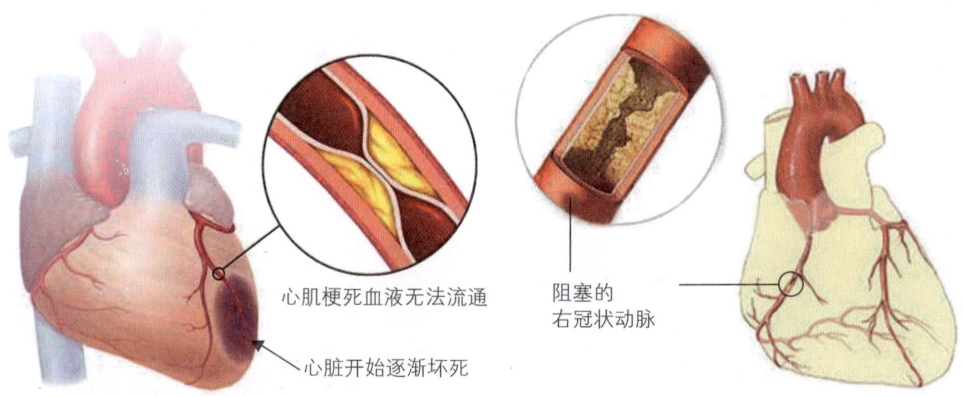

图 16–22　急性心肌梗死示意图

图 16–23　右冠状动脉狭窄

冠状动脉支架的种类

1. 传统支架：系单纯的金属网状管，使用的物料有不锈钢，镍钛合金或钴铬合金等。这类支架已渐少用。

2. 涂药支架：以药物抑制冠状动脉内斑块形成，对防止术后再狭窄有较好作用，目前国内主要使用的就是涂药支架。

3. 可吸收支架：支架放置在冠状动脉后，会缓慢降解吸收，目前尚处于研究、实验阶段。

PTCA 的治疗程序

PTCA 治疗程序包括冠心病临床诊断、冠状动脉造影、适应证判断、支架置入等环节。

（一）冠状动脉造影

先行血管造影了解冠状动脉狭窄的部位、程度及长度，以确定手术适应证及

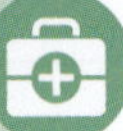

选择手术方式。

1．麻醉选择：一般只需穿刺部位局部麻醉，病人保持清醒。

2．穿刺血管选择：90% 以上的病人采取桡动脉穿刺，少数病人采用股动脉穿刺（图 16–24）。

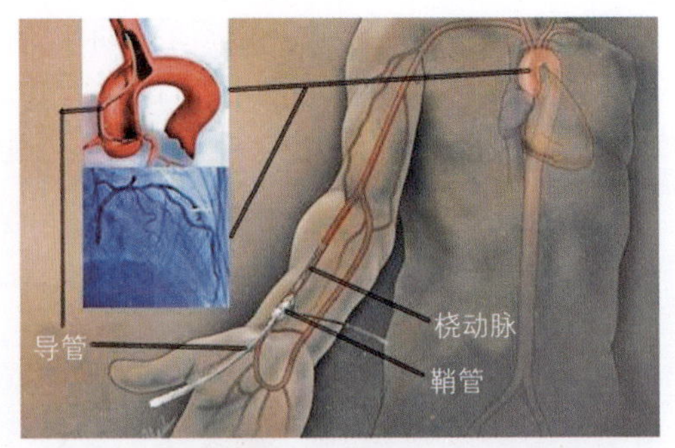

图 16–24　冠状动脉造影穿刺血管选择

3．插管造影：经桡动脉插入专用于冠状动脉造影的 Sones 导管，深达冠状动脉起始部位；用高压注射器以 10～15 mL/s 的速度注入造影剂，在显示屏上观察、摄片（图 16–25、图 16–26）。

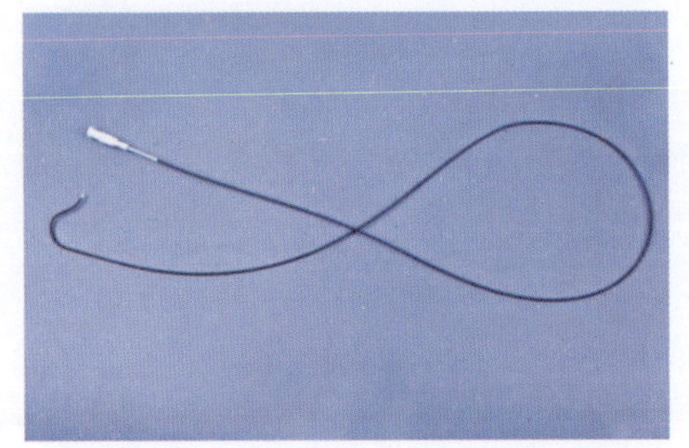

图 16–25　一次性冠状动脉造影导管

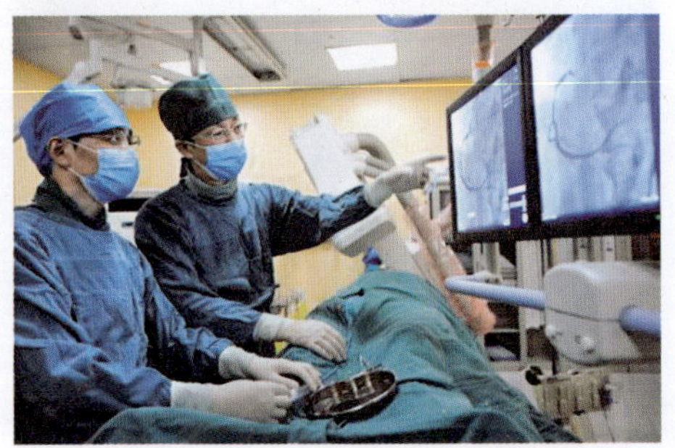

图 16–26　冠状动脉造影

（二）冠状动脉造影结果分析

1．正常冠状动脉造影图像：认识正常冠状动脉造影图像是分析冠状动脉狭窄病理图像的基础（图 16–27、图 16–28）。

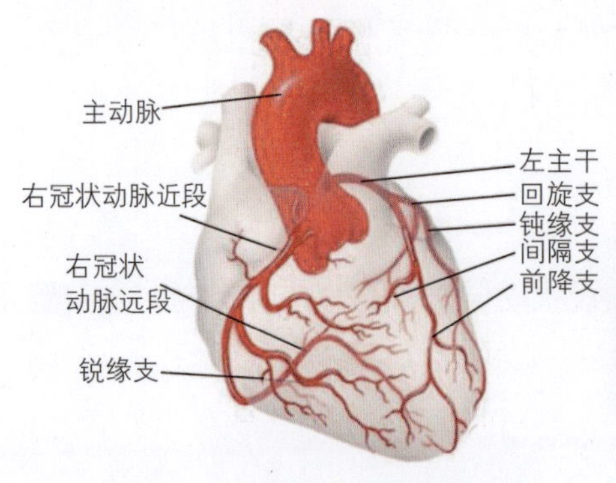

图 16–27　正常冠状动脉解剖示意图

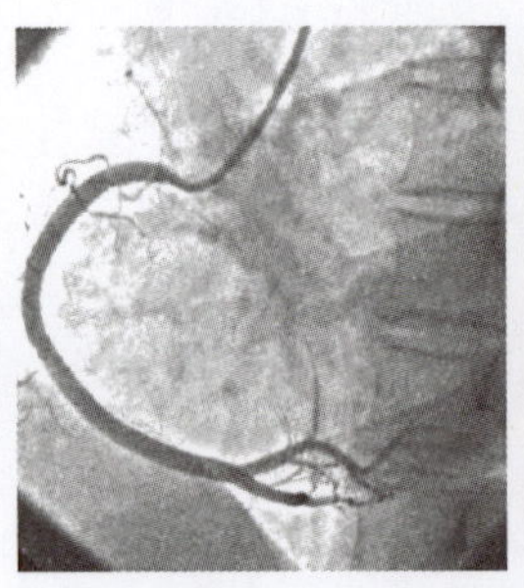

右冠状动脉

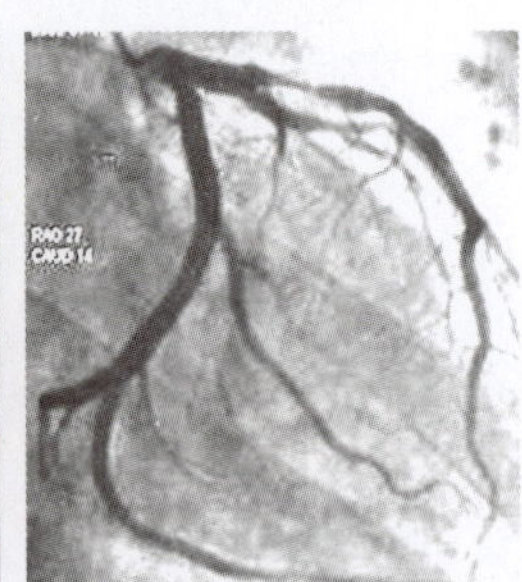

左冠状动脉

图 16–28　正常冠状动脉造影图像

2. 冠状动脉狭窄造影图像：识别冠状动脉狭窄造影图像，是进一步分析狭窄部位与程度的基础（图 16–29）。

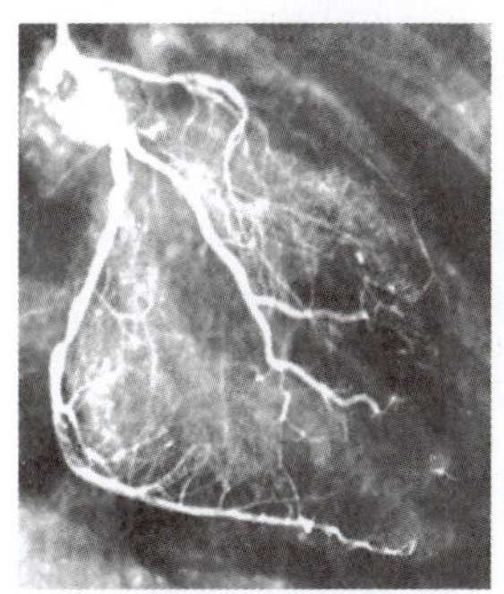
左、右冠状动脉阶段性狭窄

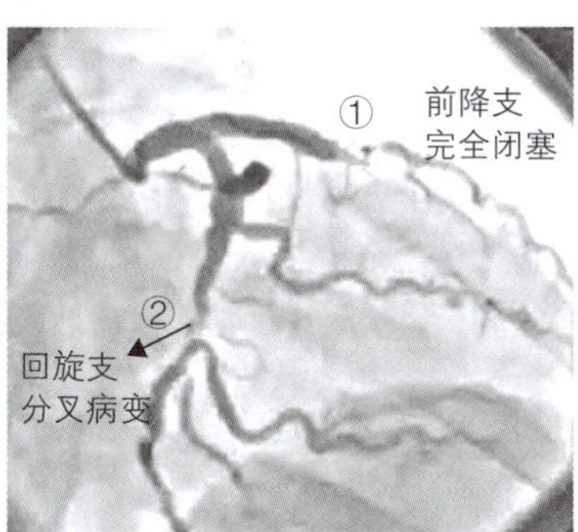

左冠状动脉狭窄

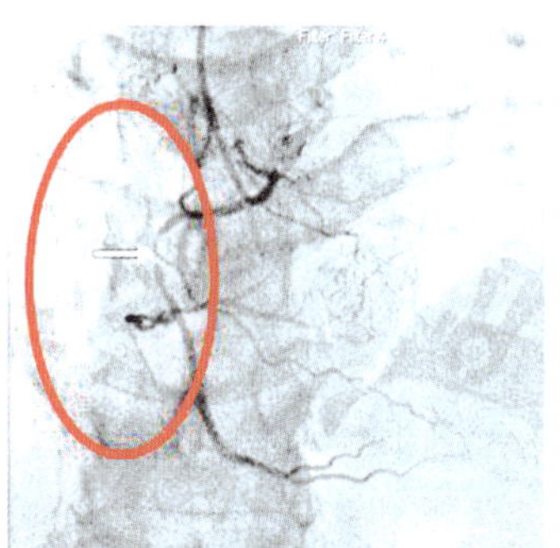
右冠状动脉狭窄

图 16–29 冠状动脉狭窄造影图像

3. 冠状动脉狭窄程度判断：冠状动脉狭窄程度按造影肉眼观察可分为 6 级，通常四级以上的狭窄应考虑行 PTCA 治疗（图 16–30）。

一级：冠状动脉正常，无冠状动脉狭窄。

二级：冠状动脉轻度狭窄，狭窄小于 30%。

三级：冠状动脉重度狭窄，狭窄介于 30%～50%。

四级：冠状动脉重度狭窄，狭窄介于 50%～90%。

五级：冠状动脉次全闭塞，狭窄程度大于 90%。

六级：冠状动脉完全闭塞，管腔完全闭塞，无血流通过。

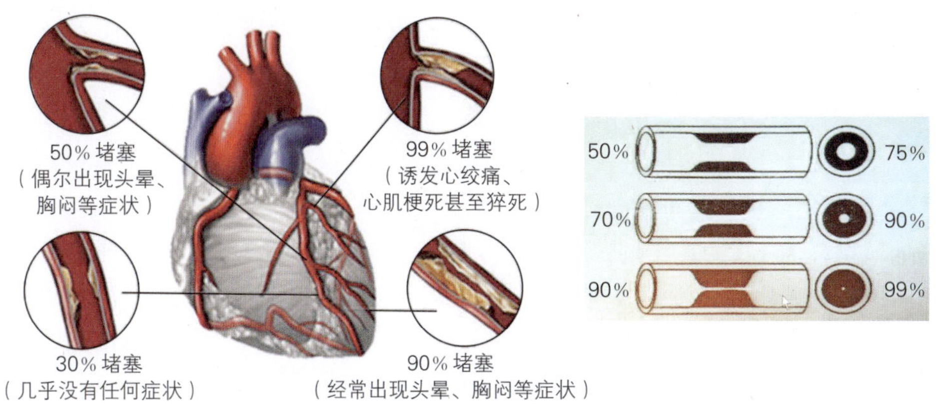

图 16–30 冠状动脉狭窄程度示意图

（三）术前判断

根据冠状动脉造影所显示的冠状动脉狭窄程度，结合病人具体情况，由临床医师作出是否需要进行 PTCA 治疗的判断。如果不需介入治疗，可拔管结束造影检查；如需要进行介入治疗，则继续按以下程序进行冠状动脉内支架置放。

（四）支架置放

PTCA 支架置放操作程序如下（图 16-31）。

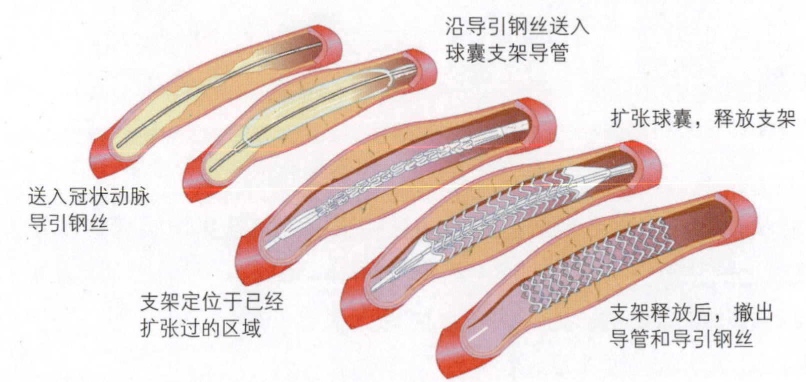

图 16-31　PTCA 支架置放操作程序示意图

1．插入超长导丝撤出造影导管。

2．用导丝试通过冠状动脉狭窄段，成功后将球囊支架导管跟进，通过困难时可换用超滑或较细的导丝和导管。

3．导管通过狭窄段后，先注入造影剂显示狭窄血管情况，然后注入肝素 6250 U。

4．将球囊支架导管沿导丝送入狭窄段。困难时可采用超硬导丝协助，或可先采用小球囊导管对狭窄段进行预扩张，再送入大球囊支架导管。（图 16-32A）

5．确定球囊支架准确位于狭窄段后，即可开始施行球囊扩张。用 5 mL 注射器抽取稀释为 1/3 的造影剂，注入球囊使其轻度膨胀；透视下可见狭窄段上球囊的压迹，如压迹正好位于球囊的有效扩张段可继续加压注射，直至血管畅通、压迹消失。一般每次扩张持续 15～30 s，可重复 2～3 次，此时支架已贴附于扩张后的血管内壁上。（图 16-32B）

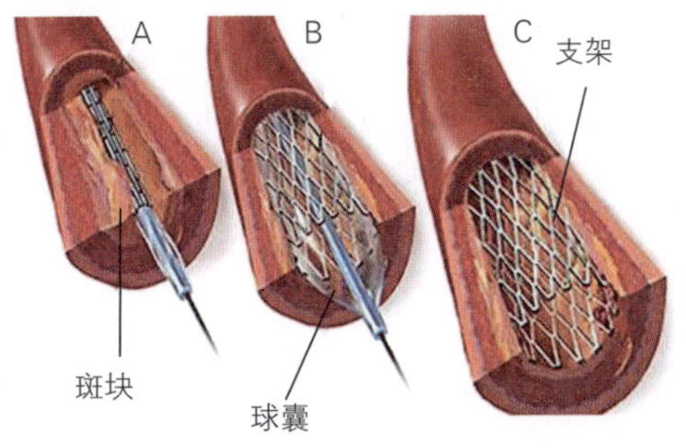

图 16–32　冠脉球囊支架导管的置入与撤出

6. 撤出球囊导管，支架留置于血管腔内。撤出球囊导管时，应用 20 mL 注射器将其抽瘪，以利于通过导管鞘。（图 16–32C）

7. 术后处理：术后严密观察病人生命体征及穿刺部位情况，以防出血等并发症的发生。对病变血管的随访观察可采用超声多普勒检查。继续抗凝治疗采用口服药物。

PTCA 的疗效

PTCA 后，狭窄率从成形术前的 73% ± 15% 下降到 16% ± 12%，症状减轻或消失者达 92%。

冠状动脉其他介入治疗技术

除 PTCA 技术外，还有激光冠状动脉成形术、超声血管成形术、冠状动脉斑块旋磨技术等，但与 PTCA 技术相比较并无明显优势，故临床较少应用（图 16–33）。

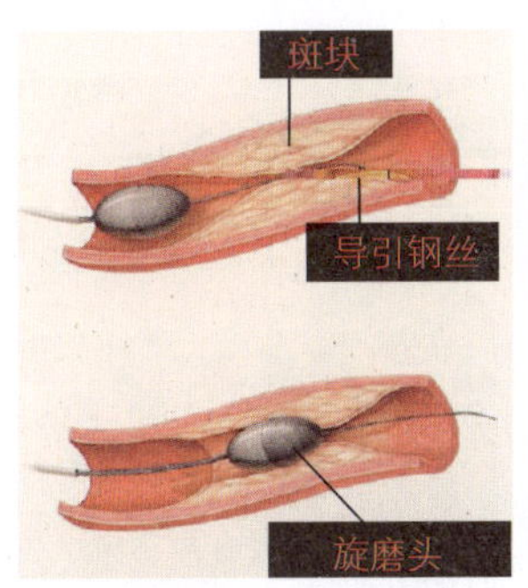

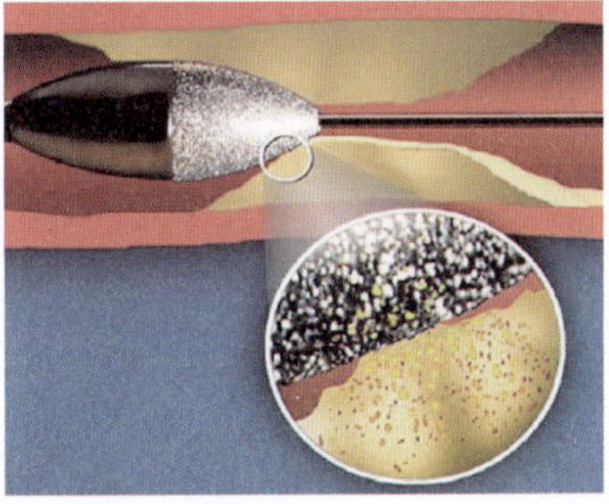
图 16–33　冠状动脉斑块旋磨技术

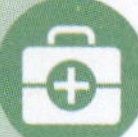

§16.2.4 经导管血管栓塞术

经导管血管栓塞术是指经导管向靶血管内注入栓塞剂，使靶血管闭塞，而达到治疗目的的技术。

经导管血管栓塞术的适应证

（一）止血

脏器外伤性出血、肿瘤出血、溃疡病大出血和食管静脉曲张出血等，均可利用栓塞相应血管达到止血目的。

（二）治疗血管性疾病

经导管血管栓塞术可治疗的血管性疾病，包括动静脉畸形、动静脉瘘和动脉瘤，尤其对中枢神经系统的血管性病变治疗价值更大（图 16-34、图 16-35）。

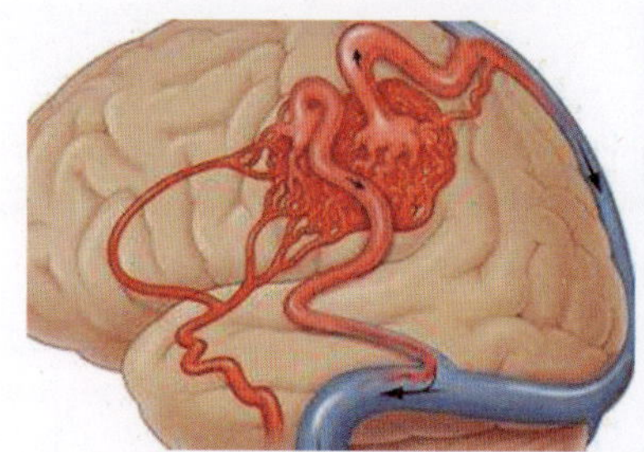

图 16-34 脑血管畸形

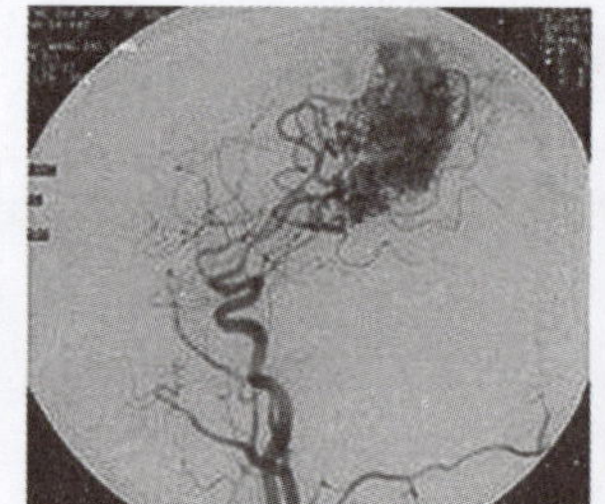

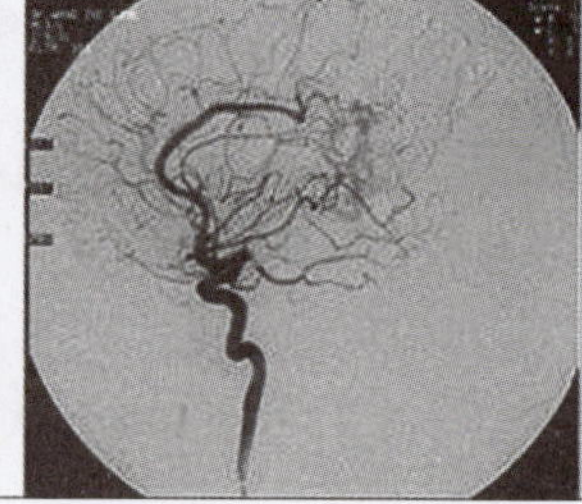

图 16-35 脑血管畸形非黏附性充填剂（Onyx）治疗前后

（三）治疗肿瘤

1．术前辅助性栓塞：适用于富血管肿瘤，有利于减少术中出血和术中转移。

2．姑息性栓塞治疗：适用于不能手术切除的恶性富血管肿瘤，可改善病人生存质量及延长病人生存期（图 16-36）。

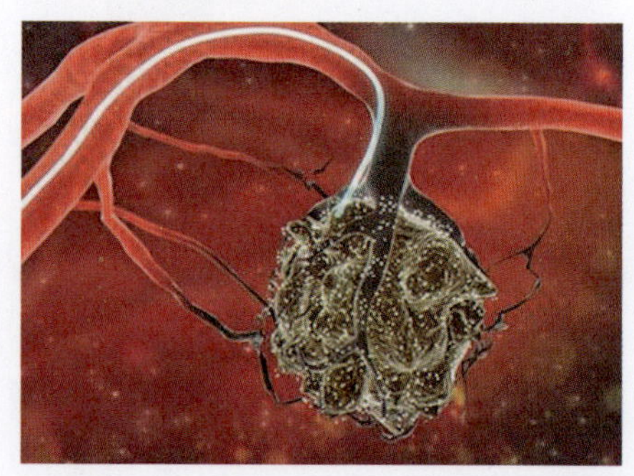

图 16-36 血管介入药物灌注治疗肿瘤

经导管血管栓塞术的并发症

1. 栓塞后综合征：指器官动脉栓塞后，因组织缺血坏死引起的恶心、呕吐、疼痛、发热、麻痹性肠梗阻等症状。一般予以对症处理。

2. 其他栓塞并发症：包括误栓、血管损伤、感染及器官功能受损等。

§16.3 非血管介入技术

非血管介入技术主要是用穿刺针、导丝、引流管及内涵管、支架等介入器材，对血管系统以外的疾病进行诊断和治疗的技术。非血管介入技术主要包括管腔狭窄扩张成形术、经皮穿刺引流与抽吸术、结石的介入治疗、经皮椎间盘突出切吸术和经皮针刺活检等。

非血管介入技术的基本器材

（一）非血管穿刺针

非血管介入治疗所应用的穿刺针与血管介入治疗有所不同，一般穿刺的目的是为实施进一步治疗而建立通路，如行引流管或支架的置入及骨水泥的注入等（图 16–37）。

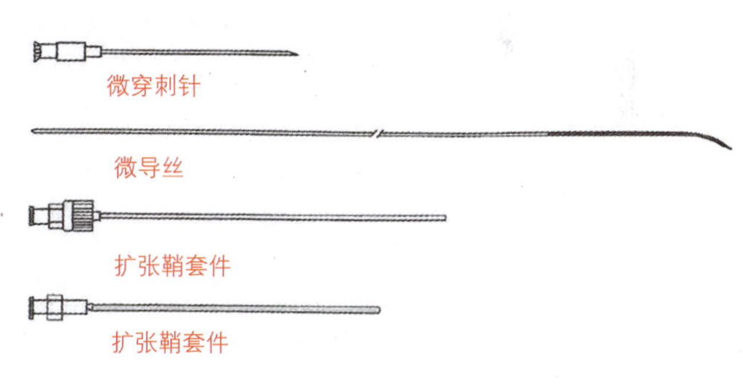

图 16–37　非血管介入穿刺针

（二）引流管

引流管主要用于某些非血管管腔阻塞后淤积体液的引出，如胆管、输尿管梗阻等，或病理性腔隙如脓肿、囊肿的引流治疗（图 16–38）。

（三）球囊导管

球囊导管用于扩张治疗非血管性空腔器官如消化道、泌尿道的狭窄。其应用的基本原理同血管狭窄的球囊扩张治疗。

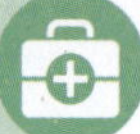

（四）非血管支架

目前非血管介入治疗中使用的内支架多为自膨式金属支架，具有良好的柔顺性、超弹性、耐磨、耐腐蚀等特点，利于推送到位。支架置入的部位包括胆道、食管、胃肠道、气管与支气管、输尿管以及鼻泪管等。（图 16–39、图 16–40）

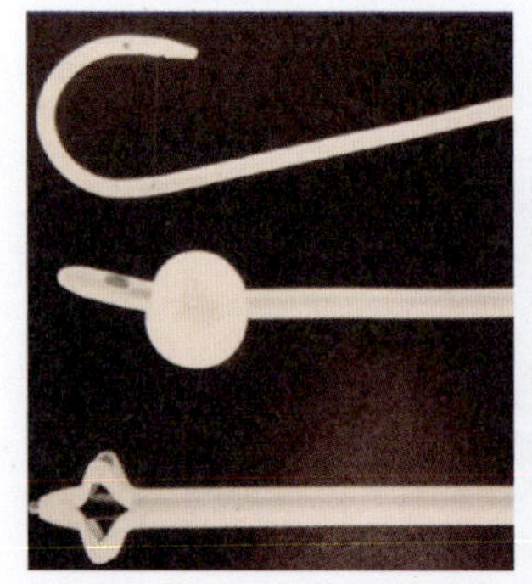

图 16–38　各型介入引流管

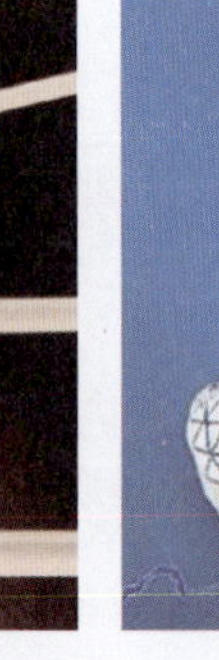

图 16–39　食管自膨式金属支架

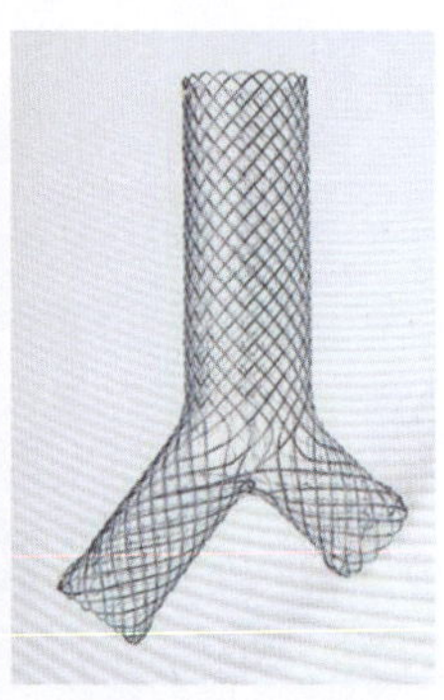

图 16–40　支气管支架

（五）活检针

目前常用的活检针可分为细胞抽吸针、组织切割针和环钻针等类型，并有全自动或半自动活检枪、一次性活检针、不同脏器的专用活检针等多种产品供选用（图 16–41、图 16–42）。

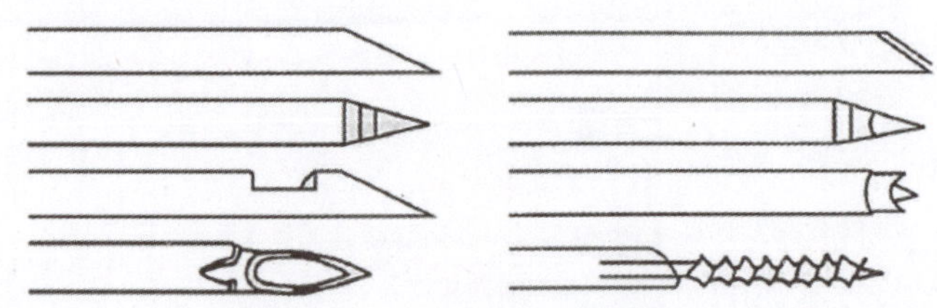

图 16–41　各种不同用途的活检针

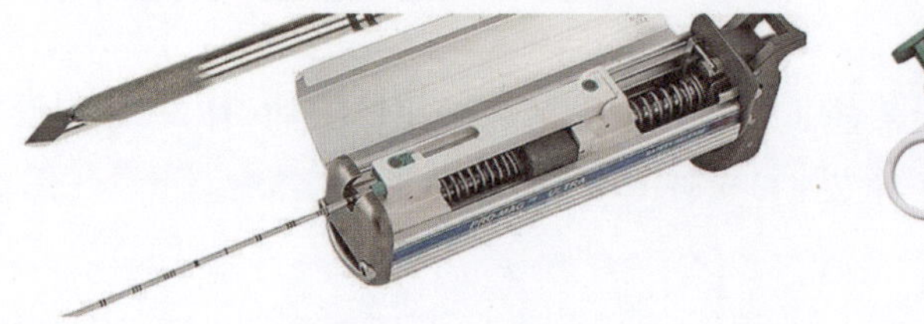

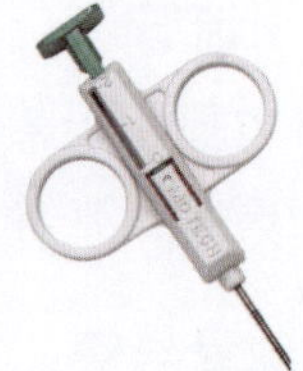

图 16–42　全自动和半自动活检枪

（六）肿瘤射频消融设备

肿瘤射频消融设备主要由射频电极针、射频电磁波发生器等器件构成。射频电极针穿刺至肿瘤部位后，发射的射频电磁波可使针尖周围3～5 cm范围内的组织发生高频振荡，产生80 ℃以上的高温，从而使肿瘤发生凝固性坏死。（图16–43）

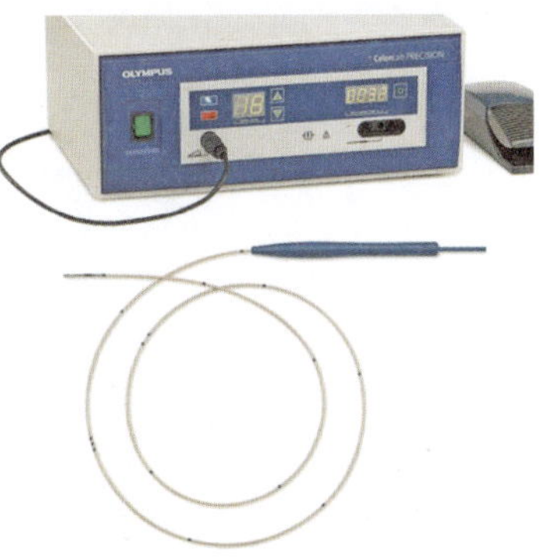

图 16–43　射频发生器与电极针

非血管介入技术的方法

非血管介入技术包括经皮穿刺活检术、非血管性腔道的成形术（包括泌尿道、消化道、呼吸道、胆道等狭窄的扩张和支架）、实体瘤局部灭能术（经皮穿刺瘤内注药术、射频消融术）、囊肿及脓肿引流术、造瘘术（胃、膀胱等）、胆道结石和肾结石微创取石术、骨转移或椎体压缩骨折的椎体成形术、神经丛阻滞术治疗慢性疼痛等。

（一）管腔狭窄扩张成形术

胃肠道、胆道、气管、支气管、前列腺等器官由于肿瘤、炎症、外伤或手术后发生的狭窄，可用球囊扩张术和（或）放置支架的方法治疗（图16–44～图16–47）。

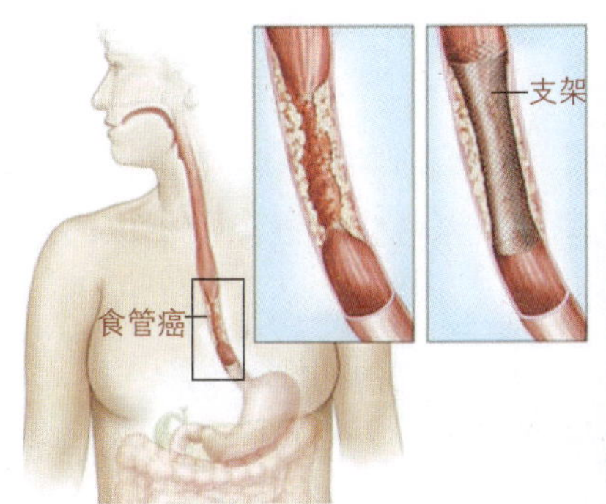

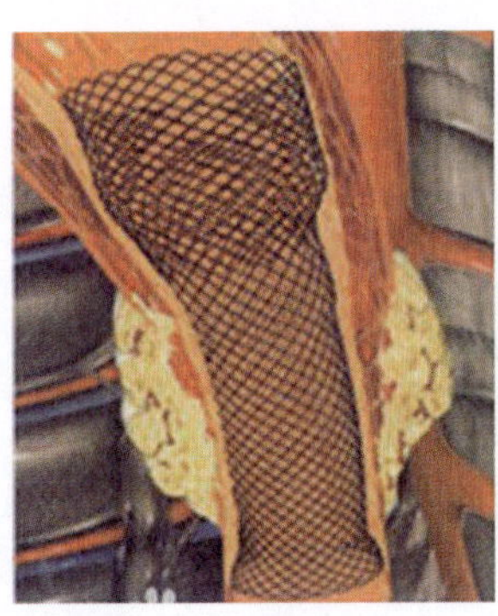

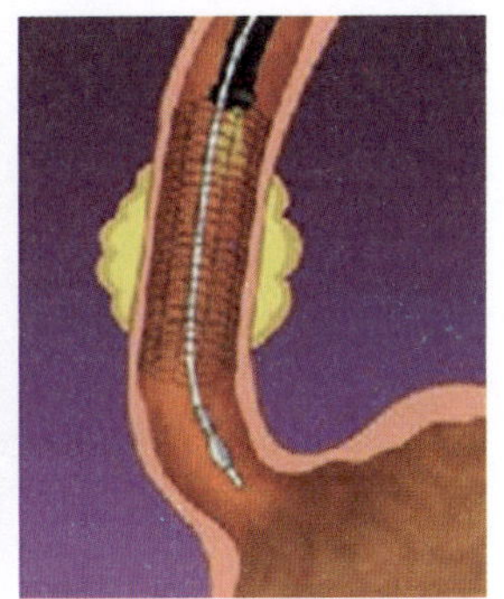

图 16–44　食管狭窄支架植入（食管癌）

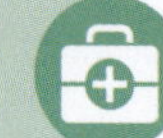

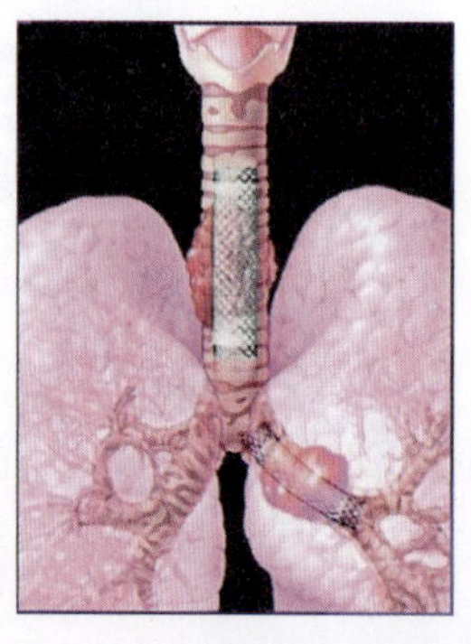

图 16-45　气管支气管狭窄支架植入

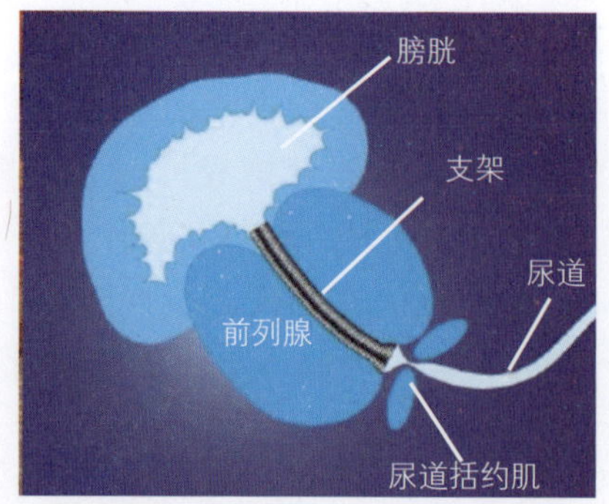

图 16-46　前列腺支架植入

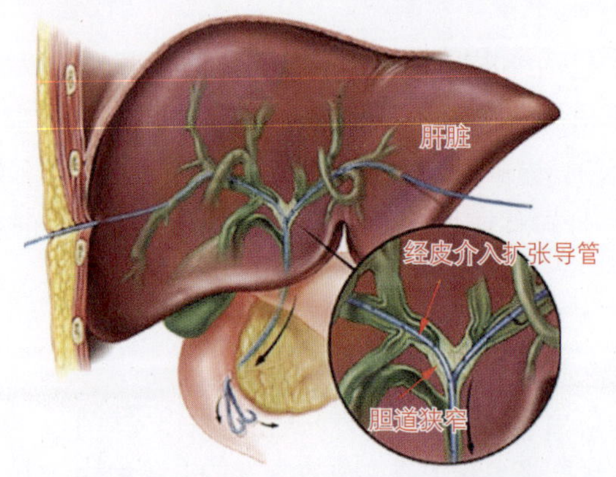

图 16-47　经皮介入治疗胆道梗阻

（二）经皮穿刺引流与抽吸术

经皮穿刺引流与抽吸术在脓肿、囊肿、血肿、积液的治疗中得到广泛应用，取得侵袭小、见效快的治疗效果；对于胆道和泌尿道梗阻性疾病的治疗，取得很好的疗效（图 16-48）。

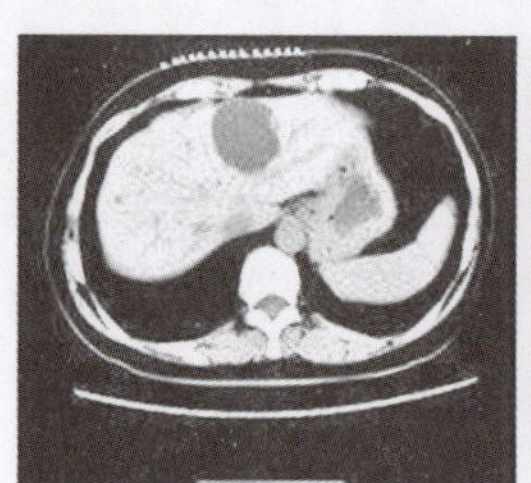

肝脏 CT 显示囊肿

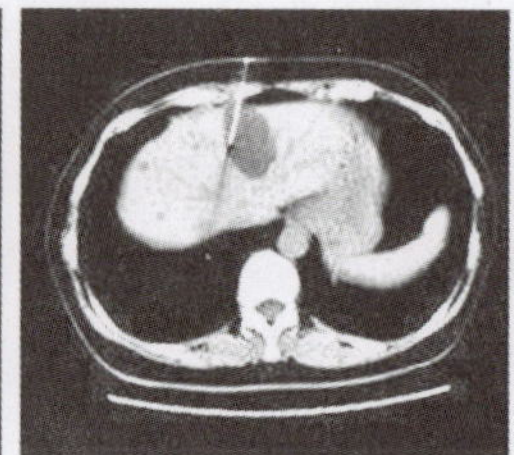

手术治疗中穿刺针进入囊肿内

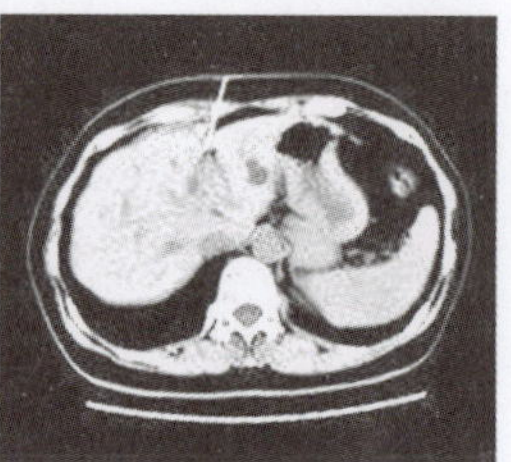

抽吸治疗后囊肿消失

图 16-48　介入引导穿刺治疗肝囊肿

（三）结石的介入处理

胆道和泌尿系统结石是临床常见病、多发病，以往多以外科手术为主要治疗手段，并发症较多、侵袭大、易复发是其缺点。介入治疗通过穿刺建立通道后，可以使用内镜或其他介入器材进行直接取石或粉碎取石或将结石溶解剂直接注入结石局部进行溶石治疗。介入治疗方法简单，侵袭小，但是处理多发结石时操作耗时较长，也不易取净。（图 16–49）

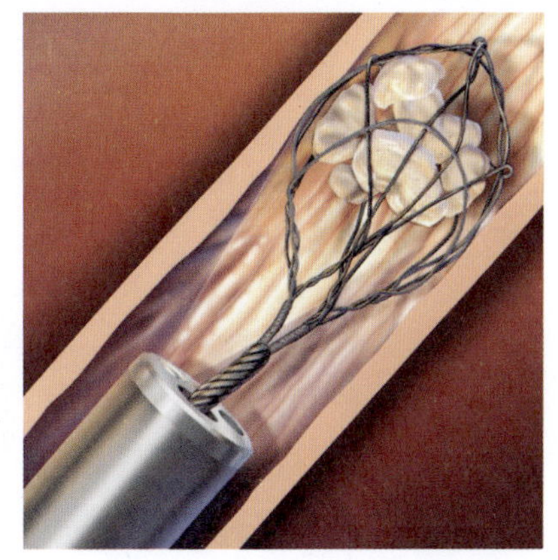

图 16–49　介入取石示意图

（四）经皮针刺活检

经皮针刺活检是有价值的诊断方法，已应用于身体各部位、各器官病变。经皮针刺活检有 3 种方式，即细针抽吸活检、切割式活检与环钻式活检。3 种活检所用活检针不同，适于不同部位病变的活检需要。临床常用 CT、超声引导各种穿刺活检术，包括颈部淋巴结、胸壁、乳腺肿瘤、肺部、纵隔、肝脏、胰腺、肾、骨骼及软组织穿刺活检术。（图 16–50、图 16–51）

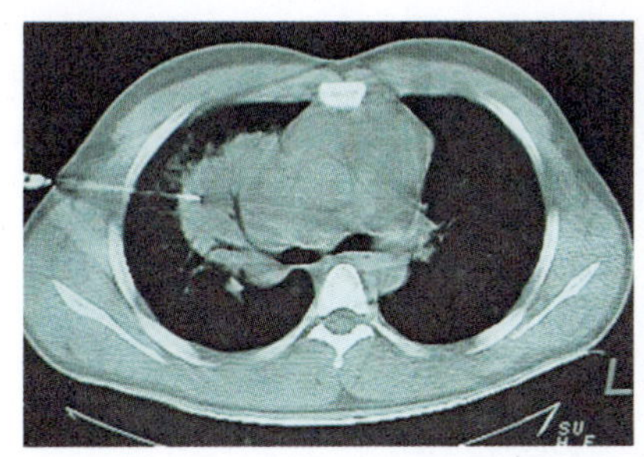

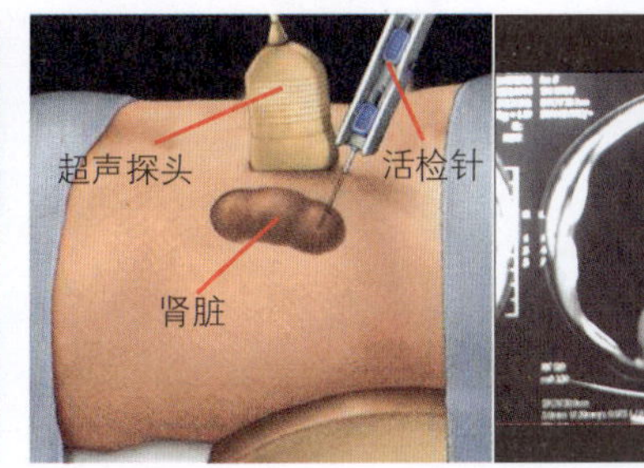

图 16–50　超声引导下经皮肾活检

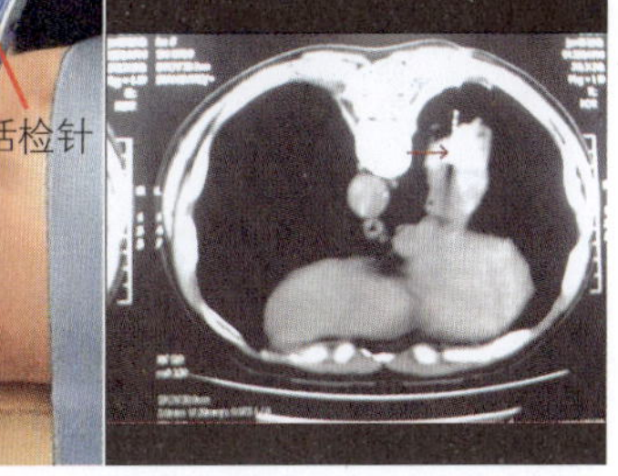

图 16–51　CT 引导下肺活检

（五）经皮射频消融术

1．治疗肿瘤：经皮肿瘤消融术是在影像设备的引导下，采用经皮穿刺的方式，对肿瘤进行射频灭活，以达到治疗肿瘤目的的介入治疗技术。目前，小肝癌进行射频消融治疗的中远期生存率与根治性外科切除没有差异。由于经皮消融术的创伤小，适用证范围广，因而具有良好的发展前景。（图 16–52）

针头
关闭
打开
射频消融针

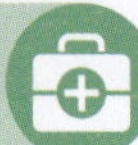

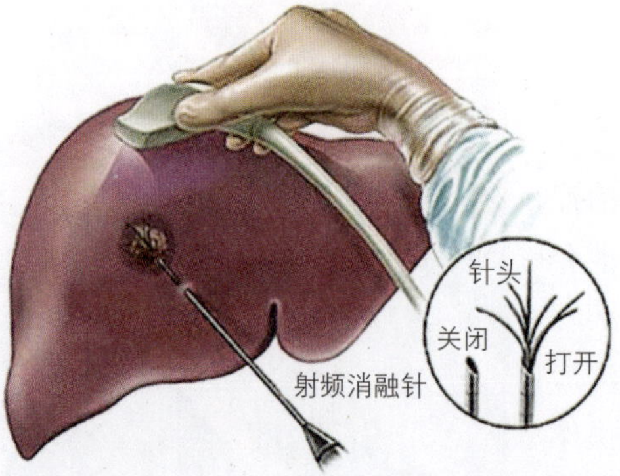

超声引导经皮穿刺射频消融刀

射频消融刀

在超声或 CT 引导下将消融针置于肝脏肿瘤部位
通过连接到射频消融仪上，消融针开始工作，破坏肿瘤
一旦治疗完成，应立即撤出消融针

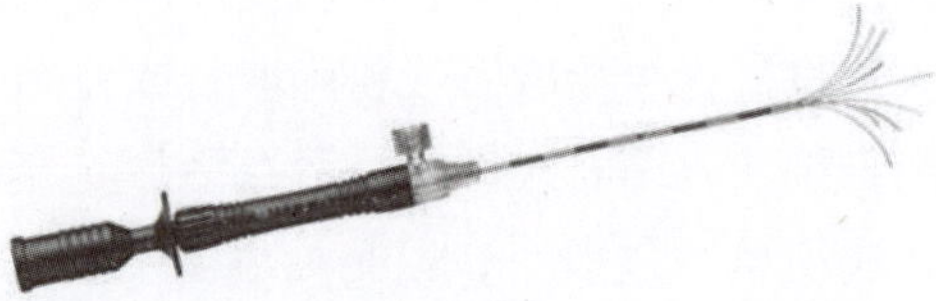

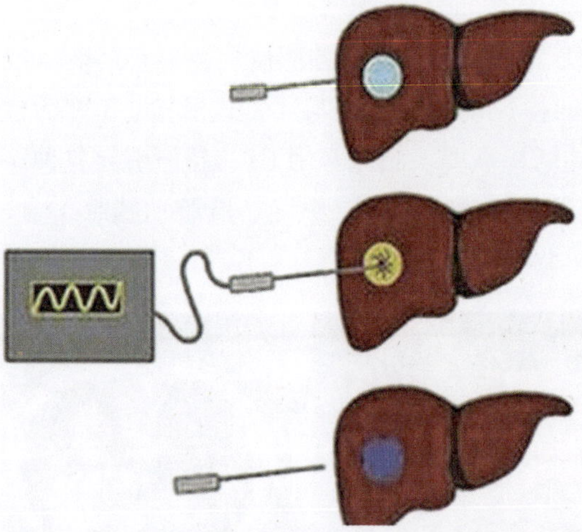

射频消融治疗过程

图 16-52　超声引导下经皮射频消融治疗小肝癌

2. 治疗房颤：近期已开始应用窦房结消融术治疗房颤，取得较好疗效。

（六）放射性粒子植入

放射粒子是指将放射性核素包裹在金属包壳内制成的细小棒状物体，通过细针插植途径将一定数量的放射粒子按照一定的空间排布方式种植在肿瘤组织内，其发出的低能 γ 射线对肿瘤细胞长时间持续照射，从而灭活肿瘤（图 16-53、图 16-54）。

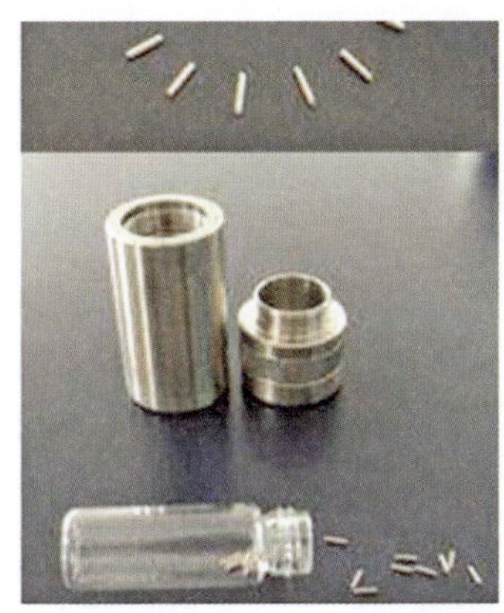
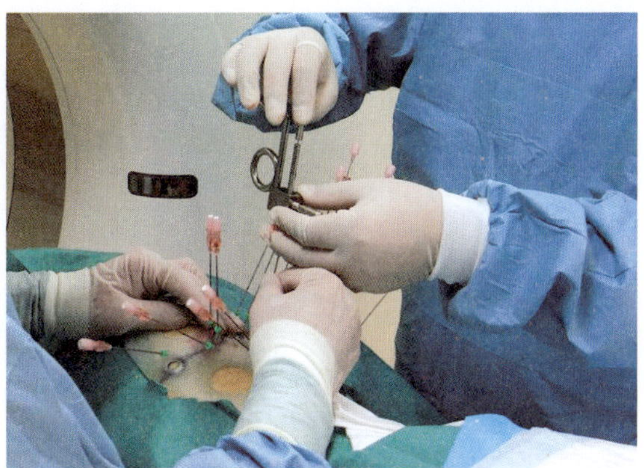

图 16-53 CT 引导下放射粒子植入术

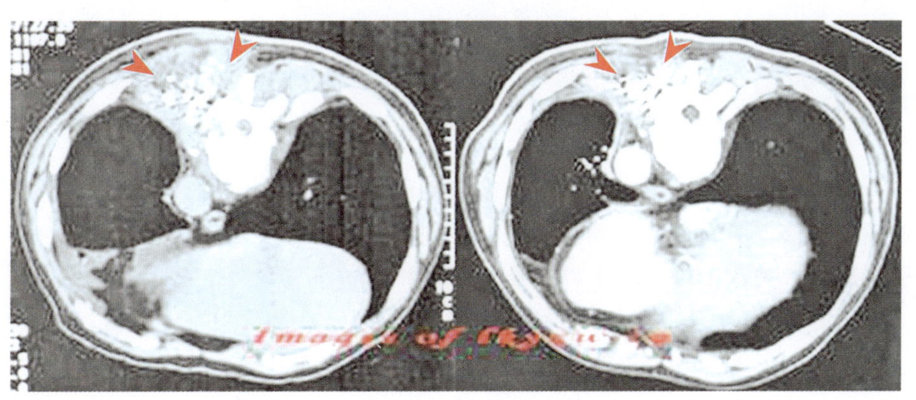

粒子植入当天　　粒子植入后 1 个月肿瘤变小

图 16-54 软骨肉瘤粒子植入 CT 扫描图

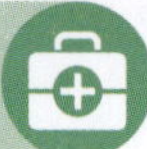

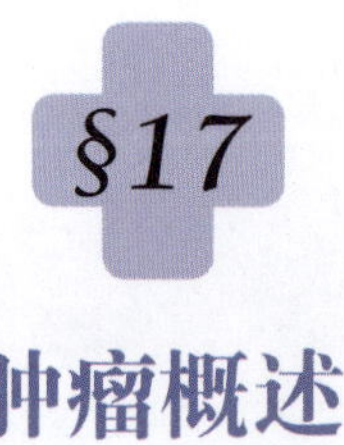

§17 肿瘤概述

肿瘤包括良性肿瘤和恶性肿瘤。恶性肿瘤对人类危害巨大，是本章介绍的重点内容。“肿瘤”一词的使用比较混乱，一般指的是恶性肿瘤。各种肿瘤的科学命名方法请参阅本章“肿瘤命名”部分的介绍。

►► 恶性肿瘤的定义 ◄◄

肿瘤是机体正常组织细胞在致癌因素和促癌因素的刺激作用下，发生基因突变导致过度增生或异常分化而形成的机体新生物，它丧失了正常组织细胞所具有的生长方式，表现出生长自主性、局部浸润性和远处转移性的特点。从分子水平看，肿瘤表现为核酸与蛋白质代谢的异常；从细胞水平看，肿瘤是一种生长失控、分化异常的细胞增殖病。

►► 恶性肿瘤的发病现状 ◄◄

1．世界现状：全球 60 多亿人口中，有 3700 多万人患有恶性肿瘤，每年有 700 万病人死亡，每年新增病例约 800 万人。

2．中国现状：中国 2015 年恶性肿瘤新发病数为 429 万多例，2015 年因恶性肿瘤死亡人数为 280 余万。近 20 年来，中国每 4 个死亡者中就有一个死于恶性肿瘤，居死亡原因之首，而且发病率有逐渐增高的趋势。我国发病率居前的恶性肿瘤为肺癌、胃癌、结直肠癌、肝癌、乳腺癌等。（图 17–1～图 17–4）

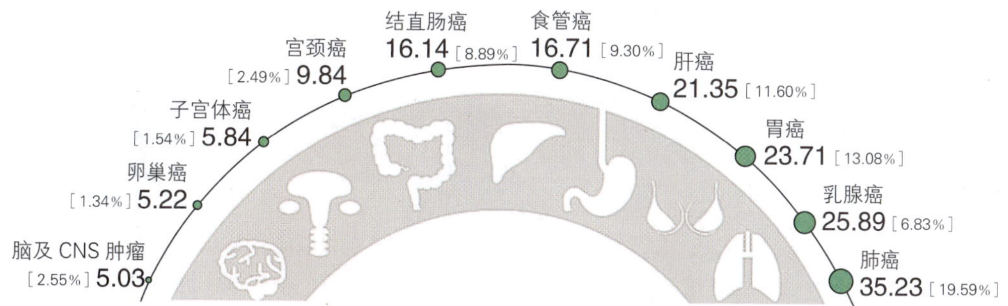

图 17-1　我国恶性肿瘤发病率（1/10 万）及构成

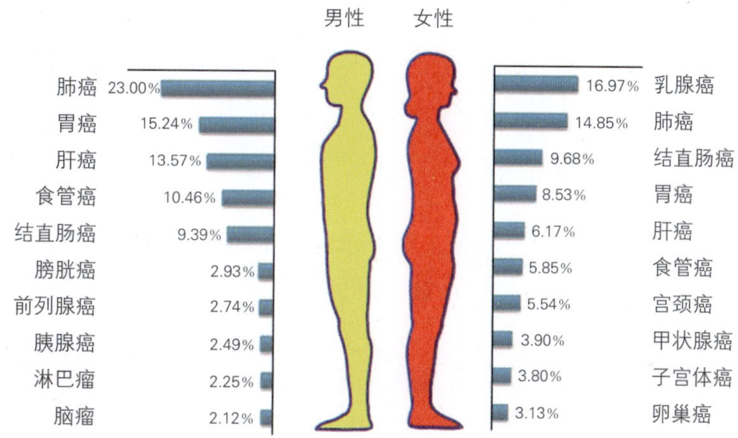

图 17-2　中国人前 10 位高发恶性肿瘤

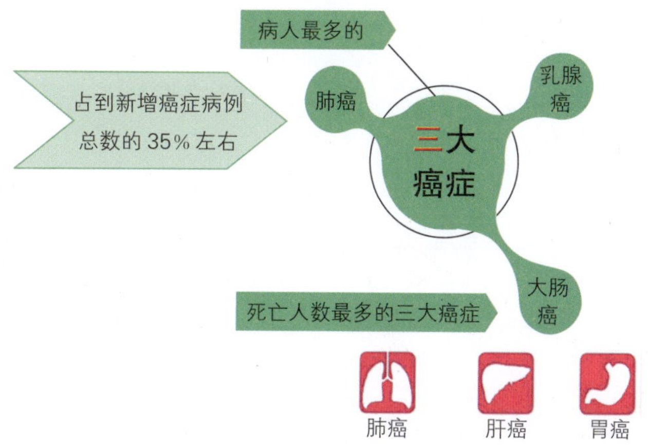

图 17-3　我国发病率和致死率最高的肿瘤

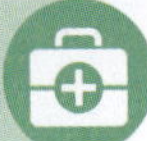

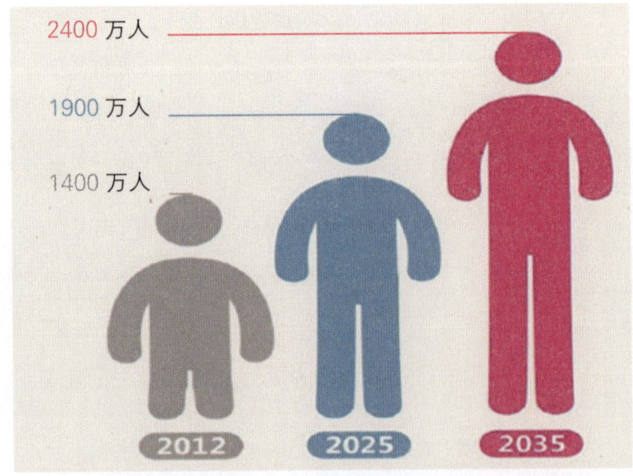

图 17-4　我国恶性肿瘤病人数量预测

恶性肿瘤的发病机制

恶性肿瘤的发病机制十分复杂，至今未能完全阐明。随着分子生物学和肿瘤免疫学的迅速发展，“基因学说”渐被广泛重视。20 世纪 70 年代以后，科学家先后发现处于非激活状态的致癌基因（原癌基因）和原癌基因被激活后形成的细胞癌基因，并发现原癌基因的激活与基因突变和多种其他因素（物理、化学、生物等致癌因素）有关，同时与机体的免疫机制失衡关系密切。（图 17-5～图 17-7）

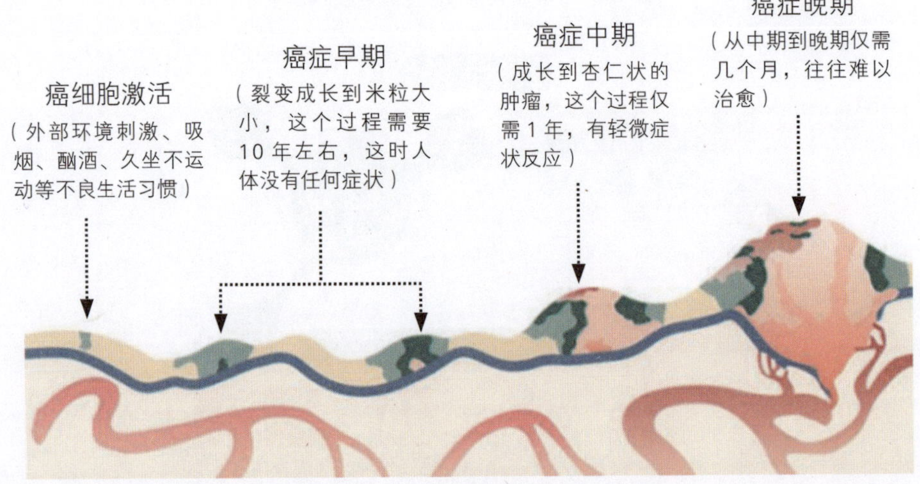

图 17-5　恶性肿瘤发生发展机制示意图

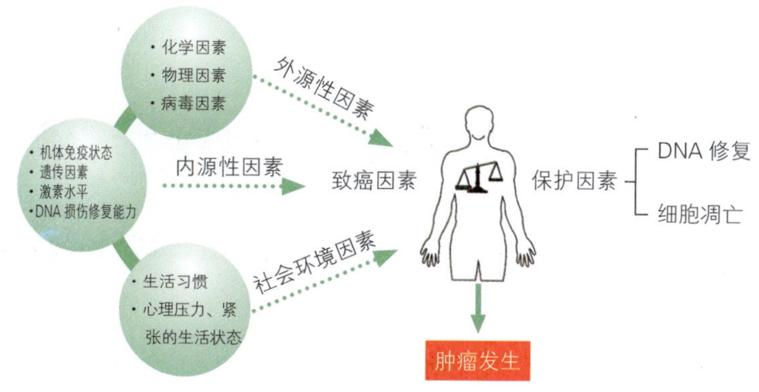

图 17-6　影响恶性肿瘤发生的相关因素

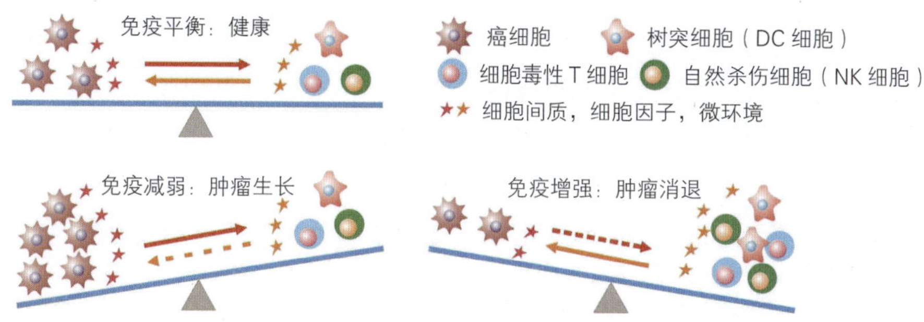

图 17-7　免疫状态对恶性肿瘤的影响示意图

恶性肿瘤的发病相关因素

大量研究证明，恶性肿瘤的发病与机体内外多种因素有关，但这些因素导致恶性肿瘤发病的具体机制仍待深入研究（图 17-8）。

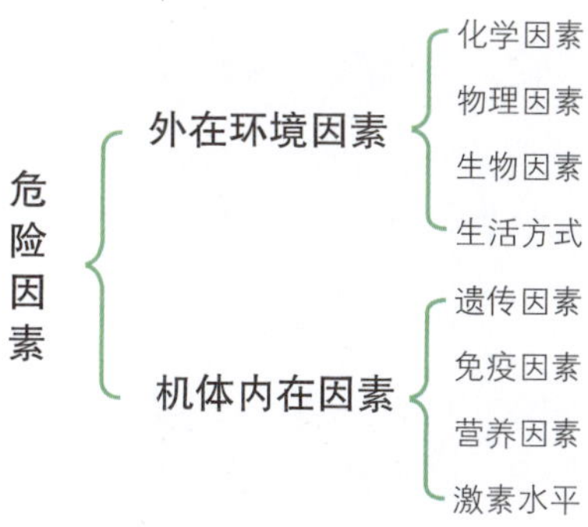

图 17-8　恶性肿瘤发病的危险因素

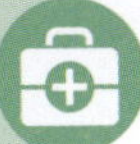

（一）外在环境因素

1．环境因素：环境污染与恶性肿瘤的发病密切相关，空气、水和土地的污染是造成地区性恶性肿瘤高发的重要因素。据媒体报道，我国现有数以百计的恶性肿瘤高发村落，均与环境污染，特别是重金属污染密切相关。（图 17-9）

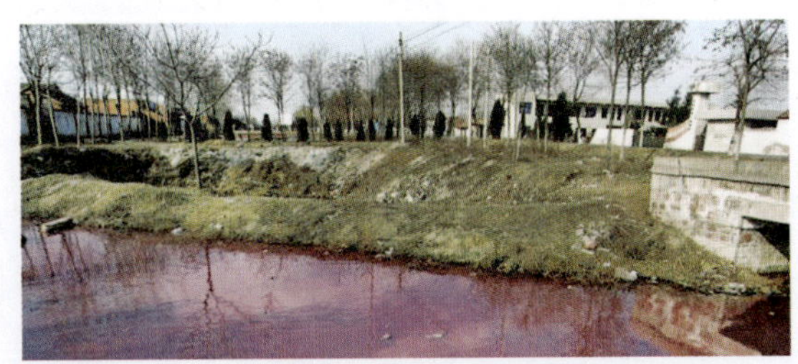

图 17-9　癌症村的水污染与乳腺癌的关系

2．职业因素：世界卫生组织（WHO）认定制鞋修鞋、打扫烟囱、制作家具、勘探、生产铝和橡胶等从业人员，其恶性肿瘤发病风险增高。

3．饮食与生活习惯因素：WHO 将致癌物质分为四大类共 400 余种，其中一类致癌物质 120 种，是对人体有明确致癌性的物质。WHO 认定烟草、酒精饮料、室内煤气、含砷的饮用水与恶性肿瘤发病密切相关，还认为香肠、培根、熏肉、汉堡包等加工肉制品及重金属均存在一定的致癌风险。

4．病毒感染：如 EB 病毒与鼻咽癌发病密切相关，冠状病毒等也参与了鼻咽癌的发生发展过程。

（二）机体内在因素

1．遗传因素：1990 年后，研究者发现了两种直接与遗传性乳腺癌有关的基因，命名为乳腺癌 1 号和乳腺癌 2 号（BRCA1/2）。

实际上，BRCA1/2 是两种具有抑制恶性肿瘤发生的抑癌基因，拥有这个基因突变的家族倾向于具有高乳腺癌发生率，同时还会增加其他一些恶性肿瘤的发病风险。（图 17-10、图 17-11）

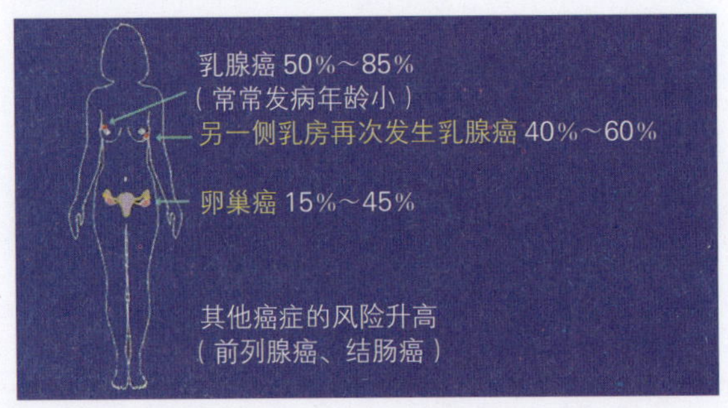

图 17-10　BRCA1/2 基因携带者发病风险

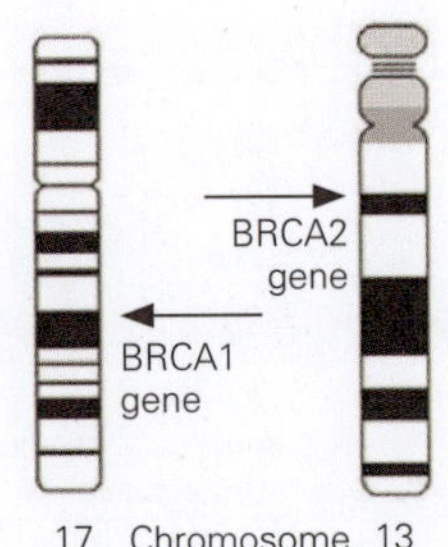

图 17-11　BRCA1/2 基因

2. 年龄、免疫状况等因素：年龄越大、免疫水平越低，肿瘤的发病率越高（图 17–12、图 17–13）。

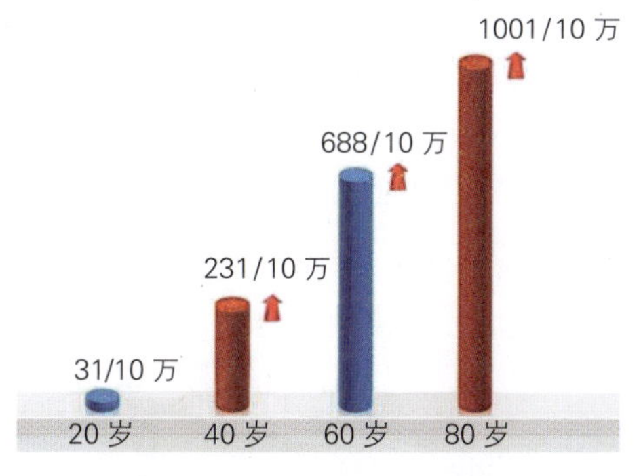

图 17–12　恶性肿瘤各年龄段发病率

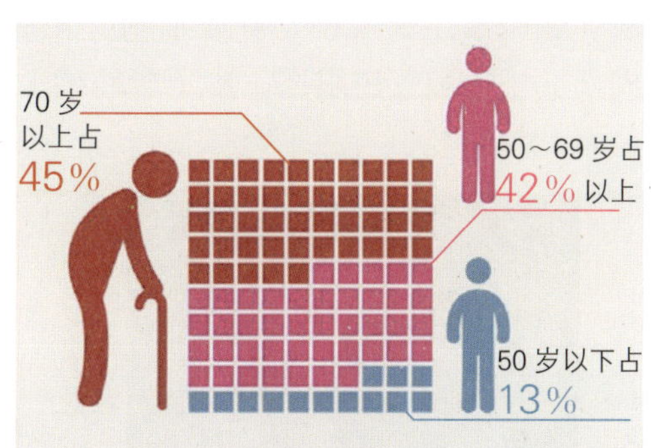

图 17–13　恶性肿瘤年龄分布状态

3. 其他因素：如艾滋病病人免疫功能低下，肿瘤高发；某些肿瘤的发生依赖于一定的激素环境，否则难以继续生长，这类肿瘤称为激素依赖性肿瘤，如乳腺癌、前列腺癌等。

肿瘤的分类

通常将肿瘤分为良性肿瘤与恶性肿瘤两大类。这样的分类方法对区分肿瘤性质的、选择治疗方法和判断肿瘤预后均有重要的临床意义。（表 17–1）

表 17–1　良、恶性肿瘤比较表

项　目	良性肿瘤	恶性肿瘤
生长速度	缓慢	较快
生长方式	膨胀性生长	浸润性生长
转移与复发	不转移，摘除后不复发	常有转移，摘除后常复发
继发改变	很少发生坏死、出血	常发生坏死、出血
癌细胞形态	分化良好，与原发组织的形态相似	分化不好，异形性明显，与原发组织的形态差异大
核分裂像	无可稀少，不见病理性核分裂像	多见，并见病理性核分裂像
对机体的影响	小，主要为局部压迫和阻塞作用	较大，除压迫、阻塞外，可出血、感染、恶病质、死亡

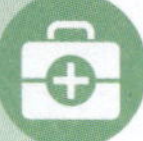

（一）良性肿瘤

良性肿瘤是指无浸润和转移能力的肿瘤。良性肿瘤常具有包膜完整、边界清楚、膨胀性生长缓慢、肿瘤细胞分化成熟等特点，对机体危害较小，主要是造成局部压迫和管道阻塞。皮下脂肪瘤、肾囊肿、子宫肌瘤等均属良性肿瘤。（图17-14）

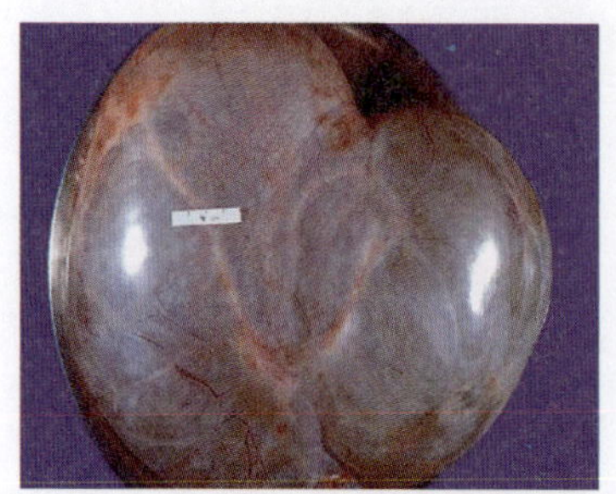

包膜完整的良性肿瘤

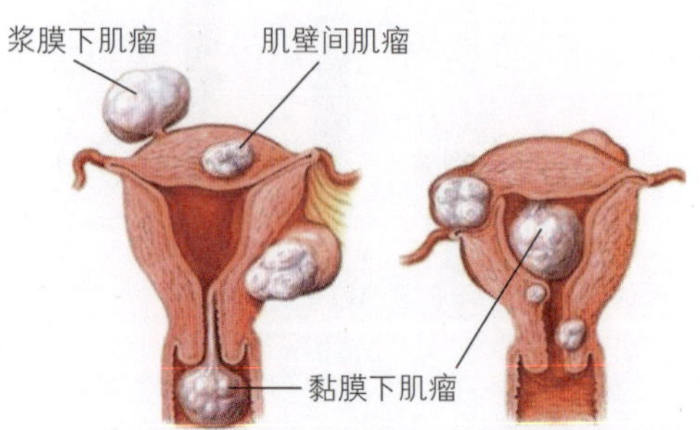

子宫肌瘤

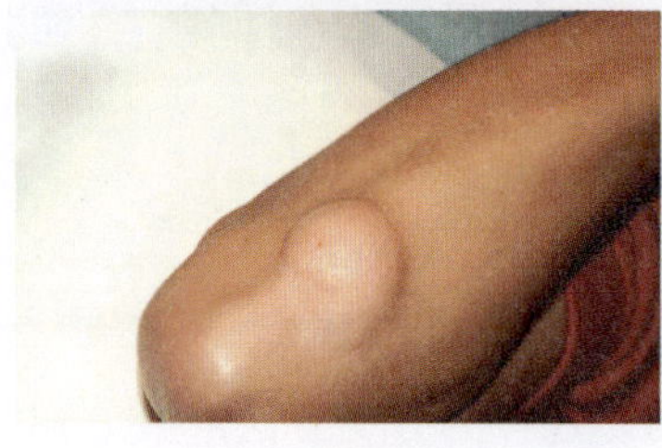

脂肪瘤

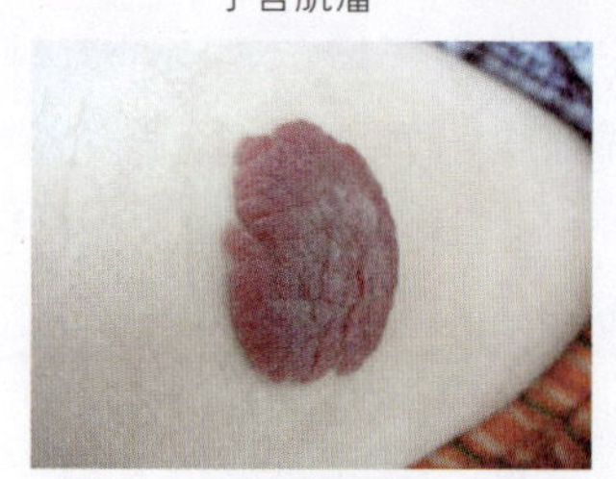

毛细血管瘤

图 17-14　良性肿瘤

（二）恶性肿瘤

恶性肿瘤具有细胞分化和增殖异常、生长失去控制、浸润性和转移性等生物学特征，如肺癌、胃癌、宫颈癌、肝癌、皮肤癌等（图 17-15）。恶性肿瘤按其发展历程可分为癌前病变、交界性肿瘤、原位癌、浸润癌和转移癌。

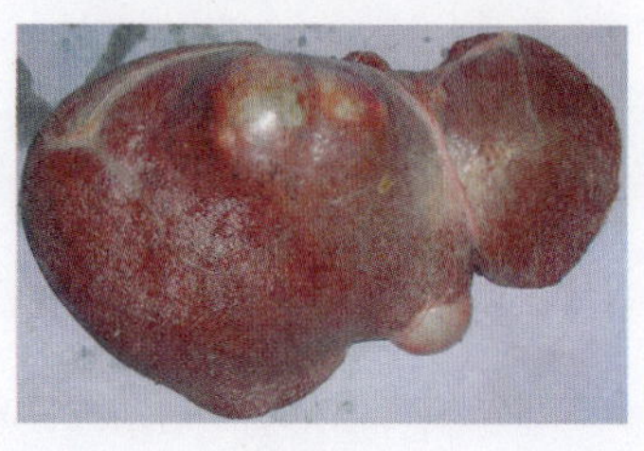

肝癌

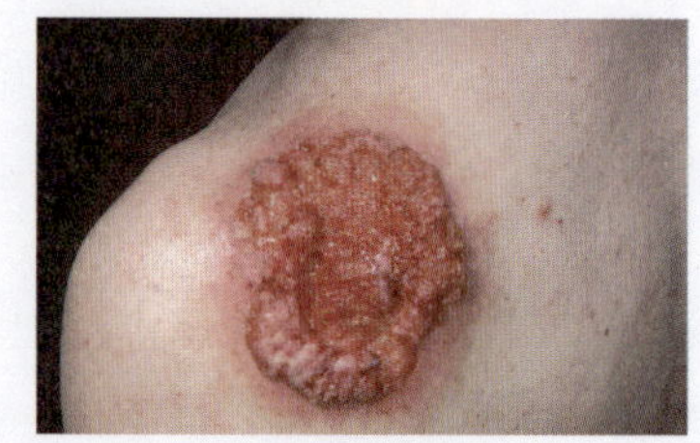

皮肤癌

图 17-15　恶性肿瘤

1. 癌前病变：癌前病变并不是恶性肿瘤，但具有演变成恶性肿瘤的倾向，如黏膜白斑、慢性萎缩性胃炎、子宫颈慢性炎症、结直肠多发性息肉等均属癌前病变。对于此类病变应积极切除，定期复查。（图 17–16）

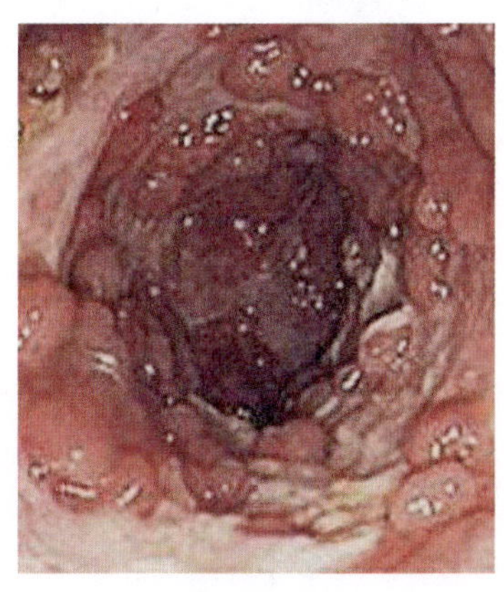

结肠多发息肉

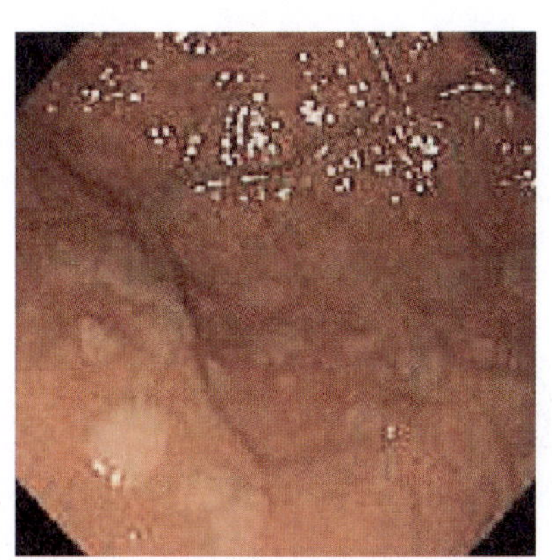

慢性萎缩胃炎

图 17–16 癌前病变

2. 交界性肿瘤：交界性肿瘤是指具有低度潜恶性的肿瘤，常表现为不同程度的黏膜增生，它同时具有良性肿瘤和恶性肿瘤的一些特征，如生长缓慢、复发迟，类似良性肿瘤；但其又可以发生转移，只不过转移率较低，如宫颈上皮内瘤变、乳腺导管上皮内瘤变、子宫内膜复杂性增生等。（图 17–17、图 17–18）

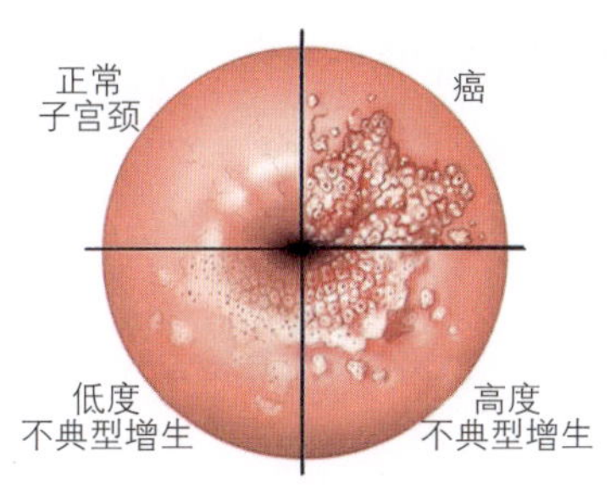

图 17–17 宫颈黏膜病变比较图

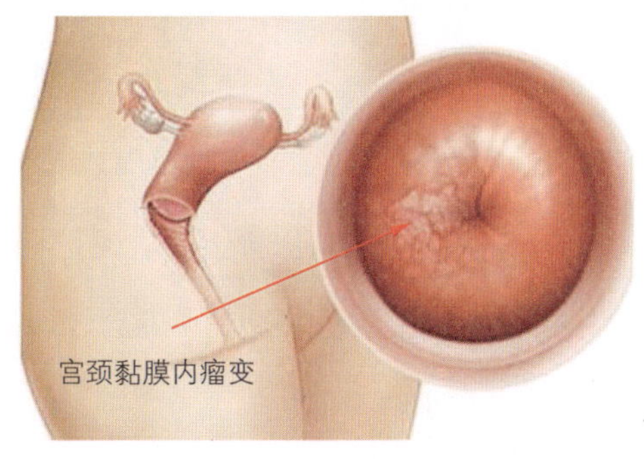

图 17–18 宫颈上皮内瘤变（交界肿瘤）

3. 原位癌：原位癌是指癌细胞仅局限在皮肤或黏膜内，还未通过皮肤或黏膜下面的基底膜侵犯到周围组织。原位癌肉眼观察无明显病变，仅在显微镜下才可见。常见的有乳腺、子宫、皮肤、胃、直肠等部位的原位癌。（图 17–19）

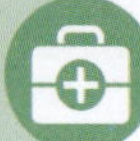

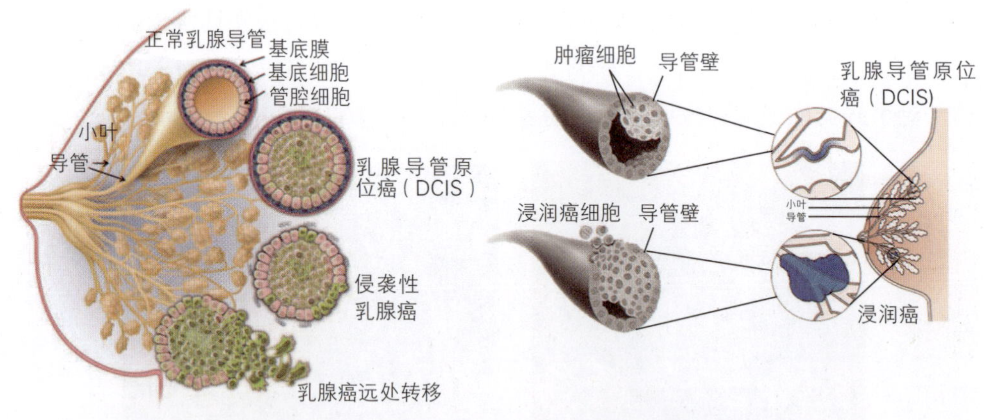

图 17-19　乳腺原位癌（图中绿色示癌细胞）

4. 浸润癌：浸润癌是癌症的一种形式，它的特点是肿瘤形状不规则，具有破坏性和转移性，呈网状的浸润形式，是原位癌细胞突破基底膜后形成的（图 17-20）。

5. 转移癌：癌细胞从原发肿瘤部位经血管、淋巴管、种植等途径迁徙至他处继续生长，形成新的癌病灶（图 17-21）。

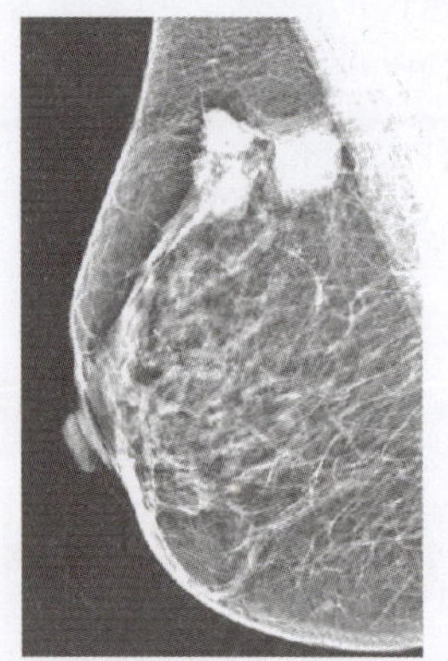

图 17-20　浸润性乳腺癌影像图

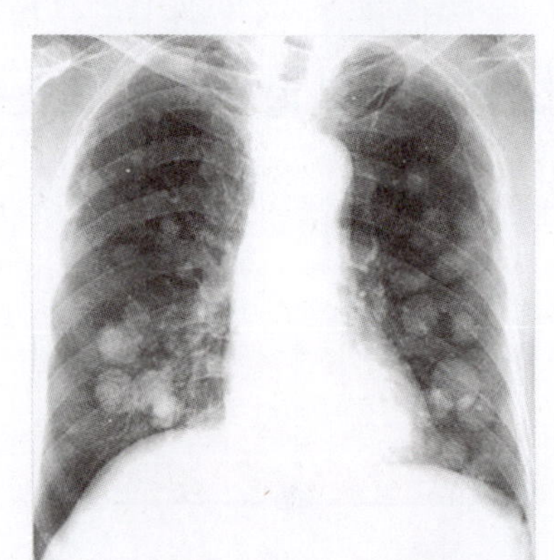

图 17-21　肺部恶性肿瘤多发转移灶

肿瘤的一般症状

1. 压迫症状：多见于恶性肿瘤，如食管癌导致吞咽困难。压迫症状亦可见于巨大的良性肿瘤。

2. 破坏症状：恶性肿瘤浸润生长导致组织破坏，引发相应的症状，如骨关节肿瘤可致病理性骨折和其他功能障碍并出现相应症状。

3. 消耗症状：恶性肿瘤晚期可导致病人高度消耗，形成恶病质（图 17–22）。

4. 神经内分泌症状：发生在肾上腺的肿瘤可以引起库欣综合征等症状，脑垂体肿瘤可导致巨人症（图 17–23）。

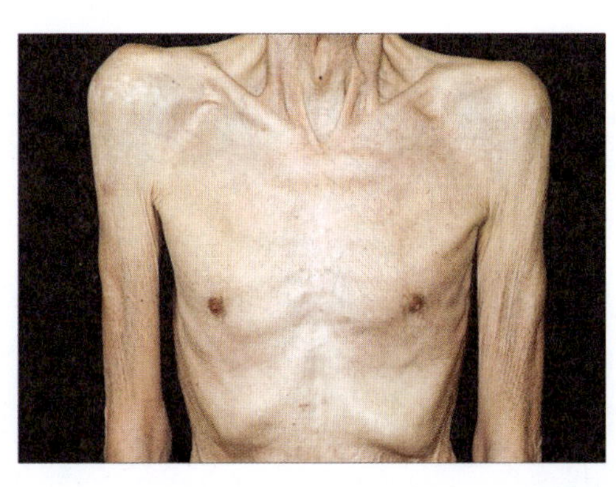

图 17–22 肿瘤晚期恶病质

头发稀疏
红颊
水牛背
锁骨上脂肪垫
肢端变细肌肉萎缩
皮肤及皮下组织变薄
痤疮
满月脸
体毛增多
体重增加
紫纹
腹部下垂
易出现瘀斑
伤口愈合减慢

图 17–23 库欣综合征临床表现

5. 转移灶症状：恶性肿瘤转移症状与转移的部位、数量和时间等有关，早期较难判定，往往需要影像学检查协助。

肿瘤的命名

肿瘤命名的依据是肿瘤的组织来源，据此可将肿瘤分别命名为瘤、癌和肉瘤。此外，还有一些特殊的命名或习惯命名等。

（一）良性肿瘤命名

在良性肿瘤来源组织名称后加“瘤”字，即起源部位 + 起源组织 + 瘤，如卵巢黏液型囊腺瘤、皮下脂肪瘤等。

（二）恶性肿瘤命名

1. 来源于上皮组织的统称为癌，命名方式是在其来源组织名称之后加“癌”字，如皮肤癌、胃癌、肺癌等。

2. 来源与间叶组织的恶性肿瘤统称为肉瘤，命名方式是在来源组织名称之后加“肉瘤”，如骨肉瘤、纤维肉瘤等。

（三）特殊命名与习惯命名

1. 恶性肿瘤：如髓母细胞瘤、霍奇金淋巴瘤、白血病、黑色素瘤等。

2. 良性肿瘤：如骨母细胞瘤、脂肪母细胞瘤等。

恶性肿瘤的分级和分期

肿瘤的分级和分期一般仅用于恶性肿瘤，其目的是判断肿瘤的严重程度，为制订合理的治疗方案、正确评价疗效和判断预后提供依据。

(一)肿瘤的临床分级

通常按肿瘤细胞的分化程度分为Ⅰ、Ⅱ、Ⅲ 3 级，此分级法简单明了、易于掌握、便于应用，其缺点是缺乏定量指标。

1. Ⅰ级：肿瘤细胞分化良好，属低度恶性。
2. Ⅱ级：肿瘤细胞中等程度分化，属中度恶性。
3. Ⅲ级：肿瘤细胞分化程度低，属高度恶性。

(二)肿瘤的临床分期

主要根据肿瘤的大小、浸润深度、扩散范围及转移情况进行分期。TNM 分期系统是国际通用的肿瘤分期系统，该分期系统可提供多方面的肿瘤详细信息，具有较高的临床应用价值，但各种不同的肿瘤其分期指标也不相同。TNM 分期系统包括临床分期和病理分期，以下简要介绍 TNM 临床分期法。

1. TNM 分期的含义："T" 表示肿瘤的大小，"N" 代表区域淋巴结受累情况，"M" 代表远处转移情况（图 17-24）。

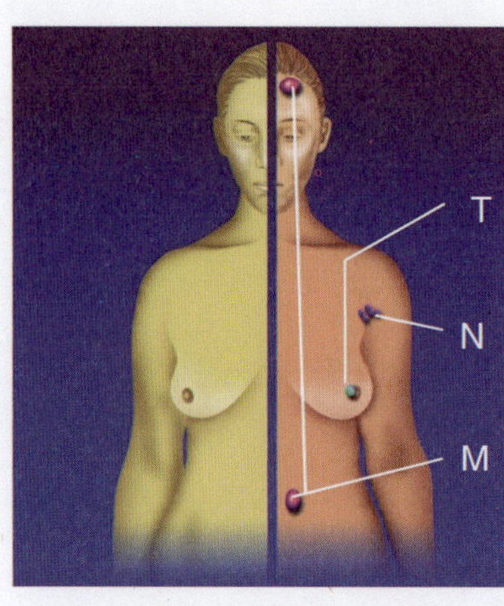

图 17-24 肿瘤 TNM 分期

2．TNM 临床分期举例：现以乳腺癌为例介绍其分期指标和方法。例如，某病人临床诊断为乳腺癌，肿块大小为 4 cm（T_2），腋窝淋巴结多于 10 个（N_3），但未发现远转移（M_0），那么，此病人的肿瘤分期为"乳腺癌 $T_2N_3M_0$"（图 17–25）。

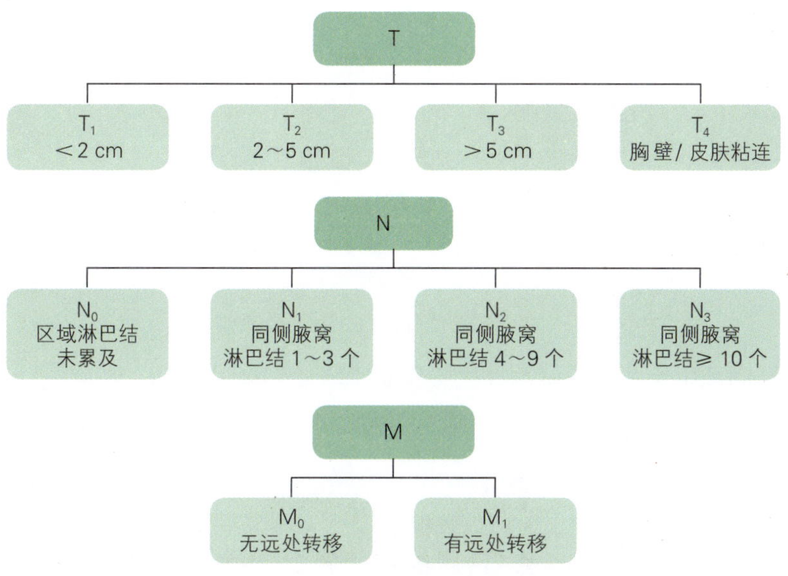

图 17–25　乳腺癌 TNM 分期标准

肿瘤的生长

（一）肿瘤的生长速度

肿瘤的生长速度取决于分化程度的高低，分化越低生长越快（图 17–26）。

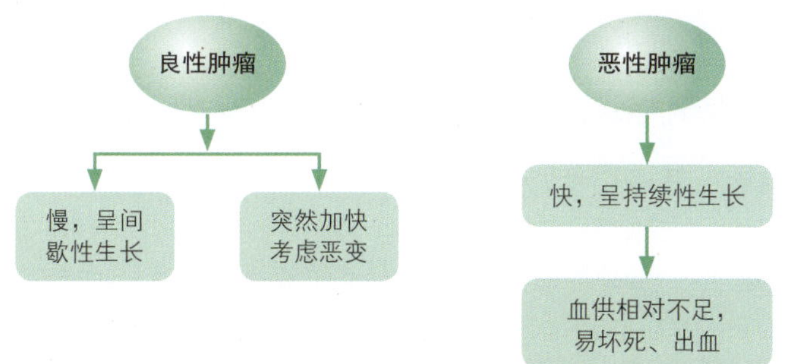

图 17–26　肿瘤的生长速度

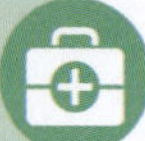

（二）肿瘤的生长方式

1. 膨胀性生长：膨胀性生长是大多数良性肿瘤的生长方式。

2. 外生性生长：良、恶性肿瘤均可呈外生性生长，但恶性肿瘤会同时发生浸润生长并可形成溃疡。（图 17–27）

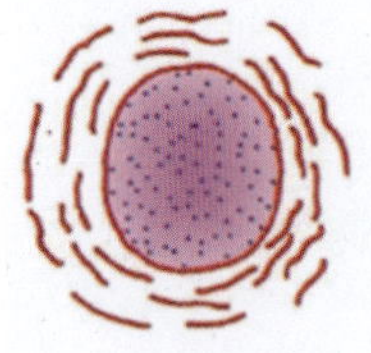
结节状
（膨胀性生长）

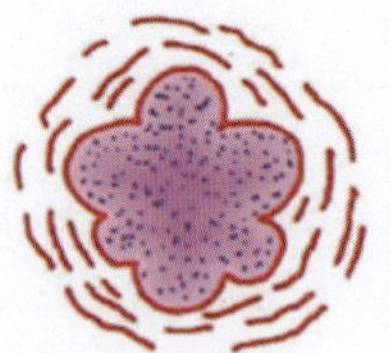
分叶状
（膨胀性生长）

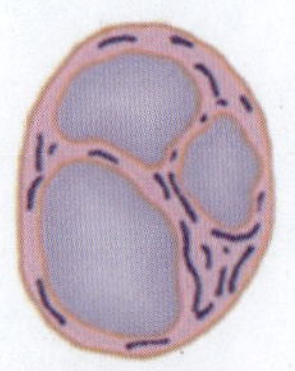
囊状
（膨胀性生长）

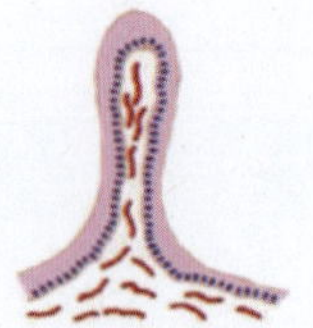
息肉状
（外生性生长）

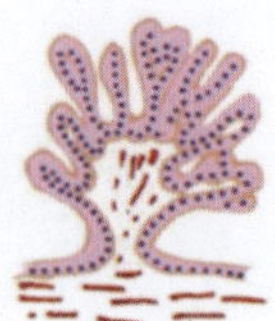
乳头状
（外生性生长）

图 17–27　肿瘤的膨胀性生长与外生性生长

3. 浸润性生长：肿瘤浸润性生长仅见于恶性肿瘤（图 17–28）。

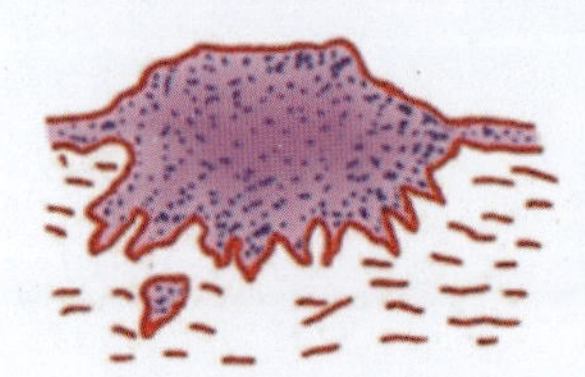
弥漫性肥厚状
（外生伴浸润性生长）

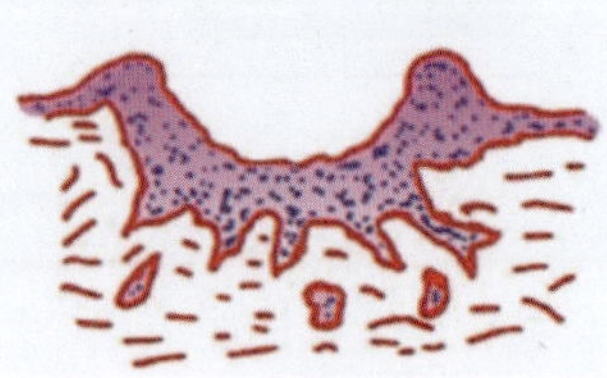
溃疡状
（浸润性生长）

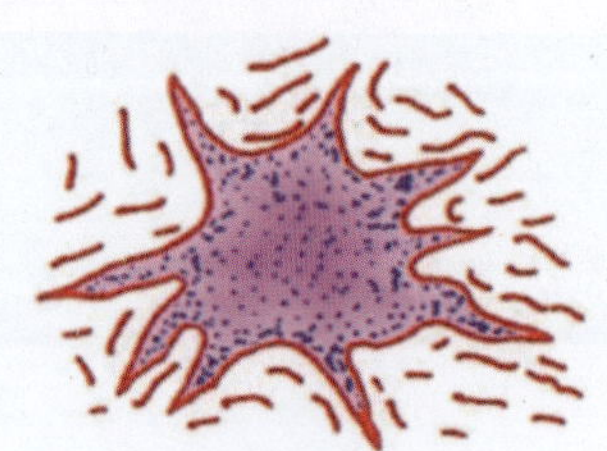
浸润性包块状
（浸润性生长）

图 17–28　肿瘤的浸润性生长

恶性肿瘤的扩散转移

肿瘤的扩散与转移是恶性肿瘤的重要特征。

（一）恶性肿瘤扩散转移方式

1. 直接蔓延扩散：肿瘤从原发处向临近正常组织生长扩散，称为直接蔓延或局部浸润。

2. 肿瘤的转移：恶性肿瘤细胞从原发部位浸入淋巴管、血管或体腔，迁徙到他处继续生长，形成与原发肿瘤同类型的继发性肿瘤，这个过程称为转移。肿瘤常见的转移途径包括淋巴管转移、血行转移和种植性转移。（图 17–29）

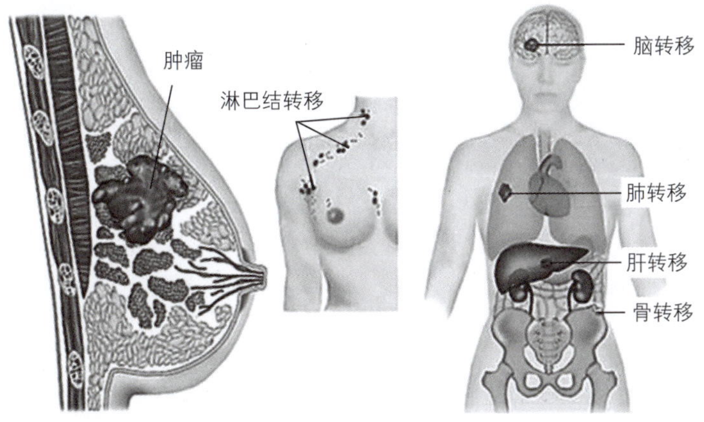

图 17–29　乳腺癌转移示意图

（1）淋巴管转移：是“癌”最常见的转移途径，如胃癌常转移至左锁骨上淋巴结、肺癌常转移至纵隔淋巴结、乳腺癌转移至腋窝淋巴结（图 17–30）。

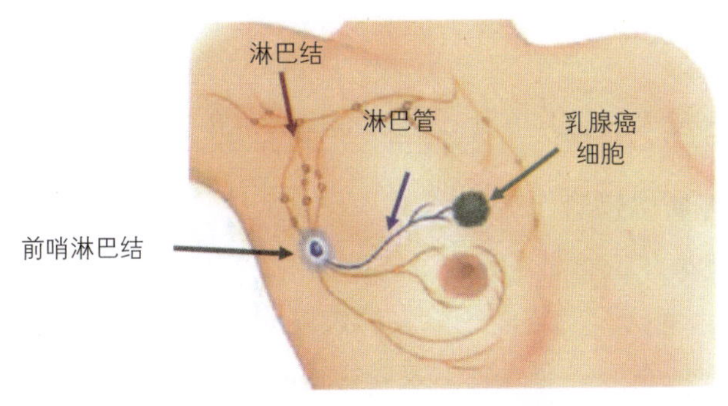

图 17–30　乳腺癌淋巴转移途径

（2）血行转移：是“肉瘤”最常见的转移途径，“癌”晚期也常发生血行转移（图 17–31）。

（3）种植性转移：恶性肿瘤细胞在手术或有创性检查中被带到正常组织并生长，形成新的肿瘤病灶，称为种植性转移。

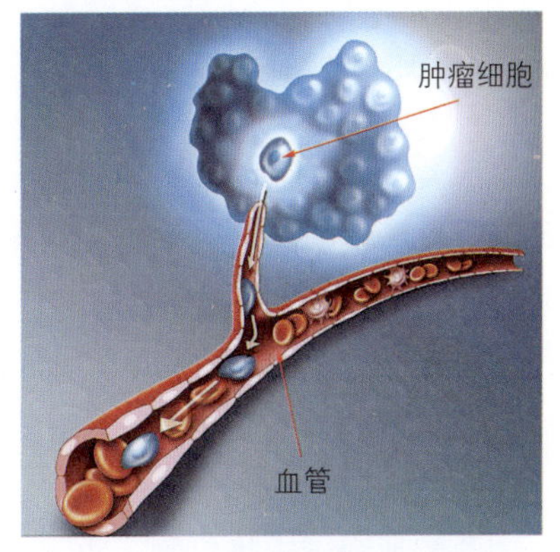

图 17–31　肿瘤血行转移示意图

（二）恶性肿瘤转移的倾向性

各种不同的恶性肿瘤转移时有一定的倾向性（表 17–2）。

表 17-2　原发肿瘤转移的倾向性

原发肿瘤	转移部位的倾向性
乳腺、肺、肾	骨
前列腺、宫颈癌	骨盆、腰椎
甲状腺	颈椎
乳腺、胃肠道	区域淋巴结
乳腺	肝或腹腔转移
胃	卵巢
小细胞肺癌、肺腺癌	脑、骨、肾上腺
颅内肿瘤	很少转移颅外

肿瘤的诊断

肿瘤的诊断步骤和方法与其他疾病基本相似，并应尽量获得病理的诊断。

（一）病史与体格检查

1. 病史：对某些进行性的症状，如肿块、疼痛、病理性分泌物、出血、消瘦、黄疸等应深入询问，尤其中年以上病人更应警惕；应重点了解病人职业、生活环境、有无吸烟等嗜好，有无化学致癌物接触史及恶性肿瘤家族史等。

2. 体格检查：是肿瘤诊断的重要部分，应在全面、系统检查基础上，再结合病史进行重点器官的局部检查。局部检查应注意肿瘤的部位、形态、硬度、活动度及与周围组织关系，有无淋巴结异常肿大。

（二）实验室检查

1. 酶学检查：肿瘤组织中某些酶活性增高，可能与生长旺盛有关；有些酶活性降低，可能与分化不良有关。实验室酶学检查对肿瘤有重要辅助诊断作用。例如肝癌病人在血中 γ-谷氨酰转移酶、碱性磷酸酶、乳酸脱氢酶和碱性磷酸酶的同工异构酶均可升高；骨肉瘤的碱性磷酸酶活性增强而酸性磷酸酶活性弱；前列腺癌时酸性磷酸酶可升高；肺鳞状细胞癌的脂酶活性随分化程度降低而减弱。

2. 肿瘤标志物检测：由于癌细胞可以产生相应的抗原物质，因此抗原物质检测有助于某些恶性肿瘤的早期诊断。例如，有些恶性肿瘤组织细胞的抗原组成与胎儿时期相似，如原发性肝癌病人血清中出现的甲胎蛋白（AFP），是肝癌最有诊断价值的指标；癌胚抗原（CEA）增高、胃癌相关抗原（GCAA）增高等均可作为多种癌症诊断参考；另一类免疫学检查是用放射免疫或荧光免疫技术检测激素，如绒毛膜上皮癌和恶性葡萄胎的绒毛膜促性腺激素检测等。（表 17–3、图 17–32、图 17–33）

表 17–3　常用肿瘤标志物检测

肿瘤标志物	对应器官
癌胚抗原（CEA）	结肠、胃、胰腺、肺、乳腺、卵巢
甲胎蛋白（AFP）	肝、生殖细胞肿瘤、卵巢、胃、胆管、胰腺
a-L- 岩藻糖苷酶（AFU）	肝、肺、乳腺、卵巢
糖类蛋白 19-9（CA19-9）	胰腺、胃、大肠、胆管、胆囊
癌抗原 15-3（CA15-3）	乳腺、肺、肝、卵巢
癌抗原 125（CA125）	肝、肺、胰腺、卵巢、子宫
磷状细胞癌抗原（SCC）	宫颈、乳腺、食管、皮肤
糖类抗原 72-4（CA72-4）	胰腺、乳腺、卵巢、胃
糖类抗原 50（CA50）	胰腺、肺、乳腺、肝胆、胃

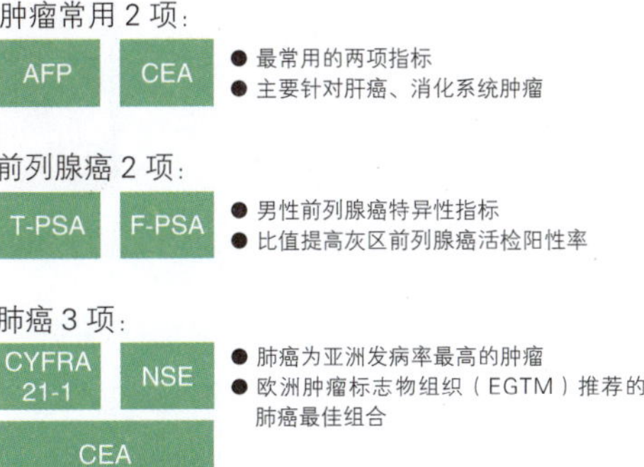

图 17–32　肿瘤标志物检测

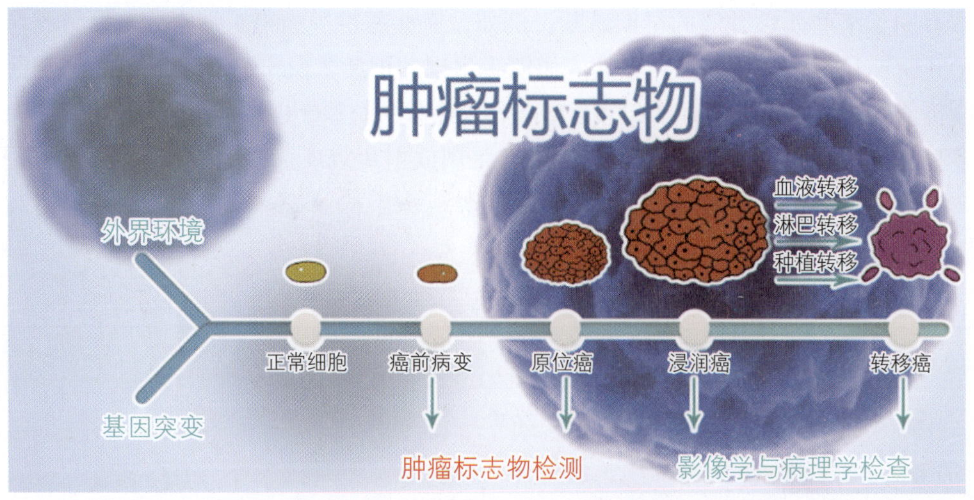

图 17-33　肿瘤标志物检测适用范围

（三）内镜检查

凡属空腔脏器或位于某些体腔的肿瘤，大多可用相应的内镜检查，并可同时进行活检。此外，还可经输尿管、胆总管或胰管插入导管作 X 线造影检查提高肿瘤诊断的准确性。（图 17-34）

（四）影像学检查

影像学检查包括 X 线、CT、MRI、超声检查以及放射性核素显像、选择性血管造影等，均可为肿瘤提供确切的定位诊断。近期，利用低能 CT 筛查肺部小结节（1～5 mm）已在临床体格检查中应用。

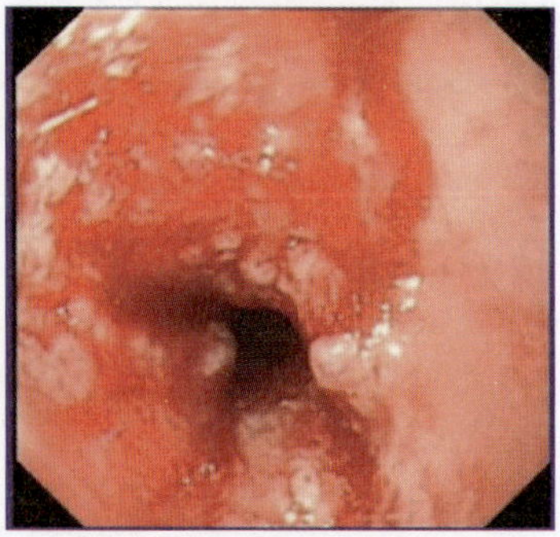

图 17-34　食管癌内镜图

（五）病理学检查

1. 细胞学检查：由于肿瘤细胞较易从原位脱落，故可用各种方法取得瘤细胞标本。例如，用浓集法收集痰、胸腔积液、腹水或灌洗液等细胞；用拉网法收集食管和胃的脱落细胞；用印片法取得表浅的瘤体表面细胞。此外，还可用穿刺法取得比较深在的瘤细胞，进行细胞学检查。但在临床实践中发现有假阳性或阳性率不高的缺点，尚不能完全代替病理组织切片检查。（图 17-35、图 17-36）

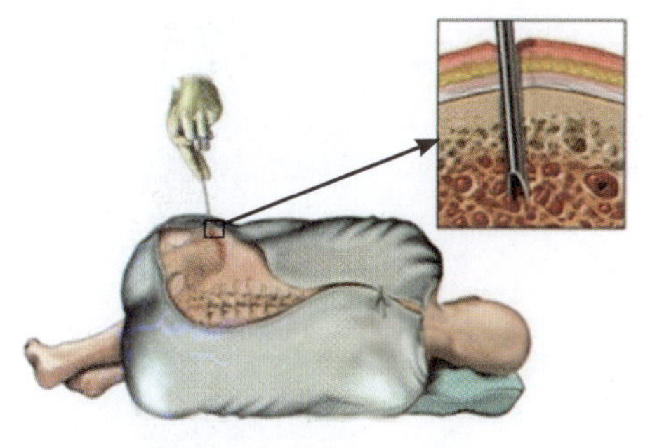

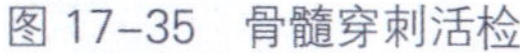

图 17–35　骨髓穿刺活检

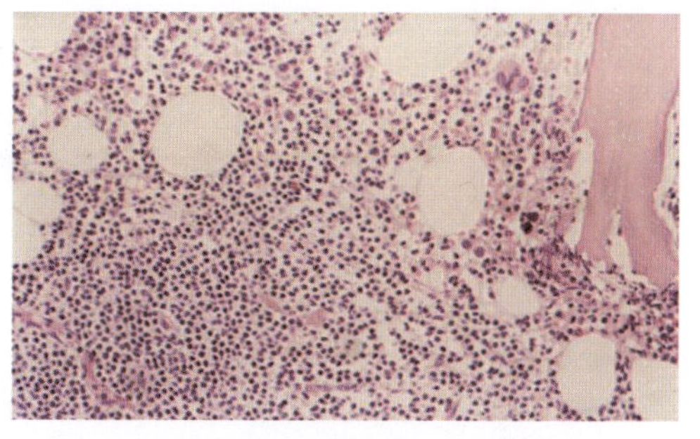

图 17–36　淋巴细胞白血病（骨髓抹片）

2．活体组织检查：通过内镜活检钳取肿瘤组织，或施行手术切取组织等方法，进行活体组织检查，是确定肿瘤诊断及病理类型准确性最高的方法，适用于一切用其他方法不能确定的肿块性质。该检查有一定的损伤作用，可能致使恶性肿瘤扩散，因此，需要时宜在术前短期内或手术中施行。（图 17–37、图 17–38）

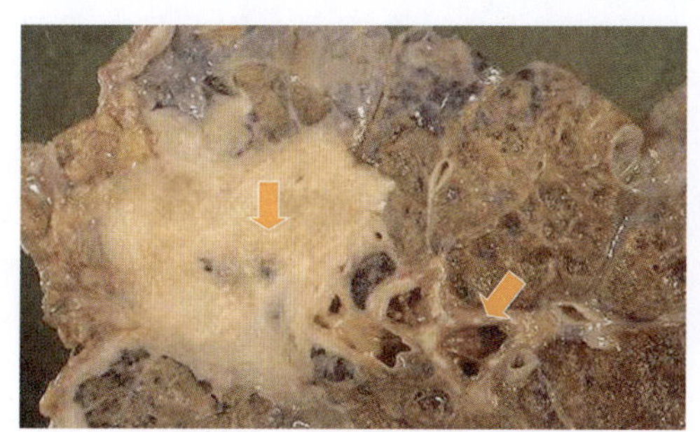

图 17–37　手术切除之肺癌标本

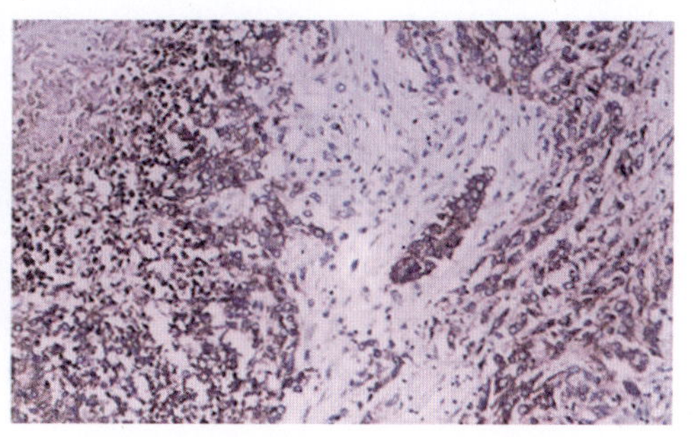

图 17–38　肺鳞癌（病理切片）

（六）肿瘤基因检测

国际基因组计划已于数年前完成，肿瘤的基因诊断将在临床上较快发展，在提高恶性肿瘤的诊断水平中发挥重要作用。详细内容请参阅本书“基因诊断”一章。

（七）肿瘤的早期诊断

1．肿瘤的发展历程：根据最新理论，恶性肿瘤的发生和发展可分为癌前病变、原位癌、浸润癌和转移癌等几个阶段。一般经 10 年左右的癌前阶段恶变为原位癌。原位癌历时 1 年以上，在促癌因素作用下发展成浸润癌；浸润癌多在 1 年以内即可出现转移癌。（图 17–39）

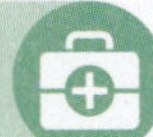

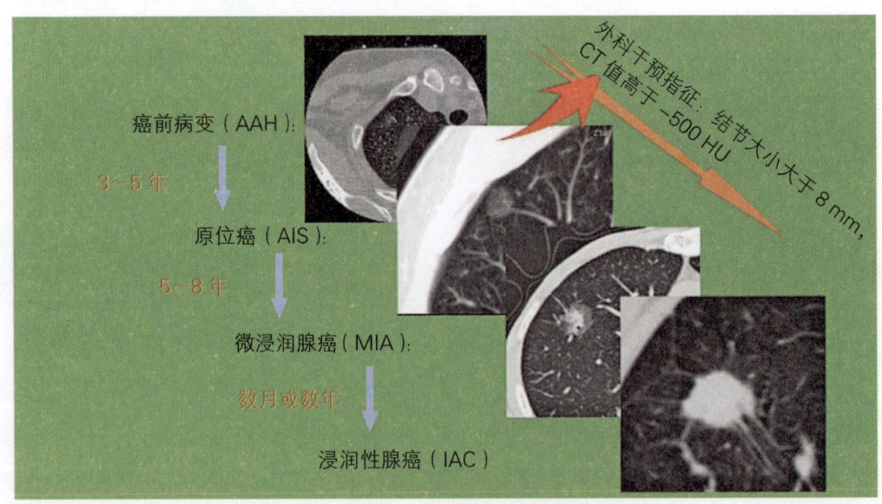

图 17-39　早期肺癌生长历程

2. 恶性肿瘤早期诊断的意义：可显著提高病人的治愈率和5年生存率（图17-40）。

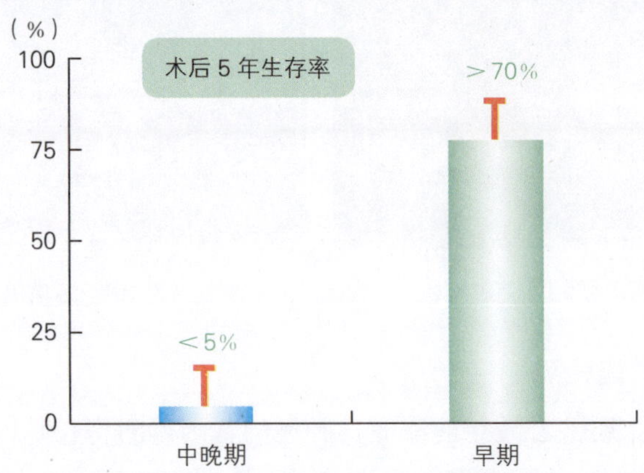

图 17-40　肿瘤早期诊断与生存率的关系

3. 恶性肿瘤早期诊断进展：近10年来，癌症早期诊断技术取得了重大进展，许多新技术相继出现，综合应用这些技术对恶性肿瘤高危人群进行检测，有望使恶性肿瘤在癌前病变阶段即被发现，成为非致命性疾病。现对恶性肿瘤早期诊断新技术简要介绍如下。

（1）蛋白指纹图谱技术：可极早期定性检测出恶性肿瘤的存在。

（2）流式细胞分析技术：可以判断肿瘤恶性程度及推测其预后。

（3）PET/CT：可以早期对恶性肿瘤进行定位。

（4）低剂量 CT 平扫肺结节筛查：该技术能发现肺内 1 mm 以上的肺内小结节（＞3 cm 的结节称为肿块），为肺癌的早期诊断筛查提供了新的手段。该技术主要用于常规体检肺癌筛查，已在我国开始应用并逐步推广，取得较好效果。（图 17–41）

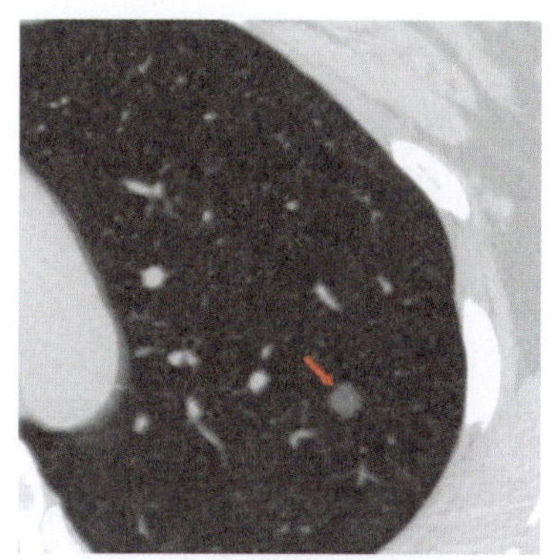

图 17–41　低剂量 CT 肺结节筛查

肿瘤的治疗

不同性质与部位的肿瘤治疗方法有所不同，应酌情选择最佳治疗方案。大体上可分为良性肿瘤的治疗与恶性肿瘤的治疗。

（一）良性肿瘤的治疗

1. 保守观察：部分体积较小且不影响功能的良性肿瘤可行保守治疗。

2. 手术切除：对体积较大或影响功能的良性肿瘤可行手术切除，交界性肿瘤和原位癌必须手术切除。（图 17–42）

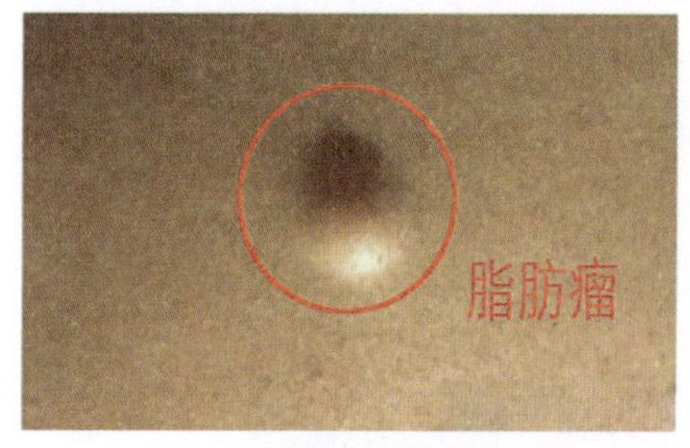

小脂肪瘤保守观察

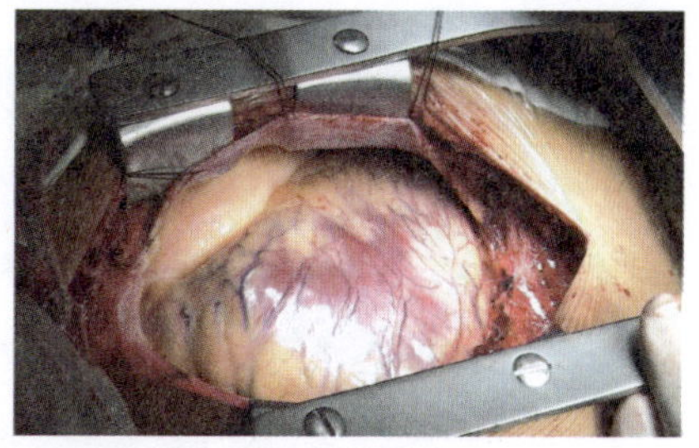

巨大脂肪瘤手术切除

图 17–42　良性肿瘤的治疗

（二）恶性肿瘤的治疗

恶性肿瘤不是“不治之症”，随着医疗水平的提高，目前恶性肿瘤的治愈率已达30%以上，还有部分病人寿命得到延长。主要治疗方法有以下几种，并应根据病人具体情况选择综合治疗方法。（图17-43～图17-45）

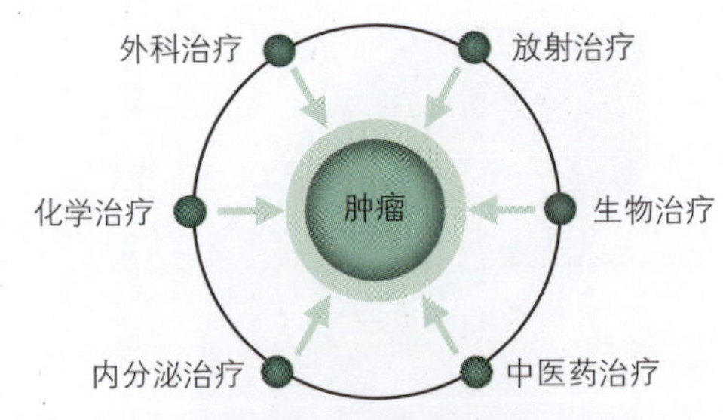

图17-43 肿瘤的治疗方法

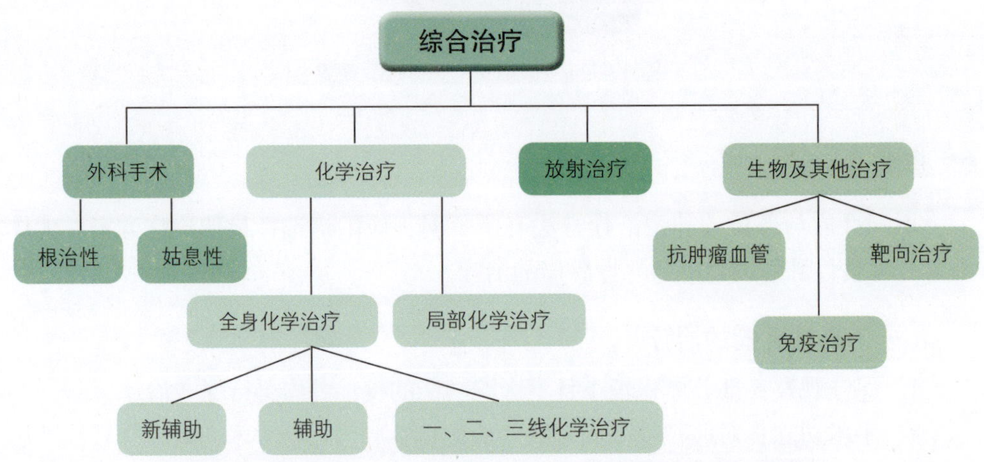

图17-44 恶性肿瘤综合治疗示意图

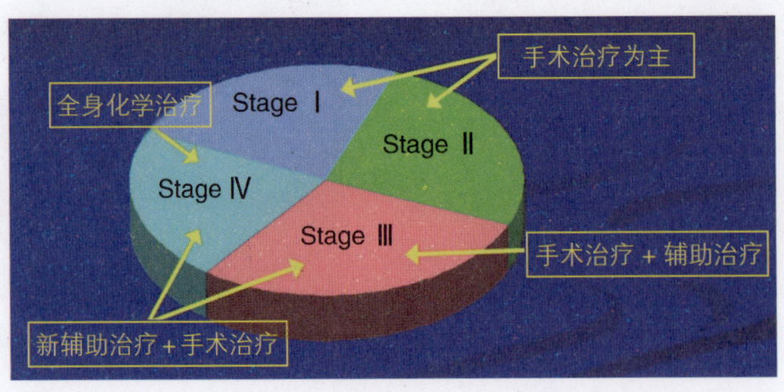

图17-45 恶性肿瘤治疗方案选择

1. 手术治疗：可以将肿瘤完全切除或部分切除，或切除转移病灶。

2. 化学治疗（简称化疗）：主要用于对化疗药物敏感的恶性肿瘤，但化疗的毒副作用较大。（表 17–4、表 17–5、图 17–46）

表 17–4 恶性肿瘤对化疗药物的敏感性

敏感性	肿瘤类型
通常有反应	睾丸癌
经常有反应	乳腺癌、卵巢癌、小细胞肺癌、骨肉癌
偶有反应	胃癌、胰腺癌、食管癌、子宫内膜癌、宫颈癌、膀胱癌、非小细胞性肺癌、前列腺癌
通常无反应	肾癌、中枢神经系统癌症、结直肠癌、直肠癌、肝癌和黑色素瘤

表 17–5 常用化疗药物及其分类

烷化剂	抗代谢药	有丝分裂抑制剂	抗生素	其 他
马利兰	胞嘧啶	足叶乙苷	博来霉素	L–天冬酰胺酶
卡氮芥	阿糖胞苷	替尼泊苷	放线菌素	羟基脲
苯丁酸氮芥	氟尿苷	长春花碱	柔红霉素	丙卡巴肼
顺铂	氟尿嘧啶	长春新碱	多柔比星	
环磷酰胺	巯嘌呤	长春地辛	表柔比星	
异环磷酰胺	甲氨蝶呤	紫杉烷	丝裂霉素	
马法兰			米托蒽醌	

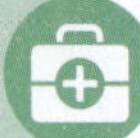

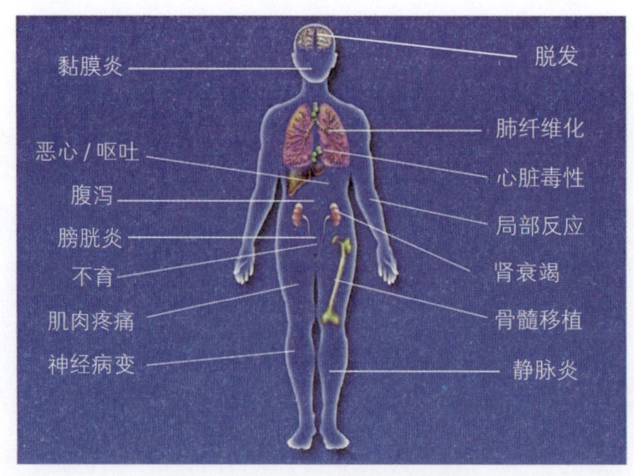

图 17–46 化疗的毒副作用

3．放射治疗（简称放疗）：分为体外照射（加速器）、腔内照射（后装）和体内照射（口服或注射治疗性核素、放射粒子植入等），可用于治疗对放射线敏感的恶性肿瘤（图 17–47）。

4．生物治疗：通过调动身体内固有的免疫能力抵御恶性肿瘤，是一种新兴的治疗方法，具有广阔的应用前景，目前尚在探索实践阶段。

5．靶向治疗：靶向治疗属于一种广义上的基因治疗范畴，是通过分子生物学手段将治疗药物引导至某个器官、某种恶性肿瘤细胞，药物进入人体后可选择性杀灭癌细胞，从而提高药效和降低毒副作用。目前伊马替尼、吉非替尼等多种靶向治疗药物已在我国临床应用，并显示了较好的疗效。（图 17–48）

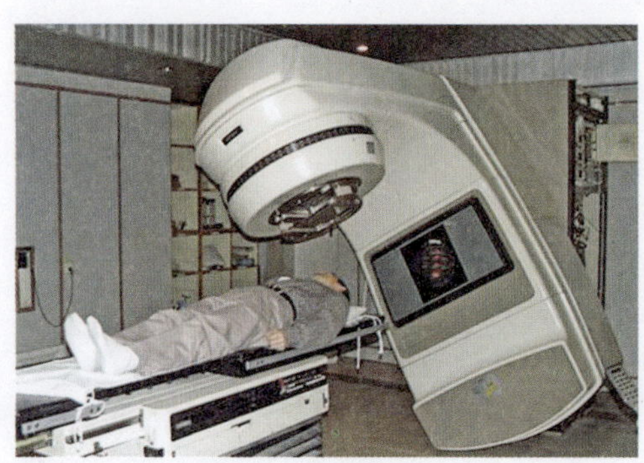

医用直线加速器治疗

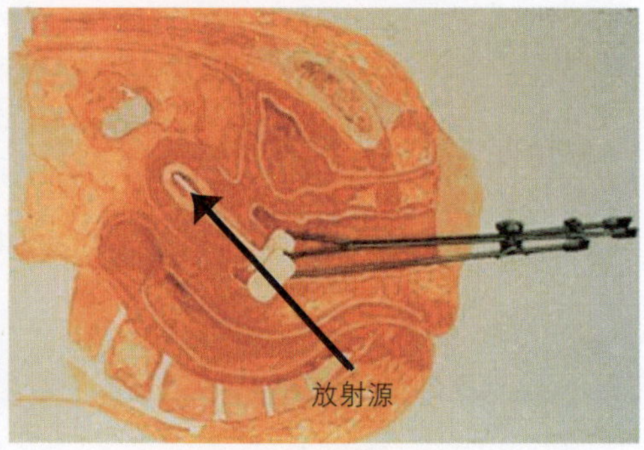

后装治疗

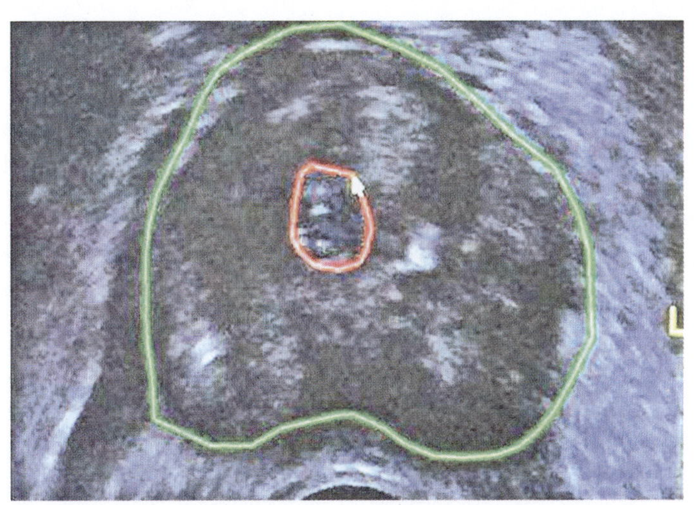

放射性粒子植入治疗

图 17-47　恶性肿瘤放射治疗

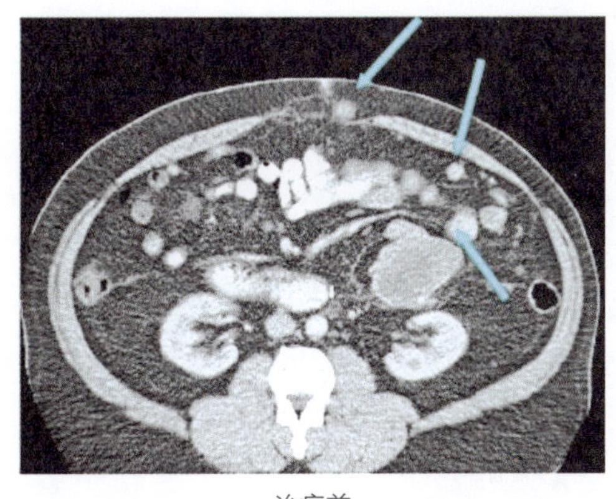

治疗前

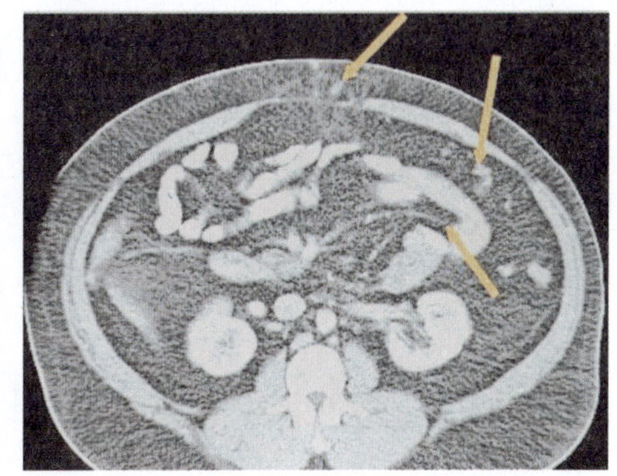

治疗后

图 17-48　靶向药伊马替尼治疗转移癌疗效观察（箭头指向为癌病灶）

6. 中医中药治疗：中西医结合治疗恶性肿瘤，能提高某些病人的治疗效果。

7. 其他治疗：如高温治疗、激光治疗、冷冻治疗等。

恶性肿瘤的三级预防

WHO 认为，1/3 的癌症可以预防，1/3 的癌症可以早期发现并治愈，1/3 的癌症病人可以通过有效的综合治疗而减轻痛苦、延长生命、提高生活质量。部分有

望治愈。恶性肿瘤的三级预防措施如下。（图 17–49）

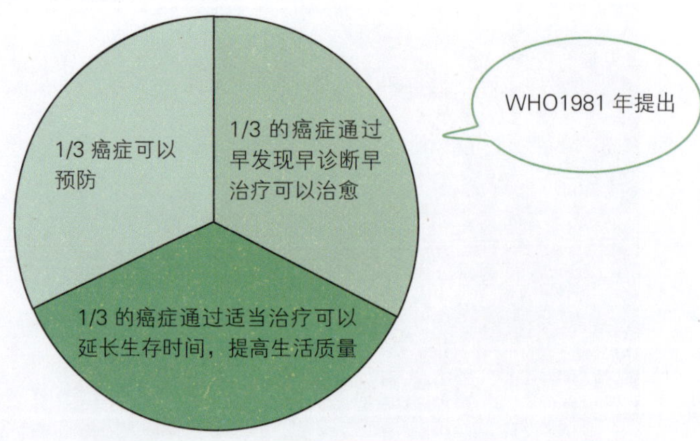

图 17–49　恶性肿瘤预防的意义

1．一级预防：即病因预防，包括降低致癌因素（如环境治理、调整生活习惯等）、治疗癌前疾病（如肝硬化、宫颈内皮增生等）。

2．二级预防：又称三早预防，即早发现、早诊断、早治疗，包括推广定期体检和防癌普查等（图 17–50、图 17–51）。

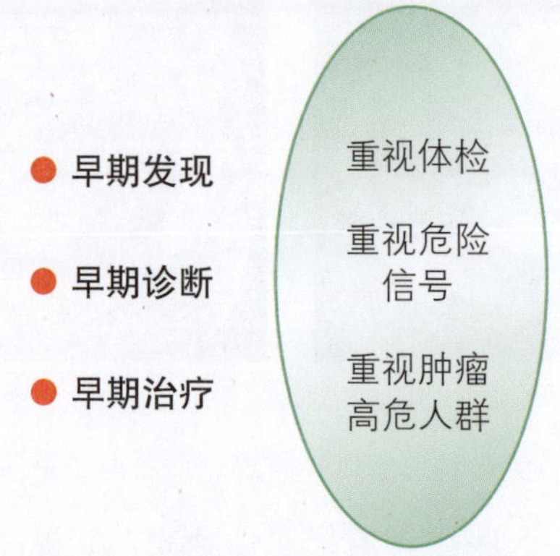

图 17–50　恶性肿瘤二级预防

1. 逐渐增大的肿瘤
2. 疣或黑痣发生变化
3. 消化不良、腹部疼痛或肿块
4. 进行性吞咽困难
5. 持续性嘶哑、咳嗽、痰中带血
癌症十大危险信号
6. 经期大出血，经期外或绝经后出血
7. 鼻、耳分泌物带血、颈部肿块、视觉障碍
8. 久治不愈的伤口、溃疡
9. 原因不明疼痛及体重减轻
10. 大便带血、腹泻便秘交替、血尿

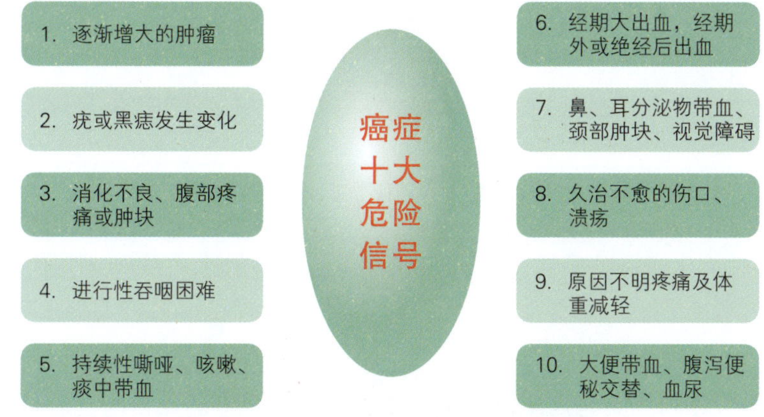

图 17-51　恶性肿瘤早期十大信号

3．三级预防：三级预防又称临床预防，是指对现患肿瘤病人采取防止复发、减少并发症、防止致残、提高生存率和康复率，以及减轻由肿瘤引起的疼痛等措施，以期延长病人生命和改善生活质量。

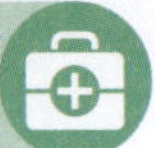

§18

饮食与营养

饮食与营养和健康与疾病有非常重要的关系。合理的饮食与营养可以保证机体正常生长发育，维持机体各种生理功能，促进组织修复，提高机体免疫力；不良的饮食与营养可以引起人体各种营养物质失衡，甚至易导致各种疾病的发生。

本章将介绍人体的营养需求，饮食、营养与健康的关系，医院饮食，营养状况评估，饮食护理，以及特殊饮食等内容。

§18.1 饮食与营养概述

为了维持生命与健康、预防疾病及促进疾病康复，人体必须从食物中获取一定量的热能及营养素。护士必须掌握人体对营养的需要，饮食、营养与健康的关系，以及与疾病痊愈的关系，并采取有效措施，促进病人康复。

人体营养需求

人体的营养需求包括热能需求和对营养素的需求。

（一）热能

热能是维持生长发育和进行各种活动所必需的能量，由食物内的化学潜能转化而来。人体热能主要来源是糖类（碳水化合物），其次是脂肪、蛋白质。我国成人男子的热能需要量为 10.0～17.5 MJ/d，女子为 9.2～23.2 MJ/d。

（二）营养素

营养素有提供热能、构成机体结构和调节生理功能等三大作用。人体所需要

的营养素有七大类：蛋白质、脂肪、糖类、矿物质、微量元素、水和纤维素。（图 18–1、表 18–1）

图 18–1 人体七大营养素

表 18–1 人体所需营养素的功能

人体所需营养素	占体重百分比	功 能
蛋白质	16%～19%	供给热能
脂肪	10%～15%	
糖类	1%～2%	
维生素	微量	构成人体组织
矿物质	3%～4%	
水	55%～67%	
膳食纤维	极微量	调节生理功能

1. 蛋白质：是一切生命的物质基础，正常成人体内蛋白质占体重的 16%～19%，且处于不断地分解与合成的动态平衡中，从而达到机体组织不断地更新和修复的目的。人体蛋白质由多种氨基酸组成，分为必需氨基酸、半必需氨基酸和非必需氨基酸。必需氨基酸是人体不能合成的氨基酸，共 8 种，它们只能从食物中获取。（表 18–2）

表 18–2 人体蛋白质的氨基酸构成

必需氨基酸	半必需氨基酸	非必需氨基酸
蛋氨酸（甲硫氨酸）	半胱氨酸	丙氨酸
苯丙氨酸	酪氨酸	精氨酸
赖氨酸		天冬氨酸
异亮氨酸		天冬酰胺
亮氨酸		谷氨酸
苏氨酸		谷氨酰胺
色氨酸		甘氨酸
缬氨酸		脯氨酸
组氨酸		丝氨酸

2. 脂类：又称脂肪或脂质，在体内分解时可产生大量热能，同时具有许多重要的生理功能（图 18–2）。

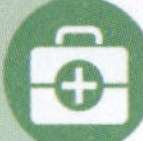

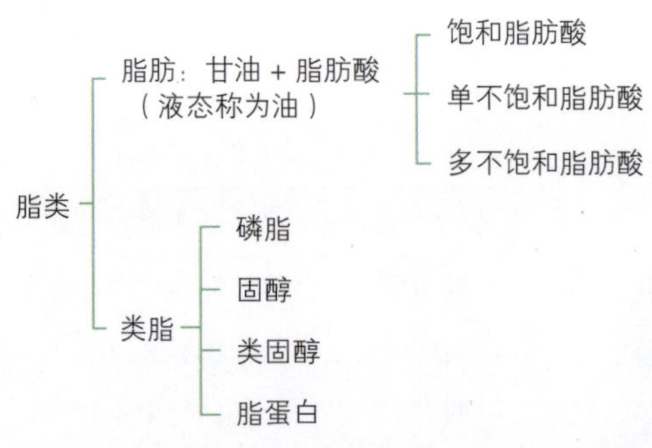

图 18-2　人体脂类成分

3．糖类：又称碳水化合物，是自然界存在最多、分布最广的一类重要的有机化合物，主要由碳、氢、氧所组成。葡萄糖、蔗糖、淀粉和纤维素等都属于糖类。糖类是为人体提供热能的最主要来源。（图 18-3）

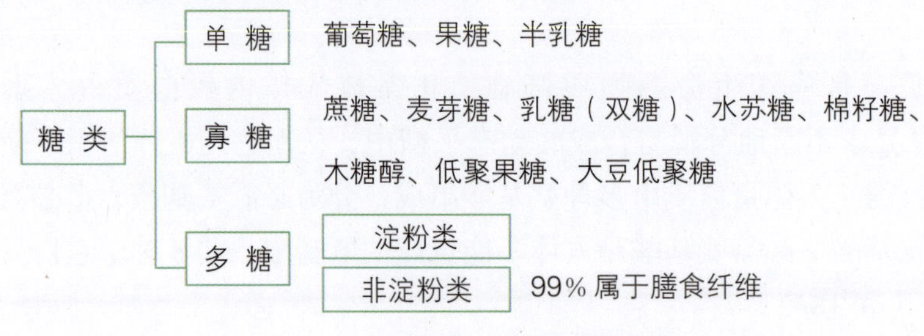

图 18-3　糖类的分类

4．维生素：维生素是维持人体健康、促进生长发育和调节生理功能所必需的物质；维生素种类很多，一般分为水溶性维生素和脂溶性维生素两大类；每种维生素都具有其特殊的生理功能。缺乏时，不仅对机体代谢产生不良影响，并可能导致维生素缺乏性疾病。人体必需的维生素有十几种，维生素缺乏症较轻时常无明显的临床症状，严重缺乏时才出现所缺乏的维生素的特殊症状。当然，临床上更常见的可能是多种维生素混合缺乏的症状。（表 18-3）

表 18-3　维生素功能及每天需要量

名　称	别　名	生理功能	缺乏症状	日需要量	富含食物
维生素 A	视黄醇、抗干眼病维生素	1. 对视觉的作用 2. 上皮组织细胞的生长与分化 3. 促进生长发育	1. 眼病（夜盲、眼干燥症） 2. 上皮组织角化疾病 3. 肿瘤（肺癌、子宫癌、食管癌）	80 μg	肝脏、牛油、牛奶、禽蛋、胡萝卜、菠菜、豌豆苗、萝卜、青椒、韭菜

续表 1

名称	别名	生理功能	缺乏症状	日需要量	富含食物
维生素D		促进钙的吸收	1. 佝偻病 2. 骨软化症 3. 血钙过低 – 手足搐搦	5～10 μg	海水鱼、禽畜肝脏及蛋黄、奶油
维生素E	生育酚	1. 抗氧化作用 2. 抗肿瘤作用 3. 防治心血管疾病	对机体衰老产生重要影响，与习惯性流产有关	10 mg	油料种子、某些谷物、坚果（核桃、葵花子、松子）
维生素K		参与凝血酶原和凝血因子的形成	出血倾向	60～80 μg	肝、蔬菜
维生素B_1	硫胺素	1. 构成重要辅酶，参与机体代谢 2. 促进胃肠蠕动，增强消化功能	1. 干性脚气病（以多发性神经炎症为主） 2. 湿性脚气病（以心脏水肿为主）	80 μg	肝脏、牛油、牛奶、禽蛋、胡萝卜、菠菜、豌豆苗、青椒、韭菜
维生素B_2	核黄素	1. 许多重要辅酶的组成成分 2. 在氨基酸、脂肪酸、糖类的代谢过程中逐步释放能量供给细胞利用	1. 畏光流泪、视力下降 2. 脂溢性皮炎 3. 咽炎、舌炎、唇炎 4. 缺铁性贫血、胎儿骨畸形、阴囊炎等	0.4～1.8 mg	肝、蛋黄、牛奶、蔬菜
维生素PP	烟酸和烟酰胺的总称	参与形成辅酶	癞皮病：典型症状为皮炎、腹泻、痴呆“三症”	4～18 mg	肉、酵母、谷类、花生红衣、肝、肉
维生素B_6	吡哆辛	参与氨基酸的代谢	可引起兴奋不安、失眠、惊厥、周围神经炎等	0.3～2.0 mg	小麦、豆类、卷心菜、蛋黄、肝、鱼、肉等

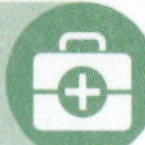

续表 2

名 称	别 名	生理功能	缺乏症状	日需要量	富含食物
维生素 B_{12}	氰钴胺	参与机体多种代谢过程	可致巨幼细胞贫血	2 mg	肝、肉、鱼、牛奶等
维生素 C	抗坏血酸	抗氧化，增加胶原蛋白合成	维生素 C 缺乏病（坏血病）	30～60 mg	水果、蔬菜、猕猴桃等

5. 水：是人类生存所必需的物质，是人体组织中不可缺少的成分，有帮助血液流动、促进营养物质消化吸收等多种功能。成人每天至少需饮水 1200 mL。

6. 矿物质：又称无机盐，包括除碳、氢、氧、氮以外的体内各种元素，包括一般矿物元素和微量元素，这些矿物质都对人体的正常代谢发挥着重要作用。

7. 膳食纤维：是指能抵抗小肠吸收、消化，并在大肠内发酵的植物性成分。膳食纤维能刺激胃肠道的蠕动，并软化粪便；能抑制胆固醇的吸收，预防高血脂、高血压；还可改善肠道内菌群平衡状态和预防结肠癌。（图 18–4）

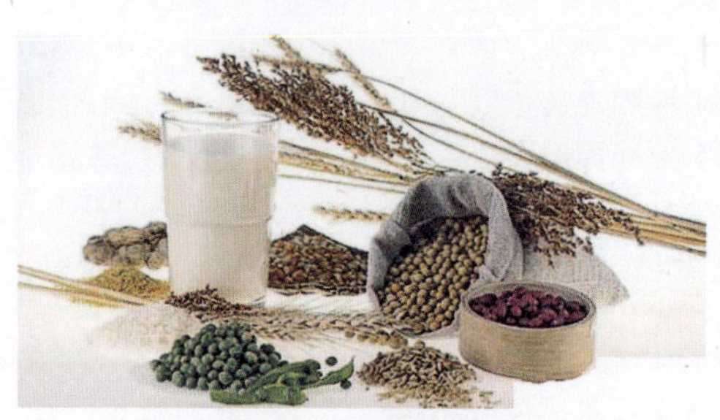

图 18–4 膳食纤维

平衡膳食与合理膳食

（一）平衡膳食

平衡膳食是指选择多种食物，经过适当搭配做出的膳食。这种膳食能满足人们对能量及各种营养素的需求。中国居民平衡膳食的食物搭配要求被称为平衡膳食宝塔。（图 18–5）

油 25～30 g
盐 6 g
奶类及奶制品 300 g
大豆类及坚果 30～50 g
畜禽肉类 50～75 g
鱼虾类 50～100 g
蛋类 25～50 g
蔬菜类 300～500 g
水果类 200～400 g
谷类薯类及杂豆
250～400 g
水 1200 mL

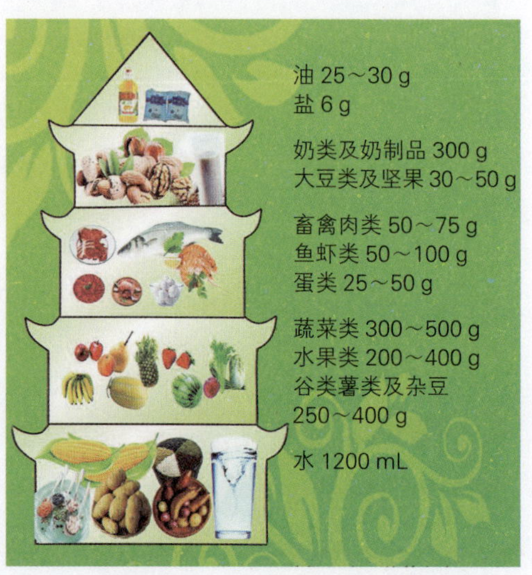

图 18–5 中国居民平衡膳食宝塔

（二）合理膳食

合理膳食与人体的健康有密切而直接的关系，社会、家庭和个人都应重视

“合理饮食”的设计和实施。合理饮食能促进生长发育、构成机体组织、提供能量和调节机体功能。

《中国居民膳食指南》最初于1989年制定，先后数次修改，2016年5月国家卫生和计划生育委员会发布《中国居民膳食指南（2016）》，提出了符合我国居民营养健康状况和基本需求的膳食指导建议，具体内容如下。（图18–6）

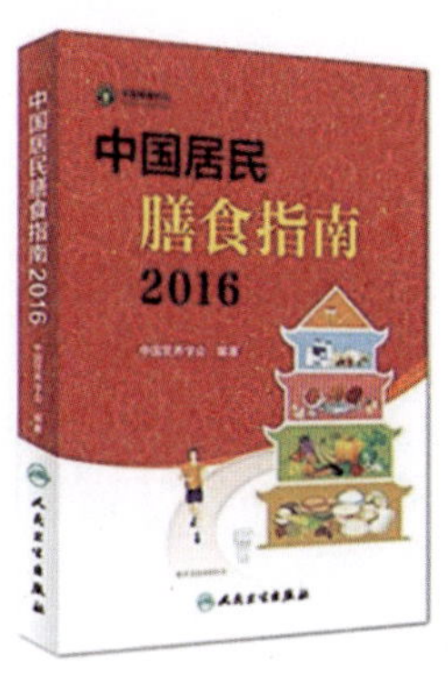

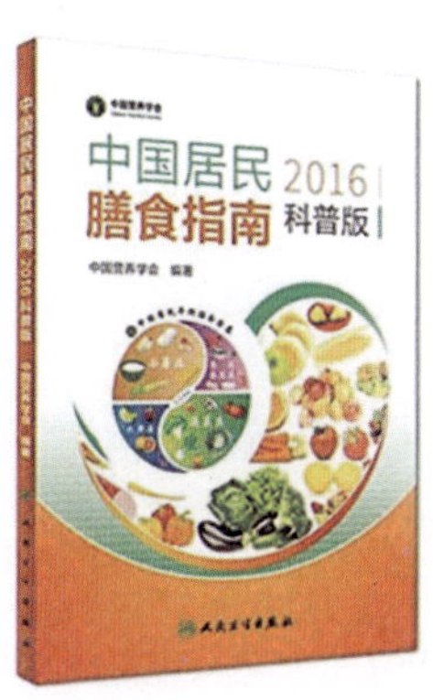

图18–6 中国居民膳食指南

1. 食物多样，谷类为主：应以谷类食物作为提供热能的主要来源。

2. 吃动平衡，健康体重：饮食与运动相配合，控制体重在正常范围内。

3. 多吃蔬果、奶类、大豆：新鲜蔬菜的摄入量应该达到300～500 g /（人·d），水果200～350 g /（人·d）；奶类富含优质蛋白质和维生素，是良好的钙源食品，建议每天饮用奶制品300 g；建议每人每天摄入30～50 g大豆及其制品。

4. 适量吃鱼、禽、蛋、瘦肉：建议平均每天摄入鱼、禽、瘦肉总量为120～200 g，优先选择鱼和禽；每天吃一个鸡蛋，不弃蛋黄；少吃肥肉、烟熏和腌制肉制品。

5. 少盐少油，控糖限酒：建议成人每天食盐不超过6 g，每天烹调油25～30 g；孕妇、乳母不应饮酒，成人一天饮用酒精量不超过25 g。

6. 多饮水：水是维持生命必需的物质，约占体重的60%。成人每天饮水量为1500～1700 mL，饮水应少量多次，提倡饮用白开水和淡茶水，少喝含糖饮料和碳酸饮料。

（三）不合理饮食

不合理饮食可导致营养不良或营养过剩；饮食不当还可导致食物中毒、胃肠炎、酒精中毒及维生素缺乏等各种疾病。

§18.2 营养状况评估

营养评估是通过膳食调查、人体测量、临床检查、实验室检查等方法，判断人体营养状况、确定营养不良的类型及程度、估计营养不良后果的危险性、监测营养治疗的疗效和影响营养状况的因素等。

▶▶ 饮食状况评估 ◀◀

饮食状况评估包括一般饮食状况、食欲和影响饮食的因素。

（一）一般饮食状况评估

1. 用餐时间短：用餐时间过短可使咀嚼不充分，从而影响营养素的消化与吸收。

2. 摄食种类及摄入量：食物种类繁多，不同食物中营养素的含量不同。应注意评估病人摄入食物的种类、数量及相互比例是否适宜，是否易被人体消化吸收。

3. 其他：应注意评估病人的饮食规律，是否服用药物及补品，有无食物过敏史及特殊喜好等。

（二）食欲状况评估

注意评估病人食欲有无改变，若有改变，注意分析原因。

（三）影响饮食因素评估

注意评估病人是否有咀嚼不便、口腔疾患等可影响其饮食状况的因素。

▶▶ 人体测量与健康状况评估 ◀◀

人体测量的目的是通过个体的生长发育情况了解其营养状况。常用的测量是身高、体重、皮褶厚度、上臂围和腰围，并以此评估健康状况。

（一）测量身高体重与健康评估

常用测得的人体身高和体重数据值与人体正常值进行比较，从而判断人的体重是否正常。体重评估主要是评估病人体重处于正常范围，或属于不同程度的肥胖或消瘦。评估的方法有多种，简介如下。

1. 体重指数评估：体重指数又称 BMI，是目前国际通用的体重评估指标。此法是用体重和身高的比例来衡量体重是否正常。按照 WHO 的标准，BMI ≥ 25 为超重，≥ 30 为肥胖。中国标准：BMI ≥ 24 为超重，≥ 28 为肥胖。（图 18–7、表 18–4）

$$BMI = \frac{W\ (\text{体重, kg})}{h^2\ (\text{身高, m})}$$

图 18–7　BMI 值测定公式

表 18–4　BMI 值评估表

评估判断	WHO 标准	亚洲标准	中国标准	相关疾病发病危险性
正常	28.5～24.9	28.5～22.9	28.5～23.9	平均水平
超重	≥ 25	≥ 23	≥ 24	
偏胖	25.0～29.9	23～24.9	24～27.9	增加
肥胖	30.0～34.9	25～29.9	≥ 28	中度增加
重度肥胖	35.0～39.9	≥ 30	—	严重增加
极重度肥胖	≥ 40.0			非常严重增加

2. 标准体重评估：

（1）计算标准体重：

男性标准体重（kg）= 身高（cm）–105

女性标准体重（kg）= 身高（cm）–105–2.5

（2）标准体重评估：超过正常体重 10% 为超重，超过 20% 则为肥胖，超过 20%～30% 为轻度肥胖，超过 30%～40% 为中度肥胖，超过 50% 为重度肥胖。体重处于正常体重 ±10% 范围内均属正常体重。（图 18–8）

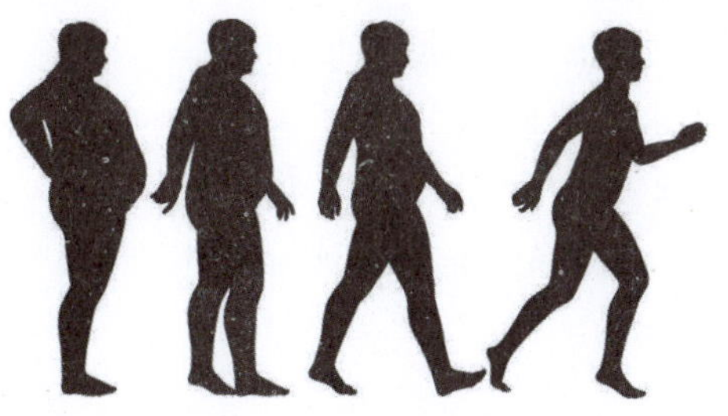

图 18–8　标准体重评估

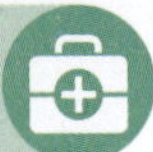

（二）皮褶厚度测量与评估

皮褶厚度主要表示皮下脂肪厚度，临床常用测量上臂中段和腹部脂肪厚度间接评价人体营养状况和肥胖与否。

1. 皮褶厚度测量方法：受试者自然站立，充分裸露被测部位。测试人员用左手拇指、示指和中指将被测部位皮肤和皮下组织捏提起来，测量皮褶捏提点下方 1 cm 处的厚度。（图 18–9）

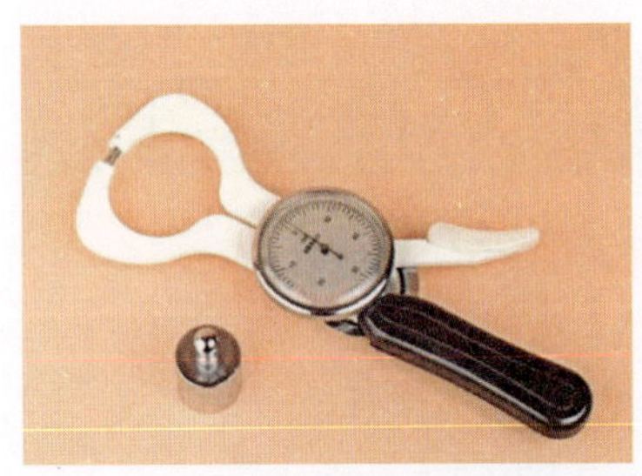
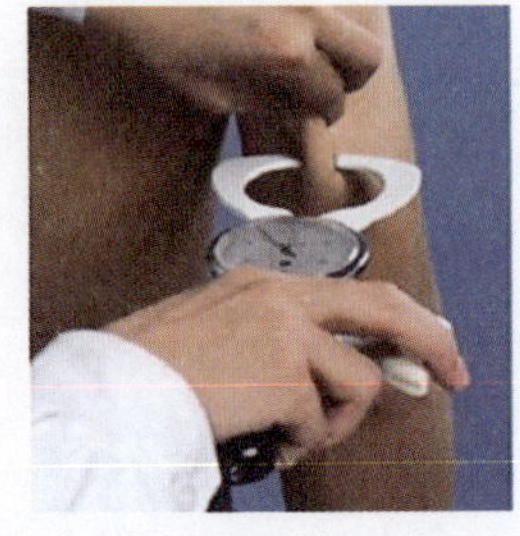
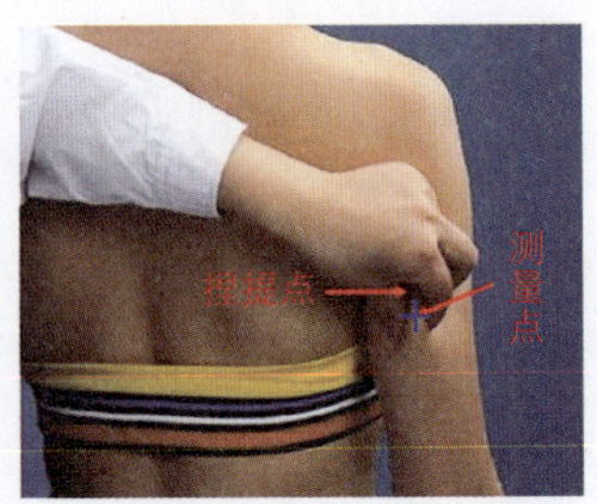

图 18–9　皮褶测定方法

2. 皮褶厚度评估：实测数值为正常值的 90%～110%，表示营养正常；为正常值的 80%～90%，表示轻度营养不良；为正常值的 60%～80%，表示中度营养不良；为正常值的 60% 以下，表示重度营养不良（表 18–5）。

表 18–5　皮褶厚度正常值　　mm

测量部位	男性正常值	女性正常值
三头肌	10.4	17.5
腹部	5～15	12～20

（三）腰围测定与评估

腰围（WC）是反映脂肪总量和脂肪分布的综合指标，测量位置在水平位髂前上嵴和第 12 肋下缘连线的中点。根据腰围检测肥胖症，很少发生错误。中国男性的正常腰围标准是≥ 90 cm，女性是≥ 80 cm。（图 18–10）

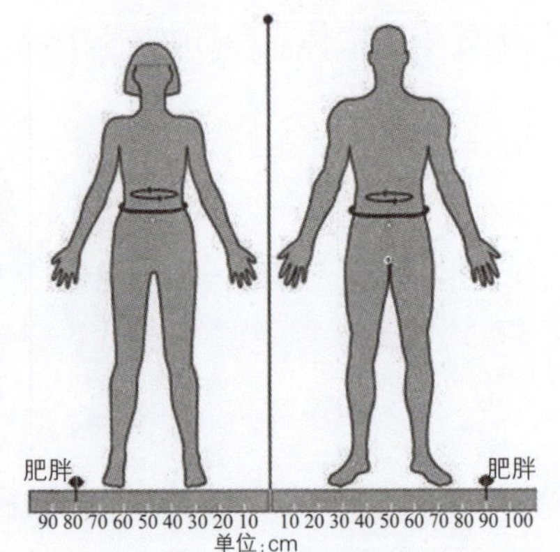

图 18–10　测量腰围

（四）上臂围测定与评估

上臂围是测量上臂中点位置的周长，可反

映肌蛋白储存和消耗程度，也可反映热能代谢的情况。我国男性上臂围平均为 27.5 cm，测量值＞标准值 80% 为营养正常，90%～80% 为轻度营养不良，80%～60% 为中度营养不良，＜60% 为严重营养不良。

生化及免疫功能检测和评估

1. 生化检测：可以测定人体内各种营养素水平，是评价人体营养状况的较客观指标，可以早期发现亚临床营养不足。常用的评估项目包括血红蛋白、清蛋白、转铁蛋白等，以及氮平衡试验。

2. 免疫功能检测：主要包括淋巴细胞总数及细胞免疫状态测定。

§18.3 医院饮食

医院饮食的调制、供给和管理是一项十分重要的工作，对住院病人的康复过程有很大的影响。遗憾的是，目前我国各级医院的饮食管理相当混乱，是一个亟待解决的问题。

医院饮食分类

医院饮食可分为基本饮食、治疗饮食和试验饮食三大类。

（一）基本饮食

基本饮食包括普通饮食、软质饮食、半流质饮食和流质饮食 4 种，分别适用于不同疾病和不同病情的病人（表 18–6）。

表 18–6 医院基本饮食

饮食类别	适用范围	饮食原则	用 法
普通饮食	不需饮食限制者	平衡、易消化、无刺激	每天 3 餐，总热量在 9.2～10.8 MJ/d
软质饮食	消化功能差	平衡、碎、软、烂	每天 3～4 餐，总热量在 8.5～9.5 MJ/d

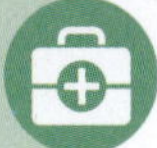

续表

饮食类别	适用范围	饮食原则	用　法
半流质饮食	消化道疾病、发热、咀嚼困难	少食多餐、无刺激、纤维少	每天5～6餐，总热量在6.5～8.5 MJ/d
流质饮食	危重、高热、大手术后等	食物呈液状，易吞咽、易消化、无刺激性	每天6～7餐，每次200～300 mL，总热量在3.5～5.0 MJ/d

（二）治疗饮食

治疗饮食是指在基本饮食的基础上，适当调节热能和营养素，以达到治疗或辅助治疗目的，从而促进病人的康复。治疗饮食包括低盐饮食、低蛋白饮食、高蛋白饮食、低脂饮食、少渣饮食及各类疾病专配饮食如糖尿病饮食等。（表18–7）

表18–7　治疗饮食

饮食类别	适用范围	饮食原则及用法
低脂饮食	肝胆胰疾病、高脂血症、动脉硬化、冠心病、肥胖症及腹泻等	食物应清淡、少油，禁用肥肉、动物内脏。高脂血症及动脉硬化者每天脂肪量＜50 g，肝胆胰疾病者＜40 g
低胆固醇饮食	高胆固醇血症、动脉硬化、高血压、冠心病等	胆固醇摄入量＜300 mg/d，少食用胆固醇含量高的食物，如动物内脏、动物脑、饱和脂肪酸、蛋黄、鱼子等
低盐饮食	心脏病、急（慢）性肾炎、肝硬化腹水、先兆子痫、重度高血压，但水肿较轻者	成人每天进食盐量＜2.0 g，禁用腌制品、咸菜等
无盐低钠饮食	同低盐饮食的适用范围，但水肿较重者	除食物内自然含钠量外，不放食盐烹调
高膳食纤维饮食	便秘、肥胖、高脂血症、糖尿病等	含膳食纤维多的食物有韭菜、卷心菜、芹菜、豆类、粗粮等

续表

饮食类别	适用范围	饮食原则及用法
少渣饮食	伤寒、肠炎、痢疾、腹泻、食管静脉曲张等	食用膳食纤维含量少的食物，如蛋类、嫩豆腐等
高热量饮食	热能消耗较高的病人（甲状腺功能亢进症、结核病、产妇）等	可进食鸡蛋、牛奶、豆浆、巧克力及甜食等
高蛋白饮食	长期消耗性疾病（烧伤、肾病综合征、癌症晚期）等	鼓励进食肉、鱼、蛋、奶等食物
低蛋白饮食	需要限制蛋白质摄入的病人（急性肾炎、尿毒症、肝性脑病等）	成人饮食中蛋白质＜40 g/d

（三）试验饮食

试验饮食是指在特定的时间内，通过对饮食内容的调整，协助诊断疾病和确保实验室检查结果正确性的一种饮食，如隐血试验饮食、甲状腺 ^{131}I 试验饮食等（图 18–11）。

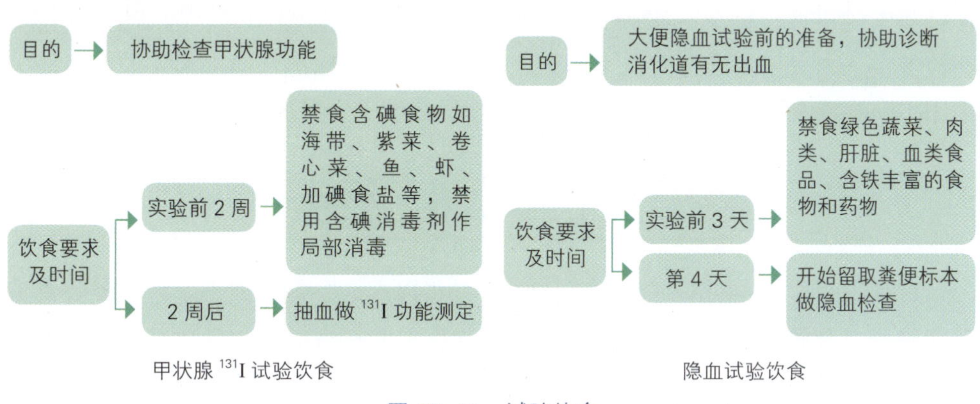

图 18–11 试验饮食

医院饮食护理

（一）制订可行的饮食计划

根据病人对各种营养素的需要量，制订营养均衡、搭配合理的食谱，并将相关的营养知识对病人进行宣教；根据病人的年龄、不同疾病、饮食习惯等，为病

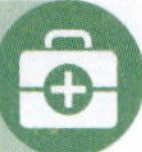

人提供合理的饮食计划。

（二）病人的进食护理

1．为病人创造良好的进餐环境：保持室内空气清新、温湿度适宜，保持病室及床单位整洁，餐前移走便器、痰杯，有呕吐倾向的病人及危重病人应用屏风围住。鼓励轻症病人集体用餐。

2．病人进餐前准备：协助病人饭前洗手、漱口，并选择一舒适体位进餐。

3．协助病人用餐：护士应鼓励病人尽量自己进食。必要时应协助病人选择好体位，将餐桌、餐具放置得当，防止弄脏衣服、床单；对卧床不能进食者，护理人员应喂饭，喂饭时将病人头偏向一侧，颌下垫巾，小口喂饭，速度适中，防止误吸，餐后应整理周围环境、协助病人漱口。

§18.4 特殊饮食

对于病情危重、存在消化功能障碍、不能经口或不愿经口进食的病人，为保证营养素的摄取、消化、吸收，维持细胞的代谢，保持组织器官的结构与功能，调控免疫、内分泌等功能并修复组织、促进康复，临床上常根据病人的不同情况采用不同的特殊饮食。特殊饮食护理包括胃肠内营养和胃肠外营养。

§18.4.1 胃肠内营养(EN)

胃肠内营养（enternal nutrition，EN）是指因疾病、创伤或手术后出现的胃肠功能障碍以及肠瘘、短肠综合征等，致使饮食不能正常摄取、消化、吸收，从而需要采取口服或经胃肠道内置管并喂以特别的要素饮食，以达到营养治疗的目的。

EN 的基本原则

1．病人口服进食无障碍、消化吸收功能基本良好者，应尽量采用口服进食。

2．胃肠道消化吸收功能障碍（如术后胃肠功能障碍、肠瘘、短肠综合征等）者，应据情采用管饲胃肠内营养。

3．胃肠道消化吸收功能丧失或基本丧失者，应采用胃肠外营养。（图 18–12）

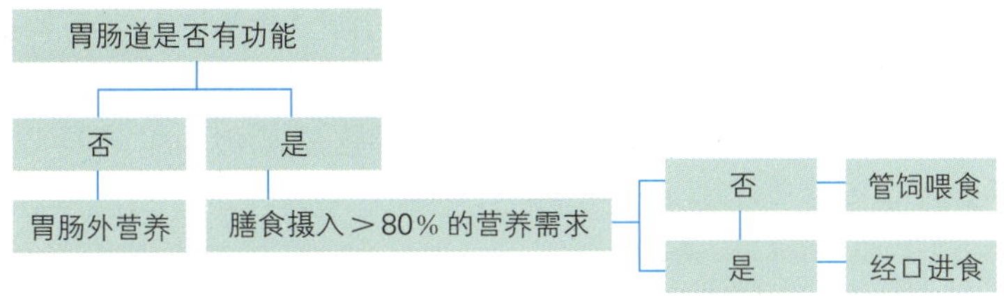

图 18–12　营养供给方式的选择

4．经由管饲途径无法满足能量需求，即只能满足＜60% 的热量需要时，可以考虑联合应用肠外营养。

EN 的适应证

1．摄入不足，消化功能低下，吸收功能尚可。

2．口咽疾病。

3．胃肠道瘘、炎性肠道疾病、短肠综合征、胰腺疾病等所致的肠道吸收不良。

4．烧伤、严重创伤、严重感染性疾病。

5．术前肠道准备，术前纠正营养不良。

EN 的膳食种类

（一）营养治疗用要素饮食

营养治疗用要素饮食主要包含游离氨基酸、单糖、重要脂肪酸、维生素、无机盐类和微量元素等（图 18–13）。

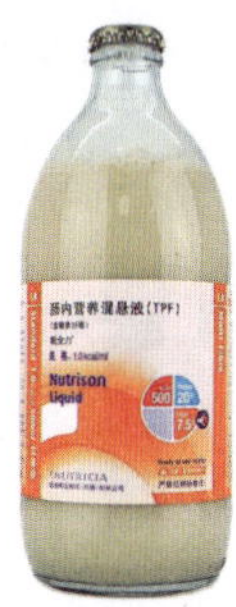

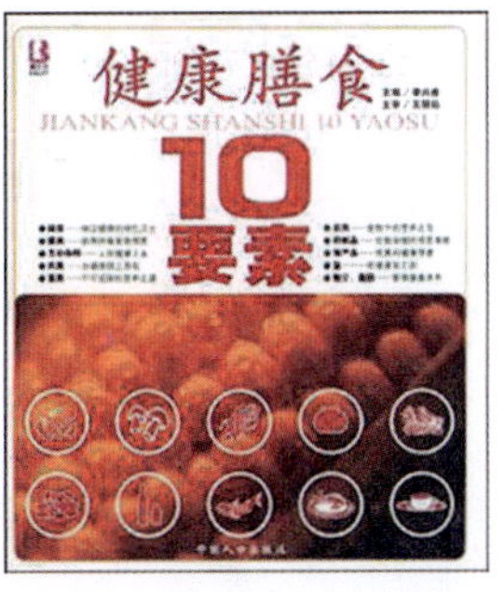

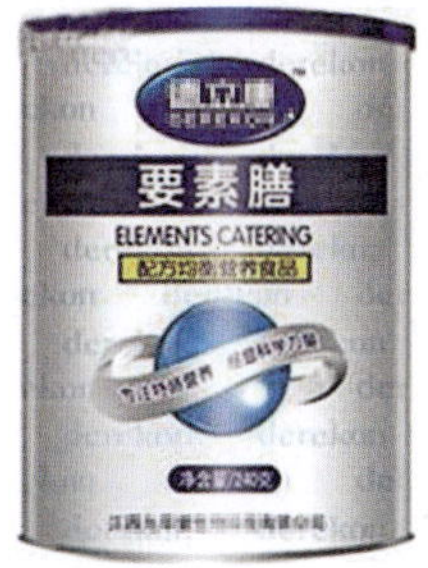

图 18–13　要素饮食

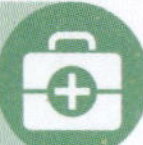

（二）特殊治疗用要素饮食

特殊治疗用要素饮食是指针对不同疾病病人，增减相应营养素以达到治疗目的的一些特殊种类要素饮食。其主要包括：适用于肝功能损害的高支链氨基酸、低芳香族氨基酸要素饮食；适用于肾衰竭的以必需氨基酸为主的要素饮食；适用于苯丙酮尿症的低苯丙氨酸要素饮食等。

EN 的优点

1. 方法较简便，实施较安全，费用较低廉。

2. 营养全面，无需消化即可直接吸收，能保证病人多方面的营养需求。

3. 刺激肠蠕动，改善肠道血液循环，吸收效率较高。（图 18–14）

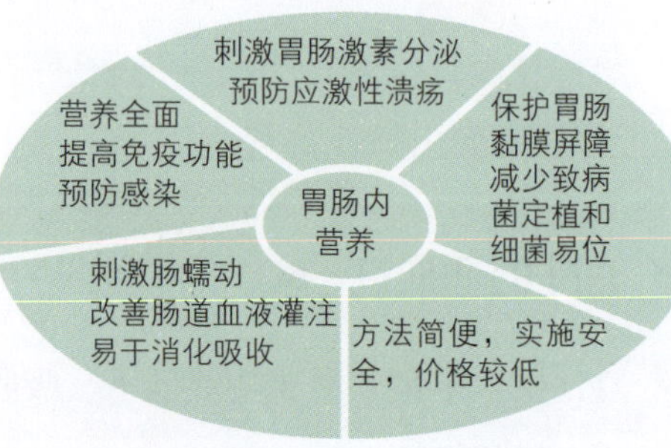

图 18–14　胃肠内营养的优点

EN 的途径

胃肠内管饲营养支持可通过以下几种途径进行（图 18–15）。

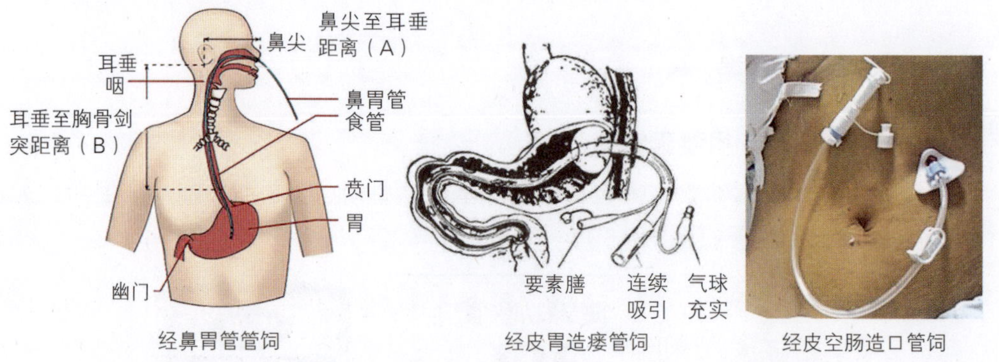

图 18–15　管饲途径

1. 口服。
2. 经鼻胃管途径管饲。
3. 经鼻十二指肠途径管饲。
4. 经皮胃造瘘途径管饲。
5. 经皮空肠造口途径管饲。

EN 的投给方式

胃肠内营养投给方式包括一次性投给、间断滴注和营养泵持续输注 3 种方式。不同的投给方式各有一定的适应证和优缺点，可酌情选用。（图 18–16、表 18–8）

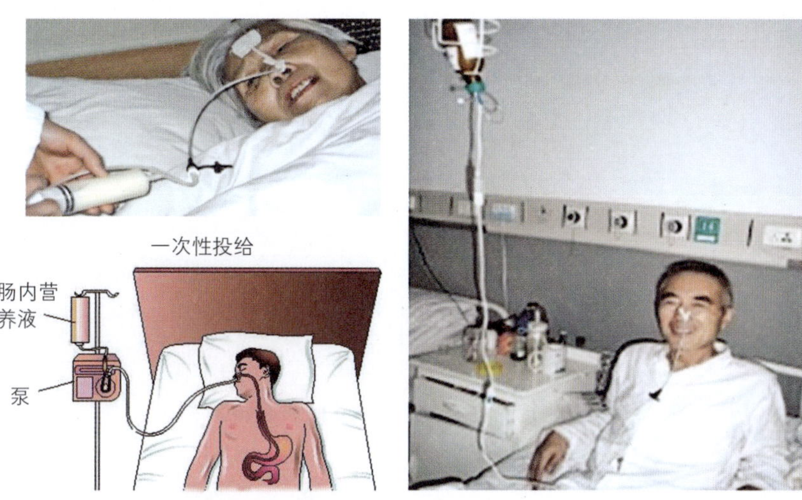

图 18–16　胃肠内营养的 3 种投给方式

表 18–8　胃肠内营养投给方式比较

投给方式	操作方法	适用范围	病人耐受程度	优　点	缺　点
一次性投给	每次 200 mL，静脉输注，每天 4～6 次	鼻胃管饲 胃造口管饲	难以耐受	—	易引起腹胀、腹痛、腹泻、恶心呕吐等
间断静脉输注	每次 250～500 mL，速率 450 mL/h，每天 4～6 次	鼻胃管饲 胃造口管饲	胃肠道正常或病情不严重时尚可耐受	下床活动时间增加，类似正常摄食的间隔时间	可能发生胃排空迟缓
持续静脉输注	营养泵辅助小肠内输注；20～40 mL/h 开始，每天增加 20 mL，直至 100～125 mL/h	危重病人，空肠造口管	耐受性好	大大降低不良反应，病人易接受，可定时定量控速投给	—

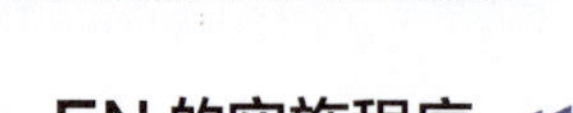

EN 的实施程序

胃肠内营养的实施程序包括评估、建立管饲途径和管饲等。

1. 评估：对病人是否需要施行胃肠内营养和应选择何种管饲方式进行评估、确定（图 18–17）。管饲途径的选择应遵循以下原则。

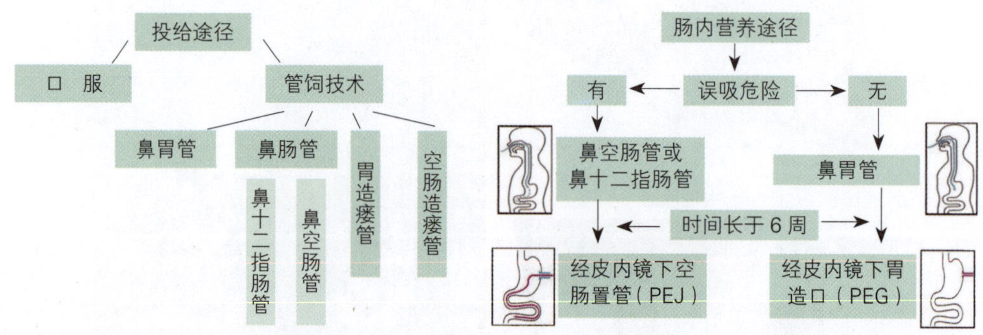

图 18–17　胃肠内营养方式的选择和评估

（1）应满足肠内营养的需要。

（2）置管方式尽量简单、方便。

（3）尽量减少对病人的损害。

（4）有利于病人长期带管。

2. 建立管饲途径：根据评估结果进行鼻胃管插管或胃肠造口术，建立管饲通道。目前胃肠造口多采用经皮内镜胃肠造口术。（图 18–18）

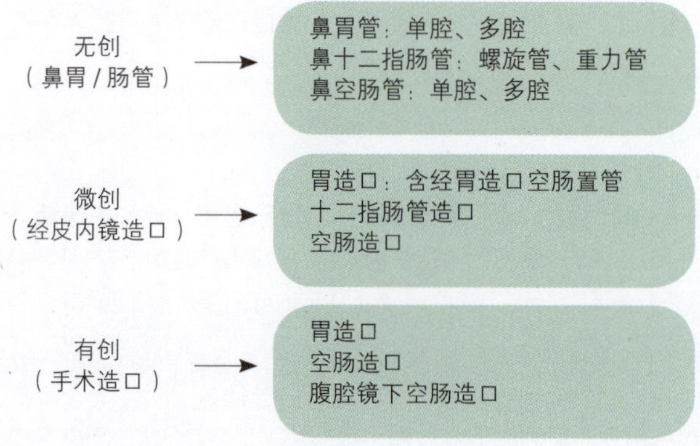

图 18–18　建立管饲途径的方法及其选择

3. 管饲：按医嘱实施管饲。现以鼻饲为例简要介绍胃肠内管饲的实施程序。（图 18–19）

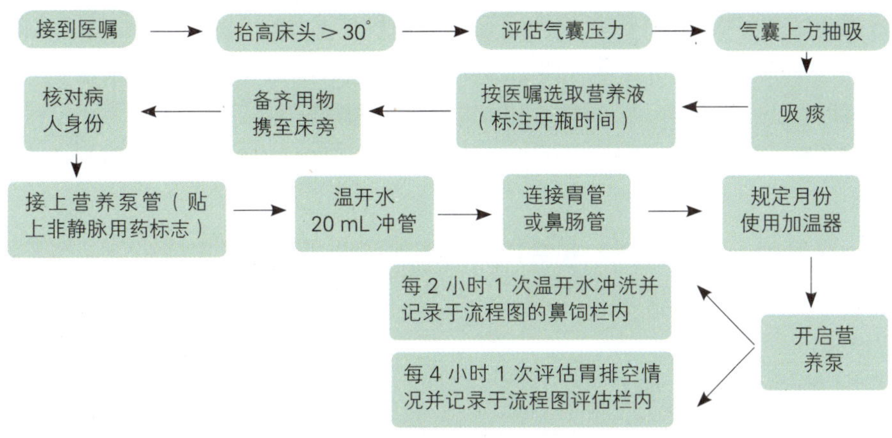

图 18–19　胃肠内营养实施程序

EN 的并发症

1. 机械性并发症：如鼻咽部和食管黏膜损伤、喂饲管阻塞等。
2. 感染性并发症：如吸入性肺炎、腹腔感染等。
3. 胃肠道并发症：如腹泻、恶心、呕吐、便秘、倾倒综合征等。
4. 代谢性并发症：如低血糖、高血糖、电解质紊乱等。（图 18–20）

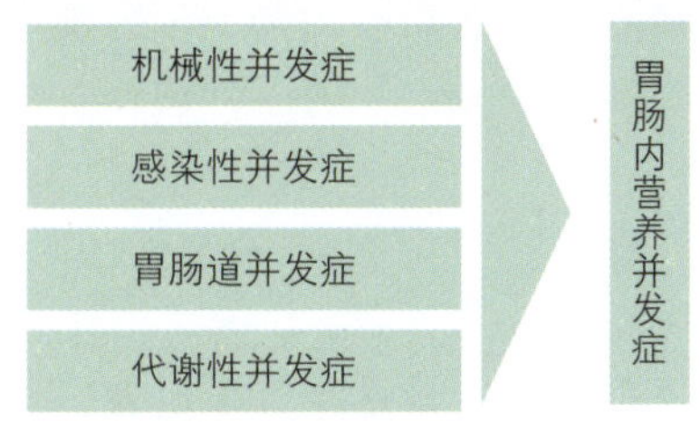

图 18–20　胃肠内营养并发症

EN 的护理措施

1. 配制要素饮食浓度应由稀到浓，一般成人为 10%～24%；剂量应由少到多，从每天 500～1000 mL 开始，逐渐加量；投给速度要适当，口服或鼻饲开始每小时 50 mL，逐渐增至 100 mL；要素饮食应保持适当温度，鼻饲滴入以 38 ℃、空肠造瘘管滴入以 41 ℃为最佳温度。

2. 在要素饮食投给过程中经常巡视病人，如出现恶心、呕吐、腹胀、腹泻等症状，应及时查明原因，按需要调整速度、温度，必要时可暂停供给要素饮食。

3. 应用要素饮食期间需定期记录体重，并观察尿量、大便次数及性状，检查血糖、尿糖、血尿素氮、电解质、肝功能等，并做好营养评估。

4. 临床护士要加强与医师和营养师的联系，及时调整饮食，处理不良反应或并发症。

5. 做好喂养管的护理，要素饮食滴注前后都需用温开水或生理盐水冲净管腔，以防食物积滞管腔而腐败变质。

EN 的注意事项

1. 食管静脉曲张、食管梗阻的病人禁忌使用鼻饲法。

2. 长期鼻饲者应每天进行 2 次口腔护理，并定期更换胃管，普通胃管每周更换 1 次，硅胶胃管每月更换 1 次。

§18.4.2 胃肠外营养(PN)

胃肠外营养（parenteral nutrition，PN）又称静脉营养，是指按照病人的需要，通过周围静脉或中心静脉输入病人所需的全部或部分能量及营养素，包括氨基酸、脂肪、各种维生素、电解质和微量元素等的一种营养支持方法。

PN 的适应证

凡病人不能进食、不该进食或进食量严重不足者，均可应用胃肠外营养。

1. 胃肠道外瘘、胰腺外瘘或大部分胰腺切除术后、全肠或小肠大部分切除术后营养障碍。

2. 严重烧伤、创伤、感染病人。

3. 营养不良病人的术前准备。

4. 婴儿先天性肠道闭锁、胃肠道梗阻、顽固性小儿腹泻、炎性肠病、肾衰竭、肝衰竭等。

5. 恶性肿瘤接受化疗而全身情况较差者，以及大手术后较长时期不能进食者。

PN 的禁忌证

1. 胃肠道功能正常，经胃肠道能获得足够的营养者。

2. 估计应用时间不超过 5 天者，不宜采用深静脉输注途径提供胃肠外营养。

3. 病人伴有严重水、电解质及酸碱平衡失调以及出凝血功能紊乱或休克时应暂缓使用，待内环境稳定后再考虑胃肠外营养。

胃肠外营养液的种类和配方

（一）胃肠外营养液的种类

通常使用高能营养液。高能营养液的基础是高渗葡萄糖、脂肪乳剂与氨基酸（AA），前两者供给热能，后者供给蛋白质。（图 18–21）

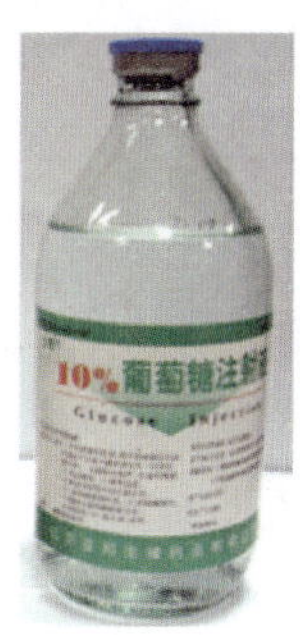
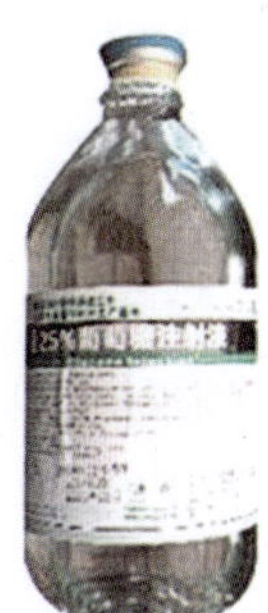
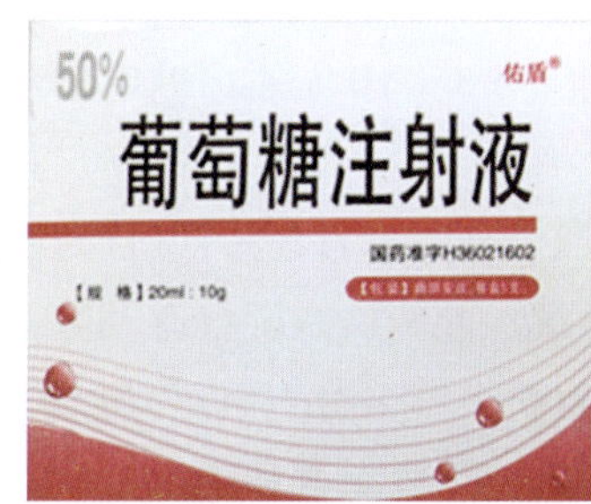

葡萄糖注射液

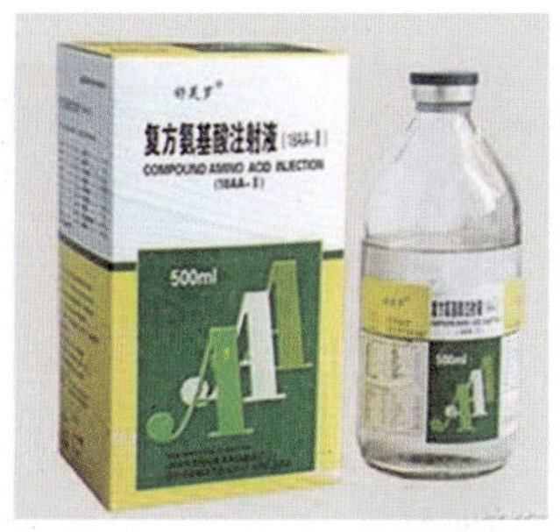

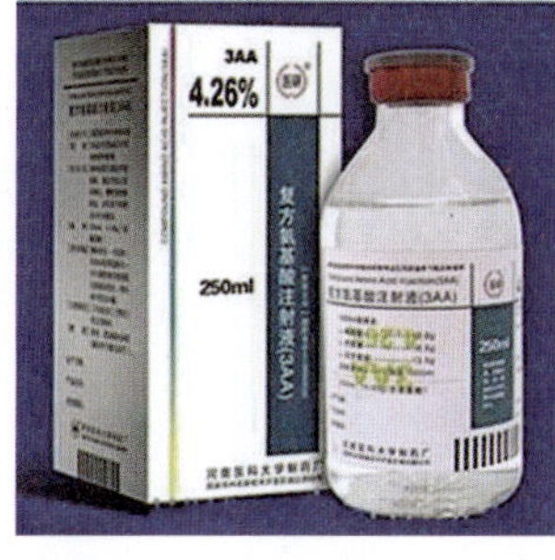

氨基酸（AA）注射液

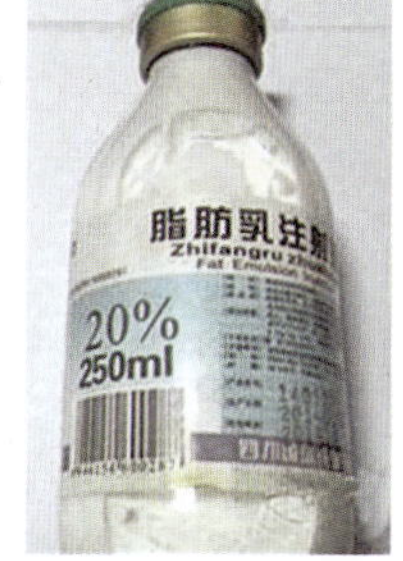

脂肪乳注射液

图 18–21 胃肠外营养液的主要成分

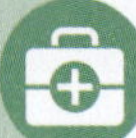

（二）胃肠外营养的常用配方

胃肠外营养常用的有以下 3 种配方。

1. 20% 葡萄糖液 2500 mL ＋ 9.02%AA 液 1000 mL。

2. 50% 葡萄糖液 500 mL ＋ 8.5%AA 液 1000 mL ＋ 10% 脂肪乳剂 500 mL。

3. 20% 葡萄糖液 1000 mL ＋ 7%AA 液 1000 mL ＋ 10% 脂肪乳剂 1 000 mL。

PN 的分类

（一）按补充营养量分类

1. 部分胃肠外营养（PPN）：又称低热量肠外营养，根据病人经肠营养不足的具体需要，经周围静脉补充水解蛋白、氨基酸、葡萄糖及电解质，需要时还可再经另一周围静脉补充脂肪乳剂及维生素。由于此种方法只能提供部分的营养素需要，一般常用于无严重低蛋白血症，基础营养状况尚可的病人。常用的营养液有复方氨基酸、5%～10% 葡萄糖电解质和 10%～20% 的脂肪乳剂或单输等渗氨基酸。

2. 全胃肠外营养（TPN）：可分为经中心静脉输入的葡萄糖系统和经周围静脉输入的脂肪系统。此两类系统各有利弊，可由临床医师根据病人具体情况来选定。

（1）葡萄糖系统：由中心静脉输入，其内容为氨基酸（4.75%）、葡萄糖（25%）、电解质、微量元素和维生素。

（2）脂肪系统：由周围静脉输入，其内容为氨基酸、葡萄糖、电解质、微量元素和维生素。

（二）按补充途径分类

1. 周围静脉营养：又称浅静脉营养，通常仅适用于不超过 2 周的短期胃肠外营养，或较长期输入接近等渗的营养液（图 18-22）。

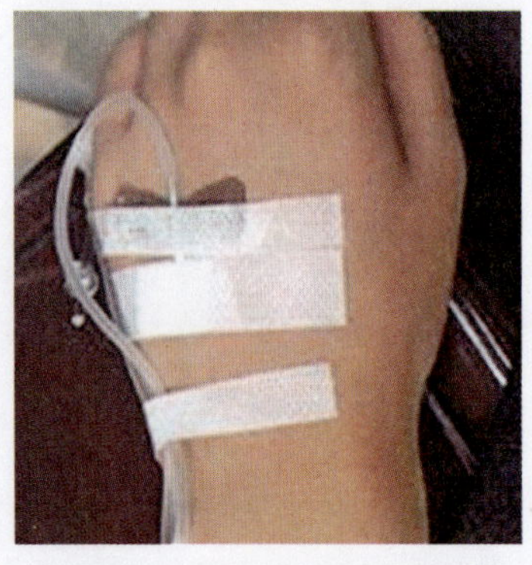

图 18-22　周围静脉营养输入途径

2. 中心静脉营养：又称深静脉营养，适用于需长时间静脉营养，特别是输入 25% 高渗葡萄糖液的病人。传统方法是选用中心静脉穿刺置管供给营养，通常选择经颈内静脉或锁骨下静脉置管，导管尖端应达上腔静脉中部。近些年来，经皮中心静

脉置管法已在全国许多医院推广使用，为深静脉营养提供了更方便的条件。（图18–23）

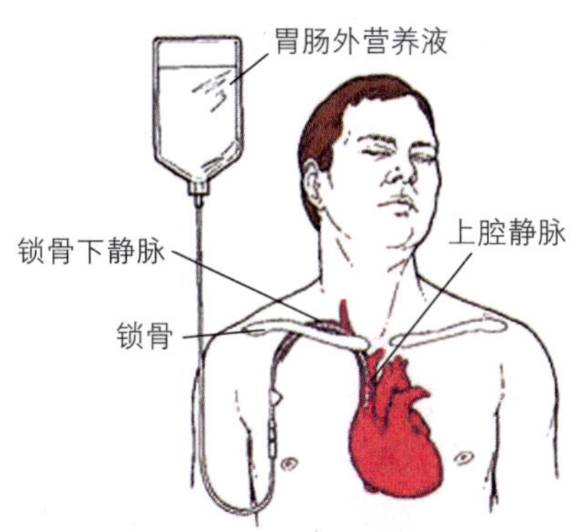

图 18–23　深静脉营养示意图

PN 的并发症

1. 机械性并发症：在中心静脉置管时，可因病人体位不当、穿刺方向不正确等引起气胸、皮下气肿、血肿甚至神经损伤。若穿破静脉及胸膜，可发生血胸或液胸。输注过程中，若大量空气进入输注管道可发生空气栓塞，甚至死亡。

2. 感染性并发症：若置管时无菌操作不严格、营养液污染以及导管长期留置，可引起穿刺部位感染、导管性脓毒症等感染性并发症。长期肠外营养也可发生肠源性感染。

3. 代谢性并发症：营养液输注内容、速度、浓度不当或突然停用，可引起糖代谢紊乱、肝功能损害。

PN 的护理措施

1. 输液过程中加强巡视，注意输液是否通畅，开始时应缓慢，然后逐渐增快滴速，最后保持输液速度均匀。一般成人首日输液速度 60 mL/h，次日 80 mL/h，第 3 天 100 mL/h。输液浓度也应由较低浓度开始，逐渐增加。输液速度及浓度可根据病人年龄及耐受情况加以调节。

2. 密切观察病人的临床表现，注意有无并发症发生，若发现异常情况应及时与医师联系，配合处理。

PN的注意事项

1. 全胃肠外营养液的输入一般不宜过快，应保持恒定，并注意有无异性蛋白输入引起过敏反应。

2. 在严格无菌操作条件下，将全胃肠外营养液的高渗葡萄糖、氨基酸与脂肪乳剂等混合装入营养大袋内经静脉滴入。也可用双滴管，将氨基酸溶液与高渗葡萄糖等同时滴入双滴管中，混合后再进入静脉。输液装置中，由进气管进入的空气，应经75%乙醇溶液过滤消毒。

3. 输液完毕，可先将3.84%枸橼酸溶液2～3 mL注入中心静脉导管内，再用无菌“堵针器”或肝素帽堵塞针栓，然后用无菌纱布包裹、固定。次日输液时，去除“堵针器”或肝素帽，接上双滴管装置，继续进行PN操作。

4. 全胃肠外营养输液导管不宜同时用于抽血、输血、输血浆、输血小板等，并应防止回血，避免堵塞导管。

5. 病人如发高热应寻找病因，如怀疑为静脉导管引起或找不到其他病因，均应拔除导管，并将末端剪去一段，送细菌培养及药敏试验，同时全身应用抗生素。

6. 输液过程中，每2～3天测定血电解质1次，必要时每天测定。如有条件，应测定每天氮平衡状况。最初几天应每6小时测定尿糖，每天测血糖1次；以后每天测尿糖1次，定期复查肝、肾功能。

7. 注意观察有无高渗性非酮性昏迷症状，如血糖＞11.2 mmol/L（200 mg/dL）或尿糖超过（＋＋＋），应增加胰岛素用量，并减慢滴速。

8. 长期全胃肠外营养疗法中，如病情需要，应据情适时补充全血或血浆。

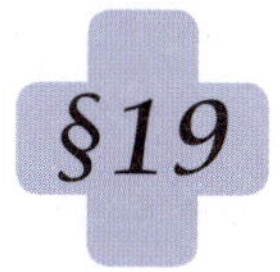

预防医学概述

预防医学是现代医学的组成部分之一，对预防社会人群疾病的发生、提高人群健康水平、改善人群生活质量和延长人群寿命具有重要意义。

现代医学的构成

现代医学主要包括基础医学、临床医学和预防医学三大领域（图 19–1）。

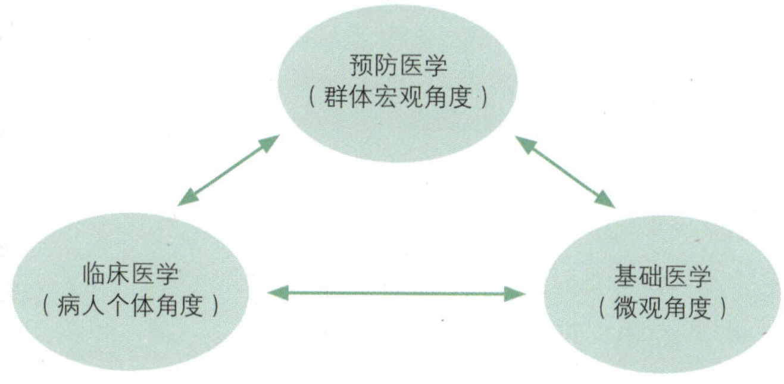

图 19–1　现代医学的构成

1. 基础医学：属于基础学科，是现代医学的基础，是研究人的生命和疾病现象的本质及其规律的自然科学。

2. 临床医学：是研究疾病的病因、诊断、治疗和预后，提高临床治疗水平，促进人体健康的科学，是直接面对疾病、病人，对病人直接实施治疗的科学。

3. 预防医学：以人群为研究对象，应用宏观与微观的技术手段，研究健康影响因素及其作用规律，是阐明外界环境因素与人群健康的相互关系，制定公共卫生策略与措施，以达到预防疾病、增进健康、延长寿命和提高生命质量为目标的一门医学科学。

预防医学的定义

预防医学是医学的一门应用学科，它以个体和确定的群体为对象，目的是保护、促进和维护健康，预防疾病、失能和早逝。其工作模式是“环境-人群-健康”，这是一个“健康生态模型”，它强调环境与人群的相互依赖、相互作用和协调发展，并以人群健康为目的。

预防医学的发展

18 世纪中晚期，欧洲的工业革命推动了科学的进步和发展。在医学方面，微生物学、生理学和病理学等逐步形成，同时开启了现代预防医学发展的新阶段。现代预防医学经历了 3 次公共卫生革命和个体预防、群体预防、社会预防和人类预防 4 个阶段。（图 19-2）

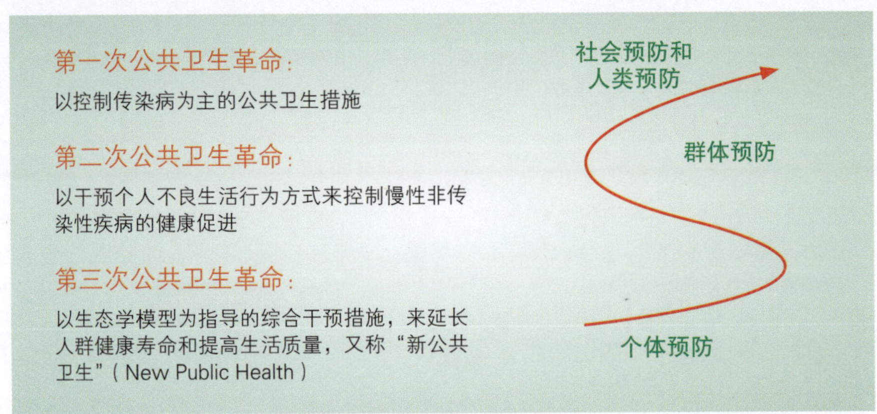

图 19-2　3 次公共卫生革命示意图

1. 个体预防阶段：20 世纪以前，主要以个体为对象进行疾病的治疗和预防。

2. 群体预防阶段：从 19 世纪末到 20 世纪初，人类在与天花、霍乱、鼠疫、流感等劣性传染病斗争的过程中逐步进入了群体预防的新阶段。此阶段被称为第一次卫生革命。（图 19-3）

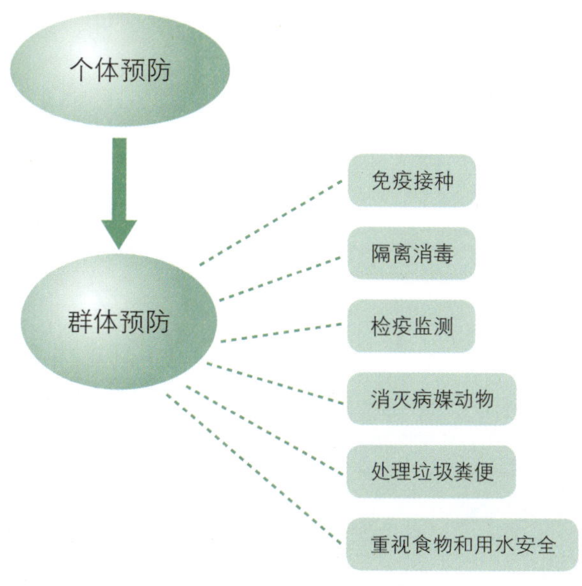

图 19-3 群体预防示意图

3. 社会预防阶段：20 世纪中期以后，人们开始将预防从个体防病（含传染病）扩展到社会性预防措施，逐渐认识到生活方式、社会环境和心理因素等对健康的重要影响，并采取相应的解决办法。此阶段被称为第二次卫生革命。

4. 人类预防阶段：20 世纪 70 年代以后，人们强调采用卫生政策、经济人口政策、卫生保健服务和环境保护等整体预防体系，对疾病进行区域性、国家性和全球性的整体社会预防，使预防医学进入以全人类为对象进行预防的时代，开始进行第三次卫生革命。

预防医学的内容

1. 探索影响健康的危险因素。
2. 寻找危险因素的研究方法。
3. 提出控制危险因素的策略与措施。

预防医学的特点

预防医学与临床医学和公共卫生学关系密切，但是他们工作的内容和对象各有侧重，预防医学的主要特点如下（图 19-4）。

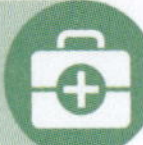

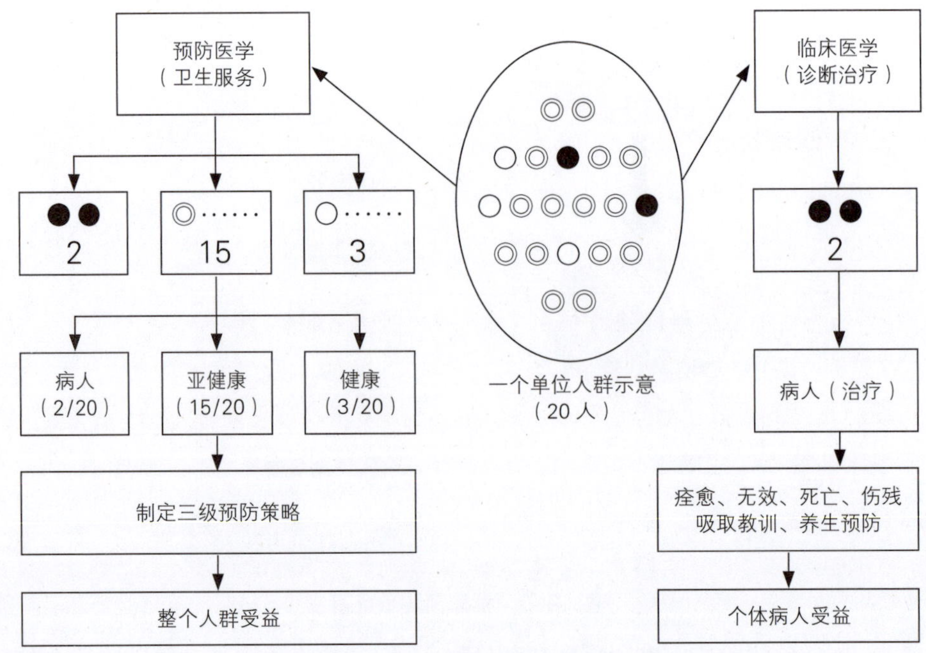

图 19-4 预防医学与临床医学对人群健康效益的比较

1. 预防医学的工作对象包括个体及确定的群体，主要着眼于健康者和亚健康者。

2. 突出预防为主的观念，着眼环境（工作、生活、社会环境），面向群体，提倡标本兼顾的三级预防措施。

3. 采取的预防对策，具有较临床医学更大的人群健康效益。

4. 研究方法上注重微观和宏观相结合，但更侧重于影响健康的因素与人群健康的关系。

健康观与健康状况

（一）健康观

1. 传统健康观：长期以来传统的健康观，把健康单纯地理解为"无病、无残、无伤"。

2．当代健康观：1986 年世界卫生组织（WHO）提出："健康是身体、心理和社会适应的完好状态，而不仅是没有疾病和虚弱。"

（二）健康状况

人的健康状况可以分为健康、亚健康和不健康（疾病）3 种情况。据 WHO 统计，全世界真正健康的人仅占 5%，患病的也只占 20%，75% 的人处于亚健康状态。

1．健康：现代健康的含义是多元的、广泛的，包括生理、心理和社会适应性 3 个方面。WHO 对健康的定义是："健康不仅是没有疾病或虚弱，而是要有一种健全的身心状态和良好的社会适应能力。"也就是说健康包括躯体健康、心理健康、道德健康和社会适应健康等诸多方面。维护健康的四大基石是合理膳食、适量运动、戒烟限酒、心理平衡。（图 19–5）

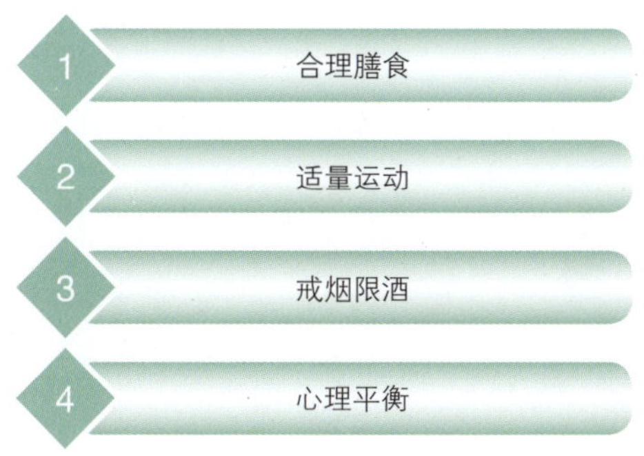

图 19–5　四大健康基石

2．亚健康：亚健康状态是健康与疾病之间的临界状态，各种仪器及检验结果为阴性，但人体有各种各样的不适感觉。这是新的医学理论、新概念，也是社会发展、科学与人类生活水平提高的产物，它与现代社会人们的不健康生活方式及所承受的社会压力不断增大有直接关系。（图 19–6）

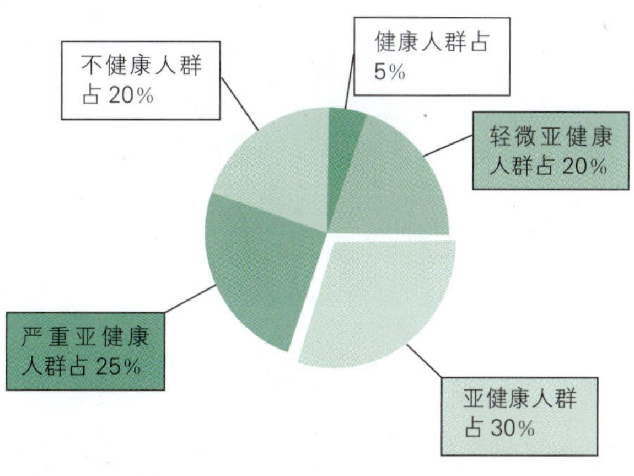

图 19–6　世界亚健康人群比例

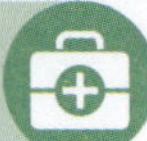

3．疾病：疾病是机体在外界和体内某些致病因素作用下，因自稳态调节紊乱而发生的生命活动异常，使机体组织、细胞产生病理变化，出现各种症状、体征及社会行为的异常。任何疾病的发生必须具备致病因子（物理、化学和生物因子）、宿主和环境（自然与社会环境）3 项基本条件，又称三要素。（图 19–7）

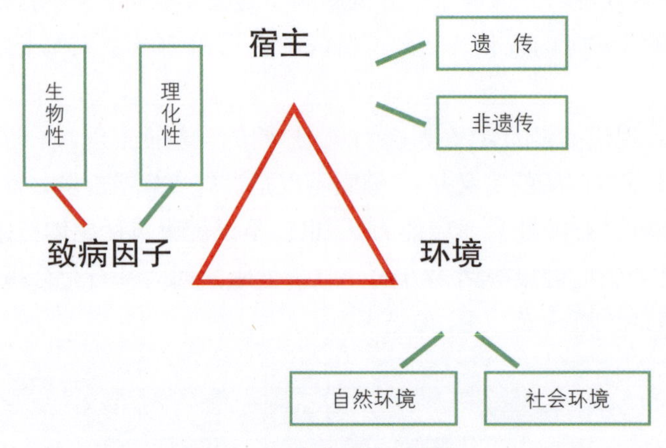

图 19–7　疾病发生三要素

影响健康的因素

影响健康的因素可归纳为 4 大类，即社会经济环境、生活环境、个人因素以及卫生服务的可得性（图 19–8）。

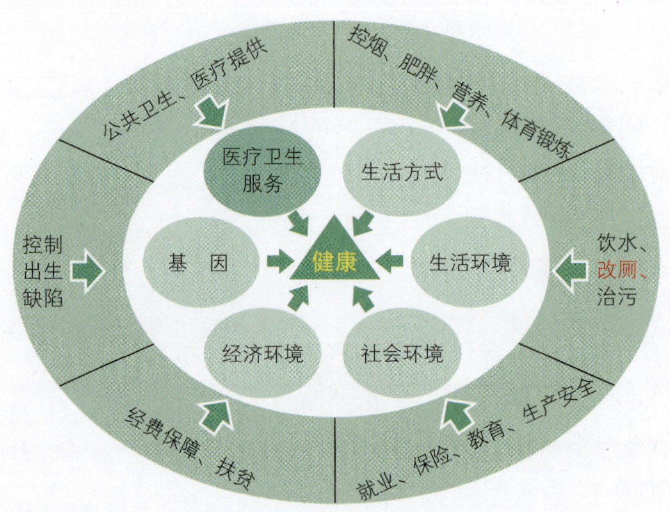

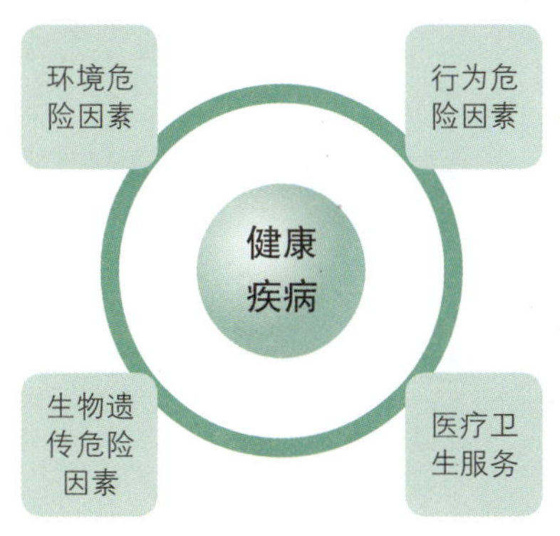

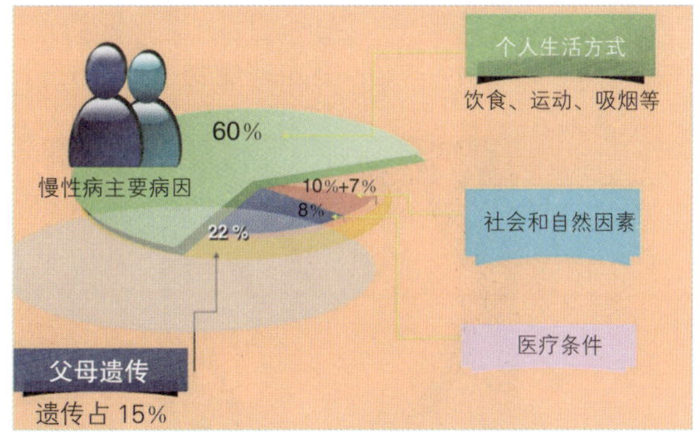

图 19-8　影响健康的因素

1. 社会经济环境影响：包括个人收入、社会地位、文化背景和社会支持状况、受教育程度及就业情况等。

2. 生活环境影响：一般而言，人类环境大致包括社会环境、自然环境、家庭环境、工作环境和心理环境等，他们通过不同的途径影响着人类的健康。例如，贫穷饥饿、环境污染、职业危害、心理异常等均可导致人类发生不同的疾病。（图 19-9、图 19-10）

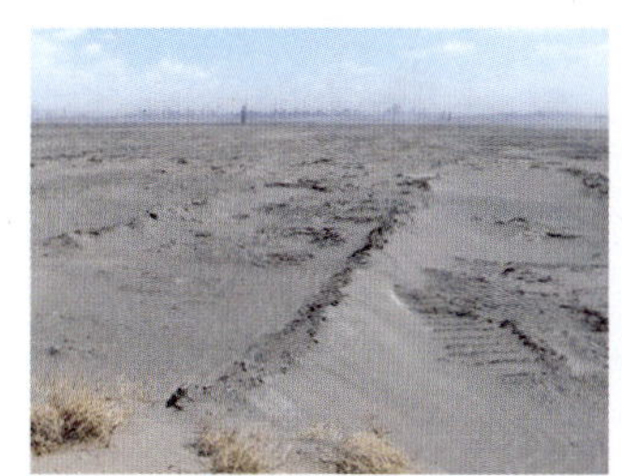

土地污染

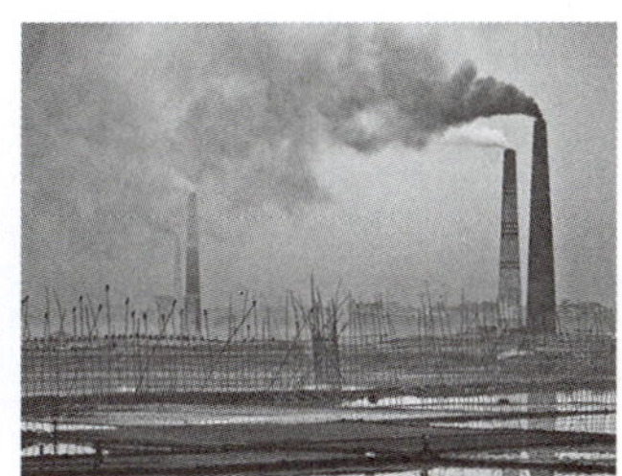

空气污染

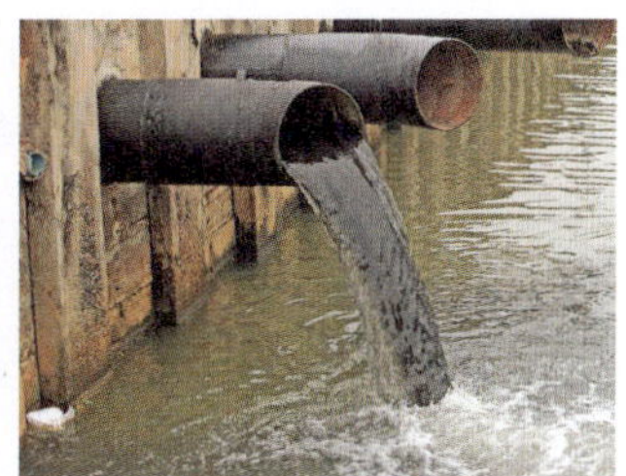

水污染

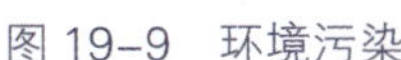

图 19-9　环境污染

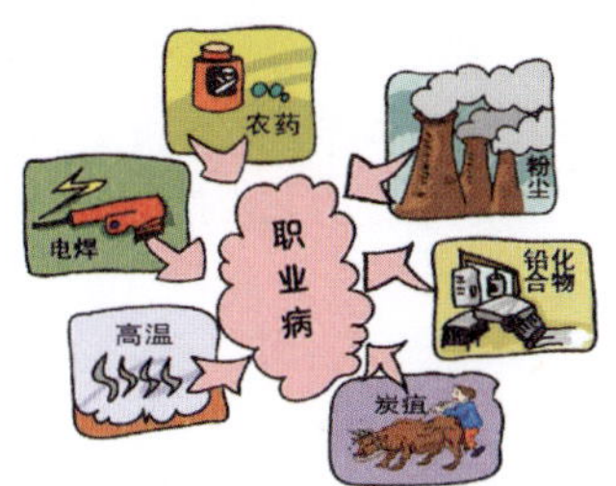

环境与职业病

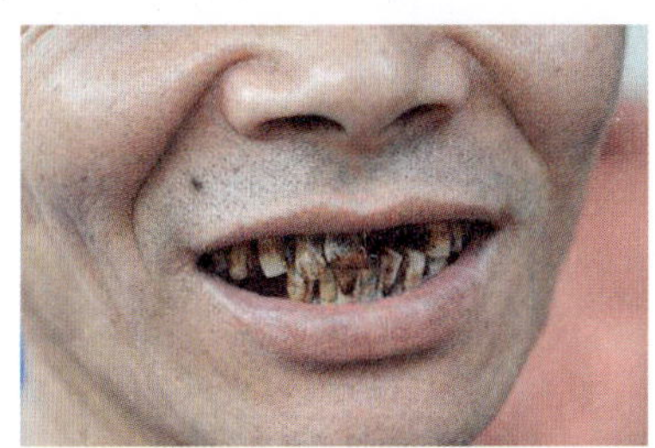

氟中毒（氟牙）

图 19-10　环境对健康的影响

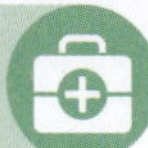

3．个人因素影响：包括遗传因素、婴幼儿发育状态、个人的生活行为方式和生活习惯，以及个人的能力和技能等（图 19–11）。

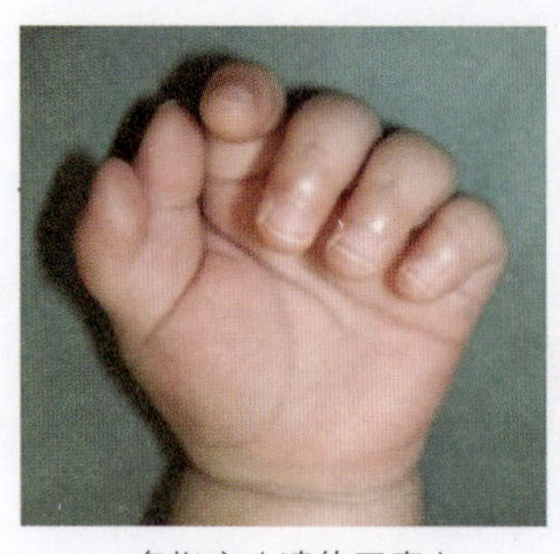
多指症（遗传因素）

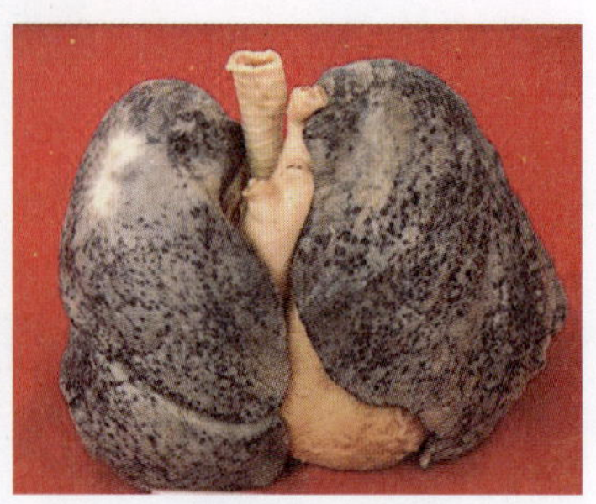
吸烟肺（生活习惯）

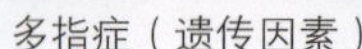
图 19–11　个人因素对健康的影响

4．卫生服务的影响：包括促进健康、预防疾病、治疗疾病和康复等健全的卫生机构，公平合理的卫生资源配置，以及保证服务的可得性。

疾病的三级预防策略

根据疾病发生发展过程以及健康决定因素的特点，把预防策略按等级分类，称为三级预防策略，即病因预防、临床前预防和临床预防（表 19–1）。

表 19–1　疾病三级预防的内容与特点

预防层次	特　点	主要内容	举　例
一级预防（病因预防）	促进健康	非特异性措施	卫生立法、保护环境，健康教育与促进、保健行为，合理营养和改变不良生活行为方式等
	范围广、工作艰巨、投资少、效益高	特异性措施	计划免疫、消除病因、职业预防、高危人群保护、婚前卫生工作、妊娠期和儿童的卫生保健
二级预防（临床前预防）	保护健康	早期发现、早期报告	定期筛查、自我检查
	控制疾病发展和恶化，防治疾病的复发	早期诊断，早期隔离	对高危人群定期进行体验
		早期治疗	早期合理用药、防止恶化、转移、带菌蔓延、防止合并症

续表

预防层次	特　点	主要内容	举　例
三级预防（临床预防）	恢复健康	防止病残	通过合理治疗，防止病情恶化、转移、防止复发，防止合并症、后遗症和防止病残
	促使病人功能恢复，能参加社会活动	康复治疗	开展功能性康复及心理康复，使病人做到心理、生理和社会功能的恢复，提供适宜的康复机构和就业机会，社区康复、延长寿命和安宁照顾

1．一级预防：又称病因预防，是针对病因所采取的预防措施。它既包括针对健康个体的措施，也包括针对整个公众的社会措施。在第一级预防中，如果在疾病的因子还没有进入环境之前就采取预防性措施，则称为根本性预防。第一级预防的措施主要包括卫生立法、健康教育、免疫接种、高危人群保护、职业病预防和环境保护等。（图 19–12）

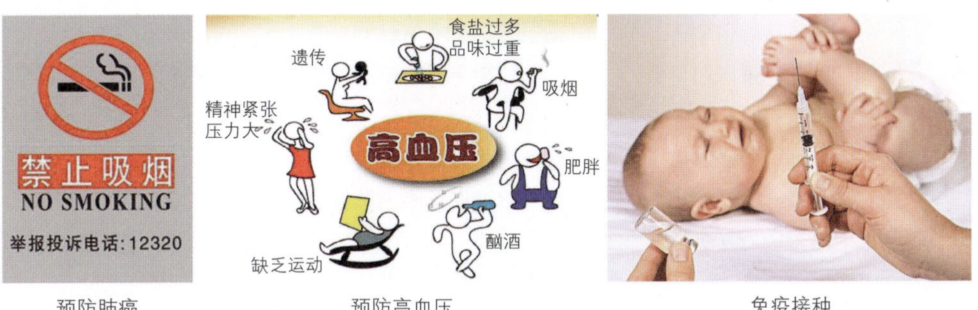

预防肺癌　　预防高血压　　免疫接种

图 19–12　一级预防（病因预防）

2．二级预防：又称临床前预防，是在疾病的临床前期做好早期发现、早期诊断、早期治疗的“三早”预防工作。二级预防的主要措施包括病案发现、定期体检和自我检查等。（图 19–13）

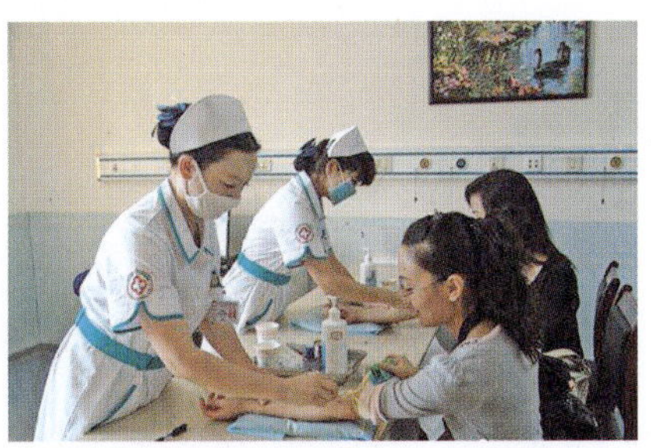

图 19–13　二级预防（定期体检）

3．三级预防：又称临床预防，是对已患某些疾病者，采取及时、有效的治疗和康复措施，最大限度改善病人生活质量和劳动能力，能参加社会活动并延长寿命。第三级预防的措施主要是对病人进行积极有效的治疗和功能训练等。

疾病的预防层次

三级预防策略的落实，可根据干预对象是个体、群体，还是社会或全球，采取分层次的预防措施，一般可分为个人、家庭、社区、国家和国际等层次，被称为"五层次预防"。（表 19–2）

表 19–2　五层次预防的主要内容

预防层次	主要内容	举　例
个人	定期体格检查和筛检 计划免疫和药物预防 健康的行为和生活方式	对高危人群和特殊人群进行定期体检 定期为儿童接种卡介苗以预防结核 合理膳食
家庭	居室环境 饮食习惯 文化娱乐活动	要经常保持居室干燥、通风良好 满足合理营养的基本要求 脑力、体力、娱乐均要适可而止，不要过度
社区	生活、生产环境 风俗习惯 行为生活方式	环境治理及监督 要尊重和弘扬有利于健康的习俗，改变不利于健康的陈规陋习 健康教育：扫除黄、赌、毒等社会丑恶现象
国家	卫生立法 卫生监督	对卫生违法行为依法追究其卫生行政责任、卫生民事责任和卫生刑事责任 预防性卫生监督；经常性卫生监督；国境卫生检疫监督
国际	初级卫生保健	普及健康教育；改善食品和营养供给，提供安全饮用水；创造良好的生活环境；开展妇女保健和计划生育；传染病的预防接种；预防与控制的方案；常见病伤的有效处理，提供基本药物

预防医学的前景展望

（一）预防医学面临的问题

1. 传染病和寄生虫病的危险仍然存在：目前，不仅一些传统的传染病如流行性感冒（简称流感）、霍乱、伤寒、登革热等仍有不同范围的流行，而且一些新的恶性传染病如艾滋病、传染性非典型肺炎（简称非典）、人感染高致病性禽流感、埃博拉出血热等严重威胁人类健康。（图 19-14、表 19-3）

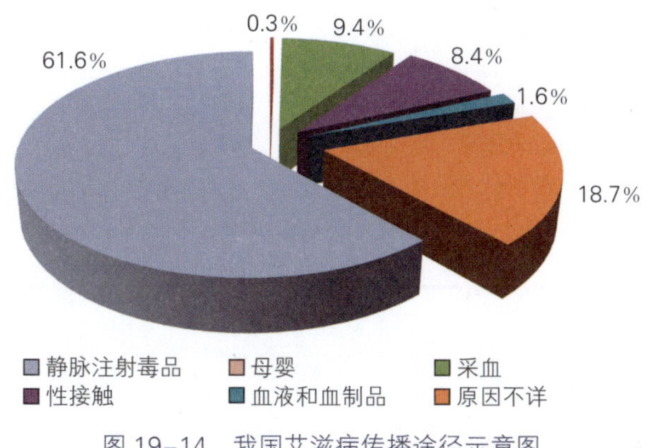

图 19-14　我国艾滋病传播途径示意图

表 19-3　2013～2017 年西非埃博拉出血热发病统计

国　家	病例数	死亡数	人口数（万人）
塞拉利昂	810	348	610
利比亚	786	413	715
几内亚	519	380	1120
尼日利亚	12	4	18 032

2. 非传染性慢性病对人民健康的危害加剧：心血管疾病、糖尿病、肿瘤等非传染性疾病对人类健康的影响日益突出（图 19-15、表 19-4）。

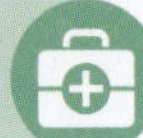

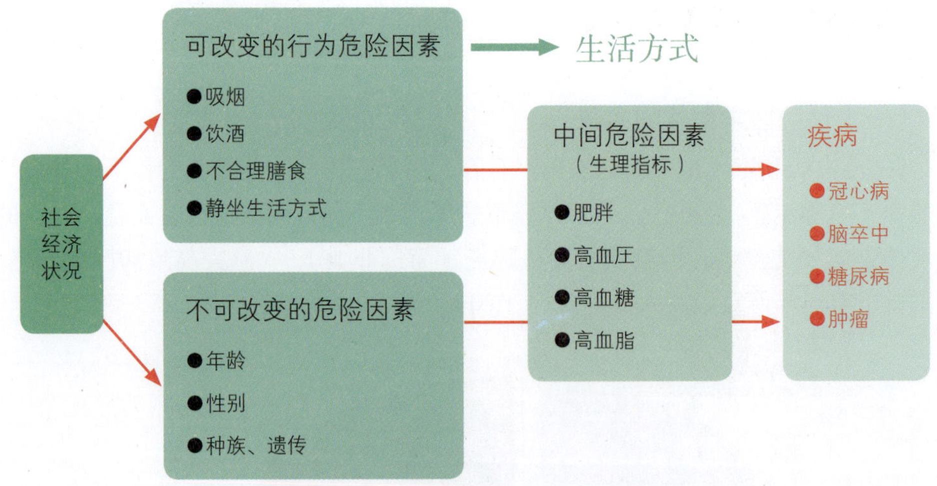

图 19-15　常见慢性病与危险因素的关系

表 19-4　常见慢性病的共同危险因素

危险因素	慢性病			
	心脑血管疾病	糖尿病	肿瘤	呼吸道疾病
吸烟	√	√	√	√
饮酒	√		√	
营养	√	√	√	√
静坐生活方式	√	√	√	√
肥胖	√	√	√	√
高血压	√	√		
高血糖	√	√	√	
高血脂	√	√	√	

3．地方病和职业病将长期存在，危害严重。

4．精神卫生和心理健康问题日益突出：截至 2016 年底，我国在册严重精神障碍病人达 540 万例，抑郁症和睡眠障碍病人不断增加。

5．意外伤害发生率不断提高：近些年来，随着世界气候的变化，洪灾、海

啸、地震等频发，造成人员重大伤亡；全球交通事故频发，世界每年死于车祸的人数为 25 万～30 万人。(图 19–16)

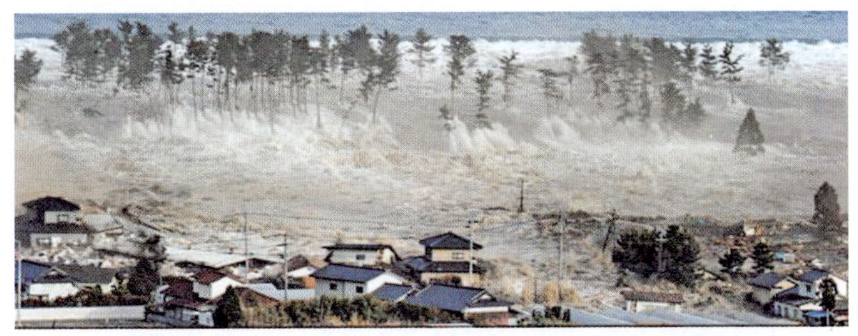

图 19–16　洪灾海啸

6. 人口与环境面临巨大压力：世界人口老龄化趋势日益明显(图 19–17)，我国 65 岁以上老龄人口已超过 2 亿，为人类保健工作提出了新课题。

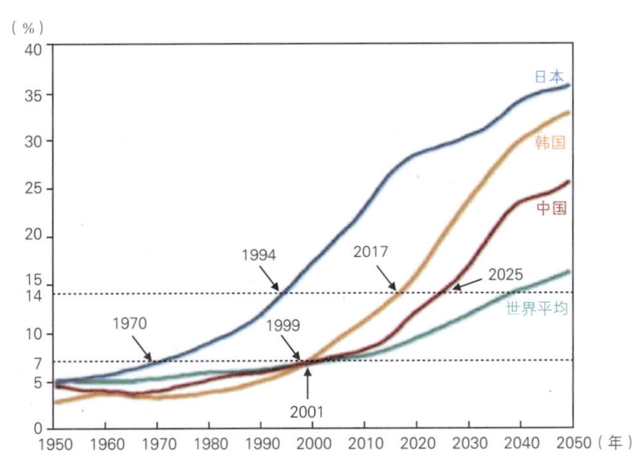

图 19–17　世界人口老龄化趋势

(二)预防医学的发展趋势

1. 向社会预防和人类预防为主的反向发展。
2. 向促进健康、提高生命质量和人口素质的方向发展。
3. 环境与健康问题将成为预防医学的热点。
4. 将更加重视心理和行为因素对健康的影响。
5. 预防保健政策和策略的发展。

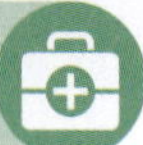

§20

预防和控制医院感染

§20.1 预防和控制医院感染概述

医院感染伴随着医院的建立而产生，20 世纪 80 年代开始引起关注，现已成为各级医疗机构面临的突出的公共卫生问题。医院感染的发生率是评价医疗护理质量和医院管理水平的一个重要指标，积极预防和控制医院感染已成为医务界的共识。

医院环境中，人员密集、病原体种类繁多且耐药性强，由于病人的免疫功能存在不同程度的下降或缺陷，增加了医院感染的机会。医院感染的发生严重影响病人安全，制约医疗护理质量的提升，所以应提高医务人员对医院感染的认识，健全医院感染管理机构和管理制度，加强对医院感染的监测、控制和预防。

▶▶ 医院感染的概念 ◀◀

医院感染主要是指住院病人在医院内获得的感染，包括在住院期间发生的感染和在医院内获得、出院后发病的感染，但不包括入院前已开始或者入院时已处于潜伏期的感染；医院工作人员在医院内获得的感染也属医院感染。（图 20–1）

1. 发生地点：医院内
2. 感染对象：住院病人和医院工作人员
3. 表现：出现感染的症状

图 20–1　医院感染概念

▶▶ 医院感染的现状 ◀◀

医院感染不仅使住院病人病死率升高，而且消耗了大量医疗卫生资源。

1. 世界卫生组织（WHO）统计，全世界任何时候都平均有 140 万名医院感染病人。美国医院感染每年造成 4.8 万人死亡，为控制医院感染每年增加开支近 100 亿美元；英国每年约 5000 名病人死于医院感染。

2. 我国每年约有 400 万名病人发生医院感染，导致的直接经济损失达 200 亿元以上。

3. 世界各地医院感染事件屡见不鲜，并常造成十分严重的后果。2002 年首发于我国广东省顺德地区的严重急性呼吸综合征（SARS，俗称非典）连续在我国肆虐近半年，导致全国 917 名医务人员发生医院感染，全国病死者达 224 人。

医院感染的分类

（一）按感染部位分类

全身各器官、各部位都可能发生医院感染，可分为呼吸系统医院感染、手术部位医院感染、泌尿系统医院感染、血液系统医院感染、皮肤软组织医院感染等。

（二）按病原体分类

可将医院感染分为细菌感染、病毒感染、真菌感染、支原体感染、衣原体感染及原虫感染等，其中细菌感染最常见。每一类感染又可根据病原体的具体名称分类，如柯萨奇病毒感染、铜绿假单胞菌感染、金黄色葡萄球菌感染等。

（三）按病原体来源分类

1. 内源性感染：又称自身感染，是病人在医院内遭受自身携带的病原体侵袭而发生的医院感染。病原体通常为寄居在病人体内的正常菌群或条件致病菌。

2. 外源性感染：又称交叉感染，是指各种原因引起的病人在医院内遭受非自身携带的病原体侵袭而发生的感染。病原体来自病人身体以外的个体、环境及诊疗用品等，包括从个体到个体的直接传播和通过物品、环境而引起的间接感染。（图 20–2、图 20–3）

外源性感染（交叉感染）
●致病菌来自于环境或其他疾病病人

内源性感染（自身感染）
●病原体来自于病人自身携带

图 20–2　医院感染的分类

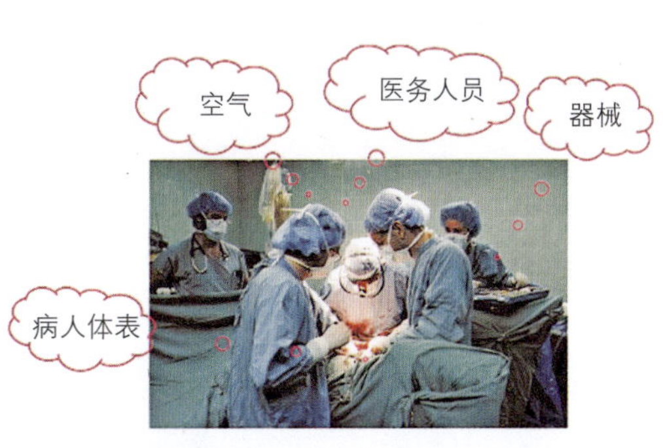

图 20–3　外源性感染示意图

医院感染的发生条件

任何医院感染都是致病微生物与宿主在一定条件下相互作用而发生的一种病理过程。医院感染的发生必须具备完整的传染链，即传染源、传播途径和易感宿主。（图 20-4）

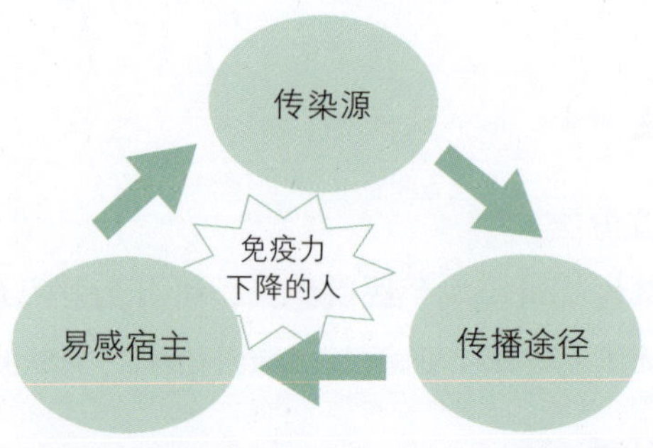

图 20-4　医院感染的发生条件（传染链）

（一）医院感染的传染源

1. 已感染者及病原携带者：包括病人周围的病人、医院工作人员及病人接触的其他人员。

2. 病人自身的正常菌群及条件致病菌。

3. 医院环境中的致病菌。

4. 医疗用品上所附着的致病菌：包括各种医疗器械、消毒不彻底的医疗器械及物品、药物及血液制品，以及食品及生活用物等。（图 20-5）

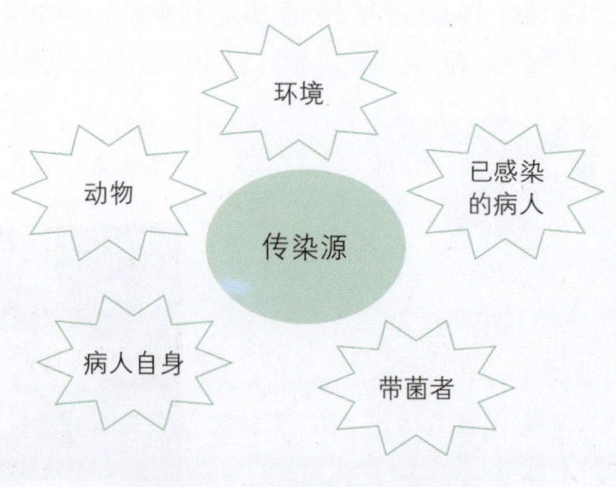

图 20-5　医院感染的传染源

（二）医院感染的传播途径

除接触传播、空气传播、消化道传播外，各种侵入性诊疗操作也构成医院感染的传播途径，包括注射、输液输血、介入诊疗等（图 20–6）。

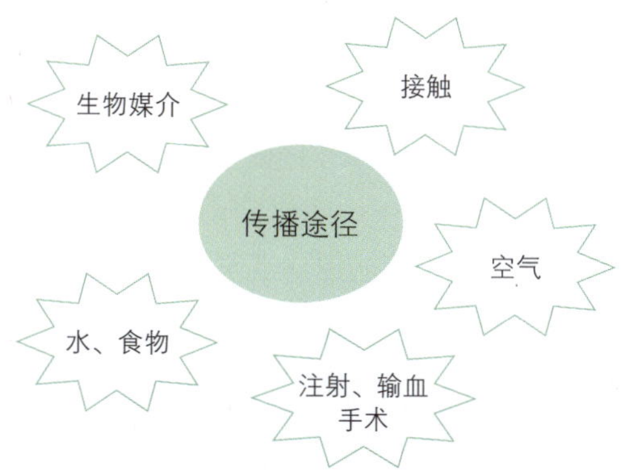

图 20–6　医院感染的传播途径

（三）医院感染的易感宿主

医院感染的易感宿主主要是住院病人和医院工作人员。

医院感染的促发因素

医院感染的促发因素很多，可分为主观因素和客观因素两大类（图 20–7）。

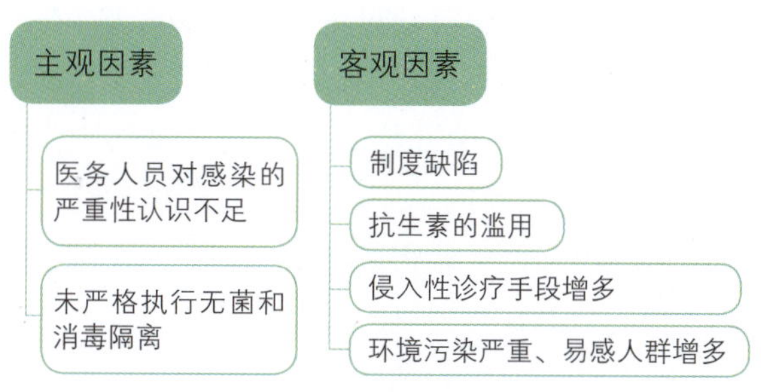

图 20–7　医院感染的促发因素

（一）促成医院感染的主观因素

1. 医务人员对医院感染认识不足：医务人员不能严格地执行无菌操作技术和消毒隔离制度，医院规章制度不全，致使感染源传播。此外，缺乏对消毒灭菌效果的有效监测等，均可导致不能有效地控制医院感染的发生。

2. 病人缺乏医院感染知识：就诊和住院病人缺乏医院感染知识，轻于防范，导致医院感染增加。

（二）促成医院感染的客观因素

1. 环境因素：医院环境复杂，病人集聚且流动性很强，因此易于发生医院内交叉感染。

2. 侵入性诊疗操作增多：如动静脉插管、泌尿系导管、气管切开、气管插管、吸入装置、监控仪器探头等，在诊治疾病的同时，还把外界的微生物导入体内，同时损伤了机体的防御屏障，使病原体容易侵入机体。

3. 病人免疫功能下降：激素或免疫抑制剂的大量使用，接受化疗、放疗后，以及病人所患疾病的病理影响，均可导致病人免疫功能下降，成为易感者。

4. 不合理使用抗生素：使病人体内正常菌群失调，耐药菌株增加，致使感染机会增多。2010 年发现一种能抵御所有抗生素的“超级”细菌，并不断有新发病例报道。WHO 预言，抗菌药物滥用造成的危害比艾滋病更为严重，人类将面临无药可用的境地。目前我国各级医院滥用抗生素的现象十分严重，90% 左右在二级和三级医院的住院病人都使用了抗生素，较世界平均水平高出 30% 以上。

医院感染的诊断标准

1. 无明确潜伏期的感染，入院 48 小时后发生的感染。

2. 有明确潜伏期的感染，住院时超过平均潜伏期后发生的感染。

3. 本次感染直接与上次住院有关。

4. 在原有感染基础上出现其他部位新的感染（慢性感染的迁徙病灶除外），或在已知病原体基础上又分离出新的病原体。

5. 新生儿在分娩过程中和产后获得的感染。

6. 由于诊疗操作激活的潜在性感染，如疱疹病毒、结核分枝杆菌等的感染。

7. 医务人员在医院工作期间获得的感染。

医院感染的控制预防措施

医院感染的控制与预防是医院工作中的一项系统工程，需要医院全体工作人员和病人的全面配合，方可取得良好效果。医院感染控制与预防的主要措施包括

以下几方面。(图 20–8)

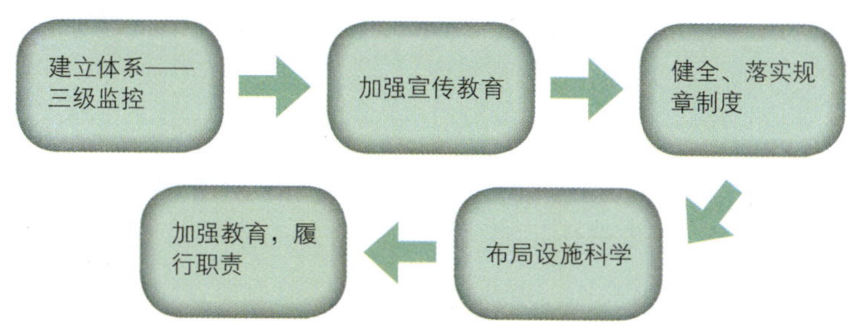

图 20–8　医院感染控制与预防的主要措施

(一) 加强医院感染管理体系建设

1. 建立医院的三级管理体系：住院床位总数在 100 张以上的医院通常设置三级管理组织，即医院感染管理委员会、医院感染管理科和各科室的医院感染管理小组。

2. 实行护理三级管理体系：即病区护士长、科护士长和护理部主任的医院感染三级监控体制。

(二) 健全落实各项医院感染管理和监测制度

1. 管理制度：如清洁卫生制度、消毒隔离制度、病人分诊制度、一次性医疗用品管理制度、探视与陪护制度、医院垃圾处理制度，以及医院感染管理报告制度等。

2. 监测制度：包括对灭菌效果、消毒剂使用效果、一次性医疗器材及门急诊常用器械的监测；对医院感染高危科室，如手术室、供应室、分娩室、换药室、重症监护病房（ICU）、血液透析室等的消毒的管理和监测；对医务人员手卫生的监测等。

(三) 加强易感人群的控制

人员控制主要是控制感染源和易感人群，感染源必要时应实行医学隔离；易感人群应加强医学教育，给予免疫制剂和加强防护措施。

(四) 合理使用抗生素

制定抗生素使用规范，严格掌握抗生素使用指征，严格控制预防性使用抗生素（图 20–9）。

《抗菌药物临床应用管理办法》（卫生部令第 84 号）

中华人民共和国国家卫生和计划生育委员会

第 84 号

《抗菌药物临床应用管理办法》已于 2012 年 2 月 13 日经卫生部部务会审议通过，现予以发布，自 2012 年 8 月 1 日起施行。

部　长　　陈　竺

二〇一二年四月二十四日

图 20-9　卫生部令第 84 号（抗菌药物管理办法）

（五）加强医院感染知识的教育

加强教育，提高全体人员的理论、技术水平，增强预防和控制医院内感染的自觉性。

§20.2　手卫生

手卫生是医务人员洗手、卫生手消毒和外科手消毒的总称。在临床实践中，各种诊疗、护理工作都离不开医务人员的双手，如不加强手卫生就会直接或间接地导致医院感染的发生。为保障病人安全，提高医疗质量，防止交叉感染，医院应加强医务人员手卫生的规范化管理，提高医务人员对手卫生的依从性。

§20.2.1　卫生洗手（七步洗手）

卫生洗手简称洗手，是指医务人员用肥皂（或皂液）和流动水洗手，去除手部皮肤污垢、碎屑和部分致病菌的过程。医务人员在进行各项护理与治疗前均应洗手。有效地洗手可清除手上 99% 以上的各种暂住菌。

卫生洗手的目的

通过洗手清除致病性微生物，预防感染与交叉感染，避免污染无菌物品和清洁物品。

卫生洗手的适用范围

医务人员在下列情况下必须进行卫生洗手。

1. 实施侵入性操作前。
2. 诊断、护理、治疗免疫力低下的病人或新生儿前。
3. 接触血液、体液和分泌物后。
4. 接触被致病性微生物污染的物品后。
5. 护理每例传染病病人和多重耐药菌株定植或感染者之后。

卫生洗手的准备

1. 操作者准备：衣帽整洁，修剪指甲，取下手表，卷袖过肘，洗手。

2. 备洗手设备：如无洗手池设备，可备皂液（或肥皂）和清水各一盆及干手物品如小毛巾、避污纸等。

卫生洗手的实施

卫生洗手法又称七步洗手法，具体操作步骤如下（图 20-10）。

1. 掌心相对，手指并拢，相互揉搓。
2. 掌心对手背沿指缝相互揉搓，交换进行。
3. 掌心相对，双手交叉指缝相互揉搓。
4. 弯曲手指使关节在另一手掌心旋转揉搓，交换进行。
5. 一手握另一手大拇指旋转揉搓，交换进行。
6. 将 5 个手指尖并拢放在另一手掌心旋转揉搓，交换进行。
7. 一手握住另一手的手腕进行揉搓清洗，交换进行。

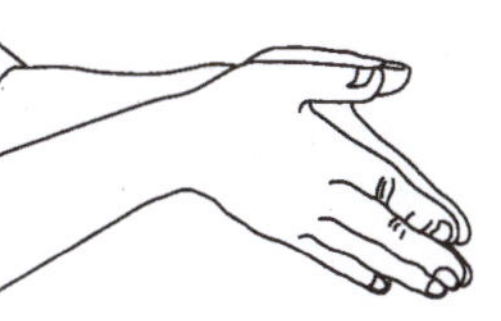
A．掌心相对，手指并拢，相互揉搓

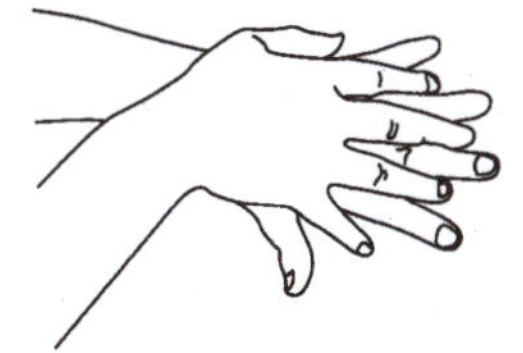
B．掌心对手背沿指缝相互揉搓，交换进行

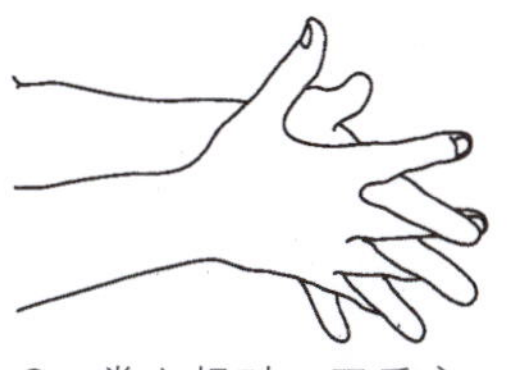
C．掌心相对，双手交叉指缝相互揉搓

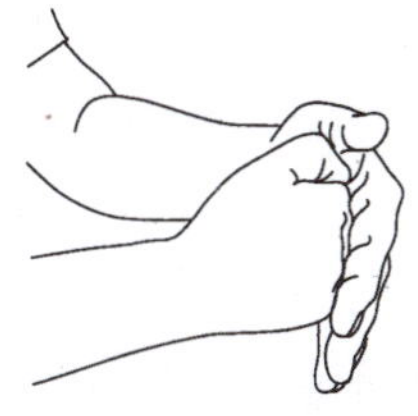
D．弯曲手指使关节在另一掌心旋转揉搓，交换进行

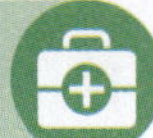

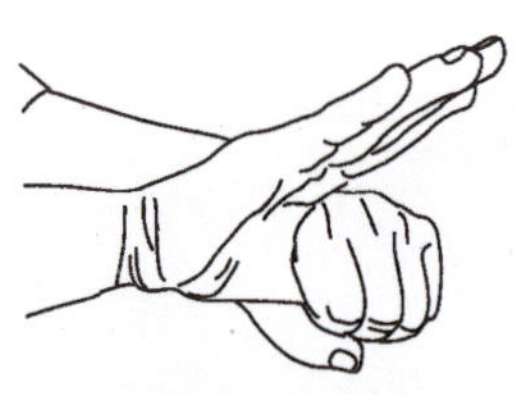

E. 一手握另一手大拇指旋转揉搓，交换进行

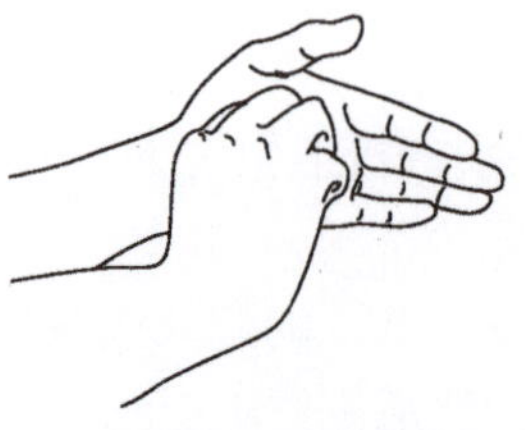

F. 5个手指尖并拢在另一掌心中旋转揉搓，交换进行

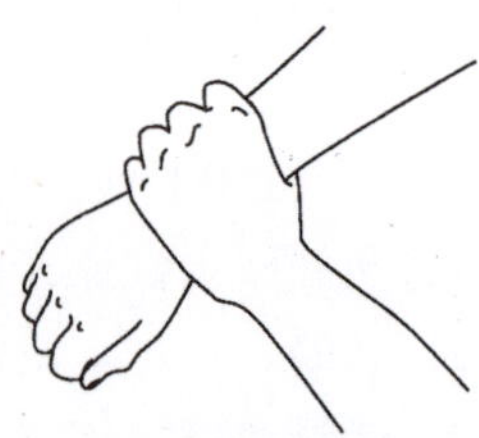

G. 握住手腕回旋摩擦，交换进行

图 20-10 七步卫生洗手法

卫生洗手的注意事项

1. 洗手操作应在流动水下进行，最好用感应水龙头和抗菌洗手液，避免用手关闭阀门，防止再次污染。

2. 七步洗手法操作完成后，双手下垂，充分流动水清洗。

3. 每个步骤最少进行 10 次，时间不少于 15 秒。

§20.2.2 卫生手消毒

卫生手消毒指医务人员用手消毒剂揉搓双手，以减少手部暂居菌的过程。卫生手消毒可达到比洗手更好的除菌效果。

卫生手消毒的目的

清除双手致病性微生物，预防感染与交叉感染，避免污染无菌物品和清洁物品。

卫生手消毒的适用范围

医务人员接触污染物品或感染病人后，手常被大量细菌污染，仅通过卫生洗手尚不能达到预防交叉感染的要求，必须进行卫生手消毒。卫生手消毒的适用范围如下：

1. 接触病人的血液、体液和分泌物后。

2. 接触被传染性致病微生物污染的物品后。

3．直接为传染病病人进行检查、治疗、护理后。

4．处理传染病病人污物之后。

卫生手消毒的准备

1．护士准备：衣帽整洁、修剪指甲，取下手表、饰物，卷袖过肘。

2．用物准备：

（1）流动水洗手设施及干手物品等（图 20–11）。

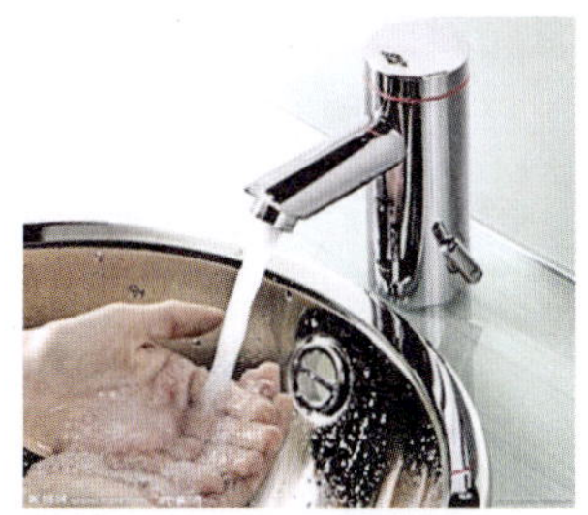

图 20–11　流动水洗手设施

（2）手消毒剂：手消毒剂主要是用于手部皮肤消毒，以减少手部皮肤细菌的消毒剂，其主要成分为乙醇、异丙醇、氯己定、聚维酮碘（碘伏）和护肤成分等，有水剂、凝胶和泡沫等不同剂型。手消毒剂可分为普通手消毒剂、速干手消毒剂和免冲洗手消毒剂。（图 20–12）

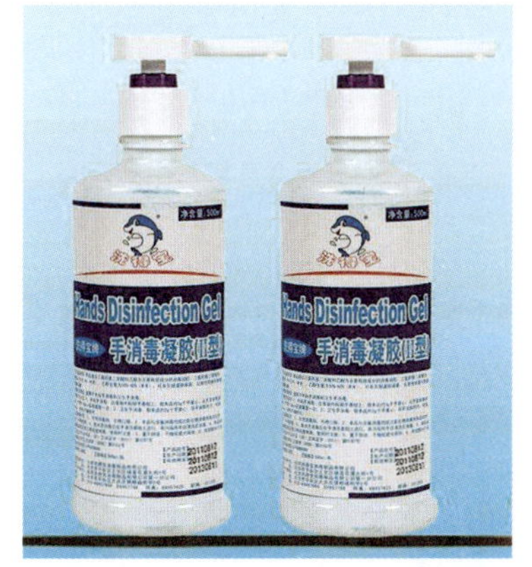

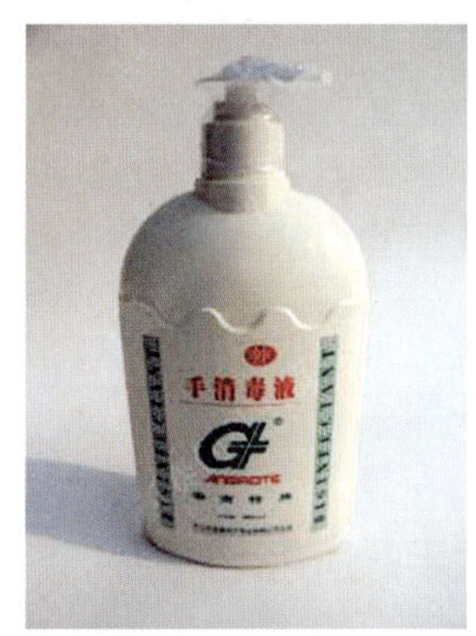

图 20–12　手消毒剂

卫生手消毒的实施

1．洗手：按七步洗手法洗手并保持手的干燥。

2．喷涂手消毒剂：将手消毒剂 3～5 mL 喷涂于掌心、双手表面及手指间，必要时延至手腕及腕上 10 cm（图 20–13）。

3．揉搓：按照七步洗手法揉搓双手，直至手部干燥。

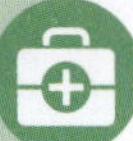

卫生手消毒的注意事项

1. 卫生手消毒前先洗手并保持手部干燥，遵循洗手的注意事项。

2. 速干手消毒剂揉搓双手时方法要正确，注意手的各个部位都需揉搓到。

3. 勿将手消毒剂与肥皂等碱性洗涤用品混合使用。

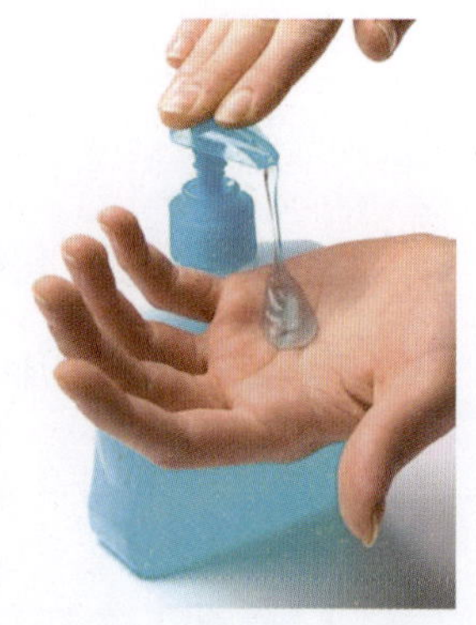

图 20–13　喷涂手消毒剂

§20.2.3　外科手消毒(外科洗手)

为避免手术感染，减少医院感染，外科手术前凡参加手术的医务人员必须进行外科手消毒。随着介入医学的发展，医学影像科室人员常须参加手术，故应掌握外科洗手。

外科洗手的目的

1. 避免手术中造成病人感染。

2. 避免手术中发生交叉感染。

外科洗手的适用范围

1. 凡直接参加手术的医师和护士，术前必须进行外科手消毒。

2. 不同病人手术之间、手套破损或手被污染等情况下，应重新进行外科手消毒。

外科洗手的准备

1. 人员准备：洗手前更换手术室专用衣、裤、鞋，戴好消毒口罩、帽子，口罩必须遮住口与鼻孔，帽子应完全遮住头发；修剪指甲，长度不应超过指尖；取下手表、饰物。

2. 用物准备：洗手池、皂液、外科手消毒剂、干手物品、计时装置、洗手流程及说明图等（图 20–14）。

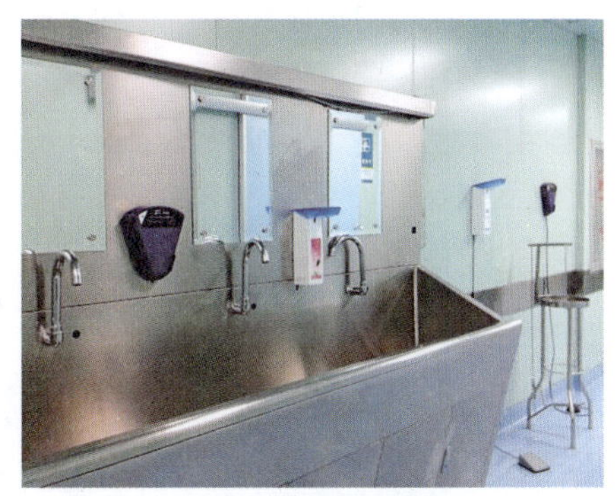

图 20–14　外科洗手池及相关物品

外科洗手的实施

1. 洗手：调节水流，湿润双手，取 5 mL 左右的清洁剂于掌心，用海绵块或毛刷依次刷洗双手、前臂和上臂下 1/3 段（图 20–15）。

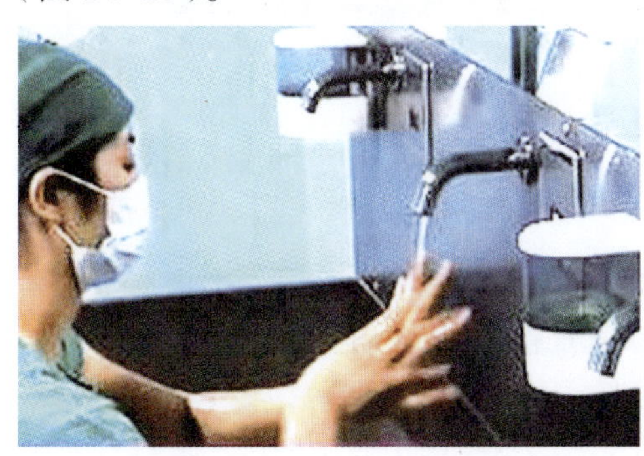

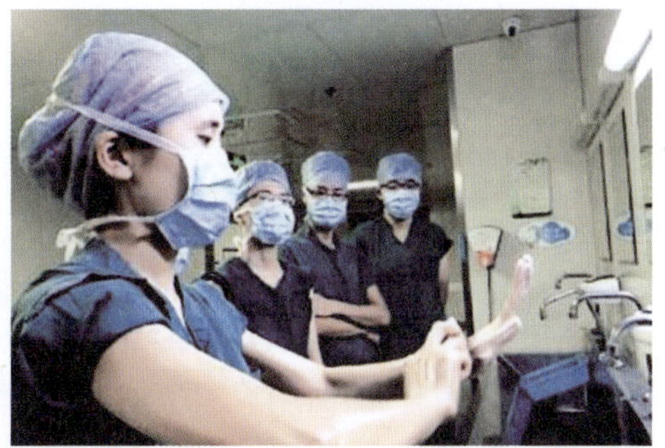

图 20–15　用清洁剂洗手、刷手

2. 冲净：流动水冲洗双手、前臂和上臂下 1/3 段。冲洗时，双手靠拢并抬至胸前，使水沿肘部流下，切勿向手部倒流。（图 20–16）

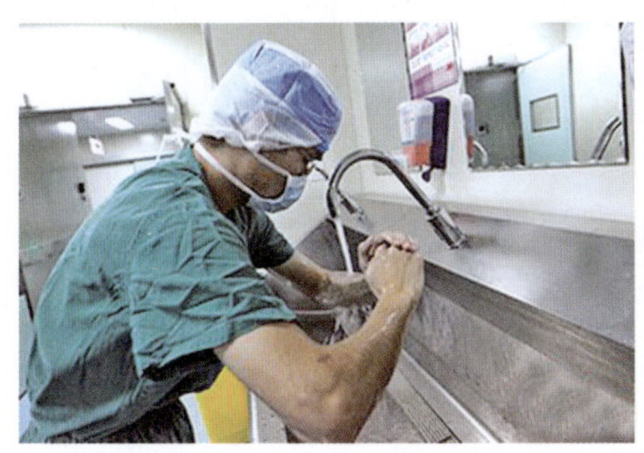

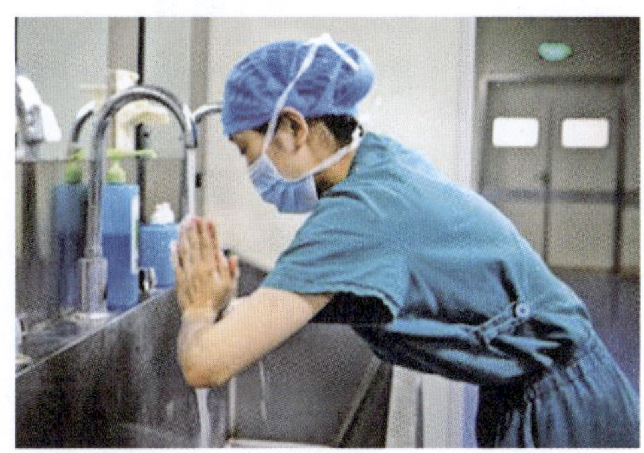

图 20–16　流动水冲洗

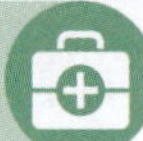

3．干手：使用干手物品擦干双手、前臂和上臂下 1/3 段（图 20–17）。

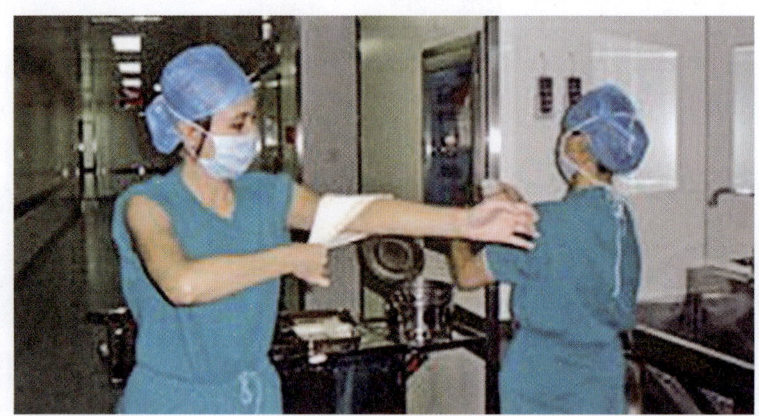

图 20–17　无菌巾擦干手

4．手消毒：外科手消毒使用的消毒液分冲洗手消毒液和免冲洗手消毒液两大类，产品种类繁多，可酌情选用。

（1）冲洗手消毒：取适量的冲洗手消毒剂（如盐酸环丙沙星手消毒剂）涂抹至双手的每个部位、前臂和上臂下 1/3，认真揉搓 2～6 分钟，流水冲净双手、前臂和上臂下 1/3，然后用无菌巾彻底擦干双手、前臂和上臂下 1/3。

（2）免冲洗手消毒：将适量的免冲洗手消毒剂涂抹于双手的每个部位、前臂和上臂下 1/3，认真揉搓直至消毒剂干燥。临床常用的聚维酮碘消毒液即为免冲洗手消毒液。（图 20–18）

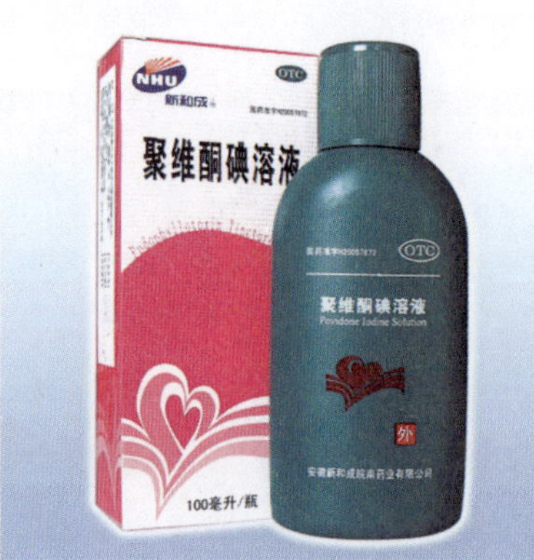

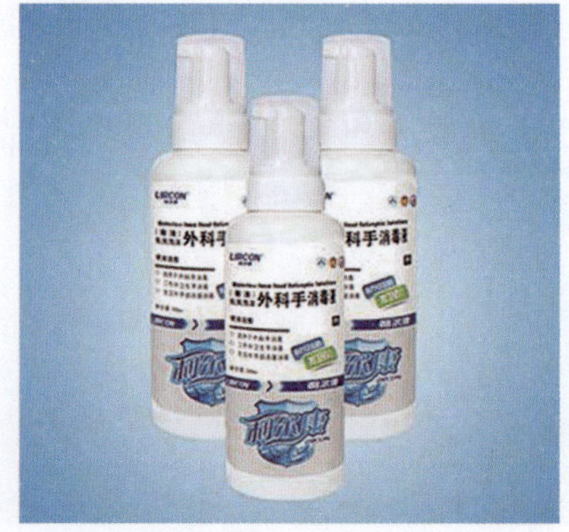

图 20–18　免冲洗外科手消毒剂

外科洗手的注意事项

1. 外科手消毒应遵循先洗手、后消毒的原则。

2. 在整个手消毒过程中始终保持双手位于胸前并高于肘部，涂抹消毒剂并揉搓、流水冲洗、无菌巾擦干等都应从手部开始，然后再向前臂、上臂下 1/3 进行。

3. 用后的清洁指甲用具，揉搓用品如海绵、手刷等，应放在指定的容器中；揉搓用品应每人使用后消毒或者一次性使用；清洁指甲用品应每天清洁与消毒。

4. 术后摘除外科手套后，应用肥皂或皂液清洁双手。

5. 手臂皮肤破损或有化脓性感染者不宜进行外科洗手。

§20.3 消毒与灭菌

清洁、消毒、灭菌是预防和控制医院感染与提高医疗质量、保障医疗安全的重要手段，也是控制传染病传播的重要方法之一，它包括社会环境、食品及饮用水消毒灭菌，医院内外环境的清洁、消毒，诊疗用具、器械、药物的消毒灭菌，以及传染病病人的消毒隔离和终末消毒等。

§20.3.1 消毒与灭菌概述

消毒与灭菌的基本概念

消毒与灭菌是两个不同的概念。灭菌可包括消毒，而消毒却不能代替灭菌。消毒多用于卫生防疫方面，灭菌则主要用于医疗护理工作中。

1. 清洁：用水洗、机械去污或使用去污剂等物理方法消除污染物表面的有机物和污迹、尘埃。

2. 消毒：是指杀灭或清除传播媒介上的病原微生物，使之达到无害化的处理。根据有无已知的传染源可分为预防性消毒和疫源性消毒；根据消毒的时间可分为随时消毒和终末消毒。

3. 灭菌：是指杀灭或清除传播媒介上的所有微生物（包括芽孢），使之达到无菌程度。经过灭菌的物品称“无菌物品”。用于需进入人体内部，包括进入血管、组织、体腔的医用器材如手术器械、注射用具、引流管等，要求绝对无菌。

消毒与灭菌的原则

1. 明确消毒、灭菌的主要对象：应具体分析引起感染的途径、涉及的媒介物及病原微生物的种类，有针对性地使用消毒剂。

2. 采取适当的消毒、灭菌方法：根据消毒对象选择简便、有效、不损坏物品、来源丰富、价格适中的消毒、灭菌方法。对医疗工作用的高危器材、中危器材和低危器材应选用不同的消毒、灭菌法。

医用器材分类

1. 高危器材：高危器材系指穿过皮肤、黏膜而进入无菌的组织或器官内部，或与破损的皮肤黏膜密切接触的器材，如手术器械、注射器、心脏起搏器等，必须选用高效消毒法（灭菌）。

2. 中危器材：中危器材系指仅与皮肤、黏膜密切接触，而不进入无菌组织内的器材，如内镜、体温计、氧气管、呼吸机及所属器械、麻醉器械等。应选用中效消毒法，应杀灭除芽孢以外的各种微生物。

3. 低危器材：低危器材系指不进入人体组织，不接触黏膜，仅直接或间接地与健康无损的皮肤接触的器材。如果没有足够数量的病原微生物污染，一般并无危害，如口罩、衣被、药杯等，应选用低效消毒法或只作一般卫生处理，只要求去除一般细菌繁殖体和亲脂病毒。

消毒与灭菌的等级

消毒与灭菌可分为灭菌、高水平消毒、中水平消毒和低水平消毒等 4 个等级（表 20–1、表 20–2）。

表 20–1　消毒与灭菌水平等级划分

灭　菌	高水平消毒	中水平消毒	低水平消毒
杀灭一切微生物（包括细菌芽孢），使微生物的成活概率＜10^{-6}	杀灭各种微生物，对细菌芽孢杀灭达到消毒效果的方法	杀灭和去除细菌芽孢以外的各种病原微生物的消毒方法	只要求杀灭细菌繁殖体（分枝杆菌除外）及亲脂性病毒

表 20–2　不同消毒与灭菌水平的消毒灭菌方法

灭　菌	高水平消毒	中水平消毒	低水平消毒
物理方法：高压蒸汽灭菌，电离辐射灭菌，等离子体灭菌	物理方法：紫外线消毒	物理方法：超声波消毒	物理方法：通风换气，冲洗
化学方法：甲醛，戊二醛，环氧乙烷，过氧乙酸等	化学方法：含氯消毒剂，含溴消毒剂，臭氧，二氧化氯等	化学方法：碘类、醇类和氯己定的复方，醇类和季铵盐类的复方，酚类	化学方法：单链季铵盐类（苯扎溴铵等），双胍类（如氯己定），植物类消毒剂，汞，银，铜等金属离子消毒剂

影响消毒与灭菌效果的因素

影响消毒与灭菌效果的因素包括微生物的种类、数量，消毒灭菌的温度和湿度，以及消毒灭菌的方法和消毒灭菌药物的种类和浓度。

（一）微生物的种类

不同类型的病原微生物对消毒剂抵抗力不同，因此，进行消毒时必须区别对待（表 20–3）。

表 20–3　细菌、芽孢、病毒比较表

比较项目	细　菌（含芽孢）	病　毒
大小与结构	微米	纳米
	单细胞结构	非细胞型
核酸组成	有 DNA 和 RNA	DNA 或 RNA
增殖方式	二分裂为主	复制方式
培养特性	人工无生命培养基	专性活细胞寄生
抵抗力	芽孢抵抗力强，繁殖体弱	耐寒不耐热
敏感药物	对抗生素敏感	对多数抗生素不敏感 对干扰素敏感

1. 细菌：在正常情况下，细菌以繁殖体的状态存在，进行分裂繁殖；在不利于细菌生长繁殖的情况下，有些细菌会形成芽孢进行休眠。

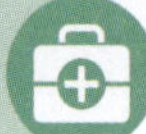

（1）细菌繁殖体：易被消毒剂消灭，一般革兰阳性细菌对消毒剂较敏感，革兰阴性杆菌则常有较强的抵抗力。繁殖体对热敏感，消毒方法以热力消毒为主。

（2）细菌芽孢：有些细菌（多为杆菌）在一定条件下，细胞质高度浓缩脱水，形成一种抗逆性很强的球形或椭圆形的休眠体，称为芽孢。芽孢对消毒因子耐力最强，杀灭细菌芽孢最可靠的方法是热力灭菌，电离辐射和环氧乙烷熏蒸法。在化学消毒剂中，戊二醛、过氧乙酸能杀灭芽孢，但可靠性不如热力灭菌法。（图 20–19）

2. 病毒：对消毒因子的耐力因种类不同而有很大差异，亲水病毒的耐力较亲脂病毒强（图 20–20）。

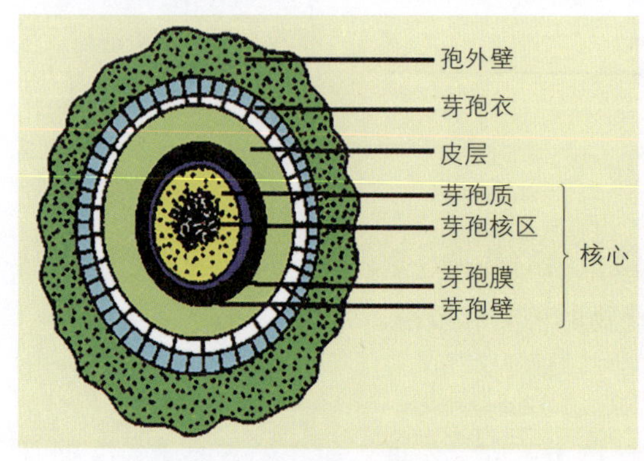

图 20–19　细菌芽孢模式图

图 20–20　病　毒

3. 真菌：对干燥、日光、紫外线以及多数化学药物耐力较强，但不耐热（图 20–21）。

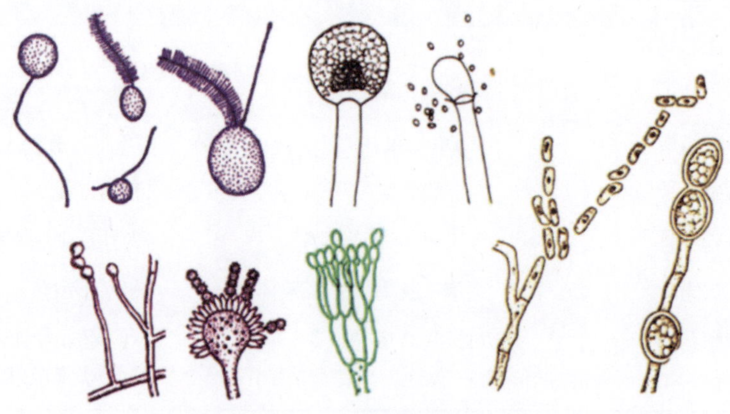

图 20–21　各类真菌

（二）微生物的数量

污染的微生物数量越多需要消毒的时间就越长，剂量越大。

（三）温度和湿度

随着温度的升高，杀菌作用增强；但湿度的变化对各种消毒剂影响不同，如甲醛、戊二醛、环氧乙烷的湿度升高 1 倍时，杀菌效果可增加 10 倍；而酚类和乙醇受湿度影响小。

消毒与灭菌的方法

消毒与灭菌的技术在环境保护、制药工业及临床医学领域均有广泛应用。消毒与灭菌方法基本分为三大类，即物理消毒法、化学消毒法和生物消毒法，生物消毒法在医院较少应用。（图 20–22）

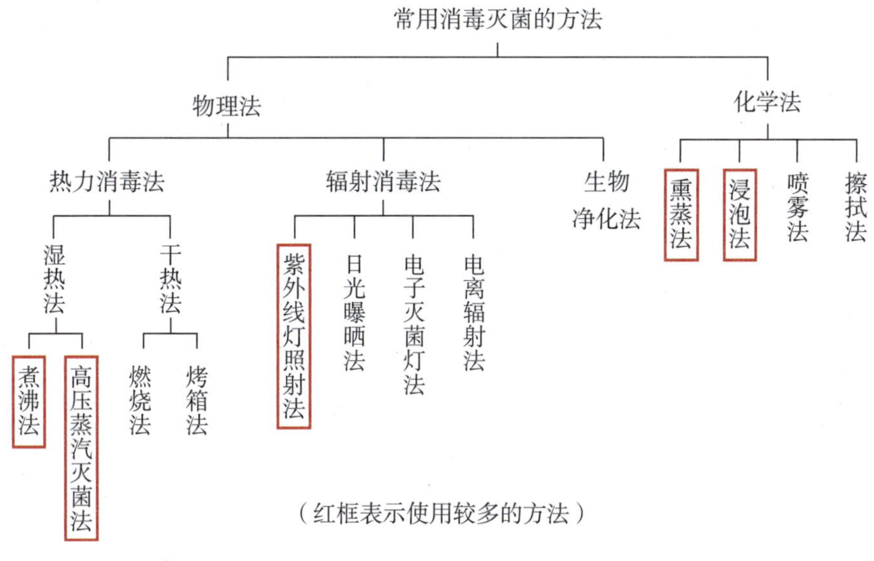

图 20–22　消毒与灭菌方法示意图

§20.3.2　医院常用消毒灭菌法

医院常用的消毒灭菌法主要是物理消毒灭菌法和化学消毒灭菌法，生物消毒灭菌法偶有应用。

医院常用的物理消毒灭菌法

医院常用的物理消毒灭菌法包括干热消毒灭菌法、湿热消毒灭菌法和紫外线消毒法，其中又以高压蒸汽灭菌和紫外线消毒应用最多，燃烧灭菌法主要用于废弃物的焚烧和医学标本采集过程中的消毒灭菌（图 20–23）。

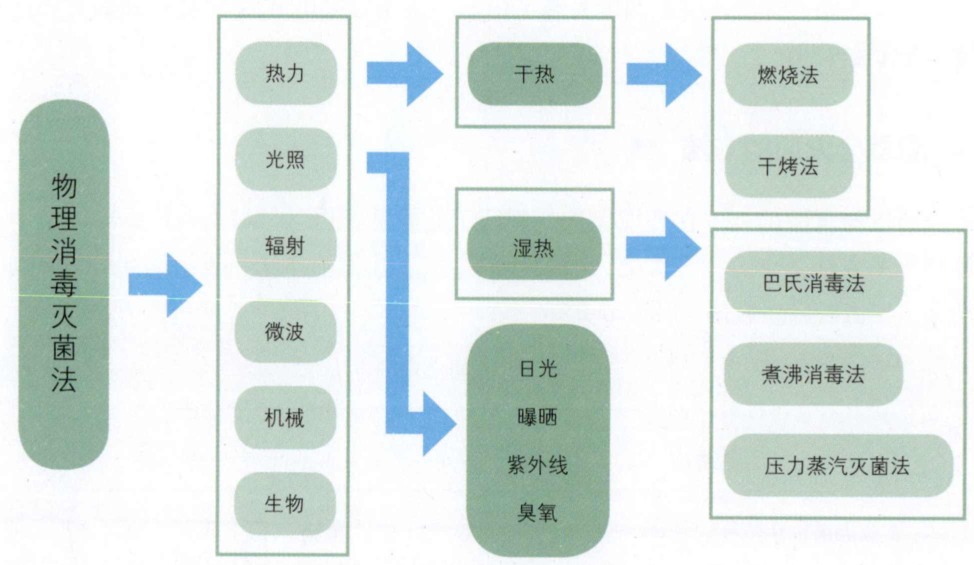

图 20–23　物理消毒灭菌法

（一）压力蒸汽灭菌法

压力蒸汽灭菌法是一种湿热灭菌方法，当压力达到 103.4 kPa、温度达到 121.3 ℃并维持 15～20 分钟时，可杀死包括芽孢在内的所有微生物，是医院应用最多且最有效的灭菌方法。

1. 应用范围：适用于耐高温、高压，不怕潮湿的物品，如敷料、手术器械、药品、细菌培养基等。医院常用的各类无菌包，如胸腔穿刺包、导尿包、清创手术包、无菌操作包等，也都是采用该法灭菌。

2. 灭菌设备：医用高压蒸汽灭菌设备种类繁多，包括便携和固定安装的、大小不同的多种产品，适用于各级医院的不同需要，而且目前已有全自动控制的高压蒸汽消毒设备供应市场（图 20–24）。

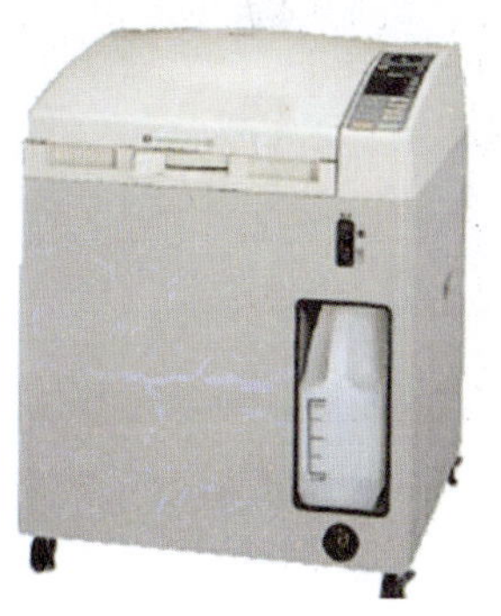

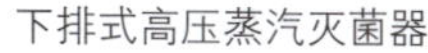
下排式高压蒸汽灭菌器

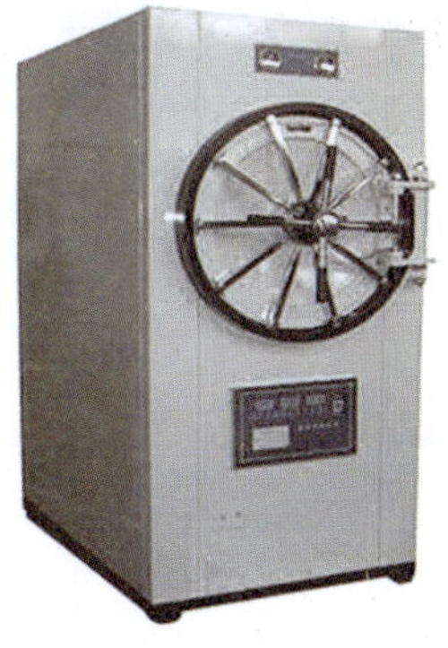
全自动高压蒸汽灭菌器

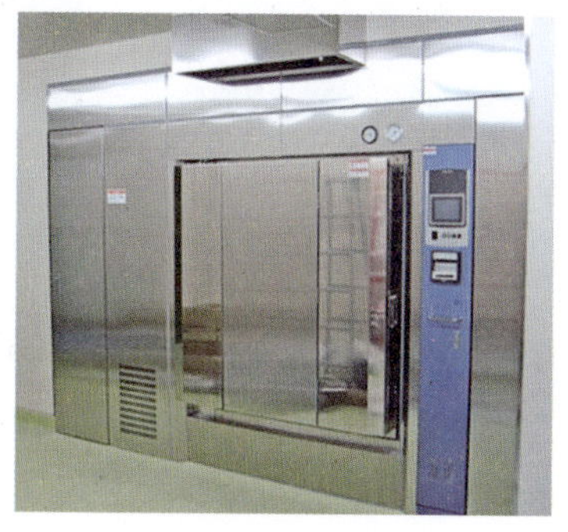
大型高压蒸汽灭菌装置

图 20–24　各类高压蒸汽灭菌设备

3. 灭菌效果监测：现有多种方法监测高压灭菌的效果，介绍如下。

（1）工艺监测：根据安装在灭菌器上的压力表、温度表、计时表、报警器等，判断灭菌设备工作正常与否。此法能迅速指示出灭菌器的工作状态，但不能准确判定待灭菌物品是否达到灭菌要求。（图 20–25）

（2）化学指示监测卡（条）：利用化学指示剂在一定温度与一定作用时间下变色或变形的原理，判断是否达到灭菌的要求（图 20–26）。

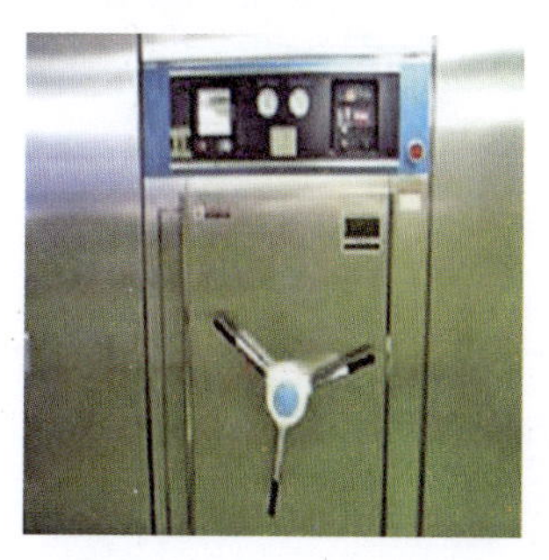
图 20–25　高压蒸汽灭菌工艺监测

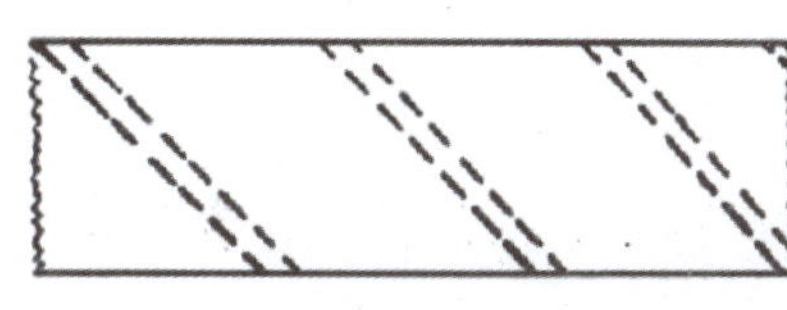
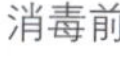

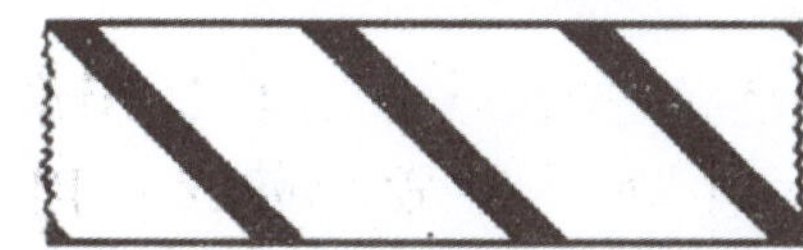

图 20–26　化学指示监测卡（条）

（3）监测指示胶带：胶带上印有斜形白色指示线条图案，是一种贴在待灭菌的无菌包外的特制变色胶纸。其粘贴面可牢固地封闭敷料包、金属盒或玻璃物品。在 121 ℃下经 20 分钟，或在 130 ℃下经 4 分钟，胶带 100 %变色，条纹图案即显现为黑色。（图 20–27）

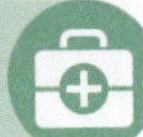

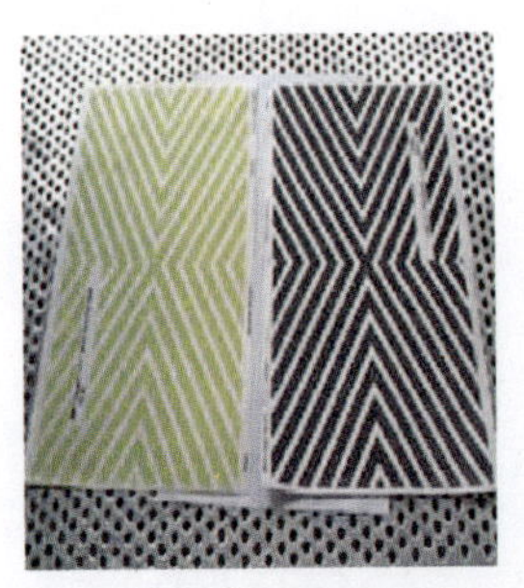
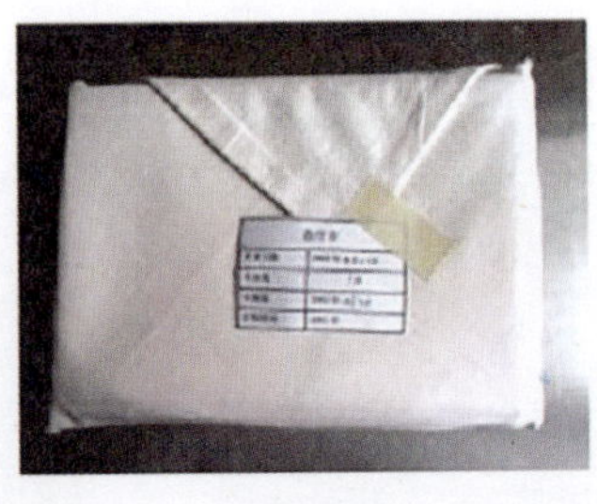
消毒前
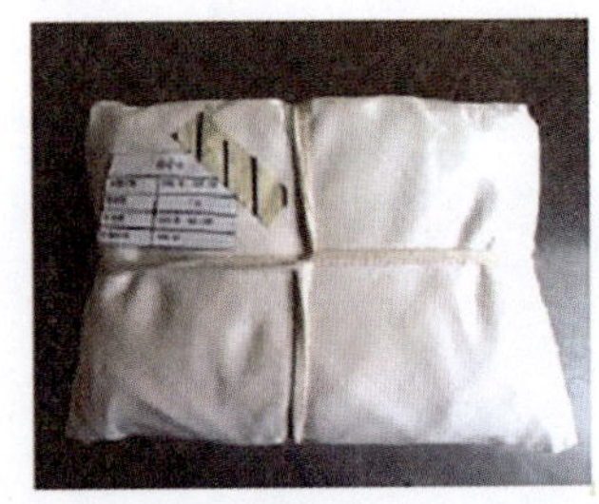
消毒后

图 20–27 高压蒸汽灭菌效果监测指示胶带

4. 高压蒸汽灭菌注意事项：

（1）无菌包不宜过大（小于 50 cm × 30 cm × 30 cm），不宜过紧，各包裹之间要有间隙，使蒸汽能对流，易渗透到包裹中央。

（2）布类物品应放在金属类物品上面，否则蒸汽遇冷凝聚成水珠，使包布受潮。

（3）定期检查灭菌效果：经高压蒸汽灭菌的无菌物品有效保存期限为 1～2 周。

（二）煮沸消毒灭菌法

将水煮沸并保持 5～10 分钟可杀灭繁殖体，保持 1～3 小时可杀灭芽孢。此法适用于不怕潮湿且耐高温的搪瓷、金属、玻璃、橡胶类物品。由于一次性医疗器械的广泛使用，该法现逐渐少用。（图 20–28、图 20–29）

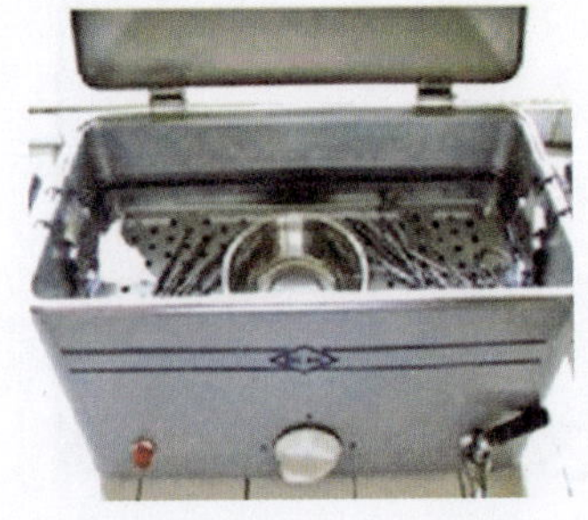
图 20–28 煮沸消毒灭菌法

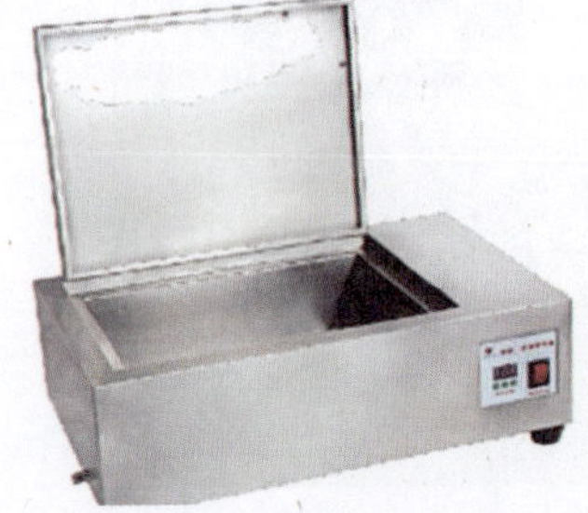
图 20–29 煮沸消毒灭菌器

（三）紫外线消毒法

紫外线消毒法是辐射消毒的一种，是物理消毒方法之一。

1. 消毒原理：在一定剂量的紫外线直接照射下，可引起细胞成分，特别是核酸、原浆蛋白和酶发生变化，导致微生物死亡。由于紫外线穿透力较弱，很难使有遮盖的物体达到消毒的目的。

2．紫外线消毒设备：医院最常用的是紫外线灯管，常用的紫外线灯管有15 W、20 W、30 W、40 W 4 种，可采用悬吊式，移动式灯架照射，或用紫外线消毒箱内照射（图 20–30）。

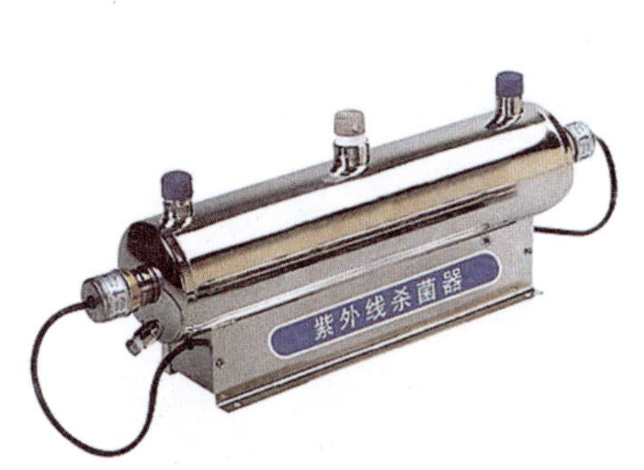

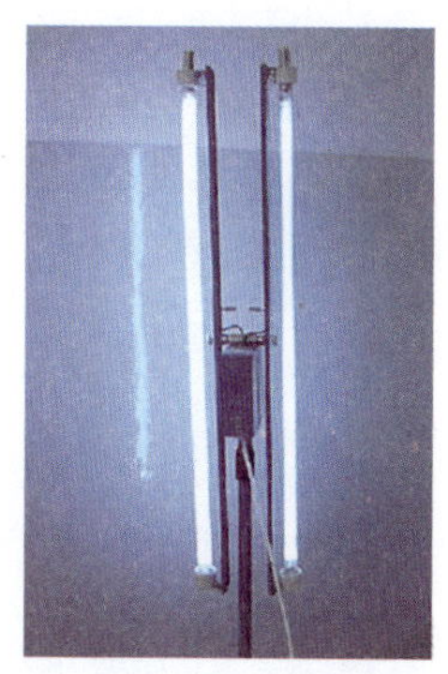

图 20–30 紫外线消毒设备

3．紫外线消毒方法：用于物品消毒时，如选用 30 W 紫外线灯管，有效照射距离为 25～60 cm，时间为 20～30 分钟（物品要摊开或挂起，扩大照射面）；用于空气消毒时，室内每 10 m^2 安装 30 W 紫外线灯管 1 支，有效距离不超过 2 m，照射时间为 30～60 分钟，照射时关闭门窗，禁止人员走动。

4．紫外线消毒的注意事项：

（1）紫外线对眼睛和皮肤有刺激作用，应注意保护，必要时应戴防护墨镜或穿防护衣。如病人不宜搬动，可用纱布遮盖双眼、用被单遮盖肢体，以免引起眼炎或皮肤红斑。

（2）紫外线灯管要保持清洁透亮。灯管要轻拿轻放。关灯后应间隔 3～4 分钟后才能再次开启，一次可连续使用 4 小时。

（3）定期监测消毒效果：紫外线的杀菌力取决于紫外线输出量的大小和灯管的输出强度，日常消毒多采用紫外线强度计或化学指示卡进行监测。紫外线灯管会逐渐老化，需要定期监测灯管照射强度，监测值低于 70 μW/cm^2 者必须更换灯管。作为质量控制手段，还应定期进行空气细菌培养，以检查杀菌效果。

（四）空气过滤除菌

空气过滤除菌是医院空气净化措施中采取的现代化设备和技术，就是使空气通过孔隙小于 0.2 μm的高效过滤器，利用物理阻留、静电吸附等原理除去介质中的微生物。近些年来，空气过滤除菌技术已用于建立生物洁净手术室和生物洁净治疗室，为器官移植、骨髓移植、白血病治疗、早产儿护理等创造了良好的条件。（图 20–31）

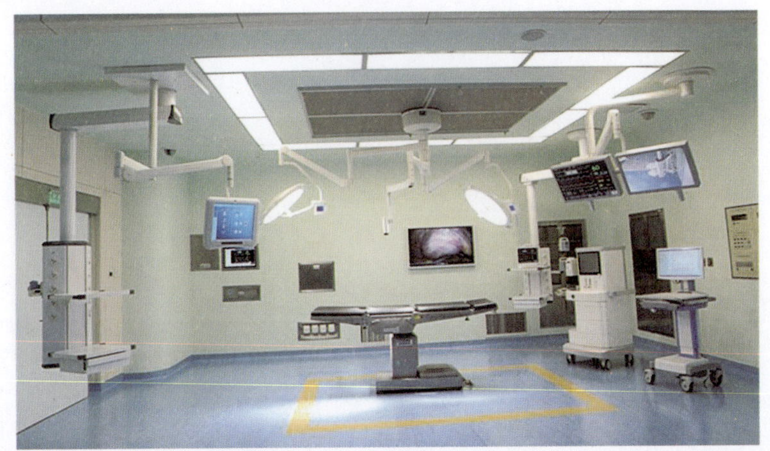

图 20–31　生物洁净手术室

医院常用的化学消毒灭菌方法

利用化学药物渗透进细菌的体内，使菌体蛋白凝固变性，破坏其生理功能，从而起到消毒灭菌作用，所用的药物称化学消毒剂。

（一）化学消毒剂的种类

化学消毒剂种类繁多，可按多种方法分类，列表简介如下（表 20–4）。

表 20–4　医院常用化学消毒剂

类　型	名　称	作用原理	应用范围
醇类	70%～75% 乙醇	脱水、蛋白质变性	皮肤、器皿
醛类	0.5%～10% 甲醛 2% 戊二醛（pH=8）	蛋白质变性	房间、物品消毒（不适合食品厂）
酚类	3%～5%苯酚（石炭酸） 2% 甲酚皂（来苏儿） 3%～5% 甲酚皂	破坏细胞膜、蛋白质变性	地面、器具 皮肤 地面、器具

续表

类　型	名　称	作用原理	应用范围
氧化剂	0.1% 高锰酸钾 3% 过氧化氢 0.2%～0.5% 过氧乙酸	氧化蛋白质活性基团，酶失活	皮肤、水果、蔬菜 皮肤、物品表面 水果、蔬菜、塑料等
重金属盐类	0.05%～0.1% 升汞 2% 红汞 0.1%～1% 硝酸银 0.1%～0.5% 硫酸铜	蛋白质变性、酶失活 变性、沉淀蛋白 蛋白质变性、酶失活	非金属器皿、体温计 皮肤、黏膜、伤口 皮肤、新生儿眼睛 防治植物病害
表面活性剂	0.05%～0.1% 苯扎溴铵（新洁尔灭） 0.05%～0.1% 杜灭芬	蛋白质变性、破坏细胞膜	皮肤、黏膜、器械 皮肤、金属、棉织品、塑料
卤素及其化合物	0.2～0.5 mg/L 氯气 10%～20% 漂白粉 0.5%～1% 漂白粉 2.5% 碘酊	破坏细胞膜、蛋白质	饮水、游泳池水 地面 水、空气等 皮肤
染料	2%～4% 甲紫	与蛋白质的羧基结合	皮肤、伤口
酸类	0.1% 苯甲酸 0.1% 山梨酸		食品防腐 食品防腐

（二）化学消毒剂的消毒原理

化学消毒剂主要是使微生物的蛋白发生凝固、溶解或氧化，从而杀灭微生物。

1．凝固蛋白质消毒剂：

（1）酚类：主要有甲酚皂（来苏儿）、六氯酚等，因具有特殊气味且杀菌力有限，目前已少用，可用于医院环境消毒。

（2）酸类：如盐酸、乳酸等，一般用于环境消毒。

（3）醇类：75% 的乙醇广泛用于皮肤消毒和水银体温剂消毒等。

2．溶解蛋白质消毒剂：主要为碱性药物，常用的有氢氧化钠、石灰等。

3．氧化蛋白质类消毒剂：

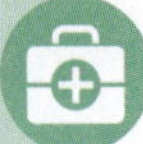

（1）含氯消毒剂：该类消毒剂有强大的氧化作用，漂白粉、优氯净、百合兴等均有较广泛的应用（图 20-32）。

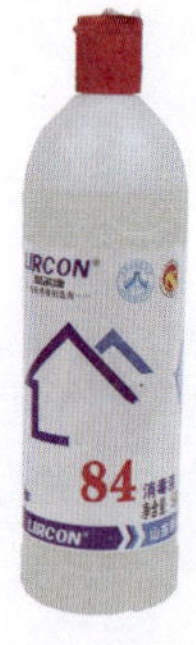

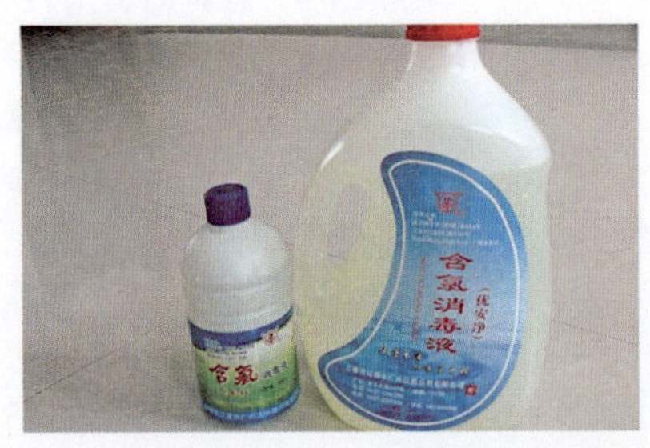

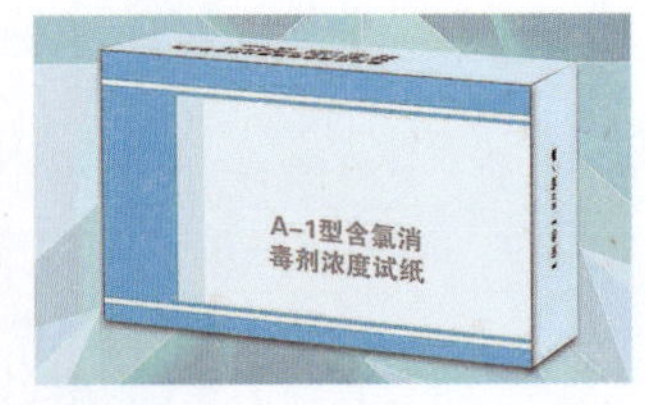

图 20-32　含氯消毒剂及氯浓度试纸

（2）过氧化物类消毒剂：过氧化物类消毒剂多依靠其强大的氧化能力杀灭微生物。主要有过氧乙酸、过氧化氢溶液（双氧水）等。过氧乙酸是一种广谱、高效、低毒的消毒灭菌剂，常以浸泡、擦拭、喷雾、熏蒸等方法在医院使用。过氧乙酸原液浓度为 18%，需加水稀释后方可使用。（图 20-33、图 20-34）

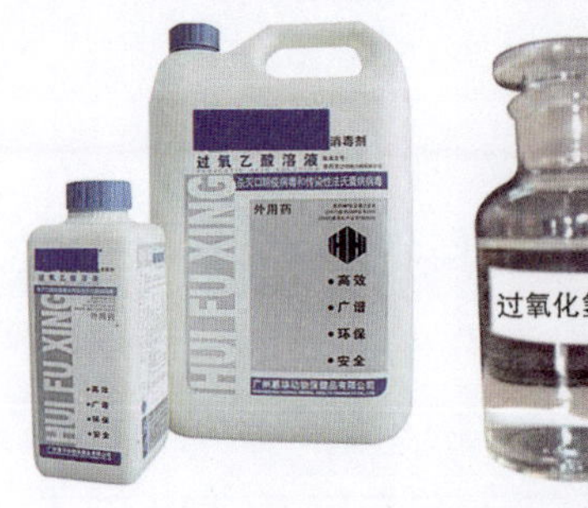

图 20-33　过氧化物类消毒剂

浸泡：加盖，繁殖体 0.1% 15 分钟，肝炎、结核 0.5% 30 分钟，芽孢 1% 5 分钟，灭菌 30分钟
擦拭：0.1%～0.4% 15～30分钟
喷雾：0.3%～0.5%，作用 30分钟以上
熏蒸：1～3 g / m^3，作用 30分钟以上

图 20-34　过氧乙酸消毒方法

（三）化学消毒剂的应用范围

凡不适于物理消毒灭菌而能够耐潮湿的物品，如锐利的金属、刀、剪、缝针和光学仪器（胃镜、膀胱镜等）及皮肤、黏膜，以及病人的分泌物、排泄物、病室空气等均可采用化学消毒灭菌法。

（四）化学消毒剂的消毒水平

化学消毒剂可分为高效消毒剂、中效消毒剂和低效消毒剂，应根据实际需要的消毒水平选用不同的消毒剂。

1．高效消毒剂：杀菌谱广，可杀灭一切微生物，消毒方法多样，如环氧乙

烷、过氧乙酸、甲醛、戊二醛、含氯消毒剂（漂白粉、三合一、次氯酸钠、优氯净等）。高效消毒剂性质不稳定，需现用现配。

2. 中效消毒剂：可杀灭细菌繁殖体、结核分枝杆菌、病毒，不能杀灭芽孢。其特点是溶解度好、性质稳定、能长期储存，但不能作灭菌剂。如聚维酮碘、碘酊、乙醇、甲酚皂、高锰酸钾等。

3. 低效消毒剂：可杀灭细菌繁殖体、真菌，不能杀灭芽孢和病毒，性质稳定、能长期储存，无异味，无刺激性，但杀菌谱窄，对芽孢只有抑制作用，如季铵盐类（苯扎溴铵、杜灭芬、消毒净）、氯己定（洗必泰）等。

（五）化学消毒剂的使用原则

1. 根据物品的性能及病原体的特性，选择合适的消毒剂。
2. 严格掌握消毒剂的有效浓度、消毒时间和使用方法。
3. 需消毒的物品应洗净擦干，然后将物品浸没于溶液里。
4. 消毒剂应定期更换。挥发剂应加盖并定期测定比重，及时调整浓度。
5. 浸泡过的物品，使用前需用无菌等渗盐水冲洗，以免消毒剂刺激人体组织。

（六）化学消毒灭菌的具体方法

1. 浸泡法：选用杀菌谱广、腐蚀性弱、水溶性消毒剂，将物品浸没于消毒剂内，在标准的浓度和时间内，达到消毒灭菌目的，如 0.1% 过氧乙酸浸泡消毒可杀灭肝炎病毒。

2. 擦拭法：选用易溶于水、穿透性强的消毒剂擦拭物品表面，在标准的浓度和时间里达到消毒灭菌目的，如用 1:50 的含氯消毒剂擦拭消毒病室桌面等（图 20-35）。

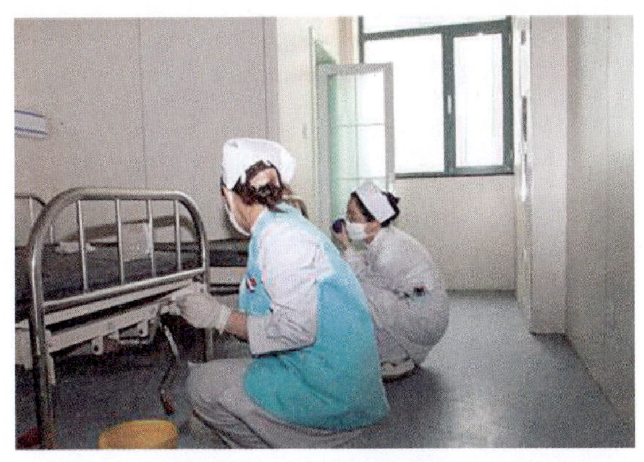

图 20-35　擦拭消毒

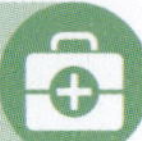

3. 熏蒸法：将化学消毒剂加热或加入氧化剂，使消毒剂呈气体，在标准的浓度和时间里达到消毒灭菌目的。该法适用于室内物品及空气消毒、精密贵重仪器消毒和不能蒸、煮、浸泡的物品（血压计、听诊器等）消毒。医院常用的有纯乳酸熏蒸消毒（如手术室消毒）、食醋熏蒸消毒（如病室空气消毒）、过氧乙酸熏蒸灭菌和环氧乙烷气体灭菌等。

（1）环氧乙烷气体灭菌法：环氧乙烷是一种广谱气体杀菌剂，能杀灭细菌繁殖体及芽孢，以及真菌和病毒等，是继甲醛之后最有效的第二代杀菌剂。该灭菌法是将环氧乙烷气体和待消毒物品置于密闭容器内，在标准的浓度、湿度和时间条件下进行灭菌，主要用于贵重设备的灭菌处理。（图 20-36、图 20-37）

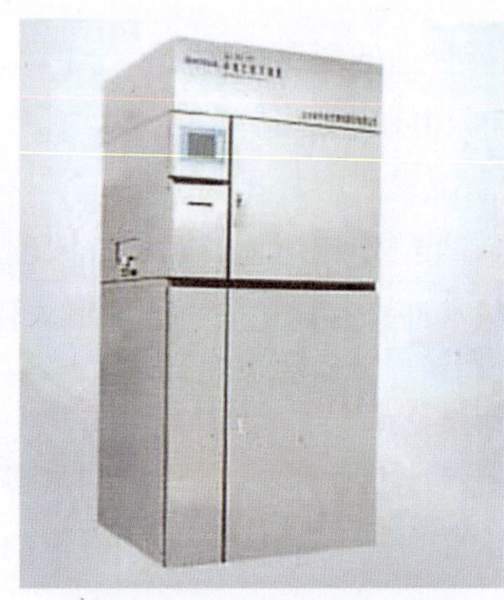

图 20-36　环氧乙烷灭菌器

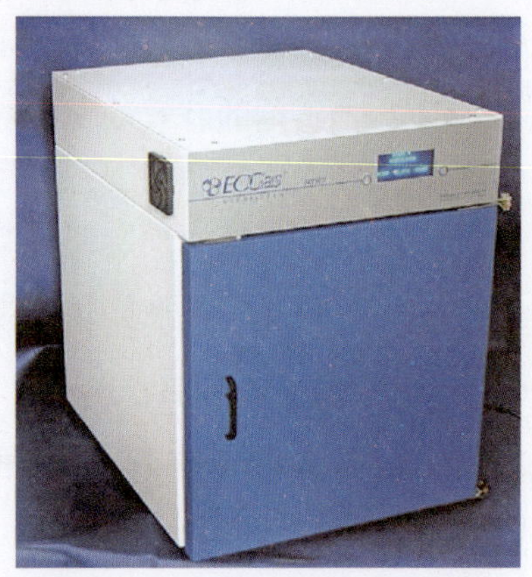

图 20-37　微型环氧乙烷灭菌器

必须强调的是，环氧乙烷虽有高效、不损伤金属等优点，但也是一种易燃易爆、有致癌作用的有害气体。因此该灭菌法必须在密闭容器内进行，操作人员必须经过培训并遵守严格的操作规程。

（2）纯乳酸熏蒸消毒：常用于手术室和病室空气消毒。每 100 m^2 空间用乳酸 12 mL 加等量水，放入治疗碗内，密闭门窗，加热熏蒸，待蒸发完毕，移去热源，继续封闭 2 小时，随后开窗通风换气。

（3）食醋熏蒸消毒：食醋 5～10 mL/m^3 加热水 1～2 L，闭门加热熏蒸到食醋蒸发完为止。因食醋含 5 %醋酸可改变细菌酸碱环境而有抑菌作用，可对病室的空气进行消毒。

4. 喷雾消毒法：借助普通喷雾器或气溶胶喷雾器，使消毒剂产生微粒气雾弥散在空间，进行空气和物品表面的消毒。如用 1 %漂白粉澄清液或 0.2 %过氧乙酸溶液作空气喷雾。对细菌芽孢污染的表面，每立方米喷雾 2 %过氧乙酸溶液 8 mL，经 30 分钟，在 18 ℃以上的室温下，可达 99.9% 杀灭率。（图 20-38）

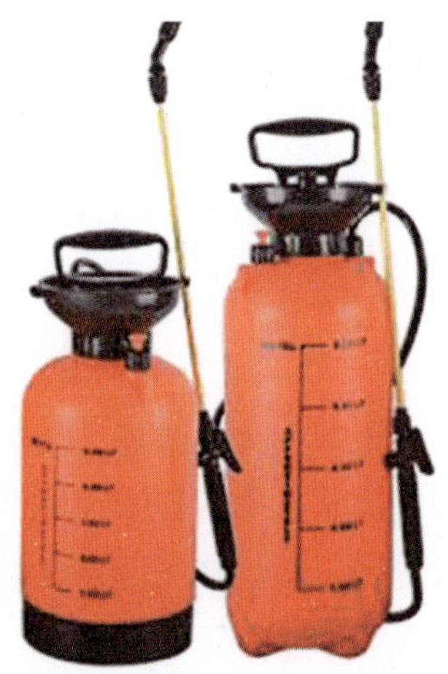

图 20-38　手动喷雾器

化学消毒剂浓度稀释配制计算法

消毒剂原液和加工剂型一般浓度较高，在实际应用中，必须根据消毒的对象和目的加稀释液，配制成适宜浓度使用，才能收到良好的消毒灭菌效果。

1. 稀释配制计算公式：

$$C_1 \cdot V_1 = C_2 \cdot V_2$$

式中：C_1，稀释前溶液浓度；C_2，稀释后溶液浓度；V_1，稀释前溶液体积；V_2，稀释后溶液体积。

2. 举例：计算配制 0.1 %苯扎溴铵溶液 3 000 mL，需用多少 5 %苯扎溴铵溶液。

代入公式：

$$5\% \times x = 0.1\% \times 3000$$

$$x = 60\ \text{mL}$$（即需用 5 % 苯扎溴铵 60 mL）

§20.4　无菌技术

无菌技术是指在诊疗、护理操作中，防止一切微生物侵入人体和防止无菌物品、无菌区域被污染的操作技术。

在医疗护理中，控制致病微生物、避免发生感染的最好办法是无菌技术。通过无菌技术的应用，可以减少病人感染的发生，提高医疗护理服务的质量。无菌技术是控制医院感染中的重要环节，具有十分重要的意义。

无菌技术基本操作的内容包括无菌持物钳使用法、无菌包使用法、铺无菌盘法、无菌容器使用法、取无菌溶液法和戴无菌手套法等内容。

无菌的基本概念

1. 无菌物品：经过物理或化学方法灭菌后，未被污染的物品称无菌物品。

2. 无菌区域：经过灭菌处理而未被污染的区域，称无菌区域。

3. 非无菌物品或区域：未经灭菌或经灭菌后又被污染的物品或区域，称非无菌物品或区域。

无菌技术的操作目的

1. 熟练掌握无菌技术基本操作方法。

2. 保证已灭菌的无菌物品处于无菌状态。

3. 保证无菌物品、无菌溶液和无菌区域不被污染。

4. 熟练掌握无菌手套的使用方法。

无菌技术的实施原则

1. 操作中保持无菌：进行无菌操作时，应首先明确无菌区与非无菌区，操作者身体应与无菌区保持一定距离（＞20 cm），手臂应保持在腰部或治疗台面以上，不可面对无菌区讲话、咳嗽、打喷嚏。

2. 取无菌物品时须用无菌持物钳，面向无菌区。

3. 一套无菌物品，只能供一个病人使用，以免发生交叉感染。

4. 无菌物品一经取出，即使未用，也不可放回无菌包或无菌容器内。

5. 无菌物品已被污染或疑有污染，均不可再用，应重新灭菌。

无菌物品的保管

无菌物品与非无菌物品应分别放置。灭菌物品应存放在无菌物品存放间的存放架或存放柜内，应距地面 20～25 cm，距墙壁 5～10 cm，距天花板 50 cm。存放架或存放柜应便于清洁，不易生锈；保存环境应清洁、明亮、通风或有空气净化装置，照明光线充足；温度低于 24 ℃，湿度低于 70 %。（图 20–39）

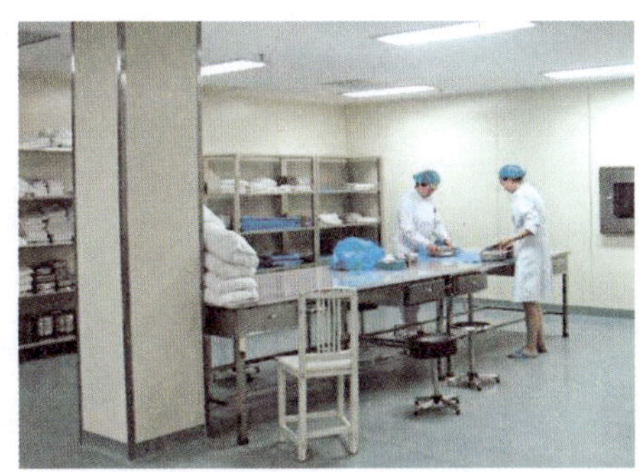

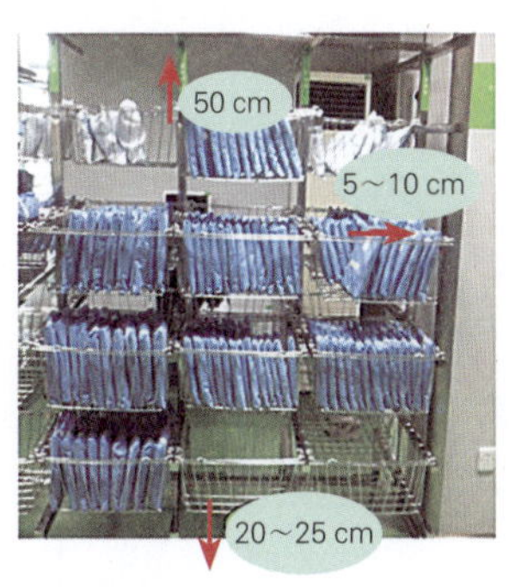

图 20–39　无菌物品的保管

无菌技术操作前准备

1. 环境准备：环境要清洁，进行无菌技术操作前半小时须停止清扫地面等工作，避免不必要的人群流动以降低室内空气中的尘埃。治疗室每天应用紫外线灯照射消毒一次。（图 20–40）

2. 人员准备：进行无菌操作的医务人员应衣帽穿戴整洁，帽子要把全部头发遮盖，口罩须遮住口鼻，修剪指甲，洗手。必要时应穿无菌衣、戴无菌手套。（图 20–41）

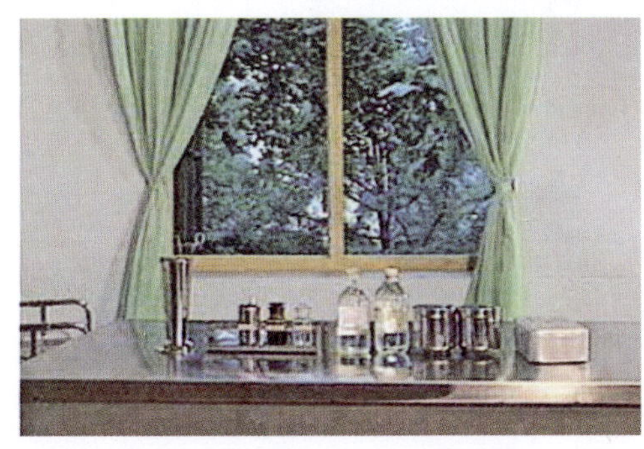

图 20–40　无菌操作环境准备

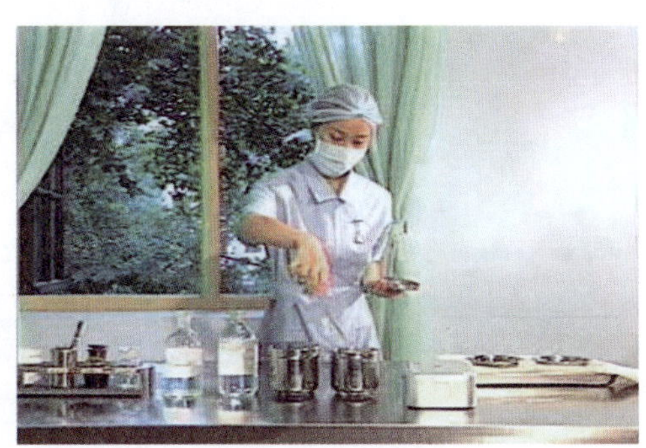

图 20–41　无菌操作人员准备

无菌技术的主要内容

（一）无菌持物钳使用法

1．无菌持物钳应浸泡在盛有消毒液的大口容器内，溶液应浸没钳轴关节以上2～3 cm，每个容器只能放1把无菌持物钳（图20-42）。

2．取放无菌持物钳时，应将钳端闭合，不可触及容器边缘或液面以上的容器内壁。使用持物钳时应保持钳端向下，用后立即放回容器中，并松开关节，将钳端打开。（图20-43）

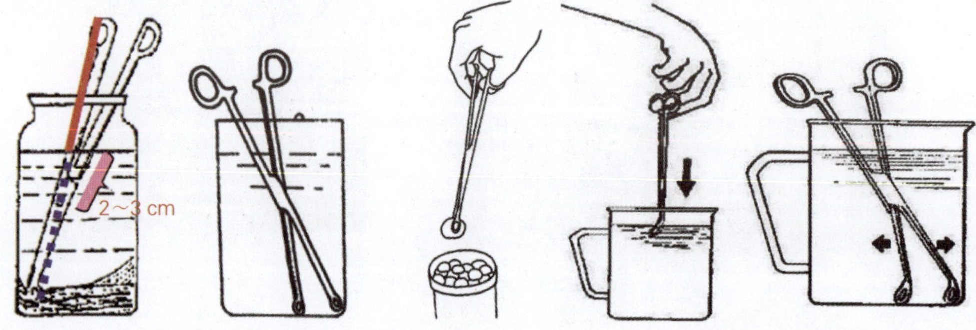

图20-42　消毒液浸泡无菌持物钳

图20-43　无菌持物钳使用法

3．取用无菌物品必须使用无菌持物钳，无菌持物钳只能用来夹取无菌物品，不能触碰非无菌物品，也不能用于换药或消毒皮肤。无菌物品一经取出，即使未使用，也不可放回无菌容器内或无菌包中。无菌容器一经开盖，24小时内有效。（图20-44）

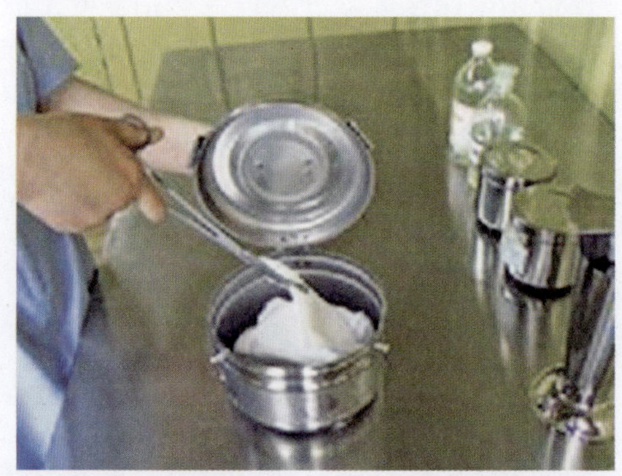

图20-44　用无菌持物钳取无菌物品

4．为避免持物钳在空气中暴露过久，如欲到远处取物时应连同容器一起搬移，就地取出持物钳使用（图 20–45）。

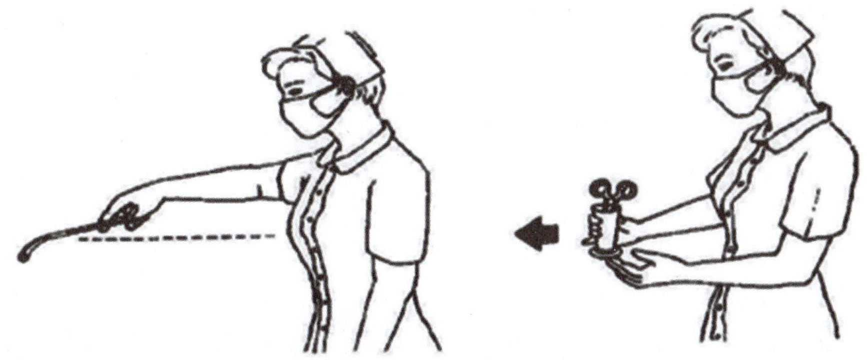

图 20–45 持物钳远距离移送

5．无菌持物钳及其浸泡消毒容器，应每周清洁消毒 2 次，并更换消毒溶液及纱布。门诊换药室或使用较多的部门，应每天清洁消毒 1 次。

（二）无菌容器使用法

使用无菌容器时，不可污染容器盖的内面，不可用手接触容器边缘及内面。无菌容器应每周消毒灭菌一次。

1．打开无菌容器盖：盖的内面朝上，平放于桌上，夹取无菌物品后立即由近侧向对侧盖严（图 20–46）。

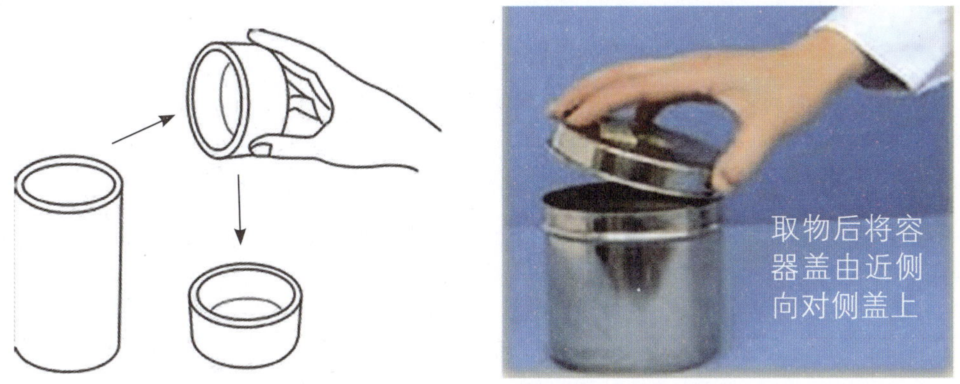

图 20–46 无菌容器使用法

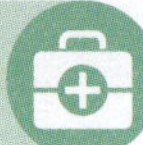

2．手持无菌容器：手托无菌容器底部，不触及容器内面及边缘（图 20-47）。

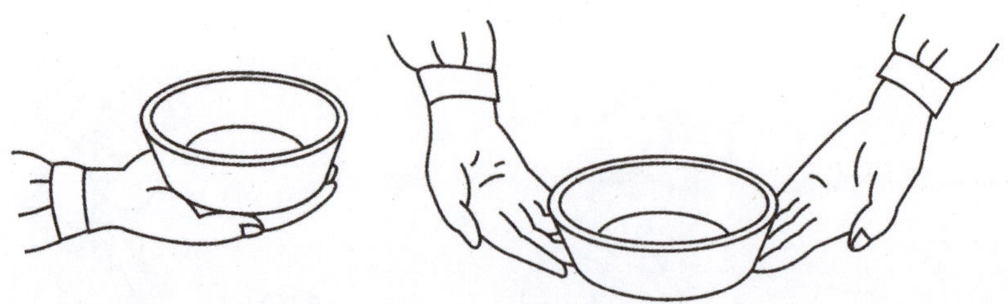

图 20-47　手持无菌容器

（三）取无菌溶液法

1．用纱布擦净无菌液体瓶，仔细检查核对溶液后，撬去铝盖，用拇指将橡胶瓶盖边缘向上翻起松动，示指和中指套住皮塞拉出，手不能触及瓶口及盖的内面（图 20-48）。

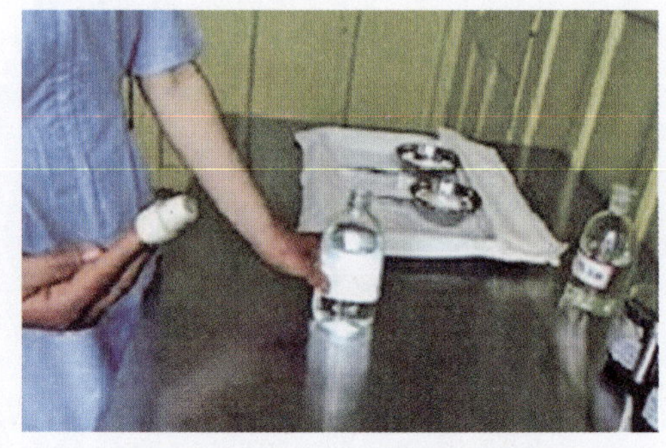

图 20-48　开启无菌液体瓶盖

2．用无菌持物钳在无菌储槽内夹取无菌治疗碗，放置于预定位置，手不能触及其内侧及治疗碗的边缘。

3．手握瓶签，先倒出少许溶液冲洗瓶口（倒入弯盘内），再由原处将溶液倒入无菌容器内（图 20-49）。

4．如有剩余液体，常规消毒后将橡胶瓶塞塞紧并下翻、盖严，不可用无菌敷料堵塞瓶口，不可用棉签等直接伸入溶液瓶内蘸液，以免污染剩余的溶液。

5．在瓶签上注明开瓶日期与时间，开封后的无菌溶液有效期为 24 小时。

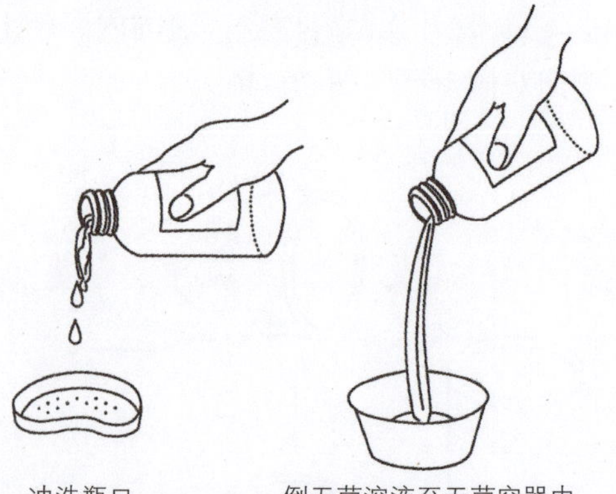

图 20-49　倒取无菌溶液

（四）无菌包及其使用

1．无菌包：为使医疗护理用品便于消毒、保存和使用，须将各类物品用布类包裹、扎紧，此即称为无菌包。无菌包内根据需要放置不同物品，如无菌巾、医用敷料、手术衣、手术台布类用品、医疗器械、成套组合设备（如导尿设备、胸腔穿刺设备）等，无菌包外面贴有记录卡和灭菌效果检测条。记录卡内容包括物品名称、包装 / 复核者、灭菌日期、失效日期、炉号炉次、消毒员等项目信息。（图 20–50）

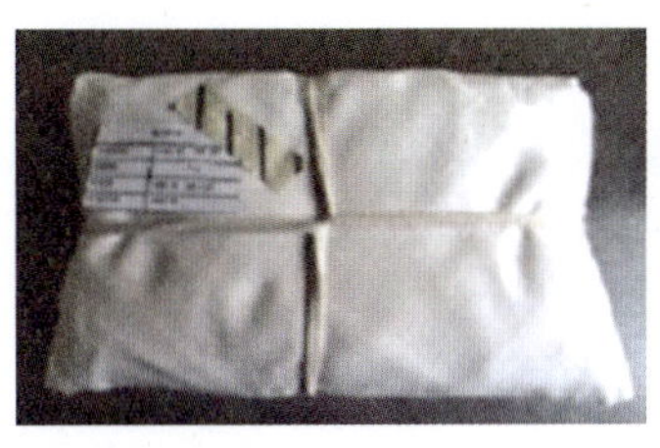
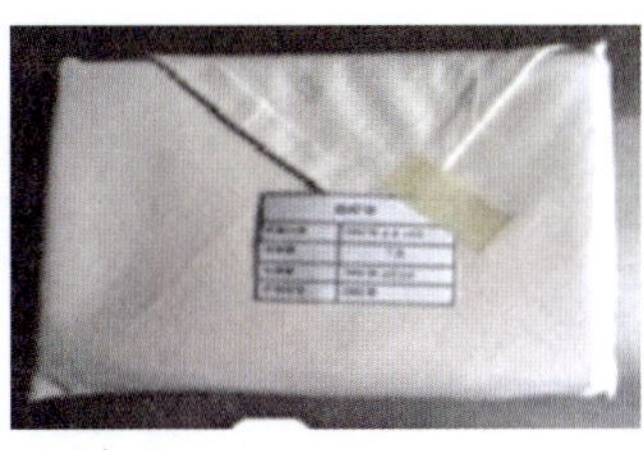
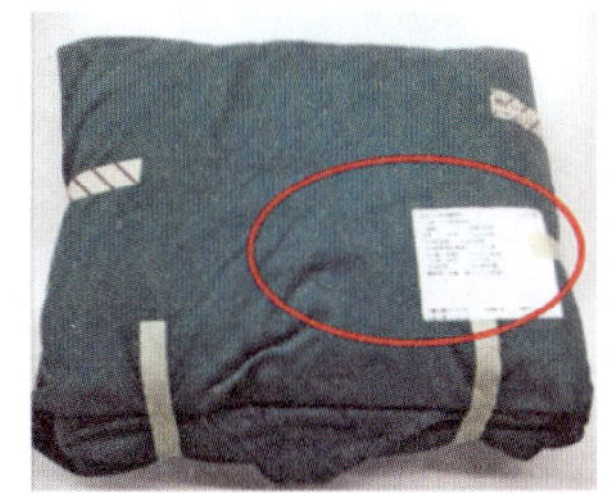

图 20–50　无菌包

2．包扎无菌包：待灭菌物品须用双层致密的厚棉布包扎打包，并在包外贴上标签和监测条，然后进行灭菌处理，灭菌后的无菌包存放备用。无菌包的包扎方法图示如下。（图 20–51）

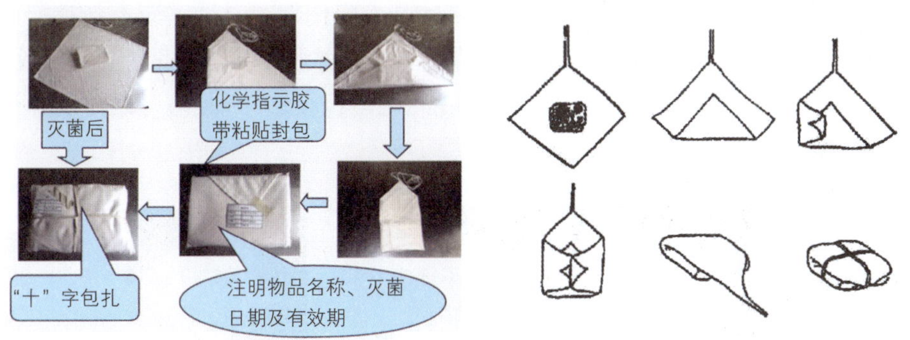

图 20–51　无菌包包扎法

3．无菌包的保管：无菌包应注明物品名称、消毒灭菌日期，并按日期先后顺序摆放保存，以便取用。无菌包在未被污染的情况下，可保存 7～14 天，过期应重新灭菌。（图 20–52）

无菌物品应分类放置，严格定位、标记清楚，按灭菌日期顺序使用，物品排列整齐，以左进右出、下进上出为原则

摆放无菌物品时应按照有效期限依次摆放，有效期标志醒目，临近过期的物品放在方便取用位置；一次性使用无菌用品应一个批次用完再放入下一批次，或将剩余少量未用完批次物品放在上层

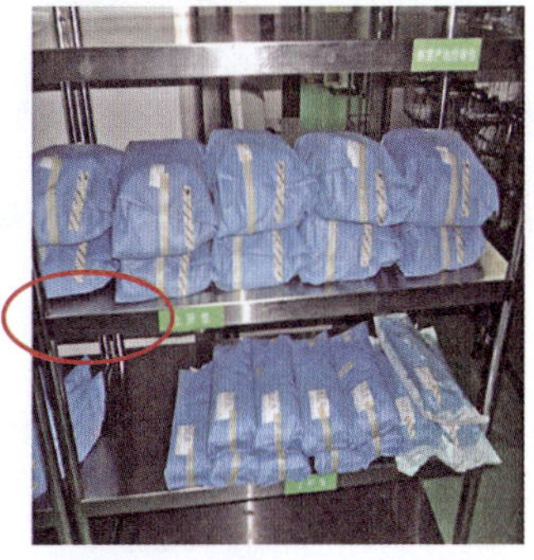

图 20–52　无菌包分类放置保存

4．取用无菌包：取用无菌包时，应检查包外标签

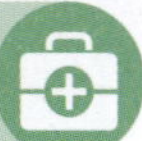

（物品名称、灭菌日期），指示胶带是否变色，包布是否干燥等。

（1）打开无菌包：手只能接触包布外面，依次揭开包布四角逐层打开无菌包（图20-53）。

（2）取出无菌物品：将包内无菌物品抛置于已铺好的无菌盘中，或用无菌钳夹取所需物品，并放置在预定位置（图20-54）。

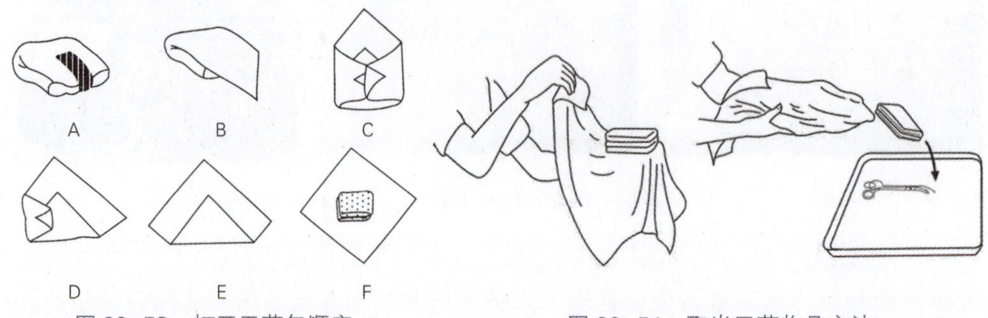

图20-53　打开无菌包顺序　　图20-54　取出无菌物品方法

（3）重新包扎无菌包（回包）：无菌物品一经使用或过期，应重新进行灭菌处理。取用部分灭菌物品后，可按原折痕重新包裹并用绑扎带将无菌包环形扎紧，并在标签上注明本次开包时间。重新包扎的无菌包在24小时内可以再次开包使用。（图20-55）

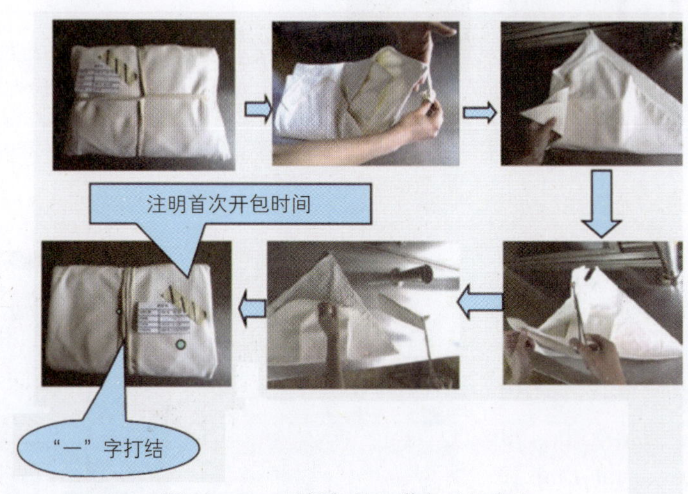

图20-55　重新包扎无菌包（回包）

（五）铺无菌盘法

无菌盘是将无菌巾铺在清洁、干燥的治疗盘内，形成一个无菌区，用以放置

无菌物品，提供治疗、护理使用。无菌盘的铺法包括单层底铺盘法和双层底铺盘法。（图 20–56）

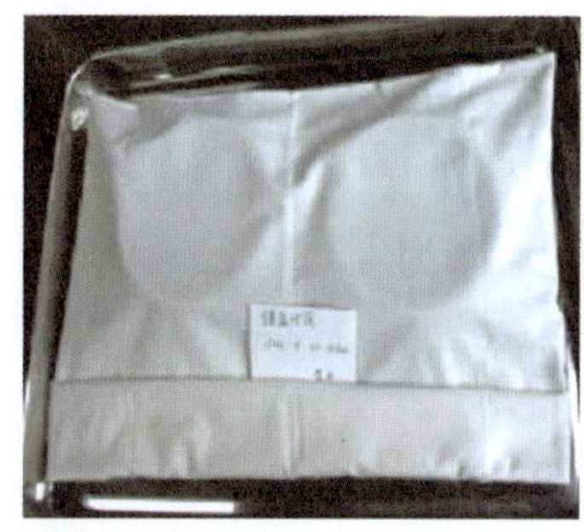

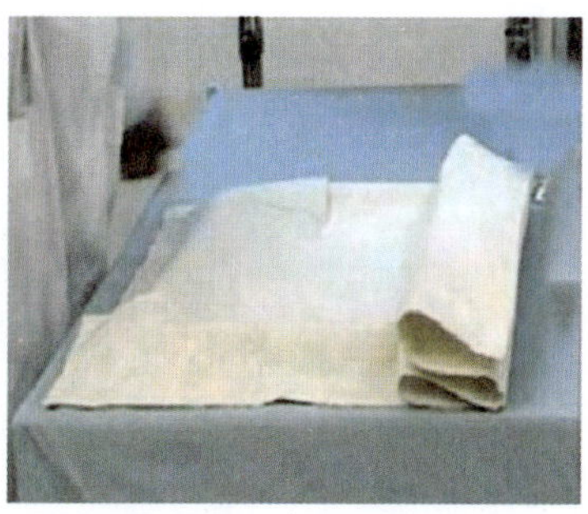

图 20–56 无菌盘

1. 单层底铺盘法：

（1）铺巾：双手捏住无菌巾一边外面两角，轻轻抖开，双折平铺于治疗盘上，将上层呈扇形折至对侧，开口向外。

（2）放入无菌物品。

（3）覆盖：双手捏住扇形折叠层治疗巾外面，遮盖于物品上，对齐上下层边缘，将开口处向上翻折两次，两侧边缘分别向下折一次，露出治疗盘边缘。（图 20–57）

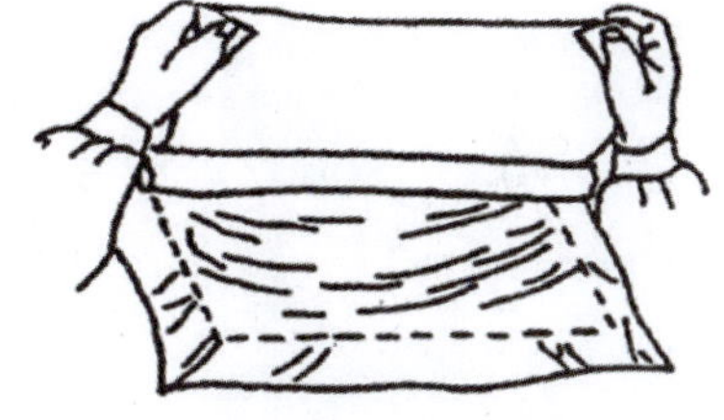

图 20–57 单层底铺盘法

2. 双层底铺盘法：

（1）铺巾：双手捏住无菌巾一边外面两角，轻轻抖开，从远到近。三折成双层底，上层呈扇形折叠，开口向外。

（2）放入无菌物品。

（3）覆盖：拉平扇形折叠层，盖于物品上，边缘对齐。

（4）放置记录卡：在记录卡上注明铺盘日期、时间并签名，然后将记录卡放置于治疗盘内。铺好的无菌盘有效使用期为 24 小时。（图 20–58）

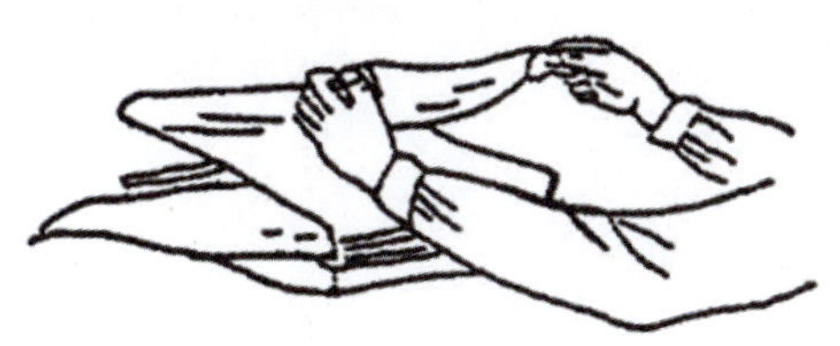

图 20–58 双层底铺盘法

（六）戴无菌手套法

1. 适用范围：各类小型手术一般不在手术室，而是在床旁进行。进行这类手

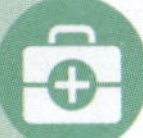

术时，术者通常不需穿无菌手术衣，但必须在卫生手消毒后戴无菌手套。

2．戴无菌手套法：

（1）检查手套：检查无菌手套袋外面的号码及有效日期，或检查一次性手套的有效期；检查手套合格后，取滑石粉涂擦在两手掌和手背（图 20–59）。

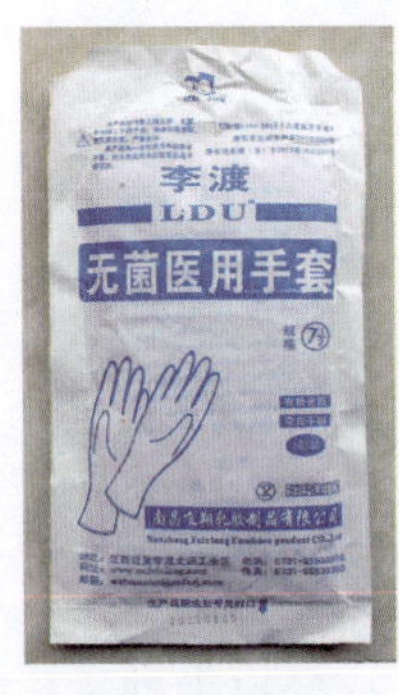

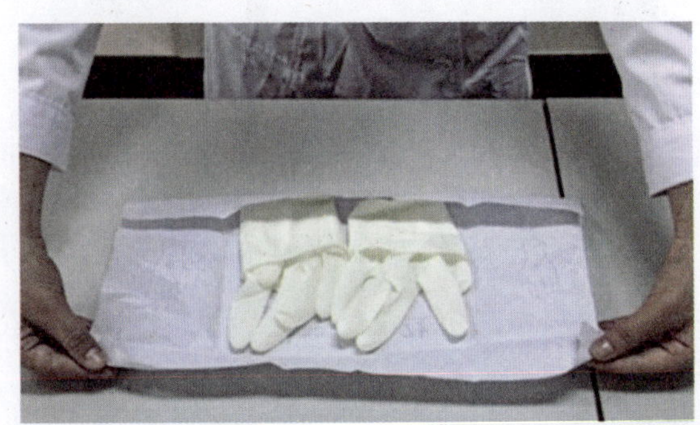

图 20–59　检查手套

（2）戴手套：取出手套后，先戴右手手套，将右手指插入手套内并戴好；再用已戴好手套的右手指插入另一手套的翻边内面（手套外面），将左手五指插入手套并戴好（图 20–60）。

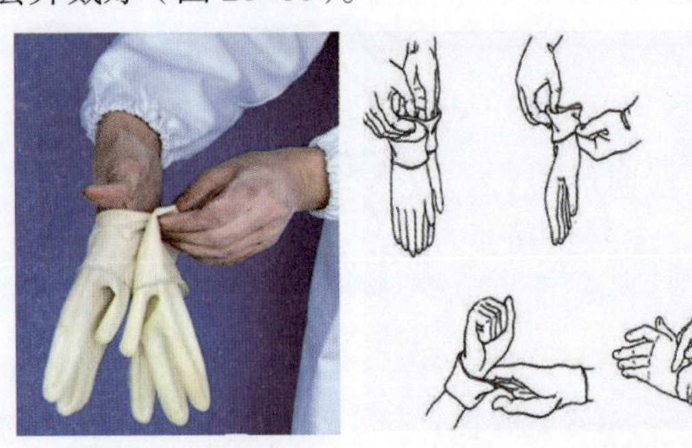

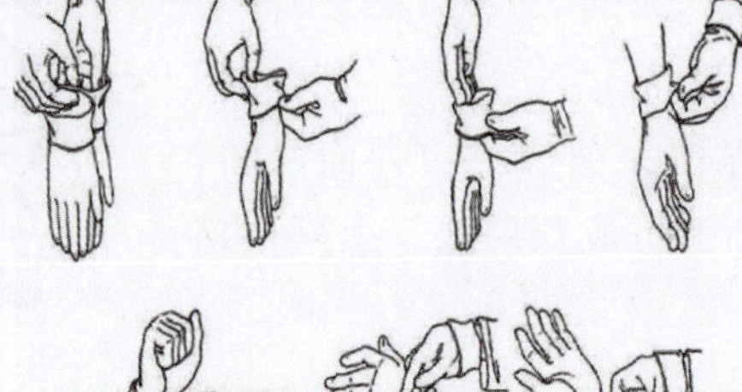

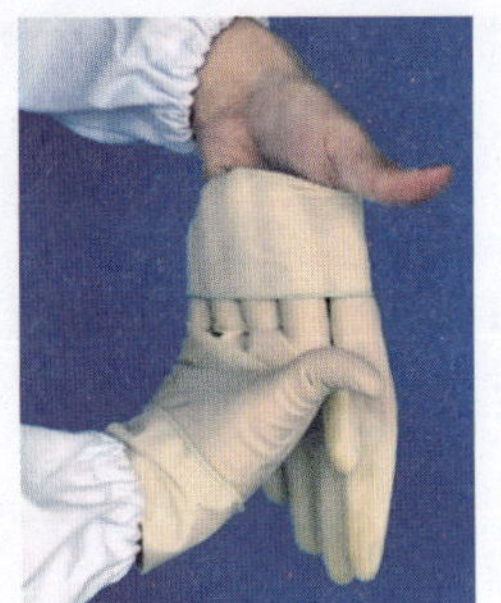

戴右手手套　　戴手套程序　　戴左手手套

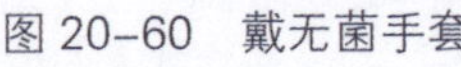

图 20–60　戴无菌手套

（3）冲洗手套：用消毒的 0.9% 氯化钠溶液洗净手套外面的滑石粉（图 20–61）。

（4）脱手套：操作完毕后，用清水洗净手套上的污物和血渍，脱去手套。

3．注意事项：

（1）手术人员应根据自己手的大小选择合适的手套。

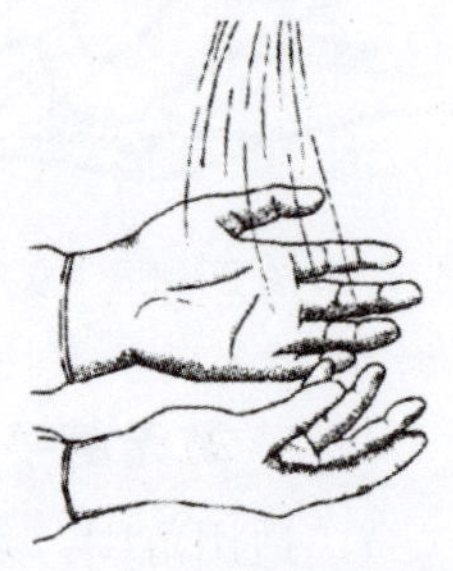

图 20–61　冲洗滑石粉

（2）一定要掌握戴无菌手套的原则，即未戴手套的手，只允许接触手套内面，不可触及手套的外面；已戴手套的手则不可触及未戴手套的手或另一手套的内面。

（3）手套破损须及时更换，更换时应以手套完整的手脱去应更换的手套，但勿触及该手的皮肤。

任何一种洗手方法，都不能完全消灭皮肤深处的细菌，这些细菌在手术过程中会逐渐移行到皮肤表面并繁殖生长，故在手术室进行手术时，洗手之后必须穿上无菌手术衣，戴上无菌手套，方可进行手术。

§20.5 穿手术衣和戴无菌手套

手术医师、洗手护士均须掌握穿手术衣和使用无菌手套的方法。

穿手术衣和戴无菌手套的目的

保证手术在无菌条件下进行，并避免手术中发生医院感染。

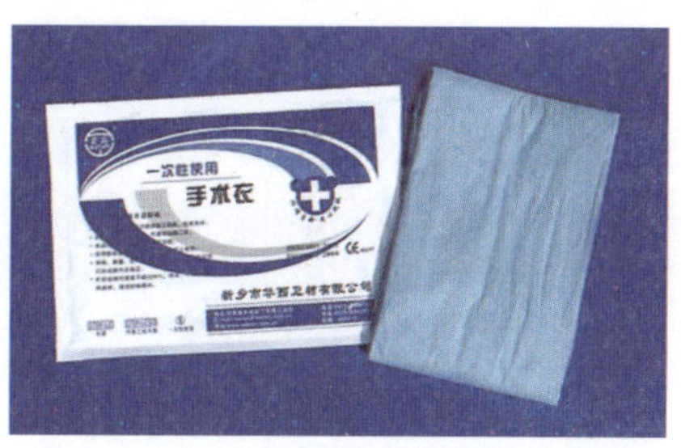

图 20-62 一次性无菌手术衣

穿手术衣和戴无菌手套的准备工作

1. 外科手消毒：在穿无菌手术衣与戴无菌手套前，手术人员必须先进行外科手消毒，俗称外科洗手。

2. 备无菌手术衣：无菌手术衣包事先由巡回护士打开。现在也有少数医院使用一次性无菌手术衣（图 20-62）。

3. 备无菌手套：无菌手套应由巡回护士备好，现在有些医院使用一次性无菌手套（图 20-63）。

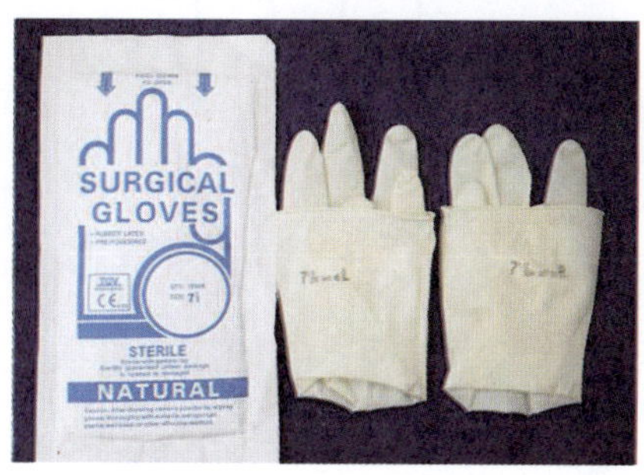

图 20-63 一次性无菌手套

穿无菌手术衣

（一）穿无菌手术衣的方法

1. 从已打开的无菌衣包内取出无菌手术衣一件，在手术间内较空旷的地方穿衣。先认准衣领，用双手提起衣领的两角，充分抖开手术衣，将手术衣的内面对着自己。（图 20-64A、B）

2. 看准袖筒的入口，将衣服轻轻抛起，双手迅速同时伸入袖筒内，两臂向前平举伸直，此时由巡回护士在后面拉紧衣带，双手即可伸出袖口（图 20-64C、D）。

3. 双手在身前交叉提起腰带，由巡回护士在背后接过腰带并协助系好腰带和后面的衣带（图 20-64E、F）。

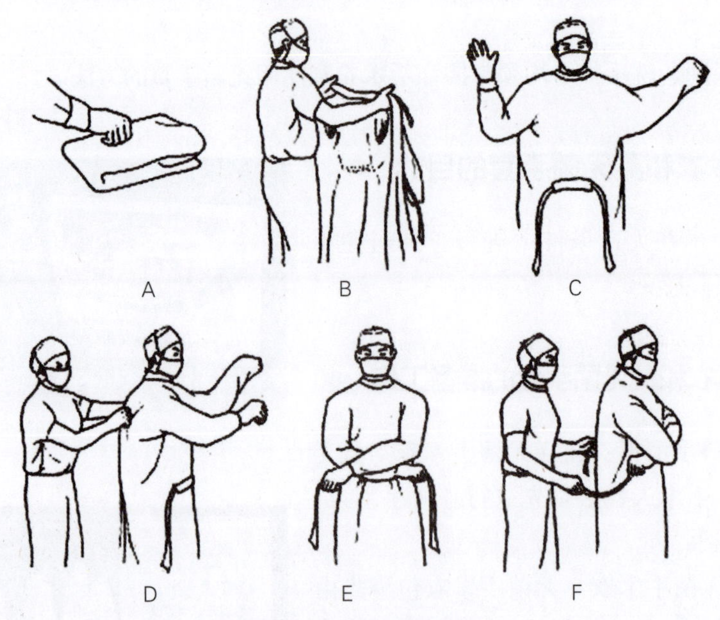

图 20-64　穿无菌手术衣

（二）穿手术衣的注意事项

1. 取衣时一次整件地拿起，不能只抓衣领将手术衣拖出无菌区。穿衣时，双手不能高举过头或伸向两侧，否则手部超出视野范围，容易碰触未消毒物品。未戴手套的手不能触及手术衣的正面，更不能将手插入胸前衣袋里。传递腰带时，不能与协助穿衣人员的手相接触。

2. 穿无菌手术衣必须在手术间内比较空旷的地方进行。一旦接触未消毒的物件，立即更换。

3. 若发现手术衣有破洞，应立即更换。

戴无菌手套

（一）戴无菌手套的方法

1. 穿好无菌手术衣后，取出手套包（或盒）内的无菌滑石粉小纸包，将滑石粉撒在手心，然后均匀地抹在手指、手掌和手背上。

2. 取手套：取无菌手套一副，取手套时只能捏住手套口的翻折部，不能用手接触手套外面（图 20–65）。

图 20–65 取无菌手套

3. 戴手套：对好两只手套，使两只手套的拇指对向前方并靠拢。左手提起手套，右手插入手套内，并使各手指尽量深地插入相应指筒末端；再将已戴手套的右手指插入左侧手套口翻折部之下，将左侧手套拿稳，然后将左手插入左侧手套内；最后将手套套口翻折部翻转包盖于手术衣的袖口上。（图 20–66）

● 将右手插入右手手套内
● 已带好手套的右手指插入左手套的翻折部，帮助左手插入手套内
● 将手套翻折部翻回盖住手术衣袖口
● 用无菌盐水冲洗手套外面的滑石粉

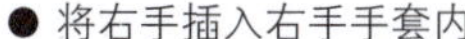

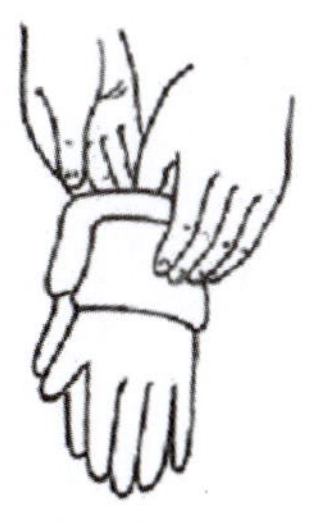

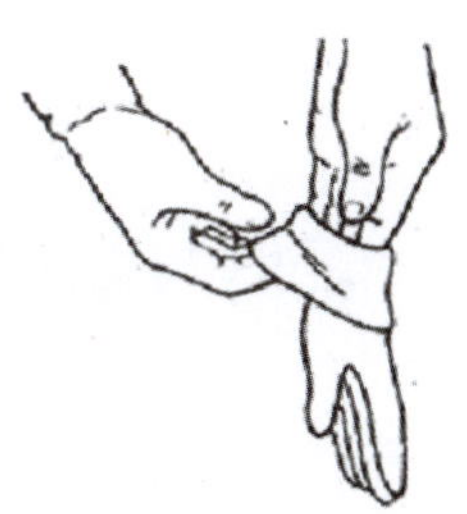

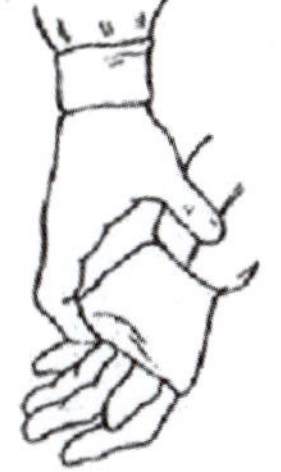

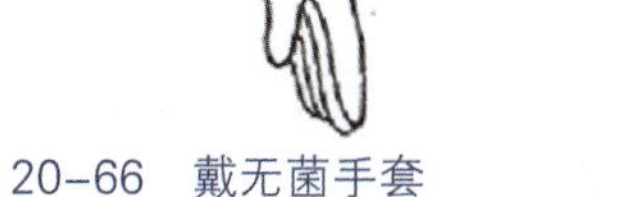

图 20–66 戴无菌手套

4. 用消毒外用 0.9% 氯化钠溶液洗净手套外面的滑石粉。

（二）戴无菌手套的注意事项

1. 手术人员应根据自己手的大小选择合适的手套。

2. 掌握戴无菌手套的原则，即未戴手套的手，只允许接触手套内面，不可触及手套的外面；已戴手套的手则不可触及未戴手套的手或另一手套的内面。

3. 手套破损须及时更换，更换时应以手套完整的手脱去应更换的手套，但勿触及该手的皮肤。

4. 等待手术时，双手应拱手置于胸前或放置于胸部的衣袋里，切不可下垂或双手交叉置于腋下。（图 20–67）

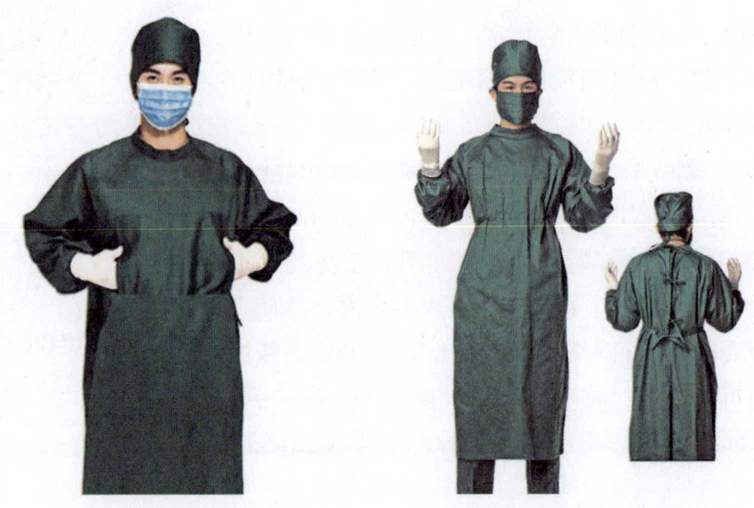

图 20–67　穿戴手术衣和手套后等待手术的姿势

§20.6　隔离与隔离技术

隔离是采用各种方法、技术，防止病原体从病人及携带者传播给他人的措施。为保护医务人员和病人，避免感染和交叉感染，应加强手卫生，根据情况使用帽子、口罩、手套、鞋套、护目镜、防护面罩、防水围裙、隔离衣、防护服等防护用品。

§20.6.1 隔离与隔离技术概述

本节内容包括隔离的概念和意义、隔离区的设置和划分、隔离单位的设置、隔离的分类及及隔离消毒等内容。

隔离的概念

1. 隔离：是将传染病病人或带菌者和高度易感人群安置在指定地点和特殊环境中，暂时避免和周围人群接触，以预防疾病的传播。对病人采取传染源隔离，防止传染病病原体向外传播；对易感人群采取保护性隔离，使之免受感染。

2. 隔离技术：是指在医疗护理操作中，防止一切病原微生物侵入人体，防止清洁物品和清洁区被污染的操作技术。

3. 清洁物品：是指未与传染病病人直接接触，未被病原微生物污染的物品。

隔离的目的

隔离的目的包括以下几点（图 20-68）。

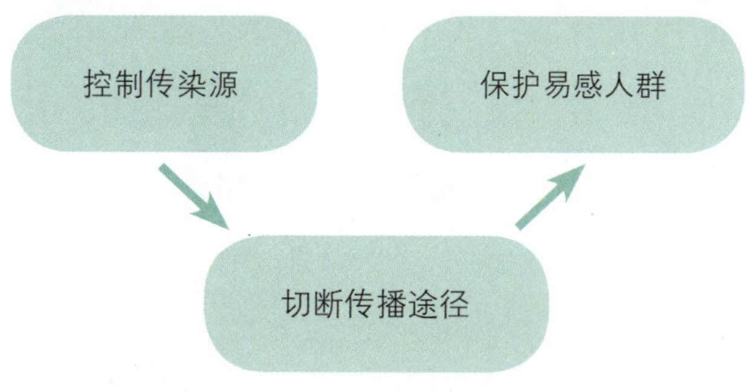

图 20-68 隔离的基本环节

1. 保护易感人群（含医务人员）。
2. 预防医院感染。
3. 防止传染病蔓延。

隔离区域的设置和划分

(一)隔离区域的设置

隔离区域与普通病区应分开设置，应远离食堂、水源和其他公共场所。传染病区应有多个出口，以使工作人员和病人分道进出。(图 20-69、图 20-70)

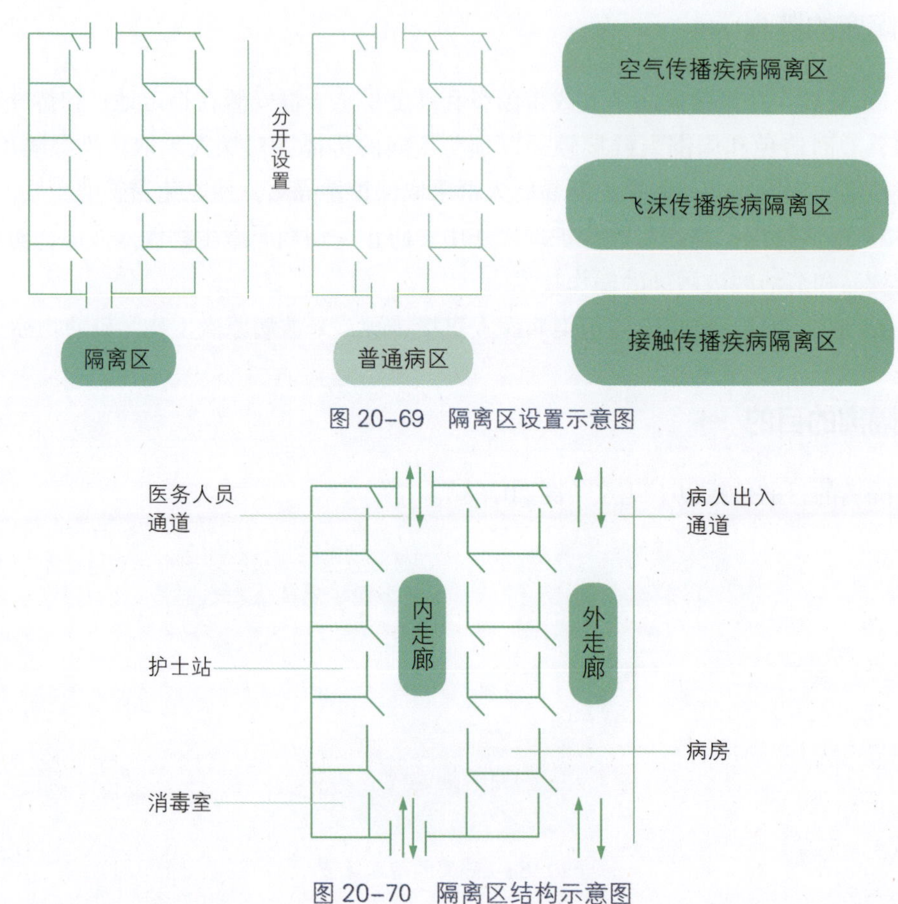

图 20-69　隔离区设置示意图

图 20-70　隔离区结构示意图

(二)隔离区域的划分

通常按是否被病原微生物污染进行隔离区域的划分，分为清洁区、污染区和半污染区(图 20-71)。

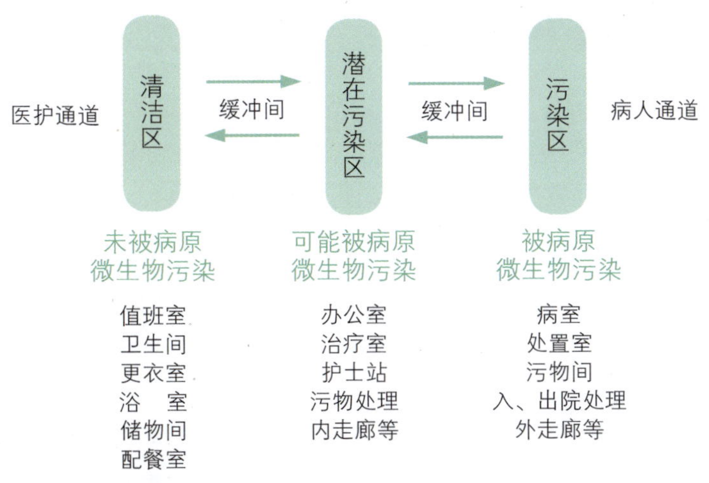

图 20-71　隔离区划分示意图

1. 清洁区：凡未和病人直接接触、未被病原微生物污染的区域为清洁区，如更衣室、库房、值班室、配餐室等。病人及其接触过的物品不得进入清洁区；工作人员需消毒双手、脱隔离衣及鞋后方可进入清洁区。（图 20-72）

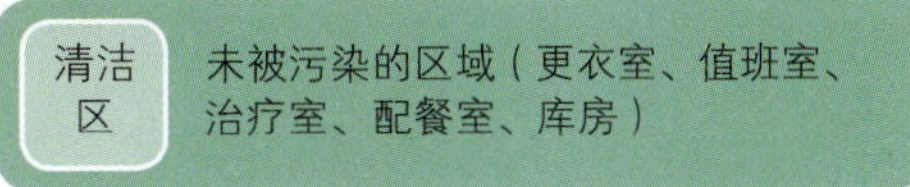

图 20-72　清洁区

2. 半污染区：又称潜在污染区，凡有可能被病原微生物污染的区域为半污染区，如病区的走廊和化验室等。半污染区的隔离要求：① 病人及穿隔离衣的工作人员通过走廊时不能接触墙壁及家具、物品。② 检验标本放于盘内，检验后严格处理。（图 20-73）

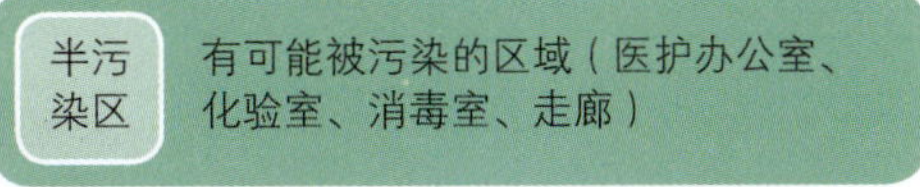

图 20-73　半污染区

3. 污染区：凡和病人接触，或被病原微生物污染的地方为污染区，如病室、浴室、厕所等。污染区的隔离要求：① 污染区内物品未消毒不能带到他处。② 工作人员进入污染区必须穿隔离衣、戴口罩，必要时换鞋，离开时脱下并消毒双手。（图 20-74）

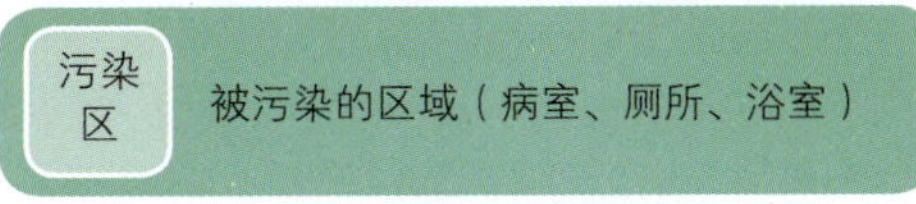

图 20-74　污染区

隔离单位的设置

隔离单位即隔离病室，隔离单位或以病人为单位，或以病种为单位进行设置。隔离病室门外及病床尾应设有隔离标志，门口置消毒液浸湿的脚垫、手消毒的用物、避污纸等，并设挂衣架及隔离衣。（图 20–75）

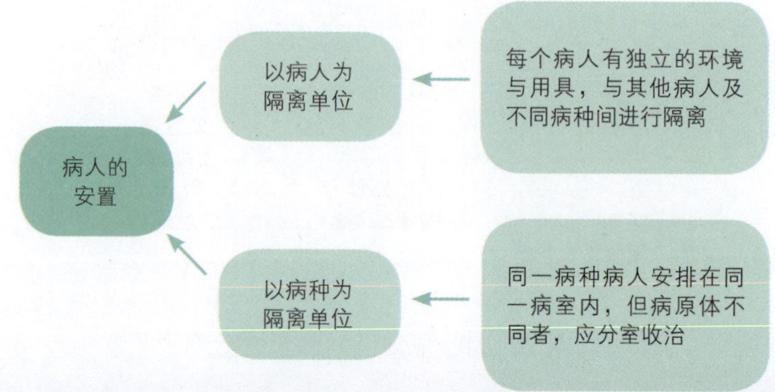

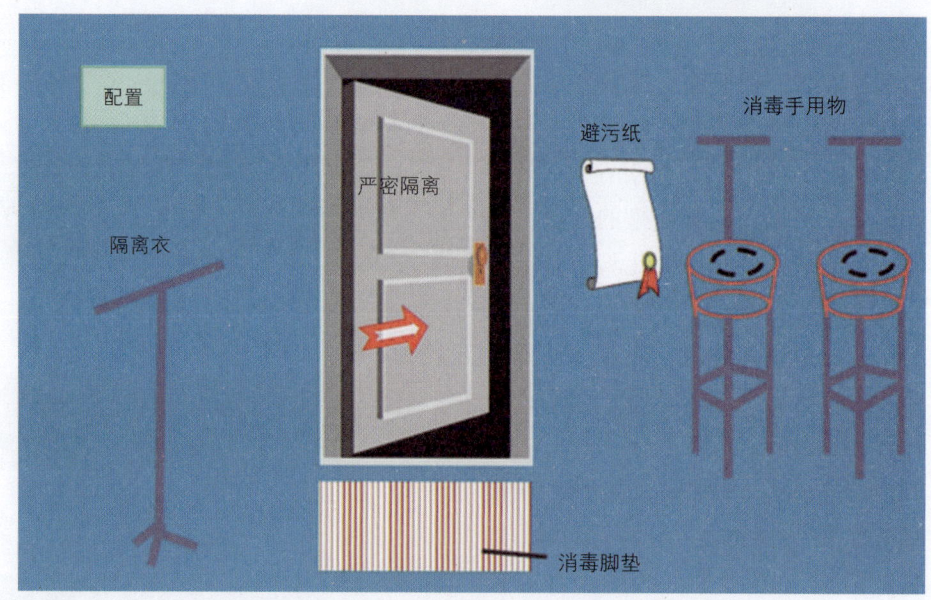

图 20–75　隔离单位（隔离病室）设置

1．以病种为隔离单位：如呼吸道和消化道传染病，同一病种病人可住同一个病室。

2．以病床为隔离单位：如对接触隔离的病人，必要时可采取病床隔离，但病人之间不得互相接触。

3．单独隔离：甲类传染病病人及病因未明的烈性传染病病人，一人一室进行隔离；保护性隔离应单独隔离；工作人员应实施严格的个人防护。（图 20–76）

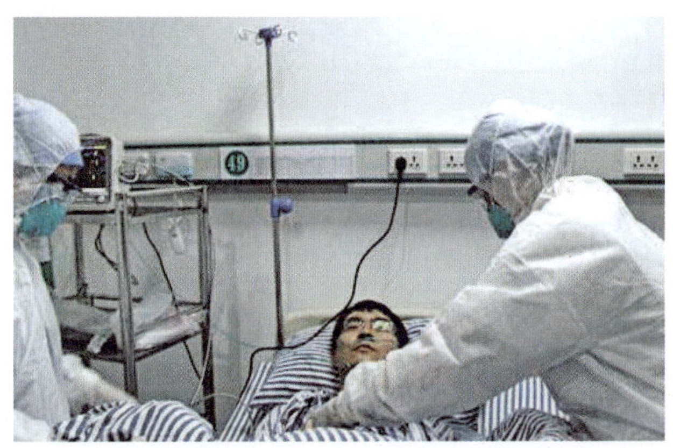

图 20–76 工作人员全面个人防护

医学隔离的分类

医学隔离可分为传染性隔离和保护性隔离两种类型。传染性隔离又可分为严密隔离、呼吸道隔离、消化道隔离、接触隔离、血液 / 体液隔离和昆虫隔离。（图 20–77、表 20–5）

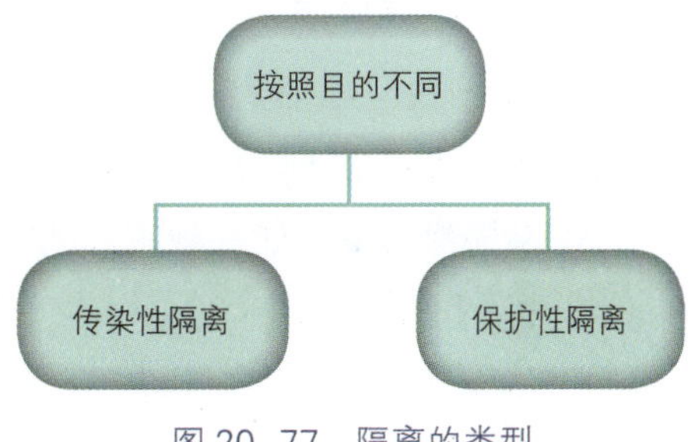

图 20–77 隔离的类型

表 20–5 医学隔离分类及特点

隔离种类	疾 病	特 点
严密隔离	鼠疫、霍乱、炭疽	禁止病人出入，随时关闭门窗
呼吸道隔离	流行性感冒、流行性脑脊髓膜炎、麻疹、百日咳、肺结核	每天空气消毒，病人的口鼻分泌物应严格消毒
肠道隔离	伤寒、痢疾、甲型病毒性肝炎、戊型病毒性肝炎	排泄物、呕吐物、剩余食物均应消毒处理，病室防蝇虫
接触隔离	破伤风、气性坏疽	伤口分泌物或皮肤脱屑所污染的物品均应消毒

续表

隔离种类	疾病	特点
血液－体液隔离	乙型病毒性肝炎、艾滋病、梅毒	被血液或体液污染的物品应消毒销毁，防止被注射器针头刺伤
昆虫隔离	流行性乙型脑炎、流行性出血热、疟疾、斑疹伤寒、回归热	注意防蚊、防虫
保护性隔离	严重烧伤、早产儿、血液病、器官移植	适于免疫力低下的病人

隔离消毒的分类

隔离消毒分为一般隔离消毒和终末隔离消毒。

（一）一般隔离消毒

1．工作人员进入隔离室应按规定戴口罩、帽子，穿隔离衣。

2．穿隔离衣后只能在规定范围内活动，严格执行隔离技术，接触病人或污物后必须进行手消毒。

3．病室每天进行紫外线照射或消毒液喷雾，并用消毒液擦拭病室内桌椅等物品。

4．病室内一切用物及排泄物等均应按规定进行消毒。（表 20–6）

表 20–6　传染病病人污染物品消毒法

类别	消毒方法
病室房间	熏蒸
病室地面、墙壁、家具	消毒剂喷洒、擦拭
医疗用的金属、橡胶、搪瓷、玻璃类物品	消毒剂浸泡，煮沸及压力蒸汽灭菌法等
血压计、听诊器、手电筒	甲醛熏蒸，环氧乙烷气体灭菌，消毒剂擦拭
体温计	1 % 过氧乙酸浸泡 30 分钟，连续 2 次，也可用 20 % 聚维酮碘浸泡 30 分钟

续表

类 别	消毒方法
餐具、茶具、药杯	消毒剂浸泡，煮沸，微波消毒，环氧乙烷气体灭菌
信件、书报、票证	甲醛熏蒸，环氧乙烷气体灭菌
布类、衣服	消毒剂浸泡，环氧乙烷气体灭菌，煮沸消毒，压力蒸汽灭菌法
枕芯、被褥、毛纺织品	日光曝晒 6 小时以上，环氧乙烷气体灭菌
排泄物、分泌物	排泄物用漂白粉消毒，痰盛于蜡纸盒内焚烧
剩余食物	煮沸 30 分钟后倒掉
垃圾	焚烧

（二）终末隔离消毒

1. 病人出院或转科前应沐浴、更衣，个人用物应进行消毒处理。

2. 病人如病故，应用浸透消毒液的尸单包裹，放入不渗透的尸袋内，送传染科太平间。

§20.6.2 帽子和口罩的使用

帽子可防止工作人员的头屑飘落、头发散落或被污染，分为一次性帽子和布制可多次使用的帽子。

口罩能阻止对人体有害的可见或不可见的物质吸入呼吸道，也能防止飞沫污染无菌物品或清洁物品。口罩包括纱布口罩、外科口罩和医用防护口罩。

帽子和口罩使用的目的

保护工作人员和病人，防止感染和交叉感染。

帽子和口罩使用的准备工作

1. 环境准备：清洁、宽敞。

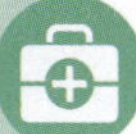

2．护士准备：着装整洁，洗手。

3．用物准备：根据需要备合适的帽子、口罩。

帽子和口罩使用的实施

1．洗手：按手卫生的七步洗手法进行。

2．戴帽子：医用帽按质地可分为一次性医用帽和布制多次使用帽；按使用要求可分为护士帽、医师帽、手术人员帽等（图 20–78）。

各种医用帽佩戴时均应将帽子遮住全部头发，戴妥或扎紧（图 20–79）。

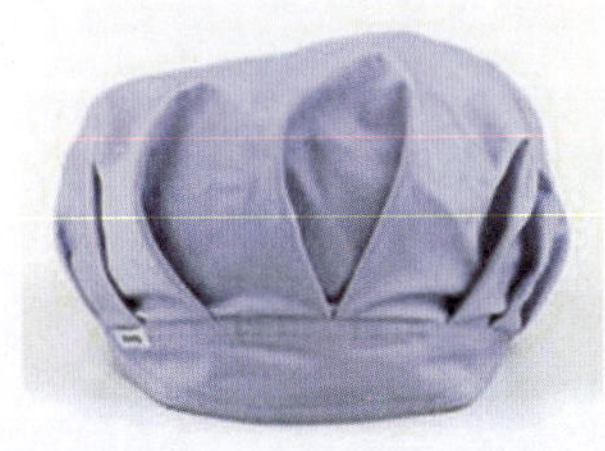
布制帽

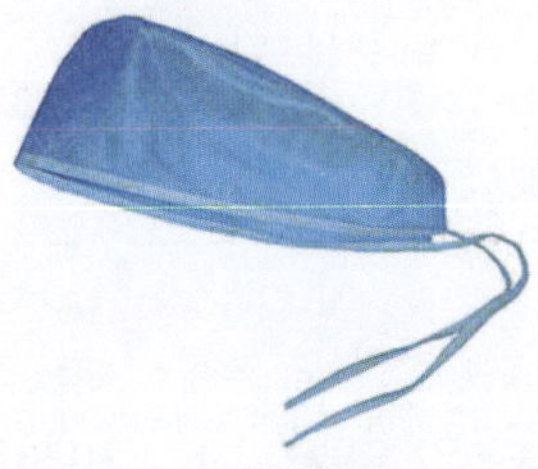
一次性帽

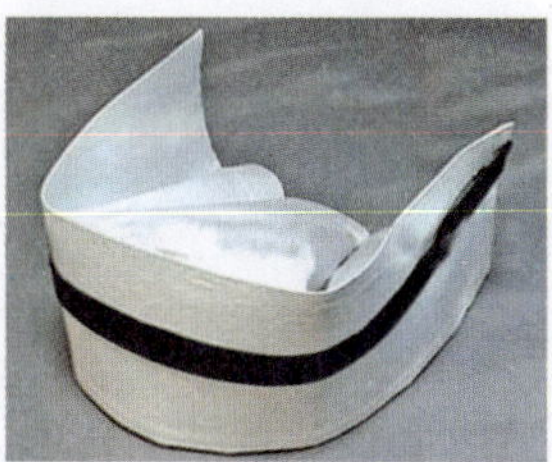
护士帽

图 20–78　各式医用帽

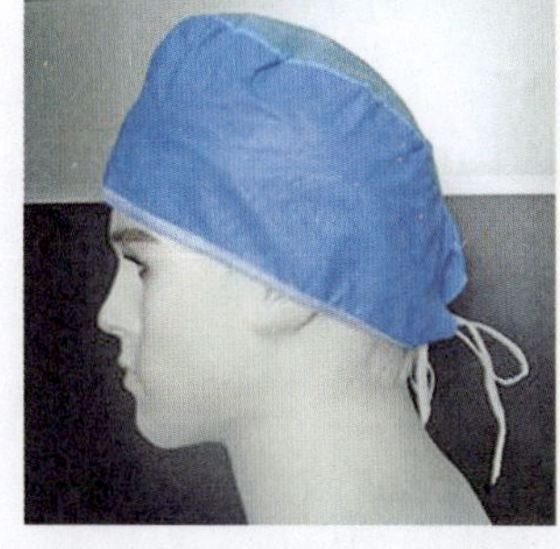

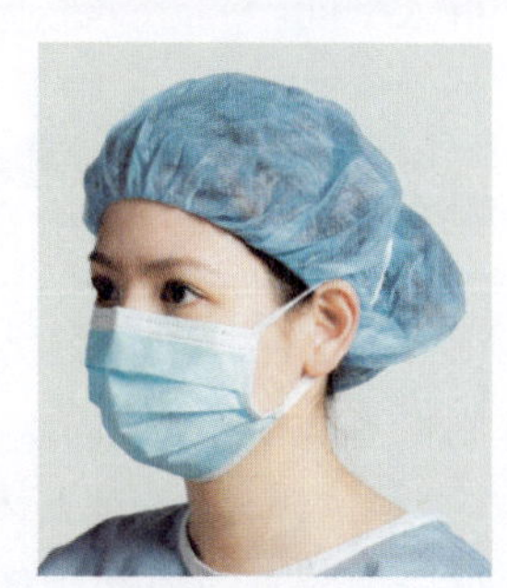

图 20–79　各式医用帽的佩戴

3．戴口罩：医用口罩可分为一次性口罩、纱布口罩、加厚纱布口罩、外科口罩和防护口罩等（图 20–80）。

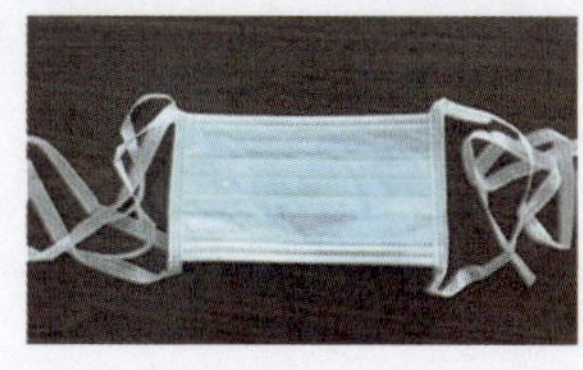
一次性口罩

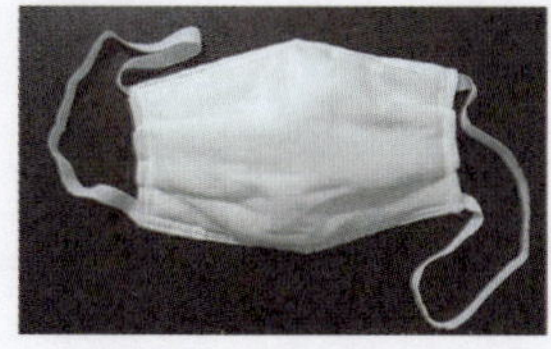
纱布口罩

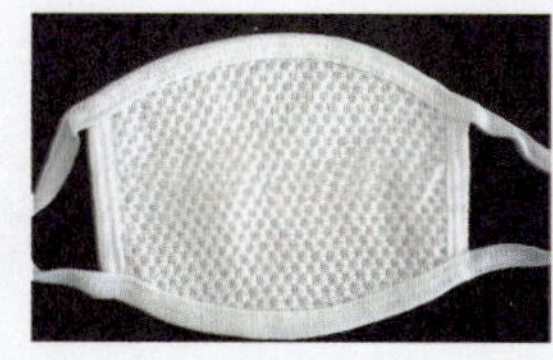
加厚纱布口罩

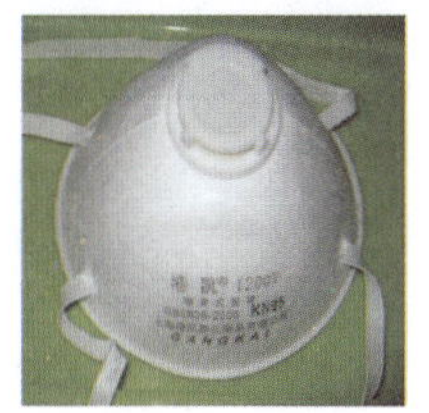
防护口罩

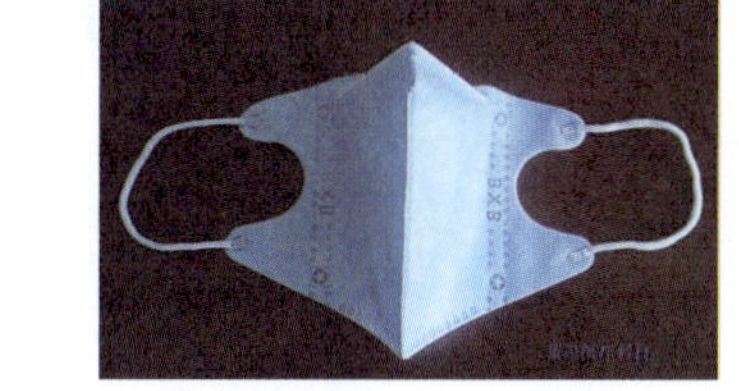
塑形口罩

图 20-80　各式医用口罩

（1）戴一次性口罩和纱布口罩：将口罩罩住鼻、口及下巴，口罩下方带系于颈后，上方带系于头后中部（图 20-81）。

（2）戴外科口罩：将口罩罩住鼻、口及下巴，口罩下方带系于颈后，上方带系于头后中部，再将双手指尖放在鼻夹上，从中间位置开始，用手指向内按压，并逐步向两侧移动，根据鼻梁形状塑造鼻夹，最后调整系带的松紧度，检查闭合性（图 20-82）。

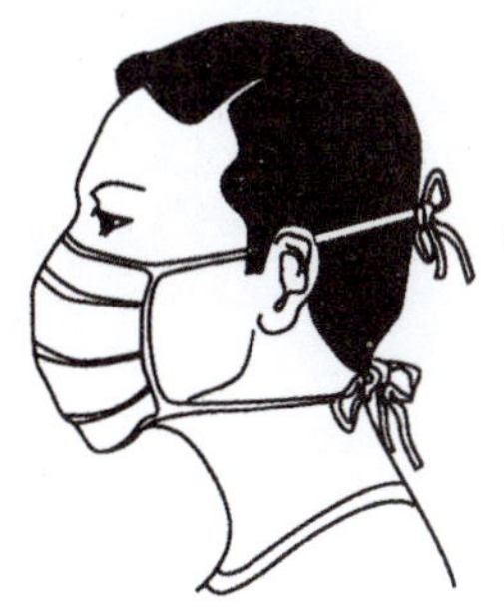
图 20-81　一次性口罩佩戴

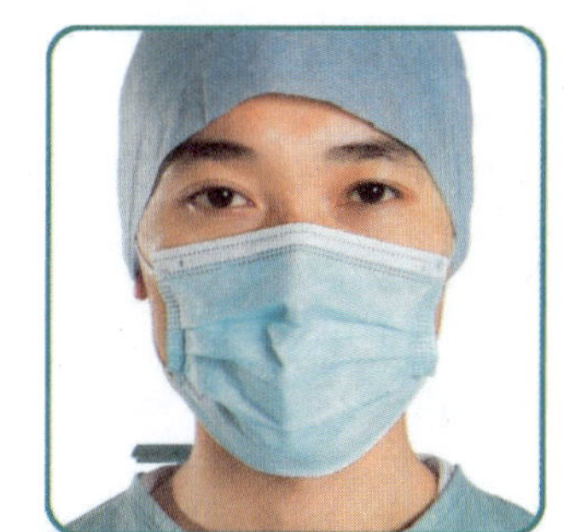
图 20-82　外科口罩佩戴

4. 脱口罩：洗手后取下口罩，先解开下面的系带，再解开上面的系带，用手指捏住系带将口罩丢入医疗垃圾袋内。

5. 脱帽子：洗手后取下帽子。

使用帽子和口罩的注意事项

（一）使用帽子注意事项

1. 进入污染区和洁净环境前、进行无菌操作等应戴帽子。

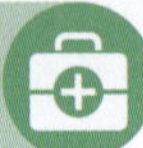

2. 被病人血液、体液污染后应及时更换。

（二）使用口罩注意事项

1. 应根据不同的操作要求选用不同种类的口罩，一般诊疗活动，可佩戴纱布口罩或外科口罩。手术室工作或护理免疫功能低下病人、进行体腔穿刺等操作时应戴外科口罩；接触经空气传播或近距离接触经飞沫传播的呼吸道传染病病人时，应戴医用防护口罩。

2. 口罩潮湿后，或受到病人血液、体液污染后，应及时更换。

3. 纱布口罩应每天更换，医用外科口罩只能一次性使用。

§20.6.3 隔离衣的使用

隔离衣是医务人员在接触传染病病人或疑似传染病病人时使用的隔离服装。

使用隔离衣的目的

穿隔离衣的目的是为了保护医务人员和病人免受医院内交叉感染（图 20-83）。

1. 保护医护人员免受感染性物质污染，防止病原微生物的传播
2. 避免交叉感染
3. 保护病人免受感染

图 20-83 穿隔离衣的目的

使用隔离衣的适用范围

1. 进入严格隔离病区时，需穿隔离衣。

2. 检查、护理需特殊隔离病人，工作服可能受分泌物、排泄物、血液、体液沾染时，需穿隔离衣。

3. 进入易引起院内播散的感染性疾病病室和需要特别隔离的病人（如大面积烧伤、器官移植和早产儿等）时，医护人员均需穿隔离衣。

使用隔离衣的准备工作

1. 备隔离衣：传统的隔离衣为布制隔离衣，可以多次使用，本节重点介绍此种隔离衣的使用方法。目前，布制隔离衣已逐渐被弃用，临床使用的多为一次性隔离衣，但其穿、脱方法仍应遵循布制隔离衣穿脱的基本程序。（图 20-84）

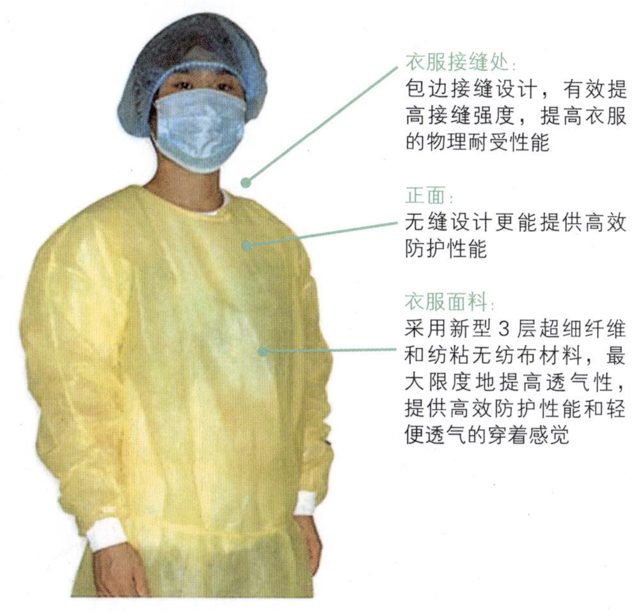

图 20-84　一次性隔离衣

2. 操作者准备：穿衣前须戴好帽子、口罩，取下手表，卷袖至前臂以上，并进行卫生洗手或卫生手消毒。

穿脱隔离衣的方法

（一）穿隔离衣

1. 手持衣领取下隔离衣，清洁面朝自己将衣领向外折，对齐肩缝，露出袖笼（图 20-85A）。

2. 左手伸入袖内并上抖，依法穿好另一袖，两手上举，将衣袖尽量抖上（图 20-85B、图 20-85C）。

3. 两手持衣领顺边缘向后扣好领扣，然后系好袖口（图 20-85D、图 20-85E）。

4. 双手在腰带下约 5 cm 处平行向后移动，捏住身后衣服正面的边缘，两侧对齐并拉向背后，然后向一侧按压折叠；一手按住折叠处，另一手移至前面将同侧的腰带拉到背后折叠处，按同法再将另一侧的腰带拉至背后；然后再将两侧的腰带在背后交叉，回到前面打一活结系好（图 20-85F～图 20-85J）。

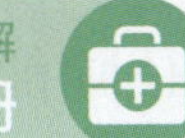

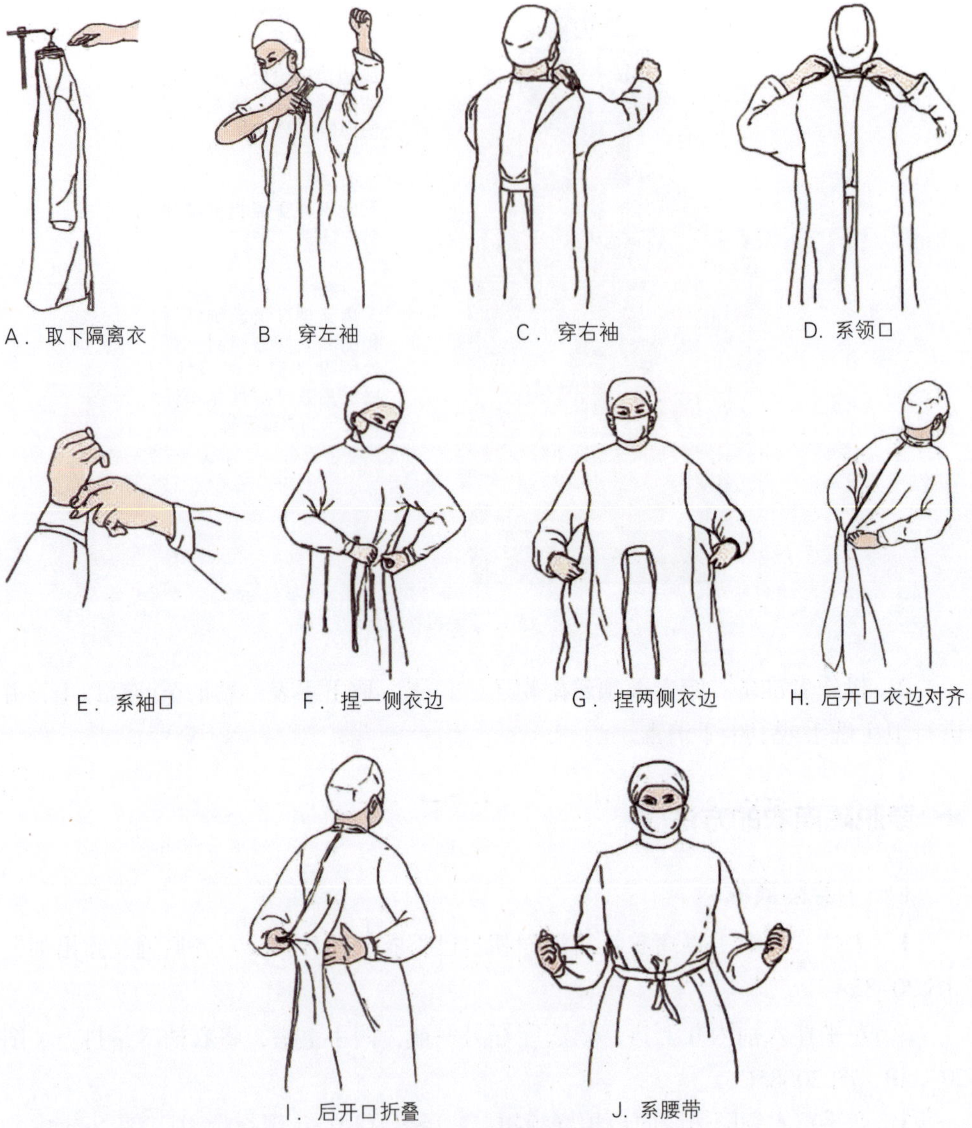

A．取下隔离衣　B．穿左袖　C．穿右袖　D. 系领口

E．系袖口　F．捏一侧衣边　G．捏两侧衣边　H. 后开口衣边对齐

I．后开口折叠　J. 系腰带

图 20-85　穿隔离衣程序

（二）脱隔离衣

脱隔离衣应按以下程序分步实施（图 20-86）。

1．解腰带：解开腰带使其完全松解，然后重新在前面打一活结（图 20-86A）。

2. 解袖口：解开袖口，在肘部将部分衣袖塞入工作衣袖内（图 20-86B）。

3. 消毒双手（图 20-86C）。

4. 解衣领：解开衣领带或领扣（图 20-86D）。

5. 脱衣袖：一手伸入另一侧袖口内，拉下衣袖过手（遮住手），再用衣袖遮住的手在外面握住另一衣袖的外面并拉下袖子，两手在袖内使袖子对齐，双臂逐渐退出（图 20-86E～图 20-86G）。

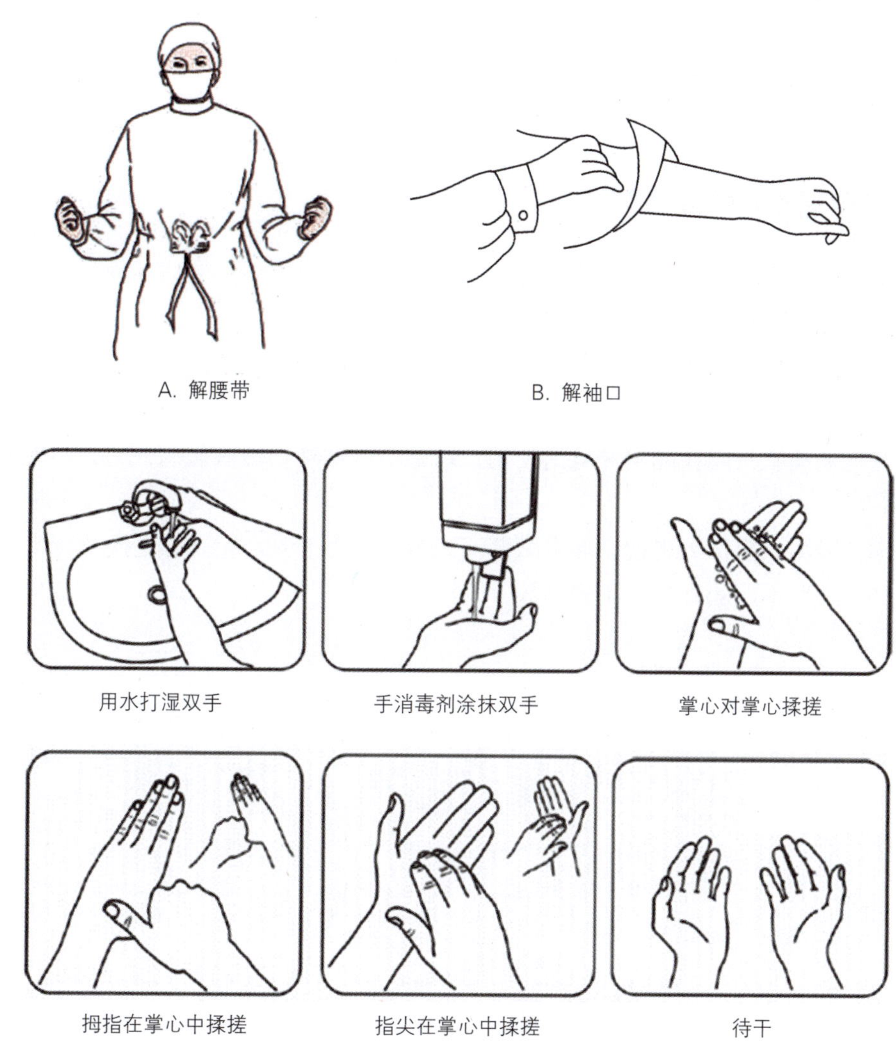

C. 卫生手消毒

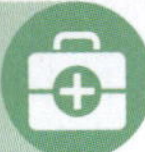

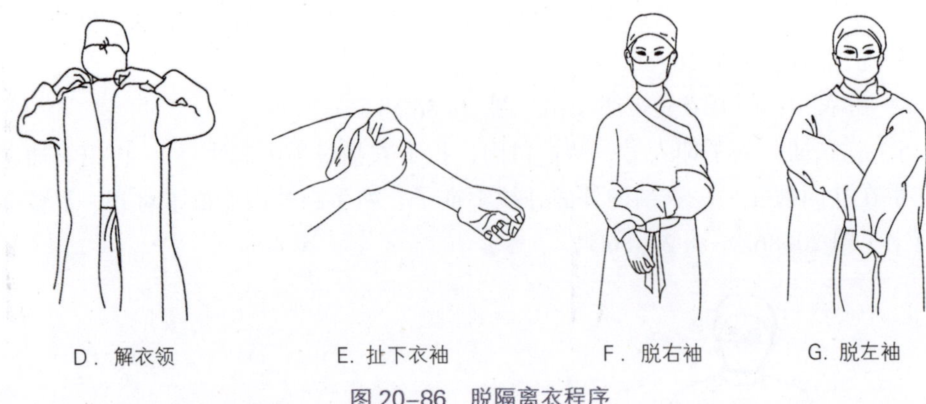

图 20-86　脱隔离衣程序

使用隔离衣的注意事项

1. 已使用过的隔离衣的正面是污染部分，衣里及衣领是清洁部分。穿脱时应避免污染部分与清洁部分互相碰触，以保持清洁部分不受污染。

2. 已穿过的隔离衣如挂在污染区，应将污染面折叠在外；若挂在清洁区，则清洁面在外。

3. 隔离衣只能在隔离区域内使用；接触不同病种的传染病病人时，不能共用隔离衣。

4. 隔离衣应每天更换，如有溅湿或清洁面受污染时，应立即更换。

5. 依照不同隔离分区正确挂放。

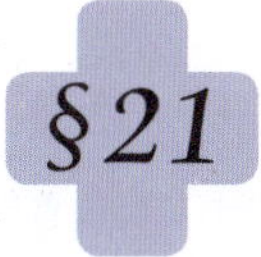

医用防护装具的使用

医用防护装具包括防护服和防护眼镜、防护口罩、防护靴、防护手套等，以下简要介绍防护装具的特点和使用方法。

医用防护装具的分类

医用防护服及防护装具主要包括以下两大类。

（一）一般防护装具

一般防护装具是医护人员用以隔离病菌、有害超细粉尘及酸碱腐蚀物的防护用具，对医护人员的自身保护和防止疾病感染扩散均具有十分重要的意义。该类防护具应有良好的防水、抗静电和过滤效能，无皮肤刺激性，穿脱方便，结合部严密，袖口、脚踝口应为弹性收口。这类装具多为一次性用品。（图 21–1）

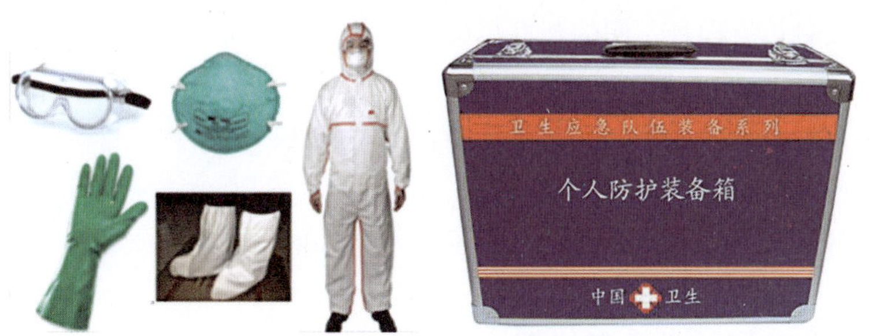

图 21–1　一般医用防护装具

（二）含铅防护装具

防止医疗辐射对医务人员身体影响的防护用具称为含铅医用防护装具，主要是加铅的防护服装和防护用品。这类防护装置一般可重复使用。（图 21–2）

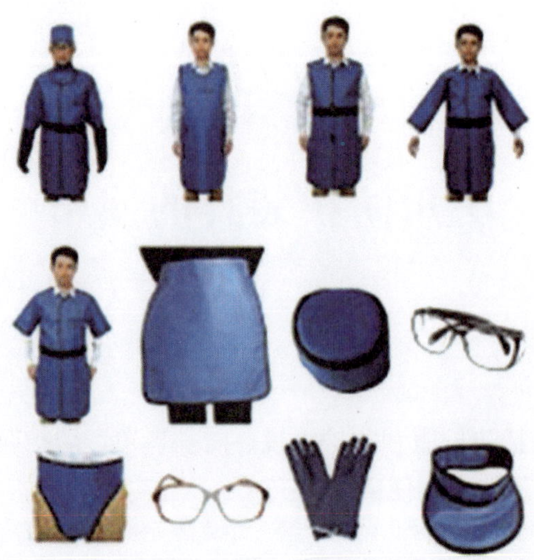

图 21-2　含铅医用防护装具

医用防护装具的适用范围

1. 医务人员在接触甲类或按甲类传染病管理的传染病病人时，须穿防护服。

2. 近些年来，多种新发的烈性传染病如埃博拉病毒病（中东呼吸综合征）、人感染高致病性禽流感、传染性非典型肺炎等不断出现，并均具有极强的传染性和极高的病死率，而且其传播途径往往不被认知，故参与防治上述传染病的医护人员必须使用医用防护服。

3. 在接触传染途径不明的烈性传染病人及疑似病人时，医务人员应使用医用防护服。

4. 在接触疫区内的病、死禽等传染源及其体液、分泌物、排泄物时均应采取相应的防护措施，必要时应穿防护服。

5. 接触 X 线和其他辐射源的人员应使用防辐射医用防护服。

医用防护装具的使用前准备

（一）用品准备

按照防护需求和基本防护、加强防护和严密防护的不同需要，准备必要的防护用品。主要的防护用品包括：医用防护服、防护鞋、防护手套、防护帽、防护眼镜、防护口罩，必要时应将口罩、防护眼镜换为正压面罩或全面型呼吸防护器等。

（二）使用人员准备

医用防护装具有多种不同的产品，医务人员在使用前应详细了解使用产品的特点、性能、使用方法和使用注意事项等，使用前应进行反复穿戴防护装具的训练。

医用防护装具的使用步骤

由于防护装具的式样较多，应根据防护装具的具体情况确定防护装具穿脱顺序和方法。工作结束后，脱防护用品的顺序设定，原则上是先脱污染较重和体积较大的物品，后脱呼吸道、眼部等最关键防护部位的防护用品。

（一）穿戴防护装具顺序与方法

穿戴防护装具的顺序设定，以方便脱防护用品为原则，对于常用的防护装具，一般可按下列顺序进行。

1. 戴防护口罩：一手托住塑形口罩，将口罩罩住鼻、口及下巴，鼻夹部位向上紧贴面部；将口罩下方的系带拉过头顶，放在颈后双耳下并系紧；然后再将上方系带拉过头顶置于双耳之上，并于脑后系紧；将双手指尖放在金属鼻夹上，从中间位置开始向两侧移动和按压，根据鼻梁的形状塑形鼻夹；最后将双手完全盖住口罩，快速呼气，检查密合性，如有漏气应调整鼻夹位置。（图 21–3）

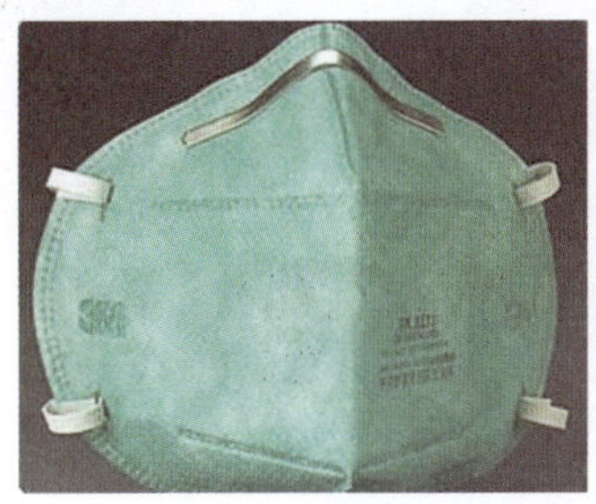

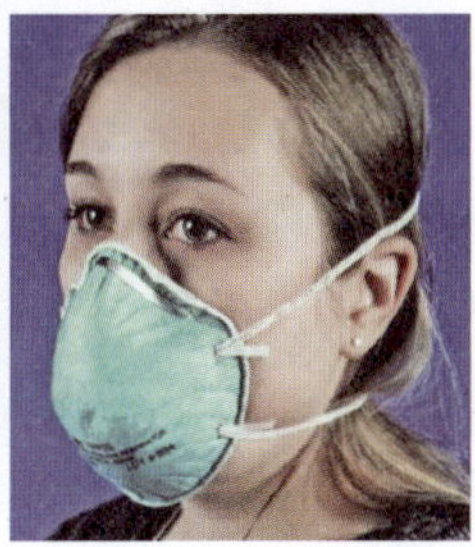
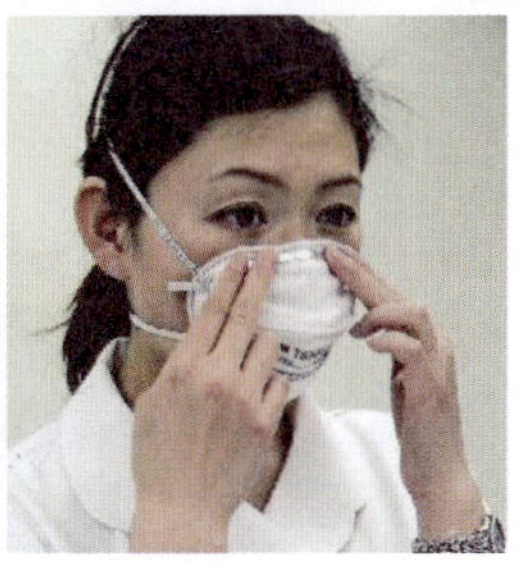

图 21–3　佩戴塑形防护口罩

2. 戴防护帽：防护帽分普通防护帽和含铅防护帽，戴防护帽时应将头发全部遮住（图 21–4）。

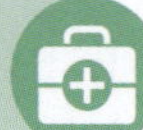

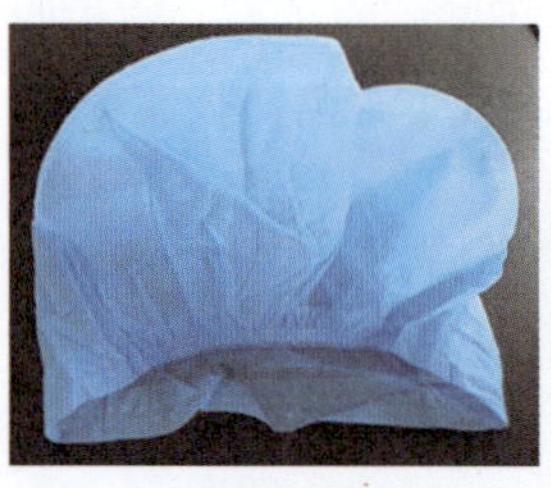

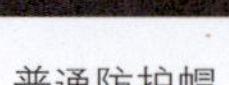

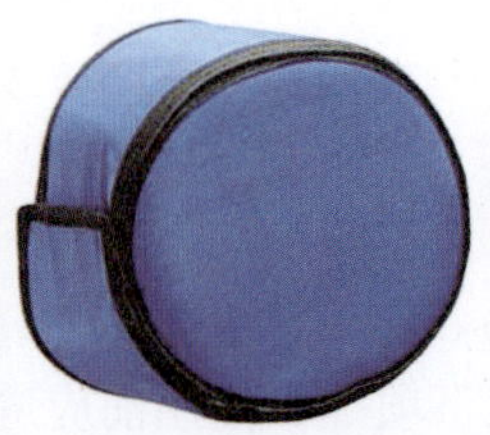

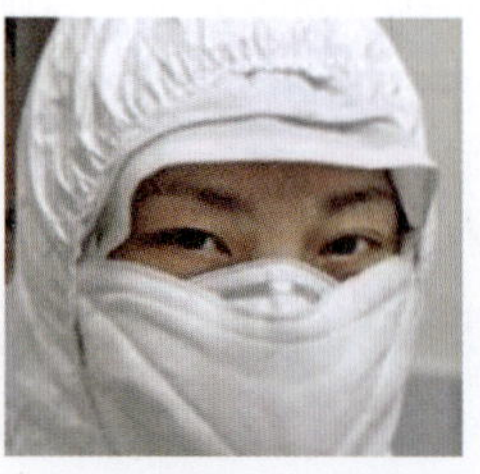

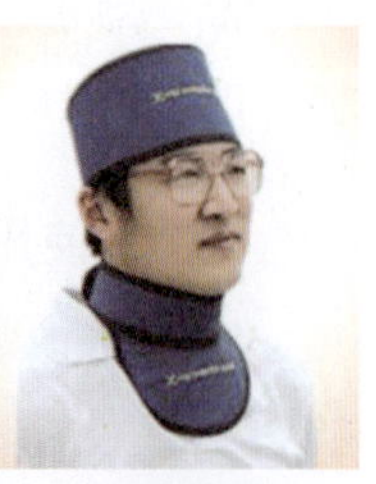

普通防护帽　含铅防护帽　戴普通防护帽　戴含铅防护帽

图 21-4　防护帽

3．穿防护服：根据不同的防护需要，选用防传染病防护服或含铅医用防护服。防护服分连体或分体防护服，应遵循先穿下衣、再穿上衣，最后拉上拉锁的顺序。（图 21-5）

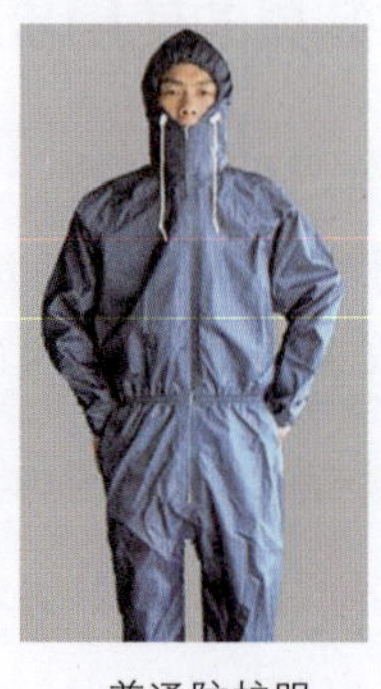

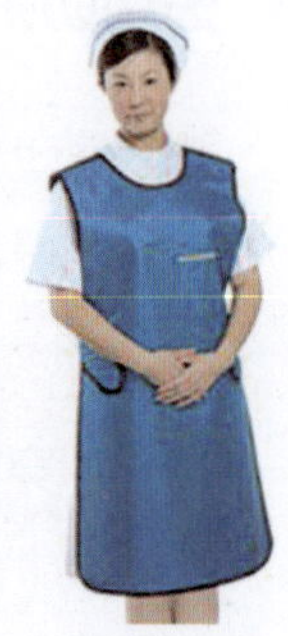

普通防护服　含铅防护服

图 21-5　防护服

4．戴防护眼镜：为防止病人的血液、体液、分泌物等溅入眼部，医务人员需佩戴护目镜或防护面罩。为预防辐射对眼的影响，则应佩戴含铅的护目镜或防护面罩。（图 21-6）

5．穿防护鞋：防护鞋应是高筒靴鞋，并分为含铅和不含铅两类（图 21-7）。

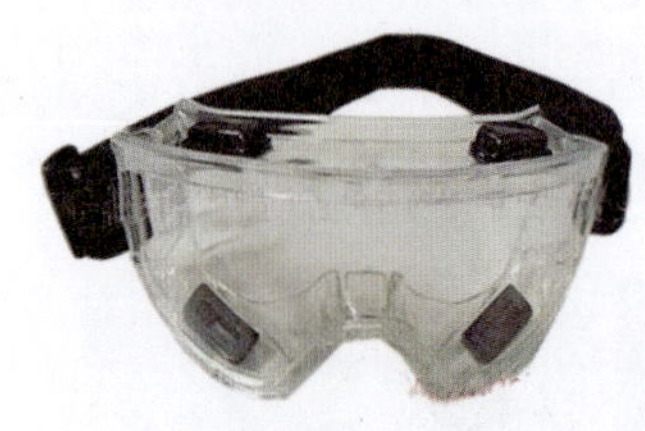

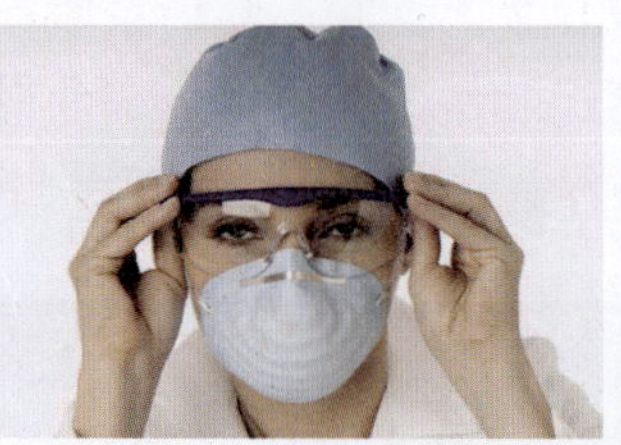

图 21-6　防护眼镜和防护面罩

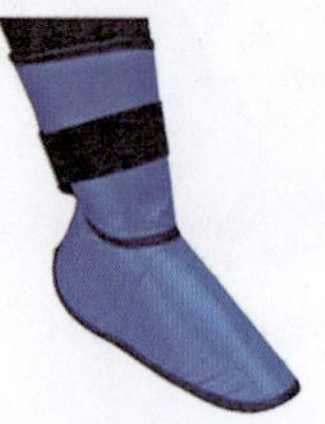

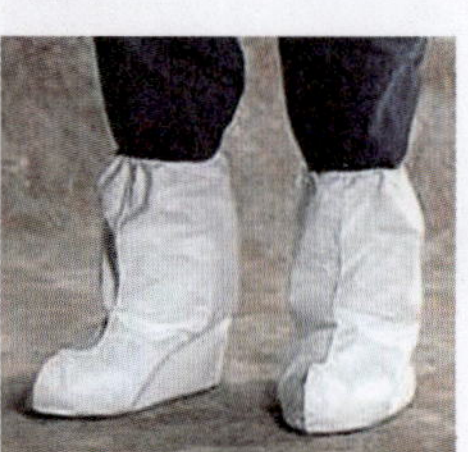

含铅防护鞋　普通防护鞋

图 21-7　防护鞋

6. 戴防护手套：戴上手套后，将防护手套套在防护服袖口外面（图 21–8）。

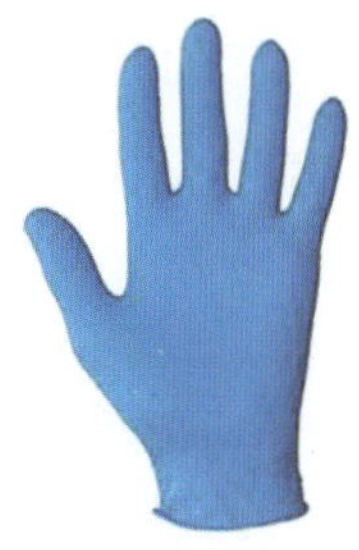
一般防护手套

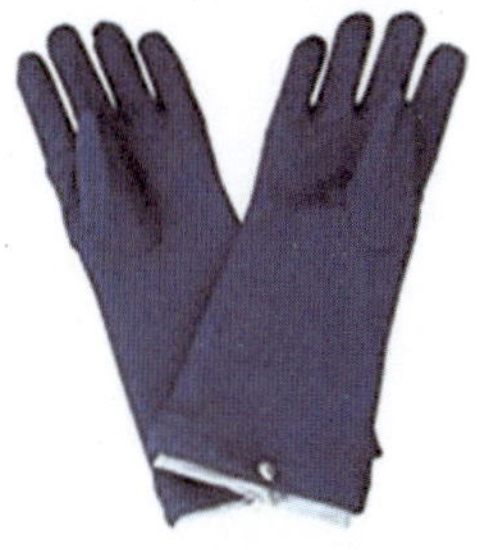
含铅防护手套

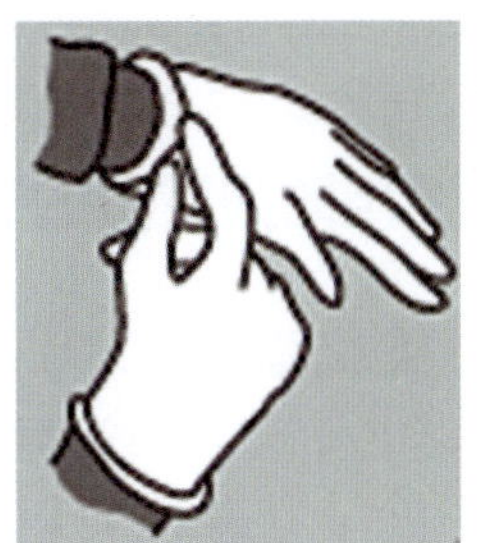
戴防护手套

图 21–8　防护手套

7. 检查着装：防护用具穿戴完成后，进行总体防护密闭性检查（图 21–9）。

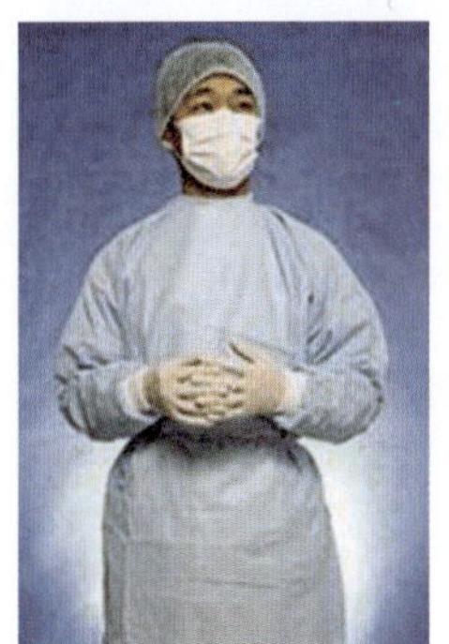

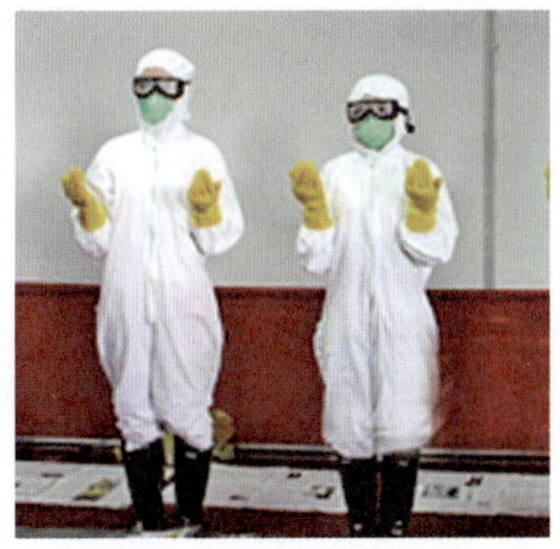

图 21–9　检查防护服

（二）脱除防护装具顺序

防护装具用毕后，应按下列顺序脱除，并按规定办法处理。

1. 脱防护手套：一次性手套应将里面朝外，放入黄色塑料袋中，橡胶手套放入消毒液中。

2. 脱防护服：将里面朝外，放入污衣袋中。

3. 脱防护鞋：将鞋套里面朝外，放入黄色塑料袋中；将胶鞋放入消毒液中。

4. 摘防护镜：放入消毒液中。

5. 脱防护帽：将手指反掏进帽子，将帽子轻轻摘下，里面朝外，放入黄色塑料袋中或污衣袋中。

6. 脱防护口罩：小心将口罩带解开摘下，放入黄色塑料袋中，注意双手不接

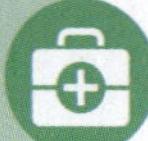

触面部。

7．卫生手消毒。

使用医用防护装具的注意事项

1．下列情况应使用护目镜或防护面罩：

（1）在进行诊疗、护理操作，可能发生病人血液、体液、分泌物等喷溅时。

（2）近距离接触经飞沫传播的传染病病人时。

（3）为呼吸道传染病病人进行气管切开、气管插管等近距离操作，可能发生病人血液、体液、分泌物喷溅时，应使用全面型防护面罩。

2．医用防护装具使用人员必须在使用前进行反复操作训练。

3．现场所有用过的一次性防护用品应在现场焚毁，非一次性防护用品要进行高压蒸汽灭菌或药物浸泡灭菌处理。

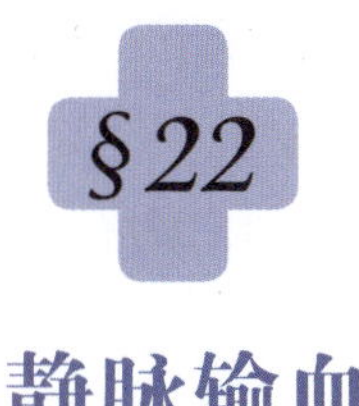

静脉输血

静脉输血是将全血或成分血如血浆、红细胞、白细胞或血小板等通过静脉输入病人体内的方法。常用的输血方法有间接输血法、直接输血法和自体输血法。

静脉输血前应严格判断适应证与禁忌证，进行血型鉴定及交叉配血试验，选择输入的血液制品；输血过程中要严密观察病人的反应；输血后要积极预防和处理输血并发症。

§22.1　静脉输血概述

静脉输血的目的

临床上常为以下各种目的进行输血（图 22-1）。

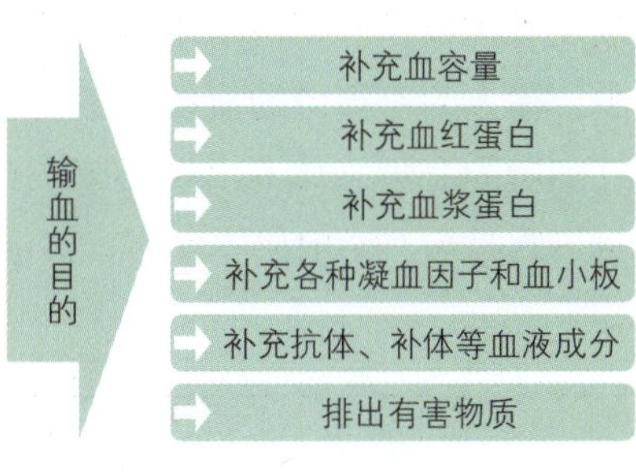

图 22-1　输血的目的

1. 补充血容量：用于失血失液引起的血容量减少或休克病人。成年人一次出血量在 500 mL 以内不需输血；出血量超过 1000 mL 者，应及时输血，补充血容量，以增加有效循环血量，升高血压，增加心排血量，促进循环。

2. 纠正贫血：用于血液系统疾病引起的严重贫血和某些慢性消耗性疾病的病人，以增加血红蛋白含量，促进携氧功能。另外手术前有贫血者、血红蛋白过低者，应予以纠正，以提高手术的耐受力。

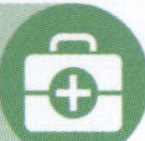

3．治疗凝血功能障碍：供给血小板和各种凝血因子，有助于止血，用于凝血功能障碍的病人。

4．增强机体免疫能力：输入抗体、补体增强机体免疫能力，用于严重感染的病人。

5．维持胶体渗透压：输入白蛋白，维持胶体渗透压，减轻组织液渗出和水肿，用于低蛋白血症病人。

6．排出有害物质：用于一氧化碳、苯酚等化学物质中毒，血红蛋白失去运氧能力或不能释放氧气供组织利用时，以改善组织器官的缺氧状况。

静脉输血的原则

静脉输血必须掌握以下基本原则（图22-2）。

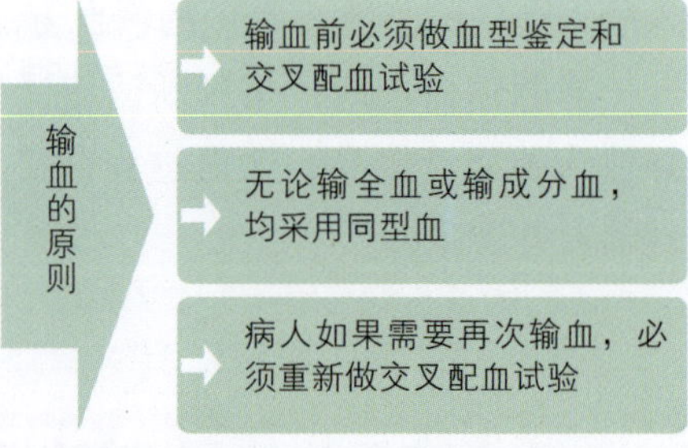

图 22-2 输血原则

1．输血前必须做 ABO 系统血型鉴定及交叉配血试验，同时还应该做 Rh 系统血型鉴定。

2．无论是输全血还是输成分血，均应选用同型血液输注。但在紧急情况下，如无同型血，可选用 O 型血输给病人。

AB 型血的病人除可接受 O 型血外，还可以接受 A 型血和 B 型血，但要求直接交叉配血试验阴性（不凝集），而间接交叉试验可以阳性（凝集）。因为输入的量少，输入的血清中的抗体可被受血者体内大量的血浆稀释，而不足以引起受血者的红细胞的凝集，故不出现反应。在上述特殊情况下可以输入非同型血，但一次输血量不宜过多，一般以不超过 400 mL 为度，且要放慢输入速度。（表 22-1、图 22-3）

表 22-1 4 种血型间的输血关系

病人血型	可输血型	不可输血型
A	A、O	B、AB
B	B、O	A、AB
AB	AB、A、B、O	—
O	O	A、B、AB

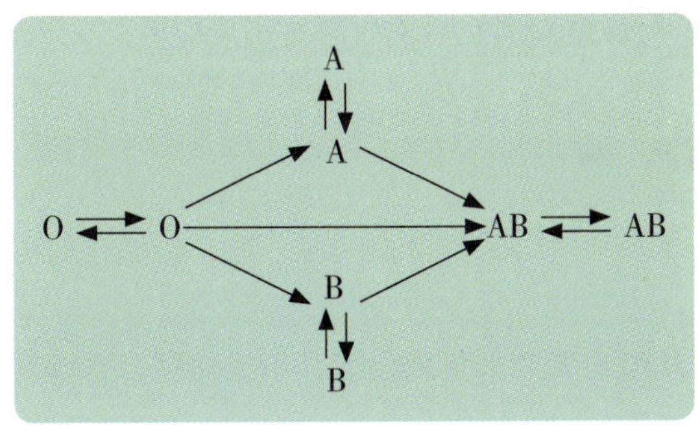

图 22-3 ABO 血型系统输血关系示意图

3. 病人如果需要再次输血，则必须重新做交叉配血试验，以排除机体已产生抗体的情况。

静脉输血的适应证

1. 各种原因引起的大出血：大出血为静脉输血的主要适应证。一次出血量＞500 mL 时，需要立即输血，失血量＞1000 mL 时，应及时补充全血或血液成分。值得注意的是，血或血浆不宜用作扩容剂，晶体结合胶体液扩容是治疗失血性休克的主要方案。血容量补足之后，输血目的是提高血液的携氧能力，此时应首选红细胞制品。

2. 贫血或低蛋白血症：输注浓缩红细胞、血浆、白蛋白。

3. 严重感染：输入新鲜血以补充抗体和补体，切忌使用库存血。

4. 凝血功能障碍：应输注凝血功能相关血液成分。

静脉输血的指征

1. 血红蛋白（Hb）＞100 g/L 时，不必输血。

2. 血红蛋白（Hb）＜70 g/L 时，应考虑输浓缩红细胞。

3. 出血量大于全身血液总量的 30% 以上时，可输全血。

静脉输血的禁忌证

静脉输血的禁忌证包括急性肺水肿、充血性心力衰竭、肺栓塞、恶性高血压、

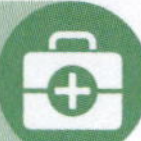

真性红细胞增多症、肾极度衰竭及对输血有变态反应者。

静脉输血的方法

1. 间接输血：从献血者处采集全血或成分血，经储存后再输注给病人，称为间接输血。

2. 直接输血：从献血者处采集的血液，不经储存，直接输注给病人，称为直接输血。

3. 自体输血：将病人本人的血液，通过一定的方式和程序进行采集和保存，再于需要时回输给病人本人，称为自体输血。

4. 成分输血：成分输血就是用物理或化学方法把全血分离制备成纯度高、容量小的血液成分，然后再根据病情的需要输给病人。

静脉输血的并发症及其处理

（一）发热反应

1. 相关因素：主要由致热原引起，如保养液或输血用具被致热原污染或违反无菌操作原则，造成污染而导致发热；或多次输血后，受血者血液中产生抗体而引起发热。

2. 处理：反应轻者可先减慢输血速度，若症状继续加重则暂停输血，并给予0.9%氯化钠注射液静脉滴注，以维持静脉通路。

根据情况对症处理：如病人畏寒、寒战时应保暖，给热饮料、热水袋，加盖被。有高热时，行物理降温。必要时，按医嘱给抗过敏药、退热药或肾上腺皮质激素。

（二）过敏反应

1. 相关因素：由于病人属过敏体质，输入血液中的异体蛋白同过敏机体的蛋白质结合，形成完全抗原而致敏；或献血员在献血前用过可致敏的药物或食物，使输入血液中含致敏物质。

2. 处理：

（1）轻者应减慢其输血速度，继续观察，重者立即停止输血。

（2）出现呼吸困难时，给予氧气吸入；喉头水肿严重时，配合气管内插管或切开术；如发生过敏性休克，应立即行抗休克治疗。

（3）根据医嘱给予 0.1% 肾上腺素 0.5～1 mL 皮下注射，或用抗过敏药物和激素。

（三）溶血反应

1. 相关因素：输血的溶血反应多与输入异型血或 Rh 阴性血型者输入 Rh 阳性血有关。

（1）输入异型血可造成溶血，一般输入 10～15 mL 即可产生症状。输血前红细胞已被破坏溶血，血液储存过久、保存温度不当（血库冰箱应恒温 4 ℃）、血液震荡过剧、血液内加入高渗或低渗溶液或影响 pH 值的药物、血液受到细菌污染等，均可导致红细胞大量破坏。

（2）Rh 阴性血型者接受 Rh 阳性血液后，其血清中产生抗 Rh 阳性抗体，当再次接受 Rh 阳性血液时可发生溶血反应。一般在输血后 1～2 小时发生，也可延迟 6 ～7 天后出现症状。

2. 处理：

（1）发生溶血反应时立即停止输血，与医师联系，并保留余血。采集病人血标本重做血型鉴定和交叉配血试验，安慰病人，以缓解其恐惧和焦虑。

（2）维持静脉输液，以备抢救时静脉给药。

（3）口服或静脉滴注碳酸氢钠，以碱化尿液，防止或减少血红蛋白结晶阻塞肾小管。

（4）双侧腰部封闭，并用热水袋敷双侧肾区，防止肾血管痉挛，保护肾脏。

（5）密切观察生命体征和尿量，并记录。对少尿、无尿者，按急性肾衰竭护理。如出现休克症状，即配合抗休克抢救。

（四）循环负荷过重（肺水肿）

1. 相关因素：输血速度过快，使循环容量急剧增加，心脏负荷过重而引起肺水肿。病人突然出现呼吸困难、气促、咳嗽、咳粉红色泡沫样痰，严重时痰液从口鼻涌出，两肺可闻及湿啰音。

2. 处理：发现肺水肿症状，应立即停止输血，并报告医师。安置病人端坐体位，两腿下垂，以减少静脉回流，减轻心脏负担；加压给氧，同时给予 20%～30% 乙醇湿化吸氧，减低肺泡内泡沫的表面张力，使泡沫破裂消散，减轻缺氧症状；按医嘱给予镇静、扩血管、强心、利尿药物，以减轻心脏负担。必

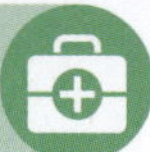

要时用止血带四肢轮流绑扎，可有效地减少静脉回心血量，待症状缓解后，逐步解除止血带。此外，对无贫血的病人可通过静脉放血 200～300 mL，以减少静脉回心血量。

（五）出血倾向和枸橼酸钠中毒

1. 相关因素：长期反复输血或短时间内输入血液量较多时，由于库血中血小板已基本破坏，凝血因子减少而引起出血；大量输血随之输入大量枸橼酸钠，如肝功能不全，枸橼酸钠尚未氧化即和血中游离钙结合而使血钙下降，以致凝血功能障碍、毛细血管张力减低、血管收缩不良和心肌收缩无力等。

2. 防治原则：连续输血时，可根据医嘱间隔输入新鲜血或血小板悬液，以补充足够的血小板和凝血因子。输入库血 1000 mL 以上时，须按医嘱静脉注射 10% 葡萄糖酸钙或氯化钙 10 mL，以补充钙离子。

（六）细菌污染

1. 相关因素：在采血、保存、输血任何一个环节无菌操作不严，均可造成血液被细菌污染，其反应的程度，因细菌污染的种类、输血量和受血者的抵抗力不同而不同，严重者可出现中毒性休克、DIC、急性肾衰竭等，死亡率高。

2. 处理：一旦发现，应立即停止输血，通知医师，将剩余血与病人血标本送实验室检查，做血培养和药敏试验。高热者按高热病人处理。

（七）疾病感染

1. 相关因素：供血者带菌或带病毒，经输血可传给受血者。经输血传染的疾病有病毒性肝炎、疟疾、艾滋病及梅毒等。

2. 预防原则：对供血者应严格体检，优选供血者，凡人类免疫缺陷病毒携带者一律不能献血；凡有黄疸史、肝病、肝功能异常，或 3～5 年内患过疟疾者亦不能献血。

§22.2 血液制品

血液制品包括全血、成分血和其他血液制品如白蛋白制剂等（图 22-4）。

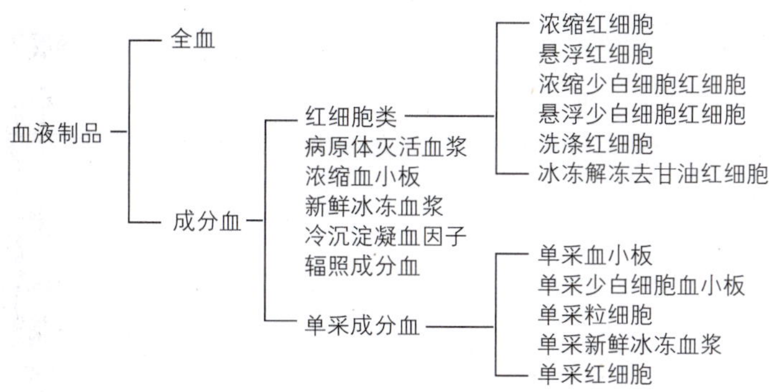

图 22-4 血液制品分类

全血

全血指采集的血液未经任何加工而全部于保存液中待用的血液，可分为新鲜血和库存血（图 22-5）。

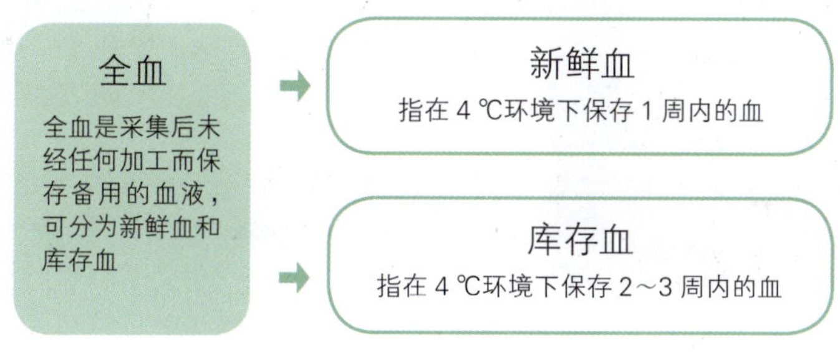

图 22-5 新鲜血与库存血

（一）新鲜血

基本保存血液中原有成分，可补充各种凝血因子及血小板，对血液病病人尤为适用（图 22-6）。

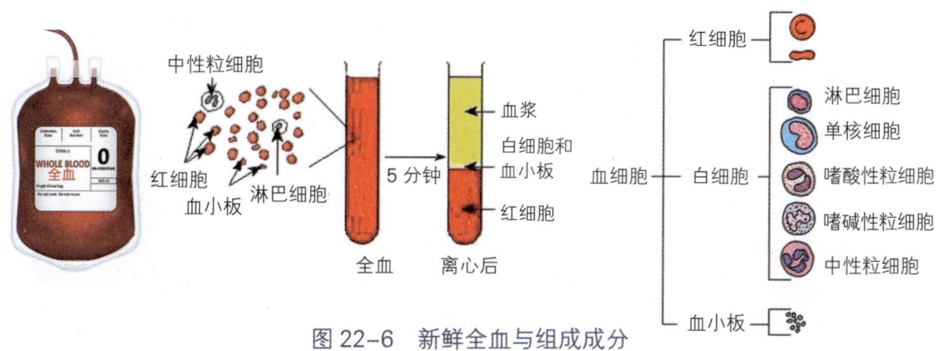

图 22-6 新鲜全血与组成成分

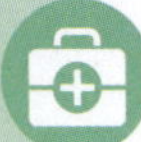

（二）库存血

在 4 ℃的冰箱内冷藏，可保存 2～3 周。它虽含有血液的各种成分，但白细胞、血小板、凝血酶原等成分破坏较多，钾离子含量增多，酸性增高。（图 22–7）

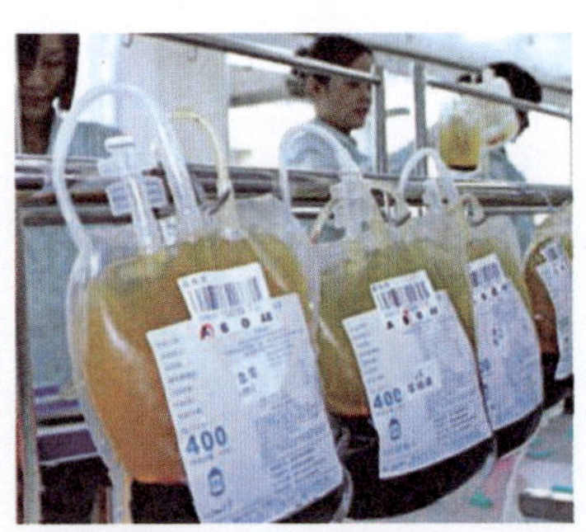

图 22–7　库存血

成分血

成分血是根据血液比重不同，用血液分离机将血液的各种成分加以分离提纯而获得的，包括血浆、红细胞、白细胞浓缩悬液、血小板浓缩悬液。（图 22–8）

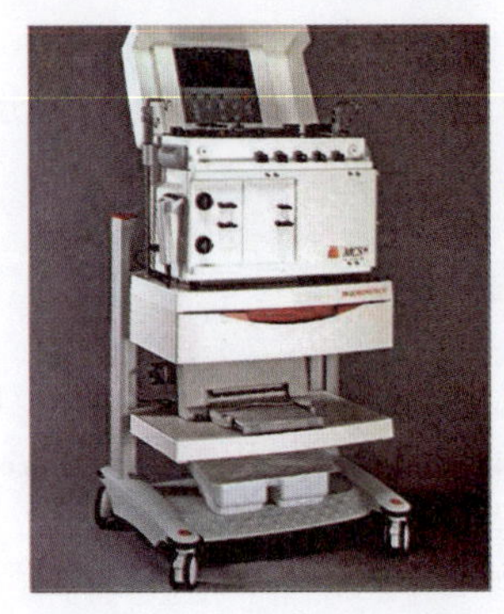

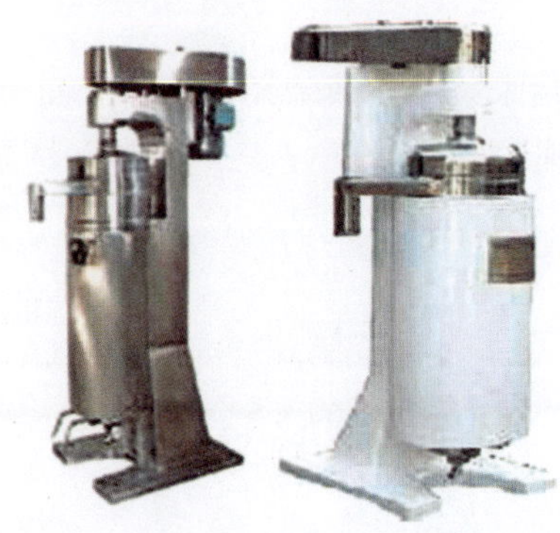

图 22–8　全自动血液成分分离机

（一）血浆

血浆是全血分离后所得的液体部分，其主要成分为血浆蛋白，不含血细胞，无凝集原（输注前不需做交叉配血试验）。血浆可分为以下几种。（图 22–9）

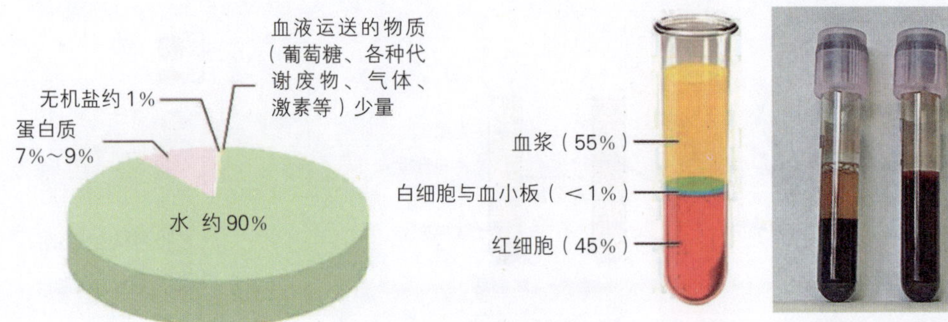

图 22–9　血浆及其组成成分

1. 新鲜血浆：含正常量的全部凝血因子，适用于凝血因子缺乏者。

2. 保存血浆：用于血容量及血浆蛋白较低的病人（图 22–10）。

3. 冰冻血浆：−30 ℃保存，有效期 1 年，用时放在 37 ℃温水中融化（图 22–11）。

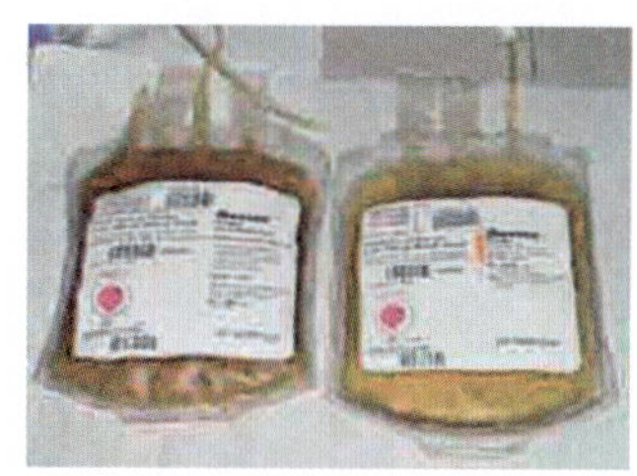

图 22–10　血　浆

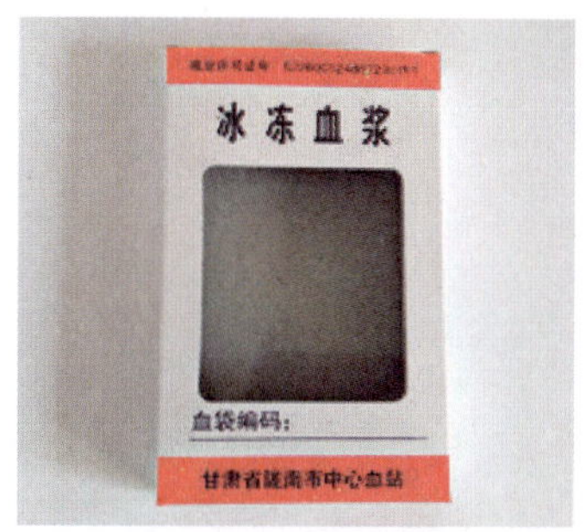

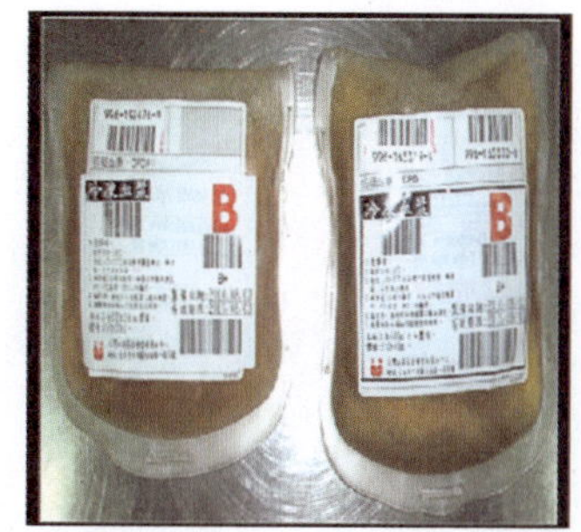

图 22–11　冰冻血浆

4. 干燥血浆：冰冻血浆放在真空装置下加以干燥而成，保存期限为 5 年，用时可加适量等渗盐水或 0.1 %枸橼酸钠溶液溶解。

（二）红细胞

1. 浓缩红细胞：新鲜全血经离心或沉淀移去血浆后的剩余部分，适用于携氧功能缺陷和血容量正常的贫血病人（图 22–12）。

2. 洗涤红细胞：红细胞经生理盐水洗涤数次后，再加入适量生理盐水，用于免疫性溶血性贫血病人。

3. 红细胞悬液：提取血浆后的红细胞加入等量红细胞保养液制成，用于战地急救及中小手术者使用（图 22–13）。

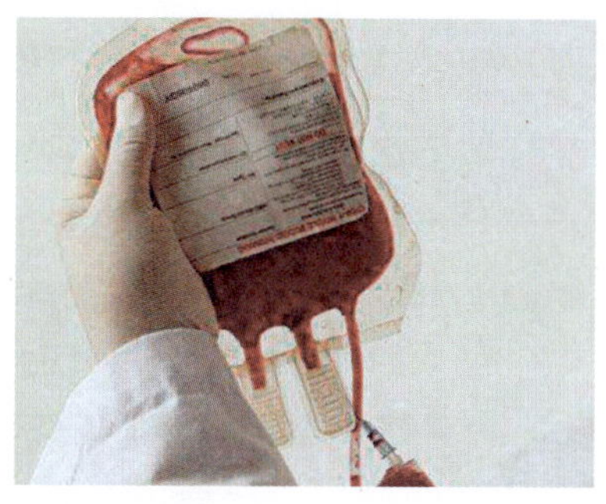

图 22–12　浓缩红细胞

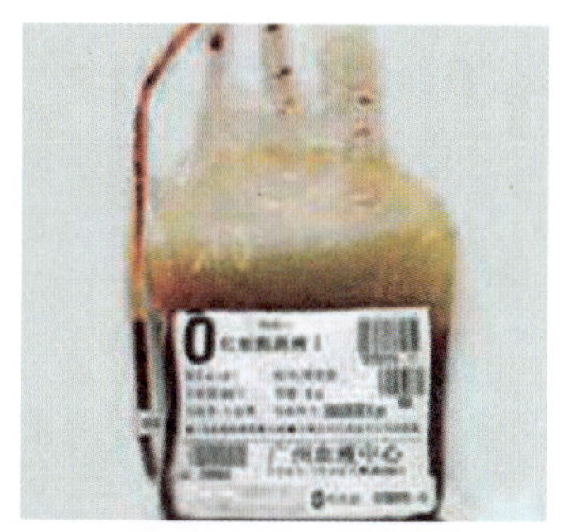

图 22–13　红细胞悬液

（三）白细胞浓缩悬液

新鲜全血经离心后取其白膜层的白细胞，4 ℃保存，48 小时内有效，用于粒细胞缺乏伴严重感染的病人。（图 22–14）

（四）血小板浓缩悬液

全血离心所得，22 ℃保存，24 小时内有效，用于血小板减少或功能障碍性出血的病人（图 22–15）。

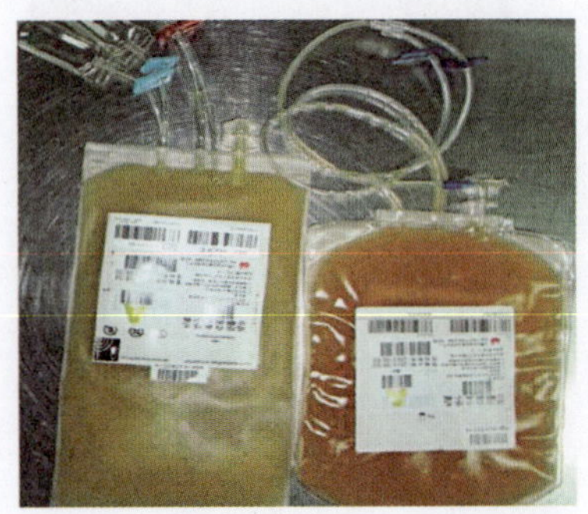

图 22–14　白细胞浓缩悬液

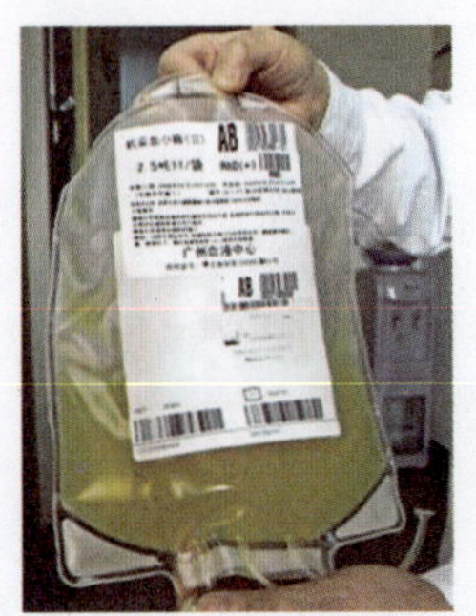

图 22–15　血小板浓缩悬液

（五）各种凝血制剂

如凝血酶原复合物等，用于各种原因引起的凝血因子缺乏的出血疾病。

其他血液制品

其他血液制品包括白蛋白、纤维蛋白原、抗血友病球蛋白浓缩剂、抗铜绿假单胞菌血浆等（图 22–16）。

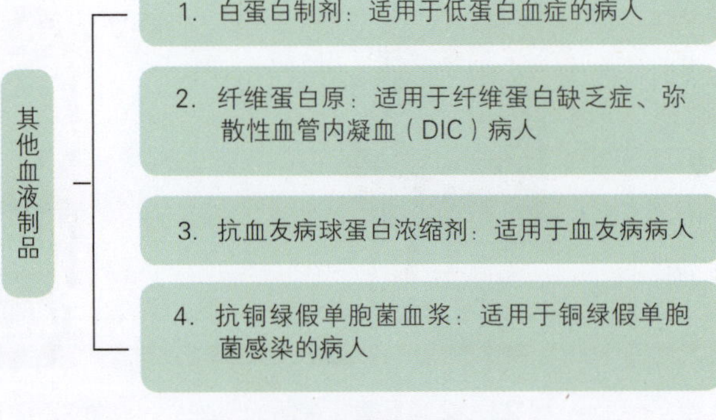

图 22–16　其他血液制品

1．白蛋白液：从血浆提纯而得，能提高机体血浆蛋白和胶体渗透压，用于低蛋白血症病人（图 22-17）。

2．纤维蛋白原：适用于纤维蛋白缺乏症、弥散性血管内凝血（DIC）病人。

3．抗血友病球蛋白浓缩剂：适用于血友病病人。

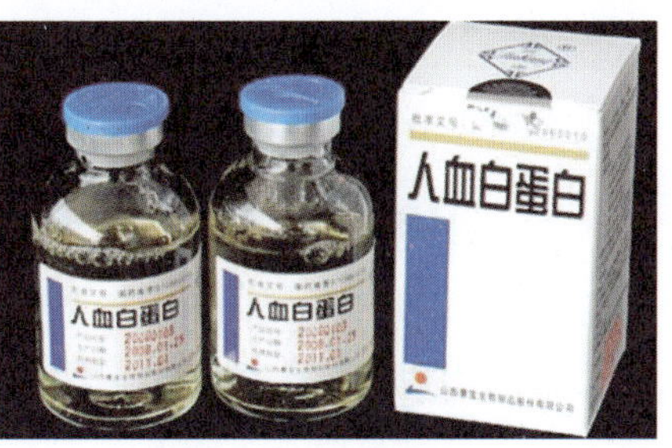

图 22-17　人血白蛋白

§22.3　血型鉴定与交叉配血试验

血型鉴定和交叉配血试验是输血前的必要准备工作，对保障病人输血安全具有十分重要的意义。ABO 血型系统输血前必须进行交叉配血试验；Rh 血型系统输血前必须进行 Rh 血型鉴定，目前我国许多中、小型医院输血前并未进行 Rh 血型鉴定。Rh 血型不合的输血可能会发生严重的溶血性输血反应，输血前检测受血者 Rh 血型，对于合理用血具有重要的临床意义，常规检测非常有必要。

血型鉴定除手工操作外，自动化血型鉴定仪也已获较广泛应用（图 22-18、图 22-19）。

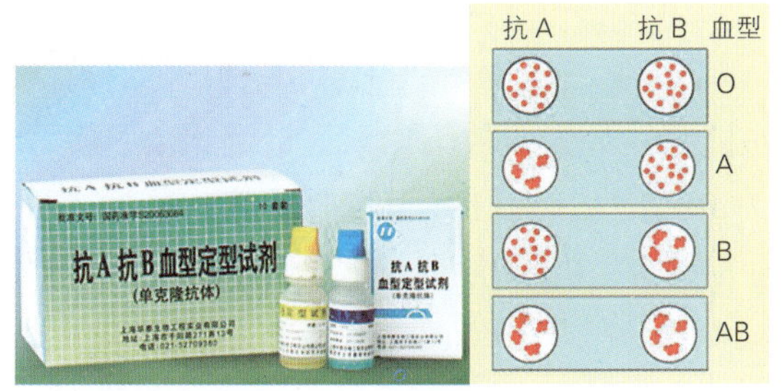

图 22-18　手工血型鉴定示意图

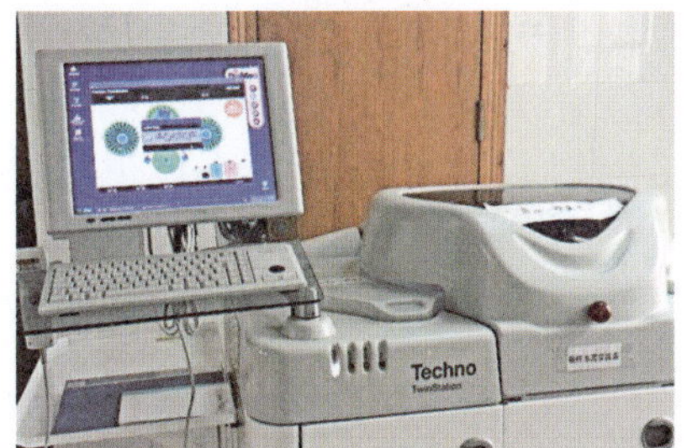

图 22-19　全自动血型鉴定仪

血型

血型是指红细胞膜上特异抗原的类型。根据红细胞所含的凝集原，把人类的血液区分为若干类型。血型是一种染色体特征，是人体的一种遗传性状，狭义来说是指红细胞抗原的差异，广义来说包括白细胞、血小板等血液各成分抗原的不

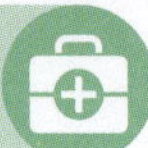

同。1995 年国际输血协会认可的红细胞血型系统有 23 个，201 种抗原。临床上主要应用的是 ABO 血型系统和 Rh 血型系统。

(一) ABO 血型系统

人的红细胞内含有 A、B 两种类型的凝集原，根据红细胞内所含凝集原的不同，将人的血液分为 A、B、AB、O 4 型。红细胞上仅含有 A 凝集原者，为 A 型血；仅含 B 凝集原者，为 B 型血；同时含 A、B 两种凝集原者，为 AB 型血；既不含 A 也不含 B 凝集原者，为 O 型血。不同血型的人的血清中含有不同的抗体，但不会含有与自身红细胞抗原相应的抗体。在 A 型血者的血清中只含有抗 B 抗体（凝集素）；B 型血者的血清中只含有抗 A 抗体（凝集素）；O 型血者的血清中含有抗 A 和抗 B 两种抗体（凝集素）；而 AB 型血的血清中不含抗体（凝集素），这也是 AB 型血的人可以接受任何血型的血液的原因。（图 22–20）

血型	A 型	B 型	AB 型	O 型
红细胞型态	A	B	AB	O
抗体存在	B 抗体	A 抗体	无	A 与 B 抗体
抗原存在	A 抗原	B 抗原	A 与 B 抗原	无

图 22–20　ABO 血型系统抗原、抗体分布示意图

(二) Rh 血型系统

人类红细胞除了含有 A、B 抗原外，还有 C、c、D、d、E、e 6 种抗原，称为 Rh 抗原（又称 Rh 因子）。因 D 抗原的抗原性最强，故临床意义最为重要。医学上通常将红细胞膜上含有 D 抗原者称为 Rh 阳性，而红细胞膜上缺乏 D 抗原者称为 Rh 阴性。我国人群中，Rh 阳性者约为 99%，Rh 阴性者仅占 1% 左右。

▶▶ 血型鉴定 ◀◀

(一) ABO 血型系统鉴定

ABO 血型是根据红细胞膜上是否存在凝集原 A 与凝集原 B 而将血液分为 A、B、AB、O 4 种血型。

通常是采用已知的抗 A、抗 B 血清来检测红细胞的抗原并确定血型。若被检

血液在抗 A 血清中发生凝集，而在抗 B 血清中不发生凝集，说明被检血液为 A 型；若被检血液在抗 B 血清中发生凝集，而在抗 A 血清中不发生凝集，说明被检血液为 B 型；若被检血液在抗 A 血清和抗 B 血清中均凝集，说明被检血液为 AB 型；若被检血液在抗 A 血清和抗 B 血清中均不凝集，则被检血液为 O 型。（图 22-21、表 22-2）

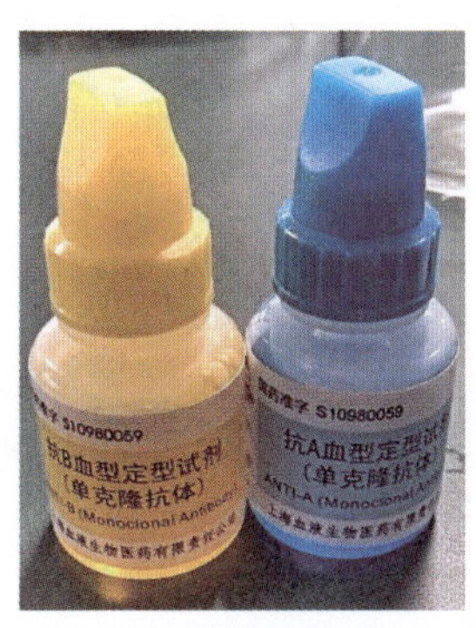

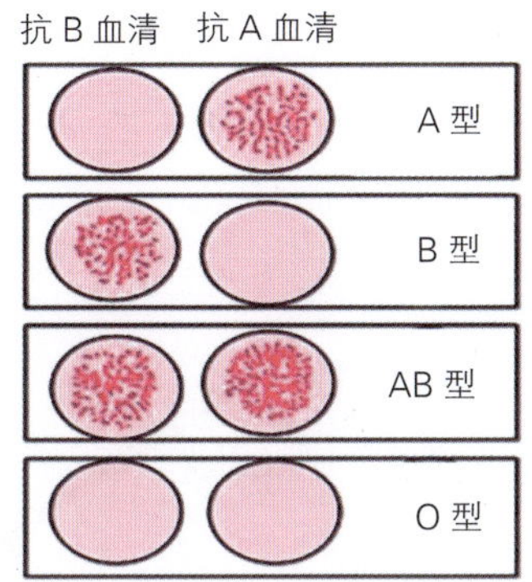

图 22-21　ABO 血型定型试剂及血型鉴定

表 22-2　ABO 血型鉴定

血　型	与抗 A 血清的反应（凝集）	与抗 B 血清的反应（凝集）
A	+	−
B	−	+
AB	+	+
O	−	−

（二）Rh 血型系统血型鉴定

人类红细胞除含 A、B 抗原外，还有 C、c、D、d、E、e 6 种抗原。Rh 血型是以 D 抗原存在与否来表示 Rh 阳性或阴性。汉族中 99 %的人为 Rh 阳性，Rh 阴性者不足 1 %。Rh 血型不合的输血可能会发生严重的溶血性输血反应，母子血型不合会发生新生儿溶血病或死胎。

Rh 血型主要是用抗 D 血清来鉴定。若受检者的红细胞遇抗 D 血清后发生凝集，则受检者为 Rh 阳性；若受检者的红细胞遇抗 D 血清后不发生凝集，则受检者为 Rh 阴性。（图 22-22）

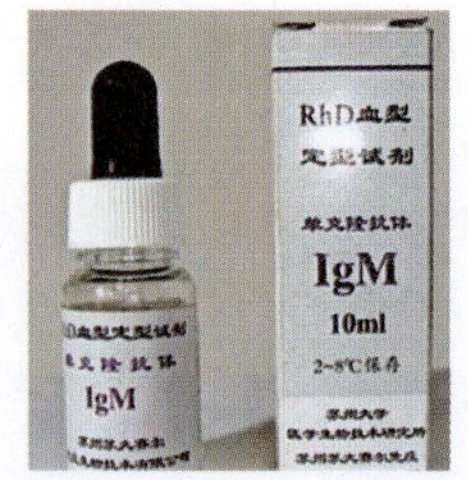

图 22-22　Rh 血型定型试剂

交叉配血试验

交叉配血试验又称输血前相容性试验，是指受血者血清加供血者红细胞悬液；供血者血清加受血者红细胞悬液，同时进行凝集试验（图 22-23）。

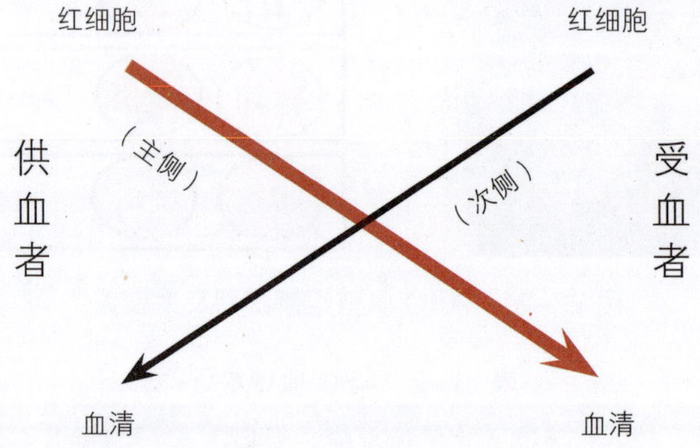

图 22-23　ABO 血型系统交叉配血示意图

（一）交叉配血试验的目的

输血前相容性试验的目的，一是使输入的血液细胞成分有效存活，二是输入的血液成分不会引起受血者细胞发生破坏，但最终的目的是防止发生溶血性输血反应。

（二）交叉配血试验的内容

交叉配血试验包括主试验和副试验两种，只有在主试验和副试验的结果均无凝集现象和溶血现象时，才能够进行输血（图 22-24）。

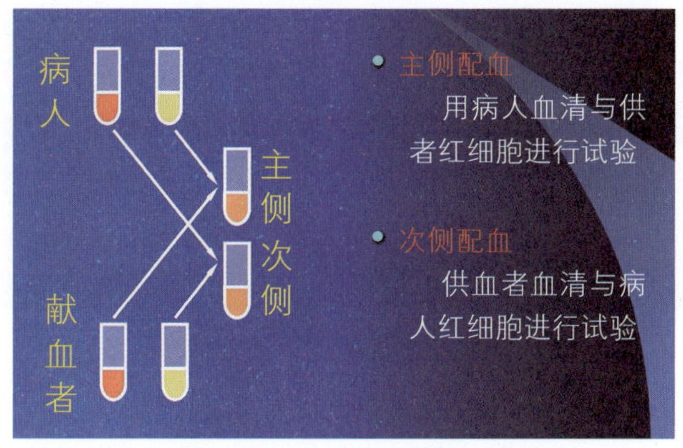

图 22-24　交叉配血试验的内容

1. 交叉配血主试验：又称直接交叉配血试验或主侧试验，是用受血者血清与供血者红细胞悬液进行配血试验，以发现受血者血清中是否含有破坏供血者红细胞的抗体，试验结果决不能出现凝集或溶血现象，否则不可输注。

2. 交叉配血副试验：又称间接交叉配血试验或次侧试验，是用供血者血清与受血者红细胞悬液进行配血试验，以发现供血者血清中是否含有破坏受血者红细胞的抗体，试验结果决不能出现凝集或溶血现象，否则不可输注。

（三）交叉配血试验的方法

Rh 血型系统的交叉配血的原则与 ABO 血型系统的交叉配血相同。由于 Rh 系统的抗体为不完全抗体，故应选用酶介质法、抗球蛋白法或聚凝胺法等。

1. 常用的交叉配血试验有多种方式，如盐水法、胶体介质配血法、抗球蛋白法、聚凝胺法等，现以盐水法和聚凝胺法为例图示如下（图 22-25、图 22-26）。

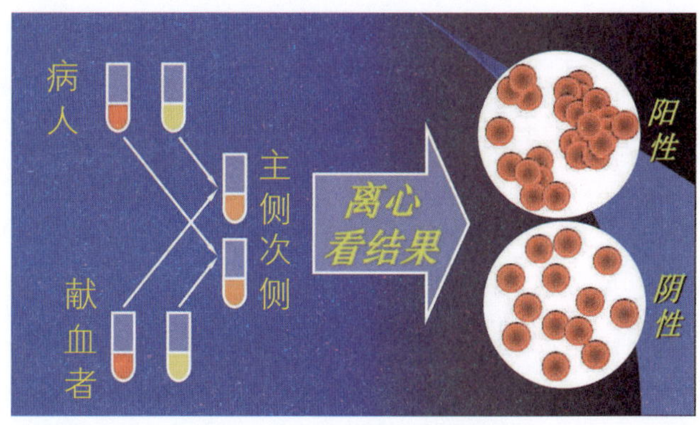

图 22-25　盐水介质配血法

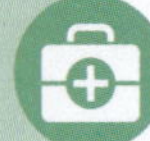

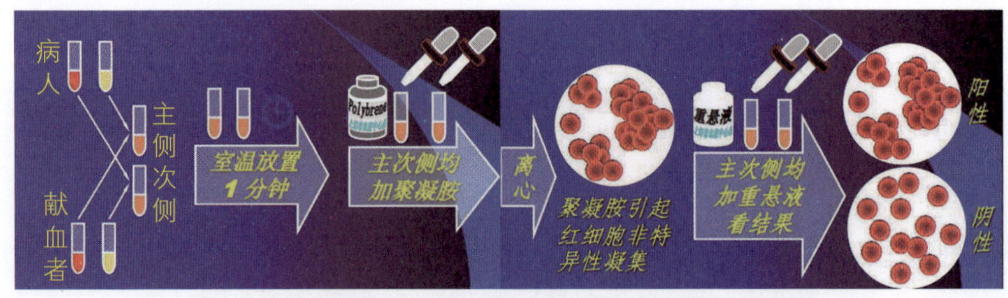

图 22-26 聚凝胺交叉配血法

2．近些年交叉配血的试验方法取得许多新进展，如流式细胞技术、基因分型技术、卡式微柱凝胶试验法等。戴安娜全自动配血系统可通过卡式微柱凝胶法技术实现自动检测。

（四）交叉配血试验的要求

1．主侧配血要求：绝对不可以有凝集或溶血现象。

2．次侧配血要求：供血者血清加受血者红细胞在允许范围内，可以有凝集现象，但不可以有溶血。

（五）交叉配血试验结果判读

1．交叉配血的两侧均无凝集反应，为配血相合，可以输血。

2．主侧出现凝集反应，为配血不合，不能输血。

主侧无凝集反应，次侧出现凝集反应而无溶血反应，为配血基本相合，在紧急情况下才可输血，但要特别慎重，不可输得太快、太多，并密切观察有无输血反应。

§22.4 静脉输血方法

目前临床均采用密闭式输血法，具体的输血方法可分为间接输血法、直接输血法、自体输血法和成分输血等方法，以下分别列专节予以介绍。

§22.4.1 间接静脉输血

间接静脉输血是指将供血者的血或某些血液成分抽出后，以特定的方式预存于血库；当病人（受血者）需要时，再将库存的供血者的血经静脉输注给病人。间接静脉输血是临床最常使用的输血方法，目前多采用密闭式间接静脉输血。

►► 间接静脉输血的准备 ◄◄

间接静脉输血同“密闭式输液”，仅将输液器换为输血器（滴管内有滤网，注射针使用 9 号静脉穿刺针头）及生理盐水。此外尚应根据医嘱准备血液制品。（图 22-27～图 22-29）

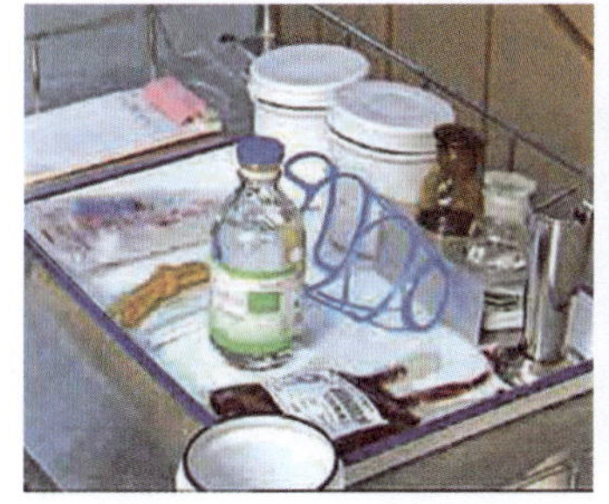

图 22-27　间接静脉输血用品准备

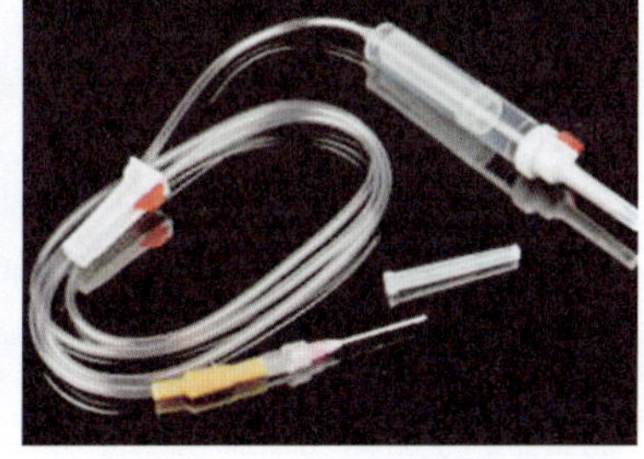

图 22-28　静脉输血器

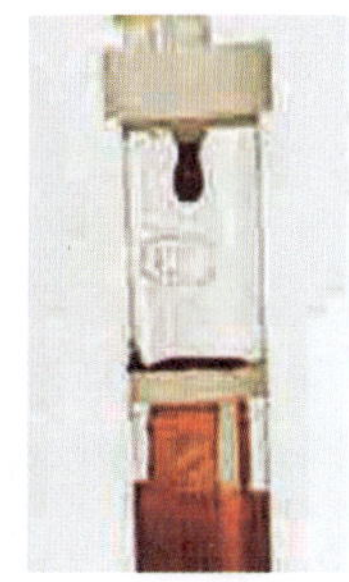

图 22-29　输血滴管与滤网

►► 间接静脉输血的实施程序 ◄◄

间接静脉输血应按以下程序步骤进行（图 22-30）。

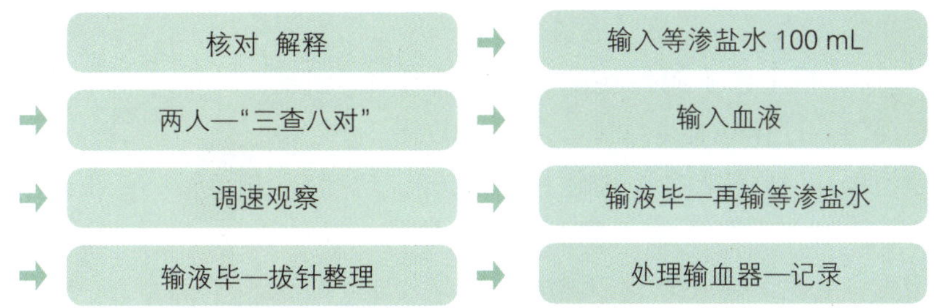

图 22-30　间接静脉输血程序

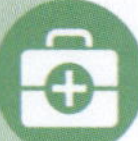

1. 取血：间接输血法凭取血单与血库人员共同做好“三查”“八对”。“三查”即查血的有效期、血的质量和输血装置是否完好；“八对”即对姓名、床号、住院号、血瓶（袋）号、血型、交叉配血实验结果、血液制品的种类和剂量。查对无误后，在交叉配血单上签名。（图 22-31）

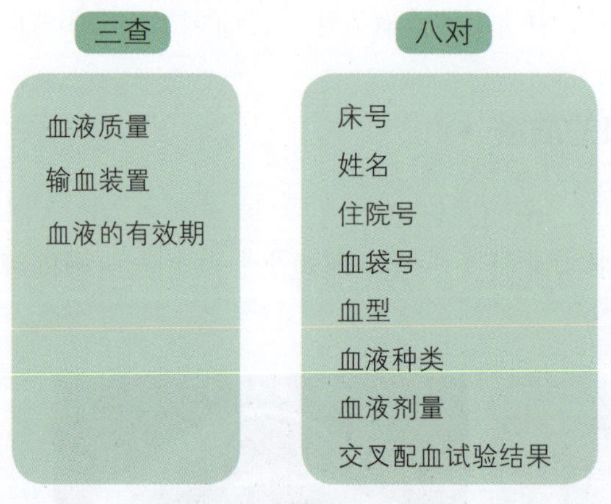

图 22-31　输血前的三查八对

取出的血液制品勿剧烈震荡，以免红细胞大量破坏而引起溶血；不能将血液加温，防止血浆蛋白凝固变性而引起反应。应在室温下放置 15～20 分钟后再输入。

2. 检查核对：携输血用物至床旁，输血前须与另一护士再次进行核对，确定无误方可输入。核对病人床号、姓名、血型、交叉配血试验结果、血袋及输血处方等。

3. 建立静脉输液、输血通道：按周围静脉输液技术进行操作，建立输液、输血通道，先输入少量生理盐水（100 mL 左右）。

4. 再次核对：再次经两位护士查对（三查、八对）确定无误后，核对者签名。

5. 输血：护士以手腕旋转动作将血袋内血液轻轻摇匀。打开储血袋封口，常规消毒或用安尔碘消毒开口处塑料管，将输血器针头从生理盐水瓶上拔下，插入输血器的输血接口，缓慢将储血袋倒挂于输液架上。（图 22-32）

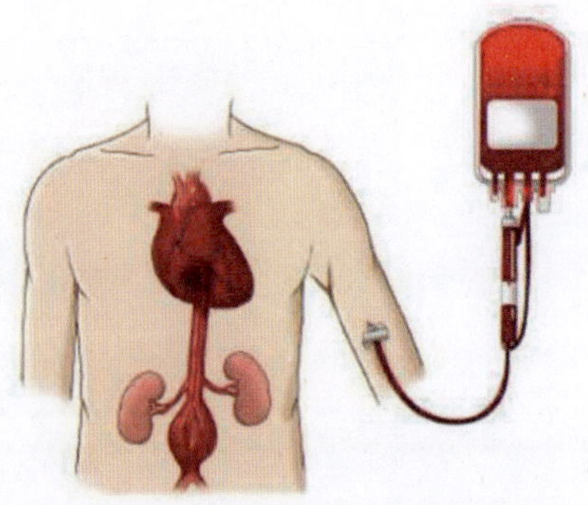
图 22-32　间接静脉输血示意图

6. 调速、观察：调节速度，开始滴速宜慢，勿超过 20 滴 / min，观察 15 分钟无反应后，再根据病情调整滴速，一般成年人 40～60 滴 / min，儿童酌减。对年老体弱、心肺疾患输血者，更应谨慎，速度宜慢。

7. 输血结束：血液输注完毕后，再输入少量生理盐水，然后即可拔针或输入其他液体。

8. 交代病人及家属勿自行调速、局部勿乱动、勿随意加温等有关注意事项，呼叫器放于易取处。

▶▶ 间接静脉输血的注意事项 ◀◀

1. 采集配血标本，要求每次为一位病人采集，禁止采集两位病人的血标本以免发生错误。

2. 严格执行查对制度，确保输血治疗准确无误。取血时和输血前必须由两名专业人员按要求逐项“三查八对”，确保输入血液准确无误。

3. 血液从血库取出后，勿剧烈震动，输血前轻轻摇匀，以免红细胞大量破裂而引起溶血。

4. 库血不能加温，以免血浆蛋白凝固变性而引起反应。库存血取出后，应在室温下放置 15～20 分钟后输入。

5. 血液内不得加入其他药物如钙剂、酸性或碱性药物、高渗低渗溶液等，以防血液变质。

6. 血液自血库取出后应在 30 分钟内输入，避免久放血液变质或污染。

7. 输注两个以上供血者的血液时，应间隔输入少量生理盐水，以防两个供血者的血液发生凝集反应，并避免与其他溶液相混，使血液变质。

8. 输血过程加强巡视，严密观察病人情况，注意有无输血反应并及时处理。

§22.4.2 直接静脉输血

直接静脉输血是指将血液从供血者体内抽出后立即输注给病人。直接静脉输血仅用于紧急输血抢救、而又缺乏血源的情况下。

▶▶ 直接静脉输血的准备 ◀◀

1. 治疗盘内备 3.8 % 枸橼酸钠溶液、50 mL 注射器（按输入血量而定）、注射盘、无菌纱布罐、胶布、血压计、止血带、小垫枕。

2. 将备好的注射器内加入一定量的抗凝剂（50 mL 血中加入 3.8 %枸橼酸钠溶液 5 mL）。

直接静脉输血的实施程序

直接静脉输血应按以下程序进行（图 22–33）。

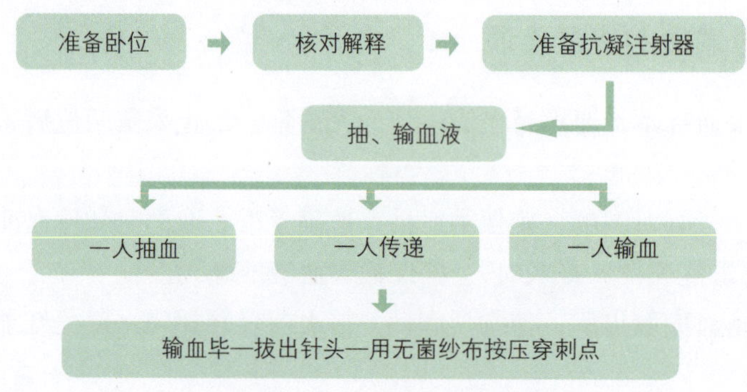

图 22–33　直接静脉输血程序

1. 供血者与受血者分别躺在邻近的两张床上，各露出一侧上臂。将血压计袖带缠在供血者上臂、充气，使压力维持在 100 mmHg（13.3 kPa）左右。

2. 常规消毒穿刺部位皮肤，通过静脉穿刺抽取供血者的静脉血，立即按静脉注射法直接输注给病人。操作时需要三人合作，一人抽血，一人传递，另一人输血，如此连续进行。在连续抽血时，不必拔出针头，只需更换注射器，并在更换时放松血压计袖带，用手指压住静脉前端，以减少出血。

3. 从供血者静脉内抽血不可过急过快，向病人静脉内推注也不可过快，并随时观察供血者及病人的情况，倾听其主诉。

直接静脉输血的注意事项

1. 在连续抽血、输血过程中，只需更换注射器，不必拔针头，但要放松袖带，用手指压住穿刺部位前端静脉，以减少出血。

2. 输血完毕拔针，以纱布覆盖进针处，胶布固定。

3. 从供血者血管抽血不可过急、过快；同时要注意受血者面色、血压等的改变。

§22.4.3 自体输血

自体输血是指将病人自身的血液以适当的方式采集，经过保存或其他处理，在病人需要的时候再经静脉回输给病人自己。

在国外，自体输血占到总用血量的一半以上，但是自体输血在国内却应用不多。自体输血是今后我国在输血工作中应努力加强的一个重要方面。

自体输血的优点

1. 无须做血型鉴定和交叉配血试验，不会产生免疫反应。
2. 节省血源。
3. 避免了因输血而引起的疾病传播。

自体血采集方式

自体血采集有储存式、稀释式、回收式等 3 种方式（图 22–34）。

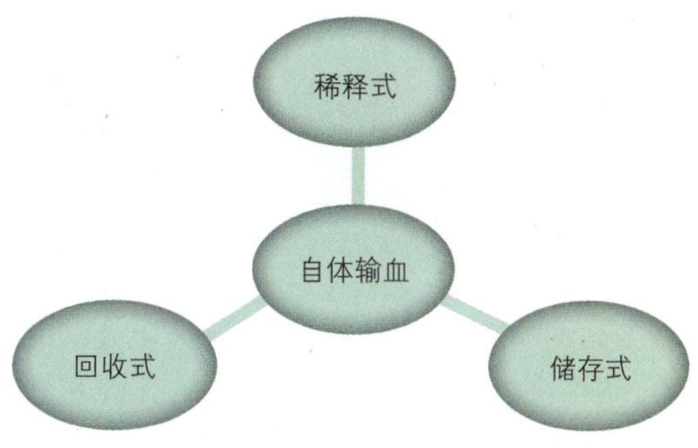

图 22–34 自体血采集方式

1. 术前预存自体血（储存式）：即术前抽取病人的血液，在血库低温下保存，待手术时再输还给病人。一般于术前 3 周开始，每周或隔周采血 1 次。注意最后一次采血应在手术前 3 天，以利机体恢复正常的血浆蛋白水平。

2. 术前采集自体血（稀释式）：于手术当天手术开始前采病人自体血，同时自静脉给病人输注晶体或胶体溶液，目的是在稀释血液的同时维持血容量，使术中失血时实际丢失的红细胞及其他成分相应减少。然后，根据术中失血及病人情况再将自体血回输给病人。

3. 术中失血回输（回收式）：是指用血液回收装置，将病人体腔积血、手术中失血及术后引流血液进行处理，然后回输给病人。如脾破裂、输卵管破裂，血液流入腹腔 6 小时内，无污染和凝血时，可将血液收集起来，加入适量抗凝剂，

经过过滤后输还给病人。(图 22-35、图 22-36)

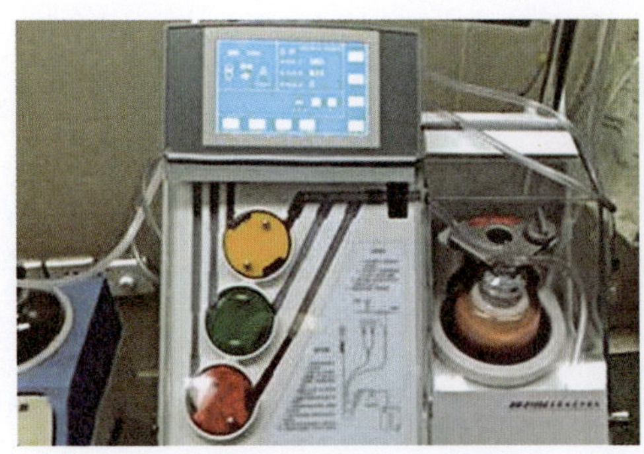

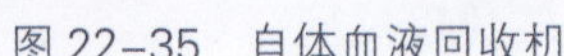

图 22-35　自体血液回收机

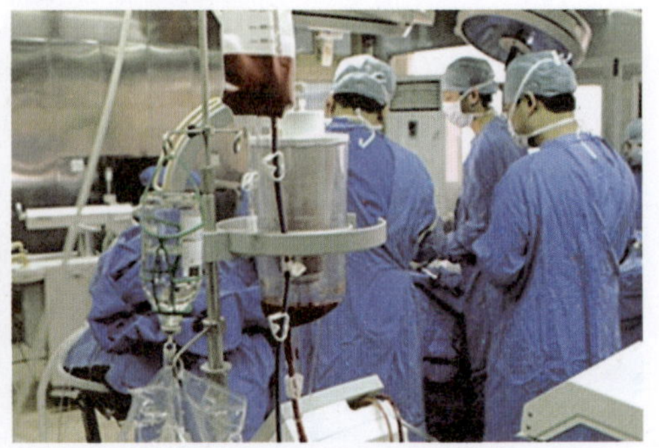

图 22-36　术中失血回输

自体输血的注意事项

1. 严格遵守无菌技术原则和技术操作规程。

2. 自体失血回输的总量应限制在 3500 mL 以内，大量回输自体血时，应适当补充新鲜血浆和血小板。

3. 自体输血不需做血型鉴定和交叉配血试验，不会产生免疫反应。

§22.4.4　成分输血

成分输血是将血液中的各种有效成分分离出来，制备成高纯度和高浓度的制剂，然后根据病人的具体情况，有针对性地输注。成分输血的优点是：制剂容量小、纯度和浓度高、治疗效果好。成分输血是现代输血学的重要标志之一，现已在临床广泛应用。

成分输血的种类

成分输血主要种类包括红细胞、血浆、血小板、白细胞。

1. 红细胞输注：可选择性输注红细胞悬液、少白细胞的红细胞、洗涤红细胞、照射红细胞、冰冻红细胞、年轻红细胞等。

2. 血浆及血浆蛋白输注。

3. 血小板输注：可选择性输注浓缩血小板、辐照血小板、少白细胞血小板。

4．白细胞输注：应用浓缩白细胞应十分慎重，因为粒细胞可引起输血副作用，因此目前临床已少用。

成分输血的不良反应

1．同种免疫反应较为常见。

2．畏寒、发热，严重者可有血压下降，呼吸急迫表现。

3．肺部合并症有肺炎、肺水肿，以及由于白细胞聚集而形成微小栓子等。

4．粒细胞输注发生巨细胞病毒感染者比输其他血制品更为多见。

成分输血的注意事项

1．某些成分血，如白细胞、血小板等（红细胞除外），存活期短，为确保成分输血的效果，以新鲜血为宜，且必须在 24 小时内输入体内。

2．除血浆和白蛋白制剂外，其他各种成分血在输入前均需进行交叉配血试验。

3．成分输血时，由于一次输入多个供血者的成分血，因此在输血前应根据医嘱给予病人抗过敏药物，以减少过敏反应的发生。

4．由于一袋成分血液只有 25 mL，几分钟即可输完，故成分输血时，护士应全程守护在病人身边，进行严密的监护，不能擅自离开病人，以免发生危险。

5．如病人在输成分血的同时还需输全血，则应先输成分血，后输全血，以保证成分血能发挥最好的效果。

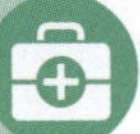

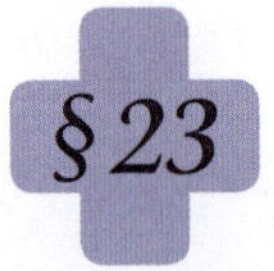

常用急救技术

常用急救技术内容很多，本章仅就临床医技科室人员应掌握的急救止血法、包扎法、固定法及给氧治疗等分节介绍如下。

§23.1 急救止血法

各种原因所致出血达总血量 20% 以上时（ >800 mL）即出现明显的休克症状，失血量达总量的 40% 就有生命危险，因此，各种出血均应积极止血，急性大出血应立即采取急救止血措施。

急救出血的分类

1. 外出血：血液自伤口向体外流出。

2. 内出血：血液由破裂的血管流入组织、脏器和体腔内。胃肠、肺、肾、膀胱等体腔与外界相通，可表现为呕血、咯血、血尿、便血；与外界不相通者，如腹腔内、骨盆、腹膜后，主要表现为失血性休克和血红蛋白与血细胞比容持续降低。

急救出血的特点

1. 动脉出血：血色鲜红，血液流出呈喷射状或搏动式冲出。因血液急速漏出，血管断端需结扎才能止血，危险性大。

2. 静脉出血：血色暗红，血液持续地流出，一般静脉出血仅用压迫、填塞即可止血，但大静脉出血也需结扎才能止血。

3．毛细血管出血：血色鲜红，血液从创面渗出，加压包扎或伤口缝合后出血可停止。

急救止血的适应证

1．周围血管创伤性大出血。

2．某些特殊部位创伤或病理血管破裂出血，如鼻出血、脑出血、肝脾破裂出血、胃出血、食管静脉曲张破裂出血等。

3．手术区域的大出血。

急救止血方法与步骤

（一）手压止血法

用手指、手掌或拳头压迫出血区域近侧的动脉干控制出血，压迫点应放在易于找到的动脉径路上，压向骨骼方能有效。如头、颈部出血，可指压颞动脉、颌动脉；上肢出血，可指压锁骨下动脉、肱动脉、肘动脉、尺动脉、桡动脉、指动脉；下肢出血，可指压股动脉、腘动脉、胫动脉、足背动脉。（图 23-1）

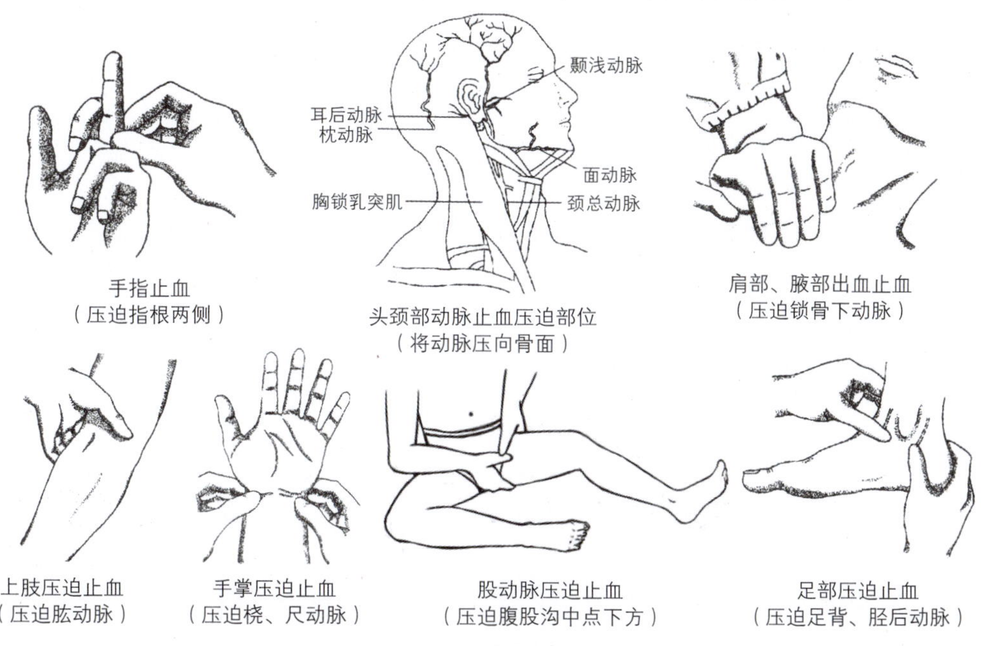

图 23-1　手指压迫止血

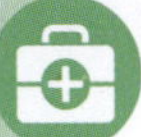

（二）加压包扎止血

用厚敷料覆盖伤口后，外加绷带缠绕适度施压，以能适度控制出血而不影响伤部血运为度。四肢的小动脉或静脉出血、头皮下出血均可通过加压包扎以达到止血目的。（图 23-2）

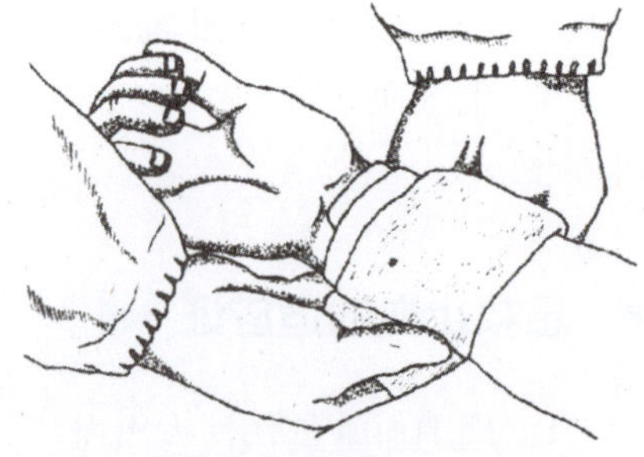

图 23-2　加压包扎止血

（三）强屈关节止血

前臂和小腿动脉出血，如无合并骨折或脱位时，应立即强屈肘关节或膝关节，并用绷带固定，即可控制出血，以利迅速转送医院进一步治疗。

（四）填塞止血

广泛而深层软组织创伤、腹股沟或腋窝等部位活动性出血，以及内脏破裂出血、持续性鼻出血等，都可用灭菌纱布条或子宫垫填塞伤口，外加包扎固定。在做好彻底止血的准备之前，不得将填入的纱布抽出，以免发生大出血时措手不及。

（五）止血带止血

止血常止血主要用于四肢外伤广泛出血及动脉破裂大出血。

1. 选择止血带：避免用绳索、电线等作止血带。最好选用充气止血带；其次是用 2 cm 宽的帆布带或其他无弹性、结实的布带，以绞棒绞紧，使远端伤口停止渗血，动脉停止搏动，即可固定绞棒；还可使用橡胶止血带，但要防止结扎过紧或过松，影响止血效果。

2. 止血带绕扎部位：扎止血带的标准位置在上肢为上臂上 1/3，下肢为大腿中、下 1/3 交界处。目前主张把止血带扎在紧靠伤口近侧的健康部位，有利于最大限度地保存肢体。上臂中、下 1/3 扎止血带容易损伤桡神经，应视为禁区。前臂和小腿由于存在骨间动脉，不适于运用止血带。（图 23-3）

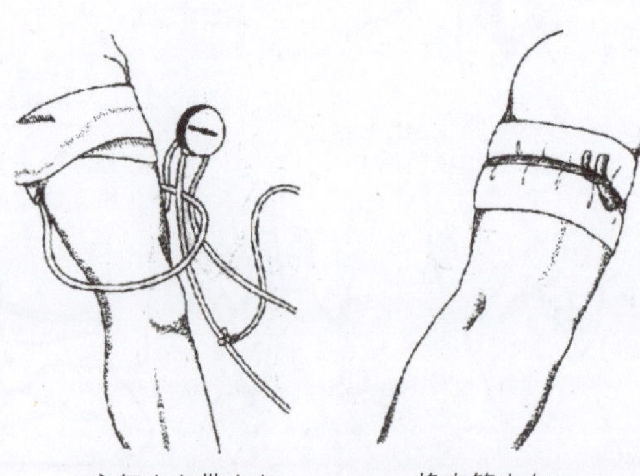

充气止血带止血　　橡皮管止血

图 23-3　止血带止血

3. 扎止血带：止血带的松紧应

该以出血停止、远端不能摸到脉搏为度。过松时常只压住静脉，使静脉血液回流受阻，反而加重出血。使用充气止血带时，成人上肢需维持在 300 mmHg，下肢以 500 mmHg 为宜。止血带不可直接缠在皮肤上，扎止血带的相应部位要有衬垫，如三角巾、毛巾、衣服等均可。

4. 止血带持续时间：止血带应附有明显标志，并注明扎止血带的时间。原则上应尽量缩短扎止血带的时间，通常可允许 1 小时左右，最长不宜超过 3 小时，且每隔 1 小时应放松止血带 1～2 分钟。

5. 止血带的解除：在输液、输血和准备好有效的止血手段后，在密切观察下放松止血带。若止血带缠扎过久，组织已发生明显广泛坏死时，在截肢前不宜放松止血带。

（六）手术止血法

手术止血法适用于大血管出血或内出血。创伤现场处理大出血时，可先用止血钳夹住喷血的大血管，然后包扎固定，再送到有条件的地方行手术止血。此外，各种病理性大出血必要时也应手术止血。

急救止血的注意事项

1. 需要施行断肢（指）再植者不用止血带。

2. 特殊感染截肢不用止血带，如气性坏疽截肢。

3. 凡有动脉硬化症、糖尿病、慢性肾病、肾功能不全者，慎用止血带或休克裤。

4. 如遇异物如竹扦、刀、剑等插入体内，千万不可在现场拔出异物。例如钢筋从左前胸刺入胸腔，现场应将伤口与钢筋一起包扎固定后送医院处理；如不便移动，可锯断超长部分，送到医院开胸探查。

§23.2 急救包扎法

包扎的目的是保护伤口、减少污染、固定敷料、帮助止血。常用包扎物品为绷带和三角巾。现场急救可将衣裤、巾单等裁开作包扎用。战伤急救包扎多用三角巾包扎法。无论何种包扎，均要求包好后不移动，松紧适度。

急救包扎方法

以下主要介绍绷带和三角巾包扎法，以及开放性气胸和腹部穿透伤的包扎方法。

（一）绷带包扎法

有环形包扎、螺旋反折包扎、“8”字形包扎和帽式包扎等。在许多情况下，各种绷带包扎法需联合使用，方能达到良好的包扎效果。（图 23-4、图 23-5）

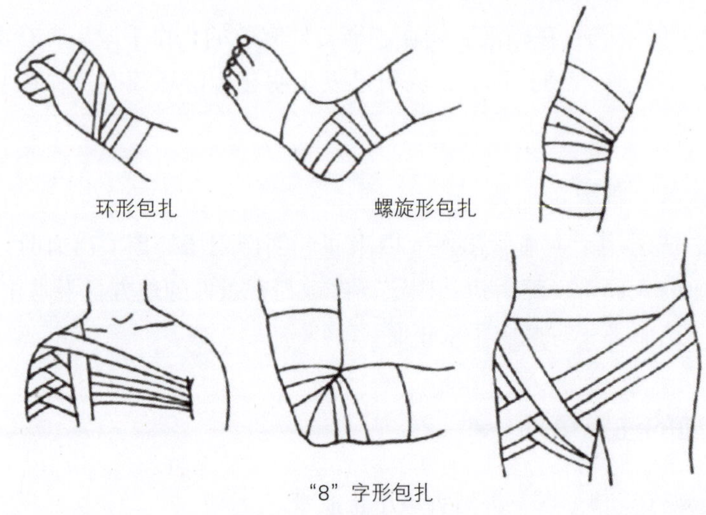

图 23-4　绷带包扎方法

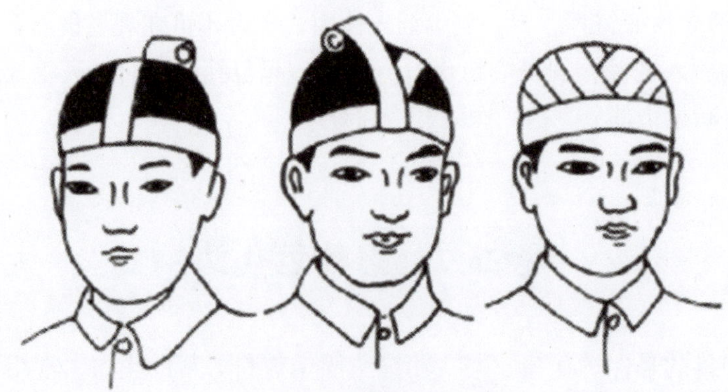

图 23-5　帽式绷带包扎法

（二）三角巾包扎法

三角巾制作较方便，包扎时操作简捷，且能用过各个部位，但不便于加压，也不够牢固，多用于战伤急救和现场急救。必要时也可用毛巾包扎，其方法与三角巾包扎类似。下以头部、胸部及肘部包扎为例介绍三角巾包扎方法。（图 23–6）

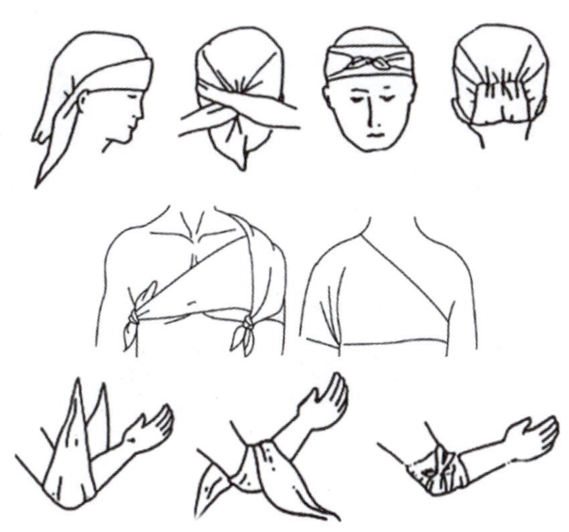

图 23–6　三角巾包扎法

（三）开放性气胸急救包扎法

开放性气胸急救包扎原则是将伤口迅速封闭，再用绷带包扎，然后使用简易排气装置，使胸腔内气体排出，恢复胸膜腔负压。具体操作方法是在注射器尾部套上一个橡胶指套，固定之，并在指套顶端扎一小孔；然后于第 2 肋间做胸腔穿刺，针尖进入胸膜腔后，当病人呼气时胸膜腔压力增大，将指套吹大，气体通过孔排出；吸气时，胸膜腔为负压，指套被“吸”瘪，孔缩小，外界空气不能进入胸膜腔，有利于肺泡扩张和胸膜腔内气体减少。（图 23–7、图 23–8）

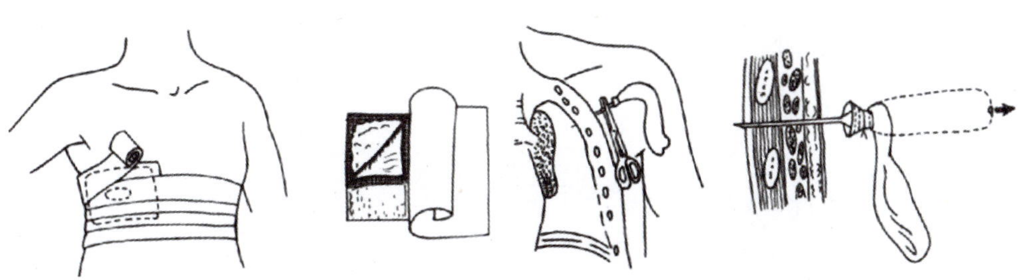

图 23–7　开放性气胸急救包扎法　　图 23–8　胸腔简易排气法

（四）穿透性腹部外伤包扎

如有肠管脱出，绝对不能将肠管还纳入腹腔，以免造成腹腔感染。可用盆碗之类倒扣在肠管脱出部位，然后包扎。当脱出肠管较多、腹壁缺损较大时，可用清洁无毒塑料膜保护脱出肠管，然后覆盖无菌敷料包扎。（图 23–9）

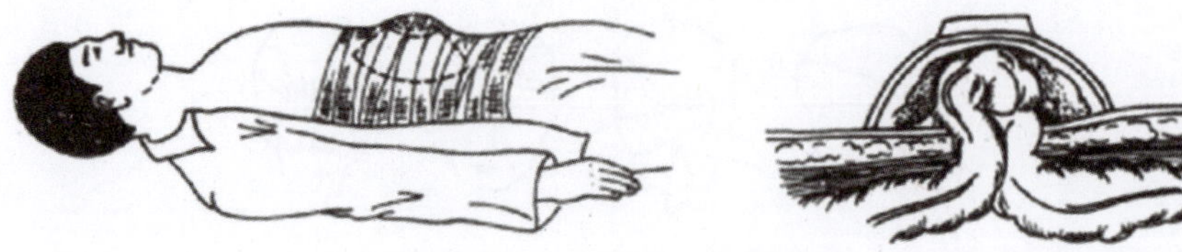

图 23–9　肠管膨出包扎法

§23.3　急救固定法

固定的目的是制动减轻疼痛，避免异物、骨折片再次损伤血管和神经等，以及帮助防治休克。

急救固定方法

急救固定的方法有多种，应根据急救现场的实际情况选择最简单、稳妥的固定方法。以下简要介绍夹板固定、自体固定和颈托固定。

1. 夹板固定：适用于四肢骨折，尤其是开放骨折合并出血，以减少搬运途中的震动和出血。股骨骨折固定前应先牵引伤肢矫正畸形，然后将肢体摆放在适当位置，固定于夹板上。（图 23–10）

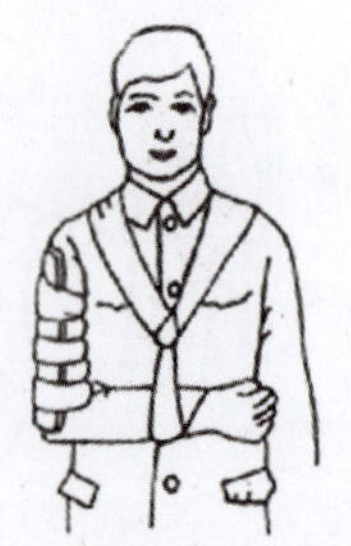

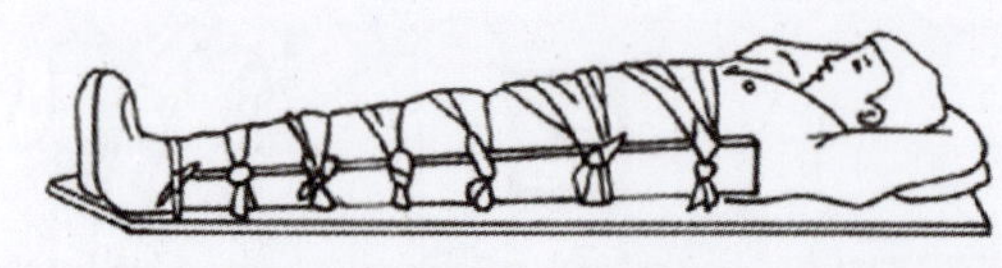

图 23–10　夹板固定

2. 自体固定：将上臂缚在胸廓上，或将受伤下肢固定于健肢，或将患指固定于健指等（图 23-11）。

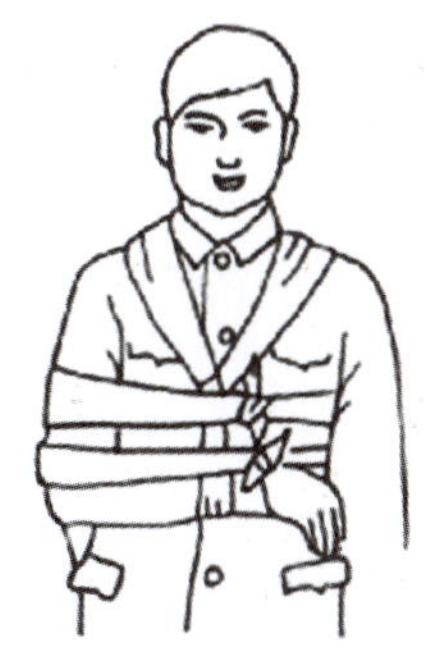
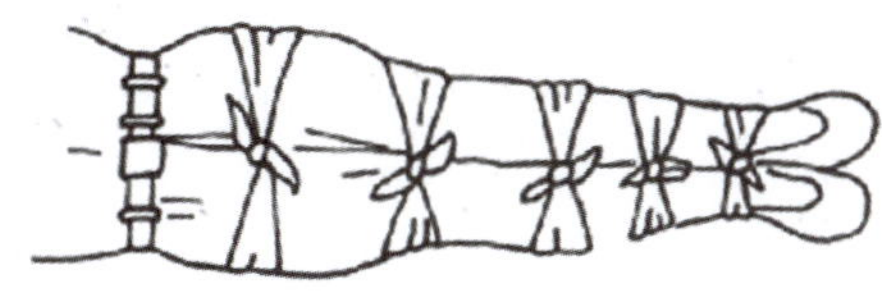

图 23-11　自体固定

3. 颈托固定：颈椎骨折可应用颈托进行固定（图 23-12）。

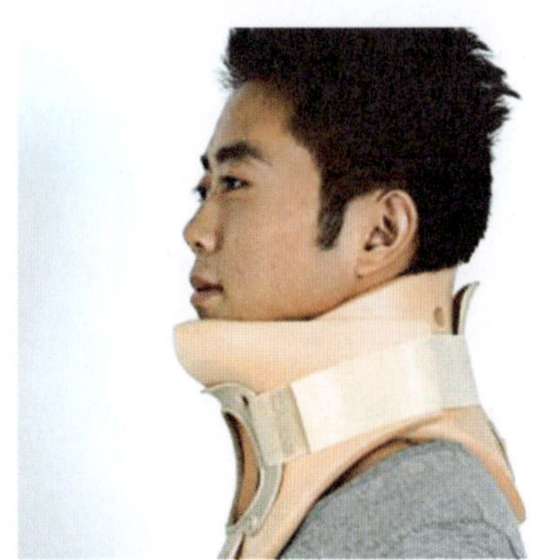
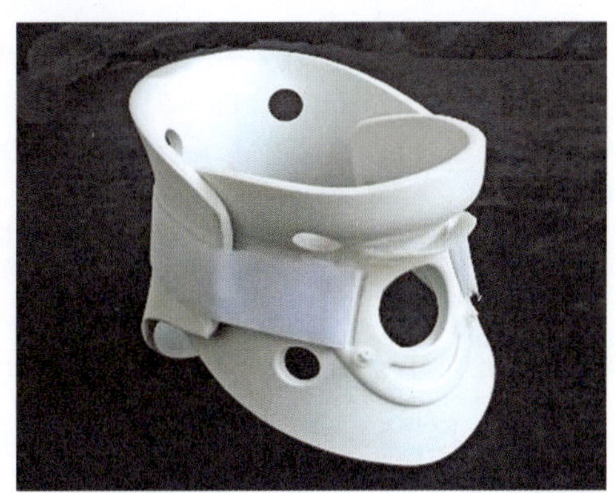

图 23-12　颈托固定

急救固定的注意事项

1. 固定范围应包括或超过骨折远端和近端的关节，既要牢靠不移动，又不可过紧。

2. 刺入体腔内的异物与钳夹深部血管断端的止血钳也应与伤口一起包扎固定，使异物在体内不发生移动。

3. 手一般要固定于功能位（图 23-13）。

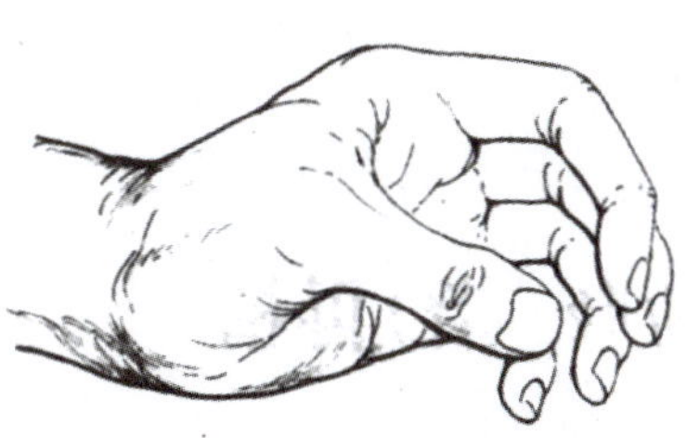

图 23-13　手功能位

§23.4 急救给氧治疗

给氧治疗简称氧疗，是通过各种给氧方法提高动脉血氧分压和动脉血氧饱和度，增加动脉血氧含量，纠正各种缺氧状态，促进组织的新陈代谢，维持机体生命活动。给氧治疗不仅用于急救，也用于各种缺氧性疾病的治疗；不仅用于医院内，也用于现场急救。

▶▶ 缺氧的分类 ◀◀

根据缺氧的原因和血气分析变化的特点，可把单纯性缺氧分为以下 4 种类型。

（一）低张性缺氧

低张性缺氧指由动脉血氧分压（PaO_2）明显降低并导致组织供氧不足。当 PaO_2 低于 60 mmHg（8 kPa）时，可直接导致动脉血氧含量（CaO_2）和动脉血氧饱和度（SaO_2）明显降低，因此低张性缺氧又称低张性低氧血症。

（二）血液性缺氧

血液性缺氧指 Hb 量或质的改变，使 CaO_2 减少或同时伴有氧合 Hb 结合的氧不易释出所引起的组织缺氧。由于 Hb 数量减少引起的血液性缺氧，因其 PaO_2 正常而 CaO_2 减低，又称等张性缺氧。

（三）循环性缺氧

循环性缺氧指组织血流量减少使组织氧供应减少所引起的缺氧，又称低动力性缺氧。循环性缺氧还可以分为缺血性缺氧和淤血性缺氧。缺血性缺氧是由于动脉供血不足所致；淤血性缺氧是由于静脉回流受阻所致。

（四）组织性缺氧

组织性缺氧是指由于组织、细胞利用氧障碍所引起的缺氧。

给氧治疗的适应证

以上 4 类缺氧中，低张性缺氧（除静脉血分流入动脉外）由于病人血氧分压（PaO_2）和血氧饱和度（SaO_2）明显低于正常，吸氧能提高 PaO_2、SaO_2，使组织供氧增加，因而疗效最好。氧疗对于心功能不全、心排血量严重下降、大量失血、严重贫血及一氧化碳中毒，也有一定的治疗作用。

缺氧程度的判断

缺氧的一般症状包括全身皮肤、嘴唇、指甲青紫，血压下降，瞳孔散大，昏迷；缺氧严重时甚至导致呼吸困难、意识障碍，最后因心脏停搏而窒息死亡。血气分析检查是监测用氧效果的客观指标，当病人 $PaO_2 < 50$ mmHg（6.67 kPa）时，应给予吸氧。

缺氧程度主要根据临床表现、动脉血氧分压（PaO_2）和动脉血氧饱和度（SaO_2）来确定。

1. 轻度低氧血症：$PaO_2 > 50$ mmHg（6.67 kPa），$SaO_2 > 80\%$，无发绀。该类病人一般无须氧疗，如有呼吸困难可给予低流量（氧流量 1～2 L/min）、低浓度氧气。

2. 中度低氧血症：PaO_2 30～50 mmHg（4～6.67 kPa），SaO_2 60%～80%，有发绀和呼吸困难，该类病人需给氧治疗。

3. 重度低氧血症：$PaO_2 < 30$ mmHg（4 kPa），$SaO_2 < 60\%$，有显著发绀、呼吸极度困难并出现三凹征，是氧疗的绝对适应证。

给氧治疗的供氧装置

医院外急救通常使用的是氧气袋或便携式氧气罐，医院内急救则可使用氧气罐瓶供氧或供氧系统供氧。

1. 氧气袋：携带方便，但容量小，仅适合短时间供氧，救护车上一般均配有氧气袋（图 23–14）。

2. 便携式氧气罐：一般均同时配有一次性吸氧面罩，较多用于高原地区急性缺氧的临时处置（图 23–15）。

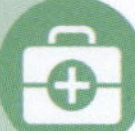

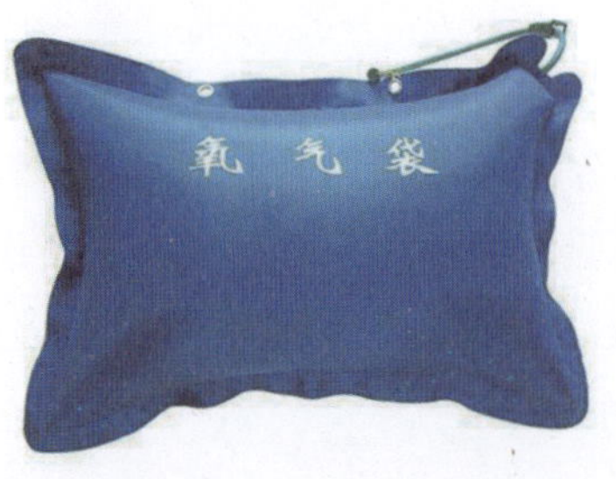

图 23-14　医用氧气袋

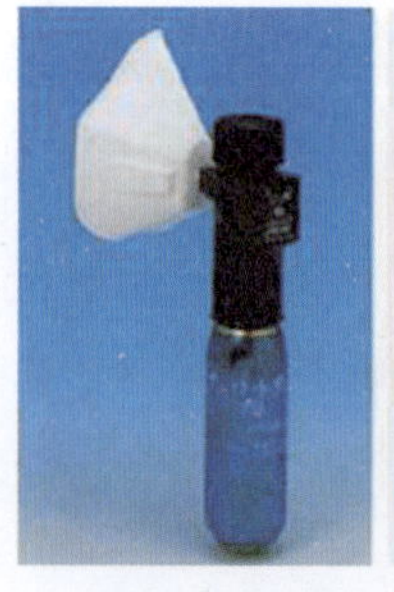
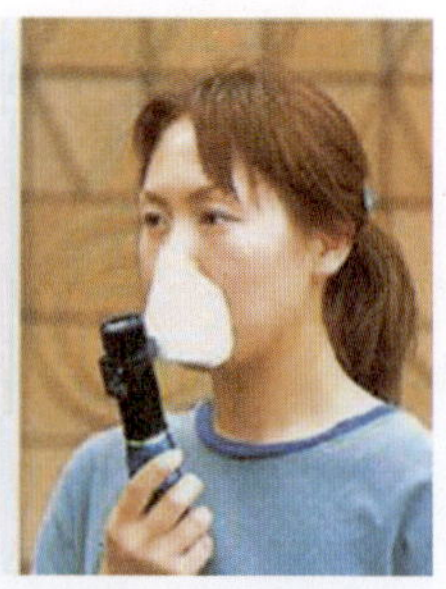

图 23-15　便携式氧气罐及使用

3. 压缩氧气瓶：通过高压将氧气压缩在钢瓶或铝合金瓶中，是最常用的供氧设备。优点是价格便宜，不存在自然耗失，容易获得；缺点是笨重，相同容积储氧量比液氧少，需反复充装。压缩氧气瓶属高压容器，应做好防火、防热、防爆。（图 23-16）

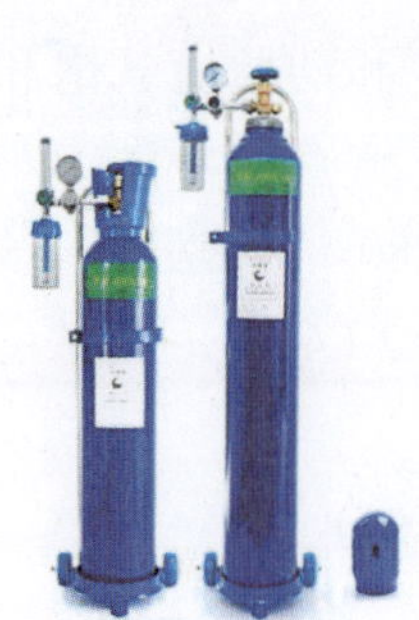
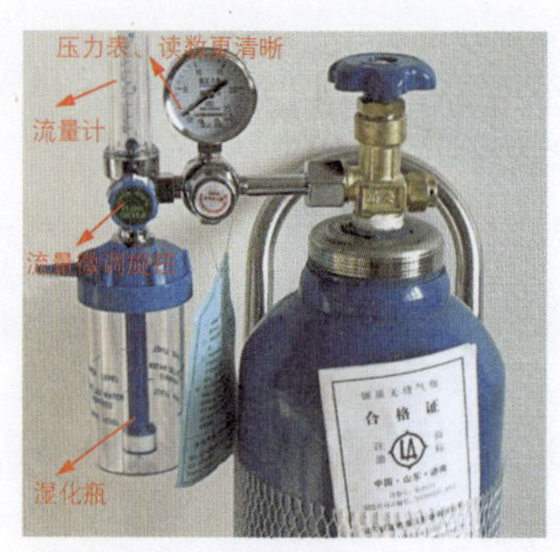

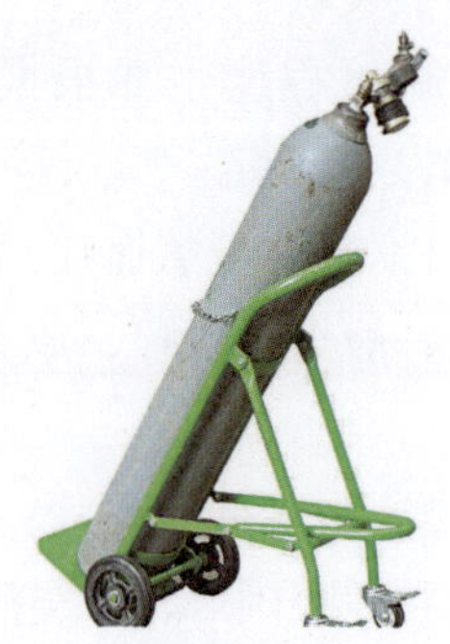

图 23-16　压缩氧气筒及运送推车

4. 液态氧罐中心供氧：在低温（–183 ℃）条件下，氧气液化成液体，其体积较含相同氧量的压缩氧气瓶的体积小得多，且该装置为低压系统，不会爆炸，再充装容易。大型液态氧罐是医院集中供氧的气源。（图 23-17）

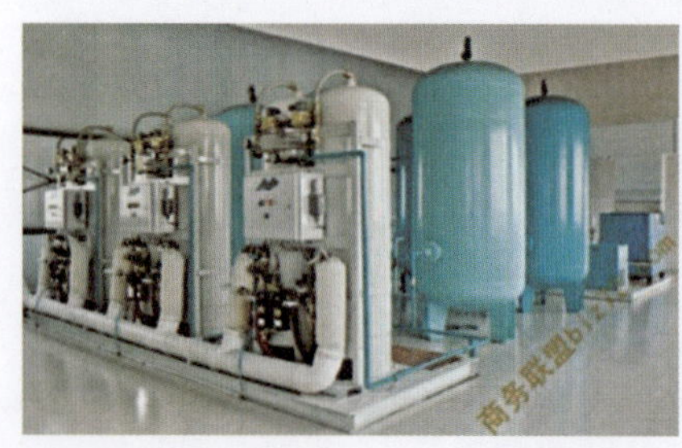
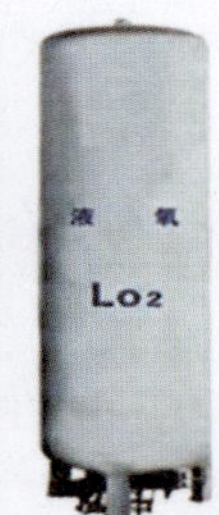

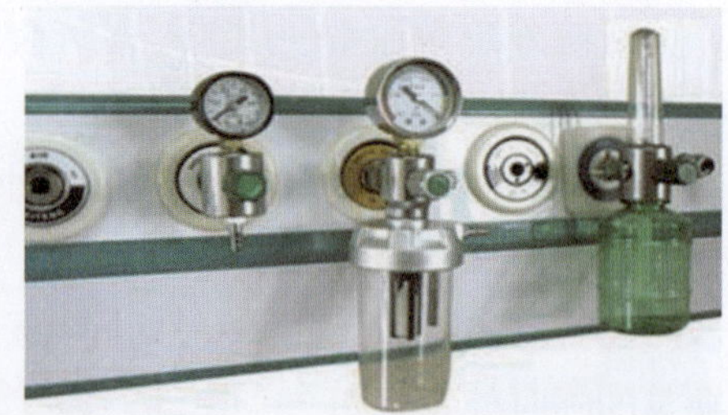

图 23-17　大型液罐氧罐中心供氧

5. 汇流排中心供氧：将多个压缩氧气瓶串联即形成中心供氧汇流排，通过给氧管路供应至各个病房的供氧终端（图 23-18）。

6. 空气制氧机供氧：是一种耗电设备，将空气中氮气（N_2）和氧气（O_2）分开。大型制氧机适用于医院集中供氧。此外，还有一种小型制氧机，适合于家庭氧疗或急救。（图 23-19）

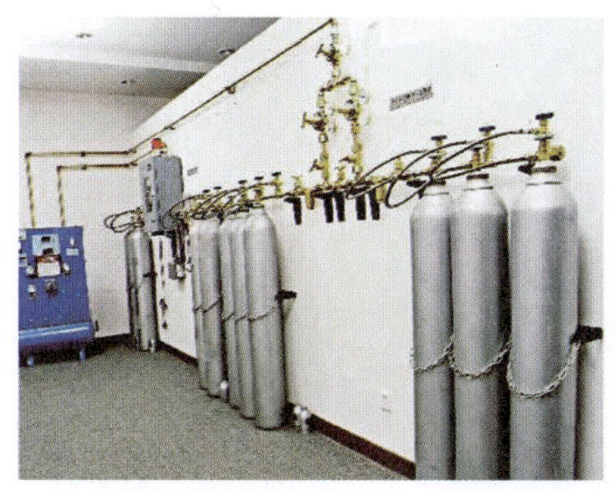

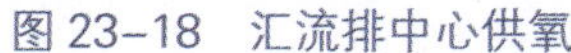

图 23-18 汇流排中心供氧

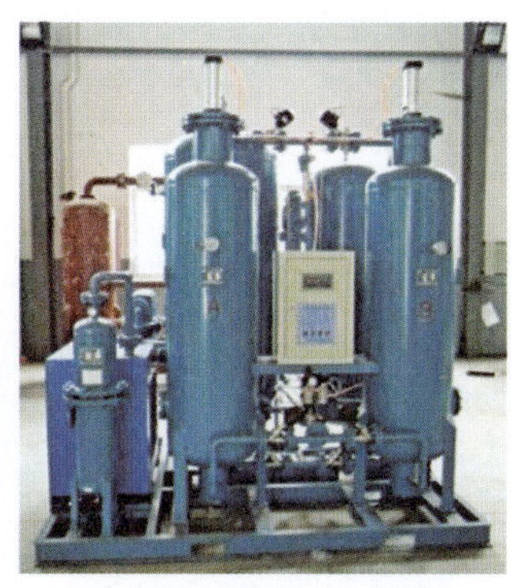

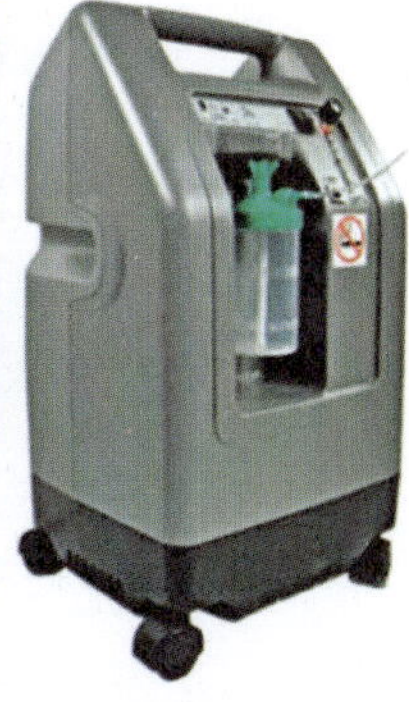

图 23-19 大型制氧机及家用制氧机

氧疗的给氧方式

临床给氧治疗有多种方式，包括鼻导管给氧、面罩给氧、氧帐给氧、呼吸器给氧和呼吸机给氧，可根据病人病情选用。

1. 鼻导管或鼻塞给氧法：该法是用软导管从鼻腔插至咽软腭部位，或用塑胶鼻塞置于鼻前庭给氧。此法简便实用、舒适，临床最常用。氧流量一般不超过 6 L/min，给氧浓度 50% 以下。鼻塞法较导管法能减少气流对黏膜的刺激，其缺点是吸入氧浓度不稳定，易受潮气量大小及呼吸频率的影响，如潮气量大、频率慢，则吸入氧浓度高，反之则低。（图 23-20）

2. 面罩给氧：该法是用胶质口鼻罩给氧，氧浓度固定，比导管给氧舒服，但死角大、耗氧量多。常用面罩有如下几种。

（1）简单面罩：一侧注入氧气，呼气则从面罩的四周逸出。为消除面罩死角所产生的重复呼吸，气流量不宜小于 4 L/min，如要求氧浓度达 40%～50%，氧流量需每分钟 12～15 L。（图 23-21）

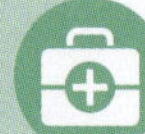

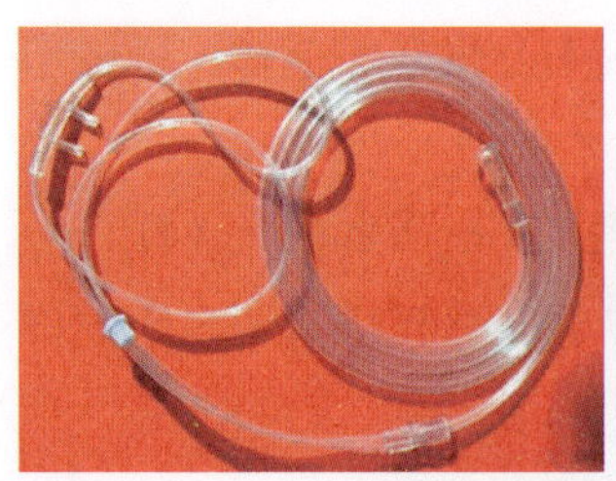
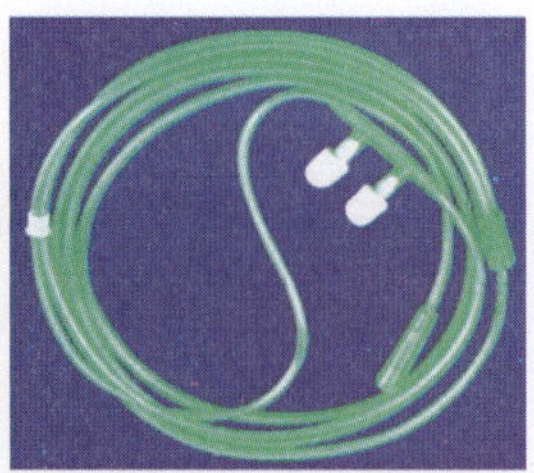
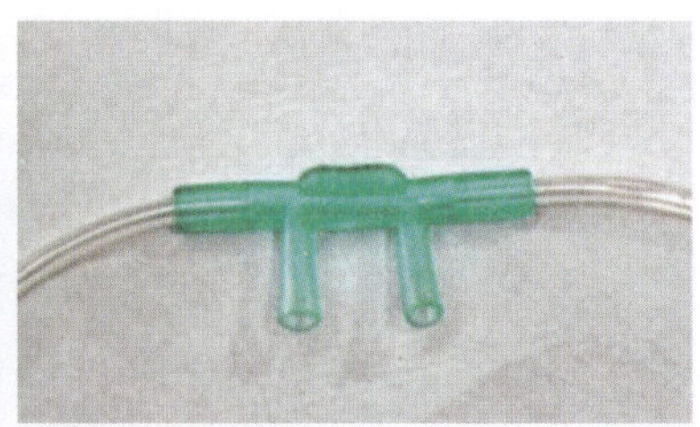
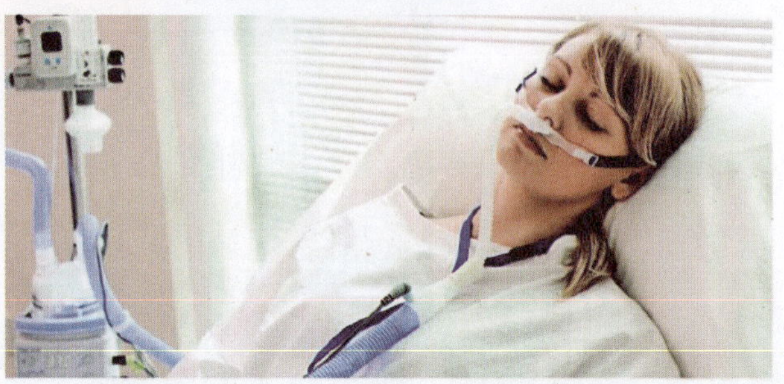

图 23-20　鼻导管与鼻塞管给氧

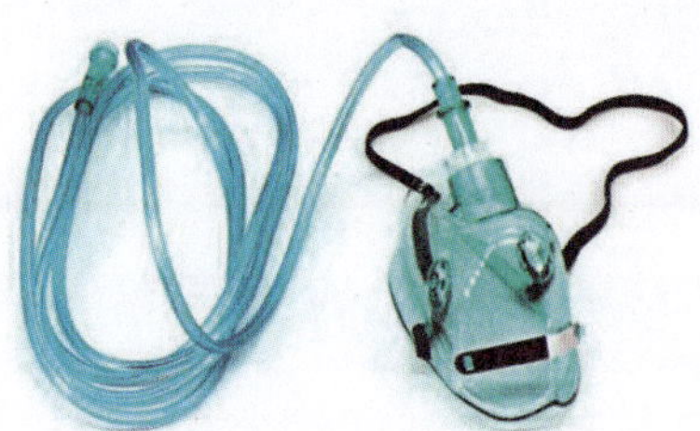
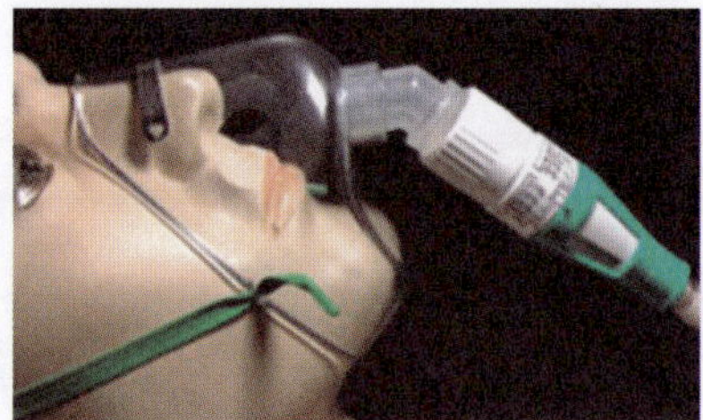

图 23-21　简单面罩

（2）部分重复呼吸面罩：包括面罩和呼吸囊两部分，面罩与氧袋间无活瓣，呼气时部分气体进入袋内，故吸入气保持一定量二氧化碳（CO_2）。重复呼吸量决定于氧流量的大小和呼吸囊的容积。（图 23-22）

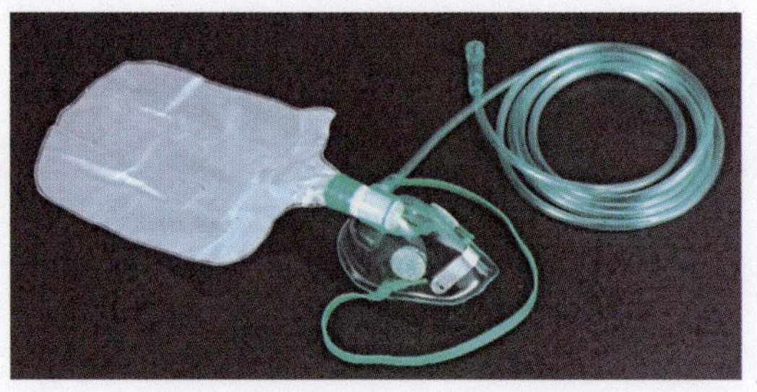

图 23-22　部分重复呼吸面罩

（3）非重复呼吸面罩：即活瓣面罩，并配有一个可扩张的氧气袋。呼气时袋内储存 100% 氧气，吸气时通过单向活瓣使袋内氧气被吸入，故吸入为纯氧。空气加压的高压氧舱内使用的就是改良的这种面罩。

3. 氧帐给氧与头罩给氧：在氧帐中可控制温度、湿度、氧浓度，并能将空气过滤消毒，但由于设备较复杂、价格贵，且护理较困难，临床较少应用。头罩给氧，设备简单，使用方便，附有射流氧稀释装置，可控制氧浓度，较面罩舒适，但耗氧量较大，适用于新生儿或大面积烧伤病人供氧。（图 23–23）

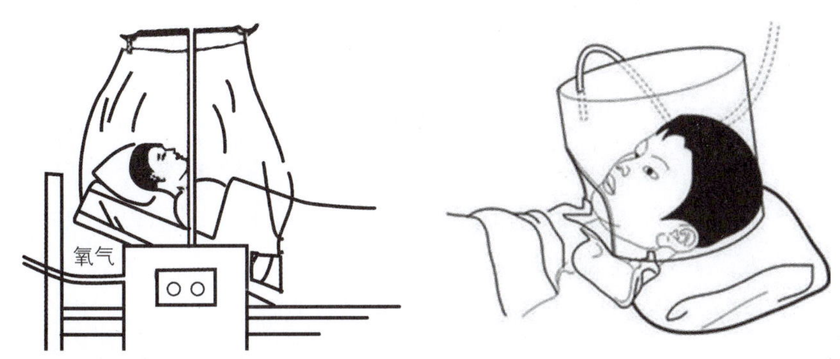

图 23–23　氧帐给氧与头罩给氧

4. 呼吸器给氧：采用经口或鼻气管插管或气管切开，连接呼吸器给氧，可用于严重呼吸衰竭的抢救，既可纠正缺氧，又能排出潴留的 CO_2，给氧浓度可根据病情随意调节。无创性口鼻面罩呼吸器正压通气给氧，使 PaO_2 提高，改善缺氧，而将 $PaCO_2$ 保持在可以耐受的水准（<65 mmHg），对身体无害，在呼吸衰竭抢救中，已被普遍应用。（图 23–24）

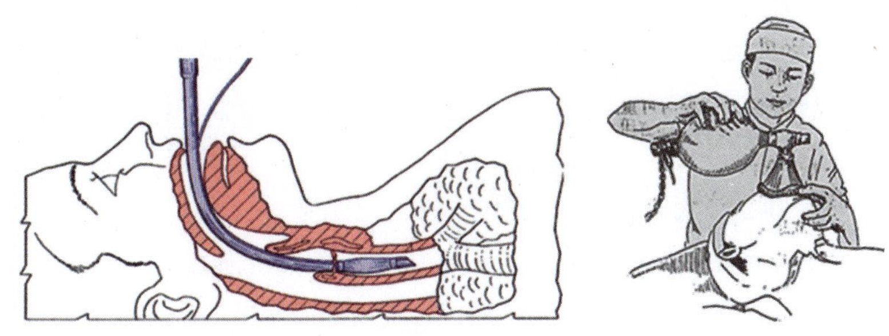

图 23–24　口鼻面罩正压通气给氧

5. 呼吸机给氧：此法仅在医院内急救时才有条件应用。

氧疗的副作用

1. 呼吸抑制：缺氧伴严重 CO_2 潴留者给予高浓度氧疗时可能发生呼吸抑制，这是由于高浓度氧疗消除了低氧对呼吸的驱动作用，应立即降低氧浓度，使用呼吸兴奋剂，必要时采用机械辅助呼吸。

2. 氧中毒：一般认为，在 1 个大气压条件下，吸入氧浓度低于 40% 的氧疗是安全的，吸入氧浓度高于 60% 要注意有可能引起肺型氧中毒，连续高浓度氧吸入时间不宜超过 24 小时。

氧疗时停止给氧指标

1. 氧疗后病情稳定，缺氧及 CO_2 潴留改善，心率较前减慢，呼吸较前平稳，呼吸空气 30 分钟后 $PaO_2 > 60$ mmHg、$PaCO_2 < 50$ mmHg，即可停止氧疗。停氧前先减少氧流量，如病情平稳，再行逐步撤除。

2. 如发现病人有氧中毒的现象，应停止给氧或调整吸氧浓度，或改为间歇性吸氧。

氧疗的注意事项

1. 加温、加湿：氧气是一种干燥气体，直接吸入呼吸道，可致呼吸道黏膜干燥和分泌物黏稠，不易咳出，并损害纤毛运动。因此，鼻导管给氧时，应通过加湿瓶加湿；气管切开或气管内插管者，应定期滴入液体以湿润呼吸道。除加湿外，吸入气体应加温（至 37 ℃），以减少对呼吸道的刺激。

2. 加强监护：吸氧时必须进行监护，注意吸氧后病人的反应。若吸氧后病情改善，意识好转，呼吸幅度加大，频率减慢，呼吸困难好转，心率减慢 10 次 /min 以上，证明氧疗有效；反之，吸氧后呼吸幅度减小、微弱，意识模糊、嗜睡或昏迷加重，证明病情恶化，氧疗不当，最好立即做血气分析，以明确诊断，并应检查有无导管阻塞或氧量过大、浓度过高等原因引起呼吸抑制，并采取相应措施。

3. 注意安全：氧气系助燃物质，使用时必须远离火种，防止燃烧、爆炸事故。

§23.5 高压氧在急救中的应用

高压氧治疗不仅用于急诊病人，也用于许多非急性疾病，本节仅对高压氧在急救治疗中的应用进行简要介绍。

高压氧治疗的原理

高压氧治疗在我国应用十分广泛，这是一种在高压环境下吸氧的治疗方法。高压氧治疗时需将病人置于加压舱内，在 1.2～3.0 个大气压环境下吸入高浓度氧，进行治疗。普通吸氧只能提高氧合血红蛋白（HbO_2）含量，即提高血氧饱和度；高压氧不仅可提高血氧饱和度，还可大幅度提高血浆中的物理溶解氧量，即提高血液的血氧含量，从而达到治疗疾病的目的。

高压氧治疗的设备

高压氧治疗设备多种多样，包括可供多人同时治疗的多人舱、仅供一人治疗的单人舱、专工婴儿使用的婴儿舱，以及供手术使用的手术舱等（图 23-25）。

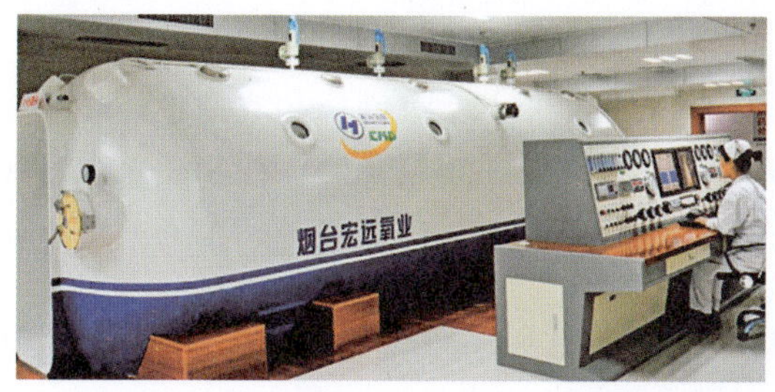

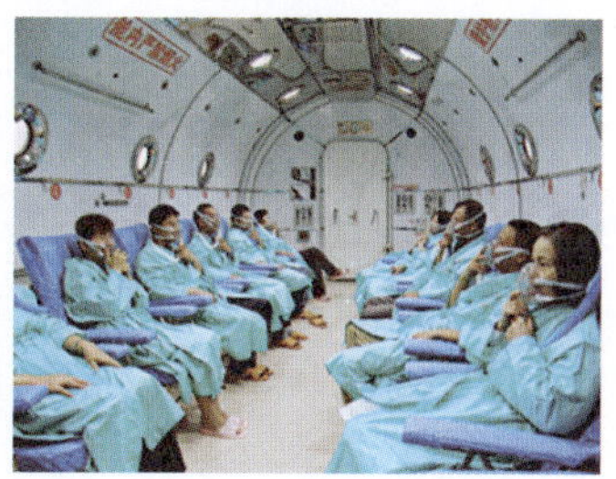

多人氧舱及舱内吸氧

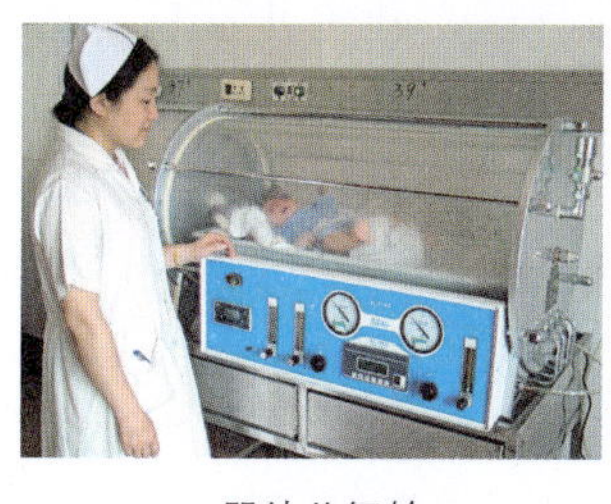

婴幼儿氧舱

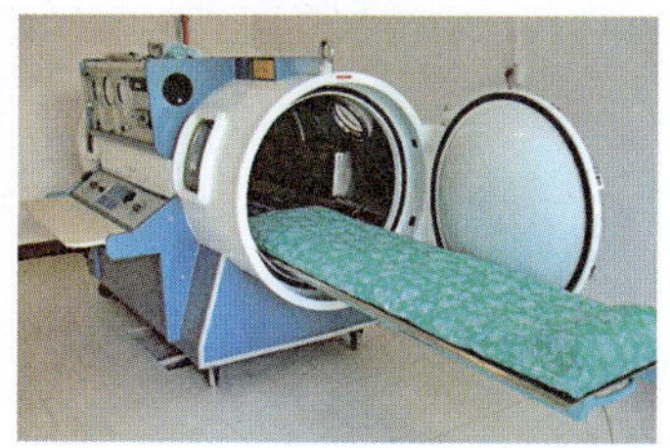

单人氧舱

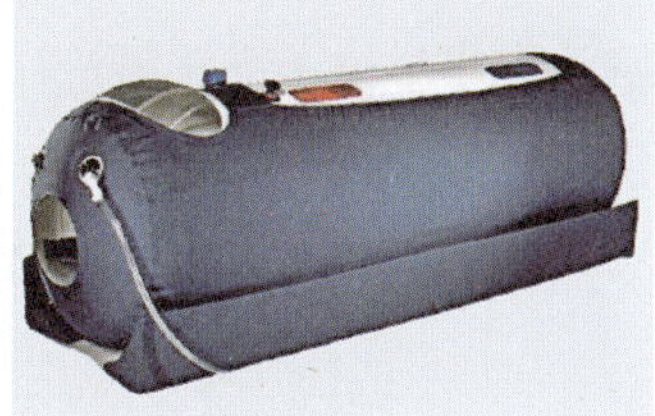

软体氧舱

图 23-25 高压氧舱与高压氧治疗

高压氧在急症治疗中的应用

高压氧在急症治疗中有较为广泛的应用，以下仅就若干种与缺氧有关的急重疾病的治疗进行简要介绍。

（一）急性减压病

减压病是潜水员的职业病，也是任何潜水人员可能发生的疾病。本病的病因是在出水减压过程中，大量气泡在组织和血管内形成，造成栓塞和压迫等病理改变。高压氧治疗是急性减压病唯一的病因治疗方法，因此医务人员不得以任何借口延误病人的高压氧治疗，如遇此类病人应紧急转送至有高压氧设备的医院进行治疗。

（二）一氧化碳中毒

一氧化碳中毒在我国冬季十分多见，常发生于煤炉取暖和沐浴的过程中，如不及时发现和抢救，将致病人死亡。本病发生的机制是，一氧化碳与血红蛋白牢固结合形成碳氧血红蛋白（HbCO），阻碍了血红蛋白的运氧能力，从而导致病人严重缺氧。高压氧依靠提高血液溶解氧量，迅速改善病人的缺氧状态，是本病十分有效的治疗方法，在我国已挽救了数以万计的病人生命。

（三）气性坏疽

气性坏疽十分凶险，病死率极高，主要发生于严重创伤和战伤中。本病是厌氧菌感染引起，高压氧治疗可迅速改善受伤组织的缺氧环境，抑制厌氧菌的生长繁殖，疗效非常显著，可避免许多病人的高位截肢和挽救病人的生命。现在国际上普遍推行的是高压氧三天七次疗法。

（四）其他疾病

眼底动脉栓塞、断肢再植术后、急性脑梗死、突发性耳聋、新生儿窒息等疾病均应尽早给予高压氧治疗。

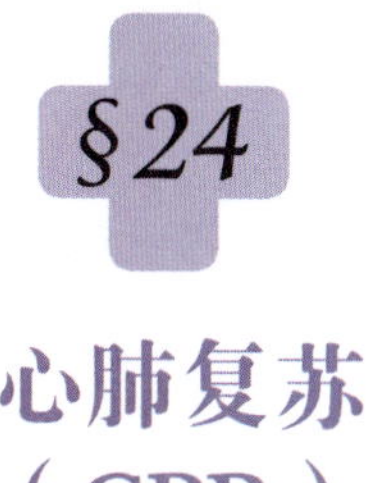

心肺复苏（CPR）

§24.1 心肺复苏概述

心肺复苏（cardio-pulmonary resuscitation，CPR）是救治心搏骤停病人的基本手段，不仅医务人员应做到全员熟悉心肺复苏的方法，广大社会人群亦应普及心肺复苏知识，以挽救更多病人的生命。

CPR 的发展历史

20 世纪 60 年代，心肺复苏技术在医学界引起广泛关注，并开展了大量的临床探索和研究，取得了一定进展。2000 年美国心脏协会（AHA）首次公布了《心肺复苏和心血管急救国际指南》，此后该指南每 5 年更新一次，最近的一次更新是在 2015 年 10 月。（图 24–1）

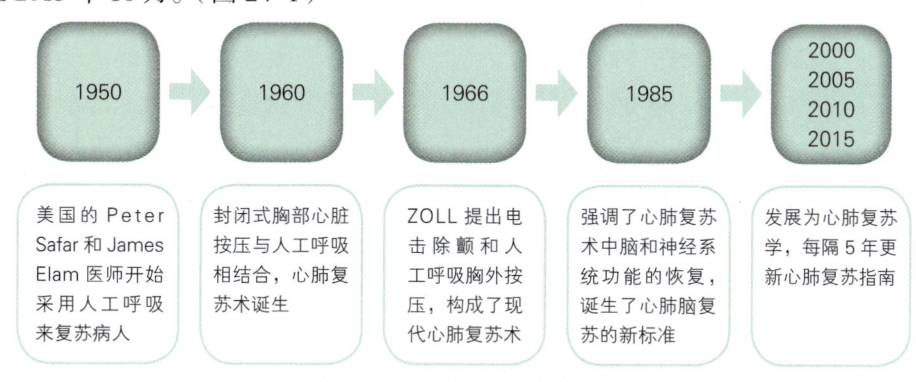

图 24–1　心肺复苏技术发展历史

CPR 的基本概念

CPR 是指对心搏骤停病人采取的恢复循环和呼吸功能的一系列措施，其目的是恢复和重建心脏和肺脏的有效功能，为心肺脑复苏打下基础。鉴于心搏、呼吸骤停的病例既可发生在医院内，也可发生在各类事故现场或病人发病的任何地点，因此必须在发病现场以最快的速度进行 CPR，才可能有效提高抢救的成活率。

CPR 的主要内容

CPR 技术是一个连贯、系统的急救技术，各个环节均应紧密连接且不间断，主要包括基础生命支持（BLS）和高级生命支持（ACLS）两个阶段（图 24–2）。

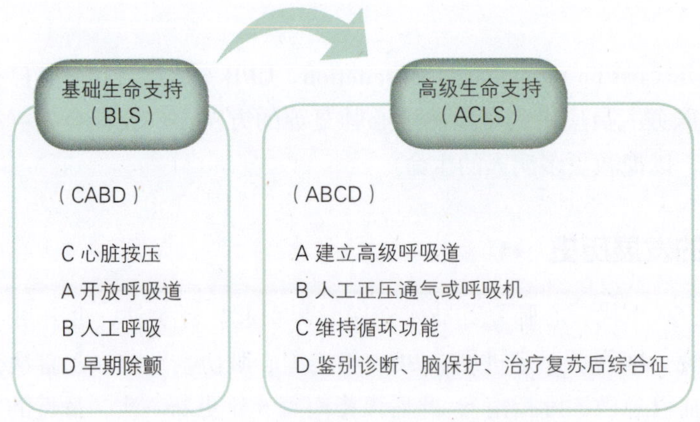

图 24–2 心肺复苏（CPR）的主要内容

（一）基础生命支持（BLS）

基础生命支持（basic life support，BLS）又称现场心肺复苏，BLS 是心搏骤停后挽救生命的基础，是指专业或非专业人员在病人发病现场和 / 或致伤现场，对病人进行病情判断评估和采取徒手心肺复苏措施，目的是使病人恢复自主循环和呼吸。BLS 的基本内容包括识别心搏骤停、呼叫急救系统、尽早开始 CPR 和尽快使用除颤器 /AED 除颤。BLS 又可分为院内和院外两种情况。

（二）高级生命支持（ACLS）

高级生命支持（advanced cardiovascular life support，ACLS）又称高级心血管生命支持，是指由专业急救人员和医院医护人员应用急救器材和药品所实施的一系列复苏措施，主要包括电除颤、人工气道建立和机械通气、循环辅助设备应用、药物和液体及低温治疗等，以及病情和疗效评估、复苏后脏器功能的维持和恢复等。

§24.2 心搏骤停（CA）

心搏骤停是实施 CPR 的基本适应证。

心搏骤停的基本概念

心搏骤停、心脏性猝死和心脏停搏，是几个不同的概念，本节主要讨论的是心搏骤停。（图 24–3）

1. 心搏骤停（sudden cardiac arrest，CA）：是指各种原因引起的心脏突然停止搏动，丧失泵血功能，导致全身各组织严重缺血、缺氧，若不及时处理，会导致死亡，是临床上最危急的情况。心搏骤停并不代表死亡，通过紧急的治疗干预有逆转的可能，甚至不遗留任何后遗症。

2. 心脏性猝死：是指平时身体健康或似乎健康的人，在出乎预料的短时间内，因病突然死亡。世界卫生组织（WHO）界定发病后 6 小时内死亡为心脏性猝死，但多数学者仍将其定为 1 小时。

3. 心脏停搏：任何慢性病人在死亡前，心脏都要停搏，这就称为“心脏停搏”，而非“骤停”。如晚期肿瘤或各种慢性消耗性疾病致死的病人，心脏停搏是必然结果，这类病人不是心搏骤停急救的对象。

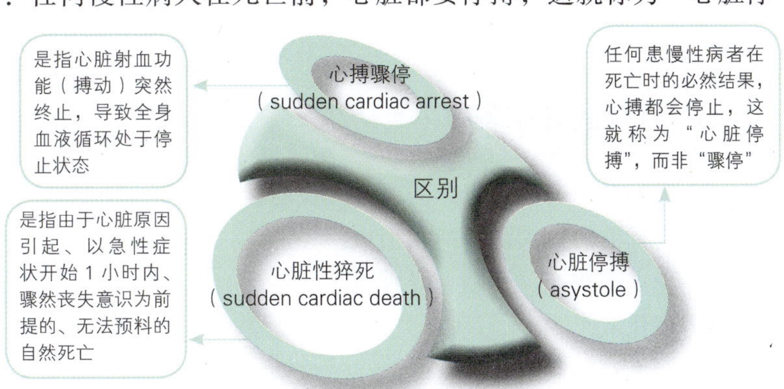

图 24–3 心脏性猝死、心搏骤停与心脏停搏的区别

心搏骤停的原因

（一）成人常见病因

1. 心脏疾病：以冠心病病人最多。
2. 其他疾病：如创伤、淹溺、药物过量、中毒、窒息、大出血等。

（二）小儿常见病因

小儿多见于呼吸道梗阻、烟雾吸入、溺水、感染、中毒等。

心搏骤停的病理生理

心搏骤停后最主要的病理生理改变是全身组织急性缺氧，这会引起人体各系统的病理改变。大脑是对缺氧耐受力最差的组织，缺氧 30 秒后即可出现昏迷，1 分钟后脑细胞开始死亡，6 分钟后大部分脑细胞死亡，此时即便复苏成功，病人也会留下永久性的严重后遗症。因此，心肺复苏应于心脏停搏后尽快开始实施。（图 24–4）

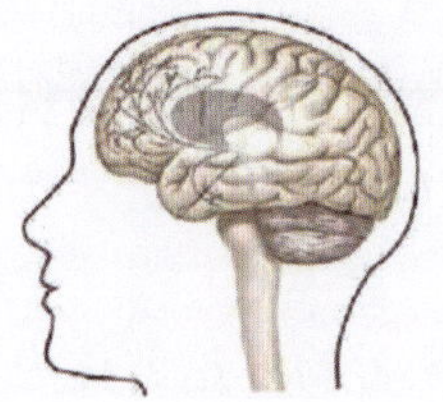

大脑
18 秒后——脑缺氧症状出现
30 秒后——意识障碍，昏迷
60 秒后——脑细胞开始死亡
6 分钟后——大部分脑细胞死亡
10 分钟——脑组织发生不可逆转的损害

图 24–4　脑缺氧的病理生理

心搏骤停的临床表现

1. 病人意识突然丧失，对刺激无反应。
2. 心音消失，大动脉搏动消失。
3. 呼吸停止或濒死喘息样呼吸。
4. 瞳孔散大。
5. 面色苍白兼有青紫。

心搏骤停的心电图表现

心搏骤停是指心脏射血功能突然停止。心搏骤停的心电图表现可分为以下 4 类。

1. 心室颤动（VF）：此种病例最为常见，心肌纤维呈现不规则的快速蠕动状态，复苏成功率较高（图 24-5）。

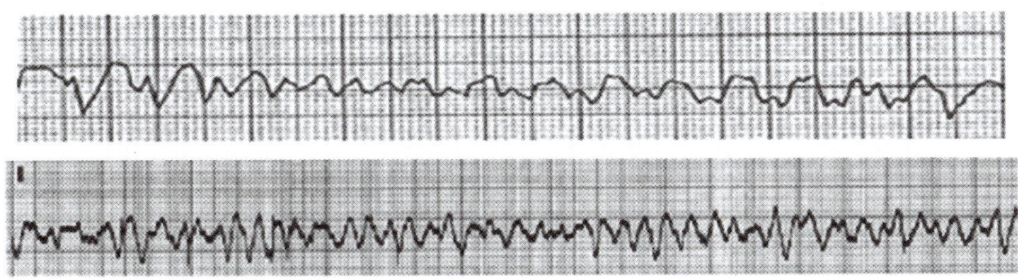

图 24-5 心室颤动

2. 持续性室性心动过速：是一种无脉性室性心动过速，此种病例较少见，如抢救及时成功率可达 50% 以上（图 24-6）。

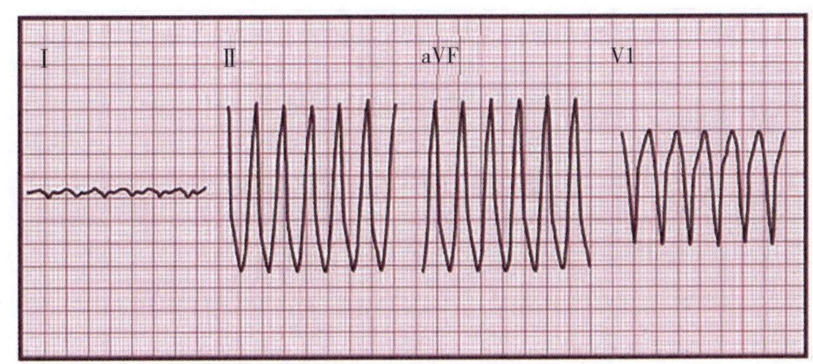

图 24-6 持续性室性心动过速

3. 电机械分离：心脏有电活动而无有效的机械（泵）作用，此种病例较少，复苏成功率很低（图 24-7）。

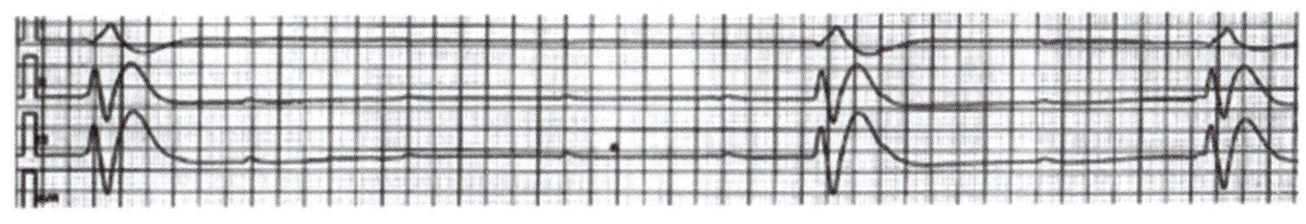

图 24-7 电机械分离心电图

4. 心脏停搏：心脏无电活动，心电图呈一直线，此类病例复苏成功率极低（图 24-8）。

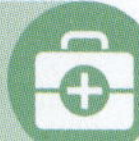

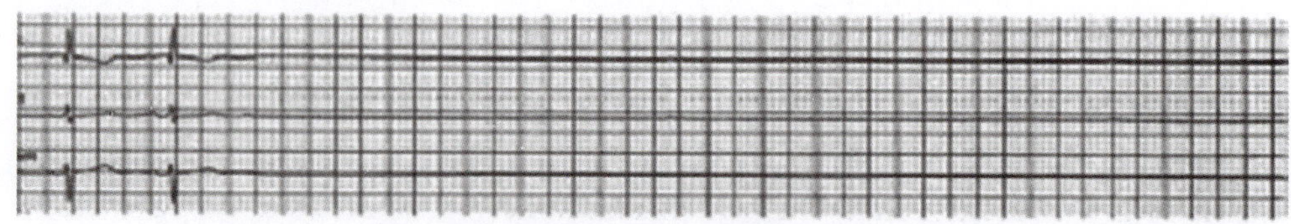

图 24-8　心脏停搏

§24.3　基础生命支持（BLS）

基础生命支持（basic life support，BLS）的基本措施是徒手心肺复苏，无论在院内或在院外发生的心搏骤停都应尽快开始实施 BLS。现场心肺复苏包括快速识别心搏骤停、启动急救系统、早期心肺复苏等环节。如果条件许可，应尽早给予心脏电除颤、呼吸机、药物等支持治疗措施，以期最终实现心肺脑复苏的目的。

BLS 的适应证

1. 病人突然倒地，意识丧失。
2. 呼吸停止或呈濒死喘息样呼吸。
3. 10 秒内未能扪及脉搏跳动。非专业人员不需要检查脉搏，如果发现病人突然倒下没有意识，且有上述呼吸变化，即可判定为心搏骤停，立即开始心脏按压。

BLS 的禁忌证

1. 胸壁开放性损伤。
2. 肋骨骨折。
3. 胸廓畸形或心脏压塞。
4. 凡已确诊心、肺、脑等重要器官功能衰竭无法逆转的病人，或晚期癌症心搏骤停病人。

BLS 的并发症

BLS 的并发症多数是可以避免的，施救者应尽量避免其发生。常见并发症如下。

1. 肋骨骨折：常发生于胸壁弹性差，骨质脆性大的老年人。主要原因是加压时着力点选择不当或骤用暴力所致。

2. 气胸或血气胸：主要是由于肋骨骨折或心脏及肺脏穿刺伤，可合并血胸，亦可发展为张力性气胸。

3. 腹腔脏器损伤出血：可由肋骨骨折端刺伤或按压着力点施于剑突上，致肝脏损伤出血，亦可损伤胃、脾、横结肠、主动脉等。

4. 肺脂肪、骨髓栓塞：胸壁受压后肋弓变形弯曲，造成肋骨和胸骨髓腔细小骨折和髓内压力过高，使脂肪和骨髓进入静脉，形成不同程度的肺脂肪或骨髓栓塞，造成通气血流比例失调，常使心肺复苏失败。

实施 BLS 时机

BLS 应于判定心搏骤停后尽早开始施行，因为 BLS 抢救的成功率与其开始时间密切相关，如果在心搏骤停 4 分钟内开始实施 BLS，抢救成功率可达 60% 左右（表 24-1）。

表 24-1　CPR 成功率与 CPR 开始时间的关系

CPR 开始的时间	CPR 成功率
1 分钟	＞90%
4 分钟内	60%
6 分钟内	40%
8 分钟内	20%
10 分钟内	0%

心搏骤停生存链概念

心搏骤停可以发生在医院内，也可发生在医院外，因此现场心肺复苏存在院内抢救和院外抢救两种情况。由于抢救条件的不同，具体操作步骤也必然存在一定差异，其实施流程称为心搏骤停生存链，简要分述如下。

（一）院外心搏骤停生存链

不同于院内抢救的是，院外心搏骤停生存链抢救存在启动医疗急救服务系统、

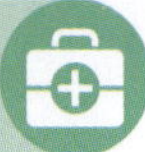

尽早启用心脏电除颤及病人转运等程序。

在一些发达国家，自动体外心脏除颤器（AED）已广泛应用于现场心肺复苏并取得良好效果，不过我国尚未广泛使用。因此，在我国现场心肺复苏实施中仍难以获得心脏电除颤及其他支持治疗，其主要抢救手段就是进行徒手心肺复苏，本节主要介绍的也是院外徒手心肺复苏。（图 24-9）

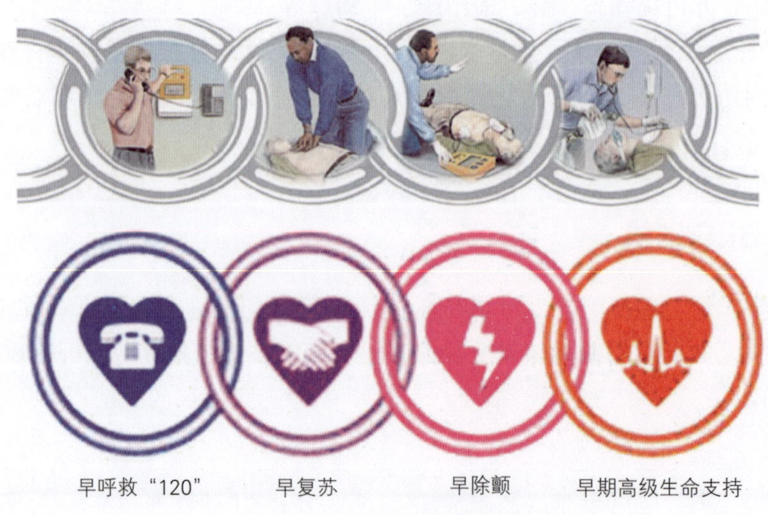

图 24-9　院外心搏骤停生存链

（二）院内心搏骤停生存链

不同于院外抢救的是，院内心搏骤停生存链的实施应充分利用院内的有利条件，迅速启动早期预警系统、启动快速反应小组和紧急医疗团队系统，进行高效率、高质量的院内现场心肺复苏（图 24-10）。

监测和预防
识别和启动
应急反应系统
及时高质量
心肺复苏
快速除颤
高级生命支持
和骤停后护理

图 24-10　院内心搏骤停生存链

BLS 的基本内容

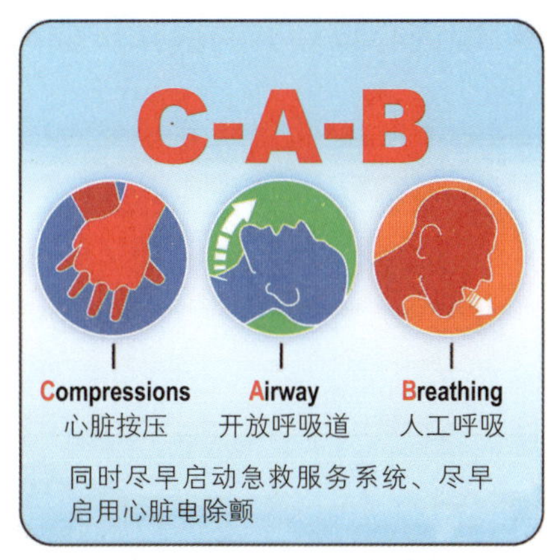

图 24–11　BLS 基本内容

根据 2015 年修订的《心肺复苏和心血管急救国际指南》，BLS 的基本内容是 CAB，即按顺序实施心脏按压（C）→开放呼吸道（A）→人工呼吸（B），同时还增加了尽快启动医疗急救服务系统和尽早实施心脏电复律的概念。（图 24–11）

BLS 的实施流程

BLS 实施流程如下图所示（图 24–12）。

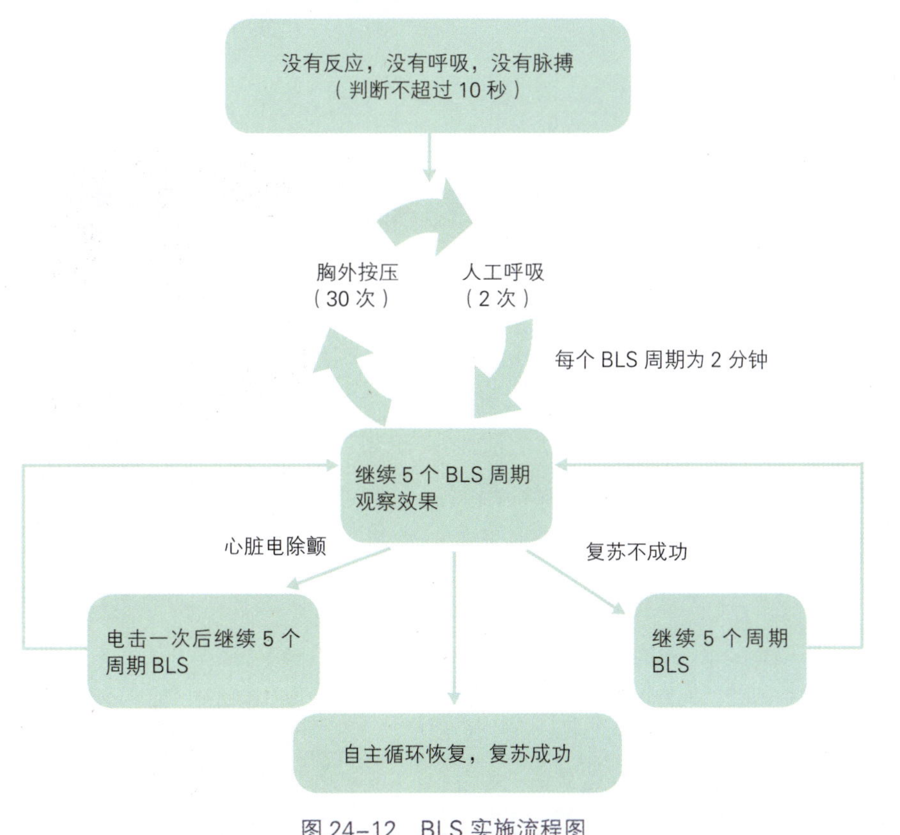

图 24–12　BLS 实施流程图

现场心肺复苏的操作步骤

以下内容介绍的是院外现场心肺复苏的操作步骤（图 24–13）。

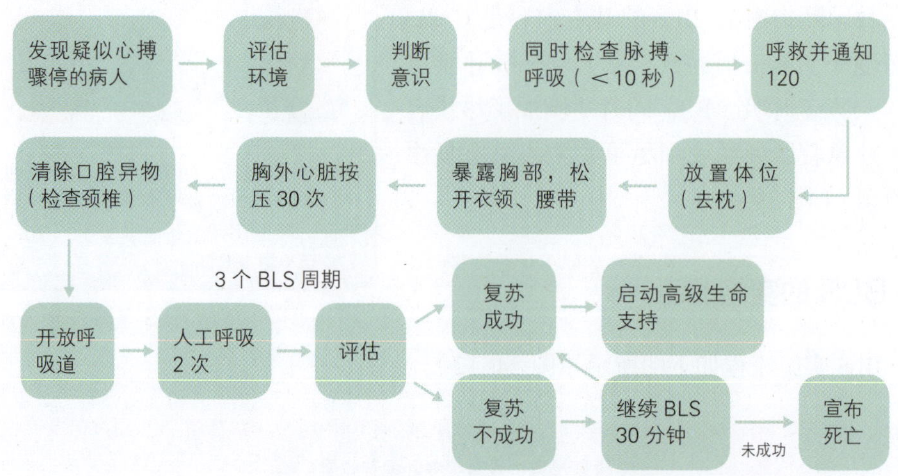

图 24–13　现场心肺复苏的操作步骤

（一）快速判断心搏骤停

符合下列条件即可判断为心搏骤停，判断时间为 10 秒。

1. 意识：轻拍、呼唤病人没有反应（图 24–14）。

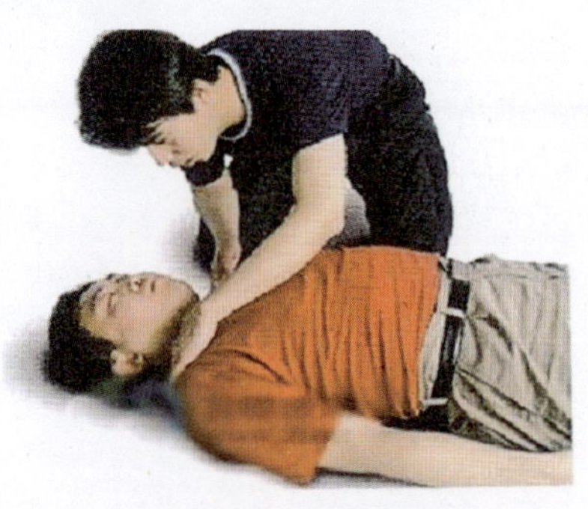

图 24–14　意识判断

2. 同时检查脉搏与呼吸：

（1）检查动脉搏动：触摸颈、股动脉有没有脉搏跳动，首推触摸颈动脉进行判断；如施救人员为非专业医务人员，本项内容不属必备条件（图 24–15）。

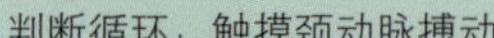

判断循环：触摸颈动脉搏动
1．颈动脉位置：气管与颈部胸锁乳突肌之间的沟内
2．方法：一手示指和中指并拢，置于病人气管正中部位，男性可先触及喉结然后向一旁滑移 2～3 cm，至胸锁乳突肌内侧缘凹陷处

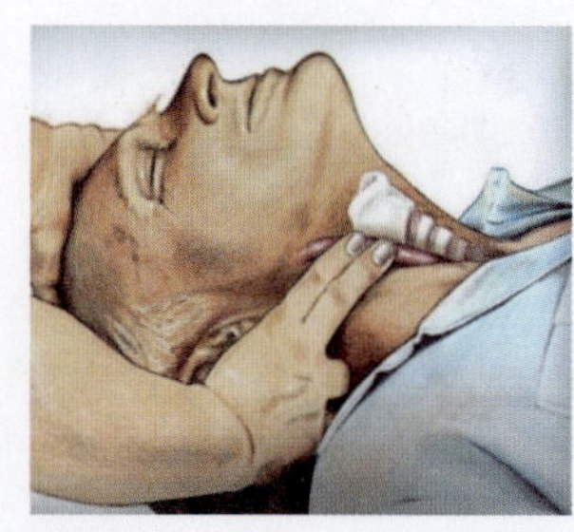

图 24–15　触摸颈动脉搏动

（2）判断呼吸：观察胸廓有没有起伏运动，探测口、鼻有没有气流，是否呈濒死样喘息式呼吸（图 24–16）。

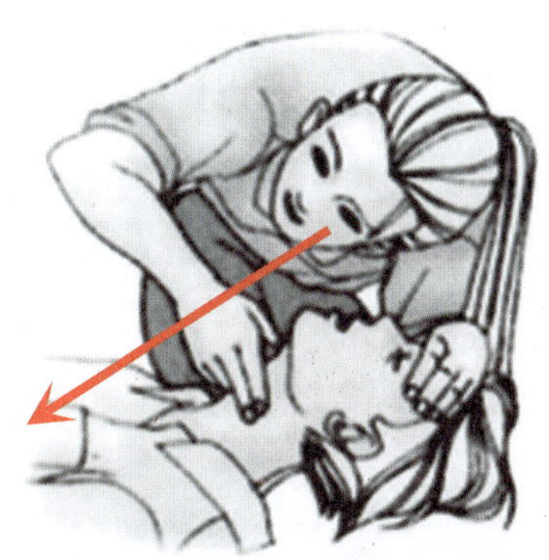

图 24–16　判断呼吸（同时检查颈动脉）

（二）排除环境危险因素

判定事发地点环境中有无危险因素，如可能导致触电的电源、可能垮塌的建筑物及环境中是否存在有毒气体等，如有危险因素应予及时排除。

（三）启动医疗急救系统

1．大声呼叫周围人群前来协助（图 24–17）。如系在院内抢救，应迅速通知相关部门前来协助抢救。

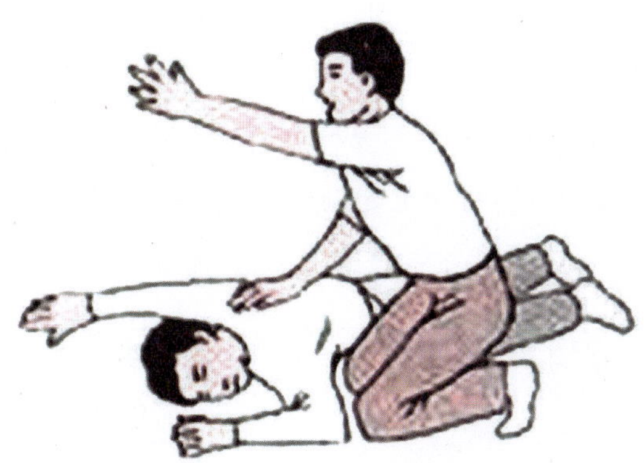

图 24–17　大声呼叫周围人群

2．启动急救医疗服务系统：在不影响抢救时间的前提下，设法尽早拨打急救电话（120），启动急救医疗服务系统，并告知病人的具体人数、具体方位和已提供的急救措施等。

（四）取用自动体外除颤器（AED）

我国一、二线城市现已逐步推广使用AED设备，设备放置点可手机上迅速查找。如抢救现场附近有放置点，应尽快找人前往取用。具体使用方法详见本章“自动体外除颤器（AED）及其应用”相关内容。

（五）安放病人体位

将病人摆放于坚实的平面处，平卧、摆正（图24-18）。

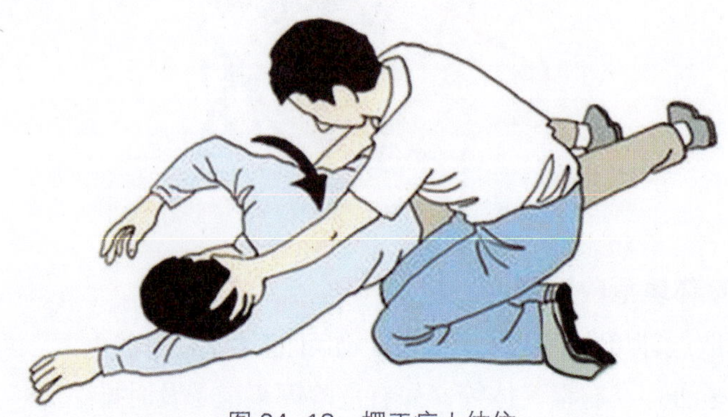

图24-18　摆正病人体位

（六）早期开始徒手心肺复苏（CAB）

徒手心肺复苏应按心脏按压（C）、开放呼吸道（A）、人工呼吸（B）的顺序进行，并应尽早开始。

1. 心脏按压（compressions，C）：确定心脏停搏后，立即开始以100～120次/min的频率连续心脏按压30次。

（1）按压部位：胸骨中下1/3交界处。男性或小儿按压部位为双侧乳头连线中心点，女性按压部位为双肋弓交汇处以上2横指。（图24-19）

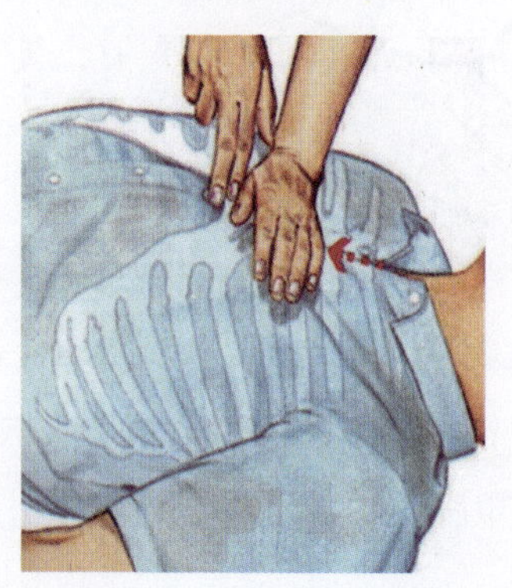

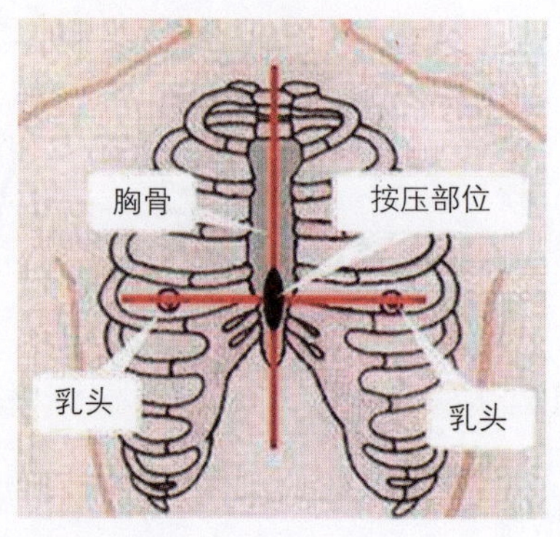

图24-19　心脏按压部位

（2）按压方法：定位后，抢救者两手掌根重叠，双手叠扣，以掌根部压在按压区上；按压时，抢救者双臂应伸直，肘部不可弯曲，利用上半身体重垂直向下用力按压，按压要快而有力（图 24–20）。

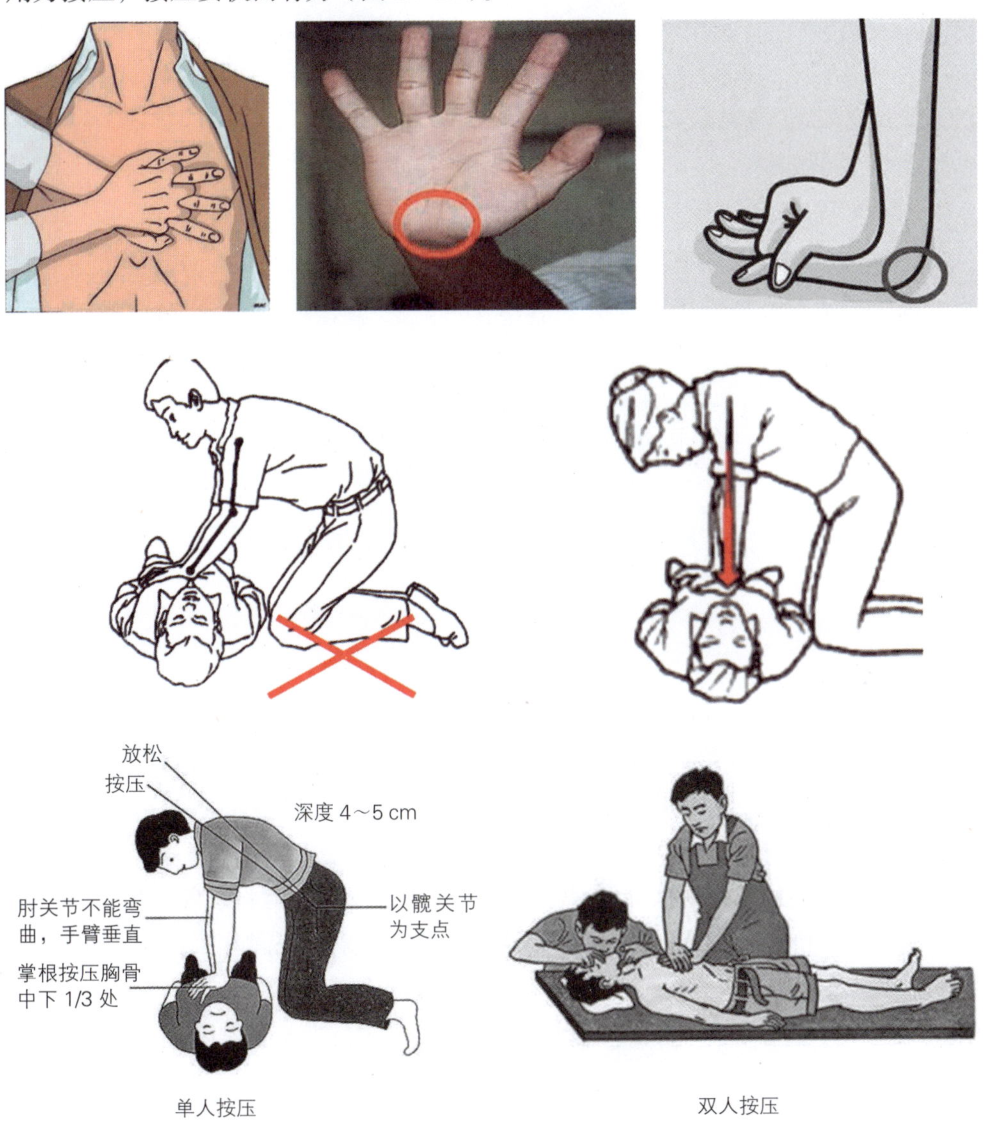

图 24–20 体外心脏按压方法

需注意的是每次按压后应让胸廓充分抬起，避免按压滞留，同时还要避免施救者倚靠在病人身上（图 24–21）。

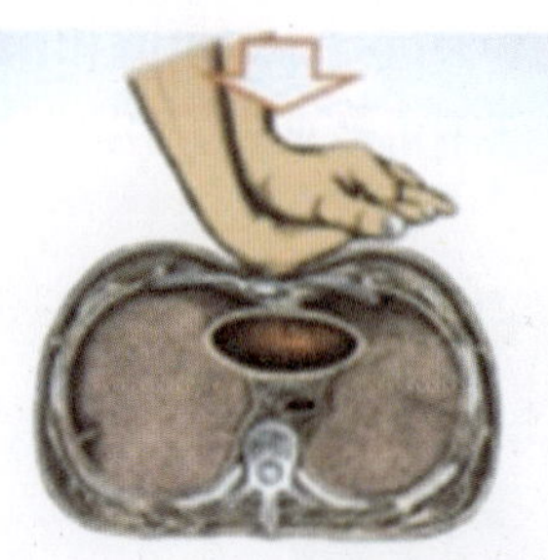

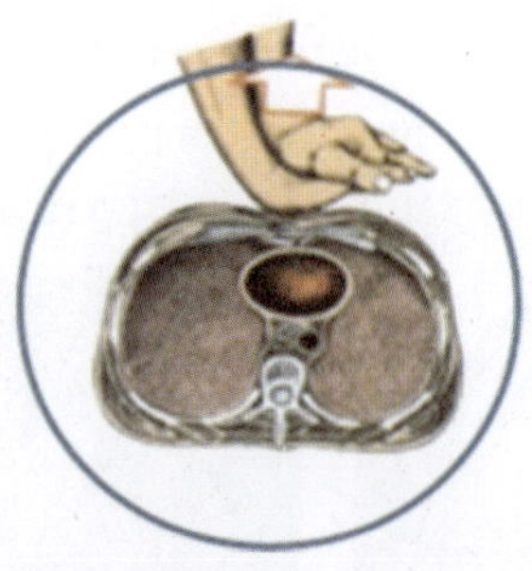

图 24–21　避免按压滞留

（3）按压频率与深度：按压频率为 100～120 次 /min，每 2 分钟换人进行按压；按压深度成人为 5～6 cm，儿童大约 5 cm，婴儿大约 4 cm（图 24–22）。

- ◆ 按压频率 100～120 次 / min
- ◆ 保证每次按压后胸部回弹
- ◆ 尽可能减少按压的中断
- ◆ 双人按压时，每 2 分钟换人
- ◆ 成人胸骨按下 5～6 cm
- ◆ 儿童和婴儿的按压幅度至少为胸部前后径的 1/3
- ◆儿童大约为 5 cm，婴儿大约为 4 cm

图 24–22　心脏按压频率与深度

2．开放呼吸道（airway，A）：畅通呼吸道是进行人工呼吸之前的重要步骤，在连续进行 30 次按压后应迅速进行开放呼吸道的操作。先松解衣领及裤带，清除口中污物及呕吐物，并取出活动性义齿，然后取下列 3 种方法之一开通呼吸道。（图 24–23）

（1）仰头抬颏法：病人仰卧，抢救者一手放在病人颈后将颈部上抬，另一手以小鱼际侧下按前额，使病人头后仰，颈部抬起。此种手法禁用于头颈部外伤者。（图 24–24）

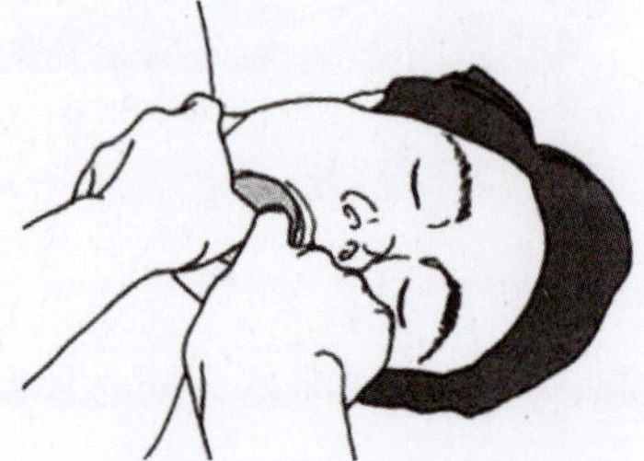

图 24–23　清理口腔

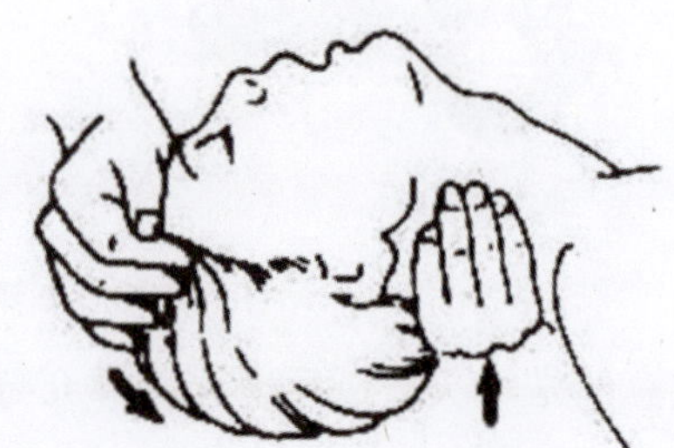

图 24–24　仰头抬颏法

（2）仰头举颏法：是徒手开放呼吸道最常用的手法。病人仰卧，抢救者一手置于其前额，以手掌小鱼际侧用力向后压以使其头后仰，另一手的示指和中指放在下颏骨的下方，将颏部同时向前抬起。（图 24–25）

（3）托下颌法：适用于头颈部外伤者。抢救者将双手放在病人头部两侧，紧握下颌角，用力向上托起下颌。此手法不伴头颈后仰，专业人员必须掌握。（图 24–26）

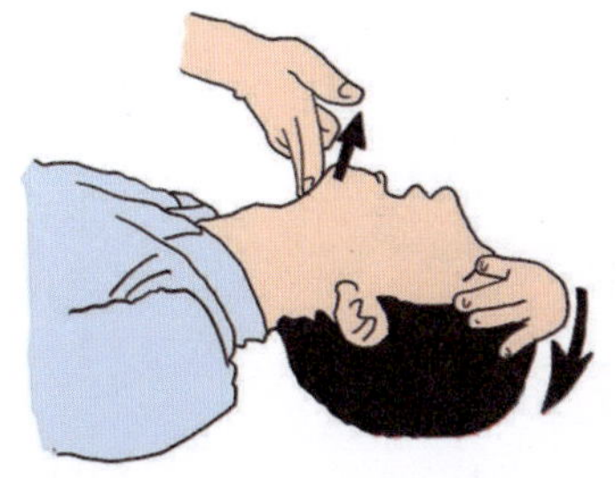

图 24–25　仰头举颏法

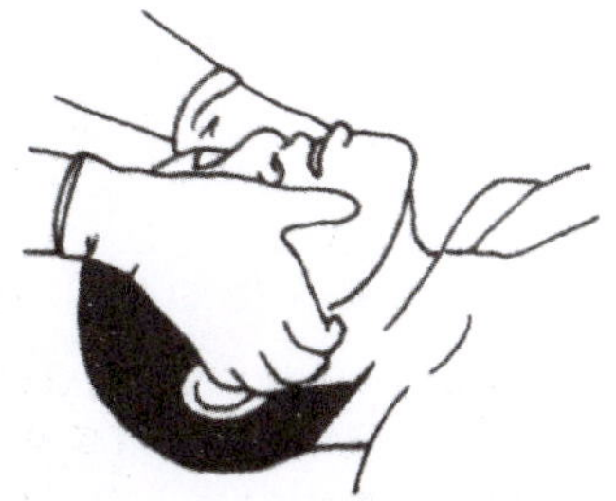

图 24–26　托下颌法

3. 人工呼吸（breathing，B）：呼吸道开通后，立即进行两次人工呼吸，以后每 30 次心脏按压接两次人工呼吸，循环进行，每 BLS 周期时间为 2 分钟。人工呼吸具体可选用以下两种方法之一。

（1）口对口人工呼吸：是一种最常用的、能快速有效地向肺部供氧的急救措施。开放呼吸道后，抢救者用放在病人额部手的拇指和示指将鼻孔捏紧，防止吹入的气体从鼻孔漏出；吸气后用嘴包住病人口部，口对口将气吹入（1 秒以上），此时应见胸廓抬起；然后松开病人鼻孔，让病人被动地呼出气体，此时应见胸廓回落。间隔 4 秒后，再进行第二次人工呼吸。（图 24–27）

（2）口对鼻或口对口鼻人工呼吸：当病人牙关紧闭不能张口或口腔有严重损伤时，可改用口对鼻人工呼吸。抢救婴幼儿时，因婴幼儿口鼻开口较小，位置又很靠近，可行口对口鼻人工呼吸。（图 24–28）

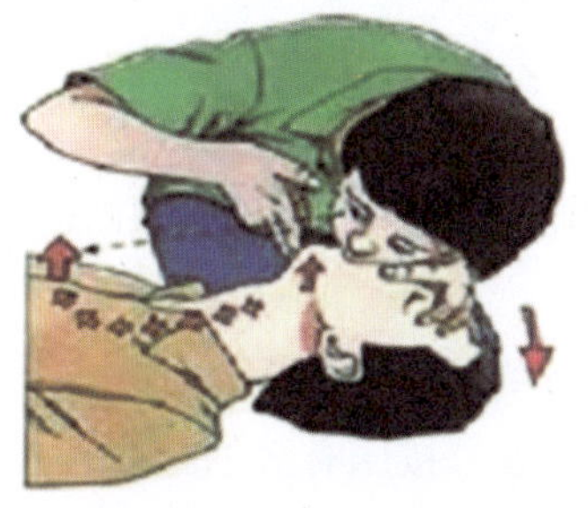

图 24–27　口对口人工呼吸

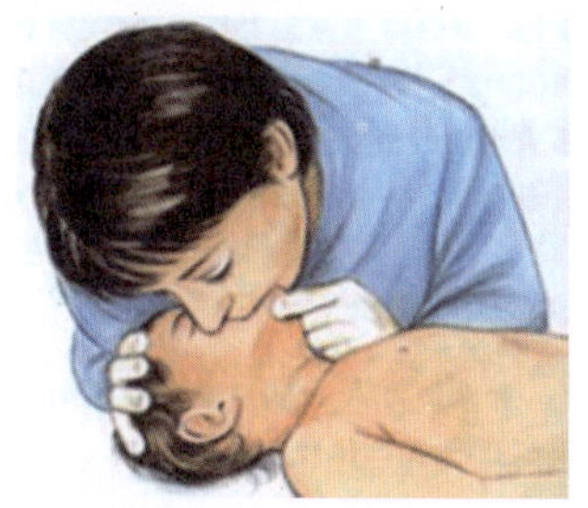

图 24–28　口对口鼻人工呼吸

（七）早期电除颤（defidrillation，D）

心室颤动约占全部心搏骤停的 2/3，终止心室颤动最有效的方法是电除颤，2015 年版《心肺复苏和心血管急救国际指南》强调除颤越早越好，要求力争在病人倒下后 3 分钟内进行电击除颤，一般使用的是自动体外除颤器（AED）。（图 24–29）

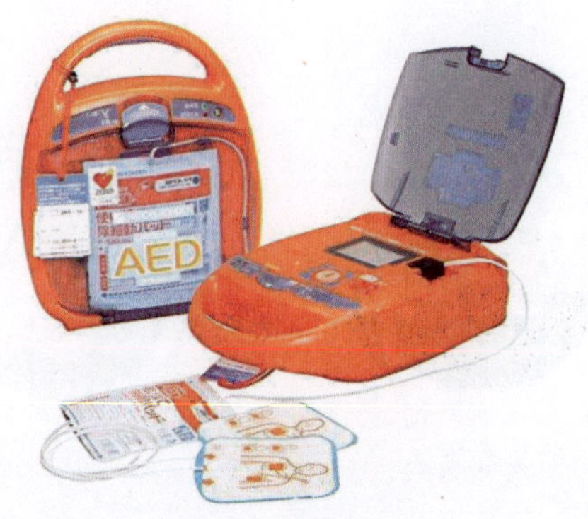

图 24–29　自动体外除颤器（AED）

BLS 的注意事项

BLS 的注意事项主要包括胸外心脏按压、人工呼吸和体外心脏电除颤 3 个方面，分述于下。

（一）胸外心脏按压的注意事项

1. 按压部位要准确，按压力量应平稳，避免冲击式按压或猛压，避免出现胃内容物反流、肋骨骨折等并发症。

2. 病人头部应适当放低以避免按压时呕吐物反流入气管，也可防止因头部高于心脏水平而影响脑血流灌注。

3. 下压和放松的时间应大致相等，放松压力时应注意定位的手掌根部不得离开胸骨，以免按压位置移动。

4. 尽可能避免因分析心律、检查脉搏和其他治疗而中断胸外心脏按压，每次中断按压时间要＜10 秒。

5. 按压与通气比例是 30∶2，每个周期为 5 组 CPR，时间为 2 分钟。

6. 按压期间要密切观察病情，判断复苏效果。按压有效的指标是按压时可触

及颈动脉搏动、肱动脉收缩压≥ 60 mmHg、有知觉反射、散大的瞳孔开始缩小、呻吟或出现自主呼吸。（表 24–2）

表 24–2 胸外心脏按压注意事项

施救者应该	施救者不应该
以 100～120 次 / min 的速率实施胸外按压	以＜100 次 / min 或＞120 次 / min 的速率按压
按压深度至少达到 5 cm	按压深度小于 5 cm 或大于 6 cm
每次按压后让胸部完全回弹	在按压间隙倚靠在病人胸部
尽可能减少按压中的停顿	按压中断时间＞10 s
给予病人足够的通气（30 次按压后 2 次人工呼吸，每次呼吸超过 1 秒，每次须使胸部隆起）	给予过量通气（即呼吸次数太多，或呼吸用力过度）

（二）人工呼吸的注意事项

1．成人每次吹气量以病人胸廓有明显隆起为准，每次吹气时间约 1 秒，吹气频率为 8～10 次 / min。

2．成人进行现场心肺复苏时，无论单人或双人实施抢救操作，心脏按压与呼吸比例均是 30∶2，即按压胸部 30 次，吹气 2 次；儿童进行现场心肺复苏时，如为单人进行抢救操作，心脏按压与呼吸比例是 30∶2；如为双人进行抢救操作，心脏按压与呼吸比例是 15∶2。

3．吹气速度和压力均不宜过大，以防咽部气体压力超过食管内压而造成胃扩张。使用呼吸气囊进行人工呼吸时，一定要保证压力阀正常工作，按压气囊适度，防止给气过多。

4．通气良好的标志是有胸部的扩张和听到呼气的声音。

（三）体外心脏电除颤的注意事项

1．发生心搏骤停后，应尽早进行除颤器除颤。

2．电击除颤时为避免触电，操作人员需脱离与病人的接触。

3．除颤若未成功，应继续进行心脏按压和人工呼吸。

BLS 的效果判断

每个心肺复苏循环为 23～24 秒，连续完成 5 个 BLS 周期操作后，观察病人，判断复苏结果。心肺复苏成功的标志如下。

1. 恢复出现可触及的大动脉搏动（颈动脉）。
2. 恢复自主呼吸运动，出现吞咽、咳嗽等反射动作。
3. 瞳孔缩小，对光反射恢复。
4. 心电图出现窦性或房性心律。

BLS 的终止指征

1. 正确进行心肺复苏 30 分钟以上，仍无脉搏和自主呼吸。
2. 出现脑死亡表现，脑干反射消失。
3. 心电图和脑电图检查均无电活动。

特殊情况处理

特殊情况包括婴幼儿复苏、溺水复苏、电击伤复苏和外伤病人复苏等。

（一）婴幼儿复苏

1 岁以内为婴儿，1～3 岁为幼儿，婴儿、儿童与成人现场心肺复苏的内容虽然相同，但方法、位置、频率等有所不同（表 24–3）。

表 24–3 婴儿、儿童与成人现场心肺复苏比较

比　较	婴儿（1 岁以内）	儿童（1～8 岁）	成　人
判断意识	拍击足跟或捏掐合谷穴看是否哭泣	轻拍是否哭泣	轻拍并呼喊看有无反应
开放呼吸道	头轻度后仰，不可过度后仰	仰头举颏法	仰头举颏法
吹气方法	口对口、鼻	口对口或口对鼻	口对口或口对鼻
吹气量	使胸廓起伏	使胸廓隆起	1000 mL 左右
吹气频率	20 次 / min	16 次 / min	12 次 / min
检查脉搏	肱动脉或股动脉	颈动脉	颈动脉

续表

比　较	婴儿（1岁以内）	儿童（1～8岁）	成　人
胸外心脏按压部位	两乳头连线中点与胸骨中线交叉点下方一横指	胸骨中下 1/3	胸骨中下 1/3
按压方式	指压法	一只手掌根	双手掌根重叠
按压深度	2 cm 左右	3 cm 左右	4～5 cm
按压频率	＞100 次 / min	80～100 次 / min	100～120 次 / min
按压与吹气比例	5：1	5：1	单人 5：1，双人 15：2

1．意识判断：婴幼儿对语言无法正确反应，术者可用手拍击其足跟部或压眼眶，如有哭泣，则为有意识。

2．人工呼吸：以仰头举颏法畅通呼吸道。口对口鼻呼吸为主。可一手托颏，以保持呼吸道平直。（图 24–30）

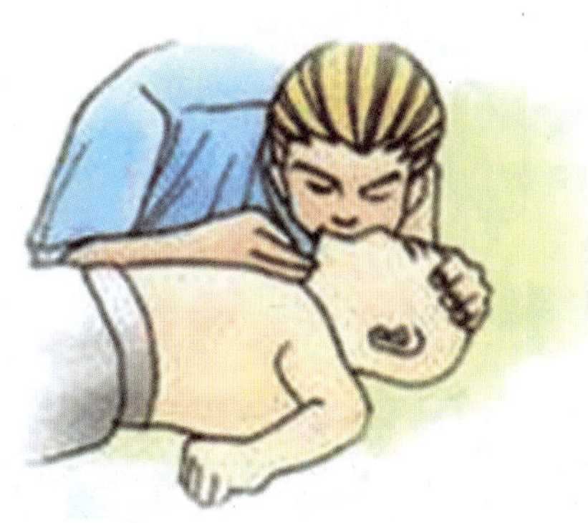

图 24–30　口对口鼻人工呼吸

3．检查脉搏：婴幼儿颈部脂肪肥厚，颈动脉不易触及，可检查肱动脉。施救者大拇指放在上臂外侧，示指和中指轻轻压在内侧即可感觉搏动与否。（图 24–31）

4．胸外按压部位及方法：婴幼儿按压部位应为两乳连续与胸骨正中线交界点下一横指处，多采用环抱法（又称后托法），即双拇指重叠下压。下压深度至少为胸部前后径的 1/3。（图 24–32）

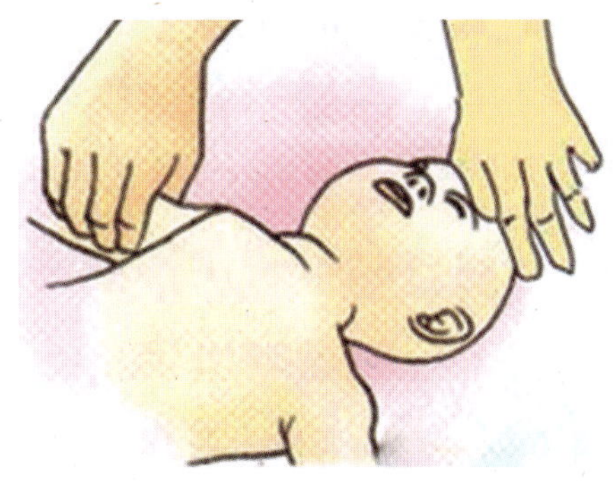

图 24–31　婴幼儿检查上臂的肱动脉

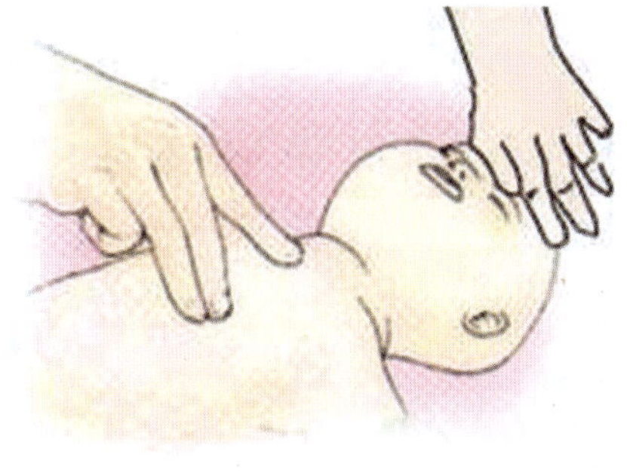

图 24–32　婴幼儿胸外按压部位与方法

5. 胸外按压频率与人工呼吸比例：婴儿胸外按压频率应 > 100 次 /min，其比例为 15∶2（双人）或 30∶2（单人）。

（二）溺水复苏

由于心搏骤停不是即刻发生，自然界的水温降低了组织氧耗量，BLS 开始时间要延长至 40 分钟，这类病人有假死状态。

（三）电击伤复苏

电击伤有假死存在，于复苏同时加用降温措施，BLS 开始时间也应适当延长，国内外均有超过 40 分钟复苏成功的报道。

（四）外伤病人复苏

创伤所致心脏停搏的存活率一般很差，有大量失血者应同时积极补充血容量，有开放伤口应局部止血。疑有颈椎骨折，应防止任何向前、向后、向一侧或转头活动。如必须转动，头、颈、胸和躯体应予以支持并作为一个整体翻动。对胸部贯穿性伤病人，应立即做开胸术并进行开胸心脏按压，同时必须进行人工呼吸。

§24.4 高级生命支持（ACLS）

高级生命支持（advanced cardiac life support，ACLS）是基础生命支持 BLS 的延伸，称为心肺复苏的第二阶段。ACLS 通常是在医院内进行，理想的是在医院的 ICU 病房进行，并应由具有较高能力的专业医护人员协作实施，争取使病人最终存活并保持正常或较好的生理功能。

ACLS 的主要工作内容

ACLS 的主要工作内容包括组建复苏团队、对病人进行再评估、继续给予高质量的循环支持、建立高级人工气道并给予有效的呼吸支持，促进脑复苏和防治心肺复苏后的多器官再灌注损伤（心肺复苏后综合征）等。

（一）组建复苏团队

无论是在医院内进行心肺复苏，或是院外心肺复苏病人送抵医院后，均应迅速组建复苏团队，并分工负责以下各项工作。

1. 负责呼吸道管理。
2. 负责循环管理。
3. 负责建立静脉通道及用药管理。
4. 负责除颤管理。
5. 负责记录管理。

（二）重新评估病人

基础生命支持（BLS）成功后，应对病人进行再次评估，其内容如下。

1. 评估呼吸道：呼吸道是否开放，是否需要建立高级呼吸道。
2. 评估呼吸：氧合通气是否足够，是否需要机械正压呼吸。
3. 评估循环：尽快进行心电图评估，明确心脏功能。
4. 查找引起心搏骤停的原因。

（三）实施 ACLS

高级生命支持应在心肺复苏成功后迅速进行。ACLS 的主要内容可以概括为“ABCD”，即建立高级人工气道（A）、人工正压通气或呼吸机通气（B）、维持人工循环（C）、鉴别诊断及药物治疗（D）。（图 24-33）

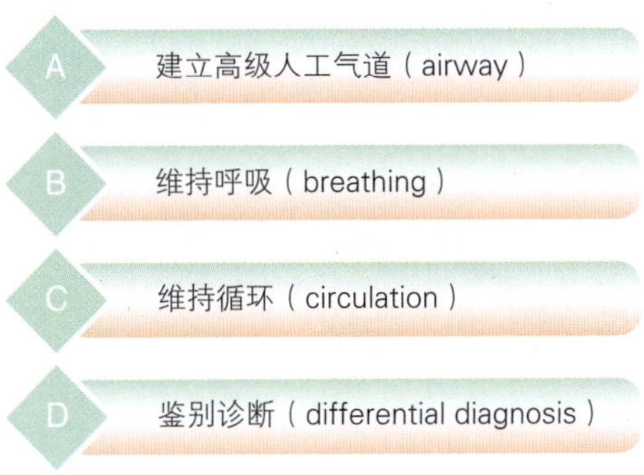

图 24-33　ACLS 的主要内容（ABCD）

ACLS 的实施流程

ACLS 实施的具体流程如下图所示（图 24-34）。

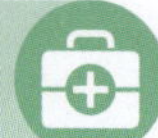

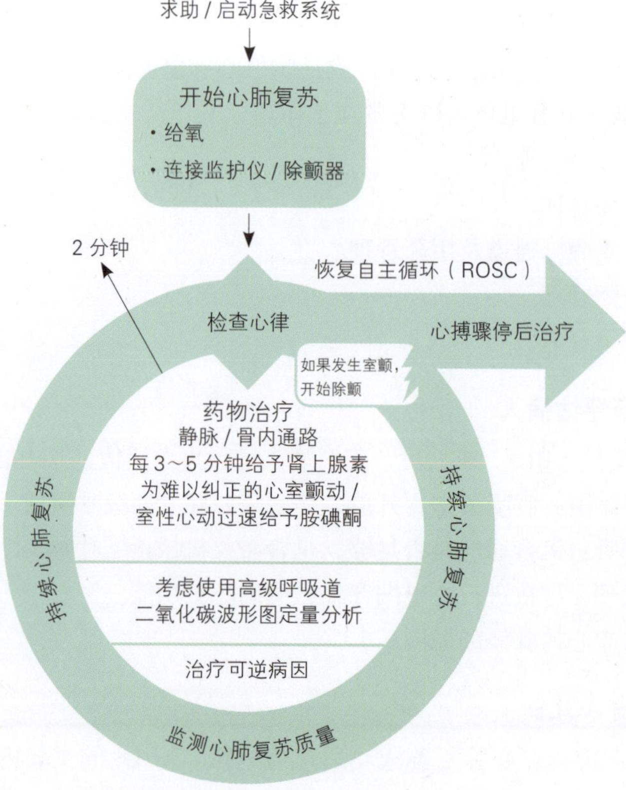

图 24-34　ACLS 流程示意图

（一）建立人工气道（A）

根据病人不同情况，选择不同措施。

1. 氧气面罩给氧：在呼吸道通畅的前提下，可暂时使用氧气面罩供氧，亦可使用球囊面罩手控正压通气（图 24-35）。

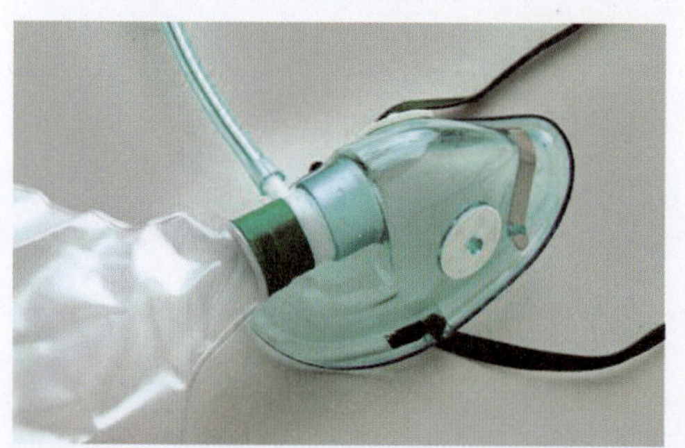

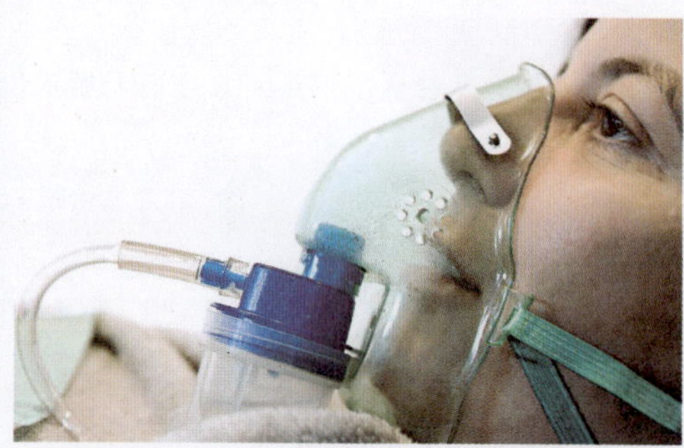

图 24-35　氧气面罩通气

2. 用口咽管或鼻咽管保持呼吸道通畅：此法只能作为建立高级人工气道前的过渡性措施（图 24–36）。

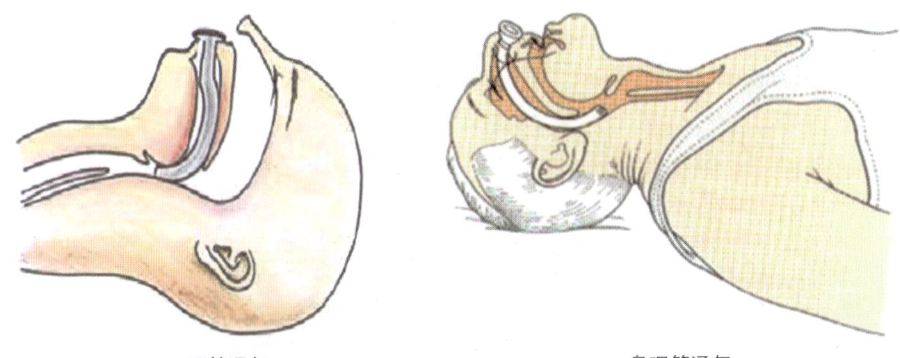

图 24–36　鼻咽与口咽通气管通气

3. 环甲膜穿刺或切开：只能作为建立人工气道的临时应急措施（图 24–37）。

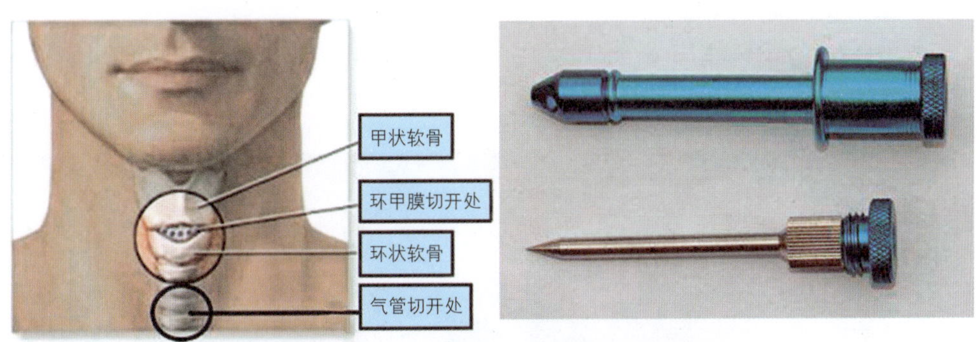

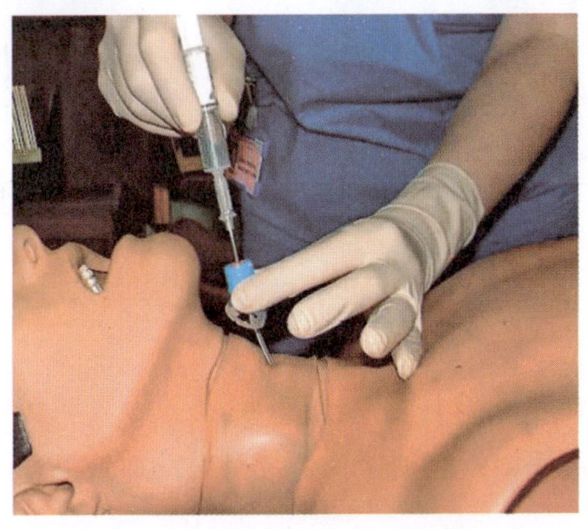

图 24–37　环甲膜穿刺示意图

4. 气管内插管：是最可靠的高级人工气道，也是高级生命支持开始的标志和象征（图 24–38）。

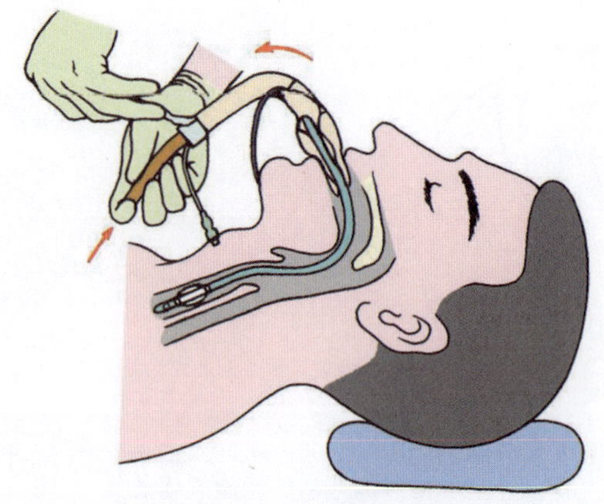

图 24–38　气管内插管示意图

（二）正压通气（B）

通过口咽管、气管内插管或气管切开，利用挤压气囊或呼吸机进行正压通气（图 24–39）。

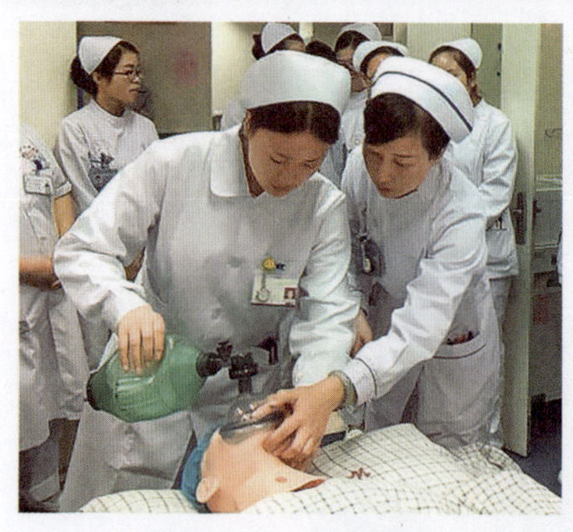

球囊面罩手控正压通气

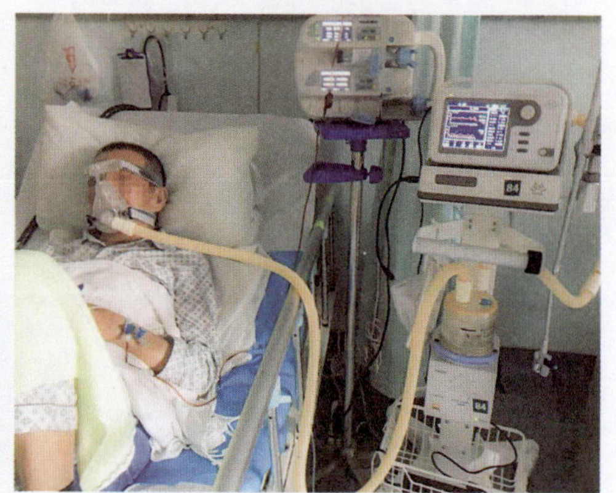

呼吸机正压通气

图 24–39　正压通气

（三）持续人工循环（C）

在实施 ACLS 的过程中，必须保持持续有效的血液循环。

1. 心脏已经复苏：此时应持续严密监测心律、心率和血压，必要时可继续进行心脏按压或电除颤。

2．心脏未复苏：继续按基础生命支持进行心肺复苏，并尽快使用电除颤，必要时可实施开胸心脏按压或使用人工心肺机建立紧急体外循环。

（四）鉴别诊断与药物治疗（D）

复苏后的药物治疗主要包括复苏药物（肾上腺素等）、病因治疗药物、器官功能保护性药物和支持性药物（如葡萄糖等）的应用。

1．迅速建立静脉给药途径：最好施行经皮中心静脉置管，必要时也可施行骨髓内给药或气管内给药（图 24-40）。

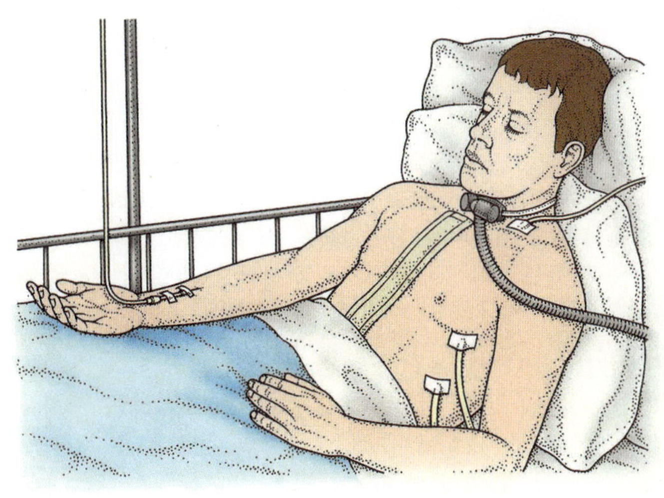

图 24-40　建立静脉给药途径

2．复苏药物应用：一般不主张一次大剂量给药，不主张联合用药，不主张心内注射给药。

（1）肾上腺素：为首选复苏药物，每 3～5 分钟使用 1 mg 肾上腺素静脉给药，必要时可用肾上腺素 2～2.5 mg 气管内给药（图 24-41）。

经典用法：肾上腺素 1 mg，iv，每 3～5 分钟 1 次
中剂量：肾上腺素 2～5 mg，iv，每 3～5 分钟 1 次
递增量：肾上腺素 1 mg—3 mg—5 mg，iv，每 3～5 分钟 1 次
高剂量：肾上腺素 0.1 mg/kg，iv，每 3～5 分钟 1 次
注意：避免与碳酸氢钠同时同一静脉通道应用！
（碳酸氢钠最好不与肾上腺素类药物混合，以免后者失活）

图 24-41　心肺复苏肾上腺素用法

（2）加压素：2015 年版

《心肺复苏和心血管急救国际指南》已将使用加压素的内容删除。

3. 除颤药物应用：可选用胺碘酮、利多卡因、普鲁卡因酰胺、硫酸镁等药物（表 24–4）。

表 24–4 高级生命支持的除颤药物

药 物	剂 量	适应证
胺碘酮	最大剂量：24 小时内 2.2 g 10 分钟内静脉注射，150 mg 开始 随后 6 小时内静脉滴注 360 mg（1 mg/min） 随后 18 小时内静脉滴注 540 mg（0.5 mg/min）	CPR、电击无效的心室颤动 / 室性心动过速
利多卡因	从 1～1.5 mg/kg 的剂量开始，每 5～10 分钟给予 0.5～0.75 mg/kg，共用 3 mg/kg，然后以 1～4 mg/min 输注	心室颤动、室性心动过速造成的心搏骤停，可替代胺碘酮 心室功能稳定单形性室性心动过速 疑似扭转型室性心动过速
肾上腺素	静脉注射 3～5 分钟 1 mg	心搏骤停 有症状心动过速 严重低血压 过敏反应
碳酸氢钠	1 mmol/kg 静脉注射 / 静脉滴注	高钾血症 酸中毒
腺苷	1～3 秒初始剂量 6 mg 静脉注射，可在 1～2 分钟后给予第 2 剂 12 mg，可在 1～2 分钟后给予第 3 剂 12 mg	稳定窄 QRS 室上性心动过速的一线药物，当做好电复律准备时可用于不稳定窄 QRS 折返性心动过速
多巴胺	每分钟 2～20 μg/kg，调整剂量至病人有反应，然后逐渐减慢速度	有症状心动过缓二线药物 出现休克症状和有体征的低血压 开始用药时应当补充液体纠正低血容量，勿与碳酸氢钠混合

（五）输液治疗

血容量正常的病人补液过多会导致肺水肿，因此不推荐高级生命支持过程中常规补液；除非存在低血糖，否则不用葡萄糖溶液；复苏时如需补液应选用林格液或生理盐水。

（六）病因治疗

心搏骤停的病因复杂而多样，治疗方法也随之而异，应根据病人的实际情况（如中毒、创伤、心肌梗死等）采取相应的治疗措施。

（七）亚低温治疗

亚低温治疗是指利用亚低温治疗仪将病人体温降至 30 ℃ ～35 ℃，用以治疗脑缺血、脑缺氧等疾病，取得良好疗效。该疗法也是促进脑复苏的治疗手段之一。（图 24–42）

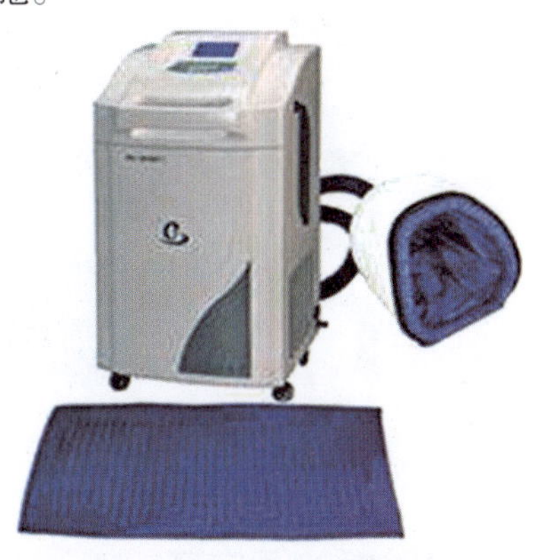

图 24–42　亚低温治疗仪

（八）预防和治疗心肺复苏后再灌注损伤

重点是保护脑组织、肝脏、肾脏和心脏药物的应用。

§24.5　心脏电除颤器及其应用

心脏电除颤器又称电复律机，通常是在医院内使用，现在有些 120 急救车上也配置了便携式简易心脏电除颤器。

除颤器设备与工作原理

心脏电除颤器主要由除颤电路、充电电路、放电电路、心电信号放大电路、心电信号显示电路、控制电路、心电图记录器、电源以及除颤电极板等组成，是目前临床上广泛使用的抢救设备之一。它用脉冲电流作用于心脏，实施电击治疗，消除心律失常，使心脏恢复窦性心律，具有疗效高、作用快、操作简便，与药物相比较更为安全等优点。

现代多功能除颤器具有除颤、连续心电图监护、打印、存储、报警等功能，而且还能提供语音指导操作程序（图 24-43）。

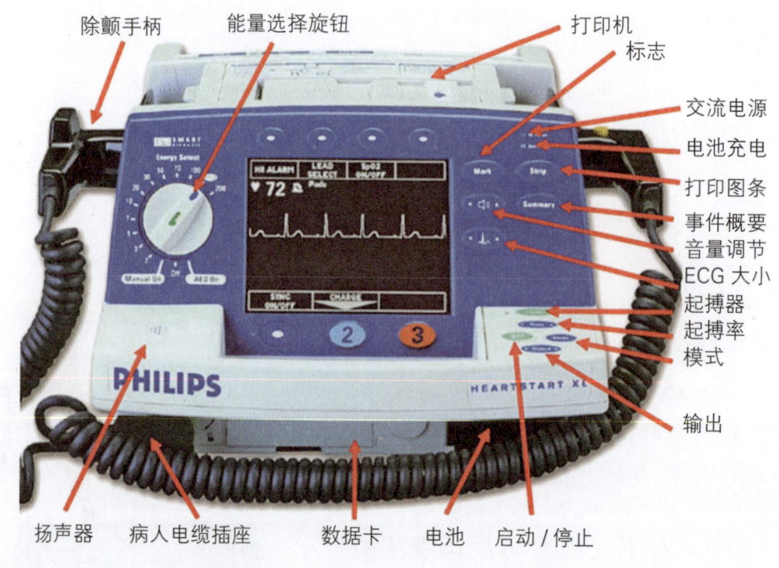

图 24-43　多功能体外心脏电除颤器

电除颤的适应证

1. 心室颤动是电除颤的绝对指征。
2. 慢性心房颤动（心房颤动史在 1～2 年内）和持续心房扑动。
3. 阵发性室上性心动过速，经常规治疗无效，且伴有明显血流动力学障碍者或预激综合征并发室上性心动过速而用药困难者。
4. 呈 1:1 传导的心房扑动。

电除颤的禁忌证

1. 缓慢心律失常，包括病态窦房结综合征。
2. 洋地黄过量引起的心律失常（除心室颤动外）。
3. 伴有高度或完全性传导阻滞的心房颤动、心房扑动、房性心动过速。
4. 严重的低血钾暂不宜作电复律。
5. 左心房巨大，心房颤动持续 1 年以上，长期心室率不快者。

除颤器的操作程序

1．迅速检查除颤器：确认各部位按键、旋钮、电极板完好，电源已连接。

2．病人体位：病人取平卧位，去除病人身上的金属物品；操作者位于病人右侧（图 24–44、图 24–45）。

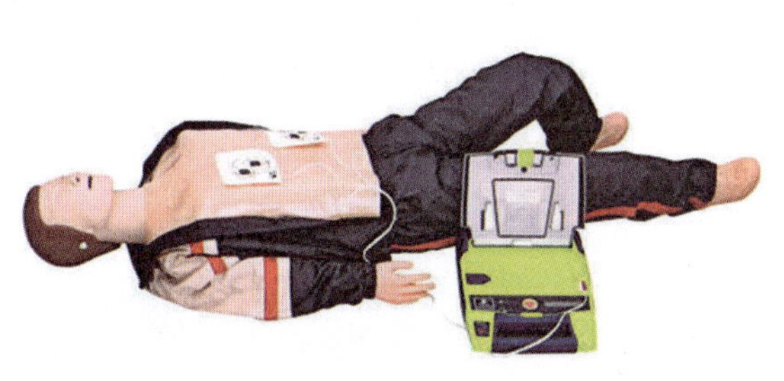

图 24–44　心脏除颤病人体位

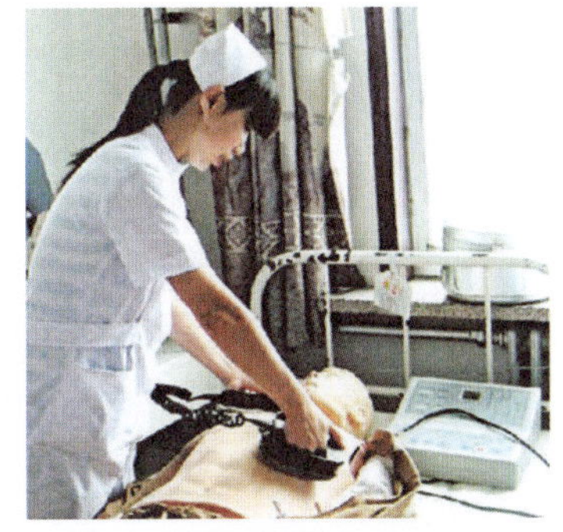

图 24–45　心脏除颤操作者位于病人右侧

3．开启除颤器：开启除颤器，设置除颤器功能至监护位置，显示病人心律，证实病人心律状况适合心脏电除颤（图 24–46）。

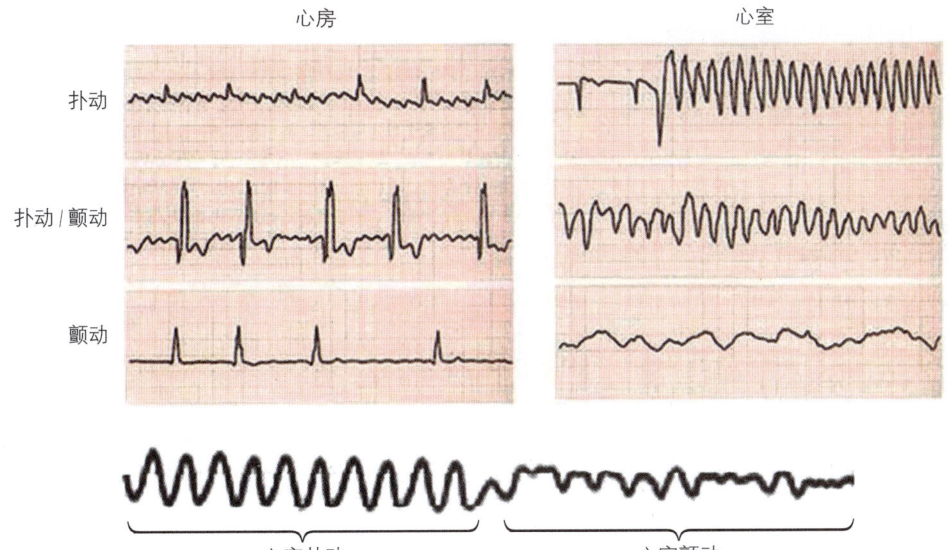

图 24–46　心房、心室扑动与颤动

4．用干布迅速擦干病人胸部皮肤，将手控除颤电极板涂以专用导电胶。

5．安放除颤器电极板：前电极板放在胸骨外缘上部右侧锁骨下方；外侧电极板放在左下胸乳头左侧，使电极板中心在腋前线上。观察心电波形，确定为心室颤动。（图 24–47）

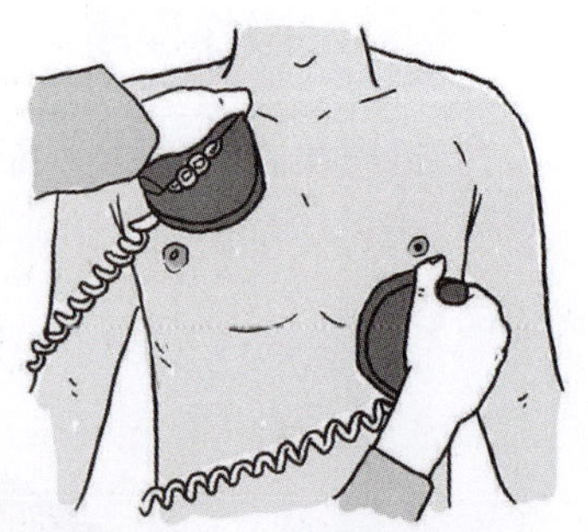
图 24–47　电极板摆放位置

6．选择除颤能量：首次除颤用 200 J，第 2 次用 200～300 J，第 3 次用 360 J。

7．充电：按压除颤充电按钮，使除颤器快速充电。

8．除颤电极板紧贴胸壁，适当加以压力，确定周围无人员直接或间接与病人接触（图 24–48）。

9．电除颤：除颤器显示可以除颤信号时，双手同时协调按压手控电极的两个放电按钮进行电击。

10．放电结束不移开电极，观察电击除颤后心律，若仍为心室颤动，则选择第 2 次除颤、第 3 次除颤，重复上述 6～10 步骤。

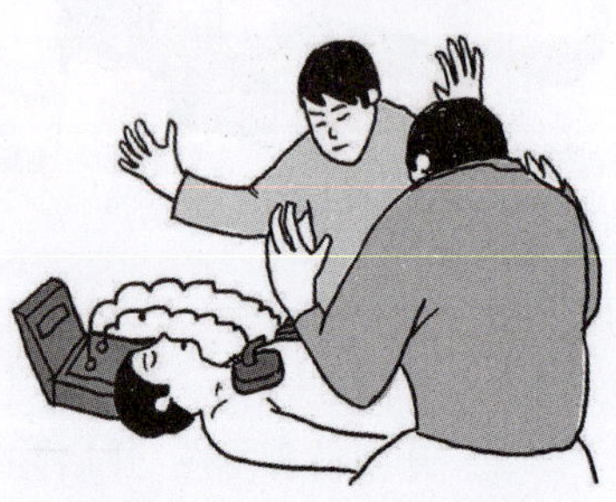
图 24–48　脱离与病人的接触

除颤后的护理措施

1．观察：继续观察心率、心律、呼吸、血压、面色、肢体情况及有无栓塞表现，随时做好记录。术前抗凝治疗者，术后仍需给药，并做抗凝血监护。

2．休息与营养：卧床休息 1～2 天，给予高热量、高维生素、易消化饮食，保持大便通畅。

3．保健指导：向病人说明注意事项，如避免劳累、情绪激动等。

心脏除颤的注意事项

1．去除病人义齿及身上的金属物品。

2．导电胶应涂抹均匀，避免局部皮肤灼伤。

3．掌握好除颤器手柄压力。

4．电击板应避开内置式起搏器部位，避开溃烂或伤口部位。

5．尽量避免高氧环境。

6．电除颤应在病人呼气终末时放电除颤。

§24.6 自动体外除颤器（AED）及其应用

自动体外除颤器（AED）又称公众体外除颤器，是一种放置在公共场所的、便携式、可供社会公众使用的体外除颤器，主要应用于现场心肺复苏，现在许多国家已推广应用，我国正逐步开始试点应用。

心搏骤停可能在任何时间、任何地点发生，AED 为病人能得到及时的救治提供了可能。AED 是全自动的，只要稍加学习，一般人都能使用。如果 AED 能像灭火器一样得到广泛的使用，将对提高心搏骤停抢救存活率发挥极为重要的作用。

AED 的适应证

自动体外心脏除颤器是针对以下两种病人而设计的。

1. 心室颤动或心室扑动。
2. 无脉性室性心动过速。

以上两种病人和无心率一样不会有脉搏，此时心肌虽有一定的运动却无法有效地将血液送至全身。在发生心室颤动时，心脏的电活动处于严重混乱的状态，心室无法有效泵出血液；在心动过速时，心脏则是因为跳动太快而无法有效泵出充足的血液，通常心动过速最终会变成心室颤动。上述情况若不及时矫正，将导致脑部缺氧性损伤和死亡，每拖延一分钟，病人的生存率即降低 10%。

AED 的设备

AED 设备多种多样，但原理和使用方法基本相同，通常都设有语音和画面提示操作步骤的功能。

（一）AED 盒放置点

AED 盒通常放置在交通便利和人口集中的学校、商场、剧院等处，且有影响标志。AED 盒放置点可在手机上迅速查找到。

为了使 AED 易于看见，多以鲜红、鲜绿及鲜黄色来标示，且均有国际通用的 AED 标志（图 24-49）。AED 多由坚固的外箱加以保护，标准的 AED 盒内除配有自动除颤器外，还配有脸罩，可以方便施救者对病人隔着脸罩进行人工呼吸。另

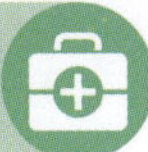

外，有些盒内还配有橡胶手套、剪刀、毛巾及剃刀等急救工具。（图 24–50）

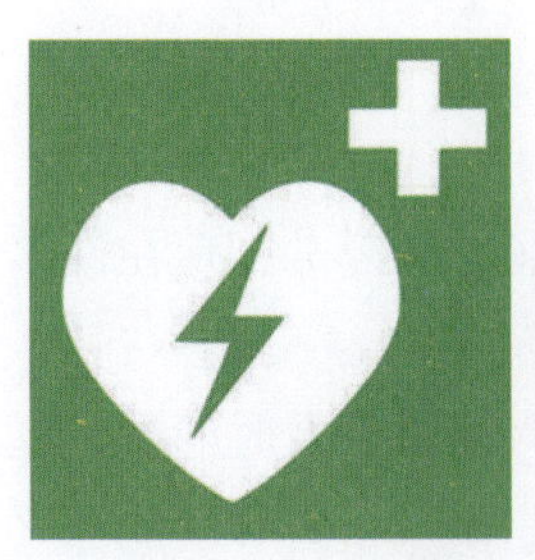

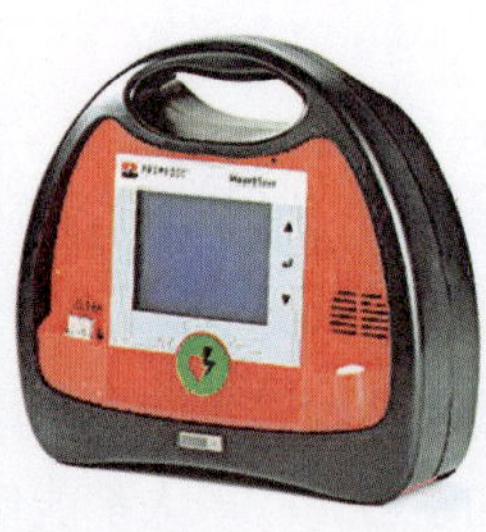

图 24–49　AED 通用标志与 AED 盒

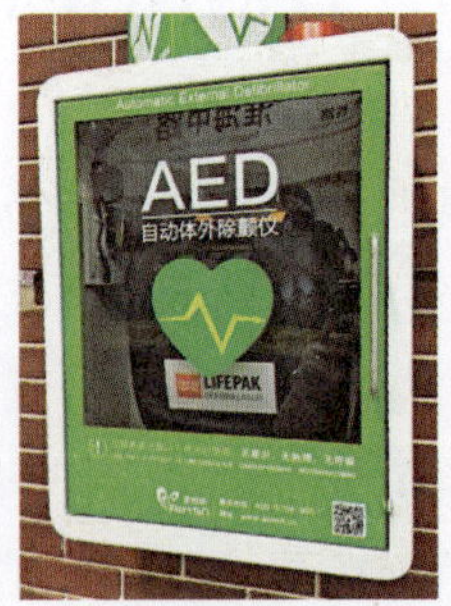

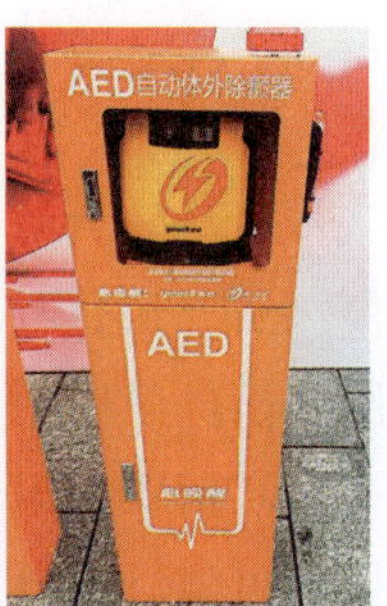

图 24–50　公共场所 AED 放置点

（二）AED 结构与功能

AED 结构小巧紧凑，具有心电图显示和分析、操作提示、电击复律等功能（图 24–51）。

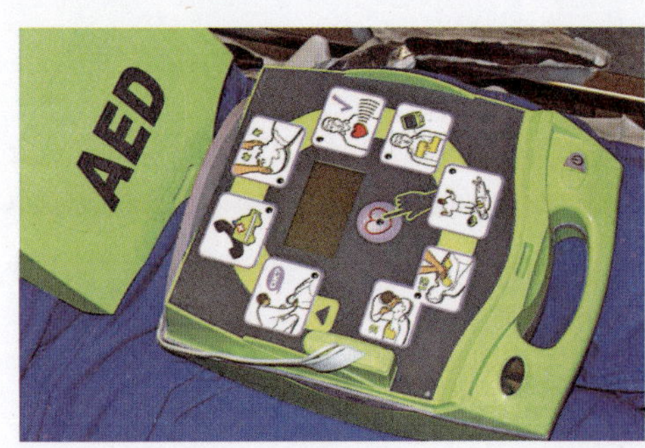

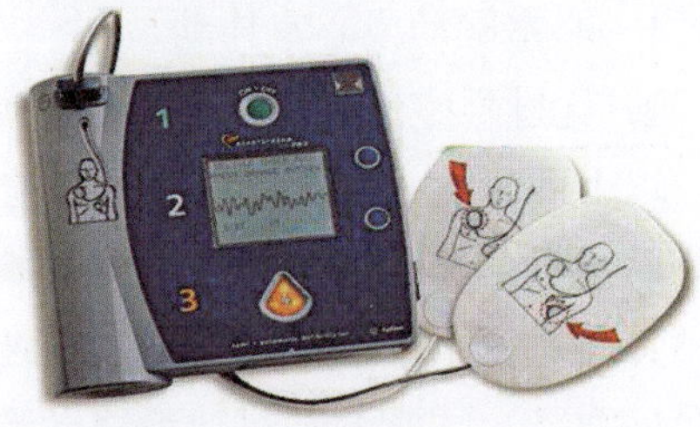

AED 界面简单，一般根据机器提示音，按照"1、2、3"的步骤就能完成自动电除颤的操作

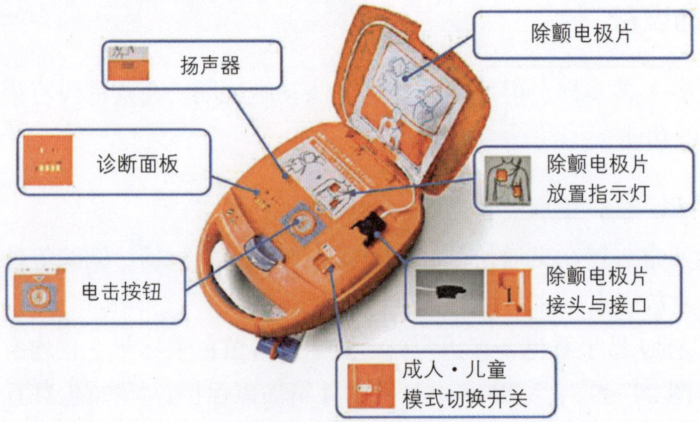

图 24–51　AED 结构与功能

AED 除颤的概念

AED 除颤的概念是 BLS 与 AED 结合循环实施，即确定病人心搏、呼吸骤停（无意识、无呼吸、无脉搏）后，立即进行徒手心肺复苏（BLS）；取得 AED 除颤仪后暂停 BLS，立即实施 AED 除颤；如未复律成功，继续施行 5 个周期的 BLS；如此反复循环进行，直至复苏成功或急救人员到达（图 24-52）。

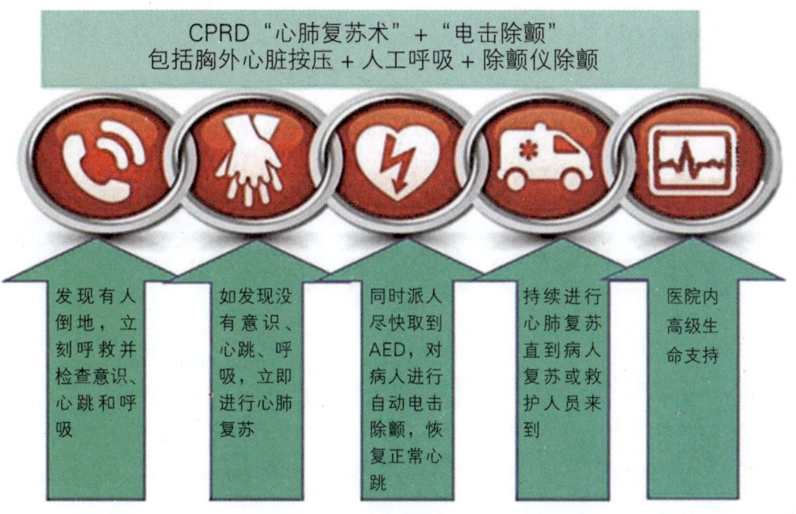

图 24-52　AED 除颤概念（CPR+AED）

AED 的使用程序

1. 寻取 AED：派人从就近的地方寻取 AED 设备。自动除颤器通常配置于有大量人群聚集的地方，如购物中心、机场、车站、饭店、体育馆、学校等处，现在我国有些城市（如上海等一线城市）已可在手机上查找 AED 放置的分布图。（图 24-53）

2. 开启 AED：打开 AED 盒的盖子，依据视觉和声音的提示操作（有些型号需要先按下电源）。

3. 给病人贴电极：两块电极板分别

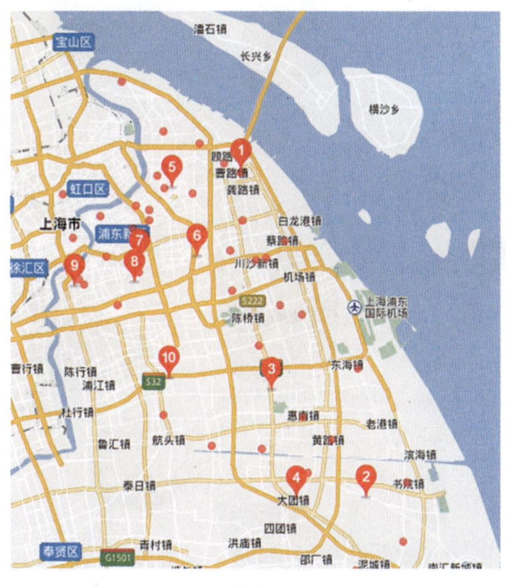

图 24-53　上海市 AED 分布地图

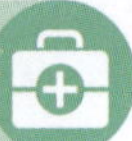

贴在右胸上部和左乳头外侧，具体位置可以参考 AED 机壳上的图示和电极板上的图片说明然后将电极板插头插入 AED 主机插孔（图 24-54）。

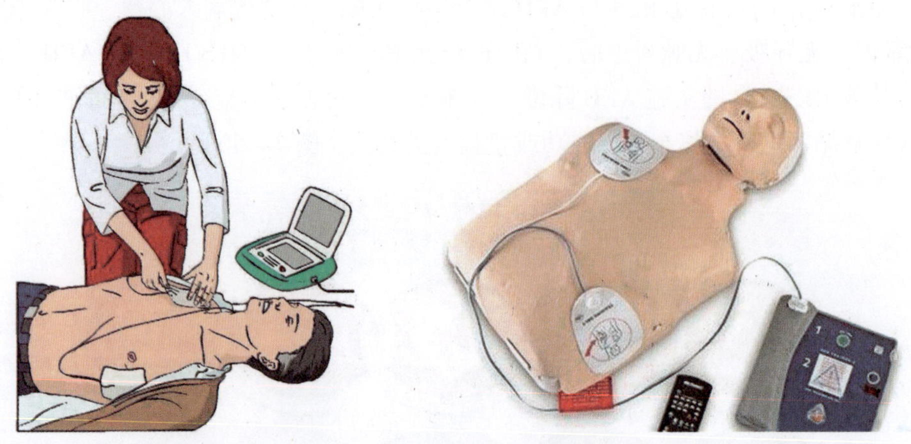

图 24-54　贴 AED 电极板

4．分析心律和除颤：按下“分析”键（有些型号在插入电极板后会发出语音提示，并自动开始分析心率）开始分析心率，在此过程中请不要接触病人，即使是轻微的触动都有可能影响 AED 的分析。分析完毕后，AED 将会发出是否进行除颤的建议，当有除颤指征时，不要与病人接触，同时告诉附近的其他任何人远离病人，由操作者按下“放电”键除颤。（图 24-55）

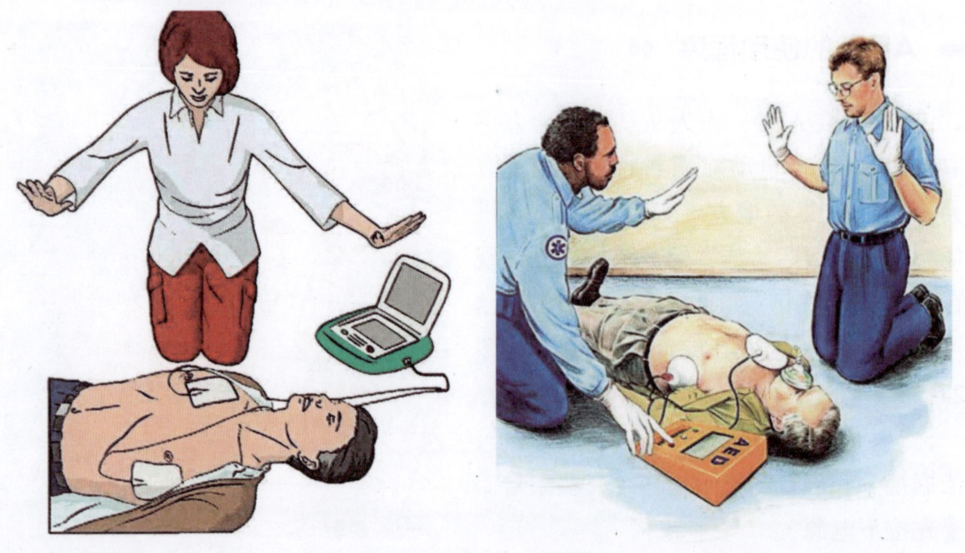

图 24-55　AED 除颤

5. 继续进行徒手心肺复苏（BLS）：如果一次除颤后未恢复有效心律，应立即进行 5 个周期 BLS，然后进行第二次除颤，除颤结束后 AED 会再次分析心律，如仍未恢复有效灌注心律，操作者应再进行 5 个周期 BLS，如此反复进行，直至恢复有效心律或急救人员到来。

公众启动除颤计划（BAD）

研究显示，如果能在心搏骤停发作后最初的 3～5 分钟实施正确的 BLS 治疗，生存率可高达 60% 左右。为达此目的，推广 AED 的使用是最关键的措施。目前在一些发达国家已经较广泛开展了公众启动除颤计划（PAD）。该计划的特点是在全国范围内的一些公共场所如学校、旅馆、饭店、超市、社区中心、商业建筑和家庭装备 AED，并对警察、社区管理人员及其他相关人员进行 AED 使用的培训，以期能在最短的时间内对心搏骤停病人进行除颤治疗。

我国 AED 工程在 2004 年启动，但进展速度较慢，目前已在北京、上海等多个城市开展了试点工作，希望我国 PAD 工程能尽快在全国推广普及。

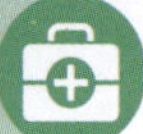

附录

常用临床检验参考值

血液一般检验

项　目	正常参考值	单　位
红细胞计数（RBC）	3.8～5.1	10^{12}/L
血红蛋白（Hb）	115～150	g/L
血细胞比容	35～45	%
碳氧血红蛋白	阴性	
白细胞计数（WBC）	3.5～9.5	10^{9}/L
中性粒细胞	55～75	%
淋巴细胞	20～40	%
嗜酸性粒细胞	0.5～5	%
嗜碱性粒细胞	0～1	%
单核细胞	3～8	%
血小板计数	100～300	10^{9}/L
出血时间（BT）	6.9～9	分钟
凝血时间（CT）	硅管法 15～32 试管法 4～12 塑料管法 10～19	分钟
血浆凝血酶原时间（PT）	11～14	s

尿液检验

项　目	正常参考值	单　位
尿量	1000～2000	mL/24 h
外观	透明，淡黄色	
相对密度（比重）	1.015～1.025	
酸碱度	4.5～8.0	pH
隐血试验	阴性	定性
葡萄糖	阴性	定性
酮体	阴性	定性
蛋白质	阴性	定性
尿胆红素	阴性	定性
尿胆原	阴性或弱阳性	定性
亚硝酸盐	阴性	定性
尿素氮	357～535	mmol/24 h
尿酸	2.4～5.9	mmol/24 h
尿淀粉酶	＜1000（Somogyi 法）	U

尿沉渣与尿培养检验

项　目	正常参考值	单　位
白细胞	0～5	个 / 高倍视野（HP）
红细胞	0～3	个 /HP
真菌	阴性	定性
透明管型	0～1	个 /HP
病理管型	0	
上皮细胞	0～少量	HP
12 小时尿沉渣计数	＜50 万（红细胞） ＜100 万（白细胞） ＜5000（透明管型）	个
中段尿细菌培养计数	$<10^6$	菌落 /L

粪便检验

项　目	正常参考值	单　位
量	100～300	g/24 h
颜色	黄褐色	
胆红素	阴性	
粪胆原定量	75～350	mg/100 g
粪便隐血试验	阴性	定性

肝功能检验

项　目	正常参考值	单　位
血清总蛋白（TP）	60～80	g/L
血清清蛋白（A，白蛋白）	40～55	g/L
血清球蛋白（G）	20～30	g/L
血清清蛋白 / 血清球蛋白比值（A/G）	（1.5～2.5）: 1	
血清总胆红素	3.4～17.1	μmol/L
血清结合胆红素	0～6.8	μmol
血清总胆汁酸	0～12.0	μmol/L
血清谷丙转氨酶（丙氨酸氨基转移酶，ALT）	5～40	U/L
血清谷草转氨酶（天冬氨酸氨基转移酶，AST）	8～40	U/L

肾功能检验

项　目	正常参考值	单　位
尿素	3.10～8.80	mmol/L
肌酐（血清或血浆）	44～106	μmol/L
尿酸	155.0～357.0（酶法）	μmol/ L
内生肌酐清除率（Ccr）	80～120	mL/min
肾小球滤过率（GFR）	100 ± 20	mL/min
24 小时尿总量	1000～2000	mL
尿最高相对密度（尿最高比重）	＞ 1.020	
有效肾血浆流量（ERPF）	600～800	mL/min
肾全血流量（RBF）	1200～1400	mL/min

胃功能检验

项　目	正常参考值	单　位
胃液分泌总量	1.5～2.5	L/24 h
酸碱度	1.3～1.8	pH
隐血试验	阴性	
胃蛋白酶原Ⅰ	70～165	ng/mL
胃蛋白酶原Ⅱ	3～15	ng/mL
促胃液素（胃泌素）	＜8	pmol/L
幽门螺杆菌抗体	阴性	

肺功能检验

项　目	正常参考值	单　位
潮气量（TC）	500（成人）	mL
深吸气量（IC）	2600（男性） 1900（女性）	mL
肺活量（VC）	3470（男性） 2440（女性）	mL
静息通气量（VE）	6663 ± 200（男性） 4217 ± 160（女性）	mL/min
最大通气量（MVV）	104 ± 2.71（男性） 82.5 ± 2.17（女性）	L/min
肺血流量	5	L/min
通气 / 血流（V/Q）比值	0.8	

血脂检验

项　目	正常参考值	单　位
血清总脂	4～7（成人） 3～6（儿童）	g/L
血清甘油三酯（TG，血清三酰甘油）	0.56～1.70	mmol/L
血清总胆固醇（TC）	2.9～6.0（成人）	mmol/L
高密度脂蛋白（HDL）	1.03～2.07	mmol/L
低密度脂蛋白（LDL）	＜3.4	mmol/L

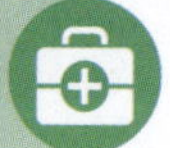

血糖检验

项　目	正常参考值	单　位
血清胰岛素（空腹）	10～20	mU/L
空腹血糖	3.90～6.10（葡萄糖氧化酶法）	mmol/L
糖化血红蛋白（GHb） （按 GHb 占血红蛋白的百分比计算）	4.1～6.8（微柱法） 5.6～7.5（电泳法）	%
口服葡萄糖耐量试验（OGTT）	7.8～9.0（服糖后 0.5～1 小时） < 7.8（服糖后 2 小时） 恢复至空腹水平（服糖后 3 小时）	mmol/L

电解质检验

项　目	正常参考值	单　位
血清钾	3.5～5.5	mmol/L
血清钠	135～145	mmol/L
血清氯（以氯化钠计）	95～105	mmol/L
血清钙总钙	2.25～2.58（比色法）	mmol/L
血清离子钙	1.10～1.34（离子选择电极法）	mmol/L
血清无机磷	成人 0.97～1.94 儿童 1.29～1.94	mmol/L

微量元素检验

项　目	正常参考值	单　位
血清镁	成人 0.8～1.2 儿童 0.56～0.76	mmol/L
血清锌	7.65～22.95	μmol/L
血清铜	11.0～22.0	μmol/L
血清锰	728	μmol/L
血清铁	男性 10.6～36.7 女性 7.8～32.2 儿童 9.0～22.0	μmol/L

脑脊液检验

项　目	正常参考值	单　位
性状	无色 / 透明	
压力（卧位）	80～180（成人） 40～100（儿童）	mmH_2O
蛋白	阴性	定性
相对密度（比重）	1.006～1.008	g/L
清蛋白	0.1～0.3	g/L
葡萄糖	2.5～4.4	mmol/L
氯化物（以氯化钠计）	120～130（成人） 111～123（儿童）	mmol/L
细胞计数	0～8（成人） 0～15（儿童）	10^6/L
细胞分类	淋巴细胞 70 单核细胞 30	%

骨髓检验

项　目	正常参考值	单　位
有核细胞计数	40～180	10^9/L
增生程度	增生活跃（即成熟红细胞与有核细胞之比约为 20：1）	比值
粒系细胞总数	占 0.50～0.60（50%～60%）	占比
红系细胞总数	占 0.15～0.25（15%～25%）	占比
粒 / 红（G/E）	（2.76 ± 0.87）: 1	比值

血清学与免疫学检验

项　目	正常参考值	单　位
IgG	7.0～16.6（单向免疫扩散法）	g/L
IgA	0.7～3.5（单向免疫扩散法）	g/L
IgM	0.5～2.6（单向免疫扩散法）	g/L
IgD	0.6～1.2（ELISA 法）	mg/L
IgE	0.1～0.9（ELISA 法）	mg/L
肿瘤坏死因子（TNF）	4.3 ± 2.8（ELISA 法）	μg/L
干扰素（IFN）	1～4（ELISA 法）	kU/L
类风湿因子（RF）	＜ 20（乳胶凝集法 / 浊度分析法）	U/mL
C 反应蛋白（CRP）	阴性（免疫比浊法）	
抗核抗体（ANA）	阴性（免疫荧光法）	

乙型病毒性肝炎检验

项　目	正常参考值	试验方法
乙型肝炎表面抗原（HBsAg）	阴性	ELISA 法或 RIA 法
乙型肝炎表面抗体（HBsAb）	阴性	ELISA 法或 RIA 法
乙型肝炎 e 抗原（HBeAg）	阴性	ELISA 法或 RIA 法
乙型肝炎 e 抗体（HBeAb）	阴性	ELISA 法或 RIA 法
乙型肝炎核心抗原（HBcAg）	阴性	ELISA 法或 RIA 法
乙型肝炎核心抗体（抗 HBcAb）	阴性	ELISA 法或 RIA 法
乙型肝炎病毒 DNA（HBV-DNA）	阴性	斑点杂交实验方法或 PCR

内分泌激素检测

项　目	正常参考值	单　位
血甲状素（T_4）	65～155（放射免疫法）	nmol/L
血游离甲状腺激素（FT_4）	10.3～25.7（放射免疫法）	pmol/L
血三碘甲腺原氨酸（T_3）	1.6～3.0(放射免疫法）	nmol/L
血游离三碘甲腺原氨酸（T_3）	6.0～11.4（放射免疫法）	pmol/L
甲状腺摄 ^{131}I 率	5.7～24.5（3 小时） 15.1～47.1（24 小时）	%
血促甲状腺激素（TSH）	2～10（放射免疫法）	mU/L
血促肾上腺皮质激素（ACTH）	25～100（上午 8 时）	mg/L
血抗利尿激素（ADH）	1.4～5.6	pmol/L
血清人绒毛膜促性腺激素（hCG）	＜5（男性或未孕女性）	IU/L
血去甲肾上腺素	615～3240	pmol/L
血肾上腺素	＜480	pmol/L
血生长激素（GH）	＜2.0（男性成人） ＜10.0（女性成人） ＜20（儿童）	μg/L

肿瘤标志物检测

项　目	正常参考值	单　位
血清癌胚抗原（CEA）	＜5（RIA、CLIA、ELISA 法）	μg/L
甲胎蛋白（AFP，αFP）	＜25（RIA、CLIA、ELISA 法）	μg/L
癌抗原 125（CA125）	＜3.5 万（RIA、CLLA、ELLSA 法）	U/L
组织多肽抗原（TPA）	血清＜130（ELISA 法）	U/L
癌抗原 153（CA153）	血清＜2.5 万（RIA、CLLA、ELLSA 法）	U/L
前列腺特异抗原（PSA）	血清 tPSA＜4.0（RIA、CLLA、ELLSA 法） 血清 fPSA＜0.8	μg/L

HPV 病毒 14 种高危型核酸检测分型

项　目	正常参考值	单　位
人乳头瘤病毒 18（HPV18）	阴性	
人乳头瘤病毒 16（HPV16）	阴性	
其他 12 种高危型人乳头瘤病毒（HPV）	阴性	

血液气体分析检测

项　目	正常参考值	单　位
动脉血氧分压（PaO_2）	95～100	mmHg
动脉血二氧化碳分压（$PaCO_2$）	35～45	mmHg
混合静脉血氧分压（PvO_2）	35～45	mmHg
动脉血氧饱和度（SaO_2）	0.95～0.98（95%～98%）	
静脉血氧饱和度	0.64～0.88（64%～88%）	
动脉血氧含量（CaO_2）	8.55～9.45	mmol/L
静脉血含氧量	6.3～6.75	mmol/L
血液酸碱度（pH 值）	7.35～7.45	
动脉血浆二氧化碳含量（TCO_2）	25.2	mmol/L
二氧化碳结合力（CO_2CP）	22～31	mmol/L
全血缓冲碱（BB）	45～55	mmol/L
碱剩余（BE）	成人 ±2.3 儿童 -4～+2	mmol/L

图书在版编目（CIP）数据

医学临床“三基”训练技能图解. 医技分册 ：全新彩版 / 吴钟琪主编. -- 长沙 ：湖南科学技术出版社，2020.11

ISBN 978-7-5710-0784-3
医院分级管理参考用书
医学院校师生参考用书
医学继续教育参考用书

Ⅰ. ①医… Ⅱ. ①吴… Ⅲ. ①临床医学－自学参考资料 Ⅳ. ①R4

中国版本图书馆 CIP 数据核字(2020)第 194448 号

医院分级管理参考用书
医学院校师生参考用书
医学继续教育参考用书

YIXUE LINCHUANG “SANJI” XUNLIAN JINENG TUJIE（YIJI FENCE）

医学临床“三基”训练技能图解（医技分册）全新彩版

主　　编：吴钟琪
主　　审：原卫生部医政司
策划编辑：李　忠　黄一九
文字编辑：唐艳辉
出版发行：湖南科学技术出版社
社　　址：长沙市湘雅路 276 号
网　　址：http://www.hnstp.com
湖南科学技术出版社天猫旗舰店网址：
　　　　http://hnkjcbs.tmall.com
邮购联系：本社直销科　0731-84375808
印　　刷：湖南凌宇纸品有限公司
　　　　（印装质量问题请直接与本厂联系）
厂　　址：长沙市长沙县黄花镇黄花印刷工业园
邮　　编：410013
版　　次：2020 年 11 月第 1 版
印　　次：2020 年 11 月第 1 次印刷
开　　本：740mm×1000mm　1/16
印　　张：48
字　　数：880 千字
书　　号：ISBN 978-7-5710-0784-3
定　　价：158.00 元